U0240108

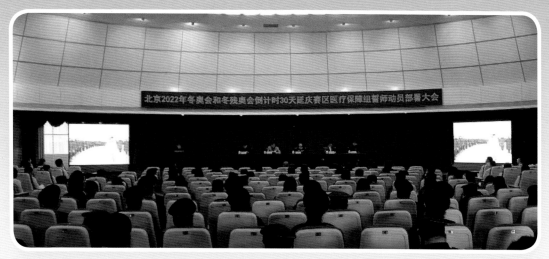

🏔 2022年1月5日，北京2022年冬奥会和冬残奥会延庆赛区医疗卫生保障组倒计时30天誓师动员大会召开（延庆区卫生健康委 提供）

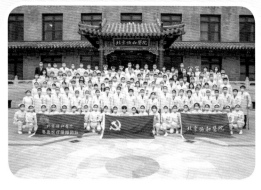

🏔 2022年2月4日~3月15日，北京协和医院组建128人医疗保障团队，在北京冬（残）奥会中承担医疗保障任务（北京协和医院 提供）

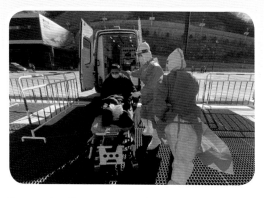

🏔 2022年2月22日，120急救人员在高山滑雪保障点进行北京冬奥会保障演练（北京急救中心 提供）

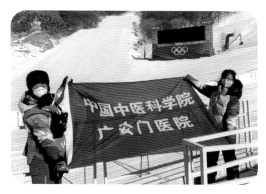

🏔 2022年2月~3月，广安门医院遴选医护骨干，全程参与北京冬（残）奥会医疗保障任务（广安门医院 提供）

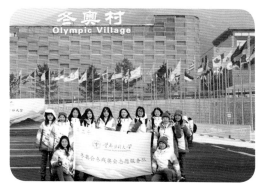

🏔 2022年2月~3月，首都医科大学志愿服务保障团队参与北京冬（残）奥会医疗保障任务（首都医科大学 提供）

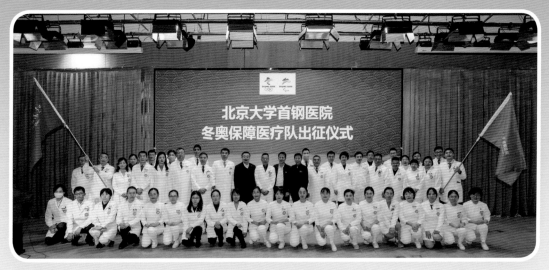

🔴 2022年1月5日，首钢医院举行北京冬奥会医疗保障团队出征仪式（王政 摄）

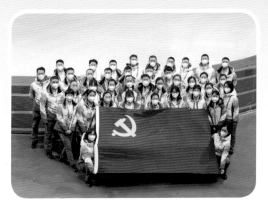

🔴 2022年1月～3月，北大医院承担2022年北京冬奥会保障任务（北大医院 提供）

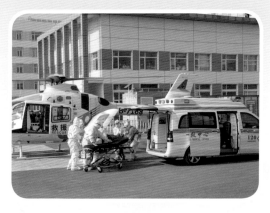

🔴 2022年2月10日，延庆区医院接诊第一位直升机转运患者（鲁腾 摄）

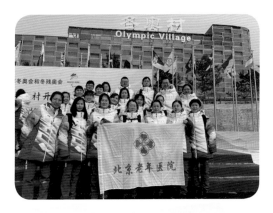

🔴 2022年2月～3月，北京老年医院21人医疗队参与北京冬（残）奥会志愿服务工作（王烨 摄）

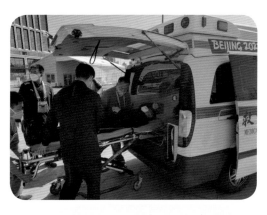

🔴 2022年3月14日，120急救人员在北京冬奥会保障期间救治工作人员（北京急救中心 提供）

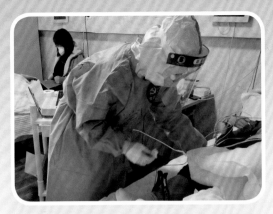

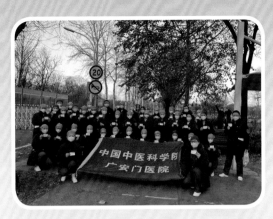

2022年5月1日～7月9日、11月5日～12月22日，小汤山方舱医院先后两次开舱救治新冠病毒感染者（小汤山医院 提供）

2022年11月12日，广安门医院42人医疗队整建制接管小汤山方舱医院10号方舱（广安门医院 提供）

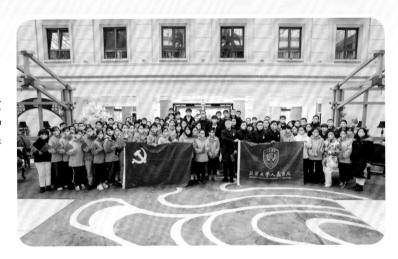

2022年11月13日，北京大学人民医院遴选89名医护人员支援新国展方舱医院并举行出征仪式（田竞舟 摄）

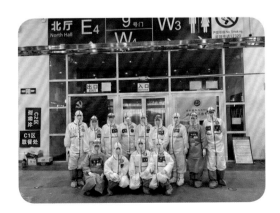

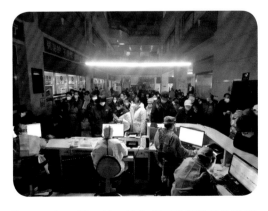

2022年11月～12月，北京中医医院医疗队承担新国展方舱W4舱医疗救治工作（北京中医医院 提供）

2022年12月27日，航空总医院调整救治政策，扩充急危重症救治能力（樊松领 摄）

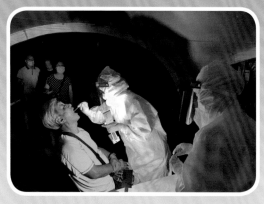

🔺 2022年1月～6月，护国寺医院先后派出3批采样队伍200余人支援丰台区、新街口街道及广外街道（白丽红 摄）

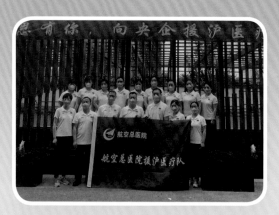

🔺 2022年5月21日，航空总医院援沪医疗队16名队员完成39天抗疫任务（刘思雨 摄）

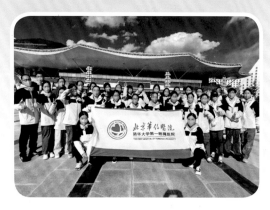

🔺 2022年8月29日～11月2日，北京华信医院30名医护人员组成援藏抗疫医疗队进驻西藏拉萨方舱医院完成疫情防控和医疗救治任务（北京华信医院 提供）

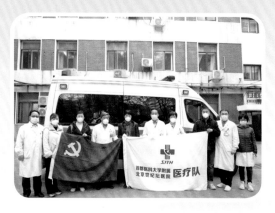

🔺 2022年11月24日，世纪坛医院派出13人支援大兴区兴航方舱医院（世纪坛医院 提供）

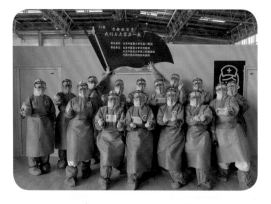

🔺 2022年11月，西苑医院组建43名队员的方舱医疗队，支援新国展方舱医院（西苑医院 提供）

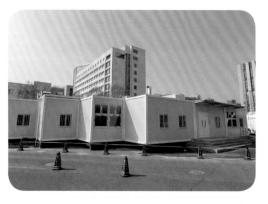

🔺 2022年12月，爱育华医院建设发热门诊及移动CT车满足疫情期间经开区发热患者的就医需求（刘新颖 摄）

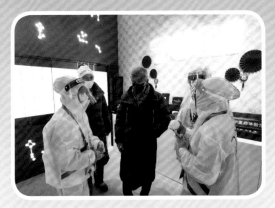

🔊 2022年2月，国际奥委会主席托马斯·巴赫参观10秒中医药体验馆（北京中医药大学 提供）

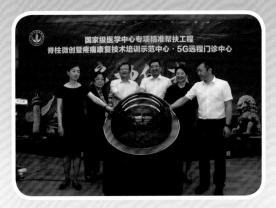

🔊 2022年8月5日，海淀医院成立国家级医学中心专项精准帮扶工程——脊柱微创暨疼痛康复技术培训示范中心·5G远程门诊中心（胡青竹 摄）

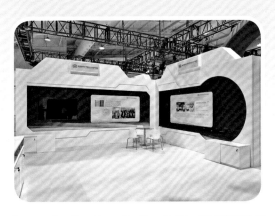

🔊 2022年8月31日~9月5日，北京妇产医院卵巢组织冻存移植技术、一站式产前诊断中心、Y染色体AZF区微缺失检测试剂盒等生殖健康领域融合创新与转化成果亮相2022年服贸会（北京妇产医院 提供）

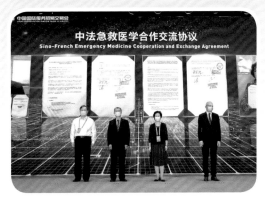

🔊 2022年9月1日，北京安贞医院院长张宏家与法国驻华使馆代表在2022年服贸会公共卫生高峰论坛上签署中法急救医学合作交流协议（安贞医院 提供）

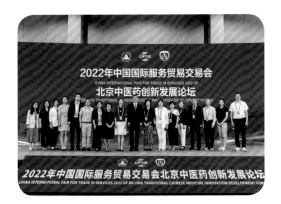

🔊 2022年9月3日，北京中医药学会举办北京中医药创新发展论坛（王真 摄）

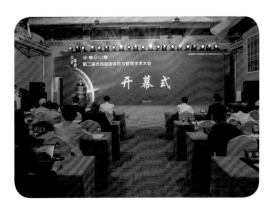

🔊 2022年9月4日，北京市体检中心、《健康体检与管理》杂志社、北京市医药卫生科技促进中心联合召开第二届北纬健康体检与管理学术大会（李强 摄）

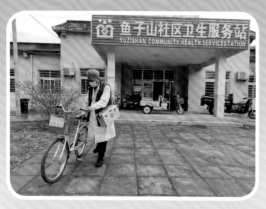

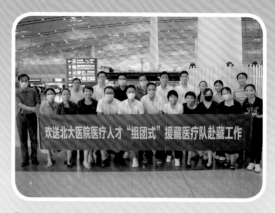

2022年3月，平谷区卫生健康委积极开展家庭医生签约，定期到村里巡诊（李占山 摄）

2022年7月27日，北大医院"组团式"援藏医疗队从北京出发（武骁飞 摄）

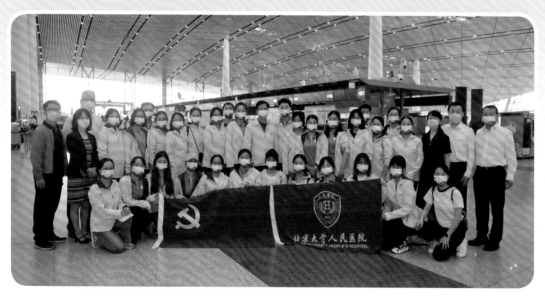

2022年8月，人民医院作为领队单位带领北京市支援拉萨医疗队驰援拉萨（田竞舟 摄）

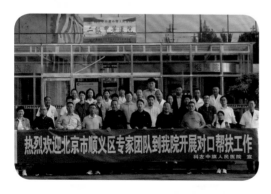

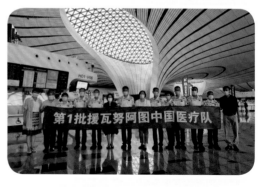

2022年9月2日，顺义区医疗卫生专业技术人才到内蒙古科左中旗开展技术支援和业务帮扶（顺义区卫生健康委 提供）

2022年9月12日，北京世纪坛医院9名医护人员组成的中国第一批援瓦努阿图医疗队出发，执行为期一年的援外医疗任务（世纪坛医院 提供）

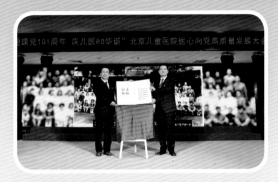

🔵 2022年7月1日，北京儿童医院举办"迎建党101周年 庆儿医80华诞"医心向党高质量发展大会（北京儿童医院 提供）

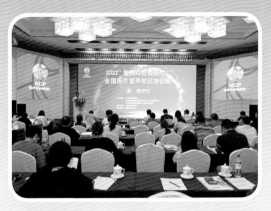

🔵 2022年8月4日，北京预防医学会举办营养与疾病预防培训班（北京预防医学会 提供）

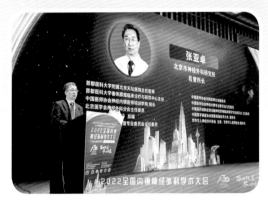

🔵 2022年8月12日～14日，中国医师协会神经内镜医师培训学院、北京市王忠诚医学基金会和北京市神经外科研究所主办，南京大学附属鼓楼医院承办2022全国内镜神经外科学术大会（王勤 摄）

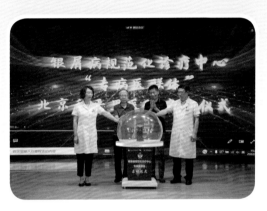

🔵 2022年9月15日，2022年"和平新医学"学术交流研讨会暨岐黄学者白彦萍传承工作站北京市和平里医院工作室签约收徒授牌仪式暨国家皮肤与免疫疾病临床医学研究中心银屑病规范化诊疗中心"专病医联体"建设启动会召开（田毅 摄）

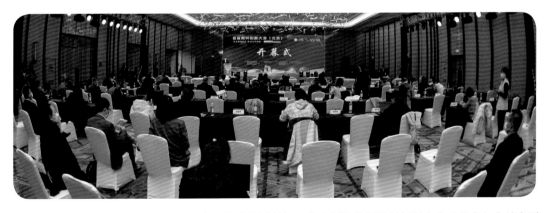

🔵 2022年11月5日，以"聚焦胸部疾病、推动协同创新"为主题的首届胸科创新大会（北京）在城市副中心召开（胸科医院 提供）

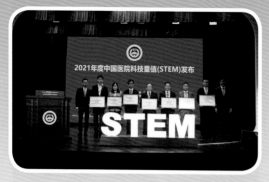

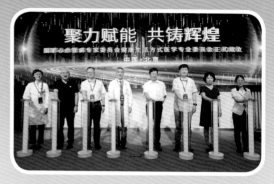

2022年8月4日，北京儿童医院获得中国医院科技量值排行榜儿科学七连冠（北京儿童医院 提供）

2022年8月5日，国家心血管病专家委员会健康生活方式医学专业委员会成立大会召开（阜外医院 提供）

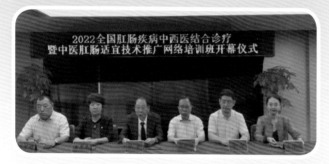

2022年9月19日～30日，北京马应龙长青肛肠医院举办全国肛肠疾病中西医结合诊疗暨中医肛肠适宜技术推广培训班（马应龙长青肛肠医院 提供）

2022年9月24日，顺义区妇幼保健院举办2022"顺心顺义"妇科学术沙龙暨ESEG中国巡讲华北站学术会议（任静 摄）

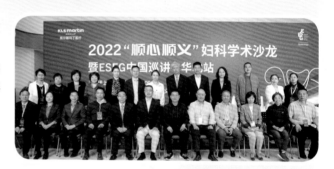

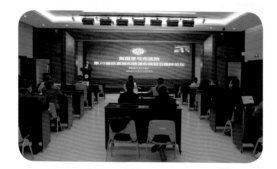

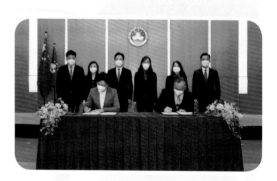

2022年11月9日～11日，北京市肛肠医院参加英国圣马克医院第20届结直肠和肠道疾病前沿国际论坛（马洁 摄）

2022年12月1日～2日，北京协和医院代表团赴中国澳门就"离岛医疗综合体北京协和医院澳门医学中心管理制度"的法案、筹备进度等与澳门特别行政区政府社会文化司交换意见，并签署筹备期工作合作协议（协和医院 提供）

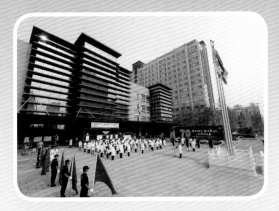

🖐 2022年6月19日，北京友谊医院启动建院70周年主题文化活动月（苏天是 摄）

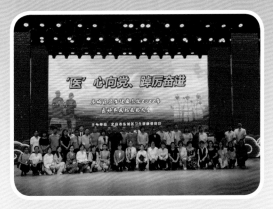

🖐 2022年8月19日，东城区卫生健康委举办"中国医师节"庆祝表彰活动（东城区卫生健康委 提供）

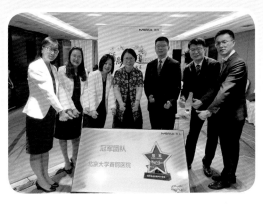

🖐 2022年8月20日，北京大学首钢医院胃肠肿瘤MDT团队获"循肠论道·晚期结直肠癌学苑"——结直肠癌MDT全国总决赛冠军（首钢医院 提供）

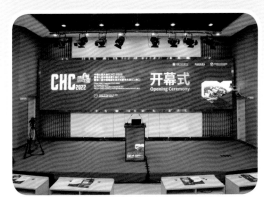

🖐 2022年8月20日～9月18日，以"健康心脏　健康中国"为主题的中国心脏大会暨第七届中国血管大会召开，观看量近3500万人次（阜外医院 提供）

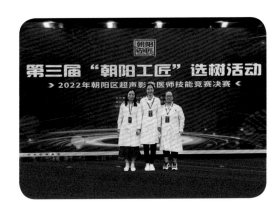

🖐 2022年9月，北京市第一中西医结合医院3名超声科医师在第三届"朝阳工匠"选树活动——2022年朝阳区超声影像医师技能竞赛决赛中取得优异成绩（米海凤 摄）

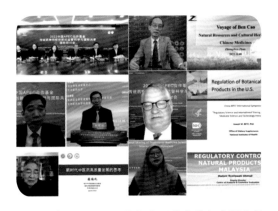

🖐 2022年11月8日，北京中医药大学与中国生物技术发展中心共同主办中国APEC合作基金"传统药物科技创新的监管科学与国际共享"国际研讨会（北京中医药大学 提供）

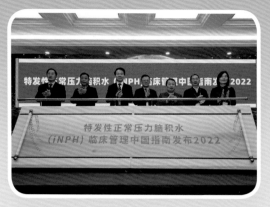

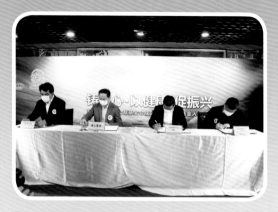

⬆ 2022年3月20日，航空总医院组织撰写的国内首个《特发性正常压力脑积水（iNPH）临床管理中国指南2022》发布会在京举行（张建房 摄）

⬆ 2022年3月，清华大学第一附属医院"清心"复杂先心病救治专项基金入驻北京同心共铸公益基金会（华信医院 提供）

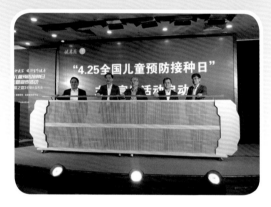

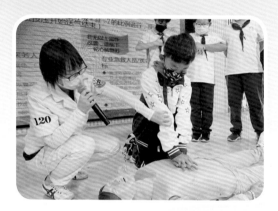

⬆ 2022年4月25日，北京预防医学会-疫苗之路纪录片发布（北京预防医学会 提供）

⬆ 2022年9月26日，北京急救中心开展"普及急救知识 专家走进校园"活动（北京急救中心 提供）

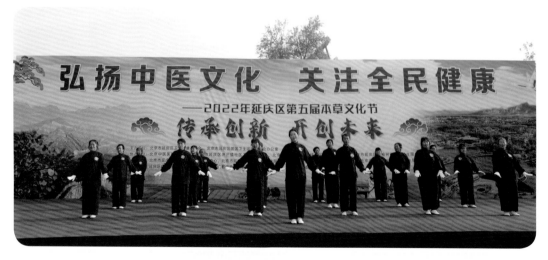

⬆ 2022年9月28日，延庆区举办第五届本草文化节（吴玉联 摄）

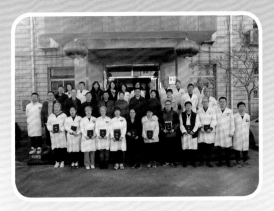

🔘 2022年3月1日，北京中医药大学房山医院正式启动"1234"人才工程——中青年骨干人才培养项目（高宝轶 摄）

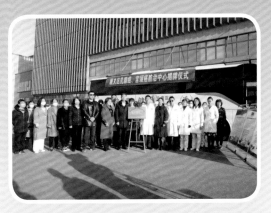

🔘 2022年3月28日，顺义区乳腺癌、宫颈癌（两癌）防治中心揭牌仪式在北京儿童医院顺义妇儿医院举行（顺义区卫生健康委 提供）

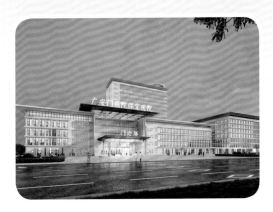

🔘 2022年5月18日，中国中医科学院广安门医院保定医院正式获批第三批国家区域医疗中心建设项目（广安门医院 提供）

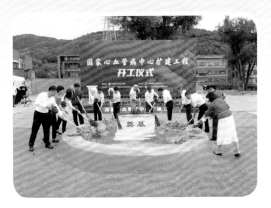

🔘 2022年6月28日，国家心血管病中心扩建工程项目暨中国医学科学院阜外医院西山园区二期项目在门头沟区开工奠基（阜外医院 提供）

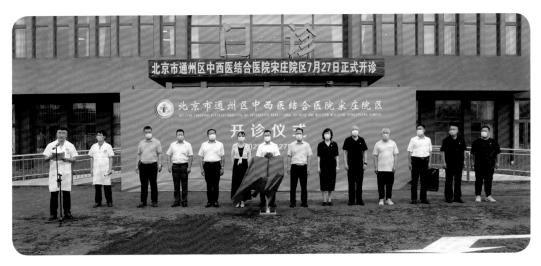

🔘 2022年7月27日，通州区中西医结合医院宋庄院区正式开诊（通州区卫生健康委 提供）

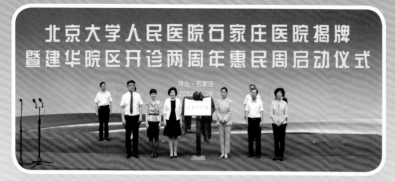

2022年6月26日，北京大学人民医院石家庄医院正式揭牌（张明杰 摄）

2022年7月，北京大学人民医院怀来院区正式开诊（田竞冉 摄）

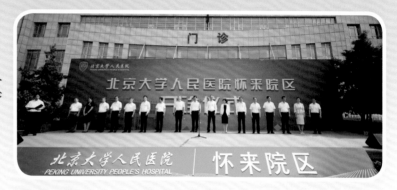

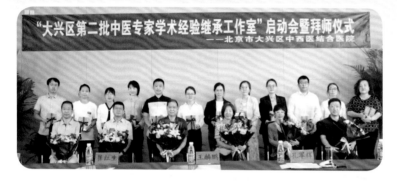

2022年9月7日，6个区级中医继承工作室落户北京市大兴区中西医结合医院（大兴区中西医结合医院 提供）

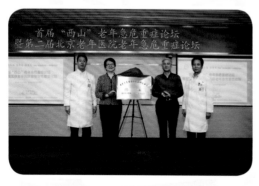

2022年10月29日，北京老年医院急诊急救部与北京朝阳医院急诊医学中心合作共建的老年急危重症诊疗与研究中心揭牌（王烨 摄）

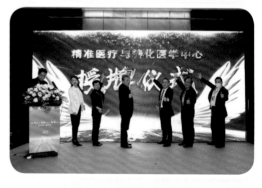

2022年12月，国家传染病医学中心（北京）牵头成立"精准医疗与转化医学中心"（地坛医院 提供）

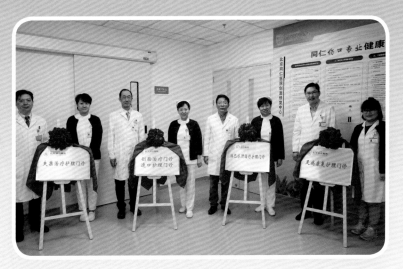

● 2022年1月，北京同仁医院专科护理门诊开诊（同仁医院 提供）

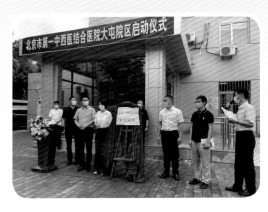

● 2022年7月1日，北京市第一中西医结合医院大屯院区启动仪式举行（赵雯 摄）

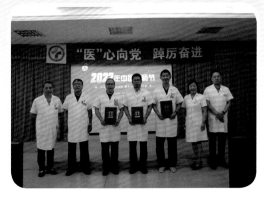

● 2022年8月19日，北京市丰台中西医结合医院2名职工获评"为民办实事榜样人物称号"，1个科室获2022年首都中医"榜样科室"（林晓珍 摄）

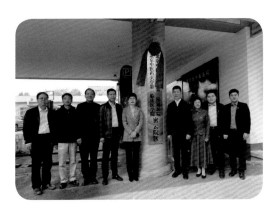

● 2022年10月14日，北京中医药大学第三附属医院密云院区挂牌成立（李溪澍 摄）

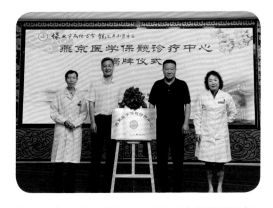

● 2022年11月，鼓楼中医医院骨伤科获批国家级重点专科，打造集中医骨伤、微创、康复、针灸、推拿、影像、成果转化为一体的"燕京医学保髓诊疗中心"（张庆 摄）

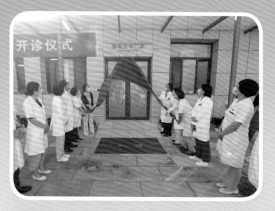

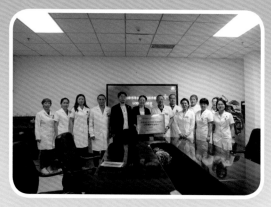

⬆ 2022年9月20日，北京妇产医院预防接种门诊开诊，针对成年女性开展HPV疫苗、流感疫苗、水痘疫苗、麻腮风疫苗、带状疱疹疫苗、乙肝疫苗等多种成人疫苗咨询、评估及接种服务（北京妇产医院 提供）

⬆ 2022年9月21日，北京市丰台中西医结合医院记忆障碍防治中心揭牌（林晓珍 摄）

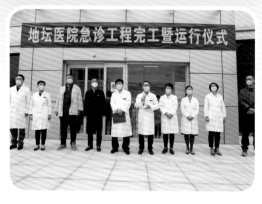

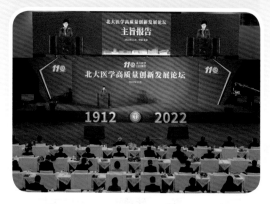

⬆ 2022年10月28日，北京地坛医院急诊用房改造完工并投入使用（地坛医院 提供）

⬆ 2022年11月26日，北京大学医学部举行办学110周年专题系列活动（北京大学医学部 提供）

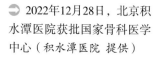

⮕ 2022年12月28日，北京积水潭医院获批国家骨科医学中心（积水潭医院 提供）

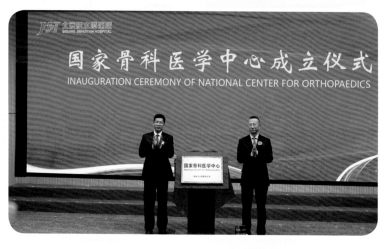

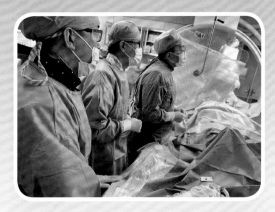

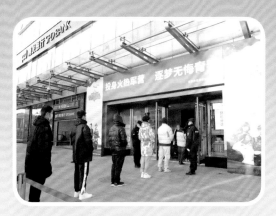

2022年1月，清华大学第一附属医院心脏中心介入团队成功为一名造影剂过敏冠心病患者零造影剂植入心脏支架，用时仅15分钟（华信医院 提供）

2022年2月22日~25日，北京市体检中心丰台体检部组织实施上半年北京市征兵抽查和女兵征集体检工作（瞿静伟 摄）

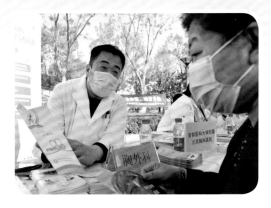

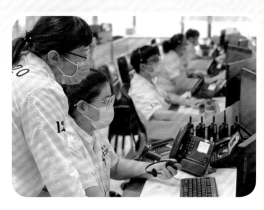

2022年3月23日，北京胸科医院举办"终止结核、胸科行动"宣传周活动，包括大型咨询宣传、义诊等（胸科医院 提供）

2022年6月3日，120调度人员通过120调度指挥中心对患者进行在线指导（北京急救中心 提供）

2022年9月23日，北京中医药大学房山医院召开"春苗拔尖计划"启动会（高宝轶 摄）

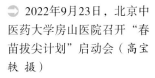

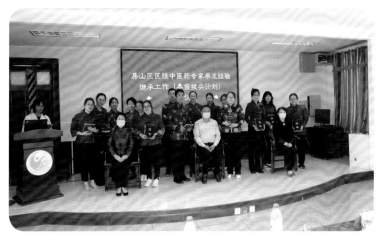

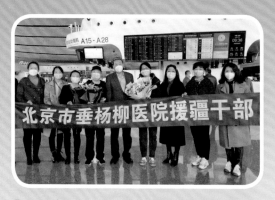

⬆ 2022年3月31日，北京市垂杨柳医院医务人员赴新疆和田墨玉县人民医院开展对口支援工作（温向军 摄）

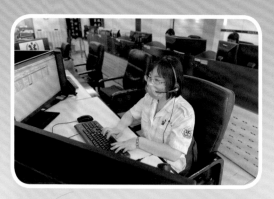

⬆ 2022年5月21日，120调度人员在扩容后的120调度指挥大厅工作（北京急救中心 提供）

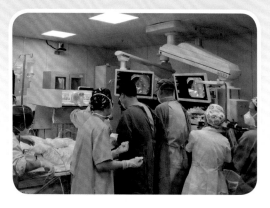

⬆ 2022年9月，北京友谊医院消化分中心成功完成国内首例为高危脑梗患者实施的超声内镜引导下经皮胃造瘘术（蔡祥 摄）

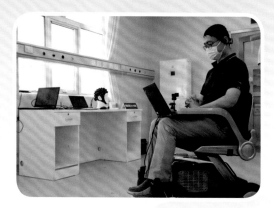

⬆ 2022年10月19日，天坛小汤山康复中心建立人工类脑智能神经调控治疗中心和神经康复步态综合评估及训练中心（徐鸿 摄）

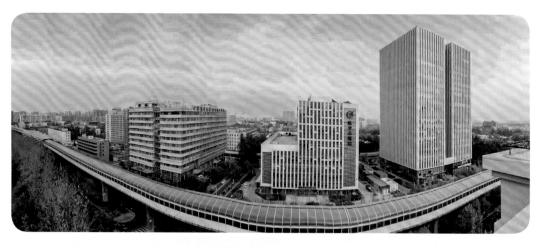

⬆ 2022年11月7日，航空总医院南区医疗楼投入使用（张建房 摄）

北京卫生健康年鉴

BEIJING HEALTH YEARBOOK

2023

北京市卫生健康委员会
《北京卫生健康年鉴》编辑委员会 编

北京科学技术出版社

图书在版编目（CIP）数据

北京卫生健康年鉴 . 2023 / 北京市卫生健康委员会，《北京卫生健康年鉴》编辑委员会编 . — 北京：北京科学技术出版社，2024.6
ISBN 978-7-5714-3793-0

Ⅰ . ①北… Ⅱ . ①北… ②北… Ⅲ . ①卫生工作－北京－2023－年鉴 Ⅳ . ① R199.2-54

中国国家版本馆 CIP 数据核字（2024）第 063133 号

责任编辑：何晓菲
责任校对：贾 荣
封面设计：申 彪
图文制作：北京永诚天地艺术设计有限公司
责任印制：吕 越
出 版 人：曾庆宇
出版发行：北京科学技术出版社
社　　　址：北京西直门南大街 16 号
邮政编码：100035
电　　　话：0086-10-66135495（总编室）　0086-10-66113227（发行部）
网　　　址：www.bkydw.cn
印　　　刷：北京盛通印刷股份有限公司
开　　　本：787 mm×1092 mm　1/16
字　　　数：1500 千字
印　　　张：32
插　　　页：16
版　　　次：2024 年 6 月第 1 版
印　　　次：2024 年 6 月第 1 次印刷
ISBN 978-7-5714-3793-0

定　　价：240.00 元（配光盘）

《北京卫生健康年鉴》
编辑委员会

主　　任　刘俊彩

副 主 任　叶小敏

委　　员　（以姓氏笔画为序）

丁卫华　　王　麟　　王开斌　　王敬媛　　冯华威　　刘　颖

刘劲松　　刘清华　　汤伟民　　农定国　　严　进　　苏承馥

李玉祥　　李立国　　李君念　　吴　娅　　吴晓甜　　谷　颖

张晓丹　　陆　珊　　郗淑艳　　姚秀军　　姚铁男　　钱戈戈

高　路　　黄若刚　　曹　昱　　琚文胜　　智利平　　鲍　华

潘　峰

《北京卫生健康年鉴》
编辑部

主　　编　叶小敏

副 主 编　王　麟　琚文胜

常务副主编　余　胜

编　　辑　任向群　姜　冰　王　睿　党建军

地址　北京市西城区赵登禹路277号

邮编　100120

电话　010-82804313

编辑说明

一、《北京卫生健康年鉴》由北京市卫生健康委主管、北京市卫生健康大数据与政策研究中心承编，是一部逐年记载北京地区卫生健康工作的资料性工具书和史料文献，其内容主要综合反映北京卫生健康工作各方面的基本情况、进展和成就。

二、本卷年鉴按分类编辑法，按类目、分目、条目结构设计。全书共分13个类目：概况，大事记，特载，工作进展，各区卫生健康工作，三级医院工作，医学科研与教育工作，公共卫生及其他卫生健康机构工作，卫生健康社会团体工作，重要会议报告，文件和法规，卫生健康统计，附录。

三、为方便读者阅读，在附录中设有"专有名词对照表"。另外，除卷首目录外，对刊载内容编制了"索引"附于书末，按汉语拼音字母依次排列。

四、本卷年鉴"卫生健康统计"数据来源于"北京市卫生综合统计信息平台"。文中涉及各项年度数据以2022年12月31日为统计口径，其他非年度数据以统计部门或业务主管部门的统计口径为准。凡在"卫生健康统计"和"附录"中有的各区医疗资源及服务情况的数据，以及各医院人员及诊疗数据，一般不在正文中重复出现。

五、本卷年鉴主要反映2022年1月1日至12月31日期间情况（部分内容依据实际情况或为更好地说明相关内容，时限略有前后延伸），凡2022年事项，一般只直书月、日，不再写年份。

六、本年鉴收录的条目内容，均由各相关单位专人（部门）提供，并经主要负责人审核。

七、为方便读者阅读、检索，配随书光盘。

八、《北京卫生健康年鉴》的编纂工作在编辑委员会的指导下，依靠广大撰稿人共同完成，力求做到资料翔实、语言规范、文字精练。本年鉴疏漏和不足之处，敬请广大读者批评指正。

《北京卫生健康年鉴》编辑部

2023年10月

目　录

◆ 三级医院工作

◆ 医学科研与教育工作

◆ 卫生健康社会团体工作

◆ **重要会议报告**

◆ **文件和法规**

◆ 卫生健康统计

◆ 附　录

◆ 索　引

概　况

2022年，全市有医疗卫生机构12211家，其中医疗机构11983家（含三级医疗机构138家、二级医疗机构185家、一级医疗机构626家），其他卫生机构228家。全市卫生人员39.5万人，其中卫生技术人员32.2万人、其他技术人员19363人、管理人员19996人、工勤技能人员31422人、乡村医生和卫生员2362人。卫生技术人员中，执业（助理）医师12.5万人、注册护士14.3万人。医疗机构编制床位145329张，其中医院132870张、社区卫生服务中心8444张；实有床位133932张。社区卫生服务中心（站）2123家，其中中心360家、站1763家；卫生技术人员32294人。村卫生室2849家，乡村医生和卫生员2324人。常住人口孕产妇死亡率2.97/10万，户籍人口孕产妇死亡率3.73/10万；常住人口婴儿死亡率1.34‰，户籍人口婴儿死亡率1.26‰。医疗机构共诊疗23102.4万人次，出院379.5万人次；编制床位使用率58.2%，实有床位使用率65.9%，平均住院日8.1天；医师日均担负诊疗7.9人次和住院0.8床日。全市二级以上公立医院门诊患者次均医药费用701.9元，其中药费305.2元；住院患者人均医药费用25372.6元，其中药费5114.0元。全市甲乙类传染病报告病例53879例，报告发病率246.1/10万；丙类传染病报告病例84106例，报告发病率384.2/10万。全市医疗卫生机构总费用2997.4亿元，比上年增长4.7%；其中财政拨款551.4亿元，比上年增长16.0%。

【新冠疫情防控】综合利用现场流行病学调查、采样检测和基因测序分析等办法，快速、准确、高效查找感染来源、梳理传播链条。落实优化调整措施，扎实推动疫情防控平稳转段。应对规模性疫情急救转运需求，迅速提升120应急指挥能力，多途径补充院前急救人员，畅通院前院内衔接通道，组建非急救转运专班。建立网格化三级救治体系，快速提升发热门诊、急诊、重症救治能力。发挥家庭医生（团队）作用，帮助指导新型冠状病毒感染者居家康复期间自我健康管理，对老年人合并基础疾病患者开展调查摸底并进行分类管理。开展新冠疫情常态化防控心理健康促进专项行动，有效畅通居民心理健康线上+线下全程服务链。做好新冠病毒疫苗接种工作，截至2022年12月31日，北京市累计报告接种6441.4万剂，接种2373.6万人。

【医药卫生体制改革】制定《北京市关于借鉴推广福建省三明市医改经验的工作方案》，从有效提升服务体系效能、持续完善公立医院经济补偿政策等7个方面明确了29项工作任务。制定《北京市关于推动公立医院高质量发展的实施方案》，推动北京市人民政府与国家卫生健康委员会签订《共建高质量发展试点医院合作协议》，在北京协和医院、中日友好医院、北京大学第三医院、北京天坛医院开展高质量发展试点工作。加强医疗、医保、医药联动，印发《关于建立健全本市医疗服务价格动态调整机制的实施意见（试行）》，组织开展2个批次40个药品京津冀区域联盟带量采购，启动临床常用84个中成药集中带量采购，有序推动第六批（胰岛素专项）、第七批国采中选结果落地实施。

【健康北京建设】组织开展健康北京行动年度监

测评估，举办第六届"健康北京周"系列主题宣传活动，持续深入开展《首都市民卫生健康公约》进社区活动。积极做好重点场所爱国卫生工作，加强城乡接合部等人居环境整治。组织开展以"爱国卫生七十载，共创健康新时代"为主题纪念爱国卫生运动70周年主题展，广泛开展以"文明健康，绿色环保"为主题的爱国卫生月系列活动。全力推进丰台区、大兴区国家卫生区创建，积极指导东城、西城等14个区做好国家卫生区复审工作，累计已有162个街道开展北京市卫生街道创建并获得命名，21个乡镇通过验收被正式命名为北京市卫生乡镇。推进全面健康生活方式行动，新创建健康机构66家。开展第五届"你戒烟，我支持"科学戒烟活动，组织控烟健康跑及线上戒烟活动，全市无烟党政机关建成1438家、建成率100%。加强病媒生物防制，积极开展灭鼠、灭蚊蝇、灭蟑等活动。

【非首都功能疏解和区域协同发展】加快实施重大医疗卫生疏解项目建设，朝阳医院东院已完工，友谊医院顺义院区完成内装修，安贞医院通州院区完成外装修，口腔医院迁建、积水潭医院回龙观院区二期、友谊医院通州院区二期完成主体结构施工，安定医院大兴院区项目纳入市政府投资项目储备库，宣武医院房山院区、儿童医院新院区申报纳入政府投资项目储备库，北京中医医院新院区选址基本确定。积极推进京津冀医疗卫生协同发展，支持雄安新区交钥匙新建医院完成主体结构封顶，持续推动中日友好医院、安贞医院、友谊医院等央属、市属医院对口支持北三县医疗机构，签署新一轮巩固深化京冀张医疗卫生协同发展框架协议，74家医疗机构纳入第五批京津冀地区医疗机构医学影像检查资料共享范围，积极推进"京廊""京衡"等中医药协同发展工程。

【卫生应急与公共卫生】推进院前医疗急救设施标准化建设，已完成465处院前医疗急救设施的标准化建设和验收，救护车辆同步配置到位，急救呼叫满足率稳定在97%以上，急救服务满意度稳定在98%以上。加强模块化卫生应急队伍建设，组建一支359名队员、涵盖8个专业模块的市级卫生应急队伍，制定完成市、区两级专业医学救援队伍建设的试行标准，组织开展33次培训演练。除新冠疫情外，全市未发生特别重大、重大、较大级别突发公共卫生事件，突发公共卫生事件网络直报率、报告及时率、规范处置率均为100%。全市120院前急救力量共完成突发事件紧急医疗救援1383起，出动车辆3687车次，转送伤员3741人次。

以艾滋病综合防治示范区建设为抓手推进艾滋病综合防治，继续保持患者治疗覆盖率、病毒抑制率在较高水平，病死率控制在较低水平。以《北京市遏制结核病行动计划实施方案（2019—2022年）》为行动指南推进市、区两级结核病定点医疗机构规范化建设，探索针对危急重症、特殊人群结核病患者的转诊机制和救治模式，做好学生等重点人群的主动筛查。加强预防接种规范化管理，连续16年为本市中小学生和60岁以上户籍老年人免费接种流感疫苗，全市适龄儿童常规免疫规划疫苗接种率达到99%以上。开展第八轮北京市成人慢性病及其危险因素监测，继续推进癌症、心脑血管疾病等重点慢病高危人群的筛查管理，为22.4万名小学生、34.7万名学龄前儿童提供免费口腔检查及窝沟封闭防龋服务，为27.8万名老年人提供脑健康体检（痴呆风险筛查）服务，11种新增精神科药品纳入北京市严重精神障碍免费基本药品目录。

【医疗卫生服务】加大社区卫生服务机构建设投入，开工建设13个社区卫生服务中心，为基层配备制氧机等10种设备总计5710台，配置指夹式脉搏血氧仪4.3万余个。开展社区卫生服务机构编制及工作人员情况调研，制定《北京市社区卫生服务机构人员配备标准（征求意见稿）》。印发《关于做好医保基金支付家庭医生签约服务费有关工作的通知》，优化医生签约服务费政策，提升签约服务质量与规模。继续做好国家基本公共卫生服务，开展社区用药登记等情况督导。印发《北京市关于加快提升农村地区医疗卫生服务能力的工作方案》，明确强化政府发展农村医疗卫生职责、改革完善村级医疗机构运行机制、促进乡村医疗卫生服务一体化等系列举措。开展"退休医学专家支援生态涵养区基层医疗卫生服务""城市大医院定点帮扶远郊区基层医疗卫生服务"等项目，推动城市优质医疗资源下沉农村基层。

印发《北京市优化国际医疗服务工作方案》，支持规范医院国际医疗部发展，推进基本医疗保险和商业保险有效衔接，优化国际人才服务模式。印发2022年改善医疗服务行动计划，部署7方面31项优化医疗服务措施。持续推进分级诊疗，启动第二批市级专科医联体建设，继续推进紧密型儿科医联体建设试点。

印发《北京市加快推进康复医疗工作实施方案》，进一步完善康复医疗服务体系，加强康复医疗人才培养和队伍建设，提高康复医疗服务能力，创新康复医疗服务模式，加大支持保障力度。印发《北京市互联网居家护理服务项目目录（2022版）》，互联网护理服务项目数量从39增加至60项。加强临床用血工作管理，推动无偿献血工作，印发《北京市无偿献血者临床用血费用减免工作实施方案》《北京市无偿献血者临床优先用血工作实施方案》。继续开展医疗质量与评价，推动质控管理工作精确化、标准化。加强发热门诊管理，严格院感防控。召开2022年北京医务社会工作推进会，开展医务社工系列宣传。

【生育服务和妇幼健康】以市委、市政府名义印发《关于优化生育政策促进人口长期均衡发展的实施方案》，就组织实施好三孩生育政策及配套支持措施、推动实现适度生育水平、优化人口结构、促进人口长期均衡发展提出多项举措。着力推进托育服务体系建设，开展托育机构基本情况、家庭托育需求调研，出台托育机构用水用电用气用热执行居民价格政策，将婴幼儿照护服务技能提升纳入全市职业技能提升行动，友谊医院、同仁医院、积水潭医院和天坛医院4家市属医院被确定为首批医院办托试点单位，158家托育机构完成备案，新创建95家示范性托育机构。举办新型婚育文化系列宣传活动，计划生育家庭伤残、死亡扶助金分别由现行标准590元、720元提高到740元、900元。

继续开展区域母婴安全保障筑基行动，实施孕产期安心行动。制定《北京市现代产房建设评估标准》，遴选确定北京妇产医院、北京大学人民医院、北京大学第三医院为北京市现代产房建设单位。启动功能性出生缺陷救助项目，开展先天性心脏病一体化服务工作，将新生儿遗传代谢病筛查病种由3种扩增至12种，完成100余万人次儿童5类重点疾病筛查。推进妇幼保健院标准化建设及规范化管理，建成母婴友好医院34家、儿童健康友好社区28家，实现更年期保健专家工作室区域建设全覆盖。优化出生医学证明管理服务。启动妇幼健康领域中医药"升降浮沉"工程。

【老龄工作】加强老龄工作统筹，以市委市政府名义出台《关于加强新时代首都老龄工作的实施意见》，发布《北京市老龄事业发展报告（2021）》，举办2022智慧康养高峰论坛，组织开展老年友好型社会建设工作督导，完善老龄健康信息协同与决策支持平台功能，继续做好老年人权益保护、老龄政策宣传、人口老龄化国情市情教育等工作。健全老年健康服务体系，发布《老年友善医疗机构评定技术规范》，开展失能失智老年人管理项目，启动老年口腔健康行动，居家安宁疗护项目列入亚行援助项目规划。深化医养结合，会同相关单位开展医养结合机构违法行为排查，北京市100家医养结合机构和河北省环county县市10家医养结合机构纳入北京市医养结合远程协同平台。

【中医药工作】完善《北京市中医药条例》配套规范性文件，制定《北京市西医医师学习中医管理暂行办法》《北京市以师承方式学习中医人员跟师学习管理办法（试行）》。实施中医药服务基层行动，持续推进名中医身边工程、中医治未病健康促进工程、中医健康乡村、健康养老示范工程、中医儿科内病外治"321"工程。开展中医质量管理工作，完成首批"十四五"中医药重点专科建设项目。开展北京地区中医药防治慢性病办公室建设，规范慢性病诊疗行为。发布《北京市"十四五"中医护理发展规划》，启动北京市第二批"中医护理传承工作室"建设，评选出首批北京市示范中医护理门诊。继续推进全国（基层）名中医传承工作室、"3+3"工程传承室站等建设，开展北京市中医妇幼名医传承工作室落户工程。抓好中药骨干人才培养，加强中医住院医师规范化培训，推进中医药继续教育改革。继续开展中医药文化资源调查，遴选第三批北京市中医药文化素养教育试点基地，编制中小学中医药文化进校园工作指南。

【依法行政】持续推动传染病防治地方立法，开展《北京市精神卫生条例》修订立法研究，废止《北京市献血管理办法》，启动对《北京市实施〈食盐加碘消除碘缺乏危害条例〉办法》的立法后评估。开设"医法解说"线上普法节目，组织首都卫生健康系统法治动漫微视频优秀作品展示活动，开展《北京市献血条例》普法宣传，完成北京市医疗机构法治建设情况基线调查。加强行政规范性文件与重大行政决策管理，做好行政复议与应诉，充分发挥好法律顾问作用。积极推进营商环境创新试点及5.0版改革，持续推进"证照联办"和告知承诺制改革，组织排查卫生健康领域市场准入隐性壁垒，健全行政许可事项清单管理，严格落实助企纾困改革措施。发布12项卫生健康地方标准，开展卫生健康地方标准复审及实施效果评价，做好卫生健康标准宣贯培训工作，"航空医疗救护公共服务综合标准化试点"入选市场监管总局第一批综合标准化试点典型案例。

【综合监督】加强依法行政与行刑衔接工作指导，推进医疗机构依法执业综合监管，开展医疗机构信用分级分类评价工作。发挥基层卫生监督协管队伍网络前哨作用，完成对全市57家社区卫生服务机构监督协管标准化建设评估。修订《北京市卫生健康行政处罚裁量细则》，落实"首违不罚""从轻减轻"的规定，进一步规范行政处罚行为，统一执法尺度。开展北京市医疗乱象专项治理，严厉打击整治医疗诈骗、虚假广告、欺诈骗保等行业乱象，促进医疗行业规范有序发展。开展全市高校公共卫生专项监督检查、民办高等学校卫生安全检查、游泳场馆水质专项检查、消毒产品非法添加禁用物质成分监督检查等工作。

【**食品安全**】加强食品安全风险监测，制定《北京市食品安全风险评估专家委员会章程》，进一步完善充实食品中潜在有害物质的危害评估及风险评估数据库建设，开展食品安全基础科学和前沿科学研究。组织食品安全国家标准宣贯，开展合理膳食乡村示范活动，做好食品企业标准备案等工作。北京市卫生健康委食品安全综合信息平台投入试运行，该平台可实现食品安全地方标准、风险监测及评估全链条信息化、标准化，并为实现风险评估的数字化奠定基础。

【**职业健康**】持续做好职业病监测工作，监测覆盖率达到100%，重点行业职业病危害因素监测率达100%。推进职业病危害专项治理，推动52家企业完成工艺技术改造升级、原辅材料替换。加强职业病防治宣传培训工作，开展《职业病防治法》宣传周活动，组织职业健康传播作品评选表彰工作，重点企业员工职业健康培训率达97%。加强各级医疗机构职业病防治，开展第三批尘肺病康复站建设工作，推动平谷区等10家小微企业职业健康管理达到规范化要求，中芯北方集成电路制造（北京）有限公司等企业获得第一届"北京市健康企业"称号。

【**科技创新和人才队伍建设**】2022年，北京市医疗卫生机构新立项科研项目6910项，首都卫生发展科研专项立项支持124家医疗卫生机构494个项目开展心脑血管、肿瘤、神经系统等34个西医和中医学科领域的研究。持续推进第一、二批研究型病房建设，启动第三批10家研究型病房示范建设。首次对100项研究者发起的临床研究项目开展了现场监督检查，持续做好医学伦理管理和实验室生物安全管理。遴选高层次公共卫生技术人才建设项目第二批10名领军人才、30名学科带头人、50名学科骨干，7人入选"青年北京学者"。市、区疾控中心核增1367名人员编制，全市疾控机构编制数达到常住人口2.3/万。朝阳医院获批国家级专家服务基地。继续开展紧缺专业人才、住院医师规范化培训，做好儿科、精神科、全科医生转岗培训，强化基层卫生人员培训，依托首都医科大学招收免费定向培养乡村医学生137人。

【**国际合作与对口支援**】持续推进援几内亚医疗队工作，中非友好医院建设试点项目收官，启动对口医院合作机制建设项目。援几内亚医疗队完成按期轮换，组建并派出援瓦努阿图医疗队。首次以双年度项目的形式遴选"一带一路"国际卫生健康合作项目和世界卫生组织合作中心项目，举办2022年中国国际服务贸易交易会健康卫生服务专题展及北京国际医学论坛。对接内蒙古自治区、青海省开展国家乡村振兴重点帮扶县县医院帮扶工作，对接河北省张家口市和山西省长治市开展医疗卫生合作帮扶工作。完成第五批第一期与第四批第三期援非医疗队交接，并派出了第十批第三期援疆医疗队、第十批第一期援藏医疗队。构建高原中心援派干部全周期健康管理服务模式，组织召开健康管理方案沟通论证会。

【**信息化建设**】依托健康云统筹做好行业云、网等信息基础设施一体化建设，开展健康云应用及医疗卫生机构信息系统入云工作，初步完成北京市医学影像云试点上线试运行。持续推进一人一码健康数据试点汇聚，完成全市所有出生数据、30家综合医院电子病历数据、全市所有基层社区卫生服务中心电子健康档案数据、疫苗接种数据、部分体检机构体检数据的归集整理。积极推进重点医院5G网络建设，鼓励医院开展5G+急诊救治、远程诊断、远程治疗等医疗健康应用。逐步探索卫生健康数据安全使用机制，加强重要信息系统保障工作。

【**落实从严治党主体责任**】深入学习宣传贯彻党的二十大、北京市第十三次党代会精神，研究部署市卫生健康委主管社会组织党建工作，召开全系统党组织书记抓基层党建述职评议会，在全系统开展"喜迎二十大，丹心护健康"党组织服务群众党建品牌创建活动。北京老医药卫生工作者协会、屈晓霞分别被评为2021年全国文化科技卫生"三下乡"活动优秀团队、服务标兵，6个党支部、13名党员案例入选《致敬榜样——全国卫生健康系统庆祝建党100周年专题活动典型案例汇编》，市卫生健康委"永远跟党走"百姓宣讲团获评北京市优秀宣讲团。庞星火被评为"中国好人"，孙宁被评为"最美医生"，朱俊明等7人被评为"中国好医生"，逄宇、郭贺冰被评为2022"北京青年榜样"年度人物。

（周宏宇）

大事记

 2022年北京卫生健康工作纪事

1月

1日

《中国妇女报》公布10位突出女性为2021年度女性新闻人物，麻风病防治专家、北京友谊医院医生、北京热带医学研究所研究员李桓英名列其中。

5日

北京京都儿童医院儿童舒缓治疗活动中心揭牌。

6日

清华大学第一附属医院心脏中心介入团队成功为1名造影剂过敏冠心病患者零造影剂植入心脏支架，用时仅15分钟。

8日

中日友好医院启动间质性肺疾病（ILD）规范诊疗体系与能力提升建设项目，通过多种形式推广ILD相关知识和管理规范，推动我国ILD的整体认识和促、防、诊、控、治、康水平的提升。

18日

市卫生健康委编印《北京卫生健康系统"永远跟党走"主题宣讲活动优秀故事集》并摄制宣讲活动光盘。

中国中医科学院眼科医院获批成为全国中医药老年眼病防治中心和全国中医药儿童青少年近视防治中心。

19日

中几友好医院神经医学中心建设项目总结暨揭牌

活动在几内亚中几友好医院举行。

23日

以宣武医院为牵头单位、7家医疗机构参与的北京冬奥村综合诊所正式开诊。运行53天，是北京冬（残）奥会规模最大、服务时间最长、就诊人数最多的诊所。

24日

国家卫生健康委发布《关于通报表扬2021年卫生援外工作表现突出集体的通知》，对北京市派出的中国第28批援几内亚医疗队等多批医疗队予以通报表扬。

26日

2022年北京中医药工作会议召开。会议总结了2021年工作，全面部署北京中医药"十四五"规划实施和2022年重点工作。

全国GCP机构药物临床试验量值排行榜发布，北京安定医院获精神专科榜第一。

27日

北京友谊医院肝移植中心创下活体辅助肝移植最小移植物世界纪录，30岁的肝硬化患者接受了姐姐捐赠的187克肝脏，成功完成肝移植手术。供受者均康复。

30日

市卫生健康委和驻京部队血液管理协调机制办公室联合印发《北京市无偿献血者临床用血费用减免工作实施方案》和《北京市无偿献血者临床优先用血工

作实施方案》。

1月

北京地坛医院与中国科学院生物研究所签署微生物大数据方面战略合作协议，被授予国家微生物科学数据中心临床分中心。

2月

2日~6日

市卫生健康委从全市60家二、三级医院共选派1580名医护人员支援丰台区开展核酸检测工作。

3日

北京新冠肺炎疫情防控工作领导小组医疗救治和防院感组印发《北京市新冠肺炎定点救治医院管理专班工作方案》，成立北京市新冠肺炎定点救治医院管理专班。

市卫生健康委印发《北京市医疗机构院感防控工作指引（2022版）》，从感控管理体系、风险评估、教育培训、监测报告、应急处置、制度建设、质控评价等方面明确要求。

10日

首都精神文明建设委员会印发《关于表彰第八届首都道德模范的决定》，由市卫生健康委推荐的北京大学人民医院脊柱外科主任、主任医师刘海鹰被授予第八届首都道德模范荣誉称号。

16日

几内亚共和国卫生部长玛玛多·百代·迪亚洛向中国第28批援几内亚医疗队全体队员颁发荣誉证书，表彰他们在援几工作期间，为改善几内亚人民健康、提高中几友好医院医疗水平付出的不懈努力。

18日

市卫生健康委组织召开北京市医疗行业重点场所5G网络信号覆盖提升工作推进部署会。选择10家医院第一批启动实施，并将持续推进其余医院的5G信号覆盖工作。

北京儿童医院举办新生儿疾病筛查新技术研讨会及"新巢计划"启动仪式和合作单位授牌仪式，国家儿童医学中心北京儿童医院罕见病实验室揭牌成立。

北京佑安医院吴昊-张彤教授团队获批青蒿素类药物在艾滋病领域的第一项发明专利——"双氢青蒿素在制备抑制免疫重建不良过度免疫激活的药物中的应用"。

21日

市卫生健康委全面启动全市公立医疗机构药品使用监测工作，覆盖全市所有三级和二级公立医疗机构及社区卫生服务机构，为国家和北京市药政政策制定提供数据支撑。

首都儿科研究所附属儿童医院普通（新生儿）外科团队在国际首次提出Rex手术的四种分型及手术复发的治疗指南性建议的文章在国际儿科领域SCI期刊*Children*发表。

24日

市卫生健康委召开2022年母婴安全保障工作电视电话会议。会议通报北京市2021年区域母婴安全评价结果及孕产妇死亡病例市级评审结果。为孕产妇救治勇于担当团队及突出贡献专家颁发纪念杯，并公布年度孕产妇零死亡区名单。2021年北京市孕产妇死亡率2.72/10万、婴儿死亡率1.44‰，为历史最低水平。

25日

由市卫生健康委推荐的北京老医药卫生工作者协会、北京世纪坛医院神经内科副主任医师屈晓霞被中央宣传部、中央文明办、国家卫生健康委等15个部委分别评为2021年全国文化科技卫生"三下乡"活动优秀团队、服务标兵。

第八届"首都十大健康卫士"推选宣传活动终评会召开。会议审议确定了北京朝阳医院童朝晖等10人当选第八届"首都十大健康卫士"，北京佑安医院栗光明等30人获得第八届"首都十大健康卫士"提名奖。

28日

清华大学第一附属医院"清心"复杂先心病救治专项基金入驻北京同心共铸公益基金会。

2月

北京大学口腔医院口腔修复学课程虚拟教研室获批教育部首批虚拟教研室建设试点。

3月

1日

国家卫生健康委党组成员、国家中医药管理局党组书记余艳红，副局长、党组成员秦怀金赴清华大学考察调研，与校长王希勤、校长助理王宏伟就推进中医药现代化、促进中医药传承创新发展进行会谈，双方签署《中医药创新发展合作框架协议》。

5日

第29批援几内亚医疗队前往几内亚开始执行为期18个月的援外医疗任务。

7日

国家卫生健康委与北京市政府签署共建高质量发展试点医院合作协议，北京大学第三医院入选国家卫生健康委确定的全国14家公立医院高质量发展试点单位。

8日

北京市卫生健康委批准北京儿童医院亦庄新院区设置床位1200张，亦庄新院区开诊时西城院区床位疏解至670张。

清华大学第一附属医院吴清玉教授为1位巨大心脏肿瘤伴频发室速的患者进行手术，完整切除了体积达10厘米×4.5厘米×3.5厘米、重量78克的超大心脏肿瘤，同时进行了左心室成形术，恢复心脏结构，手术顺利。

10日

北京市首家可探视新生儿系统落户顺义妇儿医院。

12日

市卫生健康委下发《北京市新冠肺炎院感防控培训方案和教材（试行第一版）》。

15日

以宣武医院为主要派出单位的中国第28批援几内亚医疗队完成为期18个月的援外医疗任务回京。

16日

市卫生健康委与市中医局联合印发《关于印发北京市妇幼健康领域中医药"升降浮沉"工程实施方案的通知》，推进开展北京市妇幼健康领域中医药"升降浮沉"工程。

18日

北京市丰台区精神病防治院更名为北京市丰台区心理卫生中心，加挂北京市丰台区精神病防治院牌子。

20日

国内首个《特发性正常压力脑积水临床管理中国指南2022》发布会在京举行。

21日

市卫生健康委发布4项卫生健康地方标准并于7月1日开始实施。分别是北京朝阳医院牵头制定的《即时检验血气分析结果质量控制技术规范》、北京老年医院牵头制定的《老年友善医院评定技术规范》、北京安贞医院牵头制定的《医疗机构出院患者用药指导服务规范》和市疾控中心牵头制定的《中小学生健康监测技术要求》。

23日

市卫生健康委召开全市方舱医院建设准备工作会，研究部署方舱医院建设工作。

顺义区医院通过北京市药品监督管理局新备案机构检查，成为顺义区首家国家药物临床试验机构。

大兴区妇幼保健院产房被评为中国妇幼保健协会专科助产士临床培训基地。

24日

由航空总医院等7家单位参与起草的北京市地方标准《即时检验血气分析质量控制技术规范》正式发布。

31日

中国中医科学院眼科医院被列入国家区域医疗中心输出单位。

3月

北京协和医院入选国家卫生健康委首批公立医院高质量发展试点单位。

由首都儿科研究所附属儿童医院普通（新生儿）外科牵头的国际多中心临床试验项目"评估Maralixibat用于胆道闭锁患者肝门肠吻合术后治疗有效性和安全性的随机、双盲、安慰剂对照2期研究"启动，该项目是我国首个胆道闭锁相关疾病的临床试验。

4月

7日

通州区儿童康复中心揭牌成立，并被授予北京市儿童康复定点机构。

11日

清华长庚医院胃肠外科李元新团队成功实施我国首例、亚太地区第二例改良腹腔器官簇移植手术。

15日

在第28届全国肿瘤防治宣传周来临之际，市卫生健康委、市总工会联合中国妇幼健康研究会宫颈癌防控研究专委会、北京妇幼保健院通过网络平台举办"共同关注宫颈癌、乳腺癌综合防控，一起向未来"线上科普宣传公益活动，守护女性健康。

北京首批中医药科技创新转化重点专项完成遴选，共计遴选出35个优秀项目。

20日

根据《关于调配低效价新冠肺炎康复者恢复期血浆至国家储备库的函》的要求，市卫生健康委组织北京市红十字血液中心向武汉血液中心调配新冠肺炎康复者恢复期血浆2800毫升，共计13袋。

市中医局举办北京海外华侨华人中医药四季大会，展示学术交流、医疗服务、人才培养、文化传播、产业链对接等典型案例。

30日

市委、市政府印发《关于加强新时代首都老龄工作的实施意见》，共八部分二十八条，重点任务主要包括完善就近精准养老服务体系、构建综合连续的老年健康支撑体系、大力支持老年人社会参与、全面推进老年友好型社会建设、培育发展银发经济、夯实老龄工作基础。

4月

西苑医院入选国家中医药传承创新中心。

5月

7日

2022清华大学中西医结合创新论坛在玉泉医院举办。

13日

市卫生健康委下发《关于做好新冠肺炎疫情防控期间相关重点区域一线医务人员出行保障工作的通知》，进一步明确重点保障区域和优先保障的医务人员，要求各相关区卫生健康委负责汇总、审核辖区医疗机构符合保障条件、出行困难的医务人员信息并及时与滴滴出行网约车平台进行对接。

中国中医科学院眼科医院获批进入国家中医药传承创新中心培育库。

18日

清华大学第一附属医院在北京市率先实现远程技能考核。

19日

市卫生健康委以第12个世界家庭医生日为契机，开展本市2022年世界家庭医生日主题活动。

5月

国家血液系统疾病临床医学研究中心中医药分中心在西苑医院挂牌。

人民医院正式获批成为国家紧急医学救援基地，并成为唯一中央级国家紧急医学救援基地。

6月

1日

北京市举办"扩大筛查病种 呵护健康新生"主题宣传活动，启动新生儿遗传代谢性疾病扩病种工作，将遗传代谢性疾病筛查病种由3种扩大至12种。

2日

阜外医院为一例高风险终末期心衰儿童成功植入Corheart 6左心室辅助装置。

8日

市卫生健康委印发《关于开展"我为退役军人办

实事"实践活动的通知》，要求全市各级医疗机构在6月30日前将原先"军人优先"标识统一设立为"军人'退役军人'优先"标识。各级医疗机构需在挂号、取药、收费、住院等环节设置"军人'退役军人'优先"兼用或专用窗口，鼓励有条件的医院设置"军人'退役军人'优先"兼用或专用候诊区域。

17日

市政府公布《北京市人民政府关于废止〈北京市盐业管理若干规定〉等4项政府规章的决定》，废止《北京市献血管理办法》。此前，《北京市献血条例》于2022年2月1日正式实施。

民航医学中心南航北京体检站成立并启用。

19日

友谊医院建院70周年，启动"弘扬友谊文化，振奋友谊精神，追逐友谊梦想"主题文化活动月。

21日

市市场监管局发布2022年标字第9号（总第301号）公告，批准23项北京市地方标准，其中包括北京中医药养生保健协会制定的《中医养生保健机构服务基本要求》（DB11/T 1990—2022），该标准将于10月1日开始实施。

25日

由中联肝健康促进中心发起，北京佑安医院肝病中心一科陈新月教授和中山大学附属第三医院高志良教授共同牵头的"乙肝临床治愈星光计划"召开全国启动会。

25日~26日

北京中医药学会举办第三届京津冀地区中医医院院长高级研修班暨"新时代·京津冀·中医药高质量发展"高峰论坛。

26日

北京大学人民医院石家庄医院正式揭牌。

北京市顺义区妇幼保健院举办"妇幼健康大会——北京行暨北京儿童医院顺义妇儿中心母胎峰会"。

28日

国家心血管病中心扩建工程项目暨中国医学科学院阜外医院西山园区二期项目在门头沟区永定镇冯村西里奠基，全面启动施工建设。

29日

北京协和医院等6家医院获得"中央高水平医院临床科研专项"经费支持。

30日

北京市红十字血液中心作为国家卫生健康标准委员会血液标准专业委员会秘书处挂靠单位，组织召开第八届国家卫生健康标准委员会血液标准专业委员会第四次委员会议，审查通过了《全血及成分血质量标准》《血液储存标准》《血液运输标准》《献血场所配置标准》和《血站业务场所命名指南》共5项标准。

6月

高级调度在线生命支持系统（ADLS）接入120调度指挥系统，停止使用美国医疗优先分级调度系统（MPDS）。该系统为北京急救中心自主研发的院前急救在线指导系统，可通过120电话为呼救者提供标准化自救互救救命技术指导。

市卫生健康委会同内蒙古自治区卫生健康委印发《"十四五"时期京蒙三级医院对口帮扶内蒙古自治区旗县医院工作实施方案》。

市卫生健康委开展退休医学专家支援生态涵养区基层医疗卫生项目和二、三级医疗机构赴农村地区巡诊项目。

7月

1日

北京大学人民医院怀来院区正式开诊。

3日

北京海外华侨华人中医药四季大会·夏季论坛开幕，来自20多个国家或地区的50多个海外中医药团体负责人和中医药专家参会。会议同时进行网上直播，3000多人同步观看。

7日

北京市核酸采样志愿者招募项目报名49799人次，累计资质审核合格19709人，参加考核6760人，考核合格6310人，上岗3318人。

8日

民航总医院院长彭定琼荣获新中国北大来华留学教育70周年重大贡献奖。

航天中心医院与水利部机关服务局签署医疗健康服务战略合作协议。

9日

举行北京大学第一医院太原医院签约及揭牌仪式。

13日

印发《北京市卫生健康委员会关于将部分医疗机构下放至各区登记等有关事宜的通知》，按照《北京市医疗机构许可管理办法》，将市卫生健康委登记的部分二级及以下医疗机构（约30%）下放至区级卫生健康行政部门登记。各区卫生健康行政部门登记的医疗美容机构、医疗美容科（室）和医疗美容诊疗科目许可的现场验收，不再由市卫生健康委委托北京市医

疗整形美容质控中心负责，由各区卫生健康行政部门自行组织。

18日

北京市、天津市和河北省卫生健康委联合印发《关于公布第五批京津冀地区医疗机构医学影像检查资料共享结果的通知》。

"首都儿科研究所-清华长庚医院诊疗中心"在北京清华长庚医院举行揭牌仪式。

18日~19日

根据市委组织部工作安排，在市卫生健康委医政医管处、干部人事处的组织协调下，由西城等10个区卫生健康委选派的"组团式"帮扶国家乡村振兴重点帮扶县人民医院医疗队共50人，按照帮扶对应关系分赴青海、内蒙古10个重点帮扶县人民医院开展帮扶工作。

20日

北京中医药大学东直门医院肖承悰获得"国医大师"称号，郭维琴、李曰庆获得"全国名中医"称号。

"通州区首届神经系统疾病论坛"上线通州区云课堂。

22日

友谊医院获得"全国消除疟疾工作先进集体"荣誉称号，为全国8家临床医疗单位之一，也是北方地区唯一获此荣誉的临床医疗单位。

23日

北京中西医结合学会治未病专业委员会成立大会在玉泉医院举行。

26日

北京市老年口腔健康行动项目培训会召开，全市老年"口福"项目落地实践。

阜外医院凭借我国原创单纯超声引导介入治疗技术，完成MemoSorb全降解封堵器系统在国内上市后的全球首植。

27日

北京京都儿童医院吴敏媛教授专家工作室&儿童生长发育管理中心揭牌。

28日

国医大师唐由之在北京逝世，享年97岁。

中国计划生育协会2022年优生优育指导中心在北京市昌平区妇幼保健院正式揭牌并投入使用。

北京京都儿童医院&方元恒安康复医学合作康复基地成立。

市卫生健康委组织"强国复兴有我"百姓宣讲团5名宣讲员参加2022年度北京市百姓宣讲汇讲，在全

市20支宣讲团中夺得第一名。

30日

北京老年医院获批国家高级认知障碍诊疗中心（建设）。

31日

"携手创新，引领未来"——2022国家心血管疾病临床医学研究中心-首都医科大学附属北京安贞医院首届创新论坛在京举行。

7月

工业和信息化部、国家药品监督管理局公布人工智能医疗器械创新任务揭榜入围单位，北京安定医院入围人工智能医疗器械创新任务揭榜单位。

海淀区妇幼保健院被中国妇幼保健协会授予"互联网+围产营养门诊规范化建设"项目首批省级基地。

8月

2日

复兴医院神经内科获批首都医科大学神经病学博士培养点，并成为国家高级认知障碍诊疗中心及记忆障碍防治中心。

海淀医院成立国家级医学中心专项精准帮扶工程——脊柱微创暨疼痛康复技术培训示范中心·5G远程门诊中心。

4日

中国医学科学院发布2021年度中国医院科技量值（STEM）榜单，阜外医院心血管病学、心血管外科学连续8年名列年度学科榜单首位，北京天坛医院神经外科学和神经病学连续6年蝉联全国第一。

5日

召开国家心血管病专家委员会健康生活方式医学专业委员会成立大会。该专委会致力打造国家级健康生活方式医学学术支撑平台与全国生活方式医学联盟，为政府制定大健康相关产业政策提供依据。

8日

通州区妇幼保健院获批科技部"中国人类遗传资源保藏库"。

9日

市卫生健康委、市发展改革委、市教委、市民政局、市财政局、市医疗保障局、市中医局、市残联联合印发《北京市加快推进康复医疗工作实施方案》，持续推动康复医疗机构转型，从完善康复医疗服务体系、加强康复医疗人才培养和队伍建设、提高康复医疗服务能力、创新康复医疗服务模式、加大支持保障力度五方面明确重点任务，着力推动本市康复医疗服务能力稳步提升。

10日

北京中医医院平谷医院与赤峰松山中医蒙医医院签订中医诊疗中心专科联盟协议。

12日

北京市人民政府办公厅印发《北京市关于推动公立医院高质量发展的实施方案》。

13日

市卫生健康委主办、北京广播电视台承办第八届"首都十大健康卫士"揭晓活动。童朝晖等10人获得第八届"首都十大健康卫士"称号。

19日

北京大学第一医院宁夏妇女儿童医院正式揭牌成立。

西城区脾胃病专科医联体正式成立，该医联体是以北京市宣武中医医院、北京中医药大学附属护国寺中医医院和北京丰盛中医骨伤专科医院三家中医医院为平台，联系首都脾胃病专科优质资源，以消化疾病诊疗为重点，以技术和管理为纽带的协作组织。

20日

"循肠论道·晚期结直肠癌学苑"——结直肠癌MDT全国总决赛落下帷幕。北京大学首钢医院胃肠肿瘤MDT团队获得全国总冠军。

由广安门医院、玉泉医院、华医世界共同主办的第一届北京国际经方大会暨经方高级培训班在玉泉医院举办。

20日~9月18日

召开以"健康心脏，健康中国"为主题的中国心脏大会暨第七届中国血管大会。大会累计观看量近3500万人次。

26日

根据拉萨市人民政府《关于恳请派遣医疗队伍支援帮助我市抗击新冠肺炎疫情的函》和市领导批示要求，北京市卫生健康委组建305人的医疗队赴拉萨开展医疗救治工作。

市卫生健康委印发《关于通报第二、三批康复转型公立医疗机构验收结果的通知》，西城区广外医院、海淀区羊坊店医院、丰台区铁营医院、通州区第二医院、房山区韩村河社区卫生服务中心、怀柔区汤河口社区卫生服务中心（怀柔区第二医院）、东城区第一人民医院、延庆区永宁镇社区卫生服务中心8家转型机构均已达到二级康复医院标准。

由北京安定医院院长王刚组织编制的《中国精神科治疗药物监测临床应用专家共识（2022年版）》正式出版。

30日

北京大学口腔医院与河北省保定市第二医院签订口腔专科医疗联合体合作协议书。

国家消化系统疾病临床医学研究中心"全国基层超声内镜培训推广基地"挂牌仪式在北京友谊医院平谷医院举行。

31日~9月1日

市卫生健康委召开2021年度医疗专业质控中心现场评估会。医学检验、护理、超声医学、药学、临床麻醉、职业健康检查、人类辅助生殖、医疗数据管理、核医学、体检10家中心被评为2021年度北京市优秀医疗质量控制和改进中心。医学检验质控中心和医院感染质控中心在近三年疫情防控工作中开展了大量工作，被授予疫情防控突出贡献奖。

8月

国家卫生健康委发布卫生行业标准《不同胎龄新生儿出生时生长评价标准》（WS/T800—2022），首都儿科研究所为第一起草单位、生长发育研究室李辉研究员为第一起草人。

复兴医院综合/老年医学科获批中国老年医院联盟老年营养示范病房，在第一批23家医院中获得最高分。

9月

1日

由北京市卫生健康委、国家卫生健康委国际交流与合作中心共同主办的2022年公共卫生高峰论坛在北京首钢园召开。本次论坛是2022年北京国际医学论坛的主论坛，是2022年服贸会健康卫生服务专题的重点活动，主题为"共促卫生健康高质量发展"。

北京安贞医院院长张宏家与法国驻华使馆代表在2022年服贸会公共卫生高峰论坛上签署中法急救医学合作交流协议。

北京友谊医院携带世界首台微米级耳科CT、冠脉智能辅助诊断系统、国际首个应用2D转3D成像技术的4K3D超高清内镜系统和国产单臂构型腹腔镜手术机器人等四大创新成果亮相中国（北京）国际服务贸易交易会。

2日

市老龄办、市老龄协会在中国国际服务贸易交易会2022智慧康养高峰论坛向社会发布《北京市老龄事业发展报告（2021）》，这是北京市连续第16年发布北京市老年人口信息和老龄事业发展状况报告。

东城区新时代中医药高质量发展大会暨首届"紫

金健康"中医药科技成果转化推介会召开。

3日

西城区康复医学中心成立，展览路医院作为北京市第一批成功转型康复医学领域的医院，在康复医学中心建设中具有牵头作用，带动西城区整体康复医疗服务能力的提升，推动建立三级康复服务体系。

5日

东城区重症医学质量控制和改进中心成立大会暨专家委员会第一次工作会议召开。

12日

北京市组建的第一批援瓦努阿图中国医疗队启程赴受援国执行为期一年的援外医疗任务。医疗队由北京世纪坛医院派出，共有9名队员。

举办主题为"消除母婴传播 孕育未来希望"的消除艾滋病、梅毒和乙肝母婴传播知识竞赛活动。全市居民参与线上活动达13.1万人，专业人员1.7万人。

16日~18日

复兴医院作为国家卫生健康委四级妇科内镜手术培训基地、国际宫腔镜培训中心亚洲分中心，在北京以线上线下结合的形式主办第30届北京国际宫腹腔镜及微创手术学术研讨会。

19日~30日

北京马应龙长青肛肠医院在"小马医盟"网络平台上举办全国肛肠疾病中西医结合诊疗暨中医肛肠适宜技术推广培训班。

20日

北京老年医院顺利通过老年友善医疗机构复评，成为全市首家通过老年友善医疗机构复评工作的医疗机构。

22日

全国首张氯巴占处方在北京协和医院开出，这是对罕见病用药可及性的又一次成功探索。

23日

由北京儿童医院倪鑫教授儿童肿瘤研究团队完成的首个针对我国儿童和青少年癌症发病率和卫生服务可及性的现状研究在《柳叶刀》发表。

市中医局在线上举办北京市第七批全国老中医药专家学术经验继承工作拜师仪式暨北京中医药薪火传承"新3+3"工程启动会。

25日

北京市卫生健康委员会机关第一次党员代表大会召开，选举产生机关第一届委员会、机关第一届纪律检查委员会。组织召开机关纪委第一次全会，选举曲新丽为机关纪委书记、陆珊为机关纪委副书记。组织召开机关委员会第一次全会，选举高坚为机关党委书记、姚铁男为机关党委专职副书记、曲新丽为机关党委副书记。

28日

北京市性病防治所揭牌仪式在北京佑安医院举行。

29日

北京高血压防治协会联合昌平区中医医院、城北街道清秀园社区等多机构联动，组织开展2022年全国高血压日主题宣传活动。

30日

北京市市场监管局发布2022年标字第18号（总第310号）公告，批准2项北京市地方标准作为京津冀区域协同地方标准发布，其中包括由市精神卫生保健所牵头制定的《精神卫生数据元规范》（DB11/T 3033—2022）。该标准是市卫生健康委继《老年护理常见风险防控要求》和《医学检验危急值获取与应用技术规范》之后制定的第三项卫生健康京津冀区域协同地方标准，将于2023年1月1日开始实施。

北京中医药大学第三附属医院与密云区政府签订合作框架协议。

9月

北京大学口腔医院作为口腔人工智能医疗器械临床试验中心成功入围工业和信息化部人工智能医疗器械创新任务揭榜单位，是国内口腔医学领域唯一一家入选揭榜单位。

友谊医院消化分中心成功完成国内首例为高危脑梗患者实施的超声内镜引导下经皮胃造瘘术（EUS-PEG手术）。

报经应急管理部和国家卫生健康委批准，应急总医院组建国家尘肺病诊疗中心。

北京市鼓楼中医医院作为市卫生健康委、市中医局联合发文的六家转型医疗机构中唯一一家中医医院，入选北京市安宁疗护中心建设单位。

10月

14日

北京中医药大学第三附属医院密云院区挂牌成立。

15日

北京京都儿童医院第五届儿童遗传性疾病及造血干细胞移植高峰论坛举办，累计观看量达30万人次。

18日

根据国家发展改革委、国家卫生健康委、国家中医药管理局联合印发的《第四批国家区域医疗中心建设方案要点》，北京积水潭医院贵州医院获批国家区域医疗中心建设项目。

19日

天坛小汤山康复中心建立人工类脑智能神经调控治疗中心和神经康复步态综合评估及训练中心。

20日

北京市卫生健康委联合北京市民政局、河北省卫生健康委举办医养结合远程协同服务启动会，北京市100家医养结合机构和河北省环京县市10家医养结合机构纳入北京市医养结合远程协同平台，发挥北京医疗资源优势，深化北京医养结合服务，促进京津冀协同发展。

25日

航天中心医院航天医学研究与转化重点实验室通过了通用技术集团专家评审，成为通用技术集团首个医学领域重点实验室。

27日

市卫生健康委通报2021—2022年度优质护理先进典型，包括先进护理团队21个、先进个人30名、老年护理示范项目10个。

29日

北京老年医院急诊急救部与北京朝阳医院急诊医学中心合作共建老年急危重症诊疗与研究中心揭牌。

31日

北京市化工职业病防治院120香山站通过北京市急救中心验收，正式运行。

10月

西苑医院获批国家中医药管理局中药炮制技术传承基地建设。

由北京同仁医院申报的过敏性疾病诊疗技术与器械教育部工程研究中心建设项目获教育部立项。

11月

2日

由北京市人民政府和丹麦王国驻华使馆共同主办的"共建健康支持性环境，城市改变糖尿病"主题对话及发布活动在首都规划展览馆举行。丹麦王国驻华大使马磊，北京市卫生健康委二级巡视员郑晋普，中国健康促进与教育协会常务副会长兼秘书长孔灵芝，中国工程院院士、国家基层糖尿病防治管理办公室主任贾伟平等领导和嘉宾出席，并就"城市可持续发展、慢性病防控与居民健康"等议题进行了探讨与交流，共同发布了"共建健康支持性环境，城市改变糖尿病"倡议。

7日

航空总医院南区医疗楼投入使用。

航天中心医院与航天科工空间工程总体部签署航天医学联合创新中心共建协议，双方将围绕航天医学空间搭载实验、建设航天医学空间实验平台、探索太空医疗舱建设、推进科研合作与学术交流等多方面开展合作。

8日

北京市卫生健康委批复同意北京急救中心成立北京市社会急救培训质量控制与改进中心。

14日

北京市二龙路医院-芝加哥大学医学中心下消化道疾病在线国际研修项目线上启动，该项目为期4个月，共计13次课程，聚焦下消化道疾病，主题围绕结直肠癌、炎症性肠病等疑难重症。

20日

复旦大学医院管理研究所发布复旦版中国医院排行榜，阜外医院连续13年列中国最佳医院专科声誉排行榜（心血管病、心外科）、专科综合排行榜（心血管病、心外科）榜首。

21日

北京大学第三医院乔杰教授当选发展中国家科学院院士。

22日

市卫生健康委印发《关于做好方舱和隔离点医务人员配置管理等有关工作的通知》，调整方舱医务人员配置标准，对新冠病毒感染者核酸检测和出院进行合理安排。

23日

2022年中儿神经外科高峰论坛暨显微操作技术培训班在中儿友好医院举办。

北京市延庆区方舱医院、怀柔方舱医院开舱。

25日

世界著名麻风病防治专家、北京友谊医院医生、北京热带医学研究所研究员李桓英在北京逝世，享年101岁。

30日

北京积水潭医院新龙泽急救工作站启动运行，主要承担昌平区危急重症患者的院前急救工作。

11月

西苑医院获批国家中医药管理局病证结合防治血管衰老重点研究室。

根据ESI数据库数据显示，首都医科大学共有12个学科进入ESI学科全球前1%，分别为临床医学、神经科学与行为学、药理学与毒理学、免疫学、生物学与生物化学、分子生物学与遗传学、社会科学总论、精神病学与心理学、微生物学、化学、环境与生态学、材料科学。其中，临床医学位列ESI学科前1‰，神经科学与行为学、药理学和毒理学、免疫学、生物学与生物化学、分子生物学与遗传学位列ESI学科前5‰。

12月

1日

市卫生健康委印发《关于优化医疗卫生机构预检分诊措施的通知》，各级各类医疗卫生机构查验健康码时，不得拒绝无48小时核酸阴性结果的患者进入，应根据医疗机构实际情况选择合适区域，补测抗原，根据检测结果进行分诊；对于3岁以下婴幼儿可免于核酸查验，仅查验陪诊人员核酸。对于急危重症患者，在进行紧急救治同时进行新冠抗原及核酸采样检测。

1日~2日

北京协和医院代表团赴澳门就"离岛医疗综合体北京协和医院澳门医学中心管理制度"的法案、筹备进度等与澳门特别行政区政府社会文化司交换意见，并签署筹备期工作合作协议。

2日

市中医局召开全市中医药系统疫情防控会，通报全市疫情防控政策，发布方舱医院中医药工作指引，启动中医药专家划片包区工作，公布市民居家中医药健康指引。

5日

市卫生健康委印发《新冠病毒感染人员分级分类诊疗方案》。

7日

北京市延庆区世园方舱医院开舱。

10日

"2022中医药传承·北京论坛"在京召开。会上，启动燕京医学名医著作"阅读践行21天"深度读书、师承入门活动，成立"海外中医药继续教育共建共享平台联盟"，公布了北京中医药学会团体标准专家库聘任名单。

13日

国务院副总理孙春兰到北京朝阳医院调研指导疫情防控工作，慰问奋战在抗疫一线的医务人员，实地了解医院发热门诊设置、就诊转诊流程、药品储备供应等情况。市委书记尹力陪同调研。

14日

市卫生健康委在各区公布家庭医生（团队）及服务范围信息的基础上，整理汇总并紧急开发建设北京市基层医疗卫生机构家庭医生（团队）服务信息查询（试用版）系统对外发布，确保居民在疫情新形势下能够及时、有效、便捷地得到医疗健康服务。

举办第二十五届京港洽谈会卫生健康合作高层研讨会，以视频连线方式在京港两地同步举行。会议以"构建人类卫生健康共同体——京港联动，携手发展"为主题，就常态化疫情防控和传染病防控合作、智慧医疗发展与服务模式创新、新时代新生命观——老龄健康实践模式、中医药在国际标准化进程中的机遇与挑战等主题进行研讨。

16日

北京同仁医院被国家卫生健康委医院管理研究所批准成为全国28家首批日间医疗质量规范化管理哨点医院。

18日

北京医学会在线上召开第三届北京医学创新与转化大会暨北京医学会成立100周年学术报告会。

24日

中国工程院院士、我国小儿外科主要创始人、著名儿科医学教育家、北京儿童医院教授张金哲在北京逝世，享年102岁。

25日

市卫生健康委印发《关于加快推进第一梯次40家医院重症救治能力提升扩容工作的通知》。要求加快推进重症救治设备采购配备、重症救治床位改造、重症医护人员配备、工作进度信息报送。12月31日，40家医院合计需准备4类重症救治床位6458张，已完成准备7530张；重症医护人员总体到位率154.73%。

市卫生健康委印发《关于进一步做好重症早期干预服务的通知》，提出完善新冠重点人群台账、加强居家监测服务、积极开展重点人群早期干预、持续开展医务人员培训、广泛开展公众宣传引导五项措施，最大可能降低重症率、病亡率。

26日~31日

市卫生健康委依托全市所有社区卫生服务中心，按照16区人口比例针对43264名成年人开展了新冠病毒感染及就诊情况的调查分析，形成《北京市新型冠状病毒感染及就诊分析报告》。

28日

根据《国家卫生健康委关于设置国家骨科医学中心的通知》，北京积水潭医院获批国家骨科医学中心，落实国家医学中心相应职责任务，带动全国骨科领域的建设与高质量发展。

通州区妇幼保健院组织建院40周年系列活动，举办京东妇幼健康交流研讨会，邀请全市医疗服务、保健管理等领域的专家学者交流分享先进经验。

29日

市老龄委印发《关于命名北京市人口老龄化国情市情教育基地（第二批）的通知》，命名北京市丰台区职工大学等20个单位为北京市人口老龄化国情市情教育基地。

30日

市卫生健康委召开妇女保健技术提升工程年度总结会及"展妇幼风采，为健康加油"骨干演讲比赛。

31日

中国人民大学医改研究中心和健康中国研究中心联合主办首届健康中国建设学术年会，北京市肛肠医院（北京市二龙路医院）在会上以"非传染病收治定点医院医务人员防护的疫情防控策略"为主题作交流分享。

海淀医院挂牌国家老年医学中心尿控盆底疾病诊疗中心海淀医院会诊示范中心。

12月

国家传染病医学中心（北京）牵头，联合国内17家传染病医院共同发起成立精准医疗与转化医学中心。

特　载

 北京市卫生健康委员会2022年度绩效管理工作

一、总体情况

2022年，市卫生健康委以习近平新时代中国特色社会主义思想为指导，全面贯彻落实党的十九大、十九届历次全会和党的二十大精神，深入贯彻习近平总书记对北京一系列重要讲话特别是对卫生健康工作指示精神，坚决落实市委、市政府各项决策部署，围绕首都功能定位和健康北京建设，做好北京冬奥会、冬残奥会举办服务保障工作，统筹疫情防控和卫生健康改革发展，努力为群众提供优质高效的卫生健康服务。圆满完成30项市级绩效任务。

二、主要做法和工作成效

（一）强化责任担当，全面高效履职

1. 切实增强政治自觉，全力做好党的二十大和冬奥服务保障。一是做好党的二十大服务保障工作。中央层面，市卫生健康委作为疫情防控组成员单位，按照职责分工落实好保障任务。北京市层面，牵头负责疫情防控组，选派95名保障人员，共接诊患者431人次，包括代表12人次、工作人员419人次，转诊7人次；会议期间累计健康监测179249人次，发现异常情况18人次，及时排查风险，确保安全。二是做好冬（残）奥会服务保障。完善闭环管理制度设计，会同北京冬奥组委制定《北京2022年冬奥会和冬残奥会新冠肺炎疫情防控分区分类闭环管理指引》等文件，制定发布第一版和第二版《防疫手册》，开创了"闭环

与社会面完全切割分离，环内坚持严格闭环管理、每日核酸检测等防控策略，社会面严防死守、动态清零"的带疫办赛模式；压实人员派出方和使用方双重责任，组织制定印发《北京2022年冬奥会和冬残奥会签约住宿设施和工作人员（志愿者）集中驻地医疗防疫人员选派方案》，按照区分闭环内外、分类施策、动态调整的原则，配足配齐保障力量，直接参与冬奥会保障的卫生健康系统人员共5314人，实现了"零感染"的工作目标；强化闭环签约酒店和集中驻地防疫，组织制定印发《北京2022年冬奥会和冬残奥会签约住宿设施和工作人员（志愿者）集中驻地医疗防疫保障方案》《北京2022年冬奥会和冬残奥会签约住宿设施和工作人员（志愿者）集中驻地传染病和公共卫生监测方案》，压实"四方责任"，细化闭环管理等防疫措施，明确疫情防控具体内容，实现了冬（残）奥会期间签约酒店服务保障人员、交通保障人员"零感染"的工作目标；不断优化调整诊疗防控政策确保精彩办赛，Ct值调整相关政策被《新冠肺炎诊疗方案（试行第九版）》吸纳，成功应用于国家抗疫实践；严密细致有序落实移出防疫，组织制定并会同赛事综合保障组印发《北京市涉冬奥赛事相关人员移出期防疫管理分类实施细则》，坚持21天管理底线、闭环内集中隔离底线、风险人群足不出屋底线，全面守住了冬奥会和冬残奥会风险不外溢的最后防线。

2. 坚持发展安全并重，科学精准扎实推进疫情防控工作。一是科学高效统筹全市流调工作。制定下

发《北京市冬（残）奥会期间北京市级新冠肺炎流调队伍建设及应急调派工作方案》《北京市新型冠状病毒肺炎流行病学调查处置技术指南（2022年第一版）》《高校新冠肺炎疫情流行病学调查与处置方案》《高校新冠肺炎既往感染者复阳事件处置指引》《国庆前后疫情防控流调溯源专项工作方案》等文件，进一步充实流调队伍，统筹调度全市流调力量，科学精准做好新冠肺炎疫情流行病学调查处置工作。二是积极开展爱国卫生运动。围绕基层环境治理，聚焦社区堆物堆料、环境卫生脏乱差等问题，开展爱国卫生月和周末卫生日活动。动员各社区、村、单位4.4万余个，群众194.8万余人次，累计清理堆物堆料、小广告、卫生死角65.2万余处，清运垃圾17.6万余吨；启动首都防疫健康促进专项行动，提供九类728部健康科普视频，重点面向涉疫隔离人员、封管控区人员、定点医院收治的新冠病毒感染者，开展健康知识科普，提供心理健康服务。截至年底，向隔离点提供心理援助服务6.8万人次，播放健康视频1.5万条，健康教育受众12.7万人次，向中、高风险地区提供心理援助服务5.9万人次，健康教育受众17.4万人次，向定点医院提供心理援助服务104人次，播放健康视频677条，健康教育受众7770人次。三是全面落实北京市统筹疫情防控和稳定经济增长各项要求。制定下发《关于进一步加强疫情防控期间医疗服务保障工作的通知》《关于进一步明确隔离人员就医流程的通知》《规模性疫情场景下医疗救治保障工作方案》，优化常态化疫情防控期间不同风险等级区域人群就医服务，推进分类分层保障机制。同时加强核酸检测质量管理，制定下发《关于进一步加强本市新冠病毒核酸检测机构监督检查工作的通知》《关于进一步加强本市新冠病毒核酸检测机构监督管理工作的通知》《北京市新冠病毒核酸检测阳性或可疑阳性结果复核指引（试行）》等文件，规范检测流程，明确管理要求，加大监督检查力度，严肃处置违法违规行为，保障核酸检测质量安全。

3. 强化规划战略引领，推动优质医疗资源扩容布局。一是加快市级医疗卫生资源疏解项目建设。朝阳医院东院完工，友谊医院顺义院区基本完成内装修，安贞医院通州院区基本完成外装修，北京口腔医院迁建、积水潭医院回龙观院区二期、友谊医院通州院区二期完成主体结构施工，卫生职业学院开展主体结构施工，首儿所附属儿童医院通州院区项目完成土护降施工，市疾控中心迁建项目启动主体施工，安定医院大兴院区项目开展设计招标工作准备，宣武医院房山院区、儿童医院新院区持续推进前期手续办

理。二是推动公共卫生服务向北三县延伸布局。持续加强友谊医院、首儿所与通州区妇幼保健院紧密型儿科医联体建设，签署合作协议，在学科建设、医疗服务、人才培养等方面加强合作，不断提升副中心医疗技术水平；完善并签署了新一轮京冀张巩固深化医疗卫生发展框架协议，督促落实相关任务；持续推动友谊、安贞等医院与北三县医疗机构合作，开展带教、技术培训、手术、远程会诊等诊疗活动，帮扶重点科室22个，派驻专家163人次，带教415人次，开展专业技术培训944人次，远程会诊100人次，开展手术1885人次，双向转诊96人次。三是在医疗领域实施补短板项目。推动实施新一轮回天地区行动计划，积水潭回龙观院区二期实现主体结构封顶，进行机电管线和外装修施工；长庚医院二期进行主体钢结构施工。四是实施第三批研究型病房示范建设项目。规划建设首都医科大学研究型医院，在北京大学口腔医院、中国医学科学院整形外科医院等10家单位启动了第三批研究型病房示范建设；指导首都医科大学优化完善研究型医院建设方案。五是加强国际医疗服务供给。北京同仁医院亦庄院区、积水潭医院新龙泽院区国际医疗部已建成，开始收治患者；召开国际医疗服务质控专家会，举办国际医疗服务质控论坛，开展北京市国际医疗服务与质量安全情况调查，组织制定《北京市国际医疗服务试点医院遴选标准》和《北京市国际医疗服务质量控制指标》，提升国际医疗服务质量。

4. 始终坚持人民至上，持续提升基层医疗卫生服务能力。一是优化疫情期间涉疫风险人员分类分层保障机制。制定下发《关于切实保障好疫情防控期间群众就医需求的通知》，优化常态化疫情防控期间不同风险等级区域人群就医服务，推进分类分层保障机制；对各区涉疫风险人员医疗保障情况开展监测。二是落实预约诊疗服务制度。印发实施《北京市医疗机构门诊预约诊疗服务管理规范》，完成《北京市医疗机构门诊预约诊疗服务管理规范》的风险评估及社会公众意见征求。三是督促落实市优化基层转诊预约服务相关工作。完成基层卫生预约转诊服务平台使用情况专题调研，督促各区社区卫生服务机构及时为符合条件的人员开通转诊权限。截至年底，全市8995名基层医务人员具备转诊权限，通过平台提供转诊服务18526人次。四是支持社会办医主体参与家庭医生签约服务。印发《北京市家庭医生签约服务工作评价指标（2022年版）》，将基层预约转诊工作纳入家庭医生签约服务绩效评价指标体系。截至年底，全市有家庭医生团队5850个，较2021年增加332个，签约879.4万人，签约率40.2%，较2021年提高2个百分点。

五是加强紧密型医联体建设。下发《关于推进第二批紧密型医联体基本医保总额管理试点工作的通知》，会同市医保中心对6个区6家综合医联体自评符合试点条件的单位进行申报指导。六是增加优质便捷基层医疗服务。在东城区、朝阳区、海淀区、门头沟区、昌平区、大兴区、密云区和经开区开工建设13家社区卫生服务中心，与市相关部门联合印发《北京市社区卫生服务机构规划与建设标准》，并组织全市社区卫生服务机构学习新标准。七是细化社区用药保障措施。进一步完善用药登记系统，优化工作流程，采取明察暗访等方式对社区用药情况进行督导，在全市343个社区卫生服务中心开展药品需求登记服务。社区卫生服务中心实现100%开展药品需求登记服务，精准补充药品种类。八是持续推动试点区开展健联体试点工作。东城区重点围绕0~18岁"一小"人群提供全链条服务；西城区探索建立复兴月坛、丰盛金融街两个健联体；怀柔区以区医院和中医院为龙头，以老年健康为突破口构建健联体，加强中医药健康服务，深化医养康深度融合举措；平谷区探索将全区打造成中医和西医两个健联体，促进分级诊疗工作，加强全生命周期健康服务。

5.织牢公共卫生防护网，强化应急管理体系和能力建设。一是推进疾病预防控制体系改革工作。按照中央部署，深入研究疾病防控体系改革工作，设立疾病防控体系改革专班，加强与国家卫生健康委对接，与市委编办一起制定了《北京市市级疾病预防控制机构改革工作方案（征求意见稿）》。二是强化疫情监测预警。指导各区卫生健康委做好健康追访，共追访购药人员43.75万人，其中出现发热症状1.98万人；社区卫生服务机构通过健康监测、预检分诊、信息登记、初筛隔离等工作，发挥疫情检测哨点作用。三是强化院前急救能力。完成465处规划院前急救设施建设验收，院前医疗急救服务平均反应时间接近12分钟，急救呼叫满足率稳定在97%以上。四是加大自动体外除颤器应用培训力度。完成地铁站点、公交场站、商圈、景区等场所从业人员急救培训10.5万人次。五是完善120急救呼叫的文字信息传送、语音呼叫功能。与中国聋人协会等单位合作共同研发启用了"无障碍急救平台"小程序，方便听障人士通过手机文字转译语音功能一键呼叫120。

6.加强新时代老龄工作，推进老年健康服务体系建设。一是响应实施应对人口老龄化国家战略。4月30日，以中共北京市委、北京市人民政府名义印发《关于加强新时代首都老龄工作的实施意见》。二是开展失能失智老年人管理工作。制定下发《关于开展2022年失能失智老年人管理项目的通知》《2022年失能失智老年人管理项目工作规范》《关于做好失能老年人评估服务应用子系统上线运行工作的通知》，举办北京市失能失智老年人管理业务培训会，截至年底，全市已注册社区卫生服务机构429家，开展老年人失能失智评估16.5万人，失能失智老年人健康服务率达到86.4%。三是扩大安宁疗护服务供给。印发《北京市加快推进安宁疗护服务发展实施方案》《关于开展北京市安宁疗护中心遴选工作的通知》，制定《北京市安宁疗护中心转型机构预评估标准》，通过机构申报、区级推荐、市级评估，确定北京市第六医院、回民医院、海淀医院、通州区老年病医院开展安宁疗护中心转型建设，给予转型资金支持，4家单位安宁疗护中心已完成装修改造、设备采购，并投入运行。

7.聚焦群众需求办实事，推进妇幼健康工作品质提升。一是推动线上建立母子健康手册。开发线上建立母子健康手册功能，实现孕妇线上办理北京市母子健康手册，并在全市范围推广使用，为群众提供更精准、更高效、更智能的妇幼健康服务。二是推进母婴友好医院建设。完善评估细则与推进计划，组织开展培训与经验分享，建立对口帮扶机制，完成母婴友好医院市级评估，确定34家医疗机构通过2022年母婴友好医院评估。三是扩大新生儿遗传代谢病免费筛查病种。科学确定新生儿遗传代谢病免费筛查新增病种，在全市范围将新生儿遗传代谢病筛查病种由3种扩增至12种。四是加强儿科服务能力建设。确定海淀医院、海淀区妇幼保健院、丰台区妇幼保健院、门头沟区医院、房山区第一医院、通州区中西医结合医院、昌平区妇幼保健院、密云区妇幼保健院8家医院为第5批紧密型儿科医联体成员单位，全市儿科紧密型医联体成员单位累计达到26家；印发《关于进一步加强儿科服务能力建设的通知》，二级以上综合医院门急诊服务进一步规范。五是积极发展普惠托育服务。根据市政府常务会议审议《北京市托育服务体系建设行动方案（2022—2025年）》提出的补需方精神，对原有普惠试点工作通知进行修改完善，完成向托育机构、各区卫生健康委征求意见和社会风险评估工作；加大对普惠托育服务的支持，经机构申报、区级推荐、市级组织创建、各区复核及公示，已确定50家示范托育机构。

8.增强网络信息安全意识，强化公共卫生法治保障。一是推进传染病条例的制定工作。按照市人大常委会和市政府立法工作安排，紧跟国家立法和本市疾病预防控制体制改革进程，稳步推进本市有关传染病防治地方立法工作。二是推动北京智慧医疗健康重点项目建设。个人健康记录应用场景初步完成4771万人的健康相关信息归集，数据来源于市平台电子病历、卫生统计、健康档案、基层公卫、妇幼保健、免疫规划、健康体检7个信息系统以及16个区平台数据。三是完成市属医院行业智慧城市规划评审。四是完成健康云节点核验监管。完成11家健康云服务商机房核验工作，督促健康云服务商进行云平台三级等保测评工作。

（二）坚持依法行政，规范行政行为

1. 严格行政执法。一是依法行政主要指标均已达标，行政执法A岗人员参与执法率达到89.38%，违法行为纳入检查率达到113.14%。二是落实行政执法"三项制度"，按照《北京市行政执法公示办法》规定及本市有关行政执法公示工作要求，在门户网站政务公开专题专栏下，开设行政执法公示栏目，主动公示行政执法基本信息、过程信息并动态调整。三是在日常行政执法活动中，严格按照法律法规规定和本市行政执法三项制度要求开展行政执法活动，涉刑案件线上移送（接收）及时率达100%。

2. 规范行政行为。一是履行政府立法程序要求。按照市人大常委会、市政府立法工作计划完成废止《北京市献血管理办法》；紧跟国家立法进程，稳步推进传染病防治地方立法；完成修改《北京市精神卫生条例》的立法研究；启动对《北京市实施〈食盐加碘消除碘缺乏危害条例〉办法》的立法后评估工作。二是开展规范性文件合法性审查。按要求报备市政府重大行政决策草案6件，按时限、按要求报备行政规范性文件6件。三是按照规定履行行政复议职责。四是行政应诉工作及出庭应诉符合规范。

（三）优化政务服务，提升政务效能

1. 深入推进放管服改革。一是推进告知承诺制。制发《北京市卫生健康委员会关于部分政务服务事项试行告知承诺办理的通知》等文件，25项告知承诺办理事项均按一般办理方式和告知承诺办理方式的要求分设办理项，并公开告知承诺书。二是推进企业和群众"一件事"集成服务。组织完成"出生一件事"和"死亡一件事"工作方案的编制工作。三是推进"全程网办"。以为群众办实事增便利、提高政务服务效能为根本宗旨，深入开展"全程网办"。

2. 持续推进政务公开。一是做好信息主动公开。全面落实《政府信息公开条例》要求，做好常态化政府信息公开和更新，及时修订政府信息公开指南；通过网站、新媒体等途径做好新冠疫情防控、医疗卫生服务等重点领域政府信息公开。二是扎实推进政策解读工作。政策性文件全部制作解读文件，同步网络公开并做好关联；注重解读质量，简明扼要，方便公众理解掌握；不断改进网站建设，根据新标准动态调整网站框架和内容设置。三是多种形式强化政策解读。以媒体沟通会、新闻发布会、媒体采访等多种方式发布和解读政策。组织参加新闻发布会159场、媒体沟通会15场、媒体采访35次；参加疫情防控新闻发布会208场，每日发布疫情通报和新冠病毒疫苗接种数据；规范政务新媒体管理系统。

3. 扎实做好接诉即办。一是坚持以《北京市接诉即办工作条例》《北京市卫生健康委关于进一步建立完善接诉即办工作机制的通知》为依据，建立完善接诉即办工作领导小组，制订接诉即办工作方案，成立接诉即办工作专班。二是加强对一线接诉即办工作的指导。组织系统三级医院主责部门负责人接诉即办工作业务培训和委机关处室、直属单位学习交流会议，邀请市民热线中心和市委党校领导专家进行专题辅导授课，推动系统接诉即办能力素质提升。三是加强对群众咨询、意见建议、投诉举报问题的综合分析研究。本年度全系统接诉即办"三率"综合成绩达到93.66分，与上年同期相比高出5.25分。

（四）严格财务管理，提升财政效益

1. 加强成本控制，做实做优预算绩效管理。一是强化全过程预算绩效管理。完成中央转地方项目资金、本级项目资金、部门整体绩效自评，完成北京市预约挂号平台运行补助经费项目成本预算绩效分析全部工作，开展老龄健康事业发展项目成本预算绩效分析，完成对医改考核奖励、农村地区社区卫生人员岗位生活补助和冬奥会三项对区专项转移支付资金绩效目标的绩效自评工作。二是对预算执行情况和绩效目标实现程度开展绩效监控。强化绩效管理意识，加强预算项目绩效执行管理；进一步完善绩效指标体系，根据各处室、各直属单位历年填报情况，梳理绩效指标，完善分行业、分领域核心指标体系。

2. 严格预算执行，全力做好政府采购工作。一是在预算执行方面，厉行节约，按照市财政局的要求按照50%的比例压减了会议、培训、差旅等经费，上缴市财政1137万元；及时督促各直属单位加快预算执行进度，将结转结余率纳入对各单位的绩效考核。二是在政府采购方面，严格按照国家相关法律法规规范政府采购行为，未发现违法违规行为；积极落实关于优化营商环境、促进中小企业发展等相关政策。

（北京市卫生健康委提供）

北京市"十四五"中医护理发展规划

为落实中共中央、国务院中医药发展的部署，促进中医护理高质量发展，更好地为建设健康中国服务，依据国务院办公厅《"十四五"中医药发展规划》《"十四五"国民健康规划》、国家卫生健康委《全国护理事业发展规划（2021—2025年）》、北京市中医管理局《北京中医药发展"十四五"规划》等文件精神，特制定本规划。

第一章 规划背景

一、发展基础

（一）中医护理全程参与新冠肺炎联防联控工作

"十三五"时期，面对新型冠状病毒肺炎疫情，中医护理队伍敢于担当，承担大量疫情防控和医疗救治工作，奋战在抗击疫情最前线。北京市中医系统参与国家医疗队支援湖北省武汉市及其他省市疫情重灾区的护理人员共计32人，支援北京市新冠肺炎定点医院护理人员共计436人，参与核酸采集、新冠疫苗接种和保障任务的护理人员近7000人。为提高新冠肺炎护理效果，组织多学科、多领域的专家编写了《北京市新冠肺炎中医护理方案》《新型冠状病毒肺炎轻型、普通型患者中西医结合护理规范》《新型冠状病毒肺炎恢复期居家中医护理康复指引》等新冠肺炎疫情防控培训及指导性文件，充分发挥了医护协同的作用并凸显中医护理独特优势及效果。

（二）人才队伍建设不断加强，多元培养模式逐步形成

中医护理人才队伍持续壮大。截至2020年年底，全市二级以上中医医疗机构注册护士总数达12396人，较"十二五"期间增长41%，其中初级职称占比71.9%、中级职称26.0%、高级职称2.1%。"十三五"期间，共培养各类专科护士1046名，其中取得中医护理治疗专科护士资格认证书的为15人。

护士队伍的学历结构不断优化。全市二级以上中医医疗机构大专及以上学历的护士占比从"十二五"时期的79.7%提高到84.6%，其中本科及以上护士占

比为45.4%，护士队伍学历形成以大专、本科为主体，并注重中医护理硕士研究生的培养，构建多层次教育的发展方向。

多层次职业发展路径不断尝试。试点开展新入职护士规范化培训，建立中医护理骨干人才培养、中医专科护士培养、中医护理传承人才培养、中医护理专家培养等多元化培养模式，初步形成了夯基础、强专科、重临床、钻科研的复合型中医护理人才培养体系。开展北京市百名中医护理管理培训师项目，培养北京市第一批中医护理管理培训师。建立了"中医五行音乐疗法护理培训师工作室"和"燕京中医外治法护理培训师工作室"，培养中医护理技术人才48名。依托国家级、市级、区级"三位一体"中医护理骨干培养体系，在全市培养了全国中医护理骨干97名，北京市中医护理骨干人才101名，区级中医护理骨干人才190名，带动了一批中医护理高层次人才和骨干人才的培养。

中医护理传承创新平台初步搭建。强化师承教育，加快北京市中医护理专家学术思想及护理技术的挖掘、整理和继承，在全国率先建设桂梅芬中医护理传承工作室、王敏中医护理传承工作室、冯运华中医护理传承工作室及工作站，培养了32名中医护理传承人才，在中医特色技术的传承、推广及创新方面，开展相关科研课题15项，发表论文70篇，优化中医护理方案33个，稳步推进中医护理传承创新与发展工作。

（三）服务模式不断创新，服务范畴持续拓展

深化护理服务内涵。"十三五"期间，在北京市中医医疗机构建设14个"一证一品"特色护理专科示范病房，形成脑病、风湿、骨伤、眼科、脾胃、皮肤疮疡等14个中医护理品牌，制订"一证一品"优势病种中医护理方案，建立"中医医护一体化"及"中医人文关怀"的服务模式，实现"病与证""施治与施护""中医药与中医护理"的有机结合，为患者提供有中医特色的优质护理服务模式。

延伸护理服务新领域。在三级甲等中医医院开展中医护理门诊建设，以"绿色治疗"为理念，构建专科、专项、专病、专症"四专"中医护理门诊体系。"十三五"期间，开设中医护理门诊的医院数量达到

12家，中医护理技术年均开展总数达到610975人次，较"十二五"时期增加552379人次，彰显了中医护理门诊在疾病预防、治疗、康复中的重要作用。

（四）依托重点专科建设，优质护理服务持续深化

中医护理服务可及性不断提升，"十三五"期间，全市中医医疗机构优质护理覆盖率达到100%；获得国家级优质护理示范医院5家、国家级优质护理服务示范病区5个；获得市级优质护理示范医院3家、市级优质护理服务示范病区10个。中医护理学科建设能力持续增强，全市拥有国家卫健委"十二五"临床重点专科（护理学）3个、国家中医药管理局"十二五"中医护理学重点专科5个、北京市中医管理局重点专科（护理学）7个。中医护理帮扶能力不断提高，开展"中医护理专家团队下基层"行动，下沉中医护理优质资源。由中医护理临床专家、中医护理骨干、教育专家等组成的30名中医护理专家团队，围绕护理管理、特色技术、服务模式、科研教学等内容，对中西医结合医院进行了全方位、一对一的指导和帮扶，提升中西医结合医院的综合护理服务能力。

（五）护理临床教学、科研素养得到提升

中医护理临床教学水平稳步提升，"十三五"期间，不断优化中医护理临床教学资源配置，建立全国中医护理骨干基地3家，市级中医护理骨干基地7家，培养全国中医护理骨干近900人。加强各级教学基地建设，全市共有临床教学基地38家，北京市中医医院护理临床带教老师2134人，培养护理实习生6500余人。

中医护理队伍科研素养明显提升。截至2020年底，全市获批中医护理科研项目263项，相比"十二五"时期增长130%，资助金额累计达620万元，增加了140万元；发表中、英文学术论文650篇，出版专著49部；开展国家级中医药继续教育项目26项，北京市级中医药继续教育项目121项，促进了中医护理学术能力的提升。

（六）中医护理国际交流不断扩大

"十三五"期间积极开展国际交流，连续举办七届中医护理国际化推进会，共谋中医护理的国际化发展之路。积极参与国际护理交流项目，选派护理人员前往美国、泰国、新加坡等国家学习。围绕中医护理开展研讨及项目合作，开展循证护理及中西医结合护理管理研究项目，整合中医适宜护理技术的相关证据，构建规范的中西医结合临床护理实践指南，为临床护理实践提供科学依据。

（七）护理学术传播平台逐步推进

积极推进中医护理英文学术期刊建设，推广传统中医药文化，弘扬中西医结合理念，促进中西医结合护理学科发展。借助中医护理学术国际化重要阵地与传播平台，推进中医护理国际化发展进程。

"十三五"期间，北京市中医护理事业发展不断完善，总体水平迅速提升，社会贡献度显著加强，中医护理工作取得了快速发展。

二、发展形势

十八大以来，党中央、国务院、北京市政府高度重视中医药工作，要充分发挥中医药特色优势，保障人民群众健康、提升中医药获得感、推动健康中国战略的实施。随着中医药事业的快速发展，中医护理作为其重要组成部分，其发展面临着一定困难，处于需要拼搏奋斗的历史时期，在"十四五"时期必将开启高质量发展新征程。

（一）中医护理发展面临的机遇

中医护理在常见病、多发病和慢性病防治中发挥着独特优势，在国家大健康和人口老龄化战略方针和政策形势下，中医护理服务需求大幅增加，特别是人口老龄化迫切需要有效增加老年护理服务供给。在社会受到传染病等公共卫生事件威胁时，中医护理全程参与新冠肺炎疫情防控、患者救治、愈后康复，彰显中医护理力量。伴随着云计算、大数据、物联网、区块链、第五代移动通信（5G）等新一代信息技术快速发展和医学文化社会功能不断强化，中医护理在专科护理、慢性病管理、延续护理、社区护理、居家护理、疫病防治等方面必将拓宽新的发展方向。

（二）中医护理发展面临的挑战

面对重大发展机遇的同时也迎来新的挑战。当前中医护理服务供给能力与社会日益释放的健康需求之间的矛盾仍显突出，中医护理队伍总量不足、中医护理资源配置不均衡、中医护理专科建设能力薄弱、中医护理学术传播平台有待国际化等问题尚未根本解决。迫切需要立足工作实际，统筹解决现存主要问题，整合资源，打造品牌，推进中医护理在首都卫生事业中的高速度、高质量、高标准发展，多途径、多模式、多层次地为群众提供安全、有效、方便的中医护理服务。

第二章　总体要求

一、指导思想

以习近平新时代中国特色社会主义思想为指导，全面贯彻落实党的十九大和十九届历次全会精神，以人民健康为中心，以群众需求为导向，以高质量发展为主题，以改革创新为动力，以北京市中医护理高质量发展岗位荣誉工程为着力点，进一步加强中医护理队伍建设，均衡中医护理资源配置，提升中医护理专科建设能力，努力让人民群众享有全方位全周期的护理服务。

二、基本原则

（一）提升专科能力，促进人民健康

坚持以人民健康服务需求为导向，深化中医护理内涵，大力发展中医非药物疗法，提升中医专科护理品质；拓展中医护理服务领域，将其下沉到社区、机构、家庭，充分发挥中医护理在疾病预防、治疗、康复和安宁疗护等领域的重要作用，全面提升临床护理服务能力，全程保障人民健康。

（二）突出中医特色，中西协同发展

加快中、西医护理深度融合，将中医理论与现代研究、中医经典与循证思维、整体护理与辨证施护相结合，宜中则中，宜西则西，优势互补。打造中西医结合护理专家团队，开设中西医结合护理门诊，构建中西医结合护理服务新模式。

（三）精进人才培养，筑建合理梯队

创建以学科稳健发展为目标的人才培养体系。规划培养路径、提升岗位荣誉、优化人才队伍、精细人才管理，着力加强培养中医护理卓越人才，为中医护理事业注入强大的发展动力；培养中医护理普惠人才，满足群众多样化护理需要。构建多元化培养模式，筑建适应社会发展需求的人才梯队。

（四）弘扬中医文化，提升社会认同

根植中医传统文化沃土，深挖中医护理精髓，传承名老中医护理大家的学术思想、高尚医德，唱响大医精诚、医者仁心主旋律，提升文化自信。切实加强中医护理文化宣传，以文化认同推进中医护理发展，以充满人文关怀的护理服务赢得患者、社会的信任和尊重。

（五）深耕学术研究，深化国际交流

坚持以科研创新催生中医护理发展新动能，搭建中西医结合护理科研创新平台，利用现代科学技术方法开展具有中医特色的护理研究，助推中医护理走向现代化、标准化。紧跟"一带一路"国家战略，着力于中医护理国际传播平台体系建设，加快打造中医护理对外开放窗口，积极推进中医护理开放发展，提高中医护理国际影响力，助力构建人类卫生健康共同体。

三、建设目标

（一）总体目标

到2025年，依托"两工程""两体系""一平台"，实现北京中医护理高质量发展。围绕北京中医药发展的五篇文章，回归中医健康理念，提供基于"健康中国"需求的中医护理服务，创建服务新品牌；推进"互联网+中医护理"相结合，形成中西医结合护理服务新业态；拓展中医护理服务空间，构建新型健康服务体系，扩大服务新范畴；破解中医护理人才培养固化模式，打造具有高专业素养、富有人文精神和出色技能的护理人才队伍，形成人才培养新模式；多维度探索中医护理科研，推进临床科研一体化，形成科研创新新思路；拓展中医护理学术空间，构建传播体系，打造中医护理交流与传播新平台。

（二）具体目标

1. 全面推进中医护理"十百千万"人才培养工程。全面启动"十百千万"人才培养工程，开展中医护理卓越人才培养项目和普惠人才培养项目。卓越人才包括中医护理引领人才、中医护理精锐人才、中西医结合专科护士，普惠人才包括中医护理专项技术人才、社区基层中医护理人才、中医健康养老护理人才。逐步确立结构合理、定位清晰、方向明确的护理人才储备库，为建立符合中医护理发展规律的多维人才培养与评价体系奠定基础。

2. 全面推进中医护理高质量发展岗位荣誉工程。开展中医护理高质量发展岗位荣誉工程，培养和树立中医护理人员高尚的思想品德、良好的职业道德，激发广大中医护理工作者"我在岗、我光荣"的职业自豪感和荣誉感，激励广大护理工作者争当爱岗敬业、技术精湛、勇于创新、贡献突出的榜样，成为服务、技能、学术、创新、素养、教学的"六全型"中医护理人才，促进行业发展。

3. 全面建成中医护理健康服务体系。建成优质高效的"两示范""两旗舰""三中心"中医护理服务体系。全面推进示范中医护理门诊及"一证一品"特色护理专科示范病房建设，拓展服务范畴；下沉中医护

理优质资源，建立旗舰中医特色护理中西医结合医院和旗舰中医特色护理基层医疗机构，发挥中医护理服务品牌效应，提升其在基层、社区中的辨识度，打造"示范病区—特色门诊—旗舰医院"一体化服务新模式，努力提升中医护理服务能级；依托中西医结合护理会诊中心、中医护理技术培训中心、中西医结合疫病防治护理中心建设，提升专科护理服务能力，切实发挥大型中医医院优质护理资源的辐射带动作用。

4. 全面建成中西医结合护理学术传播体系。建成国际化中西医结合护理学术传播体系，实施"蒲公英"学术传播工程，推进中西医结合护理"两刊一本一库"学术传播体系建设，形成开放获取的英文期刊 *Journal of Integrative Nursing*（JIN）、中文期刊《中西医结合护理》（CJIN）、中西医结合护理预印本网络首发平台NursRxiv、中西医结合临床案例库体系。举办中医护理国际化推进会和学术交流会议，实施中医护理国际合作专项，制定中医护理国际标准，促进中西医结合护理国际学术传播与交流。

5. 全面建成中西医结合护理科研创新平台。建成多学科交叉、多资源共享、中西医协同的护理科研创新平台，借助首都科技资源丰富优势，运用现代医学的研究手段逐步完善中西医结合护理的科研体系，开展中医护理领域的科学研究，应用循证护理持续改进护理质量，促成国际化合作项目，注重中医护理标准化研究，促进中医护理创新成果转化应用，发挥科技创新的引领带动作用，推动中西医结合护理向纵深方向发展。

第三章　重点任务

一、推进中医护理"十百千万"人才培养工程

构建多层级、专科化、社会化、广覆盖的中医护理人才培养模式，开展北京中医护理卓越人才培养项目，遴选中医护理引领人才、中医护理精锐人才，发挥学术和社会影响力引领带动学科发展；培养中西医结合专科护士，满足中医护理专业化发展需求；开展普惠人才培养项目，加强中医护理专项技术人才、社区基层中医护理人才、中医健康养老护理人才培养，增加老年护理、社区护理、居家护理等领域中医护理服务供给，提高中医护理服务的可及性。

专栏1　中医护理"十百千万"人才培养工程

1. 中医护理卓越人才培养项目

（1）十名中医护理引领人才

遴选10名在中西医结合护理管理、杏林育人、国际传播、学术研究、传承创新五大方向做出突出贡献的标志性人物，以之引领、凝聚中医护理团队力量，全面促进中医护理管理、人才培养、学术传播、科研创新、国际交流等方面纵深发展，丰富中医护理文化内涵，推动中医护理学科全面发展，扩大并提升社会影响力。

（2）百名中医护理精锐人才

培养100名"技术好、管理好、教学好"的中医护理培训师，包括中医护理专业培训师和中医护理管理培训师，承担全市各级中医护理人员培养任务。建设3~5个中医护理培训师工作室，发挥特色人才培养引领示范作用，推广中医护理特色技术，促进中医护理独特优势日益彰显。

推选100名具有较强学术影响力的中医护理临床专家。应用精湛专业理论和技能，解决本专科疑难复杂护理问题，引领专科发展。

培养中医护理传承人才，新建3~5个中医护理传承工作室及工作站。由名老中医护理专家作为传承导师，采用师承教育培养临床有特色、科研有能力、管理有方法、技术有专攻的中医护理传承人才。

（3）千名中西医结合专科护士

探索中西医结合专科护士培养模式，培养老年护理、安宁疗护、慢病管理等领域的中西医结合专科护士。建立中西医结合专科护士培训基地，借助信息化手段，使护士能够熟练应用中西医结合护理领域的现代最新理论与专业技能，运用护理科研方法，研究和解决临床护理实际问题，提高中西医结合护理专科护士综合素养，满足社会和学科发展对高素质中西医结合护理人才的需求。

2. 中医护理普惠人才培养项目

（4）万名中医护理普惠型人才

探索构建可推广、可重复、优质高效的普惠型护理人才培训模式，培养10000名普惠型中医护理人才，包括中医护理专项技术人才、社区基层中医护理人才、中医健康养老护理人才等，进一步提升中医护理在社区和居家护理、老年护理等领域的专业服务能力，满足居家社区机构相协调、医养康养相结合的养老服务体系建设需求，

充分发挥中医护理在预防保健、老年康复、安宁疗护方面的独特作用。

二、推进中医护理高质量发展岗位荣誉工程

通过建立以"服务、技能、素养、形象、师承、创新、教学、传播、协作、奉献"为主题的岗位荣誉树，健全长效机制，多形式、多渠道、全方位的宣传护理先进典型，促使在护理的学术上、实践上、护理事业发展上发挥积极推动作用，增强护士的岗位荣誉感、职业认同感、个人成长获得感，弘扬护理正能量，用高质量的护理服务增进人民健康福祉。

专栏2　北京市中医护理高质量发展岗位荣誉工程

医院结合自身特色进行梳理总结，设立荣誉岗位，建立岗位荣誉树，推选出中医"十最"护士和中医护理榜样人物。全市选拔"十最"岗位荣誉人物，组织开展中医护理岗位荣誉树成果展示工作。

岗位设置：（1）中医"十最"护士：服务之最、技能之最、素养之最、形象之最、师承之最、创新之最、教学之最、传播之最、协作之最、奉献之最。（2）中医榜样人物：服务、素养、形象、技能、师承、教学的"六全型"中医护士榜样人物和管理、协作、科研、传播、创新、奉献的"六全型"中医护理管理者榜样人物。

三、建成中医护理健康服务体系

建成"两示范、两旗舰、三中心"的新型中医护理健康服务体系，创新优质护理服务模式。建立护理专科联盟、专家联合团队等，通过下沉或输出管理、培训、技术等方式，使中医优质护理服务覆盖门诊、病房、社区、机构、家庭等，通过树立示范典型，发挥品牌效应，形成优质、高效的护理服务，打造中医护理服务新高地。

（一）设立50个示范中医护理门诊

依托中医技术凸显中医护理门诊的专科优势，为就诊患者提供集专科护理、康复护理、养生保健、慢病管理、安宁疗护为一体的综合护理服务。借助护理信息化手段，深度融合"互联网＋中医护理"，打造智慧中医护理门诊，提升慢性病管理的连续性、精准性，为患者提供优质、便捷、高效的线上护理服务，满足患者对中医护理多层次、多元化的服务需求，改善患者就医体验。制定中医护理门诊建设质量评价标准，促进中医护理门诊服务同质化、规范化、标准化。

（二）建设50个"一证一品"特色护理专科示范病房

继续发挥中医特色护理示范病房的优势，建立高效的医护协同以及中医人文关怀服务模式，强化中医辨证理念，提升专科服务能力。二级及以上中医医疗机构要积极开展"一证一品"特色护理专科示范病房建设，原则上市级中医重点专科至少开展1个病种的"一证一品"建设，国家级中医重点专科至少开展3个病种的"一证一品"建设，打造中医护理特色服务品牌。

（三）打造20个中医护理特色旗舰医院

依托"护联体手拉手"项目，发挥中医护理在基层、社区卫生服务中的优势与作用，充分利用中医护理优势资源，积极开展对转型中西医结合医院护理人员和基层医院护理人员的中医护理基本知识和技能培训，推广和应用适宜的中医护理技术，打造10个旗舰中医特色护理中西医结合医院和10个旗舰中医特色护理基层医疗机构，提升在预防、保健、康复、健康教育等方面的中医护理服务水准，使其成为集中体现中医特色护理品牌精神和形象的代表，带动其他医疗机构发展，不断满足社会对中医药的需求，持续助力民生保障。

（四）建立3个中医、中西医结合护理中心

1. 中西医结合护理会诊中心。依托国家级、省部级重点专科，建立中西医协同的护共体、护联体、专科联盟，形成多专科中西医结合专家队伍指导解决疑难性疾病，提升基层医疗机构中医护理服务能力。

2. 中医护理技术培训中心。建立虚拟仿真教学系统，充分利用模拟、虚拟、网络化技术等现代化教学手段，重点培训中医护理技术、中医辨证思维，培养临床实用型中医护理人才，提高临床综合服务技能。

3. 中西医结合疫病防治护理中心。依托国家中医疫病防治基地，聚焦疫病中医护理服务能力建设，打造中医疫病护理队伍，在新发、突发传染病等重大公共卫生事件中参与疫病防治，发挥医护协同作用。深化中医护理疫病理论研究、科学总结中医疫病护理经验，提升

北京市中医疫病护理能力和科研能力总体水平。

四、建设中西医结合护理学术传播体系

遵循特色化、数字化、国际化、精品化发展策略，进一步推进由Journal of Integrative Nursing（JIN）、《中西医结合护理》（CJIN）、中西医结合护理预印本网络首发平台NursRxiv、中西医结合临床案例库等构成的中西医结合护理国际化学术传播体系建设，提升中医护理、中西医结合护理学术海外传播能力和国际影响力，促进中西医结合护理学科发展和学术成果国际化，树立中西医结合护理在世界舞台中的学术地位和国际形象。

深化中医护理对外交流合作，紧跟国际护理行业发展新进展新动向，举办中医护理国际化推进会，深化中西医结合护理对外交流与合作；积极实施国际合作专项，制定中医护理国际标准，扩大中医护理推广与应用路径，加强中医药文化国际传播与交流互鉴；搭建信息化平台，宣传推广中医护理文化内涵、技术方法，助力中医护理"走出去"，提升中医护理国际影响力。

专栏3 "蒲公英"学术传播工程

1. 中西医结合护理期刊建设

推进Journal of Integrative Nursing（JIN）期刊建设，坚持按照国际化开放获取办刊模式，组建高水平的国际化编委和编辑团队，注重医学伦理，严格同行评议，提高论文质量，力争进入PMC、SCI等国外最具影响力的数据库，成为中医护理"走出去"的重要平台。

坚持以专栏为品牌特色，办好《中西医结合护理》（CJIN）。通过开放获取期刊检索系统DOAJ、国际图书馆收录和馆藏，中、英文双语传播等形式，扩大受众范围，做好全球化文献传播。力争为全球125个发展中国家和地区数千家机构提供完全免费的期刊全文内容，增大中医护理的影响力，助力实现联合国的千年发展目标。

2. 中西医结合护理预印本网络首发平台（NursRxiv）建设

积极推进NursRxiv与中国科学院科技论文预发布平台ChinaXiv的合作共建，打造国内首创的基于护理学科的预印本开放获取仓储文献库，形成"开放、共享、共治、协同"的学术社区与学术生态，成为国内外护理学预印本学术交流展示的窗口。

3. 中西医结合临床案例库建设

与中国高校科技期刊研究会合作开展"中西医结合临床案例库护理子库"建设，加快形成科学合理的护理案例成果评价体系和示范案例推荐机制，建成集案例稿件采编、同行评议、存储发布、临床评价为一体的案例数据库和文献检索平台，形成护理案例文献报告、数据加工等规范，完成护理案例的加工、入库、发布，服务于卫生专业技术人员职称制度改革。

五、建成中西医结合护理科研创新平台

（一）开展多方向中医护理科学研究

以突出中医特色的临床护理技术与方案研究、老年人群护理相关研究、护理人文理论研究为主要研究方向，支持中医医疗机构与中医药高校、科研院所等合作开展多中心的临床试验、理论研究、质性研究、证据转化与应用等，验证中医护理临床的可行性、安全性、科学性。通过科研立项，充分激发广大护理人员参加科研的积极性、主动性和创造性，为临床护理人员实施中医特色护理实践提供科学依据。

（二）提升中医护理标准化能力

深入开展中医护理标准化建设工作，基于循证基础和临床需求，制定中西医结合护理实践指南、中医护理技术标准、中医护理质量评价标准，加快中医护理标准化进程，以标准化引领中医护理学科、专科发展，提高行业规范化水平，带领首都中医护理迈向服务水平新高度。

（三）促进中医护理科研成果转化

强化顶层设计、深化对外合作，健全创新成果转化机制，孵化中医护理科技成果。通过构建规范、专业、高效的知识产权服务体系，打通中医护理科技成果运营链，进一步激发创新活力、赋能专业发展、优化临床服务。塑造2~4个中医护理科技成果转化典型，进一步推动中医护理科技成果转化在更大范围、更高层次、更深程度上升级发展。

第四章 保障措施

一、加强组织领导，完善政策支持

各区卫生行政部门与中医医疗机构要强化组织领

导，切实加强医疗机构护理工作，优化护理岗位设置，完善护理人员配置，提高护理人员荣誉感、保持护理队伍稳定，开展优质护理服务，提升护理服务水平。要结合工作实际，制定配套措施，细化目标任务，扎实推进，确保本规划各项指标落细落实、见行见效。

二、营造舆论氛围，注重宣传引导

要充分发挥主流媒体作用，利用广播、电视、报刊、新媒体平台等多种媒介，大力宣传中医护理事业发展的重要意义和工作成效，树立护士典型，宣传优秀事迹，增强护士职业荣誉感，对在护理工作中做出突出贡献的单位和个人按规定给予激励。让全社会广泛了解护理工作的重要性和特殊性，努力在全社会形成推动中医护理事业高质量发展的良好氛围。

三、加强督导评估，保证实施效果

各区卫生行政部门与中医医疗机构要认真落实本规划制定的主要目标、重点任务，制订切实可行的评估方案，建立监督评估机制，加强对规划实施情况的督导，针对评估发现的问题及时优化政策措施和实施方案。市中医管理局将进一步完善督查考核机制，加强督导，对重点任务落实情况进行跟踪评价，确保目标和任务落到实处。

2021年北京市老龄事业发展报告

北京市老龄事业发展概要

2021年，市委、市政府对老龄工作高度重视，老龄工作呈现统筹推进、协同发展的良好态势，服务保障水平稳步提升，老年人的获得感、幸福感、安全感不断增强。整体来看，2021年，北京市老龄事业发展有六大特色：

1. 顶层设计不断优化。市委、市政府印发《北京市积极应对人口老龄化实施方案（2021年—2025年）》，市老龄委印发《北京市"十四五"时期老龄事业发展规划》，市民政局、市发展改革委联合印发《北京市养老服务专项规划（2021年—2035年）》。同时，先后出台《关于开展北京市社区老年健康服务规范化建设工作的通知》《北京市养老服务时间银行实施方案（试行）》等30余项涉老政策，涉及养老服务、健康服务、医养结合分类保障等老龄工作的各个方面、各个环节，老龄工作整体的制度化和规范化水平进一步提升。

2. 社会保障水平持续提升。继续上调退休人员养老金、城乡居民基础养老金和福利养老金，惠及全市400余万人，加大对退休时间早、连续工龄和缴费年限长的退休人员政策倾斜力度，使其更多享受社会发展成果。研究制定《关于做好老年人养老服务补贴与长期护理保险试点衔接工作的通知》，推进失能护理补贴与长期护理保险有序衔接。石景山区长期护理保险试点覆盖42.2万人，为符合护理条件的3228名重度失能人员提供服务。

3. 医养结合提质增效。全面加强市区两级老年健康和医养结合服务指导中心建设，市卫生健康委确定北京老年医院为市级指导中心、北京市隆福医院等16家医疗机构为区级指导中心，对本辖区医养结合服务、老年健康服务、人才队伍建设、老年友善医疗机构建设、安宁疗护服务等工作进行统筹和指导，不断提高医养结合和老年健康服务水平。印发《北京市深入推进医养结合发展的实施方案》等文件，优化医养结合审批流程和环境，促进养老机构与医疗机构有序衔接。全市医养结合机构总数为200家，医养结合床位数6.15万张，养老机构实现医疗服务全覆盖。

4. 探索推进家庭照护床位建设。出台《北京市养老家庭照护床位建设管理办法（试行）》，城六区已出台相关办法/实施方案/细则，规范全市家庭照护床位服务。累计建成家庭照护床位3500张，完成市政府"为民办实事项目"2000张建设任务。

5. 印发基本养老服务清单。印发《北京市基本养老服务清单（2021年版）》，对城乡特困老年人，本市户籍低保、低收入家庭中的失能、失智、高龄老年人，失能老年人，失智老年人，重度残疾老年人，计划生育特殊家庭老年人，全体老年人等8类服务对象，按照现行政策规定的基本养老服务项目进行梳理分类，进一步精准明确老年人基本养老公共服务项目。

切实保障全市在册24.7万名居家基本养老服务对象。

6．全面推进老年友好型社会建设。出台《北京市推进老年友好型社会建设行动方案（2021—2023年）》，从居家生活、家庭关系、社区（村）环境、健康支持、智能应用、交通出行、社会参与、公共服务、人文环境九个方面着力推进解决老年人的适老应用问题。按照全国统一部署，积极推进老年友好型社区建设，东城区朝阳门街道新鲜社区等29家社区被评为全国示范型老年友好型社区。持续开展老旧小区改造工作，全年新开工301个小区，新完工177个小区。全市累计开工665个小区、完工295个小区，全市累计加装电梯2261部。

第一章　人口老龄化现状与特征

一、正式跨入中度老龄化社会

（一）常住老年人口情况

1．常住老年人口总量。截至2021年末，北京市常住总人口2188.6万人，比2020年末减少0.4万人。其中，60岁及以上常住人口441.6万人，占常住总人口的20.18%；比2020年增加11.7万人，北京正式跨入中度老龄化阶段。65岁及以上常住人口311.6万人，占常住总人口的14.24%；比2020年增加20.4万人，也是近五年增量最多、增长幅度最大的一年。

2．各区常住老年人口分布情况。截至2021年末，全市16个区中，60岁及以上常住人口排在前三位的是朝阳区、海淀区和丰台区，分别为72.8万人、60.9万人和49.6万人。从各区常住人口老龄化程度来看，东城区、西城区、石景山区位列前三，60岁及以上人口占比分别达到27.0%、26.9%、25.1%。从各区常住人口老龄化阶段来看，东城区、西城区、朝阳区、丰台区、石景山区、门头沟区、怀柔区、平谷区、密云区、延庆区10个区属于中度老龄化阶段，与2020年相比，新增怀柔区。

（二）户籍老年人口情况

1．户籍老年人口总量。截至2021年末，北京市户籍总人口1413.5万人，比2020年末增加12.7万人。其中，60岁及以上户籍人口388.3万人，占户籍总人口的27.5%；65岁及以上户籍人口279.2万人，占户籍总人口的19.8%；80岁及以上户籍人口64.3万人，占户籍总人口的4.5%。

2．户籍居民平均期望寿命。2021年，北京市户籍居民平均期望寿命为82.47岁，较2020年上升0.04岁。其中男性80.01岁、女性85.02岁。

3．全市户籍老年人口分年龄段性别构成。在60岁及以上户籍人口中，男性183.6万人，女性204.7万人；性别比为89.7。其中，60~69岁217.9万人，男性占48.7%、女性占51.3%；70~79岁106.1万人，男性占46.7%、女性占53.3%；80~89岁55.1万人，男性占43.7%、女性占56.3%；90岁及以上9.3万人，男性占43.0%、女性占57.0%。

在60岁及以上户籍人口中，60~64岁109.1万人，占28.1%；65~69岁108.8万人，占28.0%；70~79岁106.1万人，占27.3%；80~89岁55.1万人，占14.2%；90岁及以上9.3万人，占2.4%。

4．全市户籍老年人口分年龄段变化情况。从2020年至2021年，60岁及以上户籍人口增加9.7万人，增长2.6%；65岁及以上户籍人口增加14.7万人，增长5.6%；70岁及以上户籍人口增加8.4万人，增长5.2%；75岁及以上户籍人口增加2.7万人，增长2.6%；80岁及以上户籍人口增加1.0万人，增长1.6%；90岁及以上户籍人口增加0.6万人，增长6.9%；100岁及以上户籍人口减少21人，下降1.5%。

5．分区户籍老年人口年龄构成。全市16个区中，60岁及以上户籍人口排在前三位的是朝阳区、海淀区和西城区，分别为65.5万人、56.6万人和44.6万人。户籍老年人口较上年增幅排在前三位的是朝阳区、海淀区、丰台区，分别增加了1.5万人、1.4万人、1.2万人。

16个区中，60岁及以上户籍人口占该区总人口比例排在前三位的是丰台区、石景山区和东城区，分别为33.5%、32.9%和31.6%。60岁及以上户籍人口占该区总人口比例较上年增幅排在前三位的是石景山区、丰台区、昌平区，分别增长了0.80个百分点、0.73个百分点、0.68个百分点。

16个区中，80岁及以上户籍人口排在前三位的是朝阳区、海淀区和西城区，分别为12.3万人、12.3万人和7.7万人。80岁及以上户籍人口占该区总人口比例排在前三位的是石景山区、丰台区和朝阳区，分别为5.9%、5.8%和5.7%。

6．分区户籍老年人口户口性质。全市60岁及以上户籍人口中，非农业人口320.3万人，农业人口68.0万人。

二、老年抚养系数持续上升

（一）全市户籍老年人口抚养系数

2021年底，按15~59岁劳动年龄户籍人口抚养60岁及以上户籍人口计算，北京市老年抚养系数为

47.3%，比上年增长1.2个百分点，这意味着北京市每2.1名户籍劳动力在抚养1名老年人；按15~64岁劳动年龄户籍人口抚养65岁及以上户籍人口计算，老年抚养系数为30.0%，比上年增长1.7个百分点。

（二）分区户籍老年人口抚养系数

16个区中，按15~59岁劳动年龄户籍人口抚养60岁及以上户籍人口计算，老年抚养系数排在前三位的是丰台区、石景山区和东城区，分别为61.3%、59.7%和58.8%；按15~64岁劳动年龄户籍人口抚养65岁及以上户籍人口计算，老年抚养系数排在前三位的是丰台区、石景山区和东城区，分别为37.0%、36.3%和35.1%。

三、高龄老年人占比稳定

2019—2021年，北京市户籍人口中，80岁及以上人口占总人口的比例均为4.5%，占比稳定；老年人口由63.1万人增长至64.3万人，增长2个百分点。

从各区来看，海淀区、平谷区高龄老年人占比发展稳定，分别保持5.0%、3.2%，其中海淀区呈增长趋势，80岁及以上人口由12.0万人增加至12.3万人。

（一）全市百岁老年人情况

截至2021年底，北京市户籍人口中百岁老年人共计1417人。其中男性514人、女性903人，性别比为56.9。男性比上年减少了1人，女性比上年减少了20人。每10万户籍人口中百岁老年人10人。

（二）各区百岁老年人情况

16个区中，百岁老年人数排在前三位的依次是海淀区、西城区和朝阳区，分别为294人、288人和249人。每10万户籍人口中百岁老年人数排在前三位的是东城区、西城区和海淀区，分别为19.4人、19.1人和12.0人。

16个区中，百岁老年人数与上年相比，石景山区、顺义区、怀柔区人数保持不变，分别有29人、27人、8人。东城区、西城区、门头沟区、房山区、大兴区、延庆区6区与全市整体发展趋势相一致，均呈同比下降，东城区同比减少23人。百岁老年人增长数排在前三位的是丰台区、通州区和昌平区，分别增加13人、8人和4人，朝阳区、海淀区、平谷区、密云区也有小幅增加。

第二章　老龄政策体系

一、积极应对人口老龄化政策体系

2021年，北京市持续加强养老服务顶层设计，逐步完善积极应对人口老龄化的政策体系。

一是落实《国家积极应对人口老龄化中长期规划》。编制《北京市积极应对人口老龄化实施方案（2021年—2025年）》，构建了由人、财、物、科技、环境、协同六个方面组成的政策框架，细化了41项重点任务分工，从保障制度、人力资源、为老服务、设施建设、科技支撑、适老环境、区域协同七个方面，建立起积极应对人口老龄化的29项能力评价指标，完善了本市积极应对人口老龄化的顶层设计。

二是加强老龄工作规划保障。结合《北京市国民经济和社会发展第十四个五年规划和二〇三五年远景目标纲要》，印发《北京市"十四五"时期老龄事业发展规划》，提出"十四五"期间老龄事业发展16项重点指标和9方面主要任务；印发《北京市养老服务专项规划（2021年—2035年）》，明确各区、各街道乡镇各类养老服务设施的空间布局、功能结构、数量规模，推进地区平衡和结构合理，促进各区养老服务工作发展，推动建成全面覆盖、城乡统筹、独具北京特色的"三边四级"精准居家社区养老服务体系。

三是推进居家社区机构养老服务协调发展。出台《北京市养老家庭照护床位建设管理办法（试行）》，明确概念定义、申请流程、服务内容、支持政策、工作要求。出台《北京市社区养老服务驿站运营扶持办法》，进一步明确驿站基本养老服务责任，调整并优化驿站功能定位，规范驿站补贴申请与发放，健全驿站运营补贴方式，加强驿站运营补贴监管。出台《北京市养老服务合同（养老机构版）》示范文本，设置"7天冷静期"，明确权责利，避免因合同条款确实和意思表达不真实、不确切，出现显失公平的情况。

四是推进老年友好型社会建设。2021年，北京市老龄委印发了《北京市推进老年友好型社会建设行动方案（2021—2023年）》（"友好九条"），从居家生活、家庭关系、社区（村）环境、健康支持、智能应用、交通出行、社会参与、公共服务、人文环境九个方面着力推进解决老年人适老应用问题，推进老年友好型社会建设。印发《老旧小区综合整治实施适老化改造和无障碍环境建设指导意见》，制定基础类、完善类、提升类功能服务"建设菜单"，开展专项排查治理工作，加强宜居环境建设。

五是促进互助养老和志愿服务发展。出台《北京市养老服务时间银行实施方案（试行）》，探索建立养老服务时间银行机制，创新互助养老服务模式。

二、多元化老龄政策主体协同

2021年，北京市出台老龄政策30余项。从发文主体来看，涵盖市人民政府、市发展改革委、市民政局、市财政局、市卫生健康委、市医保局、北京银保监局、市残联、市老龄协会等相关单位，老龄政策发文主体更加多元化，跨部门协作增加。市老龄委进一步加强统筹协调，印发《北京市老龄工作委员会2021年工作要点》，明确28项老龄重点工作任务。北京市老龄政策呈现多维度、精准化发展特点。

第三章 老年民生保障体系

一、社会保险体系

（一）养老保险

1. 职工基本养老保险。截至2021年底，全市参加职工基本养老保险单位78.2万户，同比增加3.9万户，增长5.2%；参保人员1826.8万人，比上年增加48.9万人，增长2.7%，其中享受待遇人员319万人，同比增加7.6万人，增长2.4%。

2021年，职工基本养老保险基金收入3437.5亿元，同比增加887.7亿元，增长34.8%；基金支出2904.1亿元，同比增加319.7亿元，增长12.4%；基金当年结余533.4亿元。

2021年，本市继续提高退休人员基本养老金水平，月人均基本养老金同比增长4.5%，这是北京第29次连续增加企业退休人员养老金，继续保持向退休时间早、连续工龄和缴费年限长的退休人员加大倾斜力度。

2021年，本市积极落实社会保险转移接续政策，全国企业职工基本养老保险跨省转入10.2万人，转出20.4万人。全年办理养老保险关系转往天津市1.1万人，转出金额4.1亿元；转往河北省2.8万人，转出金额7.6亿元；天津市转入0.6万人，转入金额3.3亿元；河北省转入1.2万人，转入金额5.6亿元。

2. 城乡居民养老保险。截至2021年底，北京市参加城乡居民养老保障192.4万人，其中城乡居民参保19.7万人、农民参保172.7万人。

2021年底，90.8万人享受城乡居民养老保险待遇（其中享受老年保障福利养老金人员32.1万人）。

2021年，全年城乡居民养老保障基金收入113.6亿元，基金支出103.9亿元，基金当年结余9.7亿元。

（二）医疗保险

1. 城镇职工基本医疗保险。截至2021年底，全市参加职工基本医疗保险人员1486.0万人，比上年增加35.3万人，增长2.4%。其中退休人员320.5万人，比上年增加7.6万人，增长2.4%。全年职工基本医疗保险基金收入1672.4亿元，基金支出1358.8亿元，基金当年结余313.6亿元。全年统筹流动就业人员基本医疗保险跨省转入2.5万人，转出7.6万人。

2021年，北京市医疗保障局印发《关于城镇职工基本医疗保险个人账户使用范围的补充通知》，个人账户主要用于支付参保人员在定点医疗机构或定点零售药店发生的政策范围内自付费用，探索个人账户用于支付参保人员本人及其配偶、父母、子女参加本市城乡居民基本医疗保险和长期护理保险的个人缴费，支持购买本市补充医疗保险，增强本市城镇职工基本医疗保险个人账户互助共济性，提高个人账户资金使用效率。

2. 城乡居民基本医疗保险。截至2021年底，全市参加城乡居民基本医疗保险人员400.8万人，其中老年人110.3万人。全年城乡居民基本医疗保险基金收入113.6亿元，基金支出106.8亿元，基金当年结余6.8亿元。

（三）长期护理保险试点

1. 海淀区失能护理互助保险试点。北京市已开展两种模式的长期护理保险试点，海淀区作为全国唯一的商业性失能护理互助保险试点，截至2021年底，海淀区失能护理互助保险试点个人参保374人，保费规模160万元；政府全额补助对象（低保对象、计生特殊家庭人员等）7053人，保费规模3956万元；已享受服务16人，1人康复，7人身故，总共已支出金额23万元。

2. 石景山区长期护理保险试点。石景山已在全区开展长期护理保险试点工作，截至2021年底，石景山区长期护理保险试点覆盖42.2万人，已为符合护理条件的3228名重度失能人员提供服务，其中机构护理515人、居家护理和机构上门护理2663人。

在长护险护理服务内容方面，石景山区制定了32项护理服务内容，共签约69家护理服务机构，通过组织护理服务技能大赛、知识竞赛及满意度调查等方式，多举措督促提升护理服务质量，规范养老、护理相关服务产业发展。在长护险支付标准和服务监管方面，石景山区初步建立起与本市经济发展水平相适应的机构护理、居家护理待遇支付标准和服务监管制度，提升失能人员生活质量，减轻失能人员家庭照顾负担和经济负担。此外，石景山区9个街道长期护理保险服务网点实现现场咨询、参保缴费、待遇申请、审核支付等服务内容"一窗综办"，不断提升服务效率。

3．推进失能护理补贴与长期护理保险衔接。2021年，全市积极推进石景山区长期护理保险制度建设，研究做好失能护理补贴与长期护理保险制度衔接工作。在石景山区扩大长期护理保险制度试点期间，市民政局、市医保局研究制定《关于做好老年人养老服务补贴与长期护理保险试点衔接工作的通知》，对享受长期护理保险待遇人员，失能老年人护理补贴发放标准从每月600元调整为每月400元；对享受长期护理保险待遇且符合困境家庭服务对象入住养老机构的人员，仅补助待遇差额部分。

二、老年人社会福利

（一）养老服务补贴津贴

北京市围绕"三失一高一独"等老年群体，统筹实施困难老年人养老服务补贴、失能老年人护理补贴、高龄老年人津贴等制度。2021年，全年累计向困难、失能、高龄老年人发放养老服务补贴津贴27.39亿元，月均发放87.14万人次。

（二）计划生育家庭奖励扶助

2021年，全市计划生育家庭奖励扶助共投入资金2.3亿元，覆盖10.97万人。

（三）困境家庭服务对象入住养老机构

2021年，北京继续实施《北京市困境家庭服务对象入住养老机构补助实施办法》，对城乡特困、低保、低收入、失独、其他重度残疾人5类服务对象给予每月1200元~3600元的入住机构补助。

三、社会救助

（一）城乡特困人员

截至2021年底，全市特困供养人员6685人，其中60岁及以上5478人。城市特困供养对象1378人，其中60岁及以上911人；农村特困供养对象5307人，其中60岁及以上4567人。

（二）城乡低保对象

2021年，北京市城乡低保标准从家庭月人均1170元调整为1245元。截至2021年底，全市低保对象10.91万人，其中60岁及以上3.14万人。城市低保对象7.06万人，其中60岁及以上1.44万人；农村低保对象3.85万人，其中60岁及以上1.70万人。

（三）城乡低收入老年人

2021年城乡低收入认定标准为2320元。截至2021年底，城乡低收入家庭中有60岁及以上老年人2109人。

（四）临时陷入困境老年人

2021年对老年人累计发放临时救助153人次。

（五）医疗救助

2021年，全市社会救助对象门诊救助累计12.5万人次，支出金额9404.1万元；住院救助累计1.5万人次，支出金额6816.4万元；全市因病致贫救助2548人，支出2651.4万元。

第四章　老年健康服务体系

一、老年人医疗环境

（一）老年健康和医养结合服务指导中心建设

2021年，北京市夯实"1+17+N"老龄健康工作机制，全面加强市区两级老年健康和医养结合服务指导中心建设，市卫生健康委确定北京老年医院为市级指导中心、北京市隆福医院等16家医疗机构为区级指导中心，对本辖区医养结合服务、老年健康服务、人才队伍建设、老年友善医疗机构建设、安宁疗护服务等工作进行统筹和指导，不断提高医养结合和老年健康服务水平。

（二）老年友善医疗机构建设

2021年，北京继续开展老年友善医疗机构建设工作。在全市综合医院、中医院（中西医结合医院）、康复医院、护理院、基层医疗卫生机构等持续开展老年友善医疗机构建设，对建设满三年的老年友善医疗机构进行复核。不断完善老年友善医疗机构评价标准，丰富服务内涵，特别是新冠疫情以来，将为老年人建立无码就医通道、提供人工服务、开放现场挂号、设立现金收费窗口、基层卫生机构开展医养结合服务等内容纳入友善医疗创建内容，评价内容从63项细化到115项。截至2021年底，北京市已有471家医疗机构创建为老年友善医疗机构，创建率达到81.2%。

（三）社区老年健康服务规范化建设

2021年，全市社区卫生服务中心创新开展社区老年健康服务规范化建设，制定了《北京市社区老年健康服务规范》《北京市社区老年健康服务规范化建设评价标准》，指导社区卫生服务机构按照规范开展老年健康教育、预防保健、疾病诊治、康复护理、长期照护、安宁疗护等老年健康服务。融合基本医疗、公共卫生服务以及家庭医生签约、家庭病床、老年人居家医疗服务内容，优化服务流程、提升工作效率、补齐短板。共240家社区卫生服务中心通过验收，占全市社区卫生服务中心的71.2%。

（四）老年医学科建设与安宁疗护服务

将老年医学科建设与友善医疗机构创建有机结合，老年医学科作为二级以上综合医院创建友善医疗机构的必要条件，对于未设立老年医学科的二级以上综合医院采取一票否决。邀请专家研究制定老年医学科建设和管理的指导建议，为老年医学科的建设发展提供依据，截至2021年底，全市二级以上综合医疗机构老年医学科设立比例为58.75%。市卫生健康委会同市财政局、市发展改革委等6部门制定了《北京市加快推进安宁疗护服务发展实施方案》，出台了《北京市二级以上医疗机构安宁疗护服务指南（试行）》等5项制度规范，探索实施医院-社区-居家安宁疗护分层规范化管理模式推广项目和安宁疗护专科联盟项目，设计开发安宁疗护转介平台，拓展安宁疗护服务新模式。

（五）综合医联体建设

2021年，东城区、西城区、怀柔区、平谷区试点健康联合体建设，探索贯通医改、公共卫生体系建设和健康北京建设路径。

（六）"互联网+医疗"服务试点

积极推进"互联网＋医疗"，初步搭建互联网医院监管平台，全市建成互联网医院32家，开展互联网诊疗服务的医疗机构达131家。

二、老年人健康管理服务

（一）基层医疗卫生机构服务

截至2021年底，北京市基层医疗卫生机构为老年人建立健康档案391万份，占60岁及以上老年人总数的91%。为符合老年优待政策的老年人免费体检64.3万人，实现健康管理65岁及以上老年人180.3万人。

2021年，北京市社区卫生服务机构共为老年人提供诊疗服务3889.8万人次，出诊10.66万人次，对60岁及以上符合优待政策的户籍老年人免普通门诊医事服务费个人自付金额部分3616.32万人次，对60岁及以上非户籍老年人免普通门诊医事服务费个人自付金额37.19万人次。全市共有50家社区卫生服务中心认定成为老年健康服务示范基地。

2021年，240家社区卫生服务中心通过社区老年健康服务规范化验收，占全市社区卫生服务中心的71.2%。

（二）家庭医生签约服务

北京建立家庭医生团队5170个，累计签约65岁及以上老年人224.2万人，占65岁及以上老年人总数的77%。16个区中，以朝阳区、海淀区、丰台区65岁及以上签约老年人数量最多，依次为42.3万人、30.3万人、22.8万人。

（三）百岁老人健康服务

2021年，持续为满100周岁的北京户籍老年人提供价值3000元居家健康服务，服务项目由42项扩展到130项，包括诊疗、互联网+医疗护理、康复治疗、药学、安宁疗护、中医服务等内容，已累计完成服务13000余人次，全年为919位百岁老人累计提供服务10056人次。

三、医养融合

制定《北京市深入推进医养结合发展的实施方案》，简化医养结合机构审批登记，落实医疗机构与养老机构签约服务规范。支持符合条件的驿站分期分批建设护理站。通过政府购买服务途径，为北京户籍百岁老人提供健康管理服务等居家医护服务。深化农村医养结合，面向农村养老机构内设医疗机构或医疗分支机构试点开展远程医疗。

截至2021年底，北京市医养结合机构总数为200家，其中两证齐全的183家、提供嵌入式医疗卫生服务的养老机构17家，医养结合床位6.15万张。北京已建设2所安宁疗护指导中心、9个安宁疗护示范基地，实现养老机构医疗服务全覆盖。

创新发展医养结合服务，发挥北京老年医院医疗护理康复优势，投资300万元，开发具备老年特色的医康护养"医养结合远程协同服务平台"，为各类型养老服务机构赋能。宣武医院与远郊区老年病医院、卫生服务中心、养老照料中心建立对接关系，定期开展远程培训、查房、会诊等服务，提高基层养老机构服务能力。遴选8家机构作为国家老龄健康医养结合远程协同服务试点，为医养结合机构在线上提供远程医疗、慢病管理、复诊送药、照护指导等服务。京冀两地老龄办联合，组织医养结合机构医疗卫生专业技术人员进行培训交流，通过培训不断提升医养结合机构管理人员、医疗卫生专业技术人员、护理员等人员的服务能力，促进京津冀协同发展。

四、中医药健康养老服务

2021年，持续推进北京中医药健康养老身边工程。以二、三级中医医院为核心，组建152个中医药健康养老联合体。

继续创新"卡、包、岗"三结合的中医药养老服务模式，推出50余种中医药健康养老普惠包，开通

"北京通-养老助残卡"中医药健康养老服务功能。截至2021年底，累计有97.57万人次老年人使用中医药诊疗包、29.84万人次使用中医适宜技术包、26.46万人次使用中医药健康管理包。

截至2021年底，试点单位"三岗"共服务老年人252.64万人次，其中诊疗岗160.14万人次、调理岗33.58万人次、咨询岗58.90万人次。为18.92万名老年人提供免费中医体质辨识服务，为8279名老年人提供上门诊疗服务，为7785名老年人提供上门身体检查服务。为医养联合体实现老年人转诊9351人，分诊转回（康复治愈）549人，重点监测179人，托底老年人929人开展护养工作。

五、老年医学人才培养

持续开展老年医学人才培训工作。遴选协和医院等14家三级医疗机构为北京市老年医学人才培训基地，完成79名老年医学人才培训任务。开展安宁疗护培训，安宁疗护示范基地为各级各类医疗机构培训骨干1000余人次。举办开展中医药健康养老人才队伍建设，先后遴选13项中医药适宜技术，培训中医健康养老护理员6834人。截至2021年底，近2600名中医健康养老护理员师资、6600余名中医健康养老护理员考核合格并分别取得《中医健康养老护理员师资》证书、《中医健康养老护理员》证书，弥补了基层中医健康养老人员不足、技术不规范的短板。

六、常态化疫情防控工作

从关心关爱老年人的角度，制定《加强北京市老年人疫情防控工作措施及任务分工》，提出17项工作措施，加强老年疫情防控工作。市卫生健康委指导和协助养老机构、医养结合机构落实疫情防控主体责任，强化养老服务与医疗卫生服务衔接，社区养老服务驿站与社区卫生服务站（中心）的对接率达100%。加大老年人疫苗接种宣传工作力度，积极引导老年人接种新冠疫苗。结合老年群体特点，制定《老年人卫生防疫法规普法宣传教育方案》，发挥家庭医生团队作用，引导老年人积极配合疫情防控工作。开展防疫心理健康宣传，通过热线电话、宣传手册、心理讲座等多种形式，疏解疫情给老年人带来的焦虑情绪。

第五章　养老服务体系

一、养老家庭照护床位建设

具有北京市户籍、居家生活并经老年人能力综合评估确定为重度失能的老年人或重度残疾老年人，可以申请养老家庭照护床位。家庭照护床位使用对象将享受符合资质的养老服务机构提供的生活照料、康复护理、健康管理、心理服务等服务，并为家庭照护者提供护理技能提升培训。享受养老家庭照护床位的老年人，将纳入基层医疗卫生机构家庭医生签约范畴，享受免费建立健康档案、免费体检、预约转诊、开具长处方等服务。符合条件并申请通过后，医保定点医疗机构将按照家庭病床规定进行管理，提供医疗服务，发生的医疗服务费用纳入医保实时结算。2021年，北京累计建成家庭照护床位3500张，完成市政府"为民办实事项目"2000张建设任务。

二、社区居家养老服务

加强社区养老服务设施建设。截至2021年底，新建成运营街乡镇养老照料中心13家，累计建设运营养老照料中心276家；已建成运营养老服务驿站1112个；全市累计发展养老助餐点1015个。

加强基本养老服务建设。印发《北京市基本养老服务清单（2021年版）》，切实保障全市在册24.7万名居家基本养老服务对象。

优化社区养老服务驿站功能。在街乡镇建立驿站服务责任片区，将全市在册的居家基本养老服务对象分解落实到邻近驿站。明确驿站为责任片区内基本养老服务对象提供巡视探访、养老顾问、个人清洁、呼叫服务四项基本养老服务。

加强居家巡视探访工作。印发《居家养老服务规范第12部分：巡视探访服务》，统一规范全市居家养老巡视探访内容、标准。截至2021年底，共巡视探访老年人11.68万人，累计巡访741.22万人次。

进一步推进家庭适老化改造工作。截至2021年底，全市累计完成经济困难老年人家庭入户评估2.8万户，实际改造2.7万户。

三、机构养老服务

增加养老服务供给。截至2021年底，全市已建成运营养老机构579家，其中2021年新增养老机构17家，新增床位3000张。全市养老机构共入住4.76万人。

积极推进党政机关和国有企事业单位培训疗养机构转型为养老服务设施。出台《北京市党政机关和国有企业事业单位培训疗养机构改革总体方案》，精准制定改革清单，推动适老化改造和转型发展养老服务设施，持续扩大普惠养老服务有效供给。

推进养老机构星级评定工作。北京市共有星级机构458家，其中五星级13家、四星级40家、三星级58

家、二星级309家、一星级38家。星级社区养老服务驿站777家，其中三星级13家、二星级402家、一星级362家。

持续做好养老服务资金保障。2021年，市财政支持养老服务专项投入16.12亿元，同比增加2.29亿元，增长16.56%。2021年发放养老机构建设补贴5029万元、养老机构运营补贴约2亿元。

四、农村养老服务网络建设

制定《北京市"十四五"时期乡村振兴战略实施规划》，推进农村养老服务体系建设，深入推进农村医养结合服务能力，加强基本公共服务均等化。

开展农村邻里互助养老服务点建设试点。北京已在怀柔、密云、延庆3个区展开试点，累计建成300个互助养老服务点，提前完成市政府"为民办实事项目"200个建设任务。

盘活闲置资源发展农村康养。建立全市闲置农宅盘活利用发展特色产业季报制度。截至2021年底，除朝阳、丰台、海淀外，10个涉农区共有闲置农房院落21891处，盘活利用农房院落9452处，占比43.2%，主要发展精品民宿、旅游休闲、商务办公、健康养老等特色产业共2917处。房山、昌平等区通过建立"村集体+农户+社会资本""合作社+农户"等合作经营模式盘活闲置农宅，发展乡村民宿等特色产业。

五、养老服务人才队伍建设

加强养老服务人才培养培训工作。出台《关于做好〈北京市养老服务人才培养培训实施办法〉贯彻落实工作的通知》，推动落实护理岗位奖励津贴发放、开展养老服务人才培训、遴选区级养老服务人才培训基地、做好毕业生入职奖励数据归集四大重点工作。

北京市具备养老护理员培训资质的职业技能培训学校62所，养老机构内养老护理员1.1万余人。2021年，全市为8700余名养老护理员发放岗位奖励津贴2236万余元。

第六章 老龄产业

一、老龄产业营商环境

积极落实涉老税收优惠政策，助力养老产业发展。一是充分利用门户网站、12366热线、微信公众号等渠道，广泛宣传、解读涉老优惠政策，扩大政策宣传普及面；二是完善纳税服务，不断精简减免税办理流程，实现了纳税人享受涉老税收优惠政策自行判

别、自主申报、自动享受、资料留存备查；三是畅通问题反馈渠道，密切关注养老服务业优惠政策执行情况，及时组织开展调研，引导养老产业纳税人切实享受到政策优惠。

北京市深入推进养老服务领域"放管服"改革，持续优化养老服务营商环境。落实小微企业普惠性税收减免政策和社区家庭服务业税费优惠政策；连锁运营的社区养老服务机构单体门店，符合规定条件的可以享受小微企业普惠性税收减免政策；社区养老服务机构提供社区养老服务取得的收入免征增值税，在计算应纳税所得额时按90%计入收入总额。

二、老龄产业融合发展

（一）老年金融服务

2021年，北京银保监局办公室印发《关于切实提升老年人金融服务质效有关事项的通知》，从改进老年人金融服务方式方法、开展适老金融知识宣传普及、增加适老金融产品服务供给等方面，促进银行保险机构进一步提升老年人金融服务深度、广度和温度，积极打造养老金融生态圈，开发多元化养老金融产品和服务，搭建一站式养老金融服务平台、培育专属性养老金融服务品牌，切实帮助老年人跨越数字鸿沟、乐享老年生活。

截至2021年底，困难老年人由政府全额补助的全市老年意外险项目保费收入922.6万元，累计承保20.1万人，覆盖率6.1%；理赔1308人次，理赔金额219.94万元。北京老年人住房反向抵押养老保险累计承保37个家庭的54位老年人，占全国的26%；已发放养老金2200余万元，抵押房产总值1.38亿元。

（二）消费季银发节活动

进一步扩大老年产品和服务有效供给，推动老年用品产业化升级。连续开展北京消费季银发节活动，引导企业提供更多智能化适老产品和服务，培育银发消费。活动围绕老年人出行、就医、消费、文娱等高频事项和服务场景，组织相关企业拓展线上线下多场景的促销和服务，帮助老年人加深对线上服务和消费的认知和理解；同时以辅导、基础知识讲堂等老年人更容易接受的形式开展活动，推动老年人享受智能化服务更加普遍，传统服务方式更加完善，助力实现中老年人从被照顾者到经济发展新引擎的转变。指导连锁超市根据老年消费者习惯，在推广自助结账过程中在门店保留足够数量的人工收银台，同时根据顾客排队情况，灵活安排弹性收银，确保不出现长时间排队结账的情况。特别针对老年人等特殊客户群体，开设

一定的专用通道，为老年人购物结算提供方便。

（三）智慧康养高峰论坛

举办2021年中国国际服务贸易交易会"发展银发经济、安享健康生活"智慧康养高峰论坛，围绕国内医养结合服务发展格局、产业规范和扶持政策发展、智慧社区及科技康养、银发经济发展的机遇与挑战等问题开展学术交流与研讨。

三、老年用品适老化

（一）老年康复辅具研发

不断强化场景应用，推动智能康复辅具测试应用标准化平台研制。以北京市康复辅助器具产业园为平台，研发康复辅助器具评估适配技术系统平台。聚集康复辅助器具优势企业和研发创新机构37家，推动北京市康复辅具产业的集聚发展。截至2021年底，通过残疾人辅助器具平台，老年残疾人成功订购辅助器具4.64万人，财政补贴资金4312万元。

（二）老年用品产业发展

2021年，针对西城、丰台、海淀、石景山4个区6个社区开展老年用品产业发展实地调研，形成《关于适老化改造、社区老年人便利化服务和老年用品产业发展有关情况综述》。深入多家老年用品研发制作、销售企业走访调研，形成老年用品不适老问题调研报告。协调媒体对老年玩具产业进行深度采访报道。为"老有所玩"老年玩具店协调安装"北京通——养老助残卡"POS机，协调相关机构给予支持。

四、智慧老龄建设

（一）老龄信息化支持平台搭建

为加强全市老龄工作的数据支撑，依托市大数据中心，汇集、治理和分析全市各职能部门、各区政府涉老数据，建设北京市老龄健康信息协同与决策支持平台，为市委、市政府相关决策措施提供数据支持和信息化工具，为老龄健康事业和产业发展提供信息化支撑，为社会公众提供老龄信息服务。

（二）智慧社区建设

北京积极探索试点智慧社区，先进科技在小区内集成应用，现代技术与日常生活紧密联系，着力打造安全、便捷、高效、智能的社区服务。智慧门禁系统、车辆识别系统、高清监控系统等智能化设备"扎根"社区，给居民生活安全增添保障和便利。朝阳区双井街道在2019年入选了联合国人居署国际可持续发展试点社区，成为该项目在全国的首个社区级试点；海淀区甘家口街道建设部社区、西城区府南社区等智慧化建设明显，为推进城市运行和管理数字化，打造高水平智慧城市做出贡献。

第七章　老年友好型社会建设

一、老年宜居环境

一是在全国率先开展老年友好型社会建设。积极推进示范性老年友好型社区创建，组建审核专家库，开发使用全国示范性老年友好型社区创建申报管理系统，命名53个社区为北京市老年友好型社区，其中东城区朝阳门街道新鲜社区等29个社区被命名为全国示范性老年友好型社区。

二是持续开展老旧小区改造工作。背街小巷环境精细化整治提升以建党100周年庆祝活动、冬奥会筹办等重大活动为引领，突出重点区域，以街区为单元，从线到面连片推进，与城市主干路环境整治、老旧小区综合改造、平房院落治理等街区更新项目相结合，推动城市环境治理由线性向片区转变。全年已确认558个小区列入改造，新开工301个小区，新完工177个小区。全市已累计确认1066个小区列入改造项目，累计开工665个小区、完工295个小区。老楼加装电梯新开工499部，完工418部，全市累计加装电梯2261部，为2万多户居民提供便利，加装电梯速度、效果和质量处在全国前列。全市开展完成了1385条背街小巷环境精细化整治提升工作任务，其中在城六区和通州区打造200条精品街巷，同步推进核心区和城市副中心6个示范片区综合治理。

二、无障碍环境

2021年是北京无障碍环境建设三年专项行动收官之年，累计整治整改点位30.6万个，全市无障碍环境规范性、适用性、系统性水平显著提升。

在公共场所无障碍建设方面，一是优化公共交通无障碍服务，截至2021年底，公交集团配备无障碍公交车1.2万辆，城区无障碍公交车配置率达到80%以上，所有公交车内均配备了老幼病残孕专座，专座数量不低于座椅总数的20%（双层车除外），车内均配备了语音报站机和滚动屏，方便老年乘客收听、查看车辆运营情况；配置无障碍出租车500余辆；轨道交通开展升降平台和爬楼车专项改造工作，更新并补充了144台轮椅升降平台和57台爬楼车。二是继续推动网约车平台开发上线便利老年人打车模式，降低操作难度，开发"一键叫车"或通过客服电话预约网约车等方式，便利老年人约车。三是推进公园无障碍设施建设，加大公园环境、游览路线、公共厕所等设施无障碍改造，2021年已完成全市99个公园、211个点位无障碍设施整治计划。四是积极推进旅游公共服务设施改造提升，改造旅游景区旅游厕所、无障碍坡道、休息亭、休息座椅，配备轮椅等。北京已实现了所有5A级和大部分4A级景区设立适用于年轻人陪伴行动不便老年人使用的家庭卫生间（第三卫生间）。

三、养老孝老敬老社会环境

加强老龄宣传教育阵地建设。2021年，北京市老龄工作委员会办公室公布了北京市老年学和老年健康学会、北京广播电视台城市广播《老年之友》栏目等10个北京市人口老龄化国情市情教育基地（第一批）。

组织开展"敬老月"活动。印发《关于深入开展2021年全市"敬老月"活动的通知》，举办"敬老月"活动1284项。开展庆祝建党100周年"百岁老人话百年"口述史活动，设计老人口述历史专访节目，以百岁老人百年人生反映成立百年来的丰功伟绩。举办2021年（第七届）京津冀"银发达人"评选活动，通过海选、网络点赞及专家评审，共评出10位银发榜样、19位银发达人及1个银发达人集体奖。开展2021年（第二届）"敬老得福·最美太极老人"展示评选活动，共有1749名符合条件的太极拳友报名，评出最美太极老人、最美太极寿星、最具人气太极老人等奖项。启动"北京市老年人参与冬奥、感受冬奥、祝福冬奥"活动，通过冰雪运动项目体验、冬奥文化线上讲座、艺术作品征集等，引导老年人群积极融入冬奥氛围。

开展2021年北京市"孝顺榜样"命名工作。印发《2021年度"孝顺之星"和"孝顺榜样"命名工作方案》，共推荐41名"孝顺榜样"候选人，经基层推荐、大众点赞、专家评审、社会公示，命名10名北京市"孝顺榜样"。聚焦空巢老人、独居老人、失智老人等三类老年人群体，拍摄活动主题宣传片《孝是更好的陪伴》，在人民日报客户端、北京日报客户端等主流平台投放，全文播放量超千万，其中在"学习强国"学习平台上线一个月，播放量突破百万。

常态化开展寻找"首都最美家庭"活动，将"孝老爱亲"类型的最美家庭作为寻找、挖掘先进家庭工作的重要内容，以寻找、宣传最美家庭的形式，弘扬孝老爱亲的良好家风，以好家风引导好社风，持续优化养老孝老敬老社会环境。

第八章 老年人社会参与

一、老年志愿服务

以"大党建"工作为抓手，引导、支持老年人进行社会参与。鼓励引导老年人通过老年人协会等自治组织参与志愿服务，探索建立鼓励机制促进老年人参与社区治理、社会服务、老年人权益保护等。比如组建老年志愿监督员队伍，监督老旧小区综合整治适老化改造和无障碍环境建设；组织老年志愿者参与毛主席纪念堂志愿服务，让老人们发挥余力，实现自身价值。"志愿北京"平台老年人或助老相关的志愿团体1531个，志愿服务项目1.7万个。截至2021年12月，北京市实名注册志愿者中60岁以上志愿者84.79万人，注册助老类志愿服务队伍4548个，发布助老类志愿服务项目12931个。

二、老年教育

加强市、区两级办学网络建设。积极开展线下教育和远程教育相结合，支持送教进社区、学养结合、老年学习社团等多种服务形式，方便老年人学习，进一步拓宽老年人学习空间。依托北京老年开放大学办学系统，已初步形成市、区两级办学网络，并进一步向街道（乡镇）、社区（村）延伸。截至2021年底，全市共有3167所老年大学（老年学校、社区老年学校），其中社区（村）老年学校（学习点）2884所。2021年全市经常性参与教育活动的60岁及以上常住老年人57.8万人，全年网络注册学员14.9万人。

不断扩大老年教育供给，持续提升老年教育服务能力，培育市级老年学习示范校（点），开展北京市老年学习示范校（点）申报认定工作，认定北京老年开放大学、北京市西城经济科学大学等20家单位为首批北京市老年学习示范校（点）。

注重老干部大学建设。截至2021年底，全市共建区级老干部大学26所、街乡级老年大学213所、村社级老年课堂533个，扩大老干部（老年）教育覆盖面，着力提升老干部（老年）大学规范化建设水平。

支持老年人圆大学梦。支持老年大学开展成人学历教育，助力老年人夕阳圆梦。各区属职工大学先后开展老年专科层次的学历继续教育，北京开放大学开展了本科层次的学历继续教育，既为老年群体的终身学习创造有利条件，又拓宽了成人高校的社会服务职能。

三、离退休党员先锋模范作用

以庆祝建党100周年为契机，组织引导广大离退休干部发挥优势作用。落实《北京市离退休干部庆祝中国共产党成立100周年工作方案》要求,以"永远跟党走"为主题,组织老同志代表参加座谈会,指导做好"光荣在党50年"纪念章颁发、"百名先进访谈""初心如磐——北京市离退休干部入党志愿书陈列展""优秀党课评选展播""支部书记谈党建""离退休干部向党说句心里话""党史宣讲""我看建党百年新成就"调研等工作,通过多种形式慰问离退休老干部,慰问生活困难党员、老党员。

继续发挥老党员先锋队模范作用。引导老同志积极参与"三个北京"建设、北京冬奥会与冬残奥会筹办、基层治理、垃圾分类、志愿服务、文明行为促进等工作,发挥老干部优势作用、贡献智慧力量。截至2021年底,全市共建立老党员先锋队2442支,成员达到6.5万人。老干部宣讲团共212个,宣讲员1285人。主题线上线下宣讲近3000场次,累计受众约700万人。

四、老年文体生活

推进全市四级文化设施建设,为老年人提供文化活动场所。全市四级公共文化设施共43个(其中市级图书馆1个、文化馆1个、区级图书馆22个、文化馆19个),街道乡镇综合文化中心333个,社村文化室6467个,覆盖率超过98%,为全市老年人提供方便、快捷、免费或优惠文化服务。

创新开展老年人文化活动。丰富活动载体,组织开展线上线下相结合的老年人文化、教育、体育活动,继续开展"最美太极老人""银发达人"展示、"北京市老年人参与冬奥、感受冬奥、祝福冬奥"等活动。

第九章　老年人优待

一、老年人优待服务

(一)北京通-养老助残卡优待

截至2021年底,全市累计制发养老助残卡502.27万张,有效持卡450.86万张,其中本市户籍老年人373.72万、外埠老年人77.13万。

(二)老年人入园优待工作

全市公园积极落实老年人入园优待工作,各收费公园及时把对老年人的优待政策纳入"购票须知",明确告知老年人相关优惠标准和内容,积极为老年人代查健康宝111万人次。

(三)博物馆优待

截至2021年底,北京地区备案博物馆204家,其中免费开放95家,与上年同期相比增加5家;2021年度新增备案博物馆7家,其中免费开放博物馆占新增量的70%。

二、老年人合法权益保护

(一)老年人权益保障举措宣传

市属媒体高度关注街道、民政、司法等部门针对老年人权益做出的努力,刊发《老年健康服务中心将惠及社区老人》《9单位联手双井老人享"点菜式"服务》《"蓝马甲"助老反诈行动进社区》等稿件,宣传老年人权益保障举措,提升老年人维权意识。

(二)法律维权活动

积极开展普法宣传。依托四级公共法律服务实体平台、北京12348公共法律服务热线和北京法律服务网等平台,开展法律咨询热线,组织村(居)法律顾问、公证骨干主动深入到社区、街道、养老院,为老年人讲解相关法律法规,解答法律疑惑,着重对老年人容易遇到的赡养问题、财产纠纷、容易受骗等情况以案件释法,提高老年人学法用法、预防纠纷和防范诈骗的意识。

开展电信诈骗防范宣传。组织社区民警在辖区医疗服务站、老年人活动中心、集贸市场等场所,开展现场宣传、广播媒介宣传,点对点、面对面宣传防范知识,切实维护老年人合法权益,筑牢老年人思想防线。

开展助老敬老公共法律服务专项维权活动。下发《关于开展2021年公共法律服务专项维权活动的实施方案》,活动期间,提供法律援助上门服务15人次,举办各类活动890场次,现场接受老年人咨询1.67万余人次,下发宣传品(册)8.34万份,参与活动近10.80万人次,其中村(居)法律顾问参与服务628场次。

开展法律援助工作。2021年,全市各法律援助机构共受理老年人法律援助案件1787件次,接待老年人各类法律咨询83127人次,为70周岁以上老年人免费办理遗嘱公证2045件次。市司法局指导加强7000余家人民调解组织和4万余名人民调解员队伍建设,实现村(居)、乡镇(街道)人民调解组织全覆盖,深化第三调解室、婚姻家庭调解工作站等调解品牌成效,为老年人就近化解矛盾纠纷提供便捷、免费的调解服务。此外,开展"法律援助进家门"法律援助志愿服务,帮助老年人营造良好的家庭氛围,规避法律纠纷,安享幸福晚年。

三、跨越"数字鸿沟"

市发展改革委、市卫生健康委共同牵头建立了包括32个成员单位的联席会议制度，建立工作台账，细化落实措施推进老年人运用智能技术困难问题切实解决。印发《关于切实做好老年人挂号就医有关工作的通知》，各医疗机构提供多渠道挂号服务，开设老年人绿色通道。印发《关于持续做好北京地区医疗机构整治拒收人民币现金有关工作的通知》，全市医疗机构设置保留人工现金收费窗口，提供现金结算服务。编写《"我教老人用手机"简明教材》，惠及各大部委、高校退休老干部，并开发"我教老人用手机"小程序。发起"致敬建党100周年·百名老党员践行智慧助老"活动，开展线下培训32场，选拔培训骨干志愿者1600余名。市卫生健康委联合市教委、北京老年开放大学开展智慧助老公益行动，线上+线下相结合开展智慧助老志愿服务，组织线下活动24场，500余位老年人参与；线上直播课18次，累计观看11.5万人次。开展全国智慧助老公益行动–北京站活动68场，培训老年志愿者1500余人。开展"智慧助老行动·我教老人用手机"系列活动。

开展"年龄无障碍"新知识、新信息交流服务。组织青年志愿者以一对一的方式，为老年人读报、介绍讲解社会时事，使老年人与社会同步；以个案方式向老年人讲解自助银行、电话挂号等生活服务设施，手机、电脑、照相机等常用设备及微博、音/视频网络通话实用等新技术的使用方法，使老年人与时代同步，更好地享受新科技的便捷。

足不出户办理电子居住证（卡）。2021年开始实施电子居住证（卡），一部智能手机便可帮助老年人通过手机网上办理居住证（卡）申领、签注、地址变更等全项业务。

第十章　京津冀老龄工作协同发展

一、京津冀养老服务协同

一是加强顶层设计，将推动京津冀养老服务协同写入《北京市养老服务专项规划（2021年—2035年）》《"十四五"时期健康北京建设规划》。推进京津冀在养老人才管理、康复设施建设、养护查房、心理慰藉、人员进修等环节开展全方位交流合作；建立老年人在京津冀之间养老服务转换制度，指派专人负责协调双向转养工作；整合健康、养老产业政策资源，打通老年优待政策和养老服务标准规范，提升京津冀协同应对人口老龄化能力。推动北京社会保障、老年福利异地有效接续，实现京津冀养老服务信息资源实时发布、同步共享、远程获取。

二是印发《关于推进京津冀蒙协同发展区域养老机构等级评定等相关标准互认工作的通知》，实现养老机构等级评定、信用评定、老年人综合能力评估等制度互认。

三是搭建协同发展地区行业协会等社会组织合作对接机制，截至2021年底，北京市发布50家异地养老机构名单，入住津冀两地养老机构的在院北京老年人共有4594名。

四是推动落实异地养老机构运营补贴支持政策，北京已累计向接收京籍老年人的协同区域养老机构拨付运营补贴3090.25万余元。

二、异地医保结算

推进基本医疗保险跨省异地就医普通住院医疗费用直接结算。一是推进本市定点扩面，实现异地参保人员在京住院直接结算。截至2021年底，累计为全国30个省（区、市）来京住院就医参保人员直接结算240.70万人次，涉及费用799.68亿元，基金申报金额465.52亿元，其中津冀参保人员来京直接结算79.47万人次，涉及总金额263.44亿元，基金申报金额149.31亿元。二是配合异地推进定点扩面，实现北京参保人员在异地住院直接结算。截至2021年底，本市参保人员累计异地就医住院直接结算11.30万人次，涉及费用20.95亿元，基金申报金额13.94亿元，其中在津冀住院直接结算3.87万人次，涉及总金额7.03亿元，基金申报金额4.55亿元。

推进基本医疗保险跨省异地就医普通门（急）诊医疗费用直接结算。一是推进本市定点扩面，实现异地参保人员在京门诊直接结算。截至2021年底，本市已开通门诊直接结算定点医疗机构2560家，其中全市二级及以上定点医疗机构245家已全部开通，提前完成年度任务目标；全市工作持续平稳运行，累计为全国30个省（区、市）来京门诊就医参保人员直接结算137.95万人次，涉及总金额46046.87万元，基金申报金额18447.76万元，其中津冀参保人员来京门诊直接结算累计76.72万人次，涉及总金额25817.23万元，基金申报金额8466.66万元。二是配合异地推进定点扩面，实现北京参保人员在异地门诊直接结算。自2020年1月1日京津冀门诊直接结算试点工作开展以来，本市累计协同配合廊坊北三县等环京周边地区40家定点医疗机构完成了系统联调测试工作，优先支持环京周边地区扩大门诊直接结算定点医疗机构覆盖范围，支持本市养老项目向周边延伸布局。截至2021年底，津冀两地开通门诊直接结算定点医疗机构累计2564家，本市参保人员在环京周边地区异地门诊就医不便问题得到明显缓解；本市参保人员在全国异地门诊直接结算累计48.63万人次，涉及总金额11012.76万元，基金申报金额5791.49万元，其中在津冀门诊直接结算累计23.78万人次，涉及总金额5711.49万元，基金申报金

额3144.66万元。

[摘自北京市老龄工作委员会办公室、北京市老龄协会、北京师范大学中国公益研究院《北京市老龄事业发展报告（2021）》]

北京市基层卫生参与疫情防控三年工作

一、全方位开展疫情防控工作

全面落实预检分诊、社区防控、核酸采样检测、疫苗接种等常态化疫情防控工作。2020年至2022年，累计接种新冠疫苗5821万人次，参加疫苗接种基层医务人员175万人次；管理密切接触者、高风险隔离人员累计296万人；管理境外进京人员14.4万人；管理复工复产单位49960个，动用基层卫生人员71.6万人次；对集中、居家隔离人员进行医学观察131万人次。

二、强化农村地区常态化疫情防控

制定农村地区疫情防控规范，指导各涉农区规范做好常态化疫情防控工作。开展药店购买"四类药品"人员健康追访和闭环管理，对购买退热、咳嗽等药品人员进行电话追访。开展村级医疗卫生机构标准化建设，加快补充乡村医疗卫生人员，按照"六统一、两强化、九到位"的工作要求，加强村级医疗卫生机构规范化建设与管理。通过公开招聘、上级医疗机构派驻、订单定向免费培养、返聘退休医务人员等多种渠道补充乡村医生岗位人员。

三、做好重点人群摸排和健康管理

会同社区（村）、疫苗接种组等部门开展新冠重点人群摸排和健康管理工作。在对65岁及以上老年人进行调查并分类登记基础上，精准提供有效的健康管理服务，并对0~6岁儿童、孕产妇、严重精神障碍患者、残疾人等需要重点保障人群开展摸底和健康管理服务。

四、加强宣传引导

制定《新型冠状病毒阳性感染者社区健康管理专家指引（第一版）》，规范居家康复人员健康管理工作。发布《新冠病毒感染者居家自我照护期间发热应对专家指引》《新型冠状病毒阳性感染者居家康复专家指引（第一版）》《新型冠状病毒阳性感染者居家康复实用手册（第一版）》和《新型冠状病毒感染者恢复期健康管理专家指引（第一版）》，帮助和指导新冠病毒感染者居家康复期间自我健康管理。公布家庭医生（团队）及其负责提供服务的社区（村）范围和联系方式，覆盖全部社区、村，方便居民通过社区网格化服务途径，及时联系查找本社区家庭医生（团队）进行健康咨询。

五、快速提升诊疗能力

开展社区卫生服务机构建设，2020年至2022年，全市新建、改建39家社区卫生服务中心。制定《北京市社区卫生服务中心发热筛查哨点基本标准》，全市服务常住人口5万以上的社区卫生服务中心按要求建设发热筛查哨点，规范发热筛查哨点运行。组织专家制定《北京市社区卫生服务机构发热诊区工作指引（试行）》，所有社区卫生服务中心（乡镇卫生院）发热诊室应设尽设。推动村卫生室医保定点工作，实现了以行政村为单位的医保服务全覆盖。组织开展基层医务人员培训，提高新冠病毒感染诊治及重症识别能力和健康管理水平，规范有序做好新冠病毒感染人员分级分类诊疗和居家健康管理服务。推进社区卫生服务中心（乡镇卫生院）加挂医联体核心医院或城乡对口支援医院牌子，增强两级医疗机构黏性，增强百姓对社区卫生机构的信任度和利用度。

六、为基层医疗卫生机构配备治疗设备

制定《基层医疗卫生机构诊疗设备应急采购工作方案》，为基层配备制氧机、肺功能仪、便携式超声诊断仪等10种设备，总计5710台，采购资金由市、区两级财政部门按照1：1比例共担。为村卫生室在内的基层医疗卫生机构配置指夹式脉搏血氧仪4.8万余个，提升重点人群居家和机构监测氧饱和度能力。

七、推进小分子新冠治疗药物在社区卫生服务机构应用

下发《关于重申小分子新冠治疗药物在社区卫生服务机构使用范围的通知》《关于加强社区卫生服务机构小分子新冠治疗药物使用管理的通知》，督促各社区卫生服务机构建立机构内部小分子药物使用管理制度，明确管理要求及使用流程，加强医务人员专业培训，确保小分子新冠治疗药物在社区卫生服务机构的使用科学、合理、规范、安全。

（北京市卫生健康委提供）

工作进展

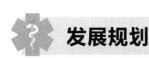

发展规划

【概述】2022年，市卫生健康委联合市体育局印发《"十四五"时期健康北京建设规划主要目标和任务分工方案》，组织开展"十四五"时期健康北京建设规划实施情况监测评估。加快市属医疗卫生资源疏解步伐，协调推进市疾控中心迁建等医疗卫生重大项目建设，落实卫生领域固定资产投资。全力支持雄安新区规划建设，签署新一轮巩固深化京冀张医疗卫生协同发展框架协议，扎实推进京津冀医疗卫生协同发展。持续开展卫生健康规划相关课题研究，指导优化北京市区域医疗卫生资源配置。推进全市医疗卫生机构节能管理、医疗卫生领域生活垃圾分类管理、重点医院周边交通拥堵综合治理以及疫情防控保障和基础设施建设等工作。

(张妮莉)

编制卫生发展规划

【印发"十四五"时期健康北京建设规划主要目标和任务分工方案】7月，市卫生健康委联合市体育局印发《"十四五"时期健康北京建设规划主要目标和任务分工方案》，明确规划各项目标和任务的责任部门及完成时限，保障规划有序实施。

(赵妍慧 付雪丽)

【组织开展"十四五"时期健康北京建设规划实施情况监测评估】10月，市卫生健康委联合市体育局组织开展"十四五"时期健康北京建设规划实施情况监测评估，系统梳理规划目标任务推进情况，分析存在的问题，提出下一步推进规划实施的举措，形成规划实施情况阶段性评估报告。

(赵妍慧 付雪丽)

【组织开展规划课题研究】年内，组织开展北京市区域卫生健康规划及北京市医疗服务规划体系与机制现代化等课题研究，形成研究成果，为进一步优化北京市区域医疗卫生资源配置、构建现代化医疗服务规划体系与机制提供支撑。

(赵妍慧 付雪丽)

基本建设投资与进展

【市疾控中心迁建项目】4月，市卫生健康委向市发展改革委申报市疾控中心迁建项目初设概算，按照市发展改革委意见，指导市疾控中心持续优化调整项目初设概算；11月，项目完成施工总包招标；12月，取得施工登记意见函，启动主体施工。

(柳 伟)

【北京卫生职业学院新院区项目】11月，北京卫生职业学院新院区建设项目建议书（代可行性研究报告）报请市政府常务会审议。按照市政府常务会议纪要要求，市卫生健康委会同市发展改革委指导北京卫生职业学院对项目建议书进行优化完善；持续开展一标段主体结构施工。

(柳 伟)

【北京市2022年固定资产投资情况】2022年，本市卫生领域固定资产投资目标85亿元。全年实际完成投资113.5亿元（其中建安投资91.9亿元），超额完成总投资目标33.5%。

（柳　伟）

非首都功能疏解与京津冀协同发展

【京津冀医疗卫生协同发展】年内，持续推进支持雄安新区、廊坊北三县、河北张家口等重点地区合作，助力首都都市圈建设。支持雄安新区交钥匙新建医院完成主体结构封顶，开展内装修施工，指导宣武医院编制完成合作协议初稿。持续推动中日友好医院、安贞医院、友谊医院等央属、市属医院对口支持北三县医疗机构，重点支持消化内科、呼吸与重症医学科、神经内科、神经外科、心内科等科室，填补当地医疗资源短板。8月，签署新一轮巩固深化京冀张医疗卫生协同发展框架协议并制订委内分工方案，共建优势专科区域中心，打造特色专科合作；进一步深化拓展医疗合作项目，新增北京大学肿瘤医院、北京市肛肠医院（北京二龙路医院）、北京胸科医院与当地医院开展合作，进一步提升河北省张家口市专科诊疗水平，实现河北省张家口市属医院与北京各医院的全面合作，促进区域协同发展。

（柳　伟　何贵敏）

【市属医疗卫生资源疏解】年内，市卫生健康委加快实施重大医疗卫生疏解项目建设。朝阳医院东院完工；友谊医院顺义院区基本完成内装修；安贞医院通州院区基本完成外装修；北京口腔医院迁建、积水潭医院回龙观院区二期、友谊医院通州院区二期完成主体结构施工，进行机电管线安装及装修施工。安定医院大兴院区项目纳入市政府投资项目储备库，取得前期工作通知书和勘察、设计招标核准，持续推进前期手续办理；宣武医院房山院区、北京儿童医院新院区申报纳入政府投资项目储备库，结合国家有关部委要求和全市工作部署，持续推进前期手续办理；基本确定北京中医医院新院区选址。

（柳　伟　张妮莉）

节能管理

【节能课题研究】5月，市卫生健康委通过公开招标，遴选北京节能环保中心承担2022年节能技术推广咨询研究项目。12月，项目结题并通过了专家评审。项目研究编制了《2022年北京市医疗卫生机构节能低碳技术（产品）推广目录及案例选编》《2022年北京市医疗卫生机构节能低碳政策汇编手册》，梳理节能工作思路，总结节能经验，汇集节能政策法规，形成节能行动计划，为全市医疗卫生机构"十四五"时期节能减碳工作提供服务。

（杨　辉）

【节能改造情况调查】年内，市卫生健康委调研市属医疗卫生机构节能减碳工作，掌握了市属医疗卫生机构能源计量状况、分类计量条件、能源消耗情况、节能技术改造情况。12家市属医疗卫生机构实施绿色数据中心改造，改造信息中心2个，改造面积307平方米，节约电量约3万度，平均节能率31%；实施太阳能热水项目3个，集热面积712平方米。

（杨　辉）

交通综合治理

【重点医院周边交通综合治理】年内，市卫生健康委会同市交通委、市城市管理委、市公安交管局联合印发《2022年医院周边交通综合治理工作方案》，持续开展中心城区71家重点医院周边交通治理提升工作。严格落实非急诊预约就诊制度，71家医院平均预约就诊率90%以上，预约就诊时间精确到30分钟以内，重点医院上下午号源比例1.2∶1；持续优化医院周边交通组织，重点医院6类交通设施设备清晰、完善，核心区市属医院ETC智能设施全部建设完成；开展"四不两直"检查，及时进行通报讲评。

（崔弘钧）

疫情防控保障和基础设施建设

【医疗机构社会第三方服务机构规范管理】年内，市卫生健康委印发《关于加强全市医疗机构疫情防控期间社会化服务保障规范管理的通知》，严格落实监管责任，严格健康监测，坚持固定人员、固定岗位、固定流程，督促落实核酸检测、个人防护、手卫生等工作要求，及时消除隐患苗头。同时，针对央属、市属等重点三级医院社会第三方服务情况进行调查分析，持续指导各区做好医疗机构第三方社会化服务管理工作。

（柳　伟　崔弘钧）

【疫情重点区域一线医务人员出行保障】年内，为解决疫情防控期间朝阳区南部、丰台区、顺义区、房山区等相关重点区域一线医务人员正常上下班出行问题，市卫生健康委会同市交通委协调滴滴出行网约车平台组建医务人员出行保障爱心车队，为上述辖区出行困难的医务人员提供免费出行保障服务，累计护送医务人员2.8万余人次。

（柳　伟　崔弘钧）

【医疗机构食堂涉岳各庄市场货品排查处置】年内，市卫生健康委下发《关于加强全市医疗机构疫情防控期间食堂相关物品配送规范管理及隐患排查的通知》，组织市医管中心、各区卫生健康委对全市医疗机构涉及岳各庄市场的配送情况进行排查，对东城、西城、朝阳、海淀、丰台、通州等区涉及采购风险的医疗卫生机构人员，协调各区防控办，按要求落实隔离管控措施。

（柳　伟　崔弘钧）

【全市医疗机构氧气保障】年内，市卫生健康委对全市二级以上医院现阶段氧气储备情况、消耗情况以及运行情况进行摸排了解，全面梳理存在的问题矛盾，区分需求类别列出详细清单。会同市药监局、市经信局、供氧公司等部门召开专题会议，逐一研究解决各医院物资短缺问题。组织对各区卫生健康委氧气保障负责人、各医疗机构氧气保障负责人和职工进行安全使用知识培训，确保氧气保障使用安全规范，运行状态良好。

（崔弘钧）

【编制方舱医院设计导则和隔离点设计要点】年内，配合隔离工作组规划建设组编制《新型冠状病毒肺炎方舱医院设计导则（试行）》《北京市保障性租赁住房集中隔离医学观察点设计要点（试行）》（简称《导则》《要点》），组织疾控、院感、建筑等方面专家召开专题研讨会，对《导则》《要点》进行评审并提出专业意见建议。《导则》《要点》作为附录纳入《首都防疫设施专项规划（2020年—2035年）》，并于9月经市政府批复同意印发实施。

（柳　伟）

【集中隔离点建设与管理】年内，根据全市疫情防控调度会精神和市领导指示要求，市卫生健康委多次协调组织专家赴丰台、朝阳、海淀等地集中隔离点进行现场督导检查，加强新冠疫情集中隔离点建设与管理，查找集中隔离点建筑结构及平面布局问题隐患，排除通风及给排水建筑设施带来的疫情传播风险。同时，积极配合市集中隔离工作组开展方舱医院、集中隔离点选址、建设工作，多次赴南苑机场、新国展、亦庄会展中心、西集等地参与方舱医院、集中隔离点选址和验收工作。

（柳　伟）

法制建设

【概述】2022年，市卫生健康委以全面贯彻落实《北京市法治政府建设实施意见（2021—2025年）》为抓手，持续推进公共卫生领域立法修法和标准化体系建设工作，统筹推进优化营商环境和"放管服"改革，严格合法性审查和公平竞争审核工作，依法依规办理行政复议与应诉案件，深入开展卫生健康系统法治宣传教育，积极开展重大理论课题和政策研究，确保法治工作各项任务得到有效落实。

（赵　婧）

政策研究

【《北京市精神卫生条例》修订立法研究】6月27日，市卫生健康委委托首都医科大学李筱永教授开展《北京市精神卫生条例》（简称《条例》）修订立法研究。在对《条例》实施情况评估的基础上，论证《条例》修订的必要性和可行性，对《条例》修订的重点

难点问题进行研究，为《条例》修订立法工作奠定基础。

（王　麟）

【首都卫生健康战略管理体系研究】7月14日，市卫生健康委委托国家卫生健康委卫生发展研究中心宋大平研究员牵头开展首都卫生健康战略管理体系研究。从战略指导、战略规划、战略实施、战略评估等方面，对如何在首都卫生健康领域进行战略管理开展系统研究，为加强科学管理，推动首都卫生健康治理体系和治理能力现代化提供理论支撑。

（王　麟）

【医疗机构法治建设情况基线调查】9月20日至30日，市卫生健康委组织开展北京市医疗机构法治建设情况基线调查。问卷调查全面覆盖属地一、二、三级医疗机构600家，完成调查问卷40836份，涵盖医师、护士、药师、技师、行政管理人员，为全面了解本市医疗机构法治建设整体情况、有针对性地推进法治医

院建设试点工作奠定了基础。

（王 麟）

【召开法治医院建设试点工作研讨会】10月10日，市卫生健康委召开北京市法治医院建设试点工作研讨会，市卫生健康委、市医管中心、各区卫生健康委法治工作分管领导和法治工作部门负责人及各试点医院主要领导、分管领导及法治工作负责人线上参会，国家卫生健康委法规司领导和相关专家给予线上指导。会上，通报了北京市医疗机构法治建设情况基线调查初步统计分析结果，针对医院法治建设中的重点难点问题，法治医院建设试点工作方向、重点、先行先试的着力点等问题进行研讨，专家和国家卫生健康委法规司领导给予指导。国家卫生健康委法规司副司长龚向光对北京市工作给予充分肯定，强调法治建设是推动医院高质量发展的重要内生动力，建议在试点工作中进一步丰富拓展法治医院的内涵，让医疗机构法治工作"活"起来，探索法治融入医院管理运行全过程的有效路径，建立完善考核评价机制，创造法治医院建设的"北京经验"。

（王 麟）

立法、普法与行政执法

【法治动漫微视频展示活动】5月1日，"健康北京"微信公众号分享了由北京经开区社会事业局报送的"美好生活，法治同行"法治动漫微视频作品征集活动一等奖获奖作品《民法典，助力医患关系更和谐》，标志着首都卫生健康系统法治动漫微视频优秀作品展示活动正式启动。

（张乾士）

【《北京市献血条例》普法宣传】6月11日，"落实《北京市献血条例》助力无偿献血工作"节目在北京电视台科教频道播出。就《北京市献血条例》中政府所承担的责任、促进单位和个人参与献血的激励措施等内容进行讲解，旨在让公众了解《北京市献血条例》的主要内容和参与献血的必要性，号召广大市民加入献血者队伍。6月13日，该节目在"京华卫生"微信公众号推广，并于6月14日被"北京普法"微信公众号转发。

（张乾士）

【开设"医法解说"线上普法节目】10月18日，市卫生健康委开设"医法解说"线上普法节目，在健康北京微信公众号等进行发布。节目聚焦卫生健康重点法律法规、重点法条"两个重点"，体现问题导向和应用导向"两个导向"，从卫生健康重点法律法规，尤其是新颁布的法律法规中，选取社会关注度高、与群众利益直接相关、医疗机构应用范围广的重点法条，邀请专家深入解读，以提高全系统医疗卫生工作者知法守法、懂法用法的能力，更好保障医患双方的合法权益。2022年的节目内容是从《医师法》中选取4个法条邀请中国卫生法学会副会长郑雪倩进行专业解读。

（王 麟 张乾士）

【立法工作】年内，市卫生健康委加强公共卫生法治保障，持续推动传染病防治地方立法，完善依法防疫机制体制。稳步有序推进重点地方立法项目，完成对《北京市献血管理办法》的废止，启动对《北京市实施〈食盐加碘消除碘缺乏危害条例〉办法》的立法后评估。组织清理涉计划生育的党内法规和涉外商投资的法规文件。

（赵 婧）

行政规范性文件与重大行政决策管理

【加强规范性文件合法性审查】年内，审查以市卫生健康委名义印发的行政规范性文件19件次，审查拟以市政府、市政府办公厅名义，报请市政府同意印发的文件11件次，提请市司法局合法性审查6件。

（宿 珊）

【行政规范性文件制定备案】年内，市卫生健康委制定并备案行政规范性文件6件，分别是《关于修改〈北京市卫生健康行政处罚裁量细则〉部分条款的通知》《关于落实生育登记制度的通知》《关于印发〈北京市社区卫生服务机构规划与建设标准〉的通知》《关于部分政务服务事项试行告知承诺办理的通知》《关于印发北京市卫生健康行政处罚裁量细则（2022年6月修订）的通知》和《关于调整计划生育特别扶助金标准的通知》。

（宿 珊）

行政复议与应诉

【行政复议工作】年内，市卫生健康委在行政复议审理和答复工作中，收到行政复议申请132件，办结132件。办理被复议案件44件，按期提交了答复材料、证据，并配合复议机构调查、调解工作。

（郭 林 宿 珊）

【行政应诉工作】年内，市卫生健康委办理应诉案件123件，市卫生健康委领导出庭应诉2次。

（郭 林）

【**法律顾问工作**】年内，市卫生健康委组织法律顾问全程参与处理行政诉讼案件，提前介入可能涉诉的行政复议案件、政府信息公开案件等工作的研究处理，提出法律意见。发挥法律顾问在合同审查、风险防范等方面的作用，法律顾问为市卫生健康委及相关事业单位审查民事经济合同140件，出具书面意见140件，参加行政诉讼案件123件。

（郭 林 宿 珊）

"放管服"改革

【**推进告知承诺制改革**】年内，市卫生健康委推出对开展限制临床应用的医疗技术备案登记，医疗机构外出体检备案，职业健康检查机构备案，乡村医生执业期满再注册，注销医疗机构执业许可证，注销血站执业登记，医师注销执业注册，香港、澳门特别行政区医师在内地，台湾地区医师在大陆短期执业注销，医疗保健机构申请母婴保健技术服务项目注销，开展助产技术服务的医疗、保健机构许可（母婴保健技术服务机构许可）注销申请，开展计划生育技术服务的医疗、保健机构许可（母婴保健技术服务机构许可）注销申请，婚前保健技术服务机构执业许可（母婴保健技术服务机构许可）注销申请，产前筛查技术服务机构执业许可（母婴保健技术服务机构许可）注销申请，放射卫生防护检测、个人剂量监测机构资质注销，注销放射（乙级）机构认定，注销放射（甲级）机构认定等16项告知承诺办理事项。

（钟海荣）

【**推进"证照联办"改革**】年内，卫生健康领域门诊部"医疗机构许可"及书店、超市（便利店）涉及的"公共场所卫生许可"的新设、变更、注销环节纳入本市"证照联办"改革，实现营业执照和行政许可一次申请、并联审批。

（钟海荣）

【**推进营商环境创新试点及5.0版改革**】年内，市卫生健康委建成互联网诊疗监管平台，实现对互联网医院的医疗服务、医师线上行为的实时监管；持续构建机构自治、行业自律、政府监管、社会监督相结合的多元化、全行业全过程综合监管体系，设计并推广使用北京市医疗机构依法执业自查系统，首创医疗机构自监管事中监管模式；出台《北京市卫生健康行业信用分级分类监管办法（试行）》，试点开展医疗机构信用分级分类评价，进行信用等级划分；制定《医师诚信记录目录清单（试行）》，推进医师诚信评价工作；托育机构纳入"6+4"一体化综合监管。

（钟海荣）

【**排查卫生健康领域市场准入隐性壁垒**】年内，市卫生健康委全面排查市、区两级行政许可、其他权力等政务服务事项，是否依法依规办理、是否存在隐性壁垒；梳理卫生健康政务服务领域企业群众诉求及诉求办理情况。经排查未发现卫生健康政务服务领域存在市场准入隐性壁垒。

（钟海荣）

【**健全行政许可事项清单管理**】年内，市卫生健康委在市、区、街乡政务服务事项清单统筹编制，全市范围内同要素管理、同标准办理的基础上，完成行政许可事项清单编制工作。

（钟海荣）

【**落实助企纾困改革措施**】年内，制发《北京市卫生健康委员会关于转发助企纾困优化营商环境措施的通知》，严格落实延长封管控区内供水单位、公共场所经营单位、消毒产品生产企业相关从业人员健康体检证明的相关措施要求。

（钟海荣）

地方卫生健康标准

【**卫生健康标准宣贯培训**】8月17日、18日，市卫生健康委召开2022年北京市卫生健康标准化工作培训暨新发布标准宣贯会。全市部分三级医院、北京市公共卫生标委会各成员单位、各区疾控中心和34个制定中地方标准编制单位共计120余人参加培训。国家卫生健康委法规司标准处、北京市市场监管局标准化处领导到会并专题指导。2021年以来新发布的19项卫生健康地方标准编制单位分别在会上对标准进行了市级宣贯。

（况海涛 贾佩瑾）

【**2023年卫生健康地方标准立项申报**】9月底，市卫生健康委启动2023年卫生健康地方标准项目征集工作。共收到各级医疗机构和直属单位申报的立项申请61项，经市卫生健康委初步审查并报委主要领导批准，确定向市市场监管局申报30个项目（一类项目24项、二类项目6项），系统申报工作全部按照要求完成。

（况海涛 王小舫）

【**发布12项卫生健康地方标准**】年内，北京市发布12项卫生健康地方标准。《精神卫生数据元规范》是第三项卫生健康京津冀区域协同地方标准，该标准从全流程疾病管理的角度规范了疾病上报、社区建档、随访评估及应急处置等业务过程，对促进精神卫生数字化应用发展、建立精神障碍患者数据资源库、提升精神卫生整体服务能力有重要意义。《中医养生保健机构服务基本要求》是国内首个规范中医养生保健机构服务的标准，细化了中医养生保健机构、服务人员、服务场所及环境、设备设施及用品、卫生、安全、服务内容及要求、服务流程和服务评价与改进的内容等，对中医养生保健行业安全有效服务民众健康，推动可持续发展和促进行业规范化管理等均具有长远意义。《临床生物样本库基本安全要求》《老年友善医疗机构评定技术规范》《医疗机构出院患者用药指导服务规范》《中小学生健康监测技术要求》《职业健康检查技术规范》等标准均填补了相关领域空白，提升了北京市卫生健康整体规范化水平。

（况海涛　高建华）

【**地方卫生健康标准复审及实施评价**】年内，按照市市场监管局要求，市卫生健康委对2017年发布的4项卫生健康地方标准开展复审，结果为3项继续有效、1项修订。组织开展《医学检验危急值获取与应用技术规范》等16项卫生健康地方标准实施效果评价，投入实施经费11.2万元，召开标准宣贯会23场，累计培训7000余人次，监督检查3561次。

（况海涛　高建华）

【**卫生健康标准化试点**】年内，"航空医疗救护公共服务综合标准化试点"入选市场监管总局第一批综合标准化试点典型案例。全国首个航空医疗救护服务规范《航空医疗救护服务规范》（中英文版地方标准）作为试点项目的产出结果之一，为北京2022年冬奥会及冬残奥会等大型国际赛事提供了高标准医疗服务保障。市疾控中心完成《新冠肺炎疫情期间医学观察和救治临时特殊场所卫生防护技术要求》（WS 694-2020）2021年度公共卫生领域卫生健康标准化试点项目，并通过验收。北京地坛医院传染病医疗服务标准化项目成功入选国家标准化管理委员会第八批社会管理和公共服务综合标准化试点。市公共卫生标委会委员作为主编、副主编和编委参与编写《中国卫生健康标准化发展报告》，于4月由人民卫生出版社出版发行，在总结我国卫生健康标准化工作的发展现状和所取得的成就的基础上，分析我国卫生健康标准化工作面临的形势与挑战，对未来的发展提出建议和展望。

（况海涛　高建华）

医药卫生体制改革

【**概述**】2022年，北京市深化医药卫生体制改革，持续推动从以治病为中心转变为以人民健康为中心。制定《北京市关于借鉴推广福建省三明市医改经验的工作方案》，因地制宜推广三明医改经验，促进优质医疗资源扩容和均衡布局，深化医疗、医保、医药联动改革。建立完善医疗服务价格动态调整机制，印发《关于建立健全本市医疗服务价格动态调整机制的实施意见（试行）》，在加强医疗服务价格宏观管理基础上，分类建立"评估触发"和"专项调整"动态管理机制。常态化制度化开展药品集采，有序推动第六批（胰岛素专项）、第七批国采中选结果落地实施。组织开展2个批次40个药品京津冀区域联盟带量采购工作，启动临床常用84个中成药集中带量采购。制定《北京市关于推动公立医院高质量发展的实施方案》，推动北京市人民政府与国家卫生健康委员会签订《共建高质量发展试点医院合作协议》，推动公立医院高质量发展。深化公立医院人事薪酬制度改革，探索建立市属医院负责人薪酬激励约束机制。持续推进分级诊疗和优化就医秩序，搭建基层预约转诊平台，107家医联体二级以上医院与基层预约转诊平台对接并投放号源，在西城、朝阳、怀柔、平谷4个区推进基层预约转诊试点。启动第二批市级专科医联体建设，开展第五批儿科紧密型医联体建设。

（王敬媛）

改革政策研究

【**借鉴推广三明医改经验**】9月13日，北京市深化医药卫生体制改革领导小组会议审议通过《北京市关于借鉴推广福建省三明市医改经验的工作方案》，进一步借鉴推广三明医改经验。方案主要包括7个方面29项任务，从有效提升服务体系效能、持续完善公立医院经济补偿政策、强化公立医院监管机制、健全公立医院治理机制、优化医疗卫生机构内部运行机制、推动医疗保障制度更加成熟定型、推进药品耗材供应保障改革等方面，深化医疗、医保、医药联动改革，推进形成就医和诊疗新格局，加快健全维护公益性、调动积极性、保障可持续的公立医疗机构运行新机制，为人民健康提供可靠保障。

（张　宇）

【深化医改专题培训】2022年12月5日至2023年2月28日，市委组织部、市卫生健康委联合举办2022年北京市深化医改网上专题培训班，邀请中央党校、国家卫生健康委、中国医学科学院、中国医药创新促进会等单位的领导干部和专家学者专题授课，邀请北医三院、天坛医院就推进国家公立医院高质量发展试点工作进行了探讨和交流。

（王　莹）

【制定深化医改重点工作任务】年内，制定全市深化医药卫生体制改革重点工作任务。明确总体工作思路，归纳梳理4个方面21项改革任务，包括加快构建有序的就医和诊疗新格局、深入推广三明医改经验、着力增强公共卫生服务能力、推进医药卫生高质量发展等。

（张文婷）

【公立医院综合改革绩效评价】年内，市卫生健康委会同市财政局开展16区公立医院综合改革绩效评价及2022年度补助资金分配工作，采取直接抓取数据的方式，依据评分标准计算得分并排名，根据人口因素、行政区划因素和绩效因素拟定补助资金调整分配方案，报国家审核同意后由市财政局执行分配。

（闫　捷）

【推进卫生健康领域"两区"建设】年内，协助制定《国家服务业扩大开放综合示范区和中国（北京）自由贸易试验区建设健康医疗领域工作方案（2022年）》，确定优化外籍医疗人员短期进境从业手续、支持完善商业人员在京医疗服务保障体系、加强临床医疗数据标准化和院际间开放互通、推进国际医疗服务试点建设、自贸区内社会办医机构配置乙类大型设备实行备案制等工作，推进任务落地见效。成立北京市医药卫生科技促进中心，更好服务创新企业。做好服贸会健康卫生服务专题展，组织新成果发布、签约洽谈、贸易推介等，签约总金额1.51亿美元。

（赵　杨）

【提升北京国际消费中心城市建设医疗服务能级】年内，协助制定《北京培育建设国际消费中心城市2022年工作要点及新一轮"五个清单"》，确定了医疗服务能级提升工作组提升国际医疗服务水平、开发中医药康养特色旅游资源、扩大老年康养消费供给3个方面11项工作任务并明确责任分工。确定北京高博医院、青龙湖养老院、北京安贞东方医院、北京京东方生命科技产业基地4个重点项目，统筹推进各相关部门任务落实。

（赵　杨）

改革试点与推广

【推动公立医院高质量发展】8月12日，北京市人民政府办公厅印发《北京市关于推动公立医院高质量发展的实施方案》，推动公立医院发展方式从规模扩张转向提质增效，运行模式从粗放管理转向精细化管理，资源配置从注重物质要素转向更加注重人才技术要素，更好服务首都功能，更好服务人民健康，打造公立医院发展高质量模式。

（朱薇薇）

【签署委市共建高质量发展试点医院合作协议】年内，推动市政府与国家卫生健康委签订《共建高质量发展试点医院合作协议》，在北京协和医院、中日友好医院、北京大学第三医院、北京天坛医院开展高质量发展试点工作。

（朱薇薇）

疾病预防控制

【概述】2022年，全市甲乙类传染病报告发病15种58095例，报告发病率265.40/10万，较上年上升180.62%。持续做好新冠疫情防控工作，综合利用现场流行病学调查、采样检测和基因测序分析等方法，落实流调溯源机制，快速、准确、高效查找感染来源，梳理传播链条。认真落实疫情防控优化调整措施，确保"乙类乙管"防控要求落地，扎实推动疫情防控平稳转段。以艾滋病综合防治示范区建设为抓手，实施精准干预，提高感染者发现率，继续保持患者治疗覆盖率、病毒抑制率在较高水平，将病死率控制在较低水平。以《北京市遏制结核病行动计划实施方案（2019—2022年）》为行动指南，加强市、区两级结核病定点医疗机构规范化建设，探索针对危急重症、特殊人群结核病患者的转诊机制和救治模式，提升肺结核诊疗质量，做好学生等重点人群的主动筛查，构建全媒体矩阵开展系列宣传活动。加强预防接种规范化管理，全市适龄儿童常规免疫规划疫苗接种率达到99%以上。连续16年为本市中小学生和60岁以上户籍老年人免费接种流感疫苗。自2018年12月25日以来，持续为65岁以上户籍老年人免费接种肺炎疫苗。平稳有序推进新冠病毒疫苗接种工作，进一步加固首都免疫屏障。推进全面健康生活方式行动，新创建健康机构66家，其中健康餐厅11家、健康超市12家、健康单位10家、健康社区16家、健康食堂17家。继续推进癌症、心脑血管疾病等重点慢病高危人群的筛查管理。为22.4万名小学生提供免费口腔检查及窝沟封闭防龋服务，封闭易患龋磨牙14.4万颗；为34.7万名学龄前儿童口腔检查，提供免费氟化泡沫预防龋齿服务42.1万人次。开展第八轮北京市成人慢性病及其危险因素监测。落实严重精神障碍患者惠民政策，新增11种精神科药品纳入北京市严重精神障碍免费基本药品目录，提升救治保障水平；开展新冠疫情常态化防控心理健康促进专项行动，有效畅通居民心理健康线上+线下全程服务链；为16.1万名本市居民提供心理自助测评和线上疏导服务，为27.8万名老年人提供脑健康体检（痴呆风险筛查）服务。

（陈　鑫）

传染病防治

艾滋病防治

【《遏制艾滋病传播实施方案》终期评估】7月至9月，按照《国务院防治艾滋病工作委员会办公室关于开展〈遏制艾滋病传播实施方案（2019—2022）〉终期评估工作的通知》要求，市防治艾滋病工作领导小组办公室组织市委宣传部、市委网信办、市经信局、市教委、市公安局、市民政局、市广播电视局、16个区政府等会员单位，4家艾滋病定点治疗医疗机构和市疾控中心完成《遏制艾滋病传播实施方案（2019—2022）》终期评估工作，为下一阶段艾滋病防治工作的开展夯实基础。

（孙　凯）

【联合调研戒毒药物维持治疗门诊】9月27日至28日，北京市防治艾滋病工作领导小组办公室要求各区戒毒药物维持治疗工作组及门诊按照工作要求开展自查。市卫生健康委、市公安局、市药品监管局和市疾控中心对全市10家戒毒药物维持治疗工作组和戒毒药物维持治疗门诊进行现场调研，对门诊的监控设施和美沙酮口服液安全监管等工作进行了重点检查。针对现场发现的问题，调研组提出要进一步加强部门间沟通与协调，通过创新管理方式、优化工作方法，做好服药人员的管理，保障门诊运维安全，杜绝带药藏药现象的发生，助力做好党的二十大维稳工作。

（孙　凯）

【京津冀高校大学生世界艾滋病日宣传活动】11月至12月，北京市防治艾滋病工作领导小组办公室、天津市重点疾病预防控制和免疫规划工作领导小组办公室、河北省防治艾滋病工作委员会办公室联合举办2022年"共抗艾滋，共享健康"世界艾滋病日系列宣传活动。线上发布三地高校学生联合拍摄的舞蹈主题防艾公益宣传片，发起京津冀高校大学生"共抗艾滋，共享健康"行动倡议，发挥青年学生榜样作用，促进大学生关注艾滋病防治宣传，做文明生活方式的倡导者、健康理念的传播者、现代文明风尚的践行者，线上活动总浏览量超10万人次。

（孙　凯）

结核病防治

【结核病定点医疗机构诊疗质控】年内，完成对全市结核病定点医疗机构诊疗质量控制工作的全覆盖。通过组织全市耐药及疑难病例讨论会，开展结核病定点医疗机构规范化诊疗培训，组织对市、区24家结核病定点医疗机构诊疗质量自查及诊疗质量现场分类评估等，分析北京市结核病诊断、治疗现状，为完善和改进结核病诊疗策略提供科学依据。

（徐　征）

【危急重症、特殊人群结核病患者多学科协作救治试点】年内，组织解放军总医院第八医学中心、海淀区和昌平区的医疗机构开展以市级结核病定点医院为支撑的危急重症、特殊人群结核病患者多学科协作转诊、救治试点工作，通过制订方案与工作指南、组织学术交流及试点地区综合医疗机构全员培训等方式，探索针对危急重症、特殊人群结核病患者的转诊机制和救治模式。

（徐　征）

【北京市新生入学肺结核筛查】年内，继续开展全市新生入学的肺结核筛查工作，继续优化北京市新生入学肺结核筛查系统，实现结防机构、中小学保健所、PPD筛查机构和学校对于高中阶段及以下新生肺结核可疑症状筛查、PPD皮肤试验、X线胸片检查等结果的信息共享。全年50万名各级各类学校新生通过该系统在手机端完成筛查并上传结果，使用系统进行筛查的人员比例达96.3%。

（徐 征）

【结核病防治健康教育活动】 年内，围绕世界防治结核病日主题"生命至上，全民行动，共享健康，终结结核"开展结核病防治健康促进工作。在腾讯视频开展主题直播活动，累计67.4万人次观看；在有来医生官网及自媒体平台发布科普视频及图文，总播放量/阅读量约142.28万次；在歌华有线以"开机+换台条+音量条"组合的方式投放公益广告，总曝光量4989万余次；"北京结核病防治"微信公众平台累计发送内容254期，共265条，总阅读88.7万人次，粉丝97.7万人；通过12320公共卫生服务热线发放185万条宣传短信；科普作品获得由北京结核病诊疗技术创新联盟与中华医学会结核病学分会举办的"3·24"结核病健康宣教短视频征集一等奖、二等奖各1个。

（杨秋月）

其他传染病防控

【猴痘监测和疫情处置技术培训】 7月12日，市卫生健康委特邀北京地坛医院专家解读《猴痘诊疗指南（2022年版）》，组织市疾控中心专家针对猴痘监测和疫情处置开展技术培训。各区卫生健康委、北京急救中心、市区疾控中心负责人及相关工作人员，各二级综合医院、三级医疗机构培训师资参加培训。

（王 丹）

免疫规划

【流感疫苗接种】 9月13日，北京市全面启动流感疫苗接种工作，继续延续2007年以来的流感疫苗免费接种政策，对60岁及以上京籍老年人和在校中小学、中等专业学校、技工院校学生和重大活动应急保障人员实施免费接种，鼓励其他人群自愿自费接种。全年累计为市民接种流感疫苗200.8万剂，其中免费疫苗接种170.9万剂，自费疫苗接种29.9万剂。

（方 源）

【新冠病毒疫苗接种】 年内，市卫生健康委发挥专业优势，加强技术保障，指导各区落实优化接种力量配置、提供便捷化接种服务、加强科普宣传等措施，继续做好新冠病毒疫苗接种工作。截至12月31日，北京市累计报告接种新冠病毒疫苗6441.4万剂，累计接种2373.6万人。

（方 源）

慢性非传染性疾病防治

【儿童口腔保健】 4月18日，市卫生健康委委托市牙防办召开北京市儿童口腔公共卫生服务项目工作会议，就2022年北京市口腔公共卫生项目工作进行部署、培训，各区牙防所、部分项目指定医疗机构负责人约120人参会。年内，全市209家窝沟封闭项目指定医疗机构为22.4万名小学生提供免费口腔检查及窝沟封闭防龋服务，封闭患龋磨牙14.4万颗；168家氟化泡沫项目指定医疗机构为34.7万名学龄前儿童进行口腔检查，提供免费氟化泡沫预防龋齿服务42.1万人次。

（刘 敏）

【启动心血管病高危人群早期筛查和干预项目】 4月22日，市卫生健康委举办心血管病高危人群早期筛查与综合干预项目工作培训会，就项目工作方案、心血管病高危人群筛查干预工作流程、项目质控及系统操作等进行了培训。市卫生健康委疾控处、市疾控中心慢病所、各区卫生健康委疾控科、区疾控中心、筛查社区及技术支持医院项目负责人共100余人参会。

（刘 峰）

【全民营养周宣传活动】 5月15日至21日，市卫生健康委开展2022年全民营养周和"5·20"中国学生营养日宣传活动。2022年全民营养周传播主题为"会烹会选，会看标签"，"5·20"中国学生营养日传播主题为"知营养，会运动，防肥胖，促健康"。1.3万余人次观看市级直播等主题活动，网络科普文章及动画浏览量13.1万余人次，6.7万余人次参与线上答题。

（张 瑞）

【癌症早诊早治项目】 7月12日，市卫生健康委召开北京市癌症早诊早治项目工作推进会，国家癌症中心癌症早诊早治项目办公室、市卫生健康委疾控处、市肿瘤防办有关负责人及相关区卫生健康委、区疾控中心、定点医疗机构、社区项目负责人共计300余人线上参会。会议就2022年癌症早诊早治项目进行部署，对项目技术方案进行培训。年内，完成城市癌症早诊早治高危人群评估8792例，评估出高危人群5633例，临床筛查2891例。完成农村地区肺癌高危人群检查1349例；结直肠癌高危人群评估16308例，开展直肠镜检查2885例，检出阳性病例136例，检出率4.71%。

（王 宁）

【**癌症筛查与早诊培训项目**】7月15日，市卫生健康委召开北京市慢病健康管理-癌症筛查与早诊培训项目启动暨2021年度总结会。会议通过线上与线下相结合的方式举办，国家项目办、市卫生健康委疾控处、北京健康管理协会、中日友好医院、北京大学肿瘤医院、北京电力医院相关领导和专家及部分项目培训单位的代表共400余人参加。2021年度完成219名从事癌症筛查与早诊培训的卫生专业技术人员培训，其中216人通过国家考核，合格率98.6%。

（刘　峰）

【**成人慢性病及其危险因素监测**】8月2日，市卫生健康委召开北京市成人慢性病及其危险因素监测工作启动暨培训会，就第八轮监测现场调查工作进行部署和培训。本次调查兼顾区级代表性，在每个区抽取18~79岁常住居民1440人进行抽样调查，为慢性病综合防控示范区建设、健康北京行动等效果评估提供新一轮的监测数据。各区卫生健康委相关负责同志、区疾控中心主管领导及慢病科相关负责同志共70余人参加。

（刘　峰）

【**肿瘤登记技术培训**】8月16日，市卫生健康委召开肿瘤登记技术培训会，国家癌症中心肿瘤登记办公室、市卫生健康委疾控处、市卫生健康委大数据与政研中心、市肿瘤防办相关负责人及全市160余家医疗机构肿瘤登记工作人员共240余人参会。会议就2021年肿瘤登记工作质量控制情况、医院上报存疑病例及常见编码问题、肿瘤登记数据常见统计方法、淋巴瘤病理类型解读等进行了培训；邀请河北省肿瘤防治研究办公室负责人就河北省肿瘤登记数据质量管理经验进行了介绍交流。

（王　宁）

【**心脑血管病诊疗技能培训**】8月17日至18日，市卫生健康委组织市脑防办、市心防办、市糖防办举办2022年北京市心脑血管疾病防治技能线上培训班，就短暂性脑缺血发作的识别和规范化诊疗、脑梗死的早期识别和急救、美国脑出血治疗指南2022解读、脑血管病的二级预防和社区管理、脑血管病的临床康复、脑血管病头颅磁共振阅片以及高血压、糖尿病的社区管理等进行了系统化培训。全市各区社区卫生服务中心300余名基层医生参加培训，培训后考核成绩较培训前提高了14.7%。

（刘政芬）

【**第五届京津冀牙防论坛**】12月10日至11日，市卫生健康委委托市牙防办举办线上第五届京津冀牙防论坛，邀请8名国内公共卫生领域专家，介绍慢病防治、牙病防治工作，京津冀三地基层牙防工作人员共1200余人参加。

（刘　敏）

精神卫生

【**世界精神卫生日宣传**】10月8日，市卫生健康委印发《开展2022年世界精神卫生日主题宣传活动的通知》，开展"营造良好环境，共助心理健康—心中有光，传递温暖，分享爱"主题宣传活动。制作播放沙画主题宣传片，首次举行线上公益艺术展，评选精神卫生"微笑守护者"并发出北京市精神卫生工作倡议，开展青少年、孕产妇、职业人群及中老年群体健康科普知识讲座。宣传活动在百度、哔哩哔哩、腾讯、优酷、爱奇艺、抖音、微博微信公众号、北京时间、北京电视台《全民健康学院》栏目等媒体平台播出，宣传浏览量30万余人次。

（杨秋月）

【**调整严重精神障碍免费基本药品目录**】12月30日，市卫生健康委联合市政法委、市民政局、市财政局、市医疗保障局、市药品监督管理局、市残疾人联合会共同印发《关于调整北京市门诊治疗严重精神障碍免费基本药品目录的通知》，新增包括长效针剂在内的11种精神科药品纳入北京市严重精神障碍免费基本药品目录，提升救治保障水平，切实减轻患者及家庭的负担。

（徐　征）

【**居民心理健康素养水平调查**】年内，市卫生健康委制定《2022年北京市居民心理健康素养监测调查工作方案》，开展北京市居民心理健康素养监测调查。全市完成调查29739人，任务完成进度100%，全市居民心理健康素养达标率21.1%。

（徐　征）

学校卫生

【**"营"在校园**】5月12日，市卫生健康委与市教委联合印发《关于开展2022年"营"在校园平衡膳食校园健康促进行动的通知》，通过多种方式开展"营"在校园行动。全年通过"营"在校园公众号推送膳食营养相关内容199期248条，阅读量26万余人次，粉丝35万余人；20余万人次参与在线活动，2000余人次参加营养宣传志愿活动。

（张　瑞）

【**学生常见病和健康影响因素监测与干预**】9月9

日，市卫生健康委会同市教委召开2022年北京市学生常见病和健康影响因素监测与干预工作部署会。会上，市疾控中心介绍了2022年学生常见病监测及干预项目方案、调查问卷及注意事项，市卫生健康委、市教委分别提出了相关工作要求。各区卫生健康委、教委，市、区疾控中心，以及各区中小学卫生保健所负责人参会。

（王　丹）

地方病防治

【碘缺乏病日宣传活动】5月15日是第29个防治碘缺乏病日，主题是"智慧人生健康路，科学补碘第一步"。通过在电台宣传、公众号图文、制作发放宣传材料和组织区级活动等方式，普及碘缺乏病防治相关知识。组织开展线上答题活动，约2万人次参与。

（张　瑞）

医政管理

【概述】2022年末，全市医疗机构11983家，其中医院741家。卫生技术人员32.2万人，其中执业（助理）医师12.5万人、注册护士14.3万人。每千常住人口拥有卫生技术人员14.75人、执业（助理）医师5.72人、注册护士6.53人。医疗机构编制床位145329张，实有床位133932张。全年医疗机构诊疗23102.4万人次，出院379.5万人次。2022年，市卫生健康委按照国家及本市卫生健康工作部署，始终坚持以人民健康为中心，坚持改革与改善医疗服务同步推进，坚持疫情常态化防控与改善医疗服务同步抓实，全力保障医患安全，全面提升患者就医体验。

做好新冠病毒感染者救治，加速扩充定点医院、方舱医院规模，建立网格化三级救治体系，快速提升发热门诊、急诊、重症救治能力，快速转换救治模式，加强专项会商指导，动态优化和调整医务人员力量，完善医保、财政政策保障，加强涉疫风险人员就医保障。做好院感防控，持续完善感控制度，加强监督检查，加强涉疫医院应急处置，加强重点区、重点机构检查指导，强化感控知识和技能培训。提升核酸检测能力，细化完善质量管理，建立室间质评行业内通报制度、第三方核酸检测机构月审核制度和"1+N"质量监管体系。优化医疗服务体系，持续推进分级诊疗体系建设，组织国家医学中心申报工作，完成疫情相关重点专科遴选，印发《北京市优化国际医疗服务工作方案》，加强儿科服务能力建设，持续完善康复护理体系。加强护理管理，开展老年医疗护理服务试点工作，推进互联网+医疗服务发展，印发2022年改善医疗服务行动计划，部署7个方面31项优化医疗服务措施。持续加强医院评价监管，通过DRGs方式开展北京地区医院和重点专科服务评价，制定下发2022年度质控工作要点，加强质控组织建设，编制北京市医疗质量安全报告。组织完成2021年度国家二级、三级公立医院绩效考核，2021年度全国三级公立医院绩效考核北京市总成绩排名全国第一。开展医疗质量改进提升专项行动，持续推进打击欺诈骗保专项工作、器官移植专项整治、不合理医疗检查专项治理，将中日友好医院等6家医疗机构认定为本市首批人体器官移植医师培训基地。组织25家定点医院、10名院士、60名市级专家、2100余名医疗骨干提供医疗服务，高质量完成新冠疫情背景下北京冬（残）奥会全程医疗保障工作。积极推进血液管理，与驻京部队血液管理协调机制办公室联合印发无偿献血者临床用血费用减免工作实施方案和优先用血工作实施方案，为无偿献血者提供优质服务。深化京蒙三级医院对口帮扶工作，确定京蒙、京青"组团式"帮扶关系，选派10支医疗队共50名医疗人员赴青海玉树、内蒙古的10家乡村振兴重点帮扶县人民医院开展对口帮扶。将市卫生健康委登记的部分二级及以下医疗机构下放至各区登记，各区登记的医疗美容机构、医疗美容科（室）和医疗美容诊疗科目许可由各区自行组织现场验收，将限制类医疗技术的管理由备案改为告知承诺制。

（陆　珊）

医疗机构、技术及人员管理

【医疗机构执业地点变更】3月2日，市卫生健康委批复同意北京国际医疗中心执业地点由北京市朝阳区亮马桥路50号燕莎写字楼S106、S107、S110、S111室变更为北京市朝阳区亮马桥路50号燕莎写字楼S106、S107、S110、S121室。4月13日，批复同意三博脑科医院地址由北京市海淀区香山一棵松50号迁至朝阳区东坝非配套项目用地（E组团A地块），迁址后床位数由256张增加至480张。

（段姗姗）

【医疗机构床位规模调整】3月8日，市卫生健康委批复同意北京儿童医院亦庄新院区设置床位1200张，亦庄新院区开诊时将位于西城区的院区床位数量疏解至670张。4月6日，批复同意北京精诚博爱医院床位总数由120张增加至400张。4月28日，批复同意北京安贞医院的床位规模变更为2200张，其中通州院区1300张、中心城区院区900张。

（段姗姗）

【申报中西医结合医学中心】3月24日，印发《北京市卫生健康委员会关于依托中日友好医院建设国家中西医结合医学中心（综合医院）的请示》，向国家卫生健康委申请依托中日友好医院建设国家中西医结合医学中心（综合医院）。7月，国家卫生健康委印发《关于设置国家中西医结合医学中心的通知》，决定依托中日友好医院建设国家中西医结合医学中心。

（段姗姗）

【变更医疗机构名称】4月6日，市卫生健康委批复同意首钢集团有限公司矿山医院更名为北京首颐矿山医院。4月7日，市卫生健康委批复同意北京市预防医学研究中心职业病门诊部更名为北京市预防医学科学院职业病门诊部、北京市结核病防治所更名为北京结核病控制研究与防治所。

（段姗姗）

【中西医协同"旗舰"医院评审】7月7日，市卫生健康委开展中西医协同"旗舰"医院建设试点项目申报评审，15家医院进行汇报答辩。委属委管医院中排名前三位的是北京大学第三医院、中日友好医院、北京大学第一医院，市属医院中排名前两位的是北京儿童医院和北京友谊医院。

（段姗姗）

【医疗机构登记简政放权】7月13日，市卫生健康委印发《关于将部分医疗机构下放至各区登记等有关事宜的通知》，按照《北京市医疗机构许可管理办法》，将市卫生健康委登记的部分二级及以下医疗机构（约30%）下放至区级卫生健康行政部门登记。各区卫生健康行政部门登记的医疗美容机构、医疗美容科（室）和医疗美容诊疗科目许可的现场验收，不再由市卫生健康委委托北京市医疗整形美容质控中心负责，由各区卫生健康行政部门自行组织。指导各区做好下放机构的事中、事后监管工作，通过质控检查、医院巡查、评审评价等方式做好全市医疗机构管理

工作。

（段姗姗）

【修订省级重点医疗技术目录】8月2日，为进一步加强医疗技术临床应用事中、事后监管，做好限制类技术临床应用管理，落实《国家卫生健康委办公厅关于印发国家限制类技术目录和临床应用管理规范（2022年版）的通知》要求，委托北京医学会组织有关专家对2016版《北京市重点医疗技术目录》开展论证修订工作，经第一次论证，在目录中拟增加重点技术5项、删除1项。

（段姗姗）

【确定32个重大疫情防治重点专科项目】9月30日，市卫生健康委印发《关于确定2022年度北京市重大疫情防治重点专科项目的通知》，确定32个项目为重点专科项目，将首批项目经费6985.92万元（76.6%）拨付至项目建设单位。

（乔正国）

医联体建设

【市级专科医联体建设】4月13日，印发《关于做好市级专科医联体核心医院评估确认工作的通知》，启动第一批市级专科医联体核心医院审核评估及第二批市级专科医联体核心医院确认工作。评估确认后，市级专科医联体新增肿瘤、重症、康复等8个专科和62家核心医院。

（乔正国）

【试点紧密型儿科医联体建设】9月30日，市卫生健康委印发《关于继续推进紧密型儿科医联体建设试点工作的通知》，确定北京儿童医院、首都儿科研究所附属儿童医院、北京友谊医院、北京大学第一医院、北京大学第三医院为第五批紧密型儿科医联体核心医院，海淀医院、海淀区妇幼保健院、丰台区妇幼保健院、门头沟区医院、房山区第一医院、通州区中西医结合医院、昌平区妇幼保健院、密云区妇幼保健院为成员单位。

（乔正国）

医疗服务与救治

【成立新冠肺炎定点救治医院管理专班】2月3日，北京新冠肺炎疫情防控工作领导小组医疗救治和防院感组印发《北京市新冠肺炎定点救治医院管理专班工作方案》。成立北京市新冠肺炎定点救治医院管理专班，负责统筹定点医院建设管理，组织会商研究解决

定点医院管理问题，完善定点医院管理制度，加大政策统筹协调力度，加强定点医院人力、物力、财力的资源保障；建立定期评估和抽查检查机制，持续提高定点医院医疗救治能力和感控管理水平。

（杨 琴）

【实行医院停、复诊诊疗服务信息日报】3月18日，市卫生健康委印发《关于实行医院停、复诊诊疗服务信息日报的通知》，要求各医疗机构接疾控部门协查通知后，要第一时间响应，按照疾控部门要求开展人员核查、区域管控、环境消杀等工作。第一时间发布停诊、复诊信息，加强医患沟通，妥善解决群众反映的问题。各区卫生健康委要指导医院做好停、复诊信息公示及患者疏导分流工作，将辖区医院当日停、复诊信息日报市卫生健康委，并统筹协调辖区医疗资源，采取有效措施满足周边居民看病就医需求，尤其是合理安排需要长期透析、化疗等患者的后续治疗。

（杨 琴）

【保障疫情防控期间群众就医需求】3月23日，市卫生健康委印发《关于切实保障好疫情防控期间群众就医需求的通知》，对保障疫情防控期间群众就医需求工作进行系统部署，对做好急危重症患者和孕产妇、儿童、肿瘤患者、透析患者等重点人群的医疗服务保障作了重点部署，要求各医疗机构强化贯彻落实，切实保障隔离人员安全和疫情期间群众基本就医需求。

（乔正国）

【印发规模性疫情场景下医疗救治保障工作方案】4月25日，市卫生健康委印发《规模性疫情场景下医疗救治保障工作方案》，通过挖掘潜力，优化配置，强化培训，创新方式，实行分级分类保障，统筹做好重点人员医疗服务，封控、管控人员和居家、集中隔离人员医疗保障服务，新冠肺炎确诊病例和无症状感染者医疗救治工作。

（乔正国）

【加强儿科服务能力建设】4月29日，市卫生健康委印发《关于进一步加强儿科服务能力建设的通知》，要求各区要加强儿科急危重症救治能力建设，疫情期间儿科急诊的停、复诊由市、区卫生健康行政部门统筹安排，未经同意不得擅自停诊，不得推诿、拒诊儿童患者，延误儿童患者治疗；各二级以上综合医院规范设置儿科，8个儿科床位数缺口较大地区采取有效措施提升儿科床位规模；各医院和妇幼保健院要针对儿童及其家属心理特点，及时释疑解惑，畅通沟通渠道，改善医疗服务态度，构建和谐医患关系。

（乔正国）

【猴痘和不明原因儿童严重急性肝炎诊疗培训】6月21日，市卫生健康委召开猴痘和不明原因儿童严重急性肝炎诊疗视频培训会，对《猴痘诊疗指南（2022年版）》《不明原因儿童严重急性肝炎诊疗指南（试行）》进行培训，各区二级及以上医疗机构及儿童专科医疗机构相关人员参加培训。

（杨 琴）

【新冠病毒感染者集中隔离和救治】11月22日，市卫生健康委印发《关于做好方舱和隔离点医务人员配置管理等有关工作的通知》。要求各区一是调整方舱医务人员配置标准。原则上，小于200床的可设置1个医务室，每班次不超过6小时，配置不少于4名医生、8名护士；超过200床的，每200床设置1个医务室，按照相应比例配置医护人员。同时，按照不少于总医护数10%的比例配置后备医护小组。为方舱内每位感染者发放医药包，注意加强沟通。建立方舱与定点医院间的会诊转运机制，对于患者病情超出方舱医务室诊疗能力、经评估需转诊的，迅速联系转诊至定点医院，保障患者安全。二是对新冠感染者核酸检测和出院进行合理安排。原则上，对入住方舱的新冠感染者，可自入住第5天开始进行核酸检测，间隔24小时连续2次核酸检测达到解除隔离、符合出院标准的，可以解除隔离管理或出院。核酸采样至医务室进行，提高采样效率。方舱或定点医院办理出院手续时，告知感染者主动向社区报备。新冠感染者解除隔离管理或出院后，可自行回社区进行居家健康监测。在出院1个月内，应在相关检测点进行核酸检测单管单检，避免社会面混检。三是优化隔离点医务人员配置标准。对大型集中隔离点可依托集成优势，调整医务人员配比，当集中隔离人员超过200人时，可根据情况适当增加医务人员配置，总体规模不超过隔离人员数的2%。当集中隔离点转为接收轻症或无症状感染者时，即转为方舱管理模式，医务人员配置按照方舱管理要求执行。

（罗培林）

【增加新冠患者收治定点医院】11月23日，市卫生健康委印发《关于将北京忠诚肿瘤医院作为新冠患者定点医院的通知》《关于将北京扶正肿瘤医院作为新冠患者定点医院的通知》，在丰台区、经开区各增加1家新冠患者定点医院，将北京忠诚肿瘤医院、北京扶正肿瘤医院改建为新冠患者定点医院，组织医疗队入驻托管，用于收治普通型以上和高危新冠患者。

（罗培林）

【优化定点医院和方舱医院运行管理】11月25日，市卫生健康委印发《关于进一步优化定点医院和方舱医院运行管理有关工作的通知》，要求一是市级方舱、各区应加强对方舱医院运行情况动态监测，做好新冠感染者病情监测、医疗救治和服务保障等，建立"接诉即办进方舱"机制，形成"未诉先办、接诉即办"的服务氛围，力争实现"应对疫情、减少和没有舆情"的双目标。二是定点医院与方舱医院形成顺畅的对接机制。方舱医院经评估需转诊的患者，可通过市、区转运专班，转诊至定点医院治疗。定点医院可在患者知情同意的情况下，将相对轻症或者即将康复的患者转运至方舱，提高床位周转，保障危急重症患者救治。三是做好新冠感染者出舱出院管理，针对出院前核酸检测阴性结果上传、感染者相关信息传送社区、外地进京人员酒店健康监测、新冠感染者陪护人员管理、符合出院标准但需在院治疗基础疾病人员的转院延续治疗等提出具体要求。

（罗培林）

【**医疗机构统筹做好医疗服务**】11月29日，市卫生健康委印发《关于统筹做好当前医疗服务工作的通知》，要求坚持人民至上、生命至上，按照精准、高效的原则，采取科学精准的防控措施，不得因疫情处置对医疗机构一关了之、一封了之、一停了之，要尽最大可能保持医疗服务的连续性；科学精准管控风险，分区域、分科室、分单元划定封管控范围，对于急诊、透析室、手术室、重症监护室、分娩室、产科和新生儿病房等做到"非必要不封管控"，涉及医疗机构整体封管控、停诊的措施，须经属地卫生健康行政部门审核同意，且封管控或停诊原则上不超过24小时；精确划分污染风险区域，分类做好清洁消毒工作，终末消毒时长原则上不超过2小时，消毒结束后立即复诊；制定急诊、透析室、手术室、重症监护室、分娩室等涉阳情况下不停诊方案，确保医疗服务连续性和急危重症患者得到及时救治；有条件的二级以上医院和基层医疗机构均要设置发热门诊，配备充足的医疗力量，满足患者就医需要。各区可考虑增设具备隔离留观条件的单独场所并派驻医疗团队等方式，提升辖区接诊能力；加强定点医院、基层医疗机构医务人员培训，特别是加强对重症医生、重症护士、基层医务人员等的培训，提升疾病早期发现、重症高风险因素判定、重症早期识别和规范救治以及感控等专业能力。

（杨 琴）

【**优化医疗卫生机构预检分诊措施**】12月1日，印发《关于优化医疗卫生机构预检分诊措施的通知》。各级各类医疗卫生机构查验健康码时，不得拒绝无48小时核酸阴性结果的患者进入，应根据医疗机构实际情况选择合适区域，补测抗原，根据检测结果进行分诊；对于3岁以下婴幼儿可免于核酸查验，仅查验陪诊人员核酸。对于急危重症患者，在进行紧急救治同时进行新冠抗原及核酸采样检测。各医疗机构要迅速完善各项措施，加强人员引导力量，做好就诊流程、区域布局、患者告知、信息系统调整完善等各方面工作，完善工作预案和各部门工作职责，加强患者沟通，保障患者医疗救治服务。同时，要做好工作人员防护，加强感染防控全员培训，严格落实戴口罩、不聚集、工作人员核酸检测和健康监测等要求。在严格落实防控措施的基础上，医疗机构如因接诊救治涉疫风险人员、阳性患者导致工作人员感染的，不纳入《医院感染管理办法》监督管理范围，并应做好相关人员医疗救治和关心关爱工作。

（杨 琴）

【**印发新冠病毒感染人员分级分类诊疗方案**】12月5日，市卫生健康委印发《新冠病毒感染人员分级分类诊疗方案》。对新冠病毒无症状感染者和轻症患者，可进行居家隔离自我医疗，各区要加强新冠疾病相关知识的科普宣传，增强居民自我医疗能力；积极发展线上医疗，完善医院社区转诊机制，增加基层医疗服务供给，充实基层医疗服务力量；提升新冠阳性感染者收治能力，完善新冠阳性人员救治体系，做好日常医疗服务保障；加强医务人员培训和关心关爱，加强宣传引导，充分落实各方责任，调整医疗行为和就医行为，推动各项优化措施落地见效。

（乔正国）

【**调整基层医疗机构信息报送工作**】12月6日，市卫生健康委印发《关于调整诊所等基层医疗机构信息报送工作的通知》，暂停全市诊所诊疗人次的日报工作，暂停诊所等基层医疗机构对发热等11类症状就诊人员的信息登记、追访和随访，暂停诊所等基层医疗机构通过北京市卫生综合统计信息平台填报《接诊发热等11类症状患者信息登记表》报送患者信息。

（段姗姗）

【**新冠感染重症救治培训**】12月25日，北京新冠肺炎医疗救治市级专家组组长李兴旺、北京新冠肺炎医疗救治市级重症专家组组长周建新、北京协和医院重症专家杜斌、北京地坛医院外科中心总护士长张艳华，分别围绕新冠肺炎患者临床诊疗要点、新冠肺炎重症患者的机械通气、新冠肺炎重症患者的救治要点和新冠肺炎重症患者的护理要点，对全市各区卫生健康部门、各区区级救治专家组成员、各二级及以上医疗机构有关负责人及医务、急诊、重症监护室的医护人员进行线上培训。同时，邀请专家录制重症救治等方面的培训视频，在市卫生健康委、市医管中心官网设置专栏发布，方便一线医师随时学习。

（张　斌）

【元旦春节期间医疗救治保障】12月30日，市卫生健康委印发《关于做好元旦春节期间医疗救治保障工作的通知》，要求做好发热门诊、急诊扩容和效率提升，提速医疗资源准备和统筹调度，全力以赴做好重症患者救治，加强对基层医疗机构的支持与指导，加强特殊人群的健康监测与管理，坚持做好日调度和统筹协调工作，保障两节期间医疗救治工作稳定有序。

（刘瑞森）

【优化国际医疗服务】年内，市卫生健康委印发《北京市优化国际医疗服务工作方案》，支持规范医院国际医疗部发展，适当扩大北京市国际医疗服务试点机构数量；积极推进基本医疗保险和商业保险的有效衔接，优化医疗保险保障服务；建立卫生健康领域境外执业资格证书认可清单制度，优化外籍医师执业办理；加大医疗外语人才培养储备，提升外语服务能力；优化国际人才服务模式，探索家庭医生服务。

（段姗姗）

医疗质量与评价

【电子病历数据质控】3月1日，印发《北京市卫生健康委员会关于开展试点医院电子病历数据质量整改工作的通知》，通报2021年报送电子病历的30家试点医院综合排名情况，建立月度信息上报质量通报常态化机制。

（段姗姗）

【电子病历分级应用评价】7月14日，印发《北京市卫生健康委员会关于做好2022年电子病历系统应用水平分级评价工作的通知》，在全市二级以上医院开展电子病历应用评价工作，同时通报2021年北京市二级以上医院电子病历系统应用水平分级评价情况。

（段姗姗）

【公布第五批京津冀医学影像资料共享结果】7月18日，北京市、天津市和河北省卫生健康委联合印发《关于公布第五批京津冀地区医疗机构医学影像检查资料共享结果的通知》，74家医疗机构纳入第五批共享范围，其中北京22家、天津6家、河北46家。

（刘宇家）

【召开医疗专业质控中心现场评估会】8月31日至9月1日，市卫生健康委召开2021年度医疗专业质控中心现场评估会。会上，36家质控中心汇报了2021年度

的工作情况，提出了本专业最迫切需要解决的医疗质量问题及解决措施。经综合评定，医学检验、护理、超声医学、药学、临床麻醉、职业健康检查、人类辅助生殖、医疗数据管理、核医学、体检等10家中心被评为2021年度北京市优秀医疗质量控制和改进中心。医学检验质控中心和医院感染质控中心在近3年疫情防控工作中做了大量工作，被授予疫情防控突出贡献奖。市卫生健康委副主任李昂强调，各质控中心要进一步完善质控体系，织牢织密市、区两级医疗质量管理与控制网络；在疫情防控常态化的工作环境下，要协调配合，切实抓好指导、检查及培训工作；加强医疗数据质量管理，深入开展数据挖掘分析；强化质控监督联动机制，加强与市、区两级卫生健康行政部门的沟通；要以问题为导向，进一步加强医疗质量安全管理，不断提升医疗质量，保障医疗安全，满足人民群众对高质量医疗服务的需要。

（刘宇家）

医院感染管理

【新冠定点救治医院院感防控】1月19日，按照《国务院应对新型冠状病毒肺炎疫情联防联控机制医疗救治组关于对新冠肺炎定点救治医院实施台账管理的通知》安排，市卫生健康委对北京地坛医院按照台账表逐项核查落实情况，核查内容包括规划布局、设施条件、物资和设备配备、医院管理、医院内感染防控及全员培训等6方面36条内容，确保各项工作落实到位。按照《国务院新冠肺炎联防联控机制关于进一步加强新冠肺炎定点救治医院感染防控工作的通知》要求，1月24日起，选派监督员进驻北京地坛医院，监督地坛医院落实感控各项制度要求、技术规范等情况，会同地坛医院感控专职人员深入一线开展工作，针对存在的问题和困难，帮助研究提出解决建议。

（杨　琴）

【进一步做好感染防控与医疗服务】1月21日，市卫生健康委印发《关于进一步做好感染防控与医疗服务的通知》，要求各单位进一步加强院感防控工作，要迅速完成全体工作人员（含保安、保洁、护工、食堂等第三方派遣人员）核酸检测，严格落实全员健康监测和定期核酸检测。所有接诊具有新冠肺炎相关表现患者的医疗机构要第一时间报告，并对患者采取严格闭环管理措施，坚决防止出现医院内疫情传播。对本市患者要询问职业、区域和接触史。严格执行住院患者及陪护人员新冠病毒核酸检测"应检尽检"要求，定点医院不探视、不陪护；非定点医院非必要不

探视不陪护，如因病情确需陪护的，应固定1名陪护人员，实行一患最多一护。

3月2日，印发《关于持续加强医疗机构院感防控工作的通知》，要求各医疗机构持续落实各项防控措施，加强风险人群就医管理，加强医疗服务统筹管理，持续开展感控培训和监督检查，坚决守住医疗机构的疫情防控防线，防止疫情扩散蔓延。

3月12日，印发《关于进一步加强医疗机构感染防控等有关工作的通知》，要求各单位进一步压实"四方责任"，坚持人、物、环境同防，严格做好测温验码、室内通风、环境消杀、健康监测、定期核酸检测等工作，应充分发挥发热门诊哨点作用，确保辖区发热门诊应设尽设、应开尽开并24小时开诊，不得安排尚在隔离期的入境人员与本土患者在同一个发热门诊就诊。加强医务人员及第三方人员（含保安、保洁、护工、食堂等第三方派遣人员）全面排查、全员健康监测和定期核酸检测。严格区分来院就诊人员风险等级，合理设置应检尽检、愿检尽检、弹窗必检等人员检测点，采取分区分类安置措施。

（杨 琴）

【印发新冠院感防控培训教材】 3月12日，市卫生健康委印发《北京市新冠肺炎院感防控培训方案和教材（试行第一版）》，由各区卫生健康委发挥专业质控机构和感控专业队伍的作用，组织辖区医疗机构院感专（兼）职管理人员培训；由各医疗机构针对医院管理、医疗救治、临床护理、后勤服务等全体工作人员，利用"人民好医生"APP、北京市继续医学教育数字平台分层分类分岗位开展全员培训。

（杨 琴）

【医疗机构"涉阳"应急处置】 11月4日，市卫生健康委印发《医疗机构"涉阳"应急处置要点》，指导各区卫生健康委、医院从现场组织指挥、综合协调、医疗救治、院区管理、风险排查与院感防控、生活保障、防疫消毒等方面开展应急处置。

11月14日，印发《"涉阳"医疗机构应急处置和院感防控工作方案》，组建"涉阳"医疗机构应急处置和院感防控工作专班，按照属地管理和条块结合的原则，发挥市、区两级卫生健康委及市中医局、市医管中心作用，成立机动处置队伍，做好培训和应急值守，在医疗机构出现"涉阳"情形后，根据需要组织院感专家赴现场，会同疾控部门共同研判疫情风险，指导做好精准管控，完善院感防控措施，尽可能保障医疗服务不中断。

11月23日，印发《关于启动医疗机构"涉阳"及工作人员感染信息日报的通知》，要求各区自11月24日起，每日中午12时前报送辖区各级各类医疗机构前一日0~24时新增涉阳和工作人员感染情况统计表。

（罗培林 杨 琴）

【医疗机构环境及设备设施清洁消毒技术指引】 11月24日，市卫生健康委印发《北京市社会面新冠疫情流行期间医疗机构环境及设备设施清洁消毒技术指引》，明确发热门诊终末消毒流程，要求发热门诊终末消毒时长原则上不超过2小时，终末消毒结束后立即复诊，不推荐对环境表面及室内空气进行常规新冠病毒核酸检测，消毒效果评价结合工作实际需求按比例抽查，复诊不需等待核酸采样结果，最大限度保障发热患者就医需求。12月4日，印发《北京市新冠疫情大规模流行下医疗机构环境及设备设施终末消毒基本要求》，明确医疗机构发热门诊、感染科门诊、急诊等，在接诊涉阳患者后，参照终末消毒的要求，进行诊室终末消毒，如果上述诊区出现多例续发病例后，或关停及转换其他用途时应对该区域进行终末消毒。

（杨 琴）

发热门诊管理

【加强医疗机构核酸检测及发热门诊管理】 4月12日，印发《关于进一步加强医疗机构核酸检测及发热门诊管理有关工作的通知》，进一步明确医疗机构工作人员、患者及环境核酸检测频次，要求发热门诊要及时送检核酸采样标本，力争随采随送随检，按照规定时限及时反馈患者核酸检测结果；强化发热门诊穿脱防护用品培训考核；严格落实四方责任，坚持人、物、环境同防，严格落实疫情防控各项工作要求，做好风险管控。

4月26日，印发《关于严格落实发热门诊管理及加强监督检查的通知》，要求充分发挥发热门诊哨点作用，确保辖区发热门诊"应设尽设、应开尽开"并24小时开诊；发热门诊规范设置"三区两通道"，人流、物流、空气流与医院其他区域严格物理隔离；对发热门诊就诊患者全部进行核酸检测，在核酸检测结果反馈前，均应留观，并在4~6小时内报告核酸检测结果；充实发热门诊医疗力量，及时送检发热门诊核酸采样标本，力争随采随送随检；各区接诊入境、国内中高风险地区以及集中隔离点发热患者等高风险人群的发热门诊，所有工作人员要严格闭环管理；发热门诊全体工作人员（含后勤辅助等）相对固定，每天进行1次核酸检测，严格实施健康监测；加强发热门诊穿脱防护用品的培训考核。

12月8日，市卫生健康委印发《关于做好当前发热门诊有关工作的通知》，主要内容有二级及以上医院和有条件的基层医疗卫生机构不得以收治阳性感染者为由拒诊发热患者或随意关闭发热门诊（诊室）；加强对全院内科、儿科等相关科室医务人员的培训，确保具备发热门诊接诊能力；做好分级分类诊疗，对发热门诊（诊室）就诊的发热、呼吸道等症状的患者可进行抗原检测，抗原检测阳性、不需住院治疗且符合居家治疗条件的，可在开具药品处方后嘱其回家治疗，不再进行核酸检测，需住院治疗的可进行核酸检测，并根据分级分类收治原则予以住院治疗。

（杨 琴）

【发热门诊扩容】12月13日，全市发热门诊总数增加至1263家。14日，市卫生健康委印发通知，要求医疗机构通过医院院内原址扩容、体育馆或方舱转化扩容、社区巡诊和医疗车扩容等方式提升医疗机构接诊发热患者能力。14日至20日，全市累计扩容发热诊室449个，提升发热患者诊疗能力24919人次/日。

（杨 琴）

核酸采样与检测管理

【加密医疗机构从业人员核酸检测频次】4月30日，市卫生健康委印发通知要求各医疗机构要严格落实工作人员（含第三方人员）定期全员核酸检测和每日健康监测要求。新冠定点救治医院全体工作人员每天进行1次核酸检测。发热门诊、急诊等重点科室和岗位的全体工作人员（含后勤辅助等），每天进行1次核酸检测。存在本土疫情期间，除发热门诊、急诊等重点科室和岗位外，其他人员每2天进行1次核酸检测。

（刘宇家）

【加强核酸采样点管理】6月5日，市检疫检测工作组、市卫生健康委印发《关于加强本市核酸采样点管理工作的通知》，要求增加核酸检测服务供给，按照就近方便原则，科学规划采样点布局，推进15分钟核酸采样服务圈建设，通过自建方舱、自有医疗机构挖潜、第三方签约等方式，提升区内检测能力，严禁超签第三方检测机构，避免样本积压、检测延时、质量下降、人员疲惫；优化核酸采样点设置，严格实行点长负责制；加强人员培训，优化服务态度和质量，根据采样点现场排队人员数量，及时动态调度采样人员，增设采样窗口；加强宣传沟通，按公示服务时间提供采样服务，做到自然闭点；有条件的区域建议依托药店、写字楼、商超等设置分时段运行采样点，满足群众工作间隙、晚间档核酸检测需求；60岁以上老年人、孕妇、残障等弱势群体应设置绿色通道独立采

样；加强核酸采样志愿者的培训、考核和组织管理，充实采样人员队伍。

（刘宇家）

【核酸采样质量管理】6月5日，市卫生健康委印发《关于进一步加强新冠病毒核酸采样质量管理工作的通知》，要求全方位加强人员培训，对符合要求的人群开展规范采样和个人防护培训，由北京护理学会、北京护理质控中心组织制定标准化考核要求、培训示教视频和考核题库；按需选择方式方法，在区域大规模人群筛查时采用不同比例混采、采集口咽拭子为主的方式进行，对于集中隔离人员、封控区、管控区等风险人员同时采集鼻咽拭子、口咽拭子并置入同一采集管；加强对采样点设置的组织安排，优化采样点设置条件，合理安排采样时间，配置必备药品、饮品等补给，加强对采样工作人员的关心关爱；合理安排采样人员排班，避免因长时间、高强度工作导致采样操作不规范；加强对社区工作人员及扫码人员在标本采集、运送、感染防控等方面的培训；按时保质储存转运，各采样点要配备冰袋、保温箱等，样本全程冷链保存；强化实验室质控责任，完善追溯查核机制，开展重点指标监测。

（刘宇家）

【核酸检测全链条监管】6月11日，医疗救治和防院感组印发《关于加强北京市新冠病毒核酸检测全链条监管的通知》，要求严格检测机构和人员资质管理，检测机构举办主体应当符合设置医疗机构的相应条件，开展新冠病毒核酸检测的机构，应具备生物安全二级及以上条件及PCR实验室条件；分级分类加强对核酸检测实验室的监管；提升核酸检测资源利用效能，摸清检测能力底数，重点掌握第三方医学检验实验室的检测能力，合理匹配检测任务，充分利用各检测机构的能力，避免检测力量闲置。

（刘宇家）

【核酸检测机构管理】7月28日，市卫生健康委印发《关于做好常态化核酸检测期间机构管理工作的通知》，要求各区按照每周检查不少于辖区检测机构总数10%的比例，对各级各类医疗机构及第三方检测机构开展无差别、滚动覆盖的质量安全检查；增加夜间核酸检测（18点—次日晨8点）服务供给；关心关爱一线工作人员，指导机构适当调整户外采样时间，注意加强防暑降温措施，合理安排班次轮换。

11月21日，市检疫检测工作组、市卫生健康委印发通知，要求将原各检测机构按照不超过检测能力80%比例接收样本，调整为按照不超过检测能力100%比例接收样本；各区相关部门按照新的标准开展检测

机构监管，加强核酸检测全流程质量管理和实验室生物安全管理。

（刘宇家）

【加强采样志愿者调配使用】 11月24日，市卫生健康委印发《关于进一步做好采样志愿者调配使用工作的通知》，要求各区迅速对辖区内可调用的志愿者情况进行摸底调查，结合本区的实际情况，按照"就近就便""相对固定"和"应用尽用"的原则，尽快安排考核合格的志愿者上岗服务；各区加大对志愿者的考核和培训力度，对于资质审核合格的志愿者要尽快安排培训、考核和上岗；各区安排志愿者上岗前，要对志愿者进行再培训，使志愿者能够熟练掌握口咽拭子采集方法，严格落实个人防护和生物安全要求，规范穿脱防护服，提高志愿者的防护意识，避免志愿者感染；各区应切实采取有效措施，关心关爱志愿者，为其提供必要的医疗防护、岗位工具、工作餐饮等保障，及时将志愿者参与核酸采样志愿服务情况录入"志愿北京"信息平台；自11月24日起，恢复采样志愿者服务情况的日报制度。

（段姗姗）

康复护理体系建设

【加快推进康复医疗工作】 8月9日，市卫生健康委、市发展改革委、市教委、市民政局、市财政局、市医疗保障局、市中医管理局、市残疾人联合会联合印发《北京市加快推进康复医疗工作实施方案》，持续推动康复医疗机构转型，从完善康复医疗服务体系、加强康复医疗人才培养和队伍建设、提高康复医疗服务能力、创新康复医疗服务模式、加大支持保障力度5个方面明确重点任务，着力推动北京市康复医疗服务能力稳步提升。

（杨琴）

【通报康复转型公立医疗机构验收结果】 8月26日，市卫生健康委印发《关于通报第二、三批康复转型公立医疗机构验收结果的通知》，西城区广外医院、海淀区羊坊店医院、丰台区铁营医院、通州区第二医院、房山区韩村河社区卫生服务中心、怀柔区汤河口社区卫生服务中心（怀柔区第二医院）、东城区第一人民医院、延庆区永宁镇社区卫生服务中心共8家转型机构达到二级康复医院标准。10月25日，印发《关于通报第四批康复转型公立医疗机构验收结果的通知》，北京市中关村医院、通州区中西医结合医院、门头沟区东辛房社区卫生服务中心（北京京煤集团总医院门矿医院）达到二级康复医院标准。转型机构可

保留第一名称，同时可将"××康复医院"作为第二名称办理相应执业变更登记，鼓励变更医疗机构类别为康复医院。

（杨琴）

【康复治疗师转岗培训】 10月31日，市卫生健康委印发《关于2022年康复治疗师转岗培训安排的通知》，明确培训安排、工作要求等事项。11月7日起，由北京康复医院会同各临床实践基地，开展为期6个月的理论培训和临床实践，共97人参与培训。

（杨琴）

护理管理

【护理工作先进典型推荐遴选】 4月13日，市卫生健康委启动2021—2022年度护理工作先进典型推荐遴选工作。在全市各级各类医疗机构中评选出先进护理团队21个、先进个人30名、老年护理示范项目10个。10月27日，印发《关于2021—2022年度优质护理先进典型的通报》，对上述先进典型进行通报表扬。

（杨琴）

【"5·12"护士节活动】 5月12日，中共北京市委、北京市人民政府发布《致全市广大护士的一封信》，向全市14.2万名无私奉献的护士致以节日的祝贺和诚挚的慰问。市卫生健康委推出的两期"5·12"护士节特别节目在《养生堂》栏目播出，组织相关专业领域护理专家，以生活中护理知识技巧为切入点，从百姓的视角向社会展现居家护理知识和技巧，同时，通过讲述护理工作中的感人故事，向社会传递护理的温度与情怀。

5月，联合北京电视台、北京护理学会举办纪念"5·12"护士节线上主题活动，以5组榜样人物、6组岗位技能、3名南丁格尔奖章获得者作为主题内容，展现疫情时期护士群体勇于担当、冲锋一线、默默守护在百姓身边的榜样力量，节目收看量约300万次。

（杨琴）

【印发互联网居家护理服务项目目录】 9月30日，市卫生健康委印发《北京市互联网居家护理服务项目目录（2022版）》。互联网护理服务项目从39项增加至60项，新增项目突出老年护理与健康指导、中医护理等内容。

（杨琴）

【推选南丁格尔奖候选人】 10月20日，市卫生健康委印发《关于推荐第49届南丁格尔奖候选人的通知》，成立北京市第49届南丁格尔奖候选人推选工作委员会。11月7日，经专家评议并由推选工作委员会审定，确定北京朝阳医院刘小娟为第49届南丁格尔奖

北京市候选人。

（杨　琴）

血液管理

【印发血费减免和优先用血方案】1月30日，市卫生健康委和驻京部队血液管理协调机制办公室联合印发《北京市无偿献血者临床用血费用减免工作实施方案》和《北京市无偿献血者临床优先用血工作实施方案》。方案规定，在确保急、危重症患者临床用血需求与安全的前提下，保障在本市医疗机构接受输血治疗的无偿献血者及其配偶、直系亲属优先用血。献血者本人终身免交临床用血时用于血液的采集、储存、分离、检验等费用；献血者的配偶、直系亲属免交前款规定的与献血量等量的临床用血费用。

（刘宇家）

【临床用血工作管理】3月22日，市卫生健康委印发《关于做好本市临床用血相关工作的通知》，要求各血站健全完善供血预警机制，各临床用血机构设立临床用血管理部门或者安排管理人员，科学制订临床用血计划，强化血液库存分级管理，适时启动血液库存预警，加强临床用血调控和考核评价。各区卫生健康委、经开区社会事业局要加强用血质量控制管理，建立医疗机构临床用血评价制度，定期组织对医疗机构临床用血情况进行评价，将临床用血情况作为对医疗机构考核、评审、评价的重要内容，提升全市临床用血管理水平。

（刘宇家）

【调配抗体低效价新冠康复者恢复期血浆】4月20日，市卫生健康委根据《关于调配低效价新冠肺炎康复者恢复期血浆至国家储备库的函》的要求，组织北京市红十字血液中心向武汉血液中心调配新冠康复者恢复期血浆2800毫升，共计13袋。

（刘宇家）

【印发《关于做好献血者用血服务工作的通知》】6月25日，为贯彻落实《北京市献血条例》，做好献血者用血服务工作，根据《关于印发〈北京市无偿献血者临床用血费用减免工作实施方案〉和〈北京市无偿献血者临床优先用血工作实施方案〉的通知》要求，印发《关于做好献血者用血服务工作的通知》。要求各相关医疗机构切实做好患者用血费用直接减免办理工作，确保为献血者及其配偶、直系亲属提供高效、便捷的血费减免服务。要求市中医局、市医管中心、各区卫生健康委、经开区社会事业局根据职责，切实指导相关医疗机构做好血费直免工作。

（刘宇家）

【无偿献血宣传月】12月，无偿献血宣传月活动期间，市卫生健康委组织开展献血科普知识宣传、献血先进典型事迹宣传和《北京市献血条例》普法宣传等活动，同时积极推动单位团体献血工作。12月19日至31日，全市组织单位团体献血1.8万人次，献血2.7万单位，同比增长3.6倍，占全市血液来源的68.7%，为保障首都新冠病毒感染高峰期间临床病患用血发挥了关键作用。

（刘宇家）

市属医院管理

【概述】2022年，北京市医院管理中心统筹疫情防控和市属医院高质量发展，带领广大医务人员抵御多轮疫情冲击，全力做好医疗救治，圆满完成冬（残）奥会、党的二十大和市第十三次党代会疫情防控和医疗保障任务。

抓好疫情防控，全力做好医疗救治。动态清零阶段，通过三级预检分诊、四级感控责任体系、全链条风险排查、全口径人员管理、逢阳应急处置、实验室生物安全、涉疫医废闭环管理等措施，在市属医院构筑起高效严密的防控体系。疫情防控新阶段，迅速优

化完善防控措施，将工作重心转向保健康、防重症，实现平稳转换。疫情3年，3家定点医院共收治确诊患者10875例（占全市98.5%），收治重症危重症患者224例（占全市96.1%）。

围绕首都城市总体规划，推进优质医疗资源均衡布局。实现世纪坛医院急诊急救综合楼竣工并投入使用，朝阳医院东院基本完工；友谊医院顺义院区和通州院区二期、安贞医院通州院区、口腔医院迁建、积水潭医院回龙观院区、清华长庚医院二期、回龙观医院科研教学康复楼、胸科医院危房改建、首儿所通州

院区等项目顺利实施；积极协调安定医院、儿童医院、宣武医院等医院新院区项目前期工作和中医院、佑安医院、妇产医院等新院区选址；指导地坛医院应急改造和扩建工程；推进雄安宣武医院"交钥匙"及托管项目。天坛-小汤山康复中心项目运行顺畅、不断发展并带动小汤山医院整体发展，同步推进儿童医院与小汤山医院、安贞医院与老年医院等医疗合作项目落地。安定医院、积水潭医院分别获批国家精神疾病和骨科医学中心，全系统国家医学中心达6家。11家国家区域医疗中心建设输出医院，其中有7家医院12个项目获批建设试点。选派59名骨干人才赴新疆、西藏、青海和京郊地区支援帮扶，京津冀重点医疗合作开展专业技术培训4000余人次、手术3000余人次，回天地区医联体双向转诊4000余例。

诊疗服务进一步优化。开展延时服务、周末服务，从就诊环境、出诊管理、错峰复诊、危急值管理等10个方面推进门诊精细化管理，扩大互联网诊疗比例。全年，市属医院总诊疗3041.4万人次，出院94.6万人次，手术41.7万人次，互联网诊疗61.6万人次。

学科体系建设日臻完善，围绕"一流学科、知名学科、特色学科、潜力学科"分层开展34个学科评估和建设。消化内科协同中心牵头单位友谊医院STEM排行榜进入前五，5家成员单位进入全国百强。儿科协同中心完成儿童气道等五大方向研究，首个针对我国儿童和青少年癌症发病率和卫生服务可及性现状的研究在《柳叶刀》发表。市属医院获批科研经费11.46亿元（增长23.9%），获批国家自然科学项目379项（增长8%）；发表SCI论文5296篇（增长26.5%），其中高水平期刊占比64%，超过国际平均水平14个百分点，实现数量质量双提升；签约成果转化117项（增长80%），获北京市科学技术奖16项。

（潘峰 时亮）

市属医院改革

医院绩效考核

【完成市属医院绩效考核】年内，市医管中心对市属医院2022年度绩效目标完成情况进行考核，指标经过优化调整后首次使用，整体运行平稳。各市属医院在强化公立医院的公益性、加强医院管理、提高运营效率、保证医疗质量、降低医药费用方面取得较好成效，尤其体现市属医院公益性职能发挥的各项指标完成较好。

（朱晓瑞 杨恩明）

【满意度调查】年内，市医管中心继续委托第三方开展市属医院职工和人才满意度调查。完成《市属医院职工满意度调查报告》《市属医院人才满意度调查报告》。2022年，职工满意度平均得分86.06，人才满意度平均得分83.83。

（朱晓瑞 杨恩明）

【印发2022年绩效考核指标体系】年内，市医管中心制定并印发《市属医院2022年度绩效考核与评价指标体系》。保持指标体系基本框架、指标数量相对稳定，分为主要指标、日常指标、个性化指标、党建指标、费用控制、负性事件处罚、单项奖励等项目；微调绩效指标体系，引导医院进一步落实功能定位，提高管理能力和水平，实现高质量发展。

（朱晓瑞 杨恩明）

医院规划编制

【发布"十四五"规划和2035远景目标实施方案】4月29日，市医管中心印发《〈北京市属医院"十四五"时期发展规划和2035远景目标〉实施工作方案》，从加强规划组织领导、明确规划职责任务、建立规划工作机制、开展规划过程监测、开展规划培训宣传、加强规划监督检查6个方面明确规划实施工作方案主要内容。

（郑杰）

医院基础管理

医疗护理工作

【疫情防控与医疗救治】年内，市医管中心坚持"人民至上、生命至上"，有力应对多轮疫情冲击，最大程度保护人民生命安全和身体健康。动态清零阶段，通过三级预检分诊、四级感控责任体系、全链条风险排查、全口径人员管理、逢阳应急处置、实验室生物安全、涉疫医废闭环管理等措施，以底线思维落实"快严准实细"要求，在市属医院构筑起高效严密的防控体系。疫情防控新阶段，按照"二十条""新十条"要求，迅速优化完善防控措施，将工作重心转向保健康、防重症，实现平稳转换。面对大规模人群感染，市属医院在全市率先实现发热门诊应设尽设、应开尽开，发热门诊接诊高峰比全市提前4天；迅速扩容急诊收治规模，打通门急诊与住院部的收治通道，加强氧气供应储备和药品物资供应，实现应收尽收、应治尽治，比央属医院床位使用高峰提前13天；提前谋划重症设备，紧急启动院间借用机制，累计协调383台（套），迅速扩充重症救治能力；开展重症骨干力量储备，建立市、院两级培训机制，线上培训8.5万人次，重症救治水平持续提升；开展诊疗数据动态监测，关注老年人、孕产妇、儿童、透析、肿瘤、基础病等脆弱人群，保障重点人群救治需求。疫情3年来，3家定点医院共收治确诊患者10875例，收治重症危重症患者224例。"新十条"实施以来，市属医院发热门诊接诊12.14万人次（是历史同期的6.5倍），急诊接诊19.11万人次，重症监护床位由1167张扩增至2245张。疫情防控关键时期，宣武、同仁、友谊、世纪坛等医院牵头托管非市属定点和方舱医院运行保障，市属医院累计抽调3082名医务人员支援定点医院，超过12万人次支援市疾控中心和各区开展采样、流调、隔离点保障等任务，派出医疗队支援西藏、青海等地疫情防控工作。

（郭玉红 董思鑫 冀 杨 曹 洋）

【开展服务品质提升行动】年内，市医管中心出台《市属医院服务品质提升行动方案》，推出改善服务态度、优化就诊流程、加强人文服务3个方面12项措施，引导医院主动治理、未诉先办。全年，开展30余场次医患沟通培训；建立"无哭声手术室"，服务患儿超万人次；优化候诊导诊规则，拓展检查预约模式，使患者平均候诊时间缩短25.8%，检查等待时间缩短67.5%；实现入院预检分诊五码合一，有效减少人员聚集；开展改善医疗服务重点措施"回头看"专项督导检查，建立健全长效监管机制。

（冀 杨）

【门诊精细化管理】6月6日，市医管中心制定下发《关于进一步加强市属医院门诊服务精细化管理的通知》，从就诊环境、引导服务、出诊管理、信息化建设、多学科联合门诊、错峰复诊、危急值管理、隐私保护、集中预约、医疗安全10个方面推进精细化管理。6月13日，出台《关于加强市属医院门诊号源监管工作的通知》，在市属医院建立日常号源监测机制，对医生工作量和出诊时间科学性、合理性进行监测。加强门诊医师信息公示和不在岗沟通，措施实施后患者投诉量下降55.6%。

（程 卓）

【互联网诊疗】截至2022年底，全部市属医院均获得互联网诊疗资质，能够为患者提供线上咨询、复诊及送药到家等服务。17家医院通过互联网医院审核。年内，互联网诊疗累计在线服务患者61.6万人次，其中外地患者占就诊总量的41%。充分发挥互联网诊疗高效、便捷、个性化等优势，减少患者院内聚集，满足患者就医需求。此外，市属医院还提供线上审方、用药咨询、用药指导、送药到家等服务，由处方前置审核平台进行信息化审核，打印个性化的用药指导单随药快递到家。周均送药到家服务患者1.4万人次，年均线上药学咨询量超5000例次，为患者提供合理用药指导。

（冀 杨）

【国际医疗服务】年内，友谊、积水潭、天坛3家市属医院开展国际医疗服务，门诊6.52万人次，出院3042人次，体检8398人次，手术1786台。

（程 卓）

【行风建设和依法执业管理】年内，市医管中心制定下发《"做纯粹医者，建廉洁医院"专项行动方案（2022—2025年）》《贯彻落实医疗机构工作人员廉洁从业九项准则加强市属医院行风建设管理规定》等制度文件，引导医院建立完善党委领导、院长负责、党务行政齐抓共管的行风建设与管理工作体系；逐步完善机关纪委牵头、业务处室协办、医院纪委承办的工作模式，进一步完善纪检与行风部门协作沟通机制，对违规违纪者严肃处理；印发《关于进一步加强自查自纠，规范医疗服务行为，杜绝发生涉嫌欺诈骗保现象的通知》《关于开展落实医疗机构工作人员廉洁从业九项准则，规范医院诊疗和收费行为专项整治行动的通知》，部署开展专项自查，要求各医院深入开展一次"横到边、纵到底"的大排查大整治专项行动，进一步加强工作人员职业操守和道德建设，进一步规范医务人员执业行为，持续提升廉洁从业和依法执业水平。

（曹 洋）

【提升护理质量内涵】5月，市医管中心依托国际护士节，开展以"护理在身边，健康向未来"为主题的北京护理文化周系列活动。6月14日，针对老年患者慢病和多病共存、病情复杂不典型、安全隐患高等特点，下发《关于进一步做好市属医院老年患者出入院护理评估工作的通知》，指导医院采用科学方法评估老年人的躯体健康和功能状态，一人一策制订保护老年患者的护理计划，确保老年患者住院和居家安全及生活质量。

（董思鑫）

【加强医疗质量管理】年内，市医管中心持续加强市属医院病案质量督导检查，严格数据质控管理，开展非预期死亡病例抽查，通过典型问题分析、检查结果通报等形式强化结果应用，引导医院加强医疗质量安全管理。持续强化病种质量提升，对市属医院70个病种持续进行监测，结合DRG不断优化病种评价方式，定期通报各医院病种死亡率、平均住院日、例均费用等指标，引导医院加强临床路径管理，优化病种结构，持续提升病种管理水平。开展产科质量飞行检查和院感飞行检查，强化督导，针对检查薄弱环节进行分析通报，督促医院不断完善孕产妇质量管理和院感管理。

（郭妍宏　张潇丹　曹洋）

【完善院感管理】6月6日，市医管中心下发《北京市属医院工作人员感染性职业暴露管理办法（2022年版）》，组织专家开展环境物表环境采样并现场反馈检查结果。组织央属医院系统医院感染控制、医政管理和病案管理专家对市属医院的已报医院感染病例进行抽查，检查市属医院对重点部门、重点环节、高危人群等的院内感染控制管理水平。在既往开展的院感病例漏报检查基础上，创新性尝试开展确诊院感病例诊疗过程检查，了解临床病例感染诊断、抗菌药物使用、病原微生物送检及感染风险评估与干预措施，提升院感管理水平，促进规范诊疗和病案质量提升，强化临床感控意识，保证患者安全。

（曹洋）

【医联体建设】年内，市医管中心加强回天地区区域医联体建设，指导积水潭医院（回龙观院区）、清华长庚医院为回龙观、天通苑地区百姓提供医疗服务，促进优质医疗资源下沉。截至年底，开展双向转诊4001例，接收危重孕产妇转院151人次，唐筛检查1803人次，教学查房608次，专家下社区60次，讲座53次。深化康复医联体紧密合作机制，进一步拓宽医联体服务范围，以市属医院横向协同为重点，通过建设天坛–小汤山康复中心破题康复医联体发展瓶颈，有针对性地创新医联体管理运行机制，实现两院一科同质化发展和运营。康复中心床位由49张扩展到106张，治疗室面积近1000平方米，转诊患者同比增长55%。启动儿童医院/小汤山医院诊疗中心建设，发挥儿童临床与康复特色相结合的优势，激发医联体运行活力。持续推进紧密型儿科医联体建设，自2018年起，先后启动4批次建设试点工作，儿童医院、首儿所、友谊医院3家市属医院作为紧密型儿科医联体的核心医院对口帮扶天坛、清华长庚、小汤山等7家市属医院以及石景山、垂杨柳等8家区属医院的儿科建设，共建立17个紧密型儿科医联体，探索儿科特色专业领域内跨院分级诊疗，方便患儿就近诊治。

（程卓）

【推进京津冀医疗协同发展】年内，市医管中心推动市属医院32项京津冀政府重点医疗合作项目（雄安新区3项、廊坊北三县9项、张家口11项、承德4项、保定5项）。截至年底，22家市属医院共帮扶相关医疗机构重点科室85个，派驻专家1601人次，带教2589人次，开展专业技术培训4920人次，远程会诊501人次，

手术4131人次，双向转诊555人次。

（程卓）

【"以院包科"援助拉萨市人民医院】年内，友谊、朝阳、积水潭、天坛、首儿所、宣武、妇产、安贞及清华长庚9家"以院包科"医院及相关市属医院共派驻支援人员21名，通过师带徒的方式提升拉萨市人民医院医疗技术水平；全面启动"创伤中心"创建工作，实现"创伤中心建设单位"挂牌，为后续高质量、高水平通过国家评审打好基础。继续扩大帮扶科室范围，组织世纪坛医院和佑安医院对口帮扶拉萨市人民医院急诊科和介入科，力争补齐"创伤中心"短板，努力实现"大病不出藏"兜底医院建设目标。

（程卓）

【冬（残）奥会和重要会议医疗保障】年内，15家市属医院承担冬奥会场馆保障、冬奥村医疗救治和冬奥保障定点医院工作，共抽调各类保障和工作人员812人，包括场馆保障医疗人员437人，外语志愿者、支援120工作人员、冬奥酒店医疗保障人员、兴奋剂检测官、抗疫联络员、流调人员等375人。冬奥会和冬残奥会期间，各医院医疗保障和疫情防控指挥调度机制运转高效，医疗保障方案以及应急预案执行有力，分类闭环管理细致到位，实现了市属医院零破环、零感染。

（郭玉红　曹洋）

财务资产管理

【加强国有资产管理】9月30日，在市申遗办的指导推进下，天坛医院与东城区区机关事务管理服务中心签订交接确认函，天坛老院区资产交接完毕。截至年底，完成天坛医院最后4件资产调拨工作，天坛医院老院区全部资产调拨至东城区。

（姜鹏）

【科技成果转化经费管理】年内，市医管中心根据市政府的要求，配合财政、市科委等部门起草《北京市试点医院医学创新成果转化专用账户资金管理实施办法（试行）》，促进医学创新成果转化，发挥试点医院作为创新主体在医药健康产业发展中的重要作用，为市属医院科技成果转化工作奠定基础。

（谢超　张松宇）

【加强市属医院政府采购监管】年内，市医管中心开展规范市属医院采购管理专项行动，指导医院落实采购主体职责，强化对医院政府采购执行情况的监督；结合政府采购三年行动计划，通过自查与抽查相结合的方式，建立问题台账并督促医院整改落实；草拟《加强市属医院采购管理的指导意见》，梳理《政

府采购常见违法违规事项清单》。

（郑晓琳）

【电子票据和窗口语音提示应用】年内，4家医疗收费电子票据试点单位完成在市财政局电子票据系统正式环境下测试工作，具备医疗电子票据上线条件。9月28日，天坛医院开具北京市第一张住院电子票据，实现医疗收费电子票据在天坛医院全面应用。13家市属医院安装并使用收费窗口可视语音提示设备，其他未安装使用的市属医院正在抓紧推进中，截至年底，全部实现。

（赵　旭）

基础运行管理

【常态化疫情防控】年内，市医管中心紧盯食堂、宿舍、污水处理、医废等关键点位，督促指导各市属医院严格落实防控要求。建立492家第三方服务公司、1.36万名第三方人员花名册，清理140名第三方服务兼职人员，有效杜绝了不同单位间串岗风险，协调物业企业支持定点医院后勤保障工作。会同市生态环境局组织全市涉疫医废收运企业进行集体约谈，强化涉疫医废全流程闭环管理。建立院感防控重点风险点位视频监控巡查长效机制，实现视频监控全覆盖并保持功能完好，成为流调追踪重要手段。根据急剧增加的医疗需求，加强氧气供应和安全管理，强化安全秩序维护。协调民政部门推进太平间遗体处置工作，积极推进历史遗留问题的有效解决。

（刘立飞　冯　斌）

【精简患者健康服务热线】年内，22家市属医院原95部咨询、投诉电话精简为30条服务热线，全年累计解决312万余人次的群众健康需求。18家医院实现7×24小时接听应答，因咨询投诉电话问题导致的接诉即办工单由月均72件（月均占比3.06%）下降至36件（月均占比1.54%），降幅50%。商请市委网信办净化网络公示电话信息，清理错误联系方式44条，避免错误或停用电话信息误导公众。

（林丽云）

【市属医院患者满意度管理】年内，市医管中心修订完善患者满意度评价方案，优化满意度分析报告，持续推进患者满意度闭环管理。全年累计调查112万余人次，向各医院反馈患者共性不满意线索及开放性意见建议21万余条，督促指导医院加强数据分析和利用。全年患者综合满意度92.563分，其中门诊满意度为89.664分（略有下降）、住院患者满意度为95.46分（稳中有升）。

（林丽云）

【推进市属医院医学人文建设】年内，市医管中心探索推进"六位一体"医学人文集团化建设新模式，推动市属医院人文管理和服务不断向纵深发展。累计开展人文巡讲培训40余场次，参训人员近4000人次，各市属医院均制定本院医务人员文明用语并开展宣贯培训100余场次；累计遴选63名人文讲师，举办宣讲活动128场次；组织医务人员撰写平行病历335篇，开展叙事病历分享交流活动44场次；在"北京医管"官微发布医学人文专刊46期，累计发布112期；授予91个科室"市属医院医学人文建设示范科室"称号，人文科室患者满意度平均分98.71分，明显高于市属医院平均水平。承办国家卫生健康委医院管理研究所医学人文建设与发展分论坛。

（林丽云）

医院建设投资

【世纪坛医院急诊急救综合楼开诊】8月16日，世纪坛医院急诊急救综合楼投入使用。该项目于2018年10月启动建设，2021年基本实现完工。

（纪路辉）

【朝阳医院东院项目主体工程完工】12月26日，朝阳医院东院项目主体工程完工，项目全面转入医疗设备安装和开业筹备工作。

（纪路辉）

【北京口腔医院迁建工程】4月28日，北京口腔医院迁建工程实现主体结构封顶。作为2022年市政府重点工程，同时也是一项重要民生工程，该项目全面转入机电安装及装饰装修施工阶段，预计2023年基本完工。

（纪路辉）

【积水潭医院回龙观院区二期扩建工程】5月29日，积水潭医院回龙观院区二期扩建项目实现主体结构封顶。作为2022年市政府重点工程和回天地区重点项目，同时也是一项重要民生工程，该项目全面转入机电安装及装饰装修施工阶段，预计2024年完工。

（纪路辉）

【天坛医院迁建工程】7月4日，天坛医院迁建工程取得市发展改革委竣工决算批复。审定项目竣工决算投资44.87亿元。

（纪路辉）

【清华长庚医院二期工程】12月21日，北京清华长庚医院二期工程实现主体结构封顶。作为2022年市政府重点工程和回天地区重点项目，同时也是一项重要民生工程，该项目全面转入机电安装及装饰装修施工阶段，预计2024年完工。

（纪路辉）

【回龙观医院科研教学康复楼项目】10月26日，回龙观医院科研教学康复楼项目取得市发展改革委员会项目建议书（代可研报告）批复，项目建筑面积3.44万平方米，总投资3.26亿元。

（纪路辉）

【胸科医院危房改建项目】10月26日，胸科医院危房改建项目取得市发展改革委员会项目建议书（代可研报告）批复，项目建筑面积5万平方米，总投资6.06亿元。

（纪路辉）

【地坛医院应急改造工程】4月14日，市政府批复北京地坛医院应急改造提升方案。5月15日，批复将院内改造工程纳入应急工程实施。截至年底，基本完成应急改造工程施工任务。

（纪路辉）

【北京中医医院新院区选址确定】12月，经报请市政府同意，北京中医医院新院区选址确定在朝阳区豆各庄乡富力又一城西侧地块，用地规模约8.67万平方米，建设规模约22万平方米，设置床位1000张。

（纪路辉）

药品和医疗器械管理

【麻精药品管理】1月19日，市医管中心党委常委、副主任谢向辉组织召开市属医院麻精药品相关法规培训暨专项整治行动反馈会。会上，对涉及麻精药品管理相关的法律法规及罚则进行解读，并对专项整治行动发现的问题及整改情况通报反馈。中心药事处、医疗护理处、基础运行处相关负责人及22家市属医院分管药学院领导、药学部门、医务部门、保卫部门、护理部门及麻精药品使用重点临床科室相关负责人共计240余人参会。

5月至7月，市医管中心开展2022年上半年市属医院麻精药品专项督导检查，根据麻精药品管理最新政策文件，结合巡视、巡查和前期专项整治行动发现的问题，针对薄弱环节，着重对重点区域监控点位覆盖情况、监控录像保存期限、双人操作、重点临床科室等麻精药品管理的环节和内容进行督导，覆盖市属医院的25个院区，下发督办单20张。

9月14日，市医管中心召开市属医院麻精药品管理相关工作部署会。会议首先进行《市属医院麻醉药品和第一类精神药品管理规范（试行）》培训，随后总结反馈上半年市属医院麻精药品飞行检查情况，部署2022年专项督查行动重点工作任务。药事处、医疗护理处、基础运行处负责人及22家市属医院药学部主任、医务处长、护理部主任、保卫处长、麻醉科主任及麻

精药品使用重点科室相关负责人共250余人线上参加。

（王文凤 王 悦）

【合理用药动态监测专家评审】2月25日，市医管中心召开2021年市属医院合理用药动态监测专家评审会。会议邀请市属医院药学和医务部门共6名专家，通过抗菌药物、非治疗性用药、中药注射剂和自费药4个维度，结合各医院诊疗特色，对市属医院2021年全年使用金额排名前20位的药品进行合理性评价，并围绕2022年合理用药动态监测新思路、新方案开展探讨。

（王文凤 王 悦）

【举办4期药师沙龙】3月31日、6月16日、8月18日、12月13日，市医管中心举办第二十七期至第三十期药师沙龙，主题分别为"临床用药的风险识别与管理""医院药学的学科建设与高质量发展——以医院制剂的研发与转化为例""临床药学相关问题挖掘与学科建设"和"中医药传承与发展"。市属22家医院百余名药师参加。

（王文凤 王 悦）

【开展大型医用设备专项清查】6月，市医管中心组织专家对22家市属医院28个院区（不含地坛医院本部）的PET/CT、CT、MR、DSA等大型医用设备开展专项清查工作。专家组通过查阅资料、实地查看、个案追踪等方式，对医院大型医用设备的安装启用日期及工作量等关键信息进行调研，分析设备的使用情况，对发现存在低使用率设备的情况，及时督促医院整改，确保大型医用设备的合理使用。

（王文凤 陈 亮）

【召开医用耗材和体外诊断试剂集中议价总结会】6月24日，市医管中心以视频会议的形式召开了市属医院2021年医用耗材和体外诊断试剂集中议价总结及工作部署会。药事处介绍真空采血管、输液接头和4类体外诊断试剂集中议价的背景和方案，通报前期两批次集中议价工作部署后的使用监测情况，友谊医院、安贞医院、世纪坛医院和儿童医院作为牵头医院分别通报了议价结果。机关纪委对于医用耗材遴选和使用过程中的行风建设和廉政风险防范提出工作要求。各市属医院医用耗材主管院领导、纪委书记、采购部门负责人、医工部门负责人和相关工作人员共计130余人参会。

（王文凤 陈 亮）

【第四期市属医院药学学科培训】7月29日，市医管中心举办第四期市属医院药学学科培训，采用线上视频培训的方式，以"临床研究的设计与实施"为主题。培训邀请北京大学第三医院、解放军总医院第五

医学中心、北京友谊医院的研究员、医生、药师分别从基于真实数据开展临床研究的方法学建议、队列研究中自变量的选择、筛选与分析方法、循证药学——开展临床研究，助力药学服务等方面进行讲解。22家市属医院110余人参加培训。

（王文凤　王　悦）

【妇产专科临床药师培训】9月22日，市医管中心召开妇产专科临床药师培训会，由北京妇产医院承办，主题为"妇产专科常见疾病治疗药物合理用药实践与管理"，邀请北京大学第三医院、北京积水潭医院、浙江大学医学院附属妇产科医院、北京妇产医院、北京中医医院讲师分别从临床药师培养、妇产科围术期预防感染用药专家共识解读、妇产科处方点评要点、妊娠用药登记平台建设与实践等方面进行讲授。市属22家医院50余名药师线上参会。

（王文凤　王　悦）

【召开市属医院医疗器械相关工作部署会】9月22日，市医管中心召开市属医院医疗器械相关工作部署会，对《北京市市属医院医用耗材管理办法（试行）》和《北京市市属医院医用设备管理办法（试行）》进行解读和宣贯，反馈市属医院大型医用设备使用情况清查结果，针对本年度医用设备配置评审工作中发现的问题进行通报，对市属医院医用耗材遴选采购与合理使用专项督查工作和部分医院医用设备盘点专项行动进行工作部署。市属22家医院医疗器械管理部门相关负责人共150人参会。

（王文凤　陈　亮）

【儿科抗菌药物合理应用管理培训】10月21日，市医管中心举办儿科抗菌药物合理应用管理与药师能力提升专题培训，由北京儿童医院承办。培训围绕抗菌药物临床使用和处方点评、儿科临床药师药学服务展开，邀请国家卫生健康委医院管理研究所、国家卫生健康委医管中心、北京协和医院、北京大学第三医院、北京友谊医院、北京儿童医院、哈尔滨市儿童医院等医院的15位讲师从儿童抗菌药物临床应用监测、儿科抗菌药物目录梳理及其分析、抗菌药物处方审核规范与不合理用药干预等方面授课。市属22家医院170余名药师线上参加培训。

（王文凤　王　悦）

【开展门急诊处方点评】9月至12月，市医管中心开展2022年度市属医院门急诊处方点评，首次采用线上点评方式，涵盖市属22家医院门急诊西药和中成药共计210余万张处方。门急诊处方点评合格率97.4%。

（王文凤　王　悦）

【中药饮片验收与调剂人员培训】12月7日，市医管中心举办市属医院中药饮片验收与调剂人员培训，邀请北京市药品检验所中药室、北京友谊医院、北京城市学院的4位讲师从当前常用中药饮片质量状况与问题分析、医院中药饮片验收工作程序与常见质量问题处理、北京地区医疗机构中药饮片常见质量问题等方面讲授。22家市属医院70余名药师线上参加培训。

（王文凤　王　悦）

【开展医疗器械管理专题培训】12月8日，市医管中心召开市属医院医疗器械管理年度专题培训会，紧密结合医院日常工作和医工学科产出需求，邀请积水潭医院、世纪坛医院和宣武医院讲师从骨科耗材精细化管理、医用设备信息化管理和临床工作转化科研项目3个维度进行分享和交流。市属22家医院280余人线上参加培训。

（王文凤　陈　亮）

审计监督

【完善制度体系建设】3月，市医管中心修订《关于进一步明确市属医院内部审计、财务部门负责人任职条件及任免报备的通知》。12月，为加强对市属医院党政主要领导人员的监督管理，完善市属医院领导干部经济责任审计工作，发布《北京市医院管理中心关于印发市属医院主要领导干部经济责任审计的若干规定（试行）的通知》。

（于孟琪）

【专项审计】年内，市医管中心完成对22家市属医院2021年财务报表审计及三公经费审计，对13家市属医院疫情资金及捐赠情况专项审计，以及对4家市属医院9位领导干部的经济责任审计。完成市医管中心2021年度预算执行和决算草案审计，以及亚投行贷款专项审计工作。

（于孟琪）

医院干部与人事管理

人才队伍建设

【7人入选青年北京学者】年内，友谊医院鄢丹、同仁医院金子兵、天坛医院李德岭、李子孝、张伟，安贞医院李玉琳，宣武医院唐毅入选青年北京学者。

（杨恩明　朱晓瑞）

【6人参加"人才京青行"活动】年内，友谊医院刘振华、朝阳医院陈哲、天坛医院李文斌、中医医院张秦、儿童医院刘靖媛、老年医院刘小鹏参加"人才

京青行"活动。

(杨恩明 朱晓瑞)

【9人参加"人才京郊行"活动】年内，友谊医院葛智成，朝阳医院白会敏、贾建文，安贞医院杨冬，妇产医院梁娜、刘婷婷，天坛医院韩静，中医医院孔庆喆，肿瘤医院张成海参加北京市第十四批"人才京郊行"活动。

(杨恩明 朱晓瑞)

【6人参加博士服务团活动】年内，友谊医院杜源、朝阳医院冯晓凯、天坛医院刘海洋、安贞医院张新勇、世纪坛医院马晓蓉、肿瘤医院韩淑燕参加博士服务团活动。

(杨恩明 朱晓瑞)

【17人援助新疆和田】年内，友谊医院王秋实，朝阳医院李鹏，积水潭医院尹星华，天坛医院罗岗，安贞医院薛超，世纪坛医院石峰，宣武医院刘华，中医医院赵培，肿瘤医院何流、李强，儿童医院马扬，妇产医院宋伟，地坛医院吴亮，同仁医院王磊，佑安医院权哲峰，清华长庚医院马珂，口腔医院王楠援疆。

(杨恩明 朱晓瑞)

【22人援助西藏拉萨】年内，友谊医院赵晓牧、王俊雄，朝阳医院杨苏乔、杨晓勇，积水潭医院吴宏华，天坛医院赵万全、曹晓昱，安贞医院王建龙，世纪坛医院冯亚平，宣武医院叶红，清华长庚医院庄卓男，中医医院汪红兵、高义森，肿瘤医院鄢谢桥，儿童医院温洋，首都儿科研究所高志杰，妇产医院周建新，胸科医院穆晶，安定医院韩雪，回龙观医院赵力霖，老年医院李智勇以及组织人力处张晓光援藏。

(杨恩明 朱晓瑞)

干部管理

【市属医院领导班子和干部队伍建设】年内，共任免干部90人次，其中提拔20人次，进一步使用2人次，交流轮岗20人次，增加职务7人次，免职13人次，试用期转正9人次，职级晋升10人次，转正定级9人次。

(李 慧 孙雯雯)

人事管理

【定向选调和"优培计划"招聘】年内，市医管中心创新人才招聘路径，积极做好定向选调和"优培计划"招聘工作，共选调应届毕业生2名，"优培计划"招聘应届毕业生13名；研究上报2023年度定向选调岗位3个、"优培计划"招聘岗位68个。

(时 亮)

【市属医院人事管理】年内，市医管中心审核批准市属医院34名高级专家聘任二级岗位、74名高级专家延退。完成2022年度公务员考录工作，录用公务员1人。全年市属医院接收毕业生1952人，其中引进非北京生源毕业生595人，包括博士生385人、硕士生208人。完成年度转业军官接收安置工作，市属医院共接收转业军官2人。组织市属医院开展人才引进、办理夫妻两地分居工作，其中申报人才引进需求7人，为6人办理引进落户手续；申报办理两地分居102人，批复18人。

(陆莹莹 时 亮 倪美燕)

市医管中心处级及以上干部任免情况

滕红红　免去北京安定医院党委书记职务，并办理退休手续

姜 悦　任北京小汤山医院党委副书记、副院长（主持行政工作），免去北京市医院管理中心医疗护理处副处长职务

孙丽芳　免去北京积水潭医院工会主席职务，办理退休手续

王玉波　同意提名为北京老年医院工会主席人选，免去北京老年医院副院长职务

杨爱民　任北京老年医院副院长，免去北京老年医院工会主席职务

张宗德　同意提名为北京市结核病胸部肿瘤研究所（北京胸科医院）工会主席人选，免去北京市结核病胸部肿瘤研究所（北京胸科医院）副所（院）长职务

王丽娟　免去北京市结核病胸部肿瘤研究所（北京胸科医院）工会主席职务，办理退休手续

李晓北　结束试用期正式任职，任北京市结核病胸部肿瘤研究所（北京胸科医院）党委副书记、所（院）长

郭树彬　结束试用期正式任职，任北京朝阳医院副院长

侯晓彤　结束试用期正式任职，任北京安贞医院副院长

吴青青　结束试用期正式任职，任北京妇产医院副院长

颜 冰　免去北京市医院管理中心药事处处长、一级调研员，调市医保局工作

李 巍　结束试用期正式任职，任北京儿童医院副院长

郑东翔　任小汤山方舱医院临时党委书记（兼）

马迎民　任小汤山方舱医院临时党委副书记、院长（兼）

任　静　任小汤山方舱医院临时党委副书记、纪委书记（兼）

姜　悦　任小汤山方舱医院临时党委委员、副院长（兼）

胡中杰　任小汤山方舱医院临时党委委员、副院长（兼）

李德令　免去北京朝阳医院党委常委、委员，副院长职务，办理退休手续

孟庆玲　同意提名为北京安定医院工会主席人选，并履行工会章程有关程序

李占江　免去北京安定医院副院长职务，不再按照领导人员管理

李晓虹　任北京回龙观医院副院长，免去北京安定医院副院长职务

李　娟　免去北京老年医院副院长职务，办理退休手续

李秀兰　同意提名为北京地坛医院工会主席人选，免去北京地坛医院副院长职务

杨志云　任北京地坛医院副院长，不再作为北京地坛医院工会主席提名人选

成　军　免去北京地坛医院副院长职务，不再按照领导人员管理

王绍礼　同意提名为北京回龙观医院工会主席人选，免去北京回龙观医院副院长职务

王笑民　免去北京中医医院副院长职务，不再按照领导人员管理

陈博文　免去首都儿科研究所副所长职务，不再按照领导人员管理

邓明卓　同意提名为北京友谊医院工会主席人选，并履行工会章程有关程序

冯国平　同意提名为北京积水潭医院工会主席人选，免去北京积水潭医院副院长职务

金子兵　任北京同仁医院副院长（试用期1年）

王明刚　任北京朝阳医院党委常委、副院长（试用期1年）

孙倩美　同意提名为北京朝阳医院工会主席人选，并履行工会章程有关程序

姚　琦　任北京世纪坛医院副院长（试用期1年）

袁　静　任首都儿科研究所副所长（试用期1年）

李光辉　同意提名为北京妇产医院工会主席人选，并履行工会章程有关程序

黄　欣　同意提名为北京口腔医院工会主席人选，并履行工会章程有关程序

王　京　任北京安定医院副院长（试用期1年）

张庆娥　任北京安定医院副院长（试用期1年）

倪如暘　任北京老年医院副院长（试用期1年）

杜　晔　任北京市结核病胸部肿瘤研究所（首都医科大学附属北京胸科医院）副所长（副院长）（试用期1年）

吴　倩　任北京市结核病胸部肿瘤研究所（北京胸科医院）总会计师（试用期1年）

吴光清　任北京中医医院总会计师，免去北京地坛医院总会计师职务

王　妮　任北京地坛医院总会计师，免去北京市结核病胸部肿瘤研究所（北京胸科医院）总会计师职务

郑　函　任北京回龙观医院总会计师（试用期1年），免去北京市医院管理中心财务与资产管理处（审计处）四级调研员

罗小军　任北京市医院管理中心系统副处职干部（试用期1年）

张梦平　任北京市医院管理中心改革发展处（基本建设管理处）副处长（试用期1年），免去北京市医院管理中心改革发展处（基本建设管理处）四级调研员

王　岩　任北京市医院管理中心机关党委（党群工作处）副处长，免去北京市医院管理中心办公室副主任职务

尤　红　结束试用期正式任职，任北京友谊医院副院长

王古岩　结束试用期正式任职，任北京同仁医院副院长

赵成松　结束试用期正式任职，任北京儿童医院副院长

阴赪宏　结束试用期正式任职，任北京妇产医院党委副书记、院长，北京妇幼保健院院长

许峻峰　任北京安定医院党委委员、书记，免去北京小汤山医院党委书记、委员职务

周建新　任北京世纪坛医院常务副院长（正处级），免去北京天坛医院党委常委、委员，常务副院长（正处级）职务

赵　红　任首都儿科研究所党委委员、专职副书记（正处级），免去北京市医院管理中心机关党委委员、机关纪委书记职务

谷　水　任北京同仁医院党委委员、常委、专职副书记（正处级），同意提名为北京同仁医院工会主席人选，并履行工会章

程有关程序；免去北京口腔医院党委书记、委员职务

丁枭伟　任北京口腔医院党委委员、书记，免去北京儿童医院专职副书记（正处级）、委员，纪委书记职务

张海鸥　任北京儿童医院党委委员、专职副书记（正处级），纪委书记，免去北京市医院管理中心机关党委（党群工作处）专职副书记（处长）、委员、一级调研员

张金霞　任北京小汤山医院党委委员、书记，免去北京中医医院工会主席职务

徐春军　同意提名为北京中医医院工会主席人选，免去北京中医医院副院长职务

穆瑞琰　任北京市医院管理中心机关党委（党群工作处）副处长（挂职1年）

张永宏　任北京佑安医院副院长（试用期1年）

郝　伟　免去北京市结核病胸部肿瘤研究所（北京胸科医院）副所长（副院长）职务，并办理调出手续

黄　毅　免去北京市医院管理中心机关党委（党群工作处）三级调研员，并办理退休手续

汪红兵　任北京市医院管理中心系统副处级干部（试用期1年）

科研学科教育工作

【医学创新与成果转化市级试点】年内，市医管中心会同市委编办、市财政局、市科委中关村管委会等13个委办局组建工作专班，在天坛医院、安定医院开展试点推进医院创新转化，代拟医学创新和成果转化改革试点方案，由市政府办公厅印发实施。通过引入市场机制、着力破解制约医院医学创新和成果转化的实践难题和痛点堵点，围绕发挥医院创新主体作用、拓宽医院创新转化投入渠道、优化完善医院成果转化长期收益管理机制、推动成果转化政策在医院落地等方面明确18项市级重点任务，打通医院科技成果转化操作环节落地实施"最后一百米"。

（李晓峰）

【成立市属医院研究型病房联合体】年内，市医管中心组建成立市属医院研究型病房联合体，分享规范化、标准化建设经验，打造高质量培训课程，以"药物临床试验质量管理规范""伦理办公室在伦理审查中的作用""临床试验概述及基本流程介绍""临床研究的成败核心——质量就是生命""人类遗传资源监管""委托审查思考及实践"为主题连续开展6期临床试验训练营，提升研究型病房建设质量。

（邢雨彤）

【市属医院学科评估】年内，市医管中心开展市属医院学科评估工作，对标现行公认的第三方学科评价体系，组织市属医院对《北京市属医院"十四五"时期学科建设规划》中涉及本院的一流学科、知名学科、特色学科、潜力学科4类学科进行数据采集及初步评估，形成《北京市属医院学科分析报告（初稿）》。

（邢雨彤　吕　晗）

【医学学科协同发展中心建设】年内，市医管中心梳理印发儿科、消化内科协同中心年度工作任务；召开消化内科学科协同发展中心2021年度工作总结会及项目平台课题推进会；消化内科协同中心牵头单位友谊医院消化学科STEM排行榜位列第五，为历史最好成绩，5家成员单位消化学科进入全国百强。成员单位消化门诊量、住院量、内镜操作数量显著上升。儿科协同中心开展96项儿科专项绩效目标自查，首个针对我国儿童和青少年癌症发病率和卫生服务可及性的现状研究在《柳叶刀》期刊发表，基于2017—2021年儿科协同中心成员单位数据完成《儿科学科诊疗质量协同发展分析报告》。

（李晓峰）

【"扬帆"计划】年内，市医管中心推进"扬帆"计划3.0任务落地，布局以解决重大医学临床问题、开拓研究创新领域为目标的诊疗能力提升项目，开展人才、项目摸底与实施方案的制订，完善管理机制，形成学科-人才-指南-项目环环相扣的项目设计方式；开展医工结合培育项目前期调研与工作方案制订，明确资助范围、评审办法与验收标准，引导市属医院与高校院所、企业开展医工结合概念验证；完成"扬帆"3.0实施方案的制订与印发。

（李晓峰）

【"培育"计划】年内，市医管中心完成2022年度"培育"计划任务书下发；完成2023年"培育"计划申报，共遴选出22家市属医院医、技、护、管等领域研究项目140项。完成"培育"计划2016—2021年度评估，62%获批人员在课题执行期间获得了晋升，其中51%晋升了高级职称。

（邢雨彤）

【"青苗"计划】年内，市医管中心遴选出第八批"青苗"人才200名。完成青苗计划7年评估，7批次选拔培养共计630人，获得440项局级以上项目资助，50余人获得"北京青年拔尖人才""北京市科技

新星""北京市优秀青年人才"等更高层级人才计划。

（王　昕）

【举办第六届科技创新大赛】年内，以"医学科幻"为主题、线下和线上相结合的方式举办第六届科技创新大赛初赛、复赛。比赛邀请了北京市科幻产业研究、科技成果转化、投融资等领域的8位行业专家对50个"医学科幻"项目进行函评，32个项目成功进入复赛，最终10个项目成功进入决赛。参赛项目涉及脑科学和类脑智能的探秘研究、元宇宙+智慧医院的未来展望，项目方向全面多样。同时，选手结合视频、模型、情景表演等多种形式进行展示，呈现未来医学发展方向，描绘未来医学发展面貌。现场临床、科幻、传媒、管理、投资等领域专家从项目创新启示性、科技引领性、形式多彩性3个方面综合评判，评选出了一等奖1项、二等奖3项、三等奖6项，最终来自北京口腔医院的"智慧牙医–便携口腔疾病诊疗系统"项目荣获桂冠。

（王　昕）

【市属医院科研学科教育成果】年内，市属医院签约科技成果转化105项，同比增长61.5%，合同成交额1.0367亿元，成果转化实际到账6980.3万元，同比增加326.6%。授权发明专利338项，同比增长74.2%。市属医院新立项局级以上科研项目1884项，同比增长56%；科研经费11.46亿元，同比增长23.9%。新立项国家自然科学基金项目379项，同比增长8.0%；天坛医院李德岭获批优秀青年科学基金。

中国医学科学院2021年科技量值评价排行榜中，9家市属医院进入前100，同比排名上升的有7家：友谊医院上升2名、朝阳医院上升6名、积水潭医院上升14名、天坛医院上升4名、安贞医院上升6名、宣武医院上升3名、儿童医院上升1名。在31个学科中，市属医院有20个传统优势学科进入前十，同比增加2个，分别是重症医学（朝阳医院）上升11名、烧伤外科学（积水潭医院）上升3名。有10个学科（12个科次）排名全国前三。

2021年度中国医院排行榜中，进入百强的北京市属医院有10家，同比排名上升的有4家：天坛医院上升3名、儿童医院上升1名、北京肿瘤医院上升7名、友谊医院上升9名。在42个专科中，市属医院进入前十的专科共有26个，专科排名同比上升的有3个：变态反应（同仁医院）上升1名、肿瘤学（北京肿瘤医院）上升1名、口腔科（北京口腔医院）上升1名。其中有11个专科（12个科次）排名全国前三。

市属医院发表SCI论文5296篇，同比增长26.5%。SCI论文JCR Q1分区1495篇，同比增长29.0%；JCR Q2分区1905篇，同比增长41.5%，高水平期刊（Q1+Q2）总占比64%，超过国际平均水平14个百分点，实现数量质量双提升。发表统计源期刊论文6205篇，同比增长4.7%。天坛医院王拥军团队、缪中荣团队在NEJM和LANCET发表论著，天坛医院王伊龙团队在JAMA发表论著，儿童医院倪鑫团队、宣武医院马青峰团队在LANCET发表论著，北京肿瘤医院季加孚团队在SCIENCE和CELL发表论著，佑安医院粟斌团队在CELL发表论著。

2022年度，市属医院获得北京市科学技术奖一等奖1项、二等奖5项，中华医学科技奖一等奖1项、二等奖1项，中华中医药学会科技奖一等奖1项。市属医院住院医师首次参加医师资格考试通过率总体为94.7%，完成较好的医院有友谊医院等11家医院。市属医院有省级以上住院医师规范化培训专业基地165个，专科医师规范化培训专业基地26个，硕士点361个，博士点226个，硕士生导师2078名，博士生导师925名，在读研究生7935名，新招研究生2373名。

（王　昕）

【实验室生物安全疫情防控】年内，市医管中心组织3次大规模市属医院实验室生物安全检查及"回头看"工作，覆盖市属医院所有院区，发现整改问题60余处，加强督导培训，全面落实医院、科室、个人等各方责任。22家市属医院实现核酸检测实验室视频监控全覆盖。强化人员操作培训及应急演练，强化逢阳必报、样本溢洒等突发事件的预案和演练，确保实验室生物安全零事故。下发《关于市属医院科教领域进一步落实"四方责任"强化履职尽责的通知》，重点时段完成《22家市属医院科教全口径人员排查日报》53期，共计发现问题20余处，着力加强科教领域科研部门、教育部门、研究型病房、实验室生物安全管理部门和管理服务对象的全口径人员总计约1.36万人的日常管理和闭环督导。

（王　昕）

党建、工会和共青团工作

【"回天"地区医疗服务提升成效宣传】6月，市医管中心策划并组织"回天"地区发展提升成效的宣传采访，全面介绍市医管中心按照市委市政府工作部署，积极落实"回天"行动计划，发挥市属优质医疗资源的辐射带动作用，全面提升"回天"地区医疗服务水平。同时，对协调积水潭医院接管新龙泽院区并实现开诊运行、加快推进积水潭医院回龙观院区、清华长庚医院扩建工程建设，积极补齐该地区医疗资源短板的情况与记者进行了交流。北京电视台、北京日报、北京青年报、新京报、北京电台、北京商报等媒体参加活动并专题报道。

（单 玥）

【天坛小汤山康复中心运行1周年媒体沟通会】10月9日，天坛小汤山康复中心运行1周年媒体沟通会在小汤山医院举行。会上，天坛医院、小汤山医院分别介绍了天坛小汤山康复中心运行情况和成效、下一步工作计划和发展规划以及小汤山医院依托康复中心多学科协同发展模式推动建设新型康复医疗的进展。市医管中心党委书记、主任潘苏彦介绍了市医管中心践行以人民为中心的发展理念，紧紧围绕患者健康需求，统筹整合市属医院优质医疗资源，为患者提供"治疗—康复"连续性医疗服务模式的思路、举措。新华社、光明日报、健康报、中新社、北京电视台、北京日报等15家媒体参加了活动。

（单 玥）

【创新工作室建设评比】12月，市医管中心工会首次在系统内开展中心级职工创新工作室评比工作。18家直属医院申报53个工作室，经第三方评比，认定2022年度中心级创新工作室24个，中心工会资助经费48万元，医院做好相应经费匹配。

（刘熙宇）

【获奖情况】5月，北京安贞医院获评2022年北京市五一劳动奖状，积水潭医院赵兴山、地坛医院王宪波、安贞医院王宁获评2022年北京市五一劳动奖章，天坛医院脑胶质瘤精准诊疗创新团队、积水潭医院冬奥国家高山滑雪医疗队2个团队获评2022年北京市工人先锋号。天坛医院江涛获评2022年"大国工匠"提名人选。

11月，首都儿科研究所工会、北京世纪坛医院工会、北京妇产医院工会、北京老年医院工会获评市级示范职工之家，43个暖心驿站获评市级示范暖心驿站。

12月，同仁医院杨金奎等8人为领军人的创新工作室分别获评市级（示范性）职工创新工作室和市级职工创新工作室，获资助经费28万元；安贞医院朱俊明等3名专家被授予"名师带徒"称号；胸科医院"耐药结核病临床研究智能辅助工具-电子知情同意"等3个创新项目被授予市级创新成果奖；友谊医院张澍田等4人获2022年市级创新项目助推资金，积水潭医院及松洁等6人获2022年职工创新发明专利助推资金。

（刘熙宇）

健康城市与健康促进

【概述】2022年，全市各级爱国卫生组织以纪念爱国卫生运动70周年为契机，以疫情常态化防控为主线，深入实施《北京市人民政府关于本市深入开展爱国卫生运动的实施意见》，推进《健康北京行动（2020—2030年）》。完成3261条背街小巷环境精细化整治提升任务，持续推进垃圾分类工作，居民垃圾分类知晓率99.1%，参与率98%以上。完成396个城乡接合部村庄和125个农村大集环境整治，全市农村生活污水处理率提升至74.57%，农村卫生户厕覆盖率99%以上。开展第34个爱国卫生月活动，坚持每月最后一个周末开展周末卫生日活动，全市1.4万余支专业防制队伍和30余万名志愿者参与基层环境治理。14个区获得国家卫生区命名，37个乡镇获得国家卫生乡镇命名，284个乡镇和街道获得市级卫生乡镇街道命名，覆盖率达到82.56%。全市各级无烟党政机关1438家，覆盖率100%，实现健康中国行动控烟行动阶段性目标。启动控烟示范街区（试点）建设，完成25家街区遴选

并同步推进建设。宣传推广"美丽庭院"和"最美街巷"建设精品，展现美丽乡村和背街小巷精细化整治工作成效。以文化科技卫生"三下乡"活动为载体，开展送健康到乡村系列科普巡讲活动，在涉农区开展13场线下健康科普讲座，组织46名相关专家为600余名农村居民健康服务。举办北京市纪念爱国卫生运动70周年主题展，集中展现本市爱国卫生工作在国家卫生区创建、美丽乡村、病媒生物防制、健康促进、健康北京等方面取得的成就。

（王洪学）

健康北京建设

【健康北京行动年度监测评估】4月至5月，按照《健康中国推进委员会关于印发健康中国行动监测评估实施方案和健康中国行动监测评估指标体系（试行）的通知》的相关要求，健康北京行动推进委员会办公

室委托首都医科大学公共卫生学院，对2021年度健康北京行动进展情况进行监测评估。监测结果显示，涉及北京市的61项指标中：居民健康素养水平等56项指标已提前完成预期目标；其他5项指标中，居民环境与健康素养水平尚未开展监测；居民心理健康素养水平、全国儿童青少年总体近视率、配备专职校医或保健人员、接尘工龄不足5年的劳动者新发尘肺病报告例数占年度报告总例均未达到国家2022年目标值。

（刘福森）

【"健康北京周"宣传活动】7月25日至30日，市卫生健康委联合市科协、市体育局等部门，举办第六届"健康北京周"系列主题宣传活动，以线上宣传为主，包括"云启动·健康齐助力"和"云科普·大咖面对面"两部分。在启动仪式上，市卫生健康委介绍本届"健康北京周"组织形式和活动内容；市科协介绍北京市"科技馆之城"和"北京科学传播融媒体平台"建设情况；市体育局、市疾控中心等部门分别启动"万步有约"50天健步走大赛、健康北京IP形象征集等活动，发布系列减盐健康菜谱；市计生协会向市民展示"健康的样子"儿童绘画优秀作品。活动期间，市卫生健康委组织北京友谊医院、北京同仁医院、宣武医院、北京儿童医院、北京妇产医院、北京安定医院，每天邀请1~3位北京健康科普专家走进演播厅，围绕健康北京行动和百姓关心的"老年健康管理""儿童常见病防治""爱眼护眼""妇女保健""消化系统健康""心理健康"等话题，制作线上访谈节目，与市民互动交流讨论，普及健康知识。本届"健康北京周"通过健康北京头条号、健康北京抖音号、市疾控中心官方微博等20多家平台同步直播，在线观看直播人数超过17万人次，相关信息在户外大屏、楼宇电视等媒体曝光量超3000万次。

（刘福森）

健康促进

【首都市民卫生健康公约线上答题】9月20日，为进一步做好爱国卫生主题宣传和《首都市民卫生健康公约》学习推广，市爱卫办、市卫生健康委、市妇联与市疾控中心启动"2022年健康'提素'—家庭健康知识竞答活动"。组织全市351个街（乡）6600余家社区（村）参与活动，阶段性开展经验交流和学习成果排名。活动期间，市、区联动立体宣传，全程通过北京健康教育微博微信、健康北京头条号、16个区疾控中心微信公众号等持续发布宣传信息近150条，累计阅读量超20万次；通过微信朋友圈定向北京地区市民

精准推送宣传广告6天，总曝光数达532万次；通过9块城市户外大屏、6000个楼宇电视、2万块地铁公交电视循环播出健康"提素"竞答活动电子海报30天，累计曝光量超270万次；在《北京晚报》刊载活动专版，截至10月31日24时，全市共907842人注册参与，累计答题820424人。

（刘福森）

【首都市民卫生健康公约进社区】年内，北京市爱国卫生运动委员会办公室、首都精神文明建设委员会办公室和健康北京行动推进委员会办公室持续深入开展《首都市民卫生健康公约》进社区活动，大力倡导文明健康、绿色环保的生活方式。《首都市民卫生健康公约》在抖音等平台的公约话题总浏览量超过1.1亿次，用户参与相关作品4.4万多部，在户外大屏、移动电视等宣传公约，总曝光量超过2亿次。

（刘福森）

【加强村（居）民委员会公共卫生委员会建设】年内，市卫生健康委委托北京大学医学部专家开展基层调研，在充分征求相关部门意见的基础上，编辑完成《北京市村（居）民委员会公共卫生委员会工作指导手册（2022版）》，增加社区疫情防控、爱国卫生运动等相关工作内容。新版手册以市卫生健康委、市委社会工委、市民政局、市委农工委、市农业农村局、市爱卫办名义联合印发全市各村（居）民委员会公共卫生委员会，用于指导基层开展卫生健康工作。

（李志军）

爱国卫生

【病媒生物防制】3月22日至26日、11月22日至26日，市爱卫会以市政地下管线、公共绿地、中小餐饮、宾馆（饭店）、农贸市场等为重点开展春、冬季统一灭鼠活动。重点区域灭鼠投药率达100%，外环境鼠密度指数达到国家A级标准。

6月至9月，以首都核心地区、农贸市场、城中村、城乡接合部、居民社区为重点在全市开展4次统一灭蚊蝇活动。各街道乡镇、社区（村）组织2824支灭害队伍和27.3万名志愿者参与灭蚊蝇环境治理，共清除蚊蝇孳生地23.9万处，发放宣传品56.1万份。

12月，以中小餐饮、宾馆（饭店）、农贸市场（批发市场）、社区菜市场和居民社区为重点，集中开展灭蟑活动。

（孙轶卓）

【爱国卫生月活动】4月，北京市爱卫办、首都文明办、健康北京行动推进办联合印发《关于开展第34

个爱国卫生月活动的通知》，在全市开展以"文明健康，绿色环保"为主题的爱国卫生月系列活动。4月2日，市卫生健康委、市爱卫办、大兴区人民政府和北京电视台在大兴区理想城社区，共同举行全市第34个爱国卫生月启动仪式。活动现场，北京人民艺术剧院国家一级演员李光复、北京电视台主持人李然、演员关晓彤被聘为北京市爱国卫生宣传形象大使，相关专家现场讲解了爱国卫生知识，普及文明健康绿色环保的生活方式。市卫生健康委、大兴区政府有关领导向社区代表赠送《卫生健康约起来》宣传科普书。

爱国卫生月活动期间，全市开展"文明健康始于心"科普活动，宣传《首都市民卫生健康公约》，各区各单位张贴爱国卫生月海报16.5万张，设置电子海报场所或点位7136个，科普活动3601场次，参加科普活动42.8万余人。开展"低碳环保践于行"群众实践活动，动员机关、企事业单位、社区（村）的干部职工和市民参加"V蓝北京""光盘行动""公筷行动""垃圾分类"等实践活动，参加"光盘行动"机关企事业单位8673个，学校1852个；参加"公筷行动"机关企事业单位8584个，餐饮单位1.6万余个；参加垃圾分类活动机关企事业单位10167个，社区（村）7111个，参加活动49.1万余人次。在1926个老旧小区，716栋筒子楼，150个城中村，352个城乡接合部，466个农贸市场，6685条背街小巷，1.7万余个小餐饮店、小作坊、流动摊贩等重点场所开展"绿色家园齐守护"共建活动。投放鼠药3.5万千克，清理孳生地7.1万处，开展环境整治10555次，开展除四害宣传4872次。4月24日，全市以"绿色家园齐守护"为主题开展"周末卫生日"活动，动员社区（村）和各类单位11749个、群众45.7万余人次，出动各类车辆8751车次，清运垃圾9684.8吨，清理卫生死角5.1万处，发放各类宣传材料27万余份。

（孙轶卓）

【纪念爱国卫生运动70周年主题展】9月29日，北京市爱国卫生运动70周年主题展在玉渊潭公园、天坛公园、北海公园和景山公园正式展出。主题展以"爱国卫生七十载，共创健康新时代"为主题，以图片和文字的形式，集中展现在全国爱国卫生运动兴起发展的大背景下北京市爱国卫生运动的历史发展进程。重温北京市"除四害"、龙须沟改造等重要历史记忆，总结美丽乡村建设、国家卫生城镇创建、背街小巷治理等显著工作成效，分享控制烟草危害、健康促进行动、健康北京建设等发生在市民身边的点滴瞬间。主题展在上述4家市属公园持续展出两个月。

（刘福森）

【周末卫生日活动】全市坚持每月最后一个周末开展周末卫生日活动，清除四害孳生地，美化环境，助力常态化疫情防控工作。2022年，全市各区累计动员各社区、村、单位4.4万余个，群众194.8万余人次，累计清理堆物堆料、小广告、卫生死角65.2万余处，清运垃圾17.6万余吨；全市1.4万余支专业防制队伍和30余万名志愿者参与基层环境治理，清除蚊蝇孳生地36.5万余处，设置毒饵站15.6万余个，使用灭蚊蝇药品19.3万升，发放宣传品93.8万余份。

（孙轶卓）

【国家卫生城镇建设】年内，市爱卫办结合新版国家卫生城镇标准的实施，进一步调整充实市级专家库。采取线上线下相结合方式，举办3期国家卫生城镇标准培训班，各区、各部门及爱卫专家1万余人参加培训。组织编印《北京市国家卫生城镇建设工作手册（2022版）》，指导全市各区开展国家卫生区和卫生乡镇的创建和复审工作。市爱卫办组织专家组对丰台区、大兴区创建国家卫生区工作开展线上指标审核、现场评估和群众满意率测评，计划2023年向全国爱卫办推荐。指导东城区、西城区、石景山区、朝阳区、海淀区、通州区、昌平区、怀柔区、顺义区、门头沟区、房山区、平谷区、密云区、延庆区14个区开展国家卫生区复审工作，继续组织开展北京市卫生街道创建和评审工作。全市已有14个区获得国家卫生区命名，丰台区、大兴区全面推进国家卫生区创建工作，力争2025年实现国家卫生区全覆盖。截至年底，累计162个街道开展北京市卫生街道创建并获得命名，比例达到98.2%。

（李志军）

【卫生乡镇创建】年内，市爱卫会根据《全国爱卫会关于印发〈国家卫生城镇评审管理办法〉和〈国家卫生城市和国家卫生县标准〉〈国家卫生乡镇标准〉的通知》要求，重新制定《北京市国家卫生乡镇评审管理办法（试行）》。各涉农区25个乡镇申报参加北京市卫生乡镇评审。10月和11月，组织专家组对25个乡镇进行了两轮现场评估验收，21个乡镇通过验收，被正式命名为北京市卫生乡镇。

（孙轶卓）

控烟工作

【控烟宣传培训】3月，市卫生健康委联合市城管执法局举办控烟工作能力提升线上培训班，各区、街乡镇1281人参加培训。"5.31"世界无烟日期间，以"控烟行动一起来，健康环境更多彩"为主题开展控烟健康跑活动，各类媒体发布活动内容，阅读关注量达1000万人次，1200余名控烟健跑志愿者在东城、西城、朝阳等7个区跑出控烟标识路线，晒出健跑图形。在1.3万块商业、社区楼宇电视，600条线路公交，5条线路地铁车厢电视，600块地铁站台扶梯，500余块公交、地铁站台灯箱，以及CBD世贸天阶等17个繁华街区的户外LED大屏中持续开展控烟公益宣传。

（崔良超）

【无烟环境建设】4月，市爱卫会、市卫生健康委启动控烟示范街区试点建设，各区推荐25条街区并持续推动建设。8月，市爱卫办组织专家对16个区第四批北京市控烟示范单位进行市级验收评估，1438家单位达到无烟党政机关标准，建成率100%，实现了健康中国行动控烟行动阶段性目标。

（崔良超）

【戒烟服务】5月，市卫生健康委、市疾控中心指导，北京朝阳医院组织"戒烟赢健康"线上戒烟活动，通过微信小程序、戒烟群为参与者定期推送戒烟知识，利用直播平台实现线上"面对面"戒烟科普、诊疗。戒烟活动持续100天，527人报名参与，23.1%参与者成功戒烟。8月，市疾控中心开展第五届"你戒烟，我支持"科学戒烟活动，为市民提供免费戒烟服务，765名吸烟者报名参与，参与者被分配至北京医院、人民医院、朝阳医院、复兴医院戒烟门诊接受戒烟干预服务。

（崔良超）

基层卫生

【概述】2022年，北京市基层卫生工作继续以新冠疫情防控为重点，以动态清零为目标，坚持外防输入、内防反弹、以防为主、医防融合的防控策略，全市4万余名基层卫生工作者坚持连续奋战，持续打赢朝阳、顺义、昌平、海淀等多次疫情防控阻击战。加强基层卫生体系建设，筑牢基层卫生网底；深入推进家庭医生签约服务，促进签约居民就医获得感；全力保障辖区居民公共卫生和基本医疗服务需求。

截至2022年底，全市正常运行的社区卫生服务中心352个、社区卫生服务站1621个、村卫生室2287个。社区卫生服务机构在岗职工42723人，村卫生室医务人员3497人。全市社区卫生服务中心（站）总诊疗6685万人次。

（李君念）

社区卫生

【完善家庭医生签约服务制度】7月，市卫生健康委印发《关于做好医保基金支付家庭医生签约服务费有关工作的通知》，激发基层活力，完善签约流程，强化服务有效提供，提升签约服务质量与规模。完善家庭医生签约服务费政策，将普通人群家庭医生签约服务补偿标准由50元/人·年调整至不低于100元/人·年，与重点人群一致，由医保基金、基本公共卫生服务经费和签约居民分别承担30元、40元和30元。完善基层医疗与公共卫生管理服务信息系统市级综合管理平台，具备签约人员信息数据汇集共享和家庭医生签约个案数据的统计、展现功能，提高工作效率。截至年底，全市家庭医生签约率40.6%，签约居民满意度86.6分。

（朱文伟）

【社区卫生服务机构人员配备标准研究】8月起，市卫生健康委联合市委编办共同开展社区卫生服务机构编制及工作人员情况调研，先后赴东城区、朝阳区、延庆区、通州区相关社区卫生服务机构开展实地调研，通过召开座谈会、实地查看等方式，了解社区卫生服务机构编制数量及使用情况、人才队伍现状及存在问题等。同时，结合服务人口、工作数量和质量、不同地域特点等情况，广泛开展社区卫生服务机构人员摸底调查及人员总量测算。12月底，制定《北京市社区卫生服务机构人员配备标准（征求意见稿）》。

（朱文伟　李志敬）

【加大社区卫生服务机构建设投入】年内，市卫生健康委加大社区卫生服务机构建设投入，开工建设13个社区卫生服务中心。投入3亿元为基层配备制氧机、肺功能仪、便携式超声诊断仪、便携式多参数监护仪、便携式心电图机、CT机等10种设备，总计5710台，配置指夹式脉搏血氧仪4.3万余个。

（李君念）

【新冠疫情防控宣传引导】年内，市卫生健康委制定《新型冠状病毒阳性感染者社区健康管理专家指引（第一版）》，规范居家康复人员健康管理工作。发布《新冠病毒感染者居家自我照护期间发热应对专家指引》《新型冠状病毒阳性感染者居家康复专家指引（第一版）》《新型冠状病毒阳性感染者居家康复实用手册（第一版）》和《新型冠状病毒感染者恢复期健康管理专家指引（第一版）》，帮助和指导新冠病毒感染者居家康复期间自我健康管理。公布家庭医生（团队）及其负责提供服务的社区（村）范围和联系方式，覆盖全部社区、村，方便居民通过社区网格化服务途径，及时联系查找本社区家庭医生（团队）进行健康咨询。

（朱文伟）

【基层公共卫生服务】年内，市卫生健康委通过暗访、满意度调查、回访用药登记人、现场督导等方式对社区用药登记等情况进行督导，切实提高社区卫生服务机构用药服务水平。扎实开展国家基本公共卫生服务，基层医疗卫生服务机构按照服务规范为居民提供12项基本公共卫生服务，推进基层慢病医防融合工作。为扩大基层公共卫生宣传效果和范围，从政府层面、机构层面、个人层面、社会层面等进行基本公共卫生宣传动员，采用平面海报、视频号、公众号、媒体、网站等传播手段，健康问答等方式推动，近20万人参加网上基本公共卫生知识问答。围绕"自我管理，健康生活展技能""疫情防控，义务服务显担当""服务居民，科学知识巧宣传"3个方面，以短视频、图文故事及知识答题的方式开展家庭保健员风采展示活动，4万余人线上浏览，访问量20万次，32000余人参与活动，点赞投票次数超10万次。对290余万名65岁及以上老年人合并基础疾病（包括冠心病、脑卒中、高血压、慢性阻塞性肺疾病、糖尿病、慢性肾病、肿瘤、免疫功能缺陷等）患者及其新冠病毒疫苗接种情况开展调查摸底，并进行了人群分类，其中重点人群41.81万人、次重点人群78.56万人、一般人群169.74万人，按照划定的人群进行分别管理。

（宗保国）

农村卫生

【制订加快提升农村医疗卫生服务能力工作方案】11月10日，市卫生健康委、市农业农村局、市委编办、市财政局、市人力资源和社会保障局、市教委、市医保局七部门正式会签印发《北京市关于加快提升农村地区医疗卫生服务能力的工作方案》，从体制机制入手，提出一系列改革与发展举措，重点包括强化政府发展农村医疗卫生职责、改革完善村级医疗机构运行机制、促进乡村医疗卫生服务一体化、落实"镇管村用"制度、实施分类管理、稳定乡村医疗卫生队伍等相关保障政策。

（李志敬）

【促进村卫生室发挥新冠救治作用】12月28日，市卫生健康委印发《关于加强村卫生室对新冠感染者提供诊疗服务的紧急通知》，要求各涉农区及时调配力量，通过上级医疗机构下派医务人员、带药巡诊及远程指导等多种方式为农村地区新冠感染者提供及时安全有效的药品、治疗和转诊服务。12月30日，市卫生健康委联合市农业农村局、市医疗保障局，以市农村疫情防控组办公室名义制发《关于加强农村地区医疗保障做好村卫生室应开尽开应定尽定应保尽保有关工作的通知》，全面推进村卫生室接诊应开尽开、医保定点应定尽定、水电暖等基础运行保障应保尽保工作，推进以行政村为单位的医疗卫生服务全覆盖。截至2023年1月7日，全市除拆迁村和空心村以外的3345个村通过乡医开诊、上级派驻、带药巡诊等方式，全面实现村卫生室接诊应开尽开；医疗保险定点机构通过加快认定、手工报销、临时定点、乡镇社区卫生服务中心医保定点延伸等多种方式实现应定尽定；村卫生室运行所需水电暖等经费保障通过强化区及乡镇政府责任，加大投入，实现应保尽保。通过一系列措施，有效保证村卫生室发挥农村地区医疗救治的基础作用。

（李志敬）

【城市优质医疗资源下沉农村基层】年内，市卫生健康委积极推动城市优质医疗资源下沉农村基层，努力提升农村群众就医获得感，同时带动农村基层医疗卫生服务能力提升。开展退休医学专家支援生态涵养区基层医疗卫生服务项目，组织动员来自友谊、宣武、朝阳、世纪坛、积水潭等医院的20名退休医学专家，深入门头沟、延庆、平谷、密云、昌平、房山等生态涵养区20个乡镇社区卫生服务中心，通过每周固定2天时间出诊、带教、讲座、巡诊等方式为山区百姓提供高水平医疗卫生服务，同时带动山区医务人员服务能力提升。推动城市大医院定点帮扶远郊区基层医疗卫生服务项目，充分发挥城市大医院优质医疗资源作用，结合对口支援和医联体建设结对关系，采取"院包区"方式，针对远郊区基层医疗卫生机构业务发展和能力提升需求，调动城市大医院重点科室专家定期到农村地区开展巡诊服务，包括出诊、带教、培训及扶持重点专科建设等，加快促进乡村医疗卫生振兴。持续培养乡村医疗卫生人才，继续委托首都医科大学面向农村地区本土青年，通过高职自主招生考试方式，开展乡村医生岗位订单定向免费培养，92名新生入学，开启为期3年的全日制临床医学专业学习，毕业后回到乡村医疗卫生岗位服务。

（李志敬）

 # 中医工作

【概况】2022年，全市共有中医类机构1294个，占全市医疗机构总数的10.81%，其中三级中医医疗机构35个、二级中医医疗机构43个。全市中医类别医师2.3万人，占全市医师总人数的20.08%，医疗机构中医类医院实有床位29187张，占全市医院实有床位数的23.11%。各级各类医疗机构中医门急诊服务5673.9万人次，占全市医疗机构总诊疗人次的25.91%。中医类医院出院45.2万人次，占全市医疗机构出院总量的13.42%。新增国医大师1名、全国名中医3名、第七批全国老中医药专家学术经验继承工作指导老师77名、全国名老中医药专家传承工作室老中医药专家15名。累计建立北京中医药薪火传承"3+3"工程两室一站179个，基层老中医传承工作室91个。

（诸远征）

中医医政管理

【护士节庆祝活动】5月12日，市中医局召开以"汇聚中医力量，关爱护士团队，守护百姓健康"为主题的国际护士节庆祝大会。会上展示了北京中医护理岗位荣誉树工程成果，遴选了北京市中医机构"十最"人物330名，评选出首都中医护理引领人物6名、首都中医护理管理者榜样人物17名、首都中医护士榜样人物25名。

（祝　静）

【发布《北京市"十四五"中医护理发展规划》】6月15日，市中医局印发《北京市"十四五"中医护理发展规划》。"十四五"期间，以提升专科能力、促进人民健康，突出中医特色、中西协同发展，精进人才培养、筑建合理梯队，深耕学术研究、深化国际交流为基本原则，确定了推进中医护理"十百千万"人才培养工程、中医护理高质量发展岗位荣誉工程等为重点任务，旨在建设中医护理健康服务体系、中西医结合护理学术传播体系、中西医结合护理科研创新平台，擘画首都中医护理高质量发展新蓝图。

（祝　静）

【中国医师节树先进典型】"8·19"医师节期间，市中医局组织以"'医'心向党，踔厉奋进"为主题的"8·19"医师节庆祝活动。经各单位推荐，共评出2022年度首都中医药"杏林耕耘50年"人物627名、首都中医"为民办实事榜样暨首都杏林健康卫士"112名、首都中医"榜样科室"33个、首都中医"国际传播榜样人物"10名、首都中医药"文化资源普查先行榜样人物"5名。

（毕　慧）

【实施"三图叠加"行动】8月30日，市中医局组织归口中医医疗机构开展疫情防控"三图叠加"行动，通过制定三维立体疫情防控图（功能基数图、措施落位图、场景推演图），督促各中医医疗机构梳理疫情防控工作底数、评估等级风险、完成场景设定和演练，查漏补缺，推进筑牢疫情防控防护网。

（岳松涛）

【中医药监督知识与能力提升培训】9月6日至9日、11月17日至18日、12月21日至23日，市中医局分3批开展北京市中医药监督知识与能力提升培训。全市各级各类中医医疗机构医务、质控、护理等相关职能部门人员和急诊科等一线临床医务人员以及各区监督执法人员共500余人次参加培训。

（毕　慧）

【中医医疗服务项目及价格备案】年内，市中医局对北京地区公立中医医院（含中医、中西医结合、中医专科、民族医）及部分民营中医医院、设中医科的综合医院开展中医医疗服务项目价格调查。完成12项新增中医医疗服务价格项目技术评审，通过5项中医医疗技术——超声引导下腕管综合征针刀松解术、复杂性高位肛瘘（肛漏）虚实挂线术、高位肛周脓肿（肛痈）虚实挂线术、中药散剂临方加工、动力温控中药经穴治疗。

（毕　慧）

【**中医药京津冀协同发展**】年内，京廊、京衡中医药协同发展工程重点专科从20个增至25个，医联体增至20个，名中医室站增至28个。10类北京品牌中医适宜技术下沉两地并培养技术人才400余人次。中国中医科学院广安门南区与香河县中西医结合医院续签京廊8.10工程项目合作协议书。北京市鼓楼中医医院安次区医院即京城名医馆廊坊分馆正式运营；北京市鼓楼中医医院与衡水市中医医院合作，制定京城名医馆衡水分馆、中医经典病房的建设计划。试点开展重点专科互联网联合门诊。

（毕　慧）

【**中医医师考试**】年内，市中医局开展北京市医师资格（中医医师）考试、传统医学师承人员和确有专长人员医师资格考试考核。北京市医师资格（中医医师）实际参加实践技能考试的考生1972人，通过率80.2%；实际参加医学综合考试的考生1795人，通过率76.38%。220人参加北京市传统医学师承和确有专长人员医师资格考试考核，合格率48.81%。2021年，北京市中医医术确有专长人员医师资格考核网上报名494人，区级初审合格214人，市级复审合格185人。

（毕　慧）

【**推动落实公共卫生服务中医药工作**】年内，市中医局制定印发《北京市中医医院新型冠状病毒感染重症救治体系建设指引》；制订完成10种中医治未病服务方案、25种传染病的中西医结合诊疗方案；依托北京中医医院建立国家中医疫病防治及紧急救援基地，组建52人的国家中医疫病队伍，完成建设方案制订和疫病防治及紧急救援基地的物资设备购置工作，开展疫病应急演练和培训10余次，承办国家中医药管理局疫病基地大会5次；初步建立传染病对中医医院划片包干的院感防控培训指导机制。

（岳松涛）

【**北京地区中医药防治慢性病办公室建设**】年内，经单位申报、组织遴选、结果公式，确定依托北京中医药大学东直门医院、中国中医科学院西苑医院、北京中医药大学第三附属医院，分别承担脑痴呆病防治办公室、慢性阻塞性肺病防治办公室、代谢性骨病防治办公室建设，搭建北京地区中医药防治3类慢性病信息平台，建立信息发布机制，规范慢性病诊疗行为，实现中医单病种同质化管理，探索中医医疗学术模式、服务模式、管理模式的转变，提升慢性病防治水平。

（岳松涛）

【**基层中医药服务能力建设**】年内，市中医局实施中医药服务基层行动，做实中医进社区活动，推进

中医儿科内病外治"321"工程，制定完成20个儿科常见病种的中医内病外治技术诊疗规范和操作指南，完成两批7个区132名社区卫生服务中心儿科内病外治人才的培训。持续推进名中医身边工程、中医治未病健康促进工程、中医健康乡村、健康养老示范工程的实施，举办3期北京名中医身边工程基层医师培训会，7282名基层中医医师参加培训。编制完成《北京中医健康养老服务机构示范基地基本标准》，完成对中医健康养老护理员工作的评估，市、区两级团队发放一方一包一饮一膳中药包10000余份，开展线上科普讲座30余次。

（岳松涛）

【**重点专科建设**】年内，市中医局完成首批"十四五"中医药重点专科建设项目，确定了中国中医科学院西苑医院心血管科等13个北京"十四五"中医药重点专科领超类和示范类建设项目、中国中医科学院广安门医院心血管科等32个北京"十四五"中医药重点专科并超类和建设类建设项目、北京中医药大学房山医院心血管科等29个北京"十四五"中医药重点专科赶超类和培育类建设项目。

（祝　静）

【**中医护理成果**】年内，北京市中医护理提升办与中国高校科技期刊研究会合作共建"中西医结合临床案例·护理子库"，与中国科学院文献情报中心合作共建中国护理学预印本平台，推进中西医结合护理国际化学术传播体系建设。启动北京市第二批中医护理传承工作室3个，评选出首批北京市示范中医护理门诊9个。完成第二届京津冀护理个案报告比赛和全国"中西医结合临床案例库·护理子库示范案例征集"活动，打造开放获取的护理学术交流生态平台。

（祝　静）

【**中医质量管理**】年内，各中医医疗质量控制中心结合本专业工作计划开展质量管理工作。完善质控中心组织架构，制定专业质量标准、行业规范、专家共识、指南等，完成相关专业规范制度汇编，完成《北京市中医医院新型冠状病毒感染重症救治体系建设指引》，制定《北京市中医急诊"三协同"实施方案》，制定《2022年北京中医药冬病夏治三伏贴院感防控工作指引》，组织北京市中医技术临床管理方案论证。开展病种质控检查、饮片质量抽验评估、病案内涵质量检查与首页督导检查、血透督导检查和飞行检查、透析用水水质（重金属元素）检测等现场检查与业务指导，组织感控专家开展疫情防控、持续督查检查、两节及大会保障、发热门诊专项调查等多项检查活动，开展北京市医疗质量改进提升专项行动，对

全市中医、中西医结合医院以及诊所"一把手"感控责任工作落实情况进行点评。搭建数据监测平台，实施动态质控管理。组织全市感控专职人员岗位培训、"北京感控时间"中医专场、北京中医医疗机构感控论坛、第九届北京市中医病理诊断培训班及北京中医病理技术组培训、第十期北京市中医病案管理质控与编码培训班、北京市中医影像质控管理培训、中西医结合护理学术培训、老年护理风险管理培训、中医灾害应急提升培训、中医温病专题学术会议、中医技术培训会、血透质控中心2022年防重症交流研讨会议、中药处方质量监测及培训、中药饮片处方点评培训、医院全流程药学服务与创新管理培训班、中药饮片验收岗位技能培训等岗位培训。首次将中医病案内涵质量检查项目、感控内容纳入北京市绩效考核指标。血透质控中心、医疗美容质控中心参与完成医疗机构新增诊疗科目的现场验收工作。

（祝　静）

【中医药监督执法】年内，市中医局开展加强医院太平间规范管理、中医医疗广告宣传行为整治、中医医疗机构医疗美容服务突出问题专项治理工作。全市行政处罚65户次，其中简易程序14户次、一般程序51户次；警告46户次，罚款51户次，累计罚款71.5万元；没收1户次，共8260元。

（毕　慧）

【制定《北京市中医药条例》配套规范性文件】年内，市中医局推进制定实施《北京市中医药条例》配套规范性文件。制定实施《北京市西医医师学习中医管理暂行办法》，明确西学中培训机构、师资的相关资质和条件，建立西学中培训的认定程序及全过程管理制度，建立统一西学中结业考核制度，明确西学中人员的执业规则和执业管理；制定实施《北京市以师承方式学习中医人员跟师学习管理办法（试行）》，以规范师承机构、师承教育内容、师承过程管理等方面为着力点，强化对传统医学师承的管理，纠正社会化师承工作存在的问题，推进师承工作有序、健康发展。

（毕　慧）

中医科教工作

【中医妇幼名医传承工作室】年内，市卫生健康委与市中医局共同开展北京市中医妇幼名医传承工作室落户工程。2月28日，经单位推荐、形式审查、专家评审等程序，同意对"李玛建中医妇幼名医传承工作室"等35个工作室建设项目进行立项建设。全市除延庆区外15个区均有中医妇幼专家工作室落户当地妇幼保健院，重点开展中医妇幼人才培养、学术继承、特色服务、学术交流、文化展示及中西医结合融合机制建设。

（刘骅萱）

【公布第二届全国名中医和第四届国医大师名单】3月21日，国家卫生健康委、国家中医药管理局公布101名第二届全国名中医名单，其中北京中医医院李乾构、张炳厚、郁仁存获得第二届全国名中医称号。4月2日，人力资源社会保障部、国家卫生健康委、国家中医药管理局公布30名第四届国医大师名单，北京中医医院陈彤云获得第四届国医大师称号。

（刘骅萱）

【申报首批中医药科技创新转化重点专项】6月，市中医局依托北京中医药科技创新转化平台，组织申报首批中医药科技创新转化重点专项，立项36个项目，聚合北京地区中医药行业医教研产优势，尝试探索科技生产力的市场转化。

（刘　楠）

【验收全国（基层）名中医传承工作室】7月22日，市中医局组织专家对建设项目到期的2个2019年立项的全国名老中医药专家传承工作室和全国基层名老中医药专家传承工作室进行验收。全部通过验收，其中王莒生全国名老中医药专家传承工作室、栗德林全国名老中医药专家传承工作室成绩优秀，王玉英全国基层名老中医药专家传承工作室成绩良好。

（刘骅萱）

【遴选第三批北京市中医药文化素养教育试点基地】7月，市中医局确定中国人民大学附属小学等6家单位作为第三批北京市中医药文化素养教育试点基地，并下拨资助经费，开展相关建设工作。该项目将进一步完善北京中医药文化素养教育体系建设，提升广大市民的中医药健康养生素养，拓宽中医药服务领域。

（刘　楠）

【编制中小学中医药文化进校园工作指南】7月，市中医局启动《中小学中医药文化进校园工作指南》编制工作。在经过实地调研及多次专家论证与修订后，于12月提交北京市地方标准申报，这是市中医局首次以地方标准为目的，在中医药文化进校园工作方面制定文件。

（刘　楠）

【发布中医药科技发展资金项目申报指南】8月，市中医局发布《2023年北京市中医药科技发展资金项目申报指南》，针对北京市中医药事业发展的关键、重点和共性问题，围绕燕京医学传承、医药卫生体制改革、分级诊疗等热点问题和中医药发展中的薄弱环节，重点支持开展重大疑难疾病、急危重症和新发突发传染病等循证临床研究，以及中医药传承、理论创新、诊疗设备研发、中药创制、信息化及大数据管理等研究。拟立项120项左右，形成一批可直接服务于临床的实用中医药产品，培养一批中医药科研骨干团队，为实现首都中医药事业、行业、产业三业联动发展提供科技支撑。

（刘 楠）

【成立中医药古籍保护名师工作坊】 9月9日，中医药古籍保护（含修复）名师工作坊在中国书店举行开坊仪式。工作坊设有负责人1名、秘书1名、导师1名，特聘指导专家4名，坊员16名，将着力修复一批中医药古籍，举办一系列以中医药古籍保护与修复为主题的讲座和培训，以师带徒、手把手教授为教学方法，培养出一支具备基本中医药古籍保护与修复能力的青年人才队伍。

（江 南）

【遴选基层中医药学科团队示范建设单位】 9月，市中医局对前期立项的北京市三批基层中医药学科团队基地建设项目开展验收评价，最终确定5家示范建设单位，并下拨资助经费，开展相关建设工作。各示范建设单位在前期建设基础上，与相应的三级中医医疗机构和社区卫生服务中心续签三方共建协议，发挥上下联动、紧密配合的有效运行机制作用，切实提升基层学科能力。

（刘 楠）

【出版《世界传统医药发展报告》蓝皮书】 9月，在2022年服贸会中医药主题日启动仪式暨第七届海外华侨华人中医药大会上，发布《世界传统医药发展报告2022蓝皮书》。该书总结世界中医药的发展现状，发掘传统医药精华，推进传统医药的传承发展，并且对传统医药挖掘保护中存在的障碍进行分析，针对具体领域、具体问题提供建议。

（刘 楠）

【全国老中医药专家学术经验继承工作】 9月23日，市中医局在线上举办北京市第七批全国老中医药专家学术经验继承工作拜师仪式暨北京中医药薪火传承"新3+3"工程启动会。北京中医药薪火传承"新3+3"工程旨在打造集"名医、名师、名家"于一身的"三名"传承工作室，建设代表师门最高水平的名医"门人"传承工作站和代表师门较高水平的名医传人工作站，形成北京中医药继承"门人、传人、学人"的"三人"传承谱，打造名医代传类、创新类、学科类、

培训类、国际类、智库类示范案例。会议发布了全国首个中医药传承工作标准体系、《"3+3"工程室站三类五维度十次评价排行榜》《"3+3"工程室站迭代更名名录》《首批成熟类30个"三名"传承工作室名录》《首批示范15个名医"门人"传承工作站名录》，邀请3位室站代表介绍室站传承创新发展典型案例。大会同时在北京中医药大学等7个单位设立直播分会场，各级中医药专家及学术继承人等2000余人线上参会。

（刘骅萱）

【新增"3+3"工程传承室站及分站】 "3+3"工程是市中医局于2007年启动的名老中医药专家学术思想抢救挖掘与优秀传承人才培养联动工程，即建立3类室（站）：为已故中医药名家建立名家研究室（宣传陈列室）、为80岁以上老中医药专家建立名医工作室、为70岁以上老中医药专家建立学术继承工作站；选拔培养3类中医药优秀传承人才：优秀中医药传承临床人才、优秀中医药传承科普人才和优秀中医药传承研究人才；以3年为一个建设周期滚动建设。年内，市中医局立项刘寿山名家研究室、林洪生名医传承工作站、郭霞珍名医传承工作站、王素梅名医传承工作站、于福年基层老中医传承工作室、史大卓基层老中医传承工作室6个项目。4月13日，撤销张克镇基层老中医传承工作室。至此，累计建立"3+3"工程两室一站179个，基层老中医传承工作室91个。同时，新增室站分站11个，累计建立室站分站127个。

（刘骅萱）

【中医馆骨干人才培训】 年内，市中医局委托北京志诚中医传播交流中心举办中医馆骨干人才培训，面向社区卫生服务中心中医馆中医类别执业医师及北京中医药健康文化体验馆承办单位中医类别执业医师，采用线上教学方式进行，350余人参加。培训期间，通过中医药健康服务平台对学员开放了中医基础知识、中医药适宜技术及康复治疗、国家基本公共卫生服务中医药健康管理服务项目相关知识技术、新冠肺炎疫情中医药防治和卫生应急知识技术以及基层常见病证的中医药治疗——高血压等培训。培训结束后，对学员的中医基础综合知识、高血压中医药治疗知识、临床应用能力等考试考核，349人通过考核。

（刘骅萱）

【第三批中药骨干人才培养】 6月23日，市中医局公布第三批中药骨干人才培养对象名单，古欣等50人为培养对象，李飞等20人为后备人才培养对象。北京市第三批中药骨干人才培养项目为期两年，采用理论培训、调研实践、跟师学习和自主学习的方式，委托北京中医药学会对培养对象进行集中培训、组织调研

实践及督导考核等。

（刘骅萱）

【中医药文化资源调查】 年内，完成2021年立项的北京中医药文化资源调查项目中期考核及拨款，完成2020年立项的调查项目结题验收。稳步推进中医药文化资源转化工作，启动"党史中的医药足迹二期（1949—1978）"红色主题展、中医名家处方墨迹书法文化主题展。

（江 南）

【加强中医住院医师规范化培训】 年内，市中医局加强中医住院医师规范化培训结业考核管理，964名考生通过结业专业理论考核和临床实践能力考核，通过率93.77%。开展中医住院医师规范化培训小组试点和教学门诊试点建设；实施中医住院医师规范化培训结业考核倒逼改革，将考前审核与日常管理、结业考核与过程三考（日常考核、出科考核、年度考核）、知识考核与能力提升相结合。开展年度住院医师规范化培训招录工作，全市共招生中医学员133名，同时根据北京市政府的统一安排，接纳海南省和河北省雄安新区中医住培学员11名。

（江 南）

【中医药继续教育改革】 年内，市中医局推进中医药继续教育导航工程，深化管理体系改革，进一步完善北京市中医药类人员、继续教育项目管理以及学分传导的分段式管理联动机制。推进北京市中医药行业培训师资库建设，录制5类95学时必修及选修课程，组织1886名学员参与中医药继续教育师资能力提升培训在线学习，其中420名学员通过考核。按照分层分类评价模式，评选北京市中医药继续教育品牌项目和精品课程，树立中医药继续教育品牌标杆，提升中医药继续教育项目质量。启动年度北京市中医药继续教育项目申报工作。

（江 南）

中医对外交流与合作

【召开中医护理国际化推进会】 6月14日，在市中医局支持下，由北京市中医药对外交流与技术合作中心与中国中医科学院广安门医院国际合作处共同主办召开第九届中医护理国际化推进会。会议以"中医护理最佳实践"为主题，邀请来自美国、日本、南非、芬兰及国内的两百余位护理专家、护理工作人员线上参会。会议首次扩大范围征集50余位一线临床护理人员参与，通过16次集中培训、排演及专家评审，遴选出10位中方发言人就前沿问题广泛交流、共享经验，

积极推动中医护理稳步发展和国际化进程。

（高 亮）

【服贸会健康卫生版块中医药专题展区】 9月1日至5日，市中医局承办2022年中国国际服务贸易交易会健康卫生板块中医药专题展区，总展品面积近2000平方米，81家机构参展。展会期间，举办2022年传统医药文化国际论坛暨"一带一路"新时代神农尝百草工程国际论坛、中医药健康产业国际智库高峰论坛、中医药创新发展论坛等多场专业会议；发布《国外患者北京中医就医指南（2022版）》《中医护理及居家护理七大特色（2022版中英双语）》《中国-中东欧国家中医药合作共同体（北京倡议）》和《世界传统医药蓝皮书》等成果类项目30余项。9月1日，召开服贸会中医药主题日启动仪式暨第七届海外华侨华人中医药大会，以"发展传统医药，共享人类健康"为主题，从融合、创新、发展、共享入手，展现中医药新业态、新成果，签署合作协议20余项，意向签约额1.3亿元。

（高 亮 江 南）

【举办京·港洽谈会卫生健康合作高层研讨会】 12月14日，由北京市卫生健康委、中国香港特别行政区政府卫生署主办，中国香港特别行政区医院管理局、北京市中医管理局、北京市医院管理中心协办，北京市中医药对外交流与技术合作中心、北京中医药学会承办的第二十五届北京·香港经济合作研讨洽谈会卫生健康合作高层研讨会通过线上线下相结合的形式举办。活动以"构建人类卫生健康共同体—京港联动，携手发展"为主题，8位讲者围绕主旨报告、智慧医疗发展与服务模式创新、新时代新生命观—老龄健康实践模式、中医药在国际标准化进程中的机遇与挑战进行深入研讨。

（高 亮）

【"你好中医"国际留学生系列活动】 年内，市中医局持续开展"你好中医"国际留学生推广项目系列活动，以传承、创新和发展中医药文化为主题，为热爱中国传统文化及中医药文化的国际留学生提供实践活动、研学营、文化交流、志愿者行动等全新体验模式。开展"我眼中的中医药-悦读中医经典书写中医文化"硬笔书法活动，征集书法作品4122幅，史家小学、朝阳实验小学、清华附小、东城区少年宫、中医少年班等16所小学教育机构及37名国际留学生参与此次活动；组织中国中医科学院研究生院与在京中医专业国际留学生共同翻译中医药文化科普漫画，加深海外民众对中医药文化内涵的了解和感受；联合北京市台盟及相关机构，走进付家台中心小学开展献爱心活

动及中医药文化科普教育；举办"讲好中医药故事"活动、"国潮养生、药膳飘香"国际留学生中医药文化体验活动。

（高 亮）

卫生应急

【概述】2022年，全市卫生应急系统坚持把新冠肺炎防控工作作为首要任务，圆满完成2022年北京冬（残）奥会、党的二十大、全国两会等重大活动卫生应急保障任务。同时，全力推进日常卫生应急工作，持续提升做好"四个服务"的能力和水平。除新冠疫情外，全市突发公共卫生事件15起，均为一般级别，合计发病365人，无死亡，未发生特别重大、重大、较大级别突发公共卫生事件。15起事件分别为：霍乱病例报告12起，发病18人；其他感染性腹泻病1起，发病324人；黑热病报告1起，发病1人；伤寒事件报告1起，发病22人。以上事件均得到及时有效处置，并按时进行网络直报。全市未发生公共场所危害健康事故和医疗机构放射事件，突发公共卫生事件网络直报率、报告及时率、规范处置率100%。全市120院前急救力量共完成突发事件紧急医疗救援任务1383起（1死3伤及以上），出动车辆3687车次，转送伤员3741人次，及时有效救治突发事件受伤人员，保障城市正常运行和社会稳定。

（李伟达）

卫生应急体系建设

【召开鼠疫防控工作调度会】1月14日，市卫生健康委召开全市鼠疫防控工作调度视频会，各区卫生健康委、疾控中心及医疗机构共285人参会。会议强调要充分认识鼠疫防控的极端重要性，切实落实各项防治措施，各区、各相关单位要加强对鼠疫疫情的风险管理，坚决落实首诊责任制，严防输入；继续加强监测，及时开展预测预警和风险评估；要不断强化培训演练、宣传教育、应急准备等工作，确保公共卫生安全。自2019年以来，市卫生健康委在鼠疫防控方面开展了如下工作：建立北方11个省区市联防联控机制，明确防控目标；强化防控力量，建立应急处理小分队和值备班制度，加强社会面防控；强化人间病例监测和鼠疫疫情监测，提升早发现、早报告、早诊断、早治疗能力；优化检测技术，提高技术水平；开展联合演练，提升应急处置能力；更新《北京市鼠疫监测和疫情处置工作方案》和鼠疫防控技术手册，印发鼠疫密切接触者判定与管理等技术指南以及鼠疫排查病例监测与管理指南、消毒与防护指南；赴延庆区、张家口市、崇礼区开展冬奥会筹办期鼠防工作调研；印发工作督导方案，举办业务培训班。

（李 林）

【模块化卫生应急队伍建设】8月2日，市卫生健康委应急办召开2022年市级模块化卫生应急队伍建设工作部署会。8家项目承建单位的负责人、相关领域专家以及市公共卫生应急管理中心负责人参加会议。截至年底，北京市组建完成一支359名队员的市级卫生应急队伍，涵盖传染病救治、中毒处置、烧伤救治、创伤救治、紧急心理救援、核与辐射事件救治、院前急救、传染病现场处置8个专业模块，制定完成市、区两级专业医学救援队伍建设的试行标准，组织33次培训演练。在市财政专项资金支持下，项目承建单位围绕工作需求，采购配置处置各类突发事件所需的专用设备和物资装备，以及通讯、宿营、运兵等专用保障车辆。作为一支现代化、专业化、集成化的卫生应急队伍，项目建成后将具备现场指挥和通讯、野外生存、远程投送、现场救援与转运、成批伤员救治等紧急医学救援能力，为维护群众生命安全和身体健康发挥重要作用。会议研究了《2022年卫生应急队伍模块化建设项目实施工作方案》，明确建设目标、工作内容、时间进度和预期成果，重点围绕开展队伍培训演练工作提出意见和建议。会议要求，相关单位要从硬件配置和软实力提升两个方面同步推进项目实施，督促应急队员加强对公共卫生应急理论、法律法规、技术规范等相关知识技能的学习，通过组织实战演练来检验队伍建设成果；要按照"三核心一通用"的原则推进应急演练工作，即充分展示各模块队伍的核心装备设备、核心成员和技术水平、核心应急处置能力（成功案例），充分展示各模块队伍的标准化、规范化的通用处置程序。

8月3日，市卫生健康委举办2022年卫生应急队伍模块化建设专题培训班，市疾控中心、北京急救中心、天坛医院、地坛医院、积水潭医院、朝阳医院、安定医院、北京大学第三医院8个专业模块承建单位，16个区卫生健康委及北京经济技术开发区社会事业局、市公共卫生应急管理中心等单位卫生应急队伍建设负责人和技术骨干共计400余人参加集中培训。培训班讲授《应急管理理论与实践》和《应急预案编制与演练》，解读《北京市突发公共卫生事件应急条例》《北京市突发公共卫生事件应急预案》，介绍市、区两级医学救援队伍建设标准（试行）。

11月25日，北京市卫生应急队伍模块化建设综合演练在线上开展。演练由市卫生健康委应急办牵头组织，市疾控中心、北京急救中心、天坛医院、地坛医院、朝阳医院、安定医院、积水潭医院、北京大学第三医院派出卫生应急队员参加演练。演练设置了3个突发事件场景，在市突发公共卫生事件应急指挥中心的统一调度下，各模块队伍反应迅速、处置有力有序，展示了较高的处置能力和水平。通过前期线下实兵实训和本次线上视频合练，完成综合演练设计的42个阶段科目，市级队伍的核心装备设备、核心专家成员、核心业务能力以及通用化处置程序得到充分展示，体现了首都卫生应急队伍模块化协同效能，同时也检验了紧急医学救援预案的科学性、实用性。北京市应急委员会办公室有关领导观摩了此次演练，特邀专家就现场指挥、演练设计、现场处置和队员表现进行了点评，充分肯定了卫生应急队员所展现出的工作状态、战斗精神、专业素养以及科学规范的处置流程。

（杨　扬）

院前医疗急救

【院前医疗急救专项督导检查】6月14日至21日，市卫生健康委开展全市院前医疗急救工作专项督导检查，督促各区加快推进重点工作的落实。督导检查的内容主要包括院前医疗急救疫情防控有关工作落实情况、院前医疗急救设施规划及救护车洗消站建设情况、日常院前医疗急救服务有关工作情况。督导工作启动后，各区积极落实自查，市级专项工作督导组及时开展现场督查。督导组听取区卫生健康委工作开展及自查情况汇报，深入了解存在的困难，到建设中的急救工作站实地检查指导，现场办公协调解决有关问题，并针对各区实际情况提出具体工作要求。

（于海玲）

【院前医疗急救设施标准化建设验收】截至年底，

全市共完成465处院前医疗急救设施的标准化建设和验收，救护车辆同步配置到位，院前医疗急救平均反应时间持续缩短，急救呼叫满足率稳定在97%以上，急救服务满意度稳定在98%以上。465处院前医疗急救设施规划建设为保障首都市民得到更加公平、可及、优质的日常院前医疗急救服务奠定了坚实基础，在应对规模性疫情迅速应急扩容增加车组，满足人民群众激增的院前医疗急救服务需求，保障急危重症患者得到及时、快速转运中发挥了重要作用。

（武　鑫）

【在全国疫情防控会作院前急救工作汇报】12月17日，国家卫生健康委召开全国疫情防控会，北京市作院前急救工作情况汇报，介绍成功应对规模性疫情挑战的相关经验，主要包括迅速提升120应急指挥能力，为应对规模性疫情，120调度指挥系统迅速扩容，中继线由240路增加至720路，席位由50个扩至100个，拓展60个云坐席，及时转换调度模式；多途径补充院前急救人员，通过内部挖潜、院内支援、医学院校合作、购买服务、社会招聘等方式，快速补充120电话接听调派和院前急救出车人员，增加调度坐席和值班车组数量，保障急救电话"打得通、接得起"，救护车"派得出、到得快"；畅通院前院内衔接通道，在急诊、发热门诊配置足够的移动平车，打通急诊与住院部收治通道，保障急救、非急救转运车辆送达的患者及时转接，最大程度提高转运效率；在常态化质控和监测的基础上，建立应急监测研判机制，从服务需求、服务可及性、急救运行效率、急救资源配置、院前院内衔接等方面持续动态监测，及时分析研判，针对性调整应对措施，督促和指导各区工作，促进全流程高效运行；加强宣传引导合理使用120急救电话，为急危重症患者让出生命热线；压实各区责任，建立非急救转运专班并公布电话，有效化解非急救需求。

（于海玲）

卫生应急保障

【高考医疗卫生保障】6月，市卫生健康委全力做好2022年高考医疗卫生保障工作。6月1日至10日，选定专人参加高考保障专班应急值守；配合教育考试部门修订《北京市2022年高考组考防疫工作方案》《极端情况下涉疫场景处置案例》，细化考前、考中、考后等各个阶段的疫情防控措施；部署专业力量对试卷运送车辆、试卷保管场所、评卷场所、集中食宿场所、分数复核场所等各类场所进行专业培训及卫生防疫指导；选派117名专业骨干担任考点防疫副主考，配合落实考点防疫工作责任，针对考生出现的发热等症状研判能否继续参加考试或启用备用考场；督促核酸检测机构，优先推送考生核酸检测查验结果；指导建立完善对高考师生及工作人员的健康评估制度。120调度指挥中心增设高考专席，及时优先调度急救力量满足与高考相关的急救呼叫，全力做好高考期间突发疾病的紧急医学救援工作；组织确定承担高考医疗保障任务的定点医疗机构，优化院前急救力量部署，合理安排救护车辆。优化高考师生的医疗服务流程，开设绿色通道，做好突发疾病的救治准备工作；在市卫生健康委官网及"健康北京"公众号上公开发布北京市心理援助热线名单，及时进行考生心理疏导，有效缓解考生心理压力。高考期间，全市46个救护车组采取区域保障、片区联动的方式做好考试期间急救医疗保障工作，187名疾控专家参与高考疫情防控工作，圆满完成2022年高考医疗卫生保障任务。

（李　林）

【二十大应急保障】党的二十大会议期间，全市卫生应急系统充分做好卫生应急基本准备，确保遇有突发情况，能够迅速响应，启动应急预案，第一时间调派力量，及时、有效开展处置工作，相关负责同志及时到现场指挥调度，确保应急处置工作有条不紊，同时严格执行有关规定和要求，及时报告相关信息。针对性做好专项卫生应急准备，北京急救中心（120）做好全市院前医疗急救系统力量统筹组织和调度指挥，提前了解重点时段交通管控情况和相关要求，保障社会面日常院前医疗急救服务力量不减、标准不降、平稳有序；一旦发生突发事件，能够及时调派足够的急救力量开展现场紧急医疗救援。市疾控中心、北京急救中心加强市生物反恐小分队培训和演练。10月1日，启动京津冀新冠疫情每日会商机制，密切关注周边疫情形势变化，落实首都严格进京管理联防联控协调机制各项防控要求和措施，严防周边省市疫情输入。全市启动应急机制后，各单位带班领导在岗值守，市、区应急处置小分队24小时驻地值守，北京急救中心10个车组在单位驻地备勤，市生物反恐小分队按照相关要求在指定时间、地点集结备勤，北京协和医院、北京大学第三医院、朝阳医院、地坛医院、安贞医院5家承担反恐伤病员救治任务的医院做好随时收治伤病员的准备。

（李伟达）

【天安门地区国庆节日服务保障】10月1日至7日，根据市委市政府有关工作部署和《天安门地区2022年国庆节日服务保障工作方案》要求，市卫生健康委牵头天安门地区2022年国庆节日服务保障疫情防控分指挥部工作。国庆节日期间，每日有10个车组在指定位置保障，1人按要求在指挥部现场值守；市卫生健康委应急办主要及主管负责同志、北京急救中心主管领导、市疾控中心应急办主要负责人分别赴天安门广场现场指挥医疗保障，指导疫情防控；与天安门地区相关部门建立每日沟通机制，及时了解情况交流信息，随时指导、督促疫情防控措施落实；按要求出动1个救护车组做好公安部领导视察天安门地区服务保障工作，保障时间1小时。累计值班车组70辆次，其中负压车组35辆次；累计值班175人次，救治40人，其中16人送医院治疗。

（李伟达）

科研与教育

【概述】2022年，北京市医疗卫生机构新立项科研项目6910项，获科研经费38.5亿元；有国家临床医学研究中心23个。首都卫生发展科研专项立项支持124家医疗卫生机构494个项目开展心脑血管、肿瘤、神经系统等34个西医和中医学科领域的研究，全年财政资助经费1亿元。国家住院医师规范化培训基地33个、协同医院16家。获批国家和市级继续医学教育项目3003项，完成医防融合全员培训和2022年全员必修项目培训；开展各类基层卫生人员培训3万余人次，以岗位胜任力

为导向的毕业后教育体系和继续医学教育体系不断完善。全市未发生实验室生物安全重大事件。

（石菁菁）

科研管理

【医学伦理管理】3月，市卫生健康委公布第三批北京市医学伦理审查互认联盟名单。年内，北京市医学伦理审查互认联盟成员单位共计63家。5月，聚焦区域伦

理委员会建设、伦理审查互认、伦理审查质量评估体系研究等立项支持6个伦理管理与审查质量提高项目。

（白　冰）

【干细胞临床研究管理】3月、9月、10月、11月、12月，市卫生健康委联合市药品监管局开展国家干细胞临床研究机构备案及项目备案初审。截至年底，北京地区国家干细胞临床研究备案机构共有13家，成功备案的干细胞临床研究项目共有10项。

（白　冰）

【临床研究规范管理试点】4月25日，市卫生健康委发布《关于组织开展医疗卫生机构研究者发起的临床研究监督检查工作的通知》。年内，按照试点工作安排，首次对100项研究者发起的临床研究项目开展了现场监督检查。

（白　冰）

【首发专项资金管理】年内，按照国家及本市财政科研项目资金管理的最新要求，市卫生健康委联合市财政局修订并印发新的《首都卫生发展科研专项资金管理办法》，重点修订的内容包括提升间接费用比例，精简科目设置，扩大劳务费和设备费支出范围，取消结余经费比例和使用时间的限制，下放预算调剂权限等。

（王　岩）

【首发专项2022年项目立项实施】年内，市卫生健康委完成首都卫生发展科研专项2022年立项工作。共立项124个单位494个项目，其中重点攻关104项、自主创新293项、基层普及42项、青年优才55项。支持财政经费20003.034万元。开展任务书签订及实施质量培训，培训2022年首发专项项目负责人及研究骨干1200余名。

（王　岩）

【首发专项2018年延期项目及2021年公共卫生项目验收】年内，市卫生健康委对2018年首发专项延期项目及2021年公共卫生项目共190项进行了结题验收。2018年首发专项延期项目通过验收153项，提前终止3项。2021年公共卫生项目通过验收34项。其中，重点攻关和自主创新项目验收优秀项目25项、良好项目99项、合格项目26项。基层普及和青年优才项目37项均通过验收。完成研究成果产出分析报告及成果汇编。

（王　岩）

【首发专项在研项目三级质量控制】年内，市卫生健康委继续实施首发专项项目自查、单位核查、专家稽查三级质量控制工作，提升研究实施质量。年初，在项目组开展自查的基础上，组织36家北京市临床研究质量促进中心对407项2020年首发专项在研项目开展单位核查及现场指导。年底，对抽样的113项启动专家稽查。关注项目实施过程的规范性、真实性及科学性，对发现的问题提出整改意见。

（王　岩）

【研究型病房建设】年内，市卫生健康委启动第三批10家研究型病房示范建设，持续推进第一、二批研究型病房建设。

（王冯彬）

实验室生物安全管理

【实验室生物安全培训】5月，市卫生健康委组织实验室生物安全培训，解读监督检查内容和要求，全市各级各类实验室负责人近千人参会。7月，认定36家生物安全二级实验室骨干人员培训基地，年内共计培训229人。

（白　冰）

【强化实验室生物安全管理】5月，市卫生健康委印发《关于加强人间传染的病原微生物实验室生物安全监督检查工作的通知》，明确了督查标准。6月，公布114名新冠病毒核酸检测实验室生物安全市级专家，组建专家库，从严从实开展新冠病毒核酸检测事前评估及事后监督检查工作。

（白　冰）

【专项督查实验室生物安全】年内，市卫生健康委布置4次实验室生物安全监督检查，各级各类生物安全实验室实现督查全覆盖。

（白　冰）

【高致病性病原微生物运输行政审批】年内，市卫生健康委办理并发放《可感染人类的高致病性病原微生物菌（毒）种或样本准运证书》（市内运输）5254份、跨省运输初审39份，高致病性或疑似高致病性病原微生物实验活动初审4份。

（白　冰）

医学教育

毕业后医学教育

【紧缺专业人才培训】9月，市卫生健康委完成紧缺专业人才临床药师培训的招录，共招录163人。

（石菁菁）

【住院医师规范化培训】年内，全市有住院医师规范化培训专业32个，其中临床医学（含临床和口腔）专业29个、技术类专业3个；西医住院医师规范化培训基地33个、协同单位16家，专业基地324个，培训容量12870人。招收2022级住院医师1388人，其中全科74人、儿科43人、精神科61人、妇产科55人、其他紧缺专业183人。在培9091人，其中住院医师3794人、专业硕士学位研究生5297人。

（石菁菁）

【**动态管理住院医师规范化培训基地**】年内，市卫生健康委加强对住院医师规范化培训基地动态管理，开展基地评估工作。完成33个培训基地和16个协同单位及384个专业基地（国家基地324个，协同基地25个，北京市自有基地即住院药师、检验技师、康复治疗师基地35个）的绩效评估工作，按照评估结果对基地进行梯队划分，实行分级管理；对3个新申报专业基地和1个全科基层实践基地进行形式审核，最终1个基地通过书面评审，1个基层实践基地通过实地评审；30个专业基地被遴选为国家重点专业基地，入选数量居全国首位。

（石菁菁）

【**住院医师规范化培训内容与标准修订**】年内，市卫生健康委组织住培专委会专家完成32个住培专业和肿瘤内科、肿瘤外科专科一体化专业的培训内容与标准修订工作。

（石菁菁）

【**住院医师理论和临床实践能力考核**】年内，住院医师规范化培训（原第一阶段）结业理论笔试和临床实践能力考核共6483人次，其中理论考试32个专业3209人次、临床技能考核33个专业3274人次。理论考试及格3029人，临床技能考核及格3182人，总通过率92%，发放住院医师规范化培训合格证书（原第一阶段）3057个（累计29263个）。完成第二阶段技能考核48个专业2099人的报名工作。

（石菁菁）

【**市级师资培训**】年内，市卫生健康委开展市级师资培训31项，培训指导医师7727人次，较上一年度增加51.3%，专业基地覆盖面98.6%。

（石菁菁）

【**接收对口支援地区代培住院医师**】年内，住院医师规范化培训基地接收对口支援的西藏、贵州、河北省雄安新区和海南代培住院医师83人，其中西医72人、中医11人，西藏14人、贵州47人、雄安新区3人、海南19人。在培代培住院医师258人（西医241人、中医17人）。119名代培住院医师（西医118人、中医1人）完成培训并考试合格获得培训证书。

（石菁菁）

【**完善公共课程体系**】年内，市卫生健康委完善毕业后医学教育公共课程体系，共开设公共必修课53节，其中基础课程41节、应急培训课程12节，30539人次参加学习；开设专业课程1021节，95003人次参加学习。截至年底，北京市住院医师公共课程从仅有法律法规、医患沟通和全科医学等必修课程，逐步发展完善为包含公共必修课、选修课、专业课的综合公共课程体系，涵盖法律法规、人文素养、专业知识和专门技术等多方面。

（石菁菁）

【**公共卫生医师规范化培训**】年内，全市公共卫生医师规范化培训开设7个专业，培训基地招收2022级公共卫生医师规范化培训6人，在培医师28人。

（石菁菁）

【**专科医师规范化培训**】2022级专科医师规范化培训招录151人。有专科医师规范化培训基地77个，在培专科医师407人。

（石菁菁）

继续医学教育

【**在岗非卫生专业技术人员新冠肺炎防护培训**】1月19日至30日，市卫生健康委开展在岗非卫生专业技术人员新型冠状病毒肺炎相关防护知识培训。培训对象为在本市各级各类医疗卫生机构工作的非卫生专业技术人员，包括护工、保洁、食堂等后勤人员，以及其他不具备卫生专业技术资格且不纳入继续医学教育管理的临聘人员等。学员登录北京市继续医学教育数字学习平台在线学习，内容为新型冠状病毒肺炎样本运输流程（机构内部）、三级防护装备穿戴及脱卸、防"新冠"医院陪护工作流程、医院环境清洁与防护、防"新冠"医院保洁工作流程。48093人参加培训。

（冯　雷）

【**护理人员新冠肺炎防控培训**】3月8日至5月31日，市卫生健康委印发《关于开展2022年护理人员新冠肺炎防控培训的通知》。培训对象为纳入继续医学教育管理的护理专业人员，其他专业技术人员可以选修。学员登录北京市继续医学教育数字学习平台在线学习，授予市级继续医学教育Ⅰ类学分1分，同时计入传染病培训3学时。培训内容包括新型冠状病毒肺炎防护设备使用、职业暴露处理、应急隔离区工作介绍、核酸标本采集、新冠患者观察与护理等。241126人参加培训。

（冯　雷）

【**儿科、精神科转岗培训**】年内，市卫生健康委印发《关于开展2022年精神科医师转岗培训工作的通知》《关于开展2022年儿科医师转岗培训工作的通知》《关于公布2021年精神科医师和儿科医师转岗培训合格人员名单的通知》。3月11日，召开北京市2022年精神科医师转岗培训启动会。年内，全市精神科医师转岗培训共招收30人，28人取得转岗培训合格证书；儿科医师转岗培训招收12人（1人中途退出），11人取得转岗培训合格证书。

（冯 雷）

【全员必修项目培训】3月23日至10月31日，市卫生健康委印发《关于开展2022年全员必修培训的通知》，学员登录北京市继续医学教育数字学习平台在线学习，并将培训与继续教育考核达标挂钩。2022年全员必修培训授予市级继续医学教育I类学分4分，内容涉及新型冠状病毒肺炎诊疗方案（试行第九版）、新型冠状病毒肺炎防控方案（第九版）、社区疫情预防与控制、发热门诊管理规范、新型冠状病毒实验室核酸检测规范、传染病监测预警技术、《北京市突发公共卫生事件应急条例》解读以及突发、新发、重点传染病防控——鼠疫、炭疽、禽流感，案例教学：《"医案说法"法律沙龙》。260844人参加培训。

（冯 雷）

【开展医防融合培训】年内，市卫生健康委继续开展疾病预防控制机构、院前医疗急救机构和二、三级医疗机构间的医防融合交叉培训，完成700人次培训。

（石菁菁）

【继续医学教育项目和学分管理】年内，市卫生健康委公布2022年北京市第一、二批继续教育项目3003项，其中国家级1248项、市级1755项。申报2023年继续医学教育项目1910项。审核并公布全国性社团组织在京举办的省级一类学分项目和在京申报并许可发放证书的备案项目共80项、临时项目4项。督查58家单位112项继续教育项目（国家级63项、市级49项），督查合格率100%；学分审验105家医疗卫生机构，抽审2267人，审验合格2254人，合格率99.43%。

（冯 雷）

基层卫生专业技术人员培训

【基层卫生人员培训】年内，全市培训社区卫生技术人员3万余人次，其中全科医生转岗培训628人。开展社区卫生人员继续医学教育必修课161个模块209个课程483学时培训，参加培训31698人。

（王凯峰）

【乡村医生岗位培训】年内，全市培训在岗乡村医生3182人，共计162学时。培训重点为全科医学相关知识和内科常见疾病的临床诊疗、中医适宜技术治疗常见病知识。

（王凯峰）

【免费定向培养乡村医学生】年内，市卫生健康委依托首都医科大学为农村地区培养医学生，共招收三年制临床医学（乡村医生）专业137人。

（王凯峰）

【区级医院学科骨干培养】年内，市卫生健康委为基层医院培养学科带头人和专业骨干，推动当地医疗技术水平进一步提高。全年全市招录98名区级医院学科骨干到三级医院进行一对一导师制培养。

（王凯峰）

【助理全科医师规范化培训】年内，市卫生健康委继续开展助理全科医师规范化培训。招录147人，在全科医师培训基地接受为期2年的规范化培训。同时，90人完成培训回到农村偏远地区医疗卫生机构，成为助理执业医师。

（王凯峰）

【临床研修培训】年内，市卫生健康委通过医联体核心医院开展社区医生临床研修培训，为社区持续培养一支临床诊疗基本功扎实、掌握全科医学适宜技术和临床路径、具有一定专科能力、能满足社区居民基本医疗卫生服务需求的社区医生队伍，共录取1879人。

（王凯峰）

综合监督

【概述】2022年，北京市卫生健康监督工作以新冠疫情防控为核心，以全力做好冬（残）奥会、党的二十大重要会议等大型活动保障工作为重点，依法开展监督执法检查。对医疗卫生机构、第三方核酸检测机构、集中隔离点、人群聚集公共场所等开展疫情防控专项执法检查，加大监督检查和行政处罚力度；对黑诊所、非法小诊所、非法行医等进行打击，对存在问题的医疗卫生机构进行警示约谈和通报。2022年，全市共监督检查347574户次，行政处罚10781起，罚款2342.01万元，没收违法所得63.62万元。圆满完成北京冬（残）奥会和党的二十大重要会议卫生监督保障工作。持续加强对集中隔离点、医疗卫生机构等疫情防控措施落实情况的监督检查力度，建立三级检查机制，为做好新冠疫情防控工作奠定了扎实基础。加强重点管控生活垃圾和医疗废物管理，保证新冠肺炎疫情期间全市医疗废物收运和处置的安全稳定运行。落实"放管服"改革要求，进一步优化营商环境，在部分公共场所开展"一业一证""证照联办"改革试点，在自由贸易试验区内落实消毒产品生产企业卫生许可告知承诺制改革以及书店等7类公共场所卫生许可改备案改革。开展"信用+综合监管"试点工作，在部分试点区的口腔类医疗机构先行先试开展信用分级分类评价，积极推进行业信用分级分类监管工作，落实行业综合监管职责。

（刘劲松）

大型活动卫生监督保障

【北京冬（残）奥会卫生监督保障】北京冬奥会和冬残奥会期间，选派34名卫生监督保障人员入驻冬奥会竞赛场馆和重要非竞赛场馆、127名卫生监督员及37名社区基层公卫人员入驻全市签约住宿机构和集中住地进行卫生监督保障工作。保障期间，监督人员对涉冬（残）奥会场所公共场所卫生、生活饮用水卫生、医疗点及核酸采样、检测点等开展巡查共计43111个点位，针对发现的问题均及时督促整改到位；对场馆、酒店和住地开展监督检测，现场快速检测19806件，其中，场馆现场快速检测3167件、酒店现场快速检测8565件、住地现场快速检测8074件，结果均符合相关标准；累计监督检查各类单位13535户次，给予行政处罚61户次，罚款金额21000元。在市、区两级监督机构的共同努力下，圆满完成北京冬奥会和冬残奥会卫生监督保障工作。

（靳大力　姚晓芬）

【中央重要会议卫生监督保障】年内，市卫生健康委制发《中央重大会议卫生监督保障工作方案》，明确了核心区保障、周边保障、社会面监督、应急值守等工作内容，并组织全市卫生监督机构召开工作部署会及推进会。重要会议期间，选派17名卫生监督人员，入驻住地开展核心区卫生监督保障，对住地生活饮用水、室内空气、公共用品用具、沐浴用水、冷却水、泳池水开展现场快速检测2743件、公共卫生实验室检测267件，检测结果均符合国家有关标准。累计开展监督检查5095户次，立案查处34家单位，及时督促整改，未发生一起生活饮用水污染事故及公共场所突发公共卫生事件，圆满完成中央重要会议的卫生监督保障工作。

（李　怡　姚晓芬）

新冠疫情防控监督检查

【开展第三方核酸检测机构驻场监督】5月20日，启动北京市第三方核酸检测机构驻场监督工作，7月8日起调整为常态化监督检查机制。驻场监督工作期间，成立市、区两级专班，组建包括医学检验质控、生物安全、院感防控和卫生监督等专业人员的若干支驻场监督工作组，全面入驻，每日监督检查，形成对核酸检测工作保质保量保速全链条管理机制，开创了北京特色驻场监督工作模式。全市13个区共出动卫生监督员2306人次、质控专家1187人次、生物安全专家826人次、院感专家1368人次，对在营的第三方核酸检测机构进行了全覆盖全要素监督检查，共监督检查2977户次，下达卫生监督意见书964份，给予警告4户次，吊销《医疗机构执业许可证》2户次；市级驻场监督工作专班牵头开展市级第三方核酸检测机构重点督导检查6轮次，出动市级专家148人次，督导检查重点机构37户次。针对发现的问题，现场反馈给检测机构及驻场监督工作组并提出整改措施。

（李　怡　姚晓芬）

【疫情防控政策优化调整接诉即办】7月，按照国务院联防联控机制综合组要求和市领导批示精神，市卫生健康委牵头，组建市、区整治疫情防控"层层加码"问题专班。12月，按照国务院联防联控机制综合组的要求和疫情防控需求，将整治层层加码问题专班调整为优化调整接诉即办专班，统筹全市疫情防控政策优化调整后的接诉即办工作。每日定时收集、汇总群众反映的疫情防控问题线索，按照条块结合原则，将问题线索推送给相关区和部门，对标对表、逐条逐项核查，累计收到国务院联防联控机制综合组推送的问题线索19662条、《核查疫情防控举措存在问题情况函》11件、市委办公厅《督办通知》1件，全部按要求保质保量办结。在全面汇总梳理问题线索基础上，共核查督办突出问题线索1.1万余条，针对发现的问题，及时指导督促相关区专班整改。向市专班成员单位和各区专班发工作函和转办单共22件，形成了疫情防控问题线索接收、分送、核查、督办、整改的闭环管理，确保及时、妥善解决群众反映的问题。

（靳大力　刘忠良）

【常态化疫情防控监督检查】年内，市卫生健康委以3类重点区域、9类重点场所、4类重点环节作为监督检查重点，加强常态化疫情防控监督检查和风险排查，及时发现风险隐患，堵塞漏洞。根据国务院联防联控机制综合组《关于切实做好常态化疫情防控监督检查相关工作的通知》要求，统筹协调市疫情防控监督组、指导组、市场防疫组、北京口岸入境管理联防联控前方指挥部等有关部门，汇总各方监督检查情况，形成北京市工作报告，经报请市委市政府同意后报国务院联防联控机制综合组。全年共报送《北京市口岸及常态化疫情防控监督检查情况的报告》13期，《北京市口岸常态化疫情防控监督检查情况的报告》14期，合计27期。

（王同国　王晓菲）

【口岸城市闭环管理监督检查】年内，市卫生健康委会同交通运输、海关、市场监管、生态环境、公安、社区防控组等，在常态化疫情防控监督检查的同时，聚焦重点区域、重点场所和重点环节，以"四不两直"方式，对涉闭环管理单位落实闭环管理情况开展联合监督检查。共出动执法人员17495人次，监督检查单位2838户次，发现存在问题的单位296户次，行政处罚金额31400元，约谈38户次，注销整改不合格企业9户、冷藏保鲜车43辆。检查航班1305班次，发现违规问题38起。责令相关单位全面整改问题，确保闭环管理要求落实、落细、落到位。

（靳大力　姚晓芬）

【集中隔离点疫情防控措施落实情况监督检查】年内，市卫生健康委加强与市指导组、市集中隔离工作组、驻委纪检监察组及委隔离点工作专班的协调对接，建立定期会商机制，召开工作专题调度会28场次；坚持规范化培训指导与常态化监督检查相结合，组织市、区两级监督机构开展全覆盖式督导检查，督促隔离点落实疫情防控主体责任，严防交叉感染和风险外溢。在此基础上，根据疫情形势适时开展专项督导行动，先后会同驻委纪检监察组开展集中隔离点高风险问题专项"回头看"检查，会同市疫情防控指导组开展十轮次专项指导检查，会同市集中隔离工作组针对入境人员集中隔离点、涉高校疫情集中隔离点、全市非酒店式集中隔离点"一点一评估"工作、涉新发地疫情集中隔离点等分别开展专项督导检查。在市集中隔离工作组的领导下，制作《集中隔离点日常管理案例教学》《隔观人员防控宣传片》《穿脱隔离衣规范示教片》《消毒规范示教片》等，开展30轮次线上培训。全年共监督检查集中隔离点27872户次，发现存在问题5716户次，针对检查发现的问题及时反馈属地督促整改落实。

（李　怡　姚晓芬）

综合监督体系建设

【修订《北京市卫生健康行政处罚裁量细则》】6月，市卫生健康委针对《中华人民共和国医师法》《北京市献血条例》的实施、《中华人民共和国执业医师法》的废止、《北京市人口与计划生育条例》的修订，组织修订了《北京市卫生健康行政处罚裁量细则》，指导各区合理划分行政处罚等级，落实"首违不罚""从轻减轻"的规定，规范行政处罚行为，统一执法尺度。

（刘振华）

【医疗机构依法执业自查工作督导检查】9月9日，市卫生健康委召集市委网信办、市公安局、市生态环境局、市水务局、市场监管局、市医保局、市中医局、市医管中心等部门以及16个区卫生健康委、经开区社会事业服务局、北京卫生法学会、北京医疗整形美容协会、北京健康管理协会、北京口腔医学会等，召开全市医疗机构依法执业自查工作推进会。印发《关于开展2022年医疗机构依法执业自查系统检查工作的通知》，组织专家在全市抽取51家医疗机构（三级14家、二级8家、一级22家、未定级7家）开展依法执业自查工作督导检查。经专家组测评，51家医疗机构全部合格。

（王同国）

【完成卫生监督协管服务标准化评估】10月31日，市卫生健康委举办卫生监督协管服务标准化评估线上培训，北京卫生社区协会、市疾控中心、市卫生健康监督所有关专家就卫生监督协管服务标准授课，各区卫生健康委及卫生健康监督所、有关社区卫生服务机构监督协管员参加培训。12月，完成对全市57家社区卫生服务机构监督协管标准化建设评估，并形成评估报告。2017年至2022年，共完成328家监督协管机构的标准化建设，培训骨干902人，建立了北京市监督协管队伍，积极开展巡查，及时发现并报告违法行为，提供有效问题线索，与卫生监督队伍形成有效合力，充分发挥基层卫生监督协管队伍的网络前哨作用。

（李　怡　姚晓芬）

【推进医疗机构依法执业综合监管】年内，市卫生健康委会同市药品监督管理局、市医疗保障局等六部门联合制定《北京市医疗机构综合监管合规手册（试行）》《北京市医疗机构综合监管统一检查单（试行）》，指导医疗机构全面遵守秩序规则，合法合规开展经营活动，共同维护医疗市场秩序，营造良好的发展环境。召开医疗机构依法执业工作推进会，通报对各区落实医疗机构依法执业自查工作的监督考核情况，建立与有关执法部门、属地部门、行业协会的信息沟通共享机制，推进完善机构自治、行业自律、政府监管、社会监督相结合的多元化综合监管体系。

（王晓菲　靳大力）

【医疗机构信用分级分类评价】年内，市卫生健康委制定《北京市医师诚信记录目录清单》，明确医师诚信记录的基本信息、事项内容等。细化出台医疗机构信用评价指标，制定《北京市医疗机构信用评价指标（试行）》，从诚信执业和诚信声誉两个维度设置三级指标，确定医疗机构"风险+信用"监管等级的划分标准。在东城、海淀、昌平3个试点区以口腔类医疗机构先行先试开展信用分级分类评价，完成对450家口腔医疗机构的信用评价工作，其中A级44家、B级347家、C级51家、D级8家。在此基础上将评价范围由口腔类医疗机构拓展至所有类别医疗机构，共完成2778家医疗机构的评价工作，其中A级390家、B级1976家、C级380家、D级32家。

（王晓菲　靳大力）

综合监督行政执法

【全市高校公共卫生专项监督检查】3月19日，市领导在西城区卫生健康委上报材料《关于中国人民公安大学学生集体发病就诊情况的说明》上作出批示后，市卫生健康委立即组织市、区两级卫生监督机构自3月下旬开始，以高校为重点，按照各区普查、市级抽查的方式对各类学校的公共卫生和疫情防控措施落实情况开展为期15天的专项监督检查。检查内容突出公共卫生制度落实、人员出入校管理、师生健康监测、生活饮用水管理、防疫知识培训、核酸检测等内容，累计检查高校115户次，发现不规范行为及时下达监督意见书并跟踪学校落实整改。

（刘振华）

【医疗乱象专项治理】5月，市卫生健康委与市委网信办、市公安局等九部门联合印发《关于开展北京市医疗乱象专项治理工作的通知》，严厉打击医疗诈骗、虚假广告、欺诈骗保等行业乱象，促进医疗行业规范有序发展，维护人民群众健康权益。共监督检查医疗机构5.4万户次，对1200余家医疗机构给予行政处罚，罚没款总金额1300余万元。

（靳大力）

【游泳场馆水质专项检查】7月25日至8月31日，市卫生健康委组织全市各级卫生监督机构开展游泳场所卫生监督专项检查。以检测池水中消毒剂有效浓度、查看循环过滤设备运转情况、泳池补充新水情况、定期水质监测情况、红眼病检查岗设立情况等为重点，市区结合，以点促面，监督检查各类游泳场所720户次，监督覆盖率近200%，发现问题均要求其当场或限期改正，行政处罚65户次，其中警告46户次、罚款19户次，拟处罚金2.8万元，完成监督抽检300余件、快检700余件。

（李　怡　姚晓芬）

【民办高等学校卫生安全检查】年内，根据市教委、市公安局、市卫生健康委等多部门印发的《关于开展北京市民办高等学校民办非学历高等教育机构2021年度办学状况检查评估工作的通知》部署，市卫生健康委组织市卫生健康监督所和10个相关区卫生健康委，对38所民办高等学校、民办非学历高等教育机构的卫生安全进行考核评估。此次评估计划检查民办高等学校、民办非学历高等教育机构38所，实际检查34所，另有4所学校因校舍搬迁、未展开教学活动等原因未参加评估检查。受检的34所民办高校中，评估结果合格的（评分结果在8分以上，且无关键项不合格）学校28所，不合格（评分结果低于8分或者有关键项不合格）学校6所，民办高校卫生安全合格率82.35%。

（刘振华）

【消毒产品非法添加禁用物质成分监督检查】年内，市卫生健康委在全市开展抗（抑）菌制剂膏、霜型消毒产品非法添加禁用物质成分专项监督检查，问题检出率16.67%。针对涉外省不合格产品，分别向广西壮族自治区、江西省卫生健康部门移送问题线索函。

（刘振华）

医疗废物管理

【强化医疗废物管理】9月2日，市卫生健康委会同市生态环境局召开医疗废物监管研讨会。会上，市卫生健康委和市生态环境局结合监管职责，分别介绍医疗废物监管情况，并对如何加强医疗废物收运处置单位、产生数量和监管信息共享，开展联合执法、形成监管合力等问题进行研讨。会议商定以下事项：一是加强医疗废物产生数量的信息共享。根据《中华人民共和国固体废物污染环境防治法》《医疗废物管理条例》等相关法律法规规定，市生态环境局结合医疗废物收运和处置情况，定期将全市医疗废物产生数量通报给市卫生健康委，经双方共同确认医疗废物产生数量，市生态环境局每年通过《固体废物污染环境防治信息的通告》向全社会发布。二是建立医疗废物联席会议制度。不定期召开医疗废物监管工作研讨会议，研究医疗废物分类收集、收运、处置监管工作中存在的问题和难点，弥补监管漏洞，随时沟通，及时会商，制定相关管理政策和文件。开展联合督导，形成监管合力，提高监管效力。三是加强医疗废物处置联合调度。在疫情防控期间，加强对医疗废物收运和处置联合调度，根据医疗废物处置情况，按照《新型冠状病毒感染的肺炎疫情医疗废物应急处置管理与技术指南（试行）》《北京市涉疫情垃圾应急处置方案》，会同市城市管理委，按照程序，报请市政府，启动生活垃圾焚烧厂应急处置本市医疗废物。

（靳大力　刘忠良）

【冬（残）奥会城市运行保障】年内，市卫生健康委配合市城市管理委制定《北京2022年冬奥会和冬残奥会清废及扫雪铲冰保障工作方案》，提出清废及扫雪铲冰保障人员采取集中封闭管理方式，纳入属地政府疫情防控工作体系；组织市疾控专家对清废及扫雪铲冰保障人员针对新冠防控消毒技术及个人防护和进入闭环作业疫情防控政策进行专业培训；对城市运行保障组全市应急演练方案进行指导，对参加人员进行培训；会同市城管委和市生态环境局对南宫垃圾处理厂、国家体育馆工作人员集结点、清废及扫雪铲冰保障人员疫情防控落实情况进行现场督导检查，发现问题指导督促整改。

（靳大力　刘忠良）

【制定《涉疫情垃圾收运处置工作指引》】年内，市卫生健康委会同市生态环境局、市城市管理委，依据《北京市涉疫情垃圾应急处置方案》等法规政策，研究制定《涉疫情垃圾收运处置工作指引》，要求各区生态环境、城市管理、卫生健康部门加强沟通协调，共同做好涉疫情垃圾的收运处置工作，为疫情防控、城市运行、环境安全提供有力保障。

（靳大力　刘忠良）

药械管理

【概述】2022年，切实做好药品和医疗器械合理使用与新冠肺炎疫情防控物资保障工作，承担全行业合理用药、短缺药保障供应、落实完善基本药物制度、大型乙类医用设备许可等任务，与医保、药监等部门共同推动国家集采产品在北京市平稳落地。疫情防控期间，承担全市物资保障和保供稳价组、市场防疫组、交通物流前指等成员单位的工作。

（刘清华）

药事管理

【短缺药品保供稳价工作】年内，持续开展医疗机构短缺药品供应监测，按季度上报国家卫生健康委相关工作进展，对监测发现的短缺药品，指导区卫生健康委及医疗机构开展分级应对和分类处置，及时答复12345、局长信箱等群众反映的药品供应问题。全市593家医疗机构通过直报系统报告短缺药品信息142条，均妥善完成分类处置，未造成严重不良事件，无负面舆情报道。

（杨旸）

【医疗机构药事管理及合理用药】年内，加强市、区两级药学质控中心建设。3月，启用北京市药学质控监测平台，开展药学质控指标监测上报工作，通过及时分析反馈上报医院相关指标情况，督促各区、各机构提高辖区内医疗机构合理用药水平。开展2022年处方集中点评和2021年点评结果反馈工作。

根据北京市社区卫生服务机构实际，综合考虑药学专业人员配备现状和处方审核调剂等专业要求，对连续完成市级继续医学教育药学专业课程学时要求的非药学人员，延续办理《社区卫生服务机构药学专业临时上岗证》。

北京市卫生健康委员会转发《国家卫生健康委关于进一步加强用药安全管理提升合理用药水平的通知》，提出7项工作要求。修订完成《北京市医疗机构麻醉药品、第一类精神药品管理指南（试行）》，做好全市麻精药品监督检查各项工作。

（杨旸）

【冬（残）奥会保障】年内，指导相关医疗机构完成冬（残）奥会期间运动场馆及相关诊所、医疗站等药品配备使用工作。会同市委宣传部、市公安局等部门，指导属地卫生健康委及相关医院，完成2022北京新闻中心应急医疗保障任务，对中外媒体记者及工作人员开展48小时核酸检测服务23155人次，环境检测3057件。

（杨 旸）

医疗器械管理

【医疗器械唯一标识系统全域试点】年内，配合市药监局推进医疗器械唯一标识系统全域试点工作。6月，北京市药监局、北京市卫生健康委、北京市医保局联合发布《北京市医疗器械唯一标识工作质量提升方案》。

（周宝晖）

【医用设备许可与管理】年内，完成4期乙类大型医用设备评审工作，并网上公示。截至12月底，许可医疗机构乙类大型医用设备配置110台。转发乙类大型医用设备配置许可证副本发放情况，各区卫生健康委对所辖各有关医疗机构的设备备案、《大型医用设备配置许可证》持证、设备使用、人员配备和总结上报等事项进行监督管理。

（周宝晖）

【规范社会办医】年内，支持和促进社会办医规范发展，全面推进大型乙类医用设备许可中社会办医告知承诺制度，将自贸区乙类设备备案指南和办理程序加入市政务平台。

（周宝晖）

【保障重症救治设备供应】年内，根据市卫生健康委医政处测算需求及时掌握产品信息、企业信息，推动企业参与北京市设备招标工作。对供应不足的企业及时协调市经信局和市药监局共同联系企业供应。督促重症救治设备及时到货并投入使用，安排专人负责每日督办供应商到货情况，按照紧急程度有序安装，及时满足医疗救治需求。

（周宝晖）

【参加第五届进博会】年内，第五届中国国际进口博览会期间，市卫生健康委组建北京医药分团，按照北京交易总团要求，完成市属医院与参展商签约共70份，签约金额14142.21万美元。

（周宝晖）

食品安全标准管理与监测评估

【概述】2022年，食品安全工作坚持问题导向、目标导向，在全市持续开展食品标准宣传专题宣贯和营养科普活动。强化能力提升，食品安全标准、监测评估、食品营养、信息化建设等工作取得新成效。

（张 婷）

食品安全标准管理

【食品安全宣传培训】7月28日至29日，市卫生健康委召开食品安全国家标准宣贯会。线上同步直播，总计4.1万人次观看，直播间共有约2300条留言互动，线上提问约480条。9月6日至20日，以"共创食安新发展，共享美好新生活"为主题，设计制作2022年食品安全宣传周海报，通过北京市政务楼宇、地铁、公交等渠道播出，包括6000块电视媒体、30个公交站亭和17个地铁站，提升百姓食品安全关注度。

（张 婷）

【食品企业标准备案】年内，北京市企业标准备案工作建立企业标准公开承诺制度，实现全程网办。企业备案时在线签署告知承诺书，符合备案条件的，1个工作日即可完成备案，标准文本即时公开供社会监督。共完成各类备案544件，其中制定238件、修订重新备案113件、修改备案160件、延续备案15件、注销备案18件。

（张 婷）

【食品安全地方标准】年内，市卫生健康委公开征集北京市食品安全地方标准制（修）订立项建议。未收到立项建议。

（张 婷）

食品安全风险监测评估

【食品安全风险监测】2月，市卫生健康委起草并向市政府报送《2021年北京市食品安全风险监测情况的报告》，经综合分析，2021年北京市未发现突发性、系统性食品安全风险。3月，市卫生健康委制定《2022年北京市食品污染及有害因素监测方案》和《2022年北京市食源性疾病监测方案》，并督促指导各区卫生健康委制订各自的风险监测方案。年内，完成食品化学污染物及有害因素监测样品2215件，获得监测数据37987条；农药残留监测流通环节（商超和农贸市场）200件蔬菜中的47种农药残留；完成食品微生物及致病因子监测样品2395件，获得监测数据13925条；监测食源性疾病病例5540例，采集粪便标本4629例。

（张　婷）

【合理膳食乡村示范活动】 8月至11月，围绕"合理膳食促进及营养素养提升"主题，采取线上与线下相结合的形式，开展营养科普系列活动，包括线上推送营养健康知识、开展营养知识讲座，线下设立健康教育宣传栏、发放营养知识折页。活动共推送科普文章24篇、科普视频12个，更换张贴主题海报12张（次），线上开展营养知识科普讲座4场，发放科普宣传资料6000余份，累计受众约26000人次。

（张　婷）

【食品安全风险评估】 年内，市卫生健康委制定《北京市食品安全风险评估专家委员会章程》，进一步明确专家委员会的职责和工作机制。进一步完善、充实食品中潜在有害物质的危害评估及风险评估数据库建设，对数据库已建立的各功能模块进行优化及数据维护。系统开展食品中化学性危害因素的危害评估工作，为建立人群健康指导值和风险评估提供科学依据。依托国家食品安全风险参比实验室和食物中毒诊断溯源北京市重点实验室，在"十三五"重点研发计划项目、国家自然科学基金等的资助下，开展食品安全基础科学和前沿科学研究。开展食品中化学物、生物毒素及食品添加剂的危害评估工作。

（张　婷）

【食品安全信息化平台建设】 年内，建立并推广应用北京市卫生健康委食品安全综合信息平台。该平台实现了食品安全地方标准、风险监测及评估全链条信息化、标准化，同时设计了食品安全风险评估模块，为实现风险评估的数字化奠定基础。4月至12月，北京市卫生健康委食品安全综合信息平台投入试运行。开展市级用户及16个区卫生健康委、经开区、疾控中心、哨点医院、监测医院用户的系统使用培训，同步推进平台与37家试点医院的HIS系统对接，并组织市、区两级疾控机构进行测试数据录入提交，对系统进行功能测试。

（张　婷）

老龄工作

【概述】 2022年，北京市老龄工作适应当前人口老龄化日益严峻的新形势、新任务，积极构建养老、孝老、敬老政策体系和社会环境。拟订医养结合的政策、标准和规范，完善老年健康服务体系，推进医养结合。推进老年友善医院的创建，开展老年护理中心和安宁疗护中心建设、老年健康服务示范基地建设，组织老年人健康素养调查，开展老年健康宣传周、"敬老月"系列宣传活动和人口老龄化国情市情教育活动。贯彻落实《中共中央、国务院关于加强新时代老龄工作的意见》，以市委市政府名义出台《关于加强新时代首都老龄工作的实施意见》，突出首都特色和首善标准，切实解决老年人的"急难愁盼"。发挥统筹协调职能，形成积极应对人口老龄化合力，将《北京市"十四五"时期老龄事业发展规划》任务分解到各区、各部门；开展《北京市推进老年友好型社会建设行动方案（2021—2023年）》督导工作；协助市人大开展"实施积极应对人口老龄化国家战略、推动老龄事业高质量发展"专题调研；举办中国国际服贸会2022智慧康养高峰论坛，发布《北京市老龄事业发展报告（2021）》和《区域老年人健康养老需求调查报告》。统筹抓好疫情防控和重点工作，对医疗机构与养老服务机构"手拉手"开展医疗保障服务情况进行检查督办。发挥媒体宣传优势，构建老龄工作传播矩阵，持续推进人口老龄化国情市情教育，依托"孝顺榜样"命名推动孝亲敬老文化宣传。搭建平台载体，全方位开展老年文体活动，助力老年人社会参与。加大老年人权益保护力度，拓展老年维权服务网络，线上线下多种方式开展老年人普法宣传；组建专业服务团队开展特殊困难老年人家庭权益保护工作；开展老年人防诈骗专项行动；开展社会调查和实证研究，筑牢老年人权益保护屏障。

截至2022年底，60岁及以上常住人口465.1万人，占常住总人口21.3%，其中65岁及以上330.1万人，占常住总人口15.1%；户籍人口60岁及以上老年人414.0万人，占户籍总人口的29%；80岁及以上老年人69.9万人，百岁及以上老年人1629人。

（黄晶晶　赵琳琳）

老龄工作统筹协调

【**国家卫生健康委调研北京老年健康工作**】1月19日，国家卫生健康委党组成员、全国老龄办常务副主任、中国老龄协会会长王建军到北京幸福颐养护理院考察调研老年健康工作。王建军实地考察了护理院建设情况，听取机构负责人发展情况汇报，慰问入住老人。王建军强调，护理机构建设是老年健康服务体系的重要环节，也是解决失能老年人"急难愁盼"问题的有力支撑，政府、企业、社会要共同参与，事业和产业要共同发展，满足老年人健康服务需求。要贯彻落实好《中共中央、国务院关于加强新时代老龄工作的意见》，完善老年健康支撑体系。国家卫生健康委老龄健康司司长万海东、中国老龄协会综合部主任王振云、市卫生健康委党委委员、市老龄办常务副主任、市老龄协会会长王小娥、石景山区政协副主席、卫生健康委主任葛强陪同调研。

（黄晶晶）

【**出台《关于加强新时代首都老龄工作的实施意见》**】年内，提请市委、市政府审议《关于加强新时代首都老龄工作的实施意见》（简称《实施意见》），4月30日，以市委市政府名义正式印发。《实施意见》贯彻以人民为中心的发展思想，全面突出首都特色和首善标准，共8个部分28条，从完善养老服务体系、构建老年健康支撑体系、促进老年人社会参与、推进友好型社会建设、培育银发经济、夯实老龄工作基础、加强组织实施等方面提出措施解决老年人的"急难愁盼"。根据《实施意见》工作要求，6月起对各委办局落实情况进行督查督办和动态跟踪，并将各区老龄工作组织实施情况纳入2022年度各区卫生健康工作考核指标体系，确保各项任务落实、落细、落到位。

（赵琳琳）

【**推进老年友好型社会建设**】年内，市老龄协会组织29个责任单位按照《北京市推进老年友好型社会建设行动方案（2021—2023年）》9个方面33项任务内容，细化3年工作措施共计256项，分类建立工作督导台账，成立督导组实地调研督导。联合北京广播人民电台城市广播老年之友栏目制作4期专访节目，开展老年友好型社会建设宣传，推广北京市交通友好、社

区环境友好、公共服务友好的经验做法。

（赵琳琳）

【**志愿监督员督导老年友好型社会建设**】年内，市老龄协会组建"啄木鸟"志愿监督员队伍，开展老年友好型社会建设工作督导。深入西城区、朝阳区、丰台区部分社区和公共场所，就社区（村）环境友好、交通出行友好和公共服务友好等方面开展志愿监督指导活动8次、项目研讨3次，反馈问题16类43个，针对其中突出问题形成专项报告，向政府有关部门提供建议。

（赵琳琳）

【**2022智慧康养高峰论坛**】9月2日，由北京市老龄工作委员会办公室、北京市老龄协会和北京商报社共同主办的中国国际服务贸易交易会2022智慧康养高峰论坛在北京首钢园举办。来自市卫生健康委、市老龄办、市老龄协会、各区卫生健康委（老龄办）等单位有关领导，康养领域权威专家以及智慧康养领域的企业代表参加论坛。市卫生健康委党委委员，市老龄办常务副主任，市老龄协会党委书记、会长王小娥和北京商报社社长兼总编辑李波涛分别为本次论坛致辞。来自清华大学、京东健康、百度智慧医疗、安馨康养的多位专家学者和企业代表进行了主题演讲和案例分享。发布《北京市老龄事业发展报告（2021）》和《区域老年人健康养老需求调查报告》。会议期间线下参会300人次，线上多平台观看直播20万余人次。相关话题"北京正式跨入中度老龄化社会"引发全网关注，热度上升至微博全网热搜前五名，话题浏览人数破亿，并有数十家媒体对会议相关内容进行了采访报道。

（赵琳琳）

【**老龄健康信息协同与决策支持平台**】年内，市老龄协会完成北京市老龄健康信息协同与决策支持平台在市经信局备案。调整完善平台系统功能，动态适应各部门工作实际，满足业务需求。截至12月底，平台创建账号1773个，各项功能使用平稳。与市大数据平台做好对接，对平台产生的30大类120余项分析成果类数据进行梳理、确权。制定平台管理办法等系列规章制度，规范数据管理和应用。完成平台已有数据的汇聚、更新和基本分析，并就相关部门数据需求进行动态收集分析。开展平台三级等保复测工作，加强平台安全管理。

（赵琳琳）

【**"手拉手"医疗保障服务情况督导检查**】12月20日，为确保新冠疫情下养老服务机构入住老年人得到及时救治，市老龄协会组建6个检查组共20余人，采

取电话连线、实地检查相结合的方式，对16个区和经开区共346家医疗机构为725家养老服务机构入住老年人提供问诊、开药、转诊、紧急转运等服务情况进行督导检查，督促医疗机构与养老服务机构"手拉手"做好对接。对检查中发现的问题和收到的反馈建议，均协调解决或转各区卫生健康委办理，同时抄送市民政局，协同做好养老服务机构入住老年人的医疗保障服务工作。

（赵琳琳）

老龄健康服务体系建设

【**市人大考察老年健康服务体系建设工作**】3月10日，市人大调研组到北京市潞河医院调研老年健康服务体系建设情况，视察了院区门诊、老年医学科安宁疗护病区及辅助科室。潞河医院作为通州区老年健康和医养结合服务指导中心，打造3+2+X紧密型医联体，实现"3个中心"一体化运行模式和老年科、安宁病房与养老机构双向转诊机制，搭建安宁疗护三级转诊网络，实践居家安宁疗护工作。调研组对北京市老年健康服务体系和潞河医院的3+2+X紧密型医联体形式给予肯定，希望北京市继续推动医疗机构老年医学科的建设，进一步促进老年医学事业的发展，为老年患者就医提供更完善的服务。

（杨凯）

【**居家安宁疗护项目列入亚行援助项目规划**】3月，北京市申报老年人居家安宁疗护服务技术规范与能力提升项目成功列入亚行知识服务技术援助年度规划。本年度亚行在全国规划项目共计17个，其中中央部委14个、省级3个。本项目拟获赠款30万美元，通过支持加强政府部门能力建设，开展制定老年人居家安宁疗护服务准入标准；制定老年人居家安宁疗护服务实践指南；构建医护人员居家安宁疗护服务能力提升培训体系，有助于推动形成规范性文件、行业发展规划等具有可操作性的政策成果，体现前瞻性、创新性和示范性。

（杨凯）

【**失能失智老年人管理项目**】6月，市卫生健康委在全市启动实施失能失智老年人管理项目。通过开展规范的老年人失能失智评估，摸清失能失智老年人底数，为失能失智老年人提供精准化、个性化的医养结合和老年健康服务，促进北京市覆盖生命全周期、健康全过程的老年健康服务体系建设，建立老年人失能失智危险因素干预模式，适应失能失智老年人多样化、多层次、个性化的健康服务需求，提升老年人医

养结合和健康服务水平，改善失能失智老年人生活质量，提高老年人健康水平。

（杨凯）

【**发布《老年友善医疗机构评定技术规范》**】年内，市卫生健康委总结近五年开展老年友善医疗机构建设工作的经验，历时一年半，经多次专家研讨修改，制定了《老年友善医疗机构评定技术规范》（简称《规范》），通过北京市地方标准评审并正式对外发布，于7月1日起实施。《规范》明确了评定的基本要求、评分项要求、评定指标和管理要求等技术内容，指导各级各类医院、康复医院、护理院、社区卫生服务机构等，围绕老年友善文化、老年友善管理、老年友善服务和老年友善环境4个维度进行评定。《规范》的发布，指导各级各类医疗机构进行老年友善医疗机构的创建工作，促进了老年友善医疗机构建设规范化、标准化；为医疗卫生行政管理部门进行老年友善医疗机构的评定验收提供了具体可行的工具；为提高老年人的就医满意度和获得感产生积极影响，使老年人的就医变得更加方便、简单、快捷、无障碍；有利于医疗机构形成多层次、连续性、整合型的老年健康服务模式；从整体上助力老年友好社会、老年友好城市和老年友好社区的建设，夯实积极应对人口老龄化国家战略的基础。

（李晋）

【**老年口腔健康行动**】7月26日，召开北京市老年口腔健康行动项目培训会，标志着全市老年"口福"项目从设计筹备正式转入落地实践。老年口腔健康行动旨在宣传普及老年口腔健康知识，倡导老年人注重口腔疾病早防早治的主动健康理念，同时加强基层专业人员老年口腔疾病防治、口腔护理等实用性技术培训，提升老年口腔健康服务能力。老年口腔健康行动试点开展老年人"口福"项目，由市、区两级牙防所提供技术支持，以社区卫生服务机构为依托，为2万名老年人免费口腔健康检查；举办老年口腔健康公益活动，包括口腔健康知识讲座、免费义诊咨询、赠送口腔护理包等，多措并举提升老年人的获得感。全市65岁（含）以上老年人可持身份证到项目指定服务机构接受服务。

（毕宪国）

医养结合服务

【**医养结合机构违法行为排查**】8月，市卫生健康委联合市民政局、市中医局开展养老机构内设的无资质医疗机构、无行医资质相关人员擅自提供诊疗服务

违法行为排查整治工作。各区共排查养老机构567家，其中内设医疗机构的养老机构197家，排查出从事本专业以外诊疗活动的养老机构1家，按照相关规定及时整治。

（毕宪国）

【启动医养结合远程协同服务】10月20日，北京市卫生健康委联合北京市民政局、河北省卫生健康委举办医养结合远程协同服务启动会。北京市100家医养结合机构和河北省环京县市10家医养结合机构纳入北京市医养结合远程协同平台，发挥北京医疗资源优势，组建包括医疗、护理、康复、安宁疗护、营养、社工、健康管理、健康教育等专业领域专家团队，依托医养结合远程协同平台，为医养结合机构提供科普讲座、人员培训、照护指导、复诊送药、远程会诊服务。

（毕宪国）

老龄政策研究

【发布《北京市老龄事业发展报告（2021）》】9月2日，市老龄办、市老龄协会在中国国际服务贸易交易会-2022智慧康养高峰论坛向社会发布《北京市老龄事业发展报告（2021）》，这是北京市连续第16年发布北京市老年人口信息和老龄事业发展状况报告。截至2021年底，北京60岁及以上常住人口441.6万人，占常住总人口的20.18%；比2020年增加11.7万人。65岁及以上常住人口311.6万人，占常住总人口的14.24%；比2020年增加20.4万人，是近5年增量最多、增长幅度最大的一年。按照国际通行标准，当60岁及以上人口比重在20%~30%或者65岁及以上人口比重在14%~20%，该地区进入中度老龄化社会。2021年，北京市60岁及以上常住人口占比首次突破20%、65岁及以上常住人口占比首次突破14%，标志着北京已进入中度老龄化社会，且高龄老年人持续增加，女性高龄老年人数量优势更加显著，中心城区老龄化程度增速高于郊区，老年抚养系数持续上升。报告从老龄政策、社会保障、健康服务、养老服务、老龄产业、老年友好型社会建设、老年人社会参与、老年优待、京津冀老龄工作协同发展9个方面对全市老龄工作实践进展进行阐述，直观反映北京市老龄事业发展取得的最新成果，为社会公众全面、系统了解北京市人口老龄化形势及老龄事业发展状况，提升全社会积极应对人口老龄化的思想共识提供参考。

（赵琳琳）

老年权益保障

【老年人普法宣传】年内，市老龄协会组织200余场线上线下宣传教育活动和老龄政策法规教育培训，利用各线下接待场所、各区家庭法律服务站与老年人互动，覆盖人群近100万人次，发放各类宣传资料3万余份，拍摄发布各类宣传短视频70余个，总观看次数近80万次。在《人民日报》《中国老年报》《北京社区报》等主流平面媒体，北京电视台《北京时间》栏目，北京广播电台《老年之友》栏目"乐享银龄"微信公众号、中央广播电台《老年之声》栏目官方微博等自媒体，腾讯网、搜狐网、凤凰网等网络媒体加大老年人权益保护宣传，全年媒体宣传30余次。

（赵琳琳）

【特殊困难老年人家庭权益保护】年内，市老龄协会组建专业服务团队，开展专题调研，制定需求清单、评估体系指标和业务流程规范标准，发布《关于印发〈2022年老残家庭权益保护服务实施方案〉的通知》，按照充分尊重当事人意愿和当事人利益最大化原则，积极为老残一体特殊困难老年人提供法律咨询、法律援助与帮扶、委托代理与监护、生命与财产安全保护等服务。4月，在海淀区和西城区部分街道启动了服务试点工作，优先将计划生育家庭中的老残家庭纳入服务群体；9月，在通州区梨园镇启动服务试点，将市区垂直服务与街乡社区资源纵横联动，提供精准专业服务，解决此类家庭因民事能力不足带来的养老问题。截至12月底，试点区220余户老年人提出申报，入户评估180余人次，评估通过后陆续与50户老年人签约建档，提供家庭法律服务近50人次、家庭支持360余人次、健康管理40余人次；拍摄制作《余生所愿》宣传片1部，印制发放宣传材料8700余份，开展特殊家庭老年人喘息活动等各类宣传活动37场，举办老龄从业人员培训35场1700人次。

（赵琳琳）

【开展老年人防诈骗专项行动】年内，市老龄协会利用微信公众号、抖音、快手等自媒体平台账号制作发布各类普法防诈视频70余个、文章20余篇，制作完成《识骗防骗·守好钱袋子》普法动漫视频，编制《识骗防骗手册》，加强与媒体合作，推出系列普法防诈宣传专栏。开展线上线下140余场老年防诈培训讲座，覆盖人群4万余人。5月，协调律师为昌平区江山老年公寓涉嫌诈骗案中的十余位老人提供集体援助与帮扶，协助受害人至昌平区公安分局立案调查，积极为老年人提供疏导心理与困境帮扶，并针对该案涉及近170位老年人入住养老机构后购买投资理财被骗情况开展调查跟踪，结合打击整治养老诈骗专项行动，发掘类案共性特点和权益保护薄弱点，提出整治此类养老诈骗案件的可行举措和建议。

（赵琳琳）

【老年人法律援助】 年内，市老龄协会完善老年维权联动机制，转接12345、12348、12320等市民服务热线，84439949项目服务专线，现场咨询、上门咨询服务213人次。在西城区、海淀区、平谷区、延庆区新设立4个老年人家庭法律服务试点，东城区、西城区、朝阳区、丰台区、石景山区、通州区、海淀区、平谷区、延庆区等各个家庭法律服务站持续提供各类法律咨询与家庭支持服务。截至年底，共为法律困境老年人提供法律援助和帮扶服务107人次，重点关注疫情期间生活困难或行动不便的老年人，提供"律师+社工"的双重保障服务。

（赵琳琳）

【社会调查与实证研究】 年内，市老龄协会深入全市10个区22个街道乡镇开展老年人权益保护现状专项调研，综合采用问卷调查、实地调研、文献研究、因素分析等方法，全面了解北京市老年人权益保护情况，调研成果融入市人大"实施积极应对人口老龄化国家战略、推动老龄事业高质量发展"专题调研中，形成《北京市老年人权益保护情况调研报告》。开展老年人监护制度和财产信托制度实证研究，分析各类监护及监护关系中各主体的财产管理程序，总结老年监护中的共性监护需求，提出建立被监护人财产管理模式结构，探索建立符合老年监护需要的财产信托模型。受民政部政策研究中心委托，承接《养老服务监督与老年人权益保护研究》课题，并根据北京市养老服务监管情况及舆情编制《北京市养老服务领域权益保护舆情分析报告》。"人口老龄化社会北京老年人权益保障研究"被北京市法学会列为2022年市级法学研究课题重点课题。

（赵琳琳）

老龄宣传及老年社会参与

【老龄政策宣传】 年内，市老龄协会与北京广播电视台深度合作，制作播出《百岁·初心》专题片、"喜迎二十大"老龄宣传片《构建新时代首都北京老年友好型社会（上、下集）》、老年疫情防控短视频等，在《老年之友》栏目定期播出人口老龄化专题节目。发挥协会官方新媒体平台宣传阵地作用，截至12月31日，"北京老龄"粉丝数14.4万个，发布文章953篇，微信视频号发布视频169条，官方快手号发布视频115条。

（赵琳琳）

【人口老龄化国情市情教育】 年内，市老龄委为第一批10个北京市人口老龄化国情市情教育基地命名挂牌，开展第二批教育基地申报工作，经评审挂牌20家。开展2022年北京市人口老龄化国情市情教育系列公益讲座，启动《北京市人口老龄化国情市情教育读本》编写、适老宜居环境体验等项目。通过"乐享银龄"微信公众号持续开展人口老龄化国情市情教育宣传。指导各教育基地开展多种形式宣教活动，促进社会层面对老龄社会形成共识。

（赵琳琳）

【北京市"孝顺榜样"命名】 年内，市老龄办印发《2022年度"孝顺之星"和"孝顺榜样"命名活动方案》，拍摄制作"孝"主题创意宣传片《父母的心愿清单》，在央视新闻、央视频、人民日报等各大主流媒体、主流视频网站等集中投放；开展2022年度北京市"孝顺榜样"点赞活动，通过微信公众号、视频号和快手号等平台以及主题公交、户外大屏、楼宇电梯、公交、地铁站台广告栏等渠道，宣传"孝顺榜样"候选人和命名活动。经社会化宣传、大众点赞、专家评审，从83名"孝顺榜样"候选人中评出10名"孝顺榜样"。

（赵琳琳）

【"我教老人用手机"活动】 年内，市老龄协会开发"我教老人用手机"小程序和简明教材，紧跟时事设置授课主题，以线上线下相结合方式，采取"集中授课+一对一答疑"授课模式，举办活动29场，参与老年学员3000人次。

（赵琳琳）

【老年人文化教育体育活动】 年内，市老龄办印发《关于深入开展2022年全市"敬老月"活动的通知》，组织市老龄委各成员单位、各区开展全市"敬老月"活动。依托北京社会生活心理卫生咨询服务中心建立老年心理健康服务基地，举办老年诗歌朗诵会、书画笔会、老年诈骗案例展等多场主题活动，全年接听老年心理健康服务热线1500余人次。开展第三届"敬老得福·最美太极老人"展示活动，制作14场"太极拳价值专访"视频进行宣传推广，开设4期"太极老人大讲堂"及10期优秀"最美太极老人"风采展示，产生本年度28位"敬老得福·最美太极老人"。指导支持北京城市广播副中心之声举办2022年（第八届）京津冀"银发达人"评选展示活动，评出10位（组）"银发榜样"及20位（组）"银发达人"。协同北京市老龄产业协会开展"喜迎二十大，欢度老年节"2022年北京市第十届老年节短视频评选活动，共征集短视频作品260个，评选出4个一等奖、9个二等奖、17个三等奖。协同北京礼仪学院推进北京市老年人参与冬奥、感受冬奥、祝福冬奥项目，开展22场冬奥主题活动，通过新媒体平台发布稿件36篇、短视频28个，相关媒体宣传总访问量50万次以上。

（赵琳琳）

妇幼健康

【概述】2022年，北京市常住人口孕产妇死亡率2.97/10万，户籍孕产妇死亡率3.73/10万。户籍5岁以下儿童死亡率1.93‰，婴儿死亡率1.26‰。孕产妇健康管理率99.43%，0~6岁儿童健康管理率99.24%。健全妇幼健康服务体系，推进妇幼保健院标准化建设及规范化管理；优化妇幼健康服务，保证聚集性疫情期间妇幼健康服务不中断；建设智慧妇幼平台，实现母子健康手册线上办理；开展区域母婴安全保障筑基行动，打造现代产房服务模式；创新出生缺陷防治工作，开展先天性心脏病一体化服务；建成母婴友好医院34家、儿童健康友好社区28家，将新生儿遗传代谢病筛查病种由3种扩增至12种，完成100余万人次儿童5类重点疾病筛查；开展青少年保健服务，实现更年期保健专家工作室区域建设全覆盖。

（张 杨）

妇幼卫生综合管理

【妇幼保健网络信息系统迁移入云】1月15日，依据《国务院关于促进云计算创新发展培育信息产业新业态的意见》《关于加强党政部门云计算服务网络安全管理的意见》和相关政策法规，北京市妇幼保健网络信息系统正式启用入云新网址，提供应用服务。

（张 杨）

【妇幼保健院绩效考核】1月，印发《北京市卫生健康委员会关于做好2021年度妇幼保健机构绩效考核数据采集工作的通知》，全面部署年度绩效考核工作。2月23日，召开市级培训会议，详细讲解绩效考核工作指标和第三方现场评估内容，明确工作流程、工作方法和工作内容。8月，通报北京市妇幼保健机构绩效考核和高质量服务"七五"行动评估情况，反馈评估结果，指导各区强化组织管理，持续深化改革，补齐短板弱项，充分发挥绩效考核和高质量服务"七五"行动评估指挥棒作用，指导政府工作有效落实。

（金英楠）

【先天性心脏病一体化服务】2月，市卫生健康委建立先天性心脏病早期筛查、早期诊断、早期干预的连续化服务模式，开展先天性心脏病一体化服务工作。建立5项机制，即建立一体化服务、多学科会诊、人才培养、信息共享及质控评估机制；优化5项服务，即优化婚前孕前保健服务、完善产前筛查诊断服务、提供多学科会诊服务、加强新生儿治疗干预服务、强化一体化防治随访服务；强化5方支撑，即强化组织管理、服务保障、服务支撑、健康教育及人才培养。对婚前孕前保健、产前筛查与诊断、新生儿筛查与治疗等7类医务人员开展分类培训，年度覆盖1500人。

（张 毅）

【妇幼健康领域中医药"升降浮沉"工程】3月，市卫生健康委与市中医管理局联合开展北京市妇幼健康领域中医药"升降浮沉"工程，围绕一网络、一模式、一队伍、一平台、一岗位、一方案、一课堂、一指数、一链条、一信息"十个一"措施，通过制度建设、文化建设、队伍建设，服务优化、流程优化、模式优化，为首都妇女儿童提供覆盖全生命周期全方位的优质中医药医疗保健服务。

（张 毅）

【三级妇幼保健院评审】5月26日，市卫生健康委召开全市三级妇幼保健院评审工作培训会。布置年度妇幼保健院评审工作安排，明确材料申报工作要求及注意事项，并邀请相关机构经验交流。9月，委托北京医学会启动三级妇幼保健院评审工作，确定北京妇幼保健院，海淀区、通州区和顺义区妇幼保健院为"三级甲等"妇幼保健院，并引导各妇幼保健院贯彻落实国家妇幼保健院评审标准和实施细则要求，不断推进机构标准化建设和规范化管理，提高妇幼保健院整体服务水平与服务能力。

（金英楠）

【妇幼保健机构标准化建设与规范化管理】5月31日，市卫生健康委印发《关于加强妇幼保健机构标准化建设与规范化管理的通知》，从推进机构标准化建设、机构科室规范设置、机构设备配备、机构规范化服务、机构等级评审5个方面明确标准要求，从实行目标责任制、报告制度、通报制度明确管理制度。

（周彦华）

【消除艾滋病梅毒乙肝母婴传播知识竞赛】9月，市卫生健康委举办主题为"消除母婴传播，孕育未来希望"的消除艾滋病、梅毒和乙肝母婴传播知识竞赛活动。全市居民参与线上活动13.1万人，其中专业人员1.7万人，16个区和经开区共17支参赛队通过线上开展知识比拼。

（张 毅）

【评选妇幼健康科普作品】年内，市卫生健康委举办第五届北京市妇幼健康科普作品评选活动。活动围绕"关注妇幼健康，共建美好未来"主题，促进全市妇幼健康工作者科普能力及创新意识提升。全市16个区及经开区卫生健康行政部门积极动员辖区机构参与，择优推荐17个作品进入市级评选。作品涵盖婚前孕前、孕产期、儿童、青春期等全生命周期的妇幼健康知识，通过线上直播方式宣传展演，全市妇幼健康系统广泛收看学习。

（张 毅）

【评估妇幼保健机构中医药服务示范单位】年内，市卫生健康委、市中医局联合开展北京市妇幼保健机构中医药服务示范单位评估工作。通过机构自评、区级审核、市级评估等环节，评选出北京妇幼保健院、房山区妇幼保健院、通州区妇幼保健院、顺义区妇幼保健院、大兴区妇幼保健院、昌平区妇幼保健院6家妇幼保健机构为中医药服务示范单位。

（张 毅）

妇女保健

【召开母婴安全保障工作会】2月24日，市卫生健康委召开2022年北京市母婴安全保障工作电视电话会议。会议通报北京市2021年区域母婴安全评价结果及孕产妇死亡病例市级评审结果，为北京市孕产妇救治勇于担当团队及北京市孕产妇安全质量控制突出贡献专家颁发纪念杯，公布2022年度北京市孕产妇零死亡的区卫生健康委名单。市卫生健康委，市医院管理中心，各区卫生健康行政部门，市、区妇幼保健院，市危重孕产妇及新生儿救治中心，助产机构，市急救中心负责人参加会议。

（周彦华）

【规范计划生育服务】2月，市卫生健康委印发《北京市计划生育服务危急重症抢救流程》，全年指导有关机构围绕10种危急重症开展处置演练，提高救治技能。6月，市卫生健康委、北京妇幼保健院对麻醉医生、妇产科医生开展2022年计划生育服务岗前培训，就计划生育法律法规、无痛人工流产麻醉、基本手术操作、常见并发症评估监测处理等进行讲解，300余名医务人员参加。

（张 杨）

【召开危重孕产妇救治工作会】3月29日，市卫生健康委召开北京市危重孕产妇救治中心及会诊指定医院工作线上总结会。会议通报北京市2021年度危重孕产妇救治中心及会诊指定医院绩效完成情况，反馈飞行检查、现场质控结果及高危建档情况。安贞医院、宣武医院、北京大学第一医院、朝阳医院及协和医院分别进行典型经验交流。会议强调更高标准、更快救治、更强能力保障母婴安全。市产科质量控制中心、11家危重孕产妇救治中心及6家会诊指定医院相关负责人参加会议。

（周彦华）

【更年期保健专家工作室建设】4月7日，市卫生健康委印发《关于开展第三批更年期保健专家工作室建设的通知》。在前期市级评估基础上，确定在石景山、门头沟、顺义和密云区妇幼保健院开展第三批更年期保健工作室建设，实现更年期保健专家工作室区域全覆盖。

（张 杨）

【推进现代产房建设】4月12日，市卫生健康委印发《关于开展现代产房建设单位遴选工作的通知》，制定《北京市现代产房建设评估标准》，围绕产房设施设备、人员配备、人文关怀、质控指标4个维度，在全市助产机构启动建设单位遴选工作，通过建立完善规范、高效的运行机制，提升精细化管理水平，提供优质、安全、人性化服务，推进助产机构现代产房建设。5月12日，遴选确定北京妇产医院、北京大学人民医院、北京大学第三医院为北京市现代产房建设单位。

（周彦华）

【宫颈癌及乳腺癌防控科普宣传】4月15日，北京市卫生健康委、北京市总工会联合中国妇幼健康研究会宫颈癌防控研究专委会、北京妇幼保健院通过网络平台举办"共同关注宫颈癌、乳腺癌综合防控，一起向未来"线上科普宣传公益活动，守护女性健康。来自卫生健康行政部门、工会组织、妇幼保健机构、两癌筛查诊断机构的工作人员及用人单位女职工共同参与，聚焦两癌防控热点问题，传递科普知识。

（张 杨）

【标化人工流产后关爱服务】年内，市卫生健康委开展标化人工流产后关爱服务，全市提供人工流产服务的计划生育服务机构对照《北京市人工流产后避孕服务规范化建设评估标准（2021年版）》开展建设。4月，公布北京协和医院等7家第一批人工流产后避孕服务规范化建设AAA机构名单。11月，新增AAA机构4家、AA机构26家、A机构78家，共108家机构达到标化服务标准。

（张 杨）

【产后避孕节育宣传】6月，市卫生健康委组织专家编制《北京市产后关爱核心知识问答》并制作宣传视频。自9月26日世界避孕日开始，在北京妇幼健康公众号及全市助产机构全方位宣传。

（张 杨）

【孕期营养推进年】7月，市卫生健康委以"关注孕期营养，促进妇幼健康"为主题，围绕素养提升、服务改善、队伍建设、质控评估"4项行动"12项举措，启动北京市孕期营养推进年活动，树立孕期营养健康理念，开通孕期营养直播课程，开设孕期营养体验课堂，标化孕期营养服务流程，提供孕产期营养全程服务，创新孕期营养服务模式，延伸孕期营养培训范围，培养孕期营养专业骨干，开展孕期营养观摩交流，组织孕期营养质控评估，做好孕产妇满意度评价，开展相关健康水平监测，促进孕产妇孕期营养水平不断提升。

（周彦华）

【人类辅助生殖技术校验】7月，市卫生健康委依托北京市人类辅助生殖技术质量控制中心专家，联合市卫生健康监督所，共26人次对3家人类辅助生殖技术机构开展随机抽查。经专家组论证评审，3家机构各项辅助生殖技术检查均合格，督促机构对检查中发现的17条问题进行整改。

（周彦华）

【女性盆底功能障碍防治】8月至9月，市卫生健康委举办北京市盆底功能障碍防治知识与技能骨干医师培训班，对从事该工作的100名妇产科临床医师进行专项培训，内容包括常用盆底功能的评估方法、多种康复技术和运动疗法等，基层女性盆底功能障碍性疾病诊治能力得到提高。

9月，在全市开展标化女性盆底功能障碍防治工作，标化分为筛查机构、诊治机构、质量控制中心和培训中心4个类别，内容包括基本条件、人员配备、场所设置、设备及技术条件、制度要求、工作内容6个方面。11月，经过遴选，确定北京协和医院为女性盆底功能障碍防治工作质控中心，北京大学人民医院为女性盆底功能障碍防治工作培训中心；各区评估确定筛查机构41家、诊治机构68家，市级组织专家对各类机构工作开展情况进行质控，全市女性盆底功能障碍防治网络进一步健全。

（张 杨）

【召开妇女保健技术提升工程年度总结会】年内，市卫生健康委继续与中国妇幼保健协会共同开展妇女保健技术提升工程北京行活动，对妇女常见疾病系统化、规范化和精准化诊治持续培训。全年完成16个区妇幼保健院线上培训100余场，参与学员近万人次。12月30日，召开年度工作总结会及"展妇幼风采，为健康加油"骨干演讲比赛。各区卫生健康行政部门主管同志，市、区妇幼保健院主管院长，保健部主任等100余人在线参与总结及经验交流，参培学员通过直播链接全程参与。

（张 杨）

【孕产期安心行动】12月，市卫生健康委印发《关于开展孕产期安心行动的通知》，围绕筛查指导、保健服务、部门联动、高危追访、健康教育、能力提升、信息报送、质控评估8个方面，明确时点、标准、机制、重点、方式、基础、支撑、结果，制定北京市孕产期心理保健工作评估标准，指导助产机构从配置房屋设备、保障人员配备、健全管理机制、强化健康宣教、规范服务开展、做好人员培训、加强信息管理、严格质量控制、实现工作指标9个维度，不断提升孕产期心理保健服务内涵，夯实北京市孕产妇心理保健全程服务，促进孕产妇身心健康，保障母婴安全。

（周彦华）

【评估区域母婴安全保障筑基行动】年内，市卫生健康委委托第三方对区域母婴安全保障筑基相关指标进行现场调查，市产科质量控制中心组织专家围绕母婴安全开展飞行检查。北京市区域母婴安全保障评价指数为8.73（满分为10），其中大兴、顺义、海淀、怀柔4个区的评价指数在9以上。

（周彦华）

儿童保健

【出生缺陷干预救助项目】4月，市卫生健康委印发《关于做好出生缺陷干预救助有关项目工作的通知》，启动功能性出生缺陷救助项目，调整增加出生缺陷（遗传代谢病）救助项目和出生缺陷（先天性结构畸形）救助项目实施单位，扩大出生缺陷救助项目实施范围。10月，根据《国家卫生健康委妇幼司关于同意出生缺陷救助项目实施方案的函》，市卫生健康委再次印发通知，优化调整工作方案，开展信息备案，并指导各项目实施单位强化管理、明确部门分工与工作流程，通过多途径广泛开展救助宣传，帮助经济困难家庭申请救助，缓解经济压力。

（韩　慧　金英楠）

【扩大新生儿遗传代谢性疾病筛查病种】5月，市卫生健康委印发《关于新增新生儿遗传代谢性疾病筛查病种的通知》，在原有新生儿遗传代谢病筛查基础上，将遗传代谢性疾病筛查病种由3种扩增至12种，并作为2022年市政府重要民生实事项目，从2022年6月1日起正式实施。新生儿遗传代谢病筛查扩病种工作不改变血片采集和递送流程，通过北京市卫生健康委官方网站、北京通APP等互联网平台对筛查结果进行反馈，对筛查阳性新生儿开展追访服务，确保患儿得到有效治疗。6月1日，北京市以"扩大筛查病种，呵护健康新生"为主题，举办2022年"六一"国际儿童节主题宣传活动，对北京市新生儿遗传代谢病筛查扩病种工作进行专题宣传，普及北京市新生儿疾病筛查、0~6岁儿童保健服务及儿童疾病防治等科普知识，在线学习105.8万人次。

（金英楠）

【出生医学证明服务管理】6月9日，国家卫生健康委召开2022年妇幼健康工作会议，北京市卫生健康委就出生医学证明服务管理工作发言交流。北京市出生医学证明服务管理工作坚持制度化、规范化、精准化，坚持惠民生、利百姓、办实事，建立市、区、机构三级服务管理网络。截至年底，全市共有签发机构116家、补发机构17家，签发管理人员700余人，依托北京市妇幼健康信息系统，实现出生医学证明服务人性化、管理精细化。

6月28日，市卫生健康委使用国家"云上妇幼"远程医疗平台（北京市）直播功能，召开全市出生医学证明服务管理工作会，来自各区卫生健康行政部门和妇幼保健院出生医学证明管理人员50余人参会。会议对全市出生医学证明签发、废证管理、质控、真伪鉴定、数据清洗、电子证照生成等进行反馈并提出下一步工作要求。

（张　杨）

【母婴友好医院建设】年内，市卫生健康委持续推进爱婴爱母理念，扩大母婴友好医院建设范围，并将建设母婴友好医院30家作为2022年北京市政府重要民生实事项目高位推进。6月，召开全市各区母婴友好医院建设培训会议，组织经验交流与工作培训，明确年度建设任务。7月，通过机构自评与区级评估，

全市共有52家机构申报母婴友好医院建设。8月，建立母婴友好医院与申报区对口帮扶关系，指导现有母婴友好医院对对口区申报机构开展技术帮扶。11月，完成母婴友好医院市级评估工作，公布34家母婴友好医院名单。

（韩　慧　金英楠）

【儿童健康友好社区建设】年内，市卫生健康委继续开展儿童健康友好社区建设。6月，召开儿童健康友好社区培训会议，指导各区工作开展。8月，建立现有儿童健康友好社区与申报区对口帮扶关系，组织开展经验交流。11月，完成全市儿童健康友好社区市级评估，28家社区卫生服务中心通过评估。

（韩　慧　金英楠）

【世界母乳喂养周宣传活动】8月2日，北京市以"知营养，会运动，促发展"为主题，举办2022年世界母乳喂养周主题宣传活动。活动介绍北京市母乳喂养与儿童营养喂养促进工作情况，发布《婴幼儿喂养与运动健康教育核心信息》，展示"辅食营养"和"萌宝运动"育儿知识课堂视频，并由中国疾病预防控制中心妇幼保健中心的专家解答科学养育知识。直播平台累计观看人数近10万人次。

（金英楠）

【新生儿复苏培训考核】9月，市卫生健康委启动2022年新生儿复苏团队培训工作，组织全市115家助产机构的产儿科医生、助产士以及4家儿童专科医院的新生儿科医生近4000人参加培训。为增强培训效果，邀请全市新生儿复苏师资对各机构开展考前"一对一"指导。11月，开展全市新生儿复苏团队考核，反馈考试结果并提出改进建议。通过组织全市新生儿复苏培训考核工作，进一步强化助产机构产儿科合作能力，提高医疗机构新生儿复苏水平，减少新生儿窒息导致死亡的发生。

（韩　慧　金英楠）

【优化出生医学证明管理服务】年内，完成出生医学证明线上申领9.55万例，占全部签发量的71.8%。5月起，线上签发占比攀升，12月达到82%，累计生成187万例出生医学证明电子证照，经北京通APP推送至家长手机端，方便群众亮证办事。通过出生医学证明等数据共享应用，协助市教委本年度15万余名京籍、5000余名非京籍适龄儿童完成线上入学信息核验，提升核验效率和准确性；协助市住房和城乡建设委帮助2.6万余户家庭或个人实现网上购房资格核验。

（张　杨）

职业健康

【概述】2022年，市卫生健康委坚持以职工健康为根本，高质量推进职业病防治各项工作的落实。以"一切为了劳动者健康"为主题，上门指导，组织线上培训，发放宣传手册，切实加强职业病防治宣传培训工作，重点企业员工职业健康培训率97%。以治理粉尘、噪声、化学毒物等超标因素为重点，扎实推进职业病危害专项治理，推动52家企业完成工艺技术改造升级、原辅材料替换，防护设施和工作环境不断改善。以加强企业职业健康基础管理为抓手，组织专家现场指导26家企业，强化员工健康监护，有效控制职业病发生。以完成国家职业病防治监测项目为目标，不断改进职业病监测方法，监测覆盖率达到100%，重点行业职业病危害因素监测率100%。以帮扶企业加强职业健康管理为途径，推动平谷区等10家小微企业职业健康管理达到规范化要求。以加强监督执法为手段，促进企业落实职业病防治主体责任，共检查企业216家次。以抓典型和推广为引领，积极营造健康企业创建氛围，评选市级健康企业12家，有效促进了企业关爱职工生活的健康工作方式。

（安洪卫）

职业卫生调查与研究

【职业健康监管工作要点】3月，市卫生健康委制定《2022年北京市职业健康监管工作要点》，内容包括注重宣传引导，精准服务，进一步做好企业疫情防控和职工健康教育；贯彻实施《健康北京行动（2020—2030年）》，开展健康企业示范创建活动；开展职业病危害专项治理，强化监督执法，严格落实企业主体责任；开展重点职业病和职业性放射性疾病监测，严格监测报告制度，实现全覆盖；加强职业健康常态化宣传，强化职业健康专业能力培训，提升监管干部专业素质；研究解决影响职业健康专业能力难点问题，推动技术支撑体系建设；推进职业健康监管信息化建设；持续推进尘肺病康复站建设。

（杜金颖）

职业病监测

【重点职业病监测】5月，市卫生健康委制定《2022年北京市重点职业病监测项目工作方案》和《北京市重点职业病监测质量控制与评估办法》。方案从监测目标、范围、内容与方法、职责分工与管理要求等方面提出要求。评估办法旨在加强北京市重点职业病监测工作质量，提高监测数据的真实性、准确性和可靠性，从监测业务培训、监测过程管理、职业健康检查个案上报、监测工作质量抽查、职业健康检查机构质量考核、职业病诊断机构质量评估等多环节多层次确保监测质量。

（吴 强）

【重点人群职业健康素养监测】6月，市卫生健康委制定《2022年北京市重点人群职业健康素养监测工作方案的通知》，工作方案从监测目的、监测范围、抽样设计、监测内容和方法、干预措施、工作要求等方面做出详细部署和具体操作流程，从调查覆盖范围和调查对象入手，进行数据统计分析与科学评价。开展调查的第二、三产业九类行业劳动者整体职业健康素养水平为56.9%，为下一步开展素养提升等工作提供了基础资料。

（杜金颖）

【放射卫生监测】7月，市卫生健康委按照《国家卫生健康委办公厅关于印发2022年职业病防治项目工作任务安排的通知》要求，制定《2022年北京市职业性放射性疾病监测工作方案》《2022年北京市医疗卫生机构医用辐射防护监测工作方案》《2022年北京市非医疗机构放射性危害因素监测工作方案》《2022年北京市放射卫生技术服务机构质量监测工作方案》《2022年北京市放射卫生检测能力比对工作方案》，进一步促进北京市放射卫生监测工作标准化、制度化、规范化，建立稳定的质量控制体系。

（吴 强）

职业病防治

【职业病危害专项治理】2月，市卫生健康委制定

《关于深入开展职业病危害专项治理工作的通知》，以治理粉尘、化学毒物、噪声超标为主要任务，自2022年2月至2025年10月在全市范围深入开展职业病危害专项治理工作。

（李东明）

【制订职业病防治重点工作目标方案】3月，市卫生健康委制定《2022年职业病防治重点工作目标方案》，从工作总目标、绩效目标、责任部门、经费测算、完成时限、项目运行机制、项目成果等方面提出要求，确保职业病防治工作的落实与完成。

（杜金颖）

【推进健康企业建设】3月，市卫生健康委、市总工会按照《关于推进健康企业建设的通知》等文件要求，组织开展健康企业建设工作。经企业自评、专业机构指导、现场核验等环节，市卫生健康委、市总工会授予中芯北方集成电路制造（北京）有限公司等30家企业第一届"北京市健康企业"称号。

（吴　强）

【《职业病防治法》宣传周】4月，市卫生健康委开展《职业病防治法》宣传周活动，以"一切为了劳动者健康"为主题，通过启动仪式、知识竞答、线上培训、尘肺病康复站捐赠仪式、职业健康视频作品展及职业健康问卷调查、现场咨询和资料发放等活动，动员社会各界广泛参与《职业病防治法》宣传，引导广大劳动者重视职业健康，积极营造全社会关心关注职业病防治的浓厚氛围。北京市职业病防治研究院承办宣传周活动启动仪式，全市22万名职工参与宣传周活动。

（吴　强）

【加强各级医疗机构职业病防治】4月，市卫生健康委制定《关于加强全市各级医疗机构职业病防治工作的通知》，要求提高认识，加强领导，落实职业病防治主体责任；夯实基础，辨识职业病危害因素，全面落实职业病防治措施；强化监管，加强宣传，稳步提升职业卫生管理能力。8月至10月，市卫生健康委开展54家三级公立医院职业卫生工作主管院长、部门负责人及具体工作人员职业病防治能力培训。培训采用线上与线下、理论知识培训与实践操作培训相结合的方式，内容主要包含职业病防治法律法规、职业卫生基础知识、医疗机构职业病危害项目申报、医疗机构职业病危害警示与告知、医疗机构职业病危害因素辨识、职业病危害因素定期检测与评价、职业健康监护管理、职业卫生监督执法、放射卫生防护及培训考核等。

（杜金颖）

【小微企业职业病防治帮扶】4月，市卫生健康委印发《2022年小微企业职业病防治帮扶工作方案》，选取平谷区具有代表性的10家小微企业作为帮扶对象，以保护劳动者健康为宗旨，引导、帮助小微企业开展职业病危害风险辨识，举办小微企业负责人职业健康知识培训，使小微企业职业健康管理达到规范要求。

（屈　玥）

【用人单位职业健康培训及考核】5月至6月，市卫生健康委制定《用人单位主要负责人和职业健康管理人员职业健康培训及考核要求以及用人单位劳动者职业健康培训及考核要求的通知》《关于非医疗机构放射工作人员职业健康培训及考核要求的通知》，从培训考核工作目标、对象、内容、学时、质量控制、培训学校推荐等方面部署，从监督执法检查用人单位培训考核等明确要求。全年，4000余家用人单位近11万人次接受了职业卫生培训考核，600余家非医疗机构从事放射工作人员接受了职业卫生培训。

（吴　强）

【尘肺病康复站能力提升】6月，市卫生健康委制定《北京市第三批尘肺病康复站点能力提升实施方案》，选择门头沟区军庄镇社区卫生服务中心、门头沟区清水镇社区卫生服务中心、国家卫生健康委职业安全卫生研究中心石龙医院开展第三尘肺病康复站建设工作，配备基本康复设备设施，培训康复医务人员，提升北京市尘肺病患者康复服务能力。10月，市卫生健康委制定《北京市加强尘肺病康复站规范管理工作方案》，进一步规范尘肺病康复服务行为，确保为尘肺病患者提供高效、精准、高质量的康复服务。截至年底，门头沟、房山、顺义区共有8家尘肺病康复站投入使用。

（李东明）

【评选表彰职业健康传播作品】4月，为宣传贯彻《职业病防治法》《健康北京行动（2020—2030年）》，广泛传播职业健康知识，提升职业人群健康素养和职业健康教育水平，市卫生健康委、市总工会联合开展北京市第三届职业健康传播作品征集活动。评选表彰《工会教您职业健康防护》等职业健康传播作品一等奖3个，《3分钟带您了解职业健康》等二等奖6个，《公共场所心肺复苏操作》等三等奖10个，《感染防控操作规范演示》等优秀奖12个，东城区卫生健康委等10个优秀组织奖。

（吴　强）

职业卫生技术服务机构管理

【完善职业健康领域专家库】2月，为充分发挥职业健康领域专家的咨询参谋和智力支持作用，提高本市职业健康监管工作科学化、规范化、正规化水平，结合工作需要，市卫生健康委对原北京市职业卫生（放射卫生）专家库进行扩充完善，增加了核技术工业应用和肌肉骨骼损伤及职业紧张预防等方面的相关专家并予以公布，截至年底，本市专家库共有专家208名。

（吴　强）

【职业卫生技术服务机构质控】6月至9月，市卫生健康委对各区疾控中心和辖区内注册的职业卫生技术服务机构开展职业卫生检测能力比对工作，实战查验检测数据的可靠性，以确保职业卫生技术服务机构技术能力和管理水平。26家机构参与数据比对工作，合格率100%。

（杜金颖）

人口监测与家庭发展

【概述】2022年，市卫生健康委牵头制定《关于优化生育政策促进人口长期均衡发展的实施方案》，重点提升计划生育服务管理水平，加强出生人口监测调研，优化计划生育便民服务，加大计划生育奖励扶助力度，积极推进婴幼儿照护服务。北京市常住人口出生13.47万人，同比下降8.3%，其中二孩占比28.8%，三孩及以上占比2.7%，出生性别比为108.9。计划生育家庭伤残扶助金死亡扶助金由现行标准590元、720元提高到740元、900元。4018对夫妻办理《独生子女父母光荣证》，9.1万人领取独生子女父母奖励费504.6万元，为16.2万名符合计划生育奖励扶助、特别扶助群众发放扶助金62799.55万元。158家托育机构完成备案，新创建95家示范性托育机构。联合市发改委明确全市及各区千人托位指标年度任务，指导海淀区创建国家婴幼儿照护服务示范城市。将婴幼儿照护服务技能提升纳入全市职业技能提升行动，培训从业人员1000余人。全市有91所幼儿园开办184个托班，可提供3000个托位。承办接诉即办工单3000余件。

（王星麟　陈　曦　黄志华　肖　利）

托育服务体系建设

【托育机构基本情况调研】1月，市卫生健康委开展2021年托育机构基本情况调研。调研结果显示，截至2021年12月31日，北京市实际运营各类托育机构520家，提供托位26702个，每千人口拥有3岁以下婴幼儿托位数1.21个。与2021年4月调研相比，实际运营机构数量增加48.1%，托位总量和每千人口拥有3岁以下婴幼儿托位数提高33.69%。

（黄志华）

【加强托育机构疫情防控】2月14日，印发《北京市卫生健康委员会关于加强托育机构疫情防控工作的通知》，从提高机构防控意识、做好人员健康监测、落实各项防控措施等方面对托育机构提出了具体要求。

（黄志华）

【市政府召开普惠托育服务专题会】4月20日，副市长卢彦专题调度普惠托育服务工作，市卫生健康委、市教委、市发展改革委和市财政局等相关部门负责同志参加。市卫生健康委副主任安学军就普惠托育服务工作进展、问题和建议等进行了汇报。卢彦强调：一是加强顶层设计。按照家庭为主，托育补充；政府引导，多方参与；安全健康，科学规范；分类指导，强化服务的原则，算好托育服务发展账，明确任务目标，出台有力政策措施，对普惠机构和市场化机构分级分类指导，调动社会力量积极参与。二是跟进支持政策。一方面在充分利用中央预算内投资上要有实际行动，实现零的突破；另一方面加大市级财政资金支持，可先行试点探索，形成政府、社会、家庭合理共担的普惠托育发展模式。三是做好重点突破。要在用人单位和社区办托、幼儿园开设托班等方面有所突破，按照做成一家宣传一家的方式，加大典型宣传，形成良好社会氛围。重点推动学校、医院先行先试，财政给予一定补贴。四是力争任务达标。要明确年度工作任务，完成"十四五"时期千人口托位数4.5个目标。

（黄志华）

【创建示范性托育机构】6月17日，印发《北京市卫生健康委员会、北京市财政局关于开展示范性托育机构创建工作的通知》，2021至2023年连续开展示范托育机构创建工作，并明确采取后补助的方式，在创建工作完成次年给予示范托育机构一次性资金支持。按照机构申报、市级组织创建、区级复核推荐、市级公示确定的流程，最终确定50家示范性托育机构。

（黄志华）

【发放1000元托育券】7月至9月，北京婴幼儿照护服务专业委员会发起首批托育券发放活动，托育机构自愿参加。活动汇集80家已备案托育机构，面向全市婴幼儿家庭发放1000元托育券。托育券采取电子券的形式，通过统一平台发放，符合条件的家庭申领后，到店微信扫描签到即可使用。领取托育券共计1215张，为托育机构带来百万元以上创收。

（黄志华）

【召开托幼服务体系建设专题会】8月22日，市长陈吉宁主持召开专题会，研究本市托幼服务体系建设有关工作。会议听取市卫生健康委党委书记钟东波关于推进本市托幼服务体系建设的汇报，市教委主任刘宇辉就托育人才培养、幼儿园开设托班试点补充汇报。市发展改革委、财政局、西城区政府、国资委、机关事务管理局、市总工会、市医管中心等部门负责人先后发言，市政府副秘书长陈蓓、副市长卢彦、常务副市长崔述强、市长陈吉宁讲话。陈吉宁要求加快推动托幼服务体系建设，用两年左右时间着力解决好托幼问题。

（刘景娜）

【家庭托育需求调研】8月，北京市卫生健康委联合中国人口与发展研究中心，针对10395户家庭开展托育服务需求调查，旨在了解全市3岁以下婴幼儿照护状况和服务需求特点。调查发现，北京市托育服务供需的结构性矛盾依然突出，服务区位、价格、质量、内容与群众期盼仍存在较大差距。第一，家庭养育负担较重，44%的家庭依赖祖辈照料，40%的家庭依赖父母照料，10%的家庭依赖家政服务，每月养育的直接和间接成本平均约1万元；第二，托育服务供给总量不足，送托意愿接近76%，但实际入托率仅为6%，2岁以下婴幼儿托育供需错配问题更为严重；第三，托育服务价格高，多数家庭能够接受的托育价格为3000元/月，但当前市场托育服务平均价格费高达7000元/月；第四，托育服务结构有待优化，群众需求最高的公办、普惠性托育服务机构数量较少。建议以"增供""降价""提质"为重点，实行"先参照群众预期进行普惠定价，后结合公办幼儿园收费标准降价，再依据孩次数量发放托育补贴，最终逐步实现免费托育服务"的四步走策略，充分挖掘现有资源、扩大公办普惠比例，增加托育服务有效供给；多措并举减轻机构场地、运营和融资成本，切实降低托育服务

价格；加强人才培养和服务规范化建设，稳定提升托育服务质量，科学构建适应首都市情、发展阶段和家庭需求的普惠托育服务体系。

（蒋新宁　刘景娜）

【市政府研究托育服务体系建设议案】9月6日，市长陈吉宁主持召开第176次市政府常务会议，研究《关于办理"托育服务体系建设"议案情况的报告》。会议强调，各区、各部门和各单位要认真落实党中央、国务院有关决策部署，坚持首善标准，加快推进本市分层次、分年龄段托育服务体系建设，努力满足群众托育服务需求，切实增强获得感、幸福感和安全感。会议明确，加快推进托育服务体系建设，由市卫生健康委负责，会同市教委，根据婴幼儿不同成长阶段的身心发展规律，深入细致分析0~2、2~3岁等不同年龄段婴幼儿对托育服务的需求比例，在此基础上，有针对性地制定政策措施，着力解决供给不足、需求错位等问题，实现资源合理配置，要鼓励和支持有条件的幼儿园开设托班招收2~3岁婴幼儿，推动有条件的机关企事业单位提供婴幼儿托育服务，重点解决2岁以下婴幼儿照护问题。抓好议案办理工作，市卫生健康委等部门要强化协同联动，形成工作合力，按照市人大常委会有关要求，将各项工作抓实抓深抓细，确保完成议案办理工作。常务副市长崔述强、副市长卢彦等市领导出席，市卫生健康委党委书记钟东波、市政府有关部门负责人参加会议。

（黄志华）

【托育机构用水用电用气用热执行居民价格】9月29日，市卫生健康委联合市发展改革委印发《关于本市托育机构用水用电用气用热执行居民价格有关事项的通知》，明确本市托育机构用水、用电、用气（管道天然气，下同）、用热按照居民生活类价格执行。其中，用水、用电、用气按照执行居民价格的非居民户价格标准执行，用热按照居民供热价格标准执行。托育机构凭借《托育机构备案回执》可向市政公用企业申请。按照我国"十四五"规划目标要求，到2025年，每千人口将拥有3岁以下婴幼儿托位数4.5个，初步测算，届时北京将有约2000个托育机构可以享受居民生活类价格政策，预计每年降低托育机构负担约4000万元。

（黄志华）

【市政府研究托育服务体系建设行动方案】11月28日，代市长殷勇主持召开第184次市政府常务会议，研究《北京市托育服务体系建设行动方案（2022—2025年）》。会议强调，开展托育服务体系建设，是优化生育政策、实现幼有所育的重要举措，对于减轻家

庭养育负担、提高生育意愿、应对人口老龄化具有重要意义。各区、各有关部门和单位要统一思想、提高认识，认真落实党中央、国务院有关决策部署，坚持以供给侧结构性改革引领和创造需求，积极谋划托育服务工作，加快推进托育服务体系建设，满足群众多层次、多样化托育服务需求。常务副市长崔述强、副市长卢彦等市领导出席，市卫生健康委党委书记钟东波、市政府有关部门负责人参加会议。

（黄志华）

【市政协听取婴幼儿普惠托育服务专题汇报】12月30日，市政协主席魏小东主持召开"每月一题"0~3岁婴幼儿普惠托育服务资源不足问题工作推进会，市卫生健康委专题汇报。常务副市长崔述强参加会议。会议肯定市卫生健康委托育工作，要求继续加强全行业监管，守住机构安全健康底线；严格执行服务规范，加强监督检查，持续提升服务质量和水平。

（蒋新宁）

【推进市属医院试点办托工作】年内，友谊、同仁、积水潭和天坛4家市属医院被确定为首批医院办托试点单位。积水潭医院采用与第三方托育机构合作方式，在新龙泽院区建设托育点，建筑面积约150平方米，托位20个，10月31日开园。天坛医院与首都经贸大学合作，在首经贸大学幼儿园设立天坛医院托育站，并于10月28日举行了揭牌仪式。友谊医院在西城和通州2个院区同时建设托育机构，11月中旬开始运行。同仁医院亦庄院区建设托育试点机构，先期建设"临时托育机构"，建筑面积约280平方米，托位20~30个；对亦庄院区原动力中心进行改造建设"固定托育机构"，建筑面积约500平方米，托位50个。

（刘景娜）

【发放示范托育机构奖励补贴】12月，市卫生健康委会同市财政局对2021年被评为北京市托育服务示范单位（2021—2023年）的45家托育机构开展创建效果评估，根据评估结果，为44家符合条件的机构发放10万元奖励补贴。

（黄志华　刘景娜）

家庭发展

【走访慰问特殊困难计生家庭】1月，市计生协联合市卫生健康委开展"温暖相伴·爱心相随"为主题的送福庆春慰问活动，先后到石景山、房山、密云等区看望部分失独家庭成员，向他们送上慰问品和节日祝福。

（陈　曦）

【新型婚育文化系列宣传活动】11月8日，市卫生健康委主办2022北京新型婚育文化系列宣传活动启动仪式暨新型婚育文化研讨会。会议由北京健康文化促进会承办。研讨会分享《超大城市青年的家庭化过程与婚育意愿》最新调研成果，提出青少年在婚育观认识上的误区和婚前教育的必要性，就生育政策上的衔接、活动开展的步骤等提出了建设性意见。国家卫生健康委人口家庭司、中国计划生育协会、中国人口与发展研究中心、北京健康文化促进会、人民日报健康客户端、北京青年报社等有关领导和婚育文化、妇幼保健领域的专家、学者参加会议。

11月29日、12月2日，由市卫生健康委主办，市计划生育协会、北京健康文化促进会承办的新型婚育文化系列宣传网上培训课程上线，标志着2022年北京新型婚育文化系列宣传活动正式展开。通过对国家和北京市婚育政策的解读宣传，对全市人口家庭工作基层干部、家庭健康指导员培训，指导社区、家庭的宣传工作，引导市民树立新时代婚育文化观念和健康科学的孕育、生育、养育知识，促进首都人口长期均衡发展，推动社会和谐与进步。

（王　虹）

卫生健康宣传和医务社会工作

【概述】2022年，北京市卫生健康宣传工作坚持以首都发展为统领，紧密围绕重点工作、中心任务，突出迎接宣传贯彻党的二十大工作主线、办好北京冬奥会和冬残奥会、疫情防控舆论引导，以"大卫生、大健康"理念筑牢"大宣传"格局，为首都卫生健康事业高质量发展营造良好舆论氛围。组织8场"一切为了人民健康—我们这十年"主题媒体沟通会，20余家中央及市属媒体记者100余人次参加，发布260余篇宣传报道，全面展示了党的十八大以来首都卫生健康事业取得的突出成效；冬奥会医疗防疫保障宣传卓有成效，梳理冬奥备答口径20条，参加新闻发布会3场，组织中央、市属20余家媒体全程跟踪报道160余篇，宣传工作经验得到市委宣传部主要领导的充分肯定；疫情防控工作宣传及时准确，参加新闻发布会165场、网络信息发布43次，连续每日早7:50向社会通报疫情346天，信息发布零差错。卫生健康大宣传格局逐步形成，业务宣传系统全面，全年参加或组织各类新闻发布会167场，媒体沟通会15场，媒体采访35次，发布新闻稿30次，继续开展第八届"首都除夕护卫健康"话题活动，话题总阅读量4.6亿次，被市委宣传部评为2021年度北京市新闻发布工作优秀单位；进一步重塑行业典型形象，健全完善老、中、青梯队行业典型培育宣传机制，对"时代楷模"李桓英、"最美科技工作者"马玙、"中国好医生""北京榜样"等先进典型事迹组织媒体集中采访，推进北京市卫生健康系统"未来之星"青年典型培育宣传，在全社会营造尊医重卫良好氛围；持续开展"科学就医我行动"宣传活动，话题阅读量1.2亿次，讨论量3.4万次，以国际护士节、中国医师节等卫生健康纪念日为契机，在全社会广泛弘扬讲卫生、树文明、重健康的卫生健康文化，继续扶持卫生健康文艺创作；公众健康素养进一步提升，探索健全行业科普宣传新工作机制，引导行业积极开展卫生健康科普，利用电视、广播、网络等多种平台发布各类健康科普信息8000余篇，传播量超2亿人次，形成全天候、矩阵式传播推广。

（田淼淼）

重大任务保障

【参与北京城市服务保障专场新闻发布会】2月5日，市卫生健康委参与2022北京新闻中心北京城市服务保障专场新闻发布会，市卫生健康委副主任王建辉介绍冬奥医疗保障工作情况。

（田淼淼）

【参加"双奥之城·看典"活动】2月16日，市卫生健康委参加2022北京新闻中心"双奥之城·看典"之"我家有个家庭医生"直播活动，安排丰台区马家堡社区卫生服务中心和东城区社区卫生服务中心王家园卫生站家庭医生团队介绍北京市家庭医生签约服务工作。

（田淼淼）

【参加国务院联防联控机制新闻发布会】6月9日，市卫生健康委参加国务院联防联控机制新闻发布会，围绕"介绍做好核酸检测工作，抓好疫情防控有关情况"发布会主题，市卫生健康委副主任、新闻发

言人李昂就北京市核酸检测证明有效时长的要求和依据、采样结果的影响因素、核酸检测机构质量等答记者问。

（田淼淼）

【新冠疫情防控工作网络信息发布】9月1日至11月30日，市卫生健康委参加北京市新冠疫情防控工作网络信息发布43次，利用官方网站、微信公众号等政务新媒体通报北京新增本土新冠病毒感染者情况及健康提示。

（田淼淼）

【参与北京市新冠疫情防控工作新闻发布会】年内，市卫生健康委参与北京市新冠疫情防控工作新闻发布会165场。市卫生健康委党委书记钟东波介绍疫情防控总体情况、北京市优化疫情防控有关措施，并围绕防控措施的有效性、疫情未来发展趋势以及保障市民正常就医需求等答记者问；市卫生健康委副主任、新闻发言人李昂和党委委员王小娥发布新冠病毒感染者救治情况、区域核酸筛查情况、小汤山方舱医院运行情况、优化调整就医服务等；市疾控中心副主任庞星火、刘晓峰介绍北京新增本土新冠病毒感染者情况及健康提示；北京地坛医院、北京儿童医院等多家医疗机构负责人发布院感防控、医疗救治情况等。

（田淼淼）

【重要会议主媒体中心住地防疫保障】年内，按照市委宣传部做好大会主媒体中心防疫保障工作要求，市卫生健康委成立了主媒体中心防疫工作专班，委党委委员、老龄协会会长王小娥任专班负责人，公众权益保障处负责主媒体中心防疫及宣传统筹协调工作，先后选派大兴区疾控中心副主任甘亚弟，市疾控中心周小洁、吴丹作为防疫专家闭环进驻主媒体中心和中央电视台住地酒店指导防疫工作，参加主媒体中心防疫保障工作调研3次，组织专家制定完善《重要会议秘书组（筹）疫情防控工作方案》《媒体记者防疫指南》等制度文件4份，开展新闻中心工作人员、服务保障人员防疫培训100人次，召开外出参观采访活动专题培训会议，明确疫情防控要求，有效保障了重要会议主媒体中心住地防疫安全。

（田淼淼）

宣传工作

【参加市两会"市民对话一把手"直播节目】1月8日，市卫生健康委党委书记钟东波参加北京市两会"市民对话一把手"直播访谈节目，以坚持人民至上、推进卫生健康事业高质量发展为主题介绍2021年北京

市卫生健康系统工作成效。

（田森森）

【参加全市宣传部长会并作经验介绍】1月12日，市卫生健康委参加市委宣传部召开的2022年全市宣传部长会，市卫生健康委副主任、新闻发言人李昂以"凝聚力量、营造氛围，助力首都卫生健康事业高质量发展"为主题介绍市卫生健康委2021年宣传工作经验。

（田森森）

【"首都除夕护卫健康"活动】1月28日至2月15日，市卫生健康委在春节期间开展第八届"首都除夕护卫健康"主题宣传活动。利用新浪官方微博、微信、今日头条、抖音短视频等平台，及时、全面、真实反映全市卫生健康系统干部职工的敬业风貌。春节期间，全系统340家机构参与话题互动，共发稿件（图片、视频）近5000篇，累计阅读量4.6亿人次。

（田森森）

【召开刘海鹰先进事迹媒体沟通会】3月1日，市卫生健康委联合北大人民医院，召开第八届首都道德模范刘海鹰先进事迹媒体沟通会。会上，播放了刘海鹰先进事迹介绍短片，医院副院长王建六、党委副书记陈红松、脊柱外科主任医师王会民及患者代表等分别讲述了刘海鹰先进事迹，刘海鹰本人讲述了自己从医初心和感人故事。中央、市属11家媒体参加沟通会并进行了采访报道。

（田森森）

【"致敬医者8·19中国医师节"公益宣传】8月15日至30日，市卫生健康委面向广大市民，大规模、全方位开展中国医师节宣传活动。利用全渠道整合户外多媒体，在45个公交候车厅、5个地铁换乘站、7条地铁的显示大屏和灯箱媒体投放"致敬医者8·19中国医师节"公益宣传广告，营造尊医重医的社会氛围，大力弘扬医者仁心、厚德笃行的崇高品质。

（田森森）

【"一切为了人民健康——我们这十年"系列宣传】8月31日、9月7日、9月15日、9月26日、9月28日、9月30日，市卫生健康委分别召开"一切为了人民健康——我们这十年"系列之"医药卫生体制改革与医疗服务改善"专题、"基层医疗卫生能力建设"专题、"妇幼健康"专题、"中医药发展"专题、"爱国卫生与健康北京建设"专题、"老龄健康"专题媒体沟通会，介绍十年来北京卫生健康事业发展情况。10月13

日、10月14日，市卫生健康委发布"一切为了人民健康——我们这十年"系列之医疗资源布局及对口医疗支援工作成效、公共卫生体系建设工作成效。中央、市属等20余家主流媒体进行了宣传报道，市卫生健康委网站、微博、微信等政务新媒体做了宣传介绍。

（田森森）

【"未来之星"青年典型人物培育宣传展示】9月24日，市卫生健康委联合健康报社举办2022年北京市卫生健康系统"未来之星"青年典型人物培育宣传展示活动，行业内61位优秀青年医生代表个性化、多角度分享自己的从医故事，弘扬主旋律，传播正能量，展现医务人员精神风貌，彰显卫生健康行业风采。活动评选出2022年首都卫生健康"未来之星"培育计划"科普达人""专业新星""仁心医者"和"健康使者"。

（田森森）

医务社会工作

【开展医务社工系列宣传】3月15日，市卫生健康委以第十六个国际社工日为契机，组织媒体对市卫生健康委医务社工的成效，以及中日友好医院、宣武医院、博爱医院、上庄社区卫生服务中心医务社工典型案例进行系列宣传。《健康报》、北京电视台、《北京日报》《北京青年报》等十余家媒体进行了宣传报道，其中，《健康报》刊发专版《医务社工，高质量医疗服务好帮手》，《中国家庭报》刊发专版《推动医务社会工作高质量发展》。

（田森森）

【召开医务社会工作推进会】8月30日，市卫生健康委召开2022年北京医务社会工作推进会，总结近两年北京医务社会工作发展成效，部署下一步重点工作，发布2021年度北京医务社工发展蓝皮书，推介北京医务社工驻点项目总体情况。宣武医院、安贞医院、航空总医院、复兴医院、海淀区上庄镇社区卫生服务中心和丰台区蒲黄榆社区卫生服务中心作经验发言。各区卫生健康委、各三级医院、相关直属单位、部分二级医院和社区卫生服务中心医务社会工作相关负责人参加会议，市委社工委市民政局、市卫生健康委相关处室负责人出席会议并提出工作要求。

（田森森）

国际和港澳台交流

【概述】2022年，市卫生健康委围绕全市卫生健康中心工作，统筹推进常态化疫情防控和国际交流与合作。为2022年北京冬奥会和冬残奥会提供涉外医疗卫生外语服务，建立外语翻译志愿服务合作平台，组建医学外语人才应急储备小组。举办2022年中国国际服务贸易交易会健康卫生服务专题展及北京国际医学论坛，专题公益展区、北京王府中西医结合医院、东软医疗系统股份有限公司获评优秀线下展台；北京国际医学论坛的公共卫生高峰论坛和2022服贸会中医药主题日启动仪式暨第七届海外华人华侨中医药大会获评最佳会议活动。首次以双年度项目的形式遴选支持"一带一路"国际卫生健康合作项目和WHO合作中心项目等。深入推进国际交往中心功能建设，服务国际资源要素聚集。推进国际组织落户工作，落实国际语言环境建设。继续开办高端英语、小语种语言培训，外语人才筹备数量和质量明显提升。促进重点地区、重点单位提升外语标识正确性和规范性。创新交流方式，线上线下相结合持续深化与法国、以色列等国家的交流合作，统筹推进疫情防控国际合作。继续举办京港洽谈会卫生健康专题活动，支持举办第25届京台科技论坛"京台医疗大健康产业论坛"分享防控经验，探索疫情防控常态化下的医疗卫生合作。确保援几内亚医疗队按期轮换。中非友好医院建设试点项目圆满收官，对口医院合作机制建设项目稳步启动。高质量完成援瓦努阿图医疗队的组建和派出。做好援外医疗队管理和"平安医疗队"专项建设工作。

（鲍 华）

国际交流与合作

【举办2022年服贸会健康卫生专题展和北京国际医学论坛】2022年服贸会期间，举办健康卫生专题展和北京国际医学论坛。健康卫生服务专题作为2022年服贸会九大专题板块之一，以"融创发展，共享健康"为主题，展示健康卫生服务领域科技防疫成果、科技创新成果等，结合数字医疗体验、健康科普讲座、项目签约、成果发布四大特色活动，全方位呈现中国健康卫生服务领域成就。特展率、参展企业数量、国际化率、世界500强及行业龙头企业占比等指标均超过绩效目标要求。展会期间，健康卫生服务专题举办现场成果发布及签约活动近30场，共计80项成果，签约总金额10.2亿元。线上和线下参展企业数量比率2.45，全面实现"云展示""云对接"。

北京国际医学论坛通过"线下线上，深度融合"的模式，配套举办2场高峰论坛和15场专题论坛，实现"以展带会，以会促展"，邀请国内外卫生健康管理部门官员、国际组织及驻华使馆代表、两院院士、世界500强企业高管参与。17场论坛共邀请28个国家及地区卫生健康领域重要嘉宾360余人，发起成立联盟、平台，签订合作项目、战略签约等成果43项。

（马 颖）

【"一带一路"国际合作和WHO合作中心等项目】年内，坚持外事为民理念，培育成熟品牌项目，首次以双年度项目的形式，对全系统申报的23个"一带一路"国际卫生健康合作项目和WHO合作中心项目进行遴选，确定支持5个"一带一路"国际卫生健康合作项目、2个WHO合作中心项目、2个卫生援外项目和1个引智项目。召开中期评审会和终期评估会，实现各项目全流程监管。

（焦振芳）

【WHO合作】年内，继续加强与WHO的合作，保持常态化沟通机制。召开市卫生健康系统WHO合作中心会议，邀请WHO驻华代表处代办乔建荣，国家卫生健康委国际合作司国际组织处处长李娟，国家卫生健康委人才交流服务中心党委书记、副主任张俊华出席并分享和讲解。完成市卫生健康系统WHO合作中心调研报告，深入分析合作中心的现状、面临的形势和挑战、未来工作重点及建议等。

（刘 畅）

【政府间交流与合作】年内，市卫生健康委指导中以应急急救培训中心开展4期中以应急急救骨干培训，累计培训近200人次全市急诊急救管理和技术骨干。编制《应急急救管理及技术培训手册》，通过中以急诊体系的对比研究，提高首都应急医疗管理水平和人员技术能力。

与法国驻华使馆共同推进中法急救医学培训项

目。北京安贞医院、北京怡健医院管理有限公司、法国巴黎公立医院集团、Eduprat培训公司在2022年服贸会公共卫生高峰论坛上签署合作协议。截至年底，项目完成相关培训资料的录制和翻译。

（刘　畅）

国际交往中心功能建设

【推进国际组织落户】年内，指导北京医学会推进与11家国际组织建立常态化联系，与国际防痨与肺病联合会、世界内镜组织、国际糖尿病联盟等国际组织开展合作研究、学术交流、线上专题会议等。

（刘　畅）

【国际语言环境建设】年内，继续开办高端英语、小语种语言培训，累计培训80余人次。进行入学测试和结业考试对比分析，培训学员的外语水平显著提升，培训的针对性和影响力不断提升。根据医疗卫生服务场所外语标识规范工作要求，汇总各区、各单位外语标识设置、排查情况，保障重点地区、重点单位标识正确性和规范性。督促指导北京医院、北京中医医院等单位修改完善相关外语标识。

（焦振芳）

冬奥医疗卫生保障

【提供冬奥涉外医疗卫生外语服务】冬奥会期间，继续推广使用《医疗卫生常用外语服务手册》，提升日常涉外诊疗服务规范性；与北京外国语大学建立外语翻译志愿服务合作平台，在冬奥期间通过三方通话提供英、法、德、俄、西、日、韩、阿8种语言的翻译服务。建立39人组成的医学外语人才应急储备小组，作为多语言服务平台的有力补充，为赛时医疗保障提供高水平应急语言翻译。

（刘　畅）

港澳台交流与合作

【京台合作】9月20日，支持举办第25届京台科技论坛京台医疗大健康产业论坛。论坛以线上线下相结合的方式在北京、台湾两地同时举行，主题为"构建卫生健康共同体—医疗大健康产业融合创新"，5位来自两岸的演讲嘉宾从当前生物科技的新发展新应用作主旨演讲。北京市卢沟桥社区卫生服务中心主任王燕丽作"护航生命全周期，助力健康中国梦"专题交流。

（焦振芳）

【京港合作】12月14日，市卫生健康委与香港卫生署共同举办第二十五届京港洽谈会卫生健康合作高层研讨会。研讨会以视频连线方式在京港两地同步举行。市卫生健康委副主任高坚、香港特区政府卫生署署长林文健出席会议并在开幕式致辞，香港特别行政区医院管理局主席范鸿龄、行政总裁高拔升等领导出席会议。会议以"构建人类卫生健康共同体——京港联动，携手发展"为主题，设置主旨论坛、专题研讨、互动交流等环节，就常态化疫情防控和传染病防控合作、智慧医疗发展与服务模式创新、新时代新生命观——老龄健康实践模式、中医药在国际标准化进程中的机遇与挑战等主题进行研讨。

（焦振芳）

援外医疗

【援几内亚医疗队工作】2月27日，为表彰第28批援几内亚医疗队做出的贡献，几内亚过渡政府向第28批援几内亚医疗队队长张维授予几内亚共和国国家荣誉勋团军官勋章。几内亚卫生部向第28批援几内亚医疗队全体队员颁发荣誉证书。在医疗队回国后，第28批援几内亚医疗队队员王兴文在2022年首都卫生健康系统"强国复兴有我"演讲比赛中获得一等奖，并参加了北京市百姓宣讲团。

3月，第29批援几内亚医疗队开始执行援外医疗任务，经历推迟大选政局不稳、猴痘和麻疹等传染病流行等考验，各项工作进展顺利。开展了"急救白金十分钟，国际自救互救日"公益活动和2022年中几神经外科高峰论坛暨显微操作技术培训班等活动。

医疗队中的卫生政策顾问和公共卫生顾问深入几内亚卫生部、医院管理总局和各大医疗卫生机构调研，了解几内亚卫生体系和管理框架。实施几内亚公共卫生体系调查及公共卫生人员能力提升项目等公共卫生项目。

（刘　畅）

【援几内亚医疗队按期轮换】3月，在全球新冠疫情持续肆虐期间，细化轮换和派出的各项准备工作，按期完成第28批、第29批援几内亚医疗队轮换，确保队员出回国平安。在第28批援几内亚医疗队入境上海后，正值上海、北京分别发生较大规模疫情的关键时期，市卫生健康委积极协调北京、上海两地联防联控协调机制，做好队员返京、隔离的各项协调工作，第28批援几内亚医疗队最终历时66天，于5月20日顺利回到北京，全体队员健康状况良好。

（刘　畅）

【完成中非友好医院建设试点项目】年内，推动中几友好医院神经医学中心、远程医疗中心、神经外科显微实验室揭牌并投入运行，标志着中非友好医院建设试点项目圆满收官。项目实现了"神经医学、急危重症和创伤等专业治疗不出几内亚"的愿景，形成有长久影响力、可推广借鉴的援助医院新模式。

（刘　畅）

【启动对口医院合作机制建设项目】年内，根据几内亚卫生部对中几友好医院的定位和医院的实际情况，市卫生健康委以北京天坛医院、北京安贞医院学科优势为依托，开展"中几友好医院心脑血管疾病一体化诊疗中心"项目申报。项目将继续围绕神经医学等重点学科建设，通过临床技术合作、软硬件设施提升、人力资源开发合作、远程医学平台等方式，共同构建"心脑血管疾病一体化诊疗中心"。项目书已通过专家评审，将为未来3年乃至更长时期的中几卫生合作奠定良好基础。

（刘　畅）

【援瓦努阿图医疗队】年内，市卫生健康委组建由北京世纪坛医院9名专家组成的医疗队，完成3个月全脱产培训，于9月14日抵达瓦努阿图首都维拉港，有序开展各项工作。完成生活情况调研报告、医疗队驻地调研报告及更新改造方案；全方位参加科室工作，开展诊疗、查房、示教、培训、讲座；开展当地居民支气管哮喘高发原因调研，受援医院哮喘治疗逐渐规范，住院时间明显缩短；在相关手术中，指导瓦方人员创新技术。医疗队走进我驻瓦使馆、中资机构开展巡诊和健康教育，并利用中瓦建交40周年庆祝活动的平台，开展中医推广和展示活动，瓦努阿图总理夫妇亲身体验中医按摩手法，对中国传统医学给予高度评价。医疗队工作得到我驻瓦使馆大使李名刚的高度评价。

（张林楠）

【援外医疗队管理和"平安医疗队"专项建设】年内，落实医疗队疫情和安全日报告、零报告制度，派员单位与医疗队周对接制度，市卫生健康委与医疗队月例会制度，针对传染病流行趋势及医疗队需求，连续开展新冠、猴痘、麻疹、热带寄生虫防治等培训，实时对医疗队员心理健康状态进行监测，并根据监测和预警结果，组织心理专家团队，开展定期和有针对性的疏导，确保队员身心健康。严格把关评审，确保总统保健医新任人选顺利派出。坚持以人为本，及时调整更换因病无法执行援外任务的队员。指导医疗队动态调整和完善各项安全风险防范规章制度和应急处置机制。引导医疗队在我驻外使馆的领导下，结合受援国周边风险和自身实践经验，编制安全防范相关制度，内容涉及医疗、安全、消防等内容，每月梳理上报安全风险台账。组织安防专家为医疗队进行培训并建立安防专家库。

（刘　畅）

重大会议活动疫情防控和医疗保障

【概述】2022年，市卫生健康委完成中国共产党第二十次全国代表大会、全国两会、北京市第十三次党代会、北京市两会、2022年中国国际服务贸易交易会等重大活动的疫情防控和医疗保障工作。历次任务，市卫生健康委专门成立重大会议活动疫情防控和医疗保障工作领导小组，由市卫生健康委党委书记、副主任钟东波任组长，副主任高坚任副组长，成员由各相关处室、医疗卫生保障单位主要负责人组成，强化组织领导和统筹协调，圆满完成任务。此外，市卫生健康委承担多次全国人大常委会、市委全会、北京第十三届艺术节、纪念全民族抗战爆发85周年活动、中央领导人向人民英雄纪念碑敬献花篮、中央领导人植树活动等90余场次的重要会议活动的疫情防控和医疗保障工作。

（袁　华）

【北京市两会疫情防控和医疗保障】1月5日至10日，北京市两会在京召开。市卫生健康委成立领导小组，制定疫情防控和医疗卫生保障方案及应急预案，做好疫情防控和医疗保障工作。市卫生健康委，安贞医院、朝阳医院、积水潭医院、世纪坛医院、友谊医院、同仁医院、宣武医院、天坛医院、疾控、卫生监督部门共选派65名住会人员组成驻地医疗防疫组，配备7辆救护车，承担北京会议中心会场和7个住地的医疗防疫保障任务。各应急后备医院24小时备勤。市、区疾控中心开展传染病监测和风险评估，配合医疗组开展流行病学调查及处置。市、区卫生健康监督所对会场及住地开展公共场所卫生、生活饮用水安全及疫情防控措施监督检查，对发现的问题提出整改意见。会前，属地疾控中心提前对住地后厨和服务人员开展诺如病毒检测、疫情防控指导和健康教育。会议期间，医疗组共接诊患者436人次，完成新冠病毒核酸采样6876人次，结果均为阴性。

（袁 华）

【全国两会疫情防控和医疗保障】3月4日至11日，全国两会在京召开。作为疫情防控组的成员单位，市卫生健康委成立领导小组，制定疫情防控和医疗保障方案及应急预案，做好相关会场及住地的疫情防控和医疗保障工作。会前，选派33名医务人员、7辆救护车，负责7个住地人员的新冠病毒核酸采样及检测工作；市、区疾控中心开展传染病监测和风险评估，人员培训和健康宣教，对住地重点人员开展诺如病毒检测、疫情监测与应急处置等工作；市、区卫生健康监督所负责24个住地的公共场所卫生，生活饮用水安全及疫情防控措施监督检查。会议期间，从9家医疗机构选派65名医务人员，配备15辆救护车，组建9个住地医疗组和6个应急转运医疗组，执行医疗保障任务，共接诊患者838人次，完成核酸采样5832人次，检测结果均为阴性；各应急后备单位24小时备勤；市、区疾控中心选派27人在24个住地开展人员健康监测，配合医疗组开展流行病学调查及处置等工作，累计健康监测139505人次；市、区卫生健康监督所选派24人住会，现场快速检测样品1936件，对发现的问题提出整改意见。

（袁 华）

【北京市第十三次党代会疫情防控和医疗保障】6月27日至30日，北京市第十三次党代会在京召开。市卫生健康委成立领导小组，制定疫情防控和医疗卫生保障方案及应急预案，做好疫情防控和医疗保障工作。市卫生健康委，友谊医院、朝阳医院、安贞医院、世纪坛医院，疾控、卫生监督部门共选派45名住会人员组成医疗防疫组，配备4辆救护车，承担北京会议中心会场和住地的医疗防疫保障任务。各应急后备医院24小时备勤。市、区疾控中心开展传染病监测和风险评估，配合医疗组开展流行病学调查及处置。市、区卫生健康监督所对会场及住地开展公共场所卫生、生活饮用水安全及疫情防控措施监督检查，对发现的问题提出整改意见。会前，属地疾控中心提前对住地后厨和服务人员、冷冻食材和环境开展诺如病毒检测，排除安全隐患，开展疫情防控指导和健康教育。会议期间，医疗组共接诊患者176人次，完成新冠病毒核酸采样9308人次，结果均为阴性。

（袁 华）

【服贸会疫情防控和医疗保障】8月31日至9月5日，2022年中国国际服务贸易交易会在北京举办，市卫生健康委作为疫情防控和医疗保障组的牵头单位，成立以副市长卢彦、杨晋柏任组长的领导小组，制定疫情防控和医疗保障工作方案、应急预案及不同类别人员的疫情防控措施。市卫生健康委开展疫情风险评估，根据国内疫情低、中、高风险等级提出4种办会模式，指导各单位做好人员疫苗接种、流行病学史筛查、健康监测和核酸检测工作，组织专业人员到会场及展区指导相关单位做好疫情防控工作。开幕式期间，选派44人、3辆救护车，承担疫情防控和医疗保障任务。正展期间，派出医疗、疾控、卫生监督、现场行政协调人员67人和7辆救护车，负责国家会议中心、首钢园区和住地的疫情防控和医疗保障工作。指定安贞医院为国家会议中心就近转诊医院，首钢医院、石景山医院为首钢园区就近转诊医院，地坛医院作为传染病定点医院，分别承担会场及住地就近医疗保障、发热排查和传染病患者收治工作，开通就诊绿色通道，24小时响应。保障期间，医疗组共接诊患者166人次，转诊6人次。

（袁 华）

【中国共产党第二十次全国代表大会疫情防控和医疗保障】10月16日至22日，中国共产党第二十次全国代表大会在北京召开，作为疫情防控组的成员单位，市卫生健康委成立领导小组，制定《北京市落实中国共产党第二十次全国代表大会疫情防控和医疗保障工作方案》，做好会场及住地的疫情防控和医疗保障工作。会前，做好北京市参会代表及工作人员的疫苗接种、流行病学史筛查、健康监测、核酸检测等工作；市、区疾控中心对16个住地开展传染病监测和风险评估、人员培训和健康宣教，对住地重点人员开展诺如病毒检测、疫情监测与应急处置等工作；市、区卫生健康监督所做好16个住地的公共场所卫生、生活饮用水安全及疫情防控措施监督检查。会议期间，从友谊医院、积水潭医院、世纪坛医院、复兴医院选派13名医务人员组成4支采样队，承担4个住地的核酸采样任务；从4家医疗机构和北京急救中心选派40名医务人员，配备10辆救护车，执行医疗保障和应急转诊任务，共接诊患者431人次，完成核酸采样41384人次，检测结果均为阴性；各应急后备单位24小时备勤；市、区疾控中心选派19人在16个住地开展人员健康监测，配合医疗组开展流行病学调查及处置等工作，累计健康监测179249人次；市、区卫生健康监督所选派16人住会，现场快速检测样品2743件，对发现的问题提出整改意见。

（袁 华）

【北京文化论坛疫情防控和医疗保障】7月24日至26日，北京文化论坛在北京饭店举办。市卫生健康委作为疫情防控和医疗保障组的牵头单位，成立了以市卫生健康委党委书记钟东波、东城区区长周金星任组长的领导小组，制定了疫情防控和医疗保障工作方案。市卫生健康委开展疫情风险评估，指导各单位做好人员疫苗接种、流行病学史筛查、健康监测和核酸检测工作，组织专业人员到会场指导相关单位做好疫情防控工作。论坛期间，市卫生健康委、市疾控中心、东城区卫生健康委选派行政干部现场协调，带领东城区医疗、疾控、卫生监督人员做好会场和住地的疫情防控和医疗保障工作。指定协和医院、普仁医院为应急后备医院，地坛医院为传染病定点医院，开通就诊绿色通道，24小时响应。

（袁　华）

【北京马拉松医疗保障】10月31日，市卫生健康委印发《2022北京马拉松医疗保障工作方案》，成立保障工作领导小组，明确保障时间、沿线及起点终点医疗保障力量及12家定点救治医院，要求做好人员培训及应急力量值守工作，全力保障赛事顺利举办。比赛期间，共安排各类医疗保障人员574人，各类保障车辆36辆（通讯指挥车1辆、指挥车2辆、群伤转运车1辆、救护车32辆），充分利用双奥城市遗产，加大5G救护车投放数量，设置固定医疗服务点10个、骑行AED志愿者50名，具有执业医师资质的在职医护人员医师跑者团50名，医疗志愿者300余名。累计救治患者155人，其中现场救治151人、转运4人，圆满完成医疗保障任务。

（杨　琴）

支援合作

【概述】2022年是巩固拓展脱贫攻坚成果、助力受援地推进乡村振兴的重要之年。市卫生健康委认真贯彻落实中央和市委、市政府关于支援合作的决策部署，结合北京市"十四五"支援合作规划，聚焦智力支援、人才培养、学科建设、保障和改善民生、交流交往交融等重点任务，开展2022年度支援合作工作，助力受援地卫生健康事业发展。

（王　雷）

【第十批第三期援疆医疗队赴和田】3月31日，市卫生健康系统选派的第十批第三期援疆医疗队从北京出发赴新疆和田地区、兵团十四师执行医疗援疆任务。第十批第三期援疆医疗队支援新疆和田地区和兵团十四师昆玉市共8家医院56个岗位，具体为：和田地区人民医院3个、和田妇幼保健院4个、和田地区传染病医院5个、和田县人民医院10个、洛浦县人民医院11个、墨玉县人民医院5个、墨玉县妇幼保健院7个、兵团十四师人民医院11个。第三期援疆医疗队56人均为专业技术干部，任期1年。

（乔红伟）

【国家乡村振兴重点帮扶县县医院帮扶计划】3月，市卫生健康委以东西部协作关系和对口支援关系为基础，与内蒙古自治区、青海省卫生健康委初步商议确定"组团式"帮扶国家乡村振兴重点帮扶县县医院数

量和帮扶对应关系。"十四五"期间，由北京承担青海3家、内蒙古7家县医院的"组团式"帮扶。5月，推进帮扶人员选派工作，与内蒙古自治区、青海省重点帮扶县县医院积极沟通，初步确定人员选派计划和拟选派人员名单。

（杨　琴）

【京蒙"组团式"帮扶医疗队到岗】7月12日，市卫生健康委印发《关于做好京蒙"组团式"帮扶国家乡村振兴重点帮扶县人民医院有关工作的通知》，召开京蒙"组团式"帮扶国家乡村振兴重点帮扶县人民医院医疗队行前视频培训会，就人员派出、体检、到岗时间等提出要求。各区卫生健康委及医疗队成员参加会议。截至7月20日，7个区"组团式"帮扶医疗队共35名医务人员全部到岗开展帮扶工作。

（杨　琴）

【第十批第一期援藏医疗队赴拉萨】7月18日，市委组织部统一组织，市卫生健康委协调统筹市医管中心和东城区、门头沟区、顺义区卫生健康委选派的第十批第一期援藏医疗队35名医疗队员，从北京出发到拉萨执行援藏任务。市卫生健康委副主任高坚送行并到拉萨安排交接工作。第十批第一期35名医疗队员中，由市医管中心选派20人到拉萨市人民医院执行为期1年的"组团式"援藏任务；由东城区、门头沟区、

109

顺义区卫生健康委选派的15人，分别赴当雄县、堆龙德庆区、尼木县人民医院执行为期1年的援派任务。主要工作是开展智力援助、实施惠民工程、助力提升当地医疗卫生水平。7月29日，第九批第三期援藏医疗队由市卫生健康委干部人事处工作人员带队安全返京。

（乔红伟）

【第五批第一期援青医疗队赴玉树】7月18日，市委组织部统一组织，市卫生健康委协调统筹市医管中心和密云区、西城区、石景山区卫生健康委选派的第五批第一期援青医疗队20名医疗队员，从北京出发到青海玉树执行援派任务。市卫生健康委干部人事处处长冯华威送行并到玉树安排交接工作。第五批第一期20名援青医疗队员中，由市医管中心选派5人到玉树州人民医院执行援派任务；由密云、西城、石景山区卫生健康委选派的15名医疗队员，分赴玉树市人民医院、囊谦县人民医院、称多县人民医院执行"组团式"帮扶任务。7月29日，第四批第三期援青医疗队由市卫生健康委干部人事处处长冯华威带队安全返京。

（乔红伟）

【赴张家口调研帮扶规划编制工作】8月31日至9月3日，为进一步推动对口帮扶张承环京津相关地区工作，高质量编制"十四五"对口帮扶规划，市支援合作办组织13家市属委办局业务处室负责同志和北京宏福集团赴张家口调研对接京张对口帮扶规划编制工作。市卫生健康委支援合作处一级调研员王荣杰参加调研对接活动。

（王 雷）

【召开健康管理方案沟通论证会】11月25日，市卫生健康委召开北京高原适应研究康复中心健康管理方案线上沟通论证会，听取市医管中心、宣武医院、小汤山医院、拉萨和玉树分中心等相关单位对《北京高原适应研究康复中心健康管理服务方案（试行）》的修改意见，推动构建高原适应研究康复中心援派干部全周期健康管理服务模式。

（王 雷）

【印发对口帮扶内蒙古工作方案】年内，根据国家卫生健康委、乡村振兴局、中医药管理局、中央军委后勤保障部《关于印发"十四五"时期三级医院对口帮扶县级医院工作方案的通知》，内蒙古自治区卫生健康委、北京市卫生健康委印发《"十四五"时期京蒙三级医院对口帮扶内蒙古自治区旗县医院工作实施方案》。在"十三五"期间工作基础上，持续深化北京市、内蒙古自治区三级医院对口帮扶内蒙古自治区旗县医院工作，巩固和拓展健康扶贫成果，促进与乡村振兴有效衔接。

（杨 琴）

【赴山西长治调研考察医疗卫生合作】9月16日，市卫生健康委会同市支援合作办赴山西省长治市考察调研医疗卫生对口合作工作。调研人员实地考察长治市人民医院、长治医学院附属和平医院，听取工作人员对医疗机构的情况介绍，就对口合作事宜进行交流。市支援合作办二级巡视员赵振业、市卫生健康委支援合作处一级调研员李国珍参加。

（王 雷）

【"北京榜样·支援合作先锋"评选】7月，市卫生健康委按照市支援合作办《关于开展2022年"北京榜样·支援合作先锋"评选活动的通知》要求，组织开展"北京榜样·支援合作先锋"评选工作。至12月底，市属医疗卫生单位共报送14名个人、5个集体。

（王 雷）

信息化与统计管理

【概述】2022年，北京市卫生健康信息化与统计工作紧紧围绕新冠疫情防控信息化支撑和推进北京智慧医疗健康建设，落实《北京市"十四五"时期智慧城市发展纲要》要求及全市卫生健康行业信息化发展需要，实施《北京智慧医疗健康实施方案》，完善医疗健康信息化行业基础设施，做好重大活动行业网络安全保障，推进重点信息化项目立项，促进新兴技术赋能医疗健康行业，推动医疗健康数据互联互通及共享应用。

（严 进）

信息化管理

【冬（残）奥会行业网络安全和信息化保障】1月至3月，市卫生健康委为冬奥会和冬残奥会医疗服务保障、疫情防控和日常医疗服务保障等主要任务提供良好的网络环境支撑，组织行业完成临战准备阶段的自查与问题整改、应急预案修订完善、安全值守人员安排、信息报送机制建立、应急响应队伍筹建；督查整改阶段的工作巡查、问题整改；实战阶段的应急值守工作制度执行、应急响应机制启动准备、值班值守督查。确保行业网络信息系统在赛会期间总体平稳运行，保障相关重点任务顺利完成和行业日常业务运行正常有序。

冬奥核酸检测系统服务北京市涉奥10个行政区和张家口市崇礼区，支撑冬奥会和冬残奥会严格落实防疫手册核酸检查和闭环管理要求。系统共创建980个冬奥会和冬残奥会核酸采样点，服务337家酒店、场馆、冬奥村、交通场站等涉奥场所，支持核酸采样500余万人次，支持15582人离境和离境核酸报告生成。

（胡传兵　王雅祺）

【医疗健康数据创新应用竞赛】4月，市卫生健康委与市经济和信息化局、北京国际大数据交易所及北京大学人民医院、北京友谊医院、北京朝阳医院、北京胸科医院联合举办北京医疗健康数据创新应用竞赛，是国内首次医疗健康数据以合规方式的多方融合验证。竞赛着重从数据流通安全和合规的角度发力，确保医疗健康数据隐私安全和数据应用安全，以隐私计算等先进技术保障，搭建安全可信的竞赛环境，确保数据可用不可得，操作可溯可审计。百度HCG智慧医疗团队获得全能特等奖，医渡云北京技术有限公司获得一等奖，生命奇点数据智能团队、首都医科大学和北京工业大学联合团队获得二等奖，深圳前海新心数字科技有限公司等团队获得三等奖。

（周　禹）

【全市防疫一体化平台】4月，全市防疫一体化平台建设完成，从基层疫情处置工作痛点出发，构建病例流调、排查管控、人员转运、隔离管理、监测评估五大应用模块，依托"京办"原子能力实现跨部门、跨层级业务协同，底层疫苗接种、健康宝状态、行程、核酸检测等重要数据横向打通支持共享应用。通过在17个区全面应用，汇聚2900余万人基础数据，实现疫情防控业务全流程闭环管理，实时获取全市疫情处置工作进展、堵点和工作效率。

（王雅祺）

【重要信息系统保障】年内，市卫生健康委以核酸检测系统为切入点探索重要信息系统保障工作经验，围绕安全生产"零事故"的中心目标，加强底线思维，杜绝侥幸心理，以"万万无一失"的标准加强各项技术储备。建立主备互补机制，除了主生产环境

以外，同步规划部署备用环境，每套环境均可独立支撑单日3000万人核酸检测；重要系统松耦合，北京健康宝与核酸检测系统松耦合，核酸检测系统的主、备环境采取异云异构方式实现内部松耦合，避免单一故障点引发连锁反应；开展充分测试，任何功能调整、系统升级、硬件更新之前，均要求进行充分的功能测试和压力测试；实施错峰作业，系统的任何重要操作，均要求避开系统应用高峰期，最大限度降低风险；加强需求管理，针对各类用户提出的功能需求开展必要性和风险分析，在确保系统安全稳定的前提下稳妥实施；做好运行监测，运行保障专班每日监测系统运行指标，每周开展政务云资源巡检，及时排查风险隐患；及时总结复盘，疫情处置关键时期每日编写运行日报，系统运行平稳期每周编写运行周报，形成200余份日报、20余份周报，累计10万字的一手资料。

（严　进）

【核酸检测信息统一平台】年内，市卫生健康委积极推进全市核酸检测统一平台双活热备和系统扩容架构调整，增强系统健壮性。探索不依赖扫码设备、快速扩展核酸检测信息化保障能力的具体措施。实现标本采集、转运、实验室核收、出具检测结果、数据上传等核酸检测关键节点全流程闭环管理，实时监控管理数据。为市、区两级疾控部门开通声智系统查询功能并下发使用，通过该功能可查询所有核酸检测记录，辅助疾控部门流调应用。

（王雅祺）

【全场景核酸检测信息系统】年内，市卫生健康委承担北京市全场景核酸检测信息系统管理责任，建立系统管理组织架构体系，开设系统市级、区级管理员账号，通过市检疫检测组组建各区内采样点和核酸检测机构工作群，保障区级、街道、社区对系统使用和问题反馈有完善的组织架构；启动全场景核酸检测信息系统向北京健康宝同步数据新规，由既往的每日推送数据2次，优化为每15分钟一次向北京健康宝推送核酸检测数据，使公众可以及时获得核酸检测结果，极大减少了接诉即办投诉量；优化阳性标本解码和数据报送机制，协助阳性标本检测结果迅速核实上报。2022年，北京市全场景核酸检测信息系统总采集量约26亿人次，单日核酸检测峰值达到2150万人次。

（王雅祺）

【密接人员闭环管理信息系统】年内，密接人员闭环管理信息系统接入京办平台，复用京办平台已构建完成的市、区、街（乡）、村居四级联动协同办公体系，实现全市疫情防控一盘棋。系统以工单流转的方式，打通风险人员判定和处置各工作环节，实现多部

门协同，包括疾控部门密接/次密接判定、卫健部门人员信息整理分发、街道落位核查、社区医院评估、120转运调度、隔离点接收等。系统抽取各管理环节关键数据，进行统计分析、实时监控。与传统方式相比主要有两个优势：一是串联上下多级、横向协同多部门业务，提升密接人员数据信息流转效率；二是风险人员全程追溯，实时掌握个案和辖区内风险人员的处置状态，提升疫情风险人员的处置效率和管理质量。

（王雅祺）

【**医疗机构流调服务系统**】年内，医疗机构流调服务系统基于全市"城市码"标准为医疗机构发放统一的医疗机构二维码，患者入院扫描二维码，集成调取患者健康码信息、行程码信息、卫生行业高风险人员数据库信息、流行病调查信息填报、11种新冠肺炎症状监测信息，其中卫生行业高风险人员数据库通过归集医疗纠纷、高风险就诊人员、涉医110警情和涉医违法犯罪行为人等信息，为医院提前研判风险提供支撑。

（王雅祺）

【**健康云建设**】年内，市卫生健康委依托健康云统筹做好行业云、网等信息基础设施一体化建设。组织开展健康云核验，验证健康云服务商建设情况，保障健康云符合卫生健康行业需求，完成核验的11家健康云平台有1家完成等保测评工作。充分利用健康云等共性基础设施，构建基础设施层、数据来源层、行业中台层和智慧应用层的行业整体架构。组织开展健康云应用及医疗卫生机构信息系统入云工作。

（王雅祺）

【**医院5G网络建设**】年内，市卫生健康委落实《提升北京市重点场所5G网络信号覆盖工作方案》，20个院区完成5G网络信号覆盖，15个院区正在进行5G覆盖施工，12个院区完成5G覆盖实施方案审核。鼓励医院开展5G+急诊救治、远程诊断、远程治疗等医疗健康应用，不断增强人民群众获得感、幸福感、安全感。

（张牧童）

【**全民健康信息平台**】年内，市卫生健康委根据智慧城市建设总体要求和国家卫生健康委关于全民健康信息平台建设要求，在市级数字基础设施基础上，建设北京全民健康信息平台，优先采用全量数据采集方式，汇聚HIS、电子病历、LIS、影像4个核心系统数据，基于政务云构建行业共性应用组件，使之成为城市的"健康大脑"。通过匿名化、隐私计算等技术手段，支撑临床科研转化和商业健康险等跨系统应用。

（王雅祺）

【**一人一码健康数据试点**】年内，市卫生健康委以实现一人一码、健康信息全记录为目标，根据"城市码"及行业数据标准规范为个人建立统一身份认证，以"京通"为端口，汇聚归集居民个人从出生到死亡的健康信息，包括出生信息、儿童保健、免疫接种、电子病历、电子健康档案、健康体检、慢病管理、急救呼叫、死亡信息等，支持智能终端、可穿戴设备采集个人健康信息。居民个人健康记录是政府为个人建立的健康数据库，是个人的健康名片，可供个人进行健康信息查询、购买商业保险、入学免疫接种情况查验、从事特殊行业健康证明等。截至年底，完成全市所有出生数据、30家综合医院电子病历数据、全市所有基层社区卫生服务中心电子健康档案数据、疫苗接种数据、部分体检机构体检数据的归集和治理，后续将不断增加数据，持续推进。

（王雅祺）

【**电子医学影像云试点**】年内，市卫生健康委初步完成北京市医学影像云试点上线试运行，成功接入友谊医院、潞河医院和通州、海淀2个区域影像平台合计44家各级医疗机构影像数据，汇聚存档影像检查病例超过100万份，初步实现在一个平台上面向居民、医生、管理人员3类用户，提供影像调阅、影像分享、人工智能读片、远程会诊等功能。

（王雅祺）

【**党的二十大行业网络安全保障**】年内，市卫生健康委完成党的二十大行业网络安全保障工作。8月上旬，向本地区行业下达网络保障任务，明确主体责任，提出工作要求；8月20日至9月30日，组织行业开展网络安全自查、应急演练、问题隐患整改清零、值班值守安排和信息报送机制启动等工作；9月30日至10月24日，组织行业严格落实7*24小时值班值守、领导带班、每日零报告等制度，确保大会期间行业网络信息系统运行总体安全平稳，支持大会医疗服务保障等业务顺利完成。

（胡传兵）

统计管理

【**修订市卫生健康统计调查制度**】1月4日，市卫生健康委印发《关于开展2022年北京市卫生健康统计调查项目申报工作的通知》。修订市卫生健康统计调查制度（2020—2022年），优化整合部分统计报表，增加居民健康素养监测、居民心理健康素养监测等专项统计调查项目，并向市统计局进行申报。6月24日，市统计局同意市卫生健康委按修订后的统计调查制度开展统计调查工作。7月1日，市卫生健康委印发《北京市卫生健康统计调查制度（2022年修订）》。

（刘　颖）

【"数说健康"征文比赛获奖】2月11日，国家卫生健康委通报了"数说健康"征文比赛结果，北京市卫生健康大数据与政研中心提交的《北京市医药分开和医耗联动综合改革对医疗费用影响分析》论文获二等奖，北京市疾控中心和北京妇幼保健院分别有2篇和1篇论文获优秀奖，北京市卫生健康委获优秀组织奖。

（刘　颖）

【开展北京地区居民健康与卫生服务监测】6月16日，市卫生健康委印发《关于开展2022年度北京地区居民健康与卫生服务监测的通知》。本次监测涉及密云区5个乡镇街道、10个村居、600户家庭。监测分为两部分：一是在2021年监测基础上继续在密云区开展入户追踪调查，对2021年的调查对象开展健康访谈，内容主要包括家庭和个人基本情况、居民健康水平（健康相关生命质量、伤害、残疾、失能以及能够反映健康期望寿命等综合健康测量的其他指标）、卫生

服务利用（包括互联网医疗）等；二为多种途径的数据关联整合，将调查数据与现有信息系统数据比如病案首页等信息关联整合。

（谭　鹏）

【出院病人调查表报送工作培训】6月29日，市卫生健康大数据与政策研究中心（简称大数据与政研中心）通过网络在线会议形式，召开《出院病人调查表》报送工作培训会。大数据与政研中心副主任郭默宁结合病案首页数据在医疗管理中的应用强调了首页数据采集及其质量控制工作的重要性，并就新形势下如何落实好统计调查制度提出了总体工作要求。北京儿童医院、北京肿瘤医院、大数据与政研中心数统部分别就病案首页填报规范、疾病诊断及手术操作编码规则以及调查表报送具体要求等内容进行讲解。各区卫生健康委、经开区社会事业局、一级、未评级医院以及社区卫生服务中心相关工作负责人共计450余人参加培训。

（路　凤）

安全保卫、信访和接诉即办

【概述】2022年，全市卫生健康系统安保维稳工作坚持稳字当头，层层压实责任，系统平安建设、安全生产、消防安全、交通安全、医院安全秩序管理和信访投诉、接诉即办工作保持良好势头，圆满完成迎接国家卫生健康委和北京市督导检查安全生产、消防安全等专项督查检查任务，为疫情防控、医疗救治、重大政务国务活动卫生健康服务保障提供有力支撑。国家卫生健康委和市信访办等部门，多次推广市卫生健康委开展安全生产、医院安全秩序管理和信访工作的经验，人民日报、人民网、中国网、光明网等主流媒体突出报道市卫生健康委做法。2022年度，获评安全宣传"五进"暨安全生产月活动优秀组织单位，接诉即办"每月一题"工作获得市委、市政府主要领导的充分肯定。

（王开斌）

安全保卫工作

【冬奥安全生产督查】1月17日至31日，市卫生健康委、市公安局、市消防救援总队对27家冬奥会保障机构（含定点医院、北京急救中心、市疾控中心、市

卫生健康监督所、市血液中心等）进行安保维稳工作督查。重点检查医疗卫生机构开展危险化学品安全、消防安全、用电安全、建筑施工安全、交通安全、反恐防暴、信访维稳以及医院安全秩序管理工作等情况，督促指导隐患整改。

（李　娟）

【推广北京市安全生产和医院安全秩序管理经验】1月29日，国家卫生健康委召开全国卫生健康安全稳定工作会议。市卫生健康委党委委员、副主任王建辉代表北京市作大会经验交流发言。北京的经验主要是坚持居安思危，筑牢安全生产"防护堤"；坚持突出重点，构建安全生产"防火墙"；坚持提升能力，锻造安全生产"压舱石"。通过强力整治消防隐患、严格管控危险化物品、提级生物安全管理、加强监督检查等措施，确保系统未发生任何事故与案件。2月23日，国家卫生健康委召开全国医疗管理工作会议。市卫生健康委党委委员、副主任王建辉以《坚持"三个突出"守护医院平安》为题，介绍市卫生健康委加强医院安全秩序管理工作的做法。

（王开斌　刘　艳　李　娟）

【获评平安北京建设优秀单位】3月2日，市委书记蔡奇主持召开平安北京建设工作会议，讲评2021年度全市平安北京建设工作，称赞市卫生健康委牵头的医院安全秩序管理工作"成为全国样板"。3月11日，市委平安北京建设领导小组下发《关于2021年度北京平安建设考核结果的通报》，经市委常委会审定，市卫生健康委被评选为优秀。

（刘　艳　唐汉禹）

【安全生产和消防工作获奖】3月21日，召开全市安全生产和森林防火工作会议，总结讲评2021年安全生产、消防安全工作，部署2022年安全生产和森林防火工作。3月22日，市安全生产委员会、防火安全委员会下发《关于2021年度北京市安全生产和消防工作考核结果的通报》。经市委市政府批准，市卫生健康委获评2021年度北京市安全生产工作先进单位、安全生产工作管理创新单位和消防安全先进单位、消防安全管理创新单位。

（王开斌　李　娟）

【召开安全生产工作部署会】7月28日，市卫生健康委召开全市卫生健康系统安全生产工作部署会，传达学习中央领导关于安全生产工作的重要指示以及全国卫生健康系统和北京市安全生产工作电视电话会议部署要求，重点围绕加强和改进全市卫生健康系统安全生产工作提出明确要求。市卫生健康委党委委员、副主任王建辉主持会议并讲话，提出提高政治站位，把安全生产摆在十分重要的位置；强化责任落实；坚持以安全生产大检查和"百日行动"为抓手，全面加强隐患排查整治；加强宣传学习，狠抓《北京市安全生产条例》的宣贯落实。

（王开斌　李　娟）

【安全生产和医院安全秩序管理业务培训】8月16日至19日，市卫生健康委组织安全生产和医院安全秩序管理业务培训，重点就贯彻落实新修订的《安全生产法》《北京市安全生产条例》和《医院禁限带物品安全检查工作规范》加强解读和宣贯。市卫生健康委党委委员、副主任王建辉出席开班式并讲话。市中医局、市医管中心、市老龄协会、各区卫生健康委、各直属单位、各三级医院和部分二级医院的160余名安全生产和治安保卫部门负责人，以及各区卫生健康委70名专职安全员参加培训。中国网、光明网以《北京市卫生健康委强力培养安保工作"明白人"》为题，对培训工作进行了突出宣传报道。

（刘　艳　李　娟）

信访、接诉即办工作

【国家推广北京市卫生健康信访工作经验】1月26日，国家卫生健康委召开全国卫生健康信访工作电视电话会议，市卫生健康委党委委员、副主任王建辉代表北京市卫生健康委作大会经验交流发言，介绍做好冬奥会期间全市卫生健康系统信访工作的对策措施。主要经验是按习近平总书记关于竭诚为世界奉献一届简约、安全、精彩的奥运盛会和全面做好信访工作的指示要求，深刻认识北京冬奥会的重大意义和"双奥之城"的特殊荣耀与神圣使命，借鉴疫情防控"全周期管理"理念，加强转交、办理、反馈全程监管，建立完善信访工作事项台账机制、跟踪问效机制、隐患排查机制、绩效考核机制，完成好赛事期间信访安全保障这一政治任务。

（王开斌　李慧珍）

【召开接诉即办工作系列推进会】3月31日，市卫生健康委召开接诉即办工作专题座谈会，宣教中心通报"三率"考核情况，系统11家单位进行整改反思发言，市卫生健康委工作专班负责人提出整改要求。5月19日，通报4月全系统接诉即办情况。7月8日和13日，党委书记、副主任钟东波带案前往北京大学人民医院、东直门医院了解接诉即办整体情况，听取汇报，推动进展。7月15日，召开接诉即办工作推进会，通报全市卫生健康行业2022年上半年接诉即办工作暨6月份考核结果。7月21日，党委委员、副主任王建辉带队到首都儿科研究所，召开朝阳片区三级医疗机构接诉即办工作座谈会。7月28日，到北京肿瘤医院，组织周边部分三级医院，召开接诉即办工作经验交流会。8月18日，召开系统接诉即办工作推进视频会，通报2022年7月份接诉即办"三率"考核分析结果。9月16日，召开接诉即办工作推进（视频）会，通报2022年8月份接诉即办"三率"考核结果，钟东波对全系统做好接诉即办工作提出具体要求。

（周　翔）

【高健夫获评人民建议征集工作先进个人】4月13日，市信访办召开人民建议征集工作总结表彰会，市疾控中心高健夫获评人民建议征集工作先进个人，在主会场参会。

（李慧珍）

【信访工作专题培训】8月9日，市卫生健康委组织2022年信访工作专题培训。邀请国家卫生健康委办公厅信访处和北京市信访办排查办、网信处负责人，全面解读《信访工作条例》，并就加强矛盾纠纷排查工作、领导干部接访、网上信访办理、信访工作"三率"考核等进行辅导。市中医局、市医院管理中心、市老龄协会、各区卫生健康委、各直属单位、各三级医院信访部门负责人及信访工作人员，市卫生健康委机关处室信访办理员等共计160余人参加了培训。

（刘 艳 李慧珍）

【开创处理公共服务不良事件新途径】12月，新冠患者韦某某离开新国展方舱步行至新国展大门途中发生猝死，救治无效死亡，顺义公安判定死者为"公共区域猝死"。事件发生后，市政府相关领导和市卫生健康委迅速成立家属沟通工作组，通过申请中央和地方特殊疑难信访问题专项资金化解了该纠纷争议。特殊疑难信访问题快速处理是贯彻以人为本、以人民为中心思想的具体体现，通过协调申请专项信访资金进行处理，开创了处理公共服务不良事件的新途径，有利于减轻医疗卫生机构和医务人员履行公共服务职能的压力。

（王开斌 李慧珍）

【为"四个模块"群众诉求办理提质增效】年内，市卫生健康委推动全系统优质高效办理"我要咨询""我要建议""领导（主任）信箱""北京通"模块（以下简称"四个模块"）的群众诉求工作，将"四个模块"办理工作纳入接诉即办考核。全系统所有单位（处室）印发《关于提高"我要咨询""我要建议""领导（主任）信箱""北京通"模块群众诉求办理质量的通知》，开通多级账户，市卫生健康委宣教中心工作人员使用一级账户，登录一体化互动交流平台，按照《北京市政府网站与政务新媒体"简单咨询一个工作日答复"实施细则》，进行"四个模块"件的签收、转办、退办、审核、督办、统计、整理及简单回复等事项操作。系统各单位（含机关处室）为承办单位，开通二级账户，对收到的"四个模块"件进行答复和追加答复。

（王开斌 李慧珍）

财务、审计与价格管理

【概述】2022年，北京市卫生健康财经工作坚持以财辅政，在做好疫情防控、冬奥经费保障工作基础上，勇于担当作为、主动攻坚克难，在完善政策制度、加强财经监管、提升能力水平等方面持续发力，不断促进卫生健康行业经济管理高质量发展。

（韩 月）

疫情防控相关工作

【疫情防控资金保障】年内，市卫生健康委协调市财政局累计投入资金32.1亿元，重点保障患者救治、集中隔离管理、核酸检测、防疫物资、重症救治、落实医务人员待遇等，为首都疫情防控筑牢坚实屏障。开展核酸检测机构运行情况分析，提出工作建议。督促各区加快核酸检测费用结算进度，联合市财政局印发《关于做好核酸检测费用结算的通知》。完成春节期间核酸采样条码打印机及耗材紧急采购调度工作。全年，协调市医保局完成715万剂次疫苗款结算。

（刘抗抗）

【重症救治能力扩容】年内，在全国急抢救设备告急的形势下，会同市财政局、市经信局迅速部署本市94家医院和349家社区卫生服务中心分3批紧急采购，组织集中谈判降低采购成本，防范廉政风险；会同市药监局、市经济和信息化局协调解决设备供应遇到的问题，组织力量对供应商承诺的供应量每日监测到货情况，保证新冠病毒感染医疗救治工作需要，助力平稳渡过疫情高峰，基层医疗机构诊疗服务能力得到提升。

（程 超）

卫生总费用核算

【卫生筹资总额及构成】2021年北京市卫生筹资总额为3351.91亿元，按可比价格计算（下同），与2020年相比增长7.19%。2021年北京市卫生费用的各项筹资来源中的政府、社会、个人现金卫生支出分别是784.02亿元、2127.22亿元、440.67亿元，分别占总费用的比重为23.39%、63.46%、13.15%。与2020年相比，政府卫生支出和个人现金卫生支出比重分别下降了3.35和0.25个百分点，社会卫生支出比重升高了3.60个百分点。

（张龄尹）

【卫生总费用指标评价】2021年北京市人均卫生总费用为15315.34元，比上年增加7.21%，略高于卫生筹资总额7.19%的增速。全市卫生总费用占GDP的比重为8.32%，比2020年下降0.10个百分点。卫生消费弹性系数反映卫生总费用增长与GDP增长之间的关系，2021年北京市卫生消费弹性系数为0.85，即北京市GDP每增长1%，卫生总费用增长0.85%。

2021年北京市政府卫生支出784.02亿元，比上年下降6.24%。政府卫生支出占卫生总费用、地方财政一般公共预算支出、GDP的比重分别为23.39%、10.28%和1.95%，与2020年相比，政府卫生支出占卫生总费用、GDP的比重分别下降3.35、0.31个百分点，占地方财政一般公共预算支出比重上升0.43个百分点。社会卫生支出2127.22亿元，比上年增加13.64%。其中，社会医疗保障支出和商业健康保险费分别比上年增加14.42%和9.59%。个人现金卫生支出为440.67亿元，比上年增加5.21%。2021年北京市居民人均个人现金卫生支出占人均消费支出的比重是4.61%，比上年下降0.15个百分点，占人均可支配收入的比重是2.68%，比上年上升0.02个百分点。

（张龄尹）

【卫生总费用机构流向】按全口径核算，2021年北京市卫生总费用机构流向构成中，医院、基层医疗卫生机构、药品及其他医用品零售机构、公共卫生机构、卫生行政和医疗保险管理机构及其他卫生机构费用分别占69.23%、11.63%、7.39%、6.40%、1.97%、3.39%，分别比上年变化2.26、−1.39、−0.66、0.43、−0.38、−0.25个百分点。

（张龄尹）

财务管理

【财政资金保障】年内，协调市财政局积极争取财政资金，2022年财政投入56.99亿元，保障市卫生健康委机关及直属单位基本运行和重点工作。主要投入项目包括：医疗机构重症医疗资源准备7.55亿元、北京市疾病预防控制中心迁建3亿元、首都卫生发展科研专项工作1亿元、研究型病房示范建设项目1亿元、重大疫情防治重点专科建设0.87亿元、中央转移支付专项5.71亿元、新冠疫苗采购项目0.63亿元、国家公共实验室核酸检测能力提升项目0.57亿元、暖心计划0.57亿元、购买999院前医疗急救服务项目0.5亿元等。

（刘抗抗）

【财政贴息贷款相关工作】年内，组织卫生健康领域设备购置与更新改造财政贴息贷款支持项目申报工作，进一步提升医疗服务能力和水平。制定《北京市卫生健康领域设备购置更新专项贷款项目申报指南》，推进项目申报、审核、推送等相关工作。组织市中医局、委内相关处室对项目进行联合审核，严格筛选把关，成熟一批、报送一批。完成北京大学首钢医院新门诊医技大楼购置设备和北京京煤集团总医院医疗设备购置贷款项目报送，获国家发展改革委审批同意，贷款签约金额共计7860万元。

（何　晨）

【财务制度建设】年内，市卫生健康委印发《市属卫生科研院所科研项目资金管理办法》，加强市属卫生科研院所科研项目资金管理，提高资金使用效益，提升科研人员工作积极性与成果产出，推动临床技术升级。印发《北京市卫生健康委员会政府购买服务负面清单》《北京市高水平医院备案管理的通知》，进一步规范政府购买服务边界，促进本地区相关医疗机构采购管理高质量发展。

（余易清　程　超）

【预决算工作】年内，"一委三局"年初财政拨款预算收入156.78亿元，同比下降3%，市卫生健康委机关运行类同比下降12%。预算执行中按50%的比例压减了会议、培训、差旅等经费，已上缴市财政1486万元。完成卫生健康财务年报、财政部门决算、企业决算、国有资产报告，2021年度市卫生健康委决算工作获国家卫生健康委一等奖并在全国年报工作会上交流发言。积极与市财政局沟通政策，提前部署2023年预算编制工作，2023年财政拨款预算40.59亿元，比2022年增加0.82亿元。

（刘抗抗）

【政府采购工作】年内，完成委机关招标采购项目26个，采购金额约1.5亿元。面向中小企业采购共计5294万元，其中面向小微企业采购5094万元，约占96.22%；完成各直属单位非招标采购方式审核36项、进口产品采购申请审核43项。组织各直属单位超额完成全年扶贫采购任务，采购金额341.97万元。推进政府采购管理三年专项行动，各省份开展情况中综合排名第一。

（程　超）

【全过程预算绩效管理】年内，完成2021年384个本级项目评价、部门整体绩效评价，结果均为"良"以上。完成北京市预约挂号平台运行补助经费项目成本预算绩效分析，并入选2022年市级预算部门成本绩效分析优秀案例。加强2021年度中央对地方转移支付直达资金项目绩效评价结果应用，对16个区自评及复核结果进行通报并针对各区存在的问题提出管理建议，强化绩效激励约束，提高转移支付资金配置效率和使用效益。

（李 奇）

【公立医院经济管理年活动】年内，印发《北京市卫生健康委员会关于持续开展"公立医疗机构经济管理年"活动工作方案》，持续促进全市公立医疗机构运营管理能力提升。完成《北京市公立医院经济管理绩效考评2021年度分析报告》，并会同市财政局社保处，充分考量疫情期间医院成本管控和收入问题，修订完善2022年经济管理绩效考评指标体系，确保客观公正评价公立医院经济管理能力水平，激发公立医院运营管理能力提升的内在动力。

（李 奇）

【财经监管专项检查】年内，市卫生健康委开展全系统财经秩序专项整治、防范和化解拖欠中小企业账款、委托外包项目自查、防范非法集资、涉企违规收费专项整治等多项专项活动，有效防范和化解财经领域风险。开展2021年内部控制评估工作，完成《北京市卫生健康委员会2021年度内部控制风险评估报告》。

（王 庆 贺时浩 唐 宏）

【资产管理】年内，组织事业单位改革资产调拨，做好改革涉及的资产清查、划转、接收等管理工作，坚持"物随事转""物随人转"的原则，累计划转、接收9个参加改革的直属单位2.36亿元资产，接收2个非直属单位调拨资产1亿元。完成12万件总价值4911万元冬奥会赛后资产处置。

（贺时浩）

【培养经济管理领军人才】年内，举办第一批经济管理领军人才培训班毕业典礼暨第二批经济管理领军人才培训班开学典礼，为第一批49名学员颁发了毕业证书。年内，完成第二批经济管理领军人才共49名学员的3次集训。

（韩 月）

【公立医院及社区服务中心运行情况分析】年内，对疫情以来公立医院、社区卫生服务中心的运行情况进行分析，完成《北京市卫生健康委员会关于疫情以来本市社区卫生服务机构运行情况的报告》《北京市卫生健康委员会关于疫情以来本市公立医院运行情况的报告》。

（刘抗抗 马叶晓）

价格管理

【医疗服务价格项目管理】年内，对市医保局医疗服务价格动态调整方案进行模拟测算，促进动态调整触发评估指标体系更加合理有效。联合市医保局规范调整医疗服务价格项目，3次下调新型冠状病毒核酸检测价格项目，新增并调整抗原检测价格项目。持续完善新增、备案价格项目管理。配合市医保局开展2022年两批新增医疗服务价格项目核定工作。做好备案医疗服务价格项目核定，全年核定通过350项。持续开展医疗收入及患者费用影响监测分析。按照国家卫生健康委财务司要求，指导监管36家医疗服务机构完成2022年医疗服务价格和成本监测数据填报工作。

（韩 月）

审计监督

【预算执行审计和专项审计】年内，对近3年公共卫生危害因素监测与干预项目进行政策跟踪审计，开展冬奥会及服贸会保障专项审计。对15家所属单位预算执行情况、8位党政主要领导履行经济责任情况、6家机构改革单位资产划转、第二批公益性研究试点项目和首发科研专项、4家委管协会和学会捐赠资金实施审计。开展机关本级内部控制及风险管理、委托业务费专项审计。开展审计"回头看"专项活动，2021年审计发现的问题整改完成率99%。配合市审计局开展2021年预算执行情况和决算草案审计、亚投行贷款新型冠状病毒肺炎疫情防控紧急援助项目、公共卫生应急管理体系建设情况及资金使用情况专项审计工作，配合审计署完成陈吉宁同志经济责任审计和自然资源资产离任（任中）审计，及北京市网络安全和信息化建设等国家重大政策措施情况专项审计等工作。完成2021年中央补助地方公共卫生专项、基本医疗保险基金、自然资源等3个项目审计整改工作。制定并印发《北京市卫生健康委员会内部审计管理办法》《北京市卫生健康委员会关于进一步加强卫生健康系统内部审计工作的指导意见》《北京市卫生健康系统内部审计工作规定（试行）》。加强内审人才队伍建设，举办一期600人参加的内审专题培训班。

（林 军）

干部人事管理

【概述】2022年，市卫生健康委干部人事工作认真贯彻落实党的组织、干部、人才工作路线方针政策，把讲政治落实到工作的全过程各方面；精准科学选人用人，做好干部选拔任用；加强干部队伍建设，抓好干部教育培训工作系统化建设，不断提升工作质效，按计划落实公务员招录、遴选和军转安置，有序开展直属单位领导班子和领导干部考核测评；强化干部监督，严格领导干部报告个人有关事项填报、因私出国（境）、兼职审批；持续推进疾控体系建设，为市、区两级疾控中心适当增加编制；以高层次人才队伍建设为龙头，完善人才队伍梯队建设；统筹推进对口支援新疆、西藏、青海等医疗队选派工作。

（梁婷婷）

干部管理和培训

【招考和遴选公务员】4月，按照《北京市各级机关2022年度考试录用公务员工作实施方案》要求，组织完成11名公务员的招录工作，其中，市卫生健康委机关招录6名公务员，市老龄协会招录2名公务员，市卫生健康监督所招录2名公务员，市计划生育协会招录1名公务员。

7月，按照《北京市各级机关2022年度补充录用公务员工作实施方案》要求，完成市卫生健康委机关1名公务员的补充录用工作。

12月，按照《北京市2022年度市级机关公开遴选公务员工作实施方案》要求，完成市卫生健康委所属市卫生健康监督所和市计划生育协会两家单位4名公务员的遴选工作，其中市卫生健康监督所遴选3名公务员、市计划生育协会遴选1名公务员。

（孟　雪）

【举办深化医改网上专题培训班】12月5日至23日，市委组织部、市卫生健康委联合举办深化医改网上专题培训。培训以深入学习贯彻习近平新时代中国特色社会主义思想和党的二十大精神，落实二十大报告关于"深化医药卫生体制改革，促进医保、医疗、医药协同发展和治理"部署要求为重点，围绕公共卫生建设、人口发展战略、中医药传承创新、公立医院发展

等热点难点问题设置网络课程，帮助学员提高持续推动医改工作的信心和能力，全面推进健康北京建设。各区副区长、卫生健康委主任，市深化医改领导小组成员单位分管领导和市属医院主要负责同志，市卫生健康委、市中医局、市医管中心、市老龄协会各处处长（主任），市卫生健康委直属单位主要负责同志共165人参加培训。

（胡　兰）

专业技术人才队伍建设

【朝阳医院获批国家级专家服务基地】2月，市卫生健康委推荐朝阳医院申报国家级专家服务基地并获批，进一步发挥各类专家专业技术优势，为西部医疗欠发达地区提供医疗卫生技术服务。

（李传亮）

【北京考区卫生专业技术资格考试】7月23日、24日、26日、27日、29日、30日，市卫生健康委根据国家人力社保部和国家卫生健康委统一安排，完成2022年初中级卫生专业技术资格考试，涉及考生62977人、20万人次，共使用27个学校（机构）。

（王　宗）

【接收"西部之光"访问学者】7月，市卫生健康委完成2022年"西部之光"访问学者接收任务，共接收11名西部地区访问学者。

（李传亮）

【参训北京市高层次人才国情研修班】9月，北京市高层次人才国情研修班参训4人，其中高层次人才3名、人才工作者1名。

（李传亮）

【第十四批"人才京郊行"】10月，第十四批"人才京郊行"选派15人，其中6人赴区属医院挂职，5人专项服务，区属医疗卫生机构4人到市属单位顶岗锻炼。

（李传亮）

【创新完成卫生高级职称答辩评审】11月，共有4600余名参评人员参加卫生高级职称答辩评审，其中700余人参加抗疫一线工作，整体通过率73%。期间

严格落实各项防疫措施，为因疫情防控原因无法到达现场的255名参评人员紧急启用远程视频答辩。

（王　宗）

【高层次公共卫生技术人才建设项目】11月，市卫生健康委召开高层次公共卫生技术人才建设项目第二批培养对象遴选评审会，遴选10名领军人才、30名学科带头人、50名学科骨干。

（李传亮）

机构编制管理

【加强疾控体系建设】5月，市卫生健康委起草《为市区两级疾控中心适当增加人员编制的请示》报市编办，建议为市、区两级疾控中心适当增加人员编制。截至年底，为市、区疾控中心核增1367名人员编制（增加了37%），从2月底的3670名增加至5037名（含经开区）；全市疾控机构编制数达到常住人口的2.3/万，超过中编办文件《关于印发疾病预防控制中心机构编制标准指导意见的通知》"1.75/万"的要求。

（王　宗）

2022年委管处级干部任免情况

邓　娟　任北京市中医药对外交流与技术合作中心副主任（试用期1年）

徐　力　免去北京市老龄协会政策法规处四级调研员职务（退休）

王文胜　任北京市卫生健康委员会办公室一级调研员

李　炜　任北京市卫生健康委员会办公室三级调研员

叶小敏　任北京市卫生健康委员会政策法规处一级调研员

况海涛　任北京市卫生健康委员会政策法规处二级调研员

张　斌　任北京市卫生健康委员会医政医管处（社会办医服务处）三级调研员，免去医政医管处（社会办医服务处）副处长职务

罗培林　任北京市卫生健康委员会医政医管处（社会办医服务处）二级调研员

李君念　任北京市卫生健康委员会基层卫生健康处三级调研员

王凯峰　任北京市卫生健康委员会科技教育处二级调研员

郗淑艳　任北京市卫生健康委员会妇幼健康处一级调研员

吴　强　任北京市卫生健康委员会职业健康处二级调研员

罗香葆　任北京市卫生健康委员会支援合作处一级调研员

严　进　任北京市卫生健康委员会信息统计处一级调研员

李朝俊　任北京市卫生健康委员会信息统计处一级调研员

王开斌　任北京市卫生健康委员会安全保卫处一级调研员

唐汉禹　任北京市卫生健康委员会安全保卫处二级调研员

王雪阳　任北京市卫生健康委员会审计处一级调研员

姚铁男　任北京市卫生健康委员会机关党委（党群工作处）一级调研员

姜仁果　任北京市卫生健康委员会工会一级调研员

严玉秋　任北京市卫生健康委员会工会二级调研员

刘永华　任北京市卫生健康委员会离退休干部处二级调研员

赵妍慧　任北京市卫生健康委员会发展规划处（首都医药卫生协调处）副处长（试用期1年）

王　麟　任北京市卫生健康委员会卫生健康监察专员（试用期1年），列在政策法规处

赵　婧　任北京市卫生健康委员会政策法规处副处长（试用期1年）

徐　征　任北京市卫生健康委员会疾病预防控制处（公共卫生管理处）副处长（试用期1年）

乔正国　任北京市卫生健康委员会医政医管处（社会办医服务处）副处长（试用期1年）

李志军　任北京市卫生健康委员会爱国卫生运动推进处（健康促进处）副处长（试用期1年）

朱文伟　任北京市卫生健康委员会基层卫生健康处副处长（试用期1年）

刘劲松　任北京市卫生健康委员会综合监督处处长（试用期1年）

李　怡　任北京市卫生健康委员会综合监督处副处长（试用期1年）

苏承馥 任北京市卫生健康委员会食品安全标准处副处长（试用期1年）

金英楠 任北京市卫生健康委员会妇幼健康处副处长（试用期1年）

王 虹 任北京市卫生健康委员会卫生健康监察专员（试用期1年），列在人口监测与家庭发展处

徐 佳 任北京市卫生健康委员会干部人事处（人才处）副处长（试用期1年）

季 红 任北京市卫生健康委员会正处职干部（试用期1年），工会专职副主席建议人选

唐 宏 结束试用期，任北京市卫生健康委员会财务处副处长、二级调研员

于海玲 任北京市卫生健康委员会卫生应急办公室（突发公共卫生事件应急指挥中心）副主任（试用期1年）

郭积燕 免去北京卫生职业学院副院长职务（退休）

马 颖 任北京市卫生健康委员会国际合作处（港澳台办公室）二级巡视员

崔弘钧 任北京市卫生健康委员会发展规划处（首都医药卫生协调处）二级调研员

张乾士 任北京市卫生健康委员会政策法规处四级调研员

禹 震 免去北京市卫生健康委员会基层卫生健康处处长、一级调研员职务

罗香葆 免去北京市卫生健康委员会支援合作处处长、一级调研员职务（退休）

姜仁果 免去北京市卫生健康委员会工会一级调研员职务（退休）

王克英 免去北京市体检中心副主任职务（退休）

李乐华 免去北京市卫生健康委员会机关纪委（巡察工作办公室）一级调研员职务（退休）

王会玲 免去北京市中医管理局科教处处长职务（退休）

刘凤婷 免去北京市卫生健康委员会工会二级巡视员职级（退休）

王 立 任北京市医疗卫生服务管理指导中心副主任

王宇侠 任北京市老龄协会政策法规处二级巡视员

李亚光 任北京市老龄协会政策法规处副处长，免去宣传教育处副处长职务

王 华 任北京市老龄协会宣传教育处副处长，免去政策法规处处长职务

齐士明 任北京市卫生健康委员会医政医管处（社会办医服务处）二级调研员，保留正处长级待遇

王同国 任北京市卫生健康委员会综合监督处副处长

赵玉海 任北京市中医管理局科教处副处长（主持工作），免去医政处（基层卫生处）副处长职务

丁大鹏 免去北京市卫生健康委员会职业健康处一级调研员职务（退休）

经 通 任北京市卫生健康委员会办公室副主任，免去体制改革处副处长职务

娄 云 建议不再担任北京市疾病预防控制中心工会主席职务（退休）

张文中 任北京市医疗卫生服务管理指导中心主任，免去张文中北京急救中心主任、党委副书记职务

苏 健 建议不再担任北京市红十字血液中心工会主席职务（退休）

黄 春 任北京市疾病预防控制中心（北京市预防医学科学院、北京结核病控制研究与防治所）党委书记

曾晓芃 任北京市疾病预防控制中心（北京市预防医学科学院、北京结核病控制研究与防治所）党委副书记、主任

宋卫萍 任北京市疾病预防控制中心（北京市预防医学科学院、北京结核病控制研究与防治所）党委副书记

王 勇 任北京市疾病预防控制中心（北京市预防医学科学院、北京结核病控制研究与防治所）纪委书记

朱亚斌 任北京市疾病预防控制中心（北京市预防医学科学院、北京结核病控制研究与防治所）副主任（正处级）

庞星火 任北京市疾病预防控制中心（北京市预防医学科学院、北京结核病控制研究与防治所）副主任

贺晓新 任北京市疾病预防控制中心（北京市预防医学科学院、北京结核病控制研究与防治所）副主任

刘晓峰 任北京市疾病预防控制中心（北京市预防医学科学院、北京结核病控制研究与防治所）副主任

王全意　任北京市疾病预防控制中心（北京市预防医学科学院、北京结核病控制研究与防治所）副主任（试用期至2022年9月）

佟　颖　任北京市疾病预防控制中心（北京市预防医学科学院、北京结核病控制研究与防治所）副主任（试用期至2022年9月）

于建平　任北京市疾病预防控制中心（北京市预防医学科学院、北京结核病控制研究与防治所）副主任（试用期至2022年12月）

杨　鹏　任北京市疾病预防控制中心（北京市预防医学科学院、北京结核病控制研究与防治所）副主任（试用期至2022年12月）

汪　旭　任北京市中医管理局规划财务处副处长（试用期1年）

岳松涛　任北京市中医管理局医政处（基层卫生处）副处长（试用期1年）

邓　锴　任北京市公共卫生应急管理中心副主任（主持工作）

王　瑜　任北京市公共卫生应急管理中心副主任（试用期1年）

江　涛　任北京市神经外科研究所所长（试用期1年）

朱亚斌　免去北京市疾病预防控制中心（北京市预防医学科学院、北京结核病控制研究与防治所）副主任（正处级）职务（退休）

袁　刚　任北京市老龄协会协调督查处处长（试用期1年）

姚　刚　任北京市老龄协会组织人事处副处长（试用期1年）、二级调研员

王宇侠　免去北京市老龄协会政策法规处二级巡视员职务（退休）

高旭东　任北京市卫生健康监督所副所长（试用期1年）

刘劲松　免去北京市卫生健康监督所副所长职务、二级调研员职级

张　斌　任北京市卫生健康委员会医政医管处（社会办医服务处）二级调研员

宿　珊　任北京市卫生健康委员会政策法规处四级调研员

王　莹　任北京市卫生健康委员会体制改革处四级调研员

段姗姗　任北京市卫生健康委员会医政医管处（社会办医服务处）四级调研员

孙轶卓　任北京市卫生健康委员会爱国卫生运动推进处（健康促进处）四级调研员

王冯彬　任北京市卫生健康委员会科技教育处四级调研员

王　岩　任北京市卫生健康委员会科技教育处四级调研员

孟　雪　任北京市卫生健康委员会干部人事处（人才处）四级调研员

刘琳琳　任北京市卫生健康委员会干部人事处（人才处）四级调研员

杨　曼　任北京市卫生健康委员会疾病预防控制处（公共卫生管理处）副处长（挂职1年），任职时间自2022年7月起算

高　坡　任北京市卫生健康委员会卫生应急办公室（突发公共卫生事件应急指挥中心）四级主任科员（挂职1年），任职时间自2022年7月起算

陆　珊　任北京市卫生健康委员会医政医管处（社会办医服务处）处长（试用期1年）

刘　颖　任北京市卫生健康委员会科技教育处处长（试用期1年）

姚秀军　任北京市卫生健康委员会公众权益保障处处长（试用期1年）

智利平　任北京市卫生健康委员会支援合作处处长（试用期1年）

李　丹　任北京市卫生健康委员会机关党委（党群工作处）副处长（试用期1年）、团委书记

冯华威　结束试用期，任北京市卫生健康委员会干部人事处（人才处）处长

袁兆龙　免去北京市卫生健康委员会机关党委（党群工作处）副处长、团委书记职务

王一波　任北京市卫生健康委员会综合事务中心副主任（试用期1年）

丁　然　任北京市体检中心副主任（试用期1年）

袁兆龙　任北京市红十字血液中心（北京市献血办公室、北京市红十字血液研究所）党委副书记

叶小敏　任北京市卫生健康委员会政策法规处处长、二级巡视员

郗淑艳　任北京市卫生健康委员会妇幼健康处处长、二级巡视员

严　进　任北京市卫生健康委员会信息统计处处长、二级巡视员

胡　兰　任北京市卫生健康委员会干部人事处（人才处）二级巡视员

郑敏思　任北京市卫生健康委员会发展规划处（首都医药卫生协调处）副处长（挂职1年），任职时间自2022年9月起算

田　甜　任北京市中医管理局医政处（基层卫生处）副处长（挂职1年），任职时间自2022年9月起算

卫生界人物

【张金哲】男，汉族，1920年9月25日出生于天津。1946年毕业于上海医学院。1947年进入北京大学医学院附属医院外科工作，1950年在北大医院建立小儿外科。1955年调入北京儿童医院，历任外科主任、副院长及首都医科大学小儿外科教授、博士生导师。1956年加入中国共产党。1997年当选为中国工程院院士。曾担任中华医学会小儿外科分会首任主任委员，中华医学会科普委员会副主任委员，中国健康促进协会名誉会长，亚洲小儿外科学会理事，太平洋小儿外科学会地区主席，《中华小儿外科杂志》副主编、顾问，《国际小儿外科杂志》《美国小儿外科杂志》编辑顾问，是中国人民政治协商会议第七届、第八届全国委员会委员。曾获国际小儿外科最高奖项"丹尼斯·布朗"金奖、中国香港及英国皇家学会外科学院荣誉院士称号、泛太平洋小儿外科学会终身成就奖、印度小儿外科甘地金奖、国家卫生部（现为卫生健康委员会）劳动模范、国家技术革命先锋金奖等荣誉称号。

张金哲院士从医70年，为万名以上儿童操刀手术，发明50余项手术器械，发表论文300余篇，主编及参与著书50余部，获省部级以上科技进步奖10余项，培养全国小儿外科医生数百名，在小儿外科临床实践、科研创新、医学教育、国内外学术交流与合作等方面均做出了突出贡献。

2022年12月24日，逝世于北京，享年102岁。

【李桓英】女，汉族，1921年8月17日生于北京。1945年毕业于上海同济大学医学院。1946年于美国约翰霍普金斯大学攻读公共卫生学硕士学位。1950年成为WHO首批官员。1958年回国。1959年到中国医学科学院皮肤病研究所任主治医师。1978年起，任北京友谊医院、北京热带医学研究所研究员。

李桓英从事临床实践、科研、教学工作80余年，曾任WHO麻风工作组专家，国际麻风学会理事，卫生部麻风防治科研专家咨询组副主任委员，全国卫生标准技术委员会委员，中国麻风防治协会理事会副理事长、名誉副理事长，是全国第七、第八届政协委员。

李桓英将毕生精力奉献给麻风病防治事业。20世纪80年代初，率先在国内外开展了非隔离就地短程联合化疗。此方案缩短了疗程，年复发率0.03%，远小于WHO 1%的要求。1996年，李桓英率先提出"垂直防治与基层防治网结合的模式"，促进麻风病早发现、早治疗，解决了麻风病防治领域的重大策略和技术上的关键问题，为全球实现消灭麻风病目标的可行性做出重大贡献。曾获国家科学技术进步一等奖、北京市科学技术进步一等奖、何梁何利基金科学与技术进步奖等荣誉。2016年9月，李桓英在第十九届国际麻风大会上荣获首届中国麻风防治终身成就奖；2019年，被评为最美奋斗者；2021年，被授予"时代楷模"称号和"全国三八红旗手标兵"称号。2005年，成立北京市李桓英医学基金会，培养资助青年人才。

2022年11月25日，在北京逝世，享年101岁。

【唐由之】男，1926年7月3日出生，浙江杭州人。中医眼科学家、首届国医大师、首都国医名师，主任医师、教授、研究员，博士生导师。曾任中国中医科学院副院长、中国中医科学院名誉院长、中国中医科学院眼科医院名誉院长。1957年毕业于北京医学院医学系。曾任第五、六、七、八届全国人民代表大会代表，中国中医研究院副院长，全国中西医结合研究会常务副理事长，全国药品鉴定委员会副主任委员，中国中西医结合眼科学会主任委员，中华医学会眼科学会常务委员，中华中医眼科学会主任委员，北京中医学院名誉教授，欧洲中医眼科学会名誉主席，世界卫生组织传统医学合作中心副主任等。

唐由之研究员在继承和发扬中医眼科金针拨障术和睫状体平部的手术切口研究方面成就突出，发明了白内障针拨套出术和睫状体平坦部滤过术。曾为毛泽东主席、柬埔寨前首相宾努亲王、朝鲜金日成主席以及印度尼西亚前总统瓦希德等国内外领导人诊治眼病。

享受国务院政府特殊津贴，先后荣获全国科技大会先进工作者奖状、中青年有突出贡献专家、全国卫生文明先进工作者、国医楷模、首都国医名师、"五一劳动奖章"等，曾获得何梁何利基金科学技术进步奖、国家科学进步二等奖等。

2022年7月28日，病逝于北京，享年96岁。

【童坦君】男，1934年8月15日出生，祖籍浙江宁波，是我国著名生物化学与分子生物学家、中国科学院院士、中国医学科学院学部委员、九三学社社员、北京大学衰老研究中心主任、北京大学基础医学院生物化学与生物物理学系教授。

童坦君院士一直潜心从事细胞的衰老分子机理研究，先后主持多项国家级重大课题，培养博士后7人、博士生和硕士生逾百人，在国内外学术期刊上发表研究论文300余篇，科研成果先后获得15项国家级和省部级奖励和荣誉。童坦君院士自1964年7月留校任教后，坚持一线教学工作近60年，编著出版专业书籍50余部。积极投身教学创新，大力推动我国博士后制度改革。甘为人梯，创建科研平台，设立奖励基金，鼓励帮扶青年教师。2003年主编五年制生物化学教材，于2011年由台湾合记书局再版，现为海峡两岸该领域唯一简、繁并存的中文教科书。为了更好地向全社会展示衰老研究中心的研究成果和衰老领域的前沿进展，童坦君院士积极筹备并倡导建立中华健康老年网，无偿向专业学者与广大公众普及衰老理论和抗衰老知识。童坦君院士倡导健康老龄化的生活方式，坚持学有所用，热心科普，为民解惑，彰显了老一辈科研人员的社会责任感。

2022年12月25日，在北京大学第三医院逝世，享年88岁。

【徐林】男，1951年9月27日出生于山东，主任医师，教授，博士后导师。现任北京中医药大学骨科学系主任、北京中医药大学东直门医院骨科中心主任，曾任北京大学人民医院骨神经科主任。1987年毕业于上海医科大学，师从陈中伟院士，是我国首位骨显微外科博士。在我国骨科领域实现重要的技术和理论突破，荣获中国康复医学会终身成就奖和中国骨科卓越成就奖。享受国务院特殊津贴专家，是美国科学进步学会国际会员，中国康复医学会骨与关节专业委员会主任委员。

徐林教授在国内率先开展脊柱非融合技术，是我国脊柱非融合领域的开拓者和引领者。创新性地把中医"动静结合"理论应用于骨科临床治疗，牵头制定《骨与关节康复指南》行业标准。

1990年，在国内率先开展选择性脊神经后根切断术（SPR）解除肢体痉挛，是我国脑瘫外科奠基人。已完成脑瘫手术2万余例，是国际上完成例数最多、资料最完整的一组病例，被国外同行誉为"东方脑瘫外科之父"。

徐林教授是我国骨科医工融合的先驱者，牵头成立全国脊柱医学工程联盟。曾获得国家"863""973""十二五"、国家自然科学基金等20余项课题，发表论文300余篇、专著10余部，获专利20余项。获省部级以上奖励8项，培养硕士、博士和博士后128人。

2022年9月，当选俄罗斯工程院外籍院士。

党群工作

【概述】2022年，市卫生健康委以迎接宣传贯彻党的二十大精神为主线，着力抓好全面从严治党、精神文明建设、统一战线、共青团和机关工会的各项工作，为首都卫生健康事业高质量发展提供坚强的组织保障和凝聚强大的精神力量。

（张正尤）

全面从严治党（党建）工作

【党组织服务群众党建品牌创建活动】4月，市卫生健康委党委在全系统开展"喜迎二十大，丹心护健康"党组织服务群众党建品牌创建活动，深化拓展党史学习教育成果，推进"我为群众办实事"实践活动常态化，进一步增强基层党组织联系和服务群众功能。7月8日，经基层单位申报、函评打分等程序，评选出2022年党组织服务群众党建品牌十佳项目10个、优秀项目30个，并将获奖名单和十佳项目概述在市卫生健康委官方网站上公布，促进基层单位相互学习、交流、借鉴。

（柴卫红）

【召开政研会第九届会员大会】4月16日，召开北京市卫生系统思想政治工作研究会（简称政研会）第九届会员大会。北京市卫生健康委党委书记钟东波、党群工作处处长姚铁男、中国卫生健康思想政治工作促进会副会长兼秘书长刘世东、北京市思想政治工作研究会党组书记、常务副会长陈清，政研会第八届副会长魏玫、林培基、北京友谊医院党委书记、理事长辛有清，以及政研会第九届全体会员出席会议。会议由政研会第八届副会长林培基主持。魏玫代表第八届理事会作工作报告，对第八届政研会工作进行了系统总结。大会选举产生新一届理事、监事，并召开第九届第一次监事会和理事会，选举产生了北京市卫生系统思想政治工作研究会第九届领导班子。钟东波分析了北京卫生系统思想政治工作的发展变化，对北京市卫生系统思想政治研究工作提出要求。

（姚铁男）

【培训二级以上公立医院党务干部】7月21日至22日，市卫生健康委举办北京市二级以上公立医院党务干部培训班，由市委组织部以及市卫生健康委相关职能处室领导授课，课程密切联系实际工作。全市二级以上公立医院党务工作者123人参加了培训。

（徐立稳）

【召开党建工作巡视整改专题会】7月28日，市卫生健康委党委书记钟东波主持召开巡视整改专题会，研究委主管社会组织的党建工作。会议听取了委主管社会组织党建工作现状及存在问题，就进一步做好委主管社会组织党建工作进行部署。会议要求，要不断提高委主管社会组织党组织的政治功能和组织力，促进社会组织党组织发挥战斗堡垒作用；加强阵地建设，强化意识形态责任制，对于社会组织的会议、活动、论坛等加强管理和把关，促进社会组织沿着正确的政治方向健康发展。会议明确：一要实现委主管社会组织党建工作全覆盖，包括党的组织全覆盖和党的活动全覆盖。二要明确委主管社会组织的上级党组织。委主管社会组织中，有挂靠单位的，挂靠单位党组织作为其上级党组织；没有挂靠单位的，医学会党组织作为其上级党组织。三要明确工作职责，机关党委负责统筹指导委主管社会组织的党建工作，相关业务主管处室要履行"一岗双责"，在指导业务工作的同时指导主管的社会组织开展党建工作；医学会作为枢纽型社会组织对委主管社会组织党建工作进行统一管理，相关工作经费由财务处予以支持。四是办公室会同机关党委将党建工作纳入委主管社会组织评价体系，监督审查委主管社会组织的党组织覆盖情况、党建活动开展情况等党建工作；社会组织上级党组织要对社会组织党建工作情况进行评价。会议还讨论了民营医院的党建工作，要求开展调研，参照委主管社会组织党建工作模式，提出民营医院党建工作的具体措施。

（姚铁男）

【召开委机关第一次党员代表大会】9月25日，北京市卫生健康委员会机关第一次党员代表大会召开，选举产生机关第一届委员会、机关第一届纪律检查委员会。召开机关纪委第一次全会，选举曲新丽为机关纪委书记、陆珊为机关纪委副书记。召开机关委员会第一次全会，选举高坚为机关党委书记、姚铁男为机

关党委专职副书记、曲新丽为机关党委副书记。

（阮轶磊）

【新冠疫情防控】年内，市卫生健康委机关党委先后3次以党委名义印发疫情防控通知，要求全系统、各区卫生健康委、各非公医疗机构和社会组织做好疫情防控工作。在抗疫一线建立新国展方舱临时党委，积极发挥基层党组织引领作用和党员的先锋模范作用。市委组织部先后4次划拨专项党费1105万元，机关党委按要求配套委管党费545万元，共计1650万元用于支持系统内疫情防控工作及慰问基层一线疫情防控工作人员。机关工会为机关工作人员发放N95口罩、外科口罩共计302140个，消毒物品4885瓶，抗原检测试剂10080个，督促机关人员做好自我防护，尽可能减少非战斗减员。投入资金约103.5万元，为疫情专班、医疗保障组专班、疫情应急处置指挥部、冬奥专班等专班人员购买误餐食品、水果、防寒保暖装备等物资，保障专班工作高效运转。新冠感染疫情防控措施二十条实施以后，加强机关人员感染情况监测，建立感染人员以及阳转阴人员台账，全面掌握机关人员感染情况。

（侯菲菲）

【献爱心捐款活动】年内，市卫生健康委党委所属947个党支部、17165名党员、1066名入党积极分子、2350名群众及民主党派参与党员献爱心捐款活动，共计捐款1561421.43元。

（黄　丹）

典型宣传和精神文明建设

【北京榜样年榜人物宣传】1月5日至14日，市卫生健康委在官方网站、首都健康微博、健康北京微信公众号、京华卫生微信公众号、前线客户端、央广网先后发布"2021北京榜样"年榜人物北京朝阳医院副院长童朝晖和"2021北京榜样"年榜提名人物北京胸科医院专家马玙、北京市疾控中心副主任庞星火、北京协和医院检验科副主任邱玲及周榜人物北京老年医院精神心理一科护士长孟伟等5人的先进事迹。特别是将《2021年度"北京榜样"年榜人物童朝晖："攻克最难的问题，抢救最重的病人"》的报道推荐给前线客户端发布后，又被推荐给"学习强国"北京学习平台转载。截至1月30日，此文阅读量105.06万余次，点赞量3.43万余次。

5月16日、10月31日，由市卫生健康委推荐的北京积水潭医院宣传中心主任、消化内科主任医师梁学亚和北京安贞医院成人心脏外科医学中心主任兼

主动脉外科中心主任、主任医师朱俊明，分别被评为"2022北京榜样"5月第3周和10月第4周周榜人物。12月28日，北京儿童医院新疆医院党委副书记、院长、主任医师孙宁被评为"2022北京榜样"年榜提名人物。

（张正尤）

【编印"永远跟党走"宣讲活动优秀故事集】1月18日，市卫生健康委将入选北京卫生健康系统"永远跟党走"主题宣讲团和在全系统宣讲比赛中获奖宣讲员的24篇优秀故事，与征集评选出的18篇优秀故事，一并汇编成《北京卫生健康系统"永远跟党走"主题宣讲活动优秀故事集》。1月24日，将宣讲比赛、汇讲、巡讲活动中的精彩场次摄制成光盘，供各单位学习交流。

（张正尤）

【朱俊明等7人被评为"中国好医生"】1月19日至12月27日，由市卫生健康委推荐的北京安贞医院成人心脏外科医学中心主任兼主动脉外科中心主任、主任医师朱俊明，中国中医科学院广安门医院副院长花宝金，北京儿童医院新疆医院党委副书记、院长、主任医师孙宁，北京积水潭医院宣传中心主任、消化内科主任医师梁学亚，北京市第六医院骨科主任兼手术一党支部书记、主任医师孙祯杰，北京地坛医院重症医学科主任、主任医师刘景院，中日友好医院呼吸中心副主任、呼吸与危重症医学科副主任、主任医师詹庆元7人被中央文明办、国家卫生健康委评为"中国好医生"。

（张正尤）

【庞星火被评为"中国好人"】1月22日，由市卫生健康委推荐的市疾控中心党委委员、副主任、主任医师庞星火，被中央文明办评为"中国好人"。

（张正尤）

【工作经验被多家媒体刊发】1月29日，由市卫生健康委报送的信息《市卫生健康委运用"学习强国"学习平台扩大宣传深化学习》被市委宣传部《舆情信息》2022年第1期"工作交流"栏目刊发。

3月21日，首都文明办编发的《首都精神文明建设情况简报》第6期以《北京卫生健康工作者深入学习习近平总书记在中青年干部培训班开班式上发表的重要讲话》为题，刊登了市卫生健康委报送的此项活动经验材料。

4月20日，市委宣传部编发的《"学习强国"北京学习平台业务通讯》第4期以《市化工职业病防治院以赛促学，营造"比、学、赶、帮、超"的良好学习氛围》为题刊登了市卫生健康委报送的该院此项工作

经验材料。

《北京机关党建》杂志2022年第5期《北京2022年冬奥会冬残奥会服务保障工作专刊》刊登了市卫生健康委报送的4篇稿件，分别是：北京地坛医院《在抗疫一线护航冬奥："你们所作的一切便是最好的礼物"》、北京卫生职业学院程芳《兴奋剂检查官，助力"纯洁"冬奥》、北京积水潭医院靳晓方《为北京冬奥会冬残奥会保驾护航的医疗官》、北京口腔医院张昕《滑雪医生的日常》。

年内，市卫生健康委推荐的《那一抹中国红》《我身边的战"疫"老兵》《冻存卵巢组织，移植生命希望》等20篇优秀故事，被《中国卫生人才》杂志第1期至第12期"心声"专栏刊登，每期同时配发"编者按"，对市卫生健康委的宣讲工作给予肯定。

（张正尤）

【刘海鹰被评为第八届首都道德模范】2月10日，首都精神文明建设委员会印发《关于表彰第八届首都道德模范的决定》，由市卫生健康委推荐的北京大学人民医院脊柱外科主任、主任医师刘海鹰被授予第八届首都道德模范荣誉称号。4月，市卫生健康委在官方网站、首都健康微博、健康北京微信公众号、京华卫生微信公众号、前线客户端、央广网客户端、"学习强国"学习平台发布相关报道。截至4月30日，以上媒体报道累计阅读量176.03万余次，点赞量3.63万余次。

（张正尤）

【全国文化科技卫生"三下乡"活动获奖情况】2月25日，由市卫生健康委推荐的北京老医药卫生工作者协会、北京世纪坛医院神经内科副主任医师屈晓霞被中央宣传部、中央文明办、国家卫生健康委等15个部委分别评为2021年全国文化科技卫生"三下乡"活动优秀团队、服务标兵。

（张正尤）

【精神文明建设工作优秀案例】3月30日，首都精神文明建设委员会印发《关于2021年度首都精神文明建设工作优秀案例评选结果的通报》，由市卫生健康委推荐的北京安贞医院"直播间里送健康"项目获得2021年度首都精神文明建设工作优秀案例。

4月1日，市委宣传部、首都文明办联合印发《关于公布2021年度北京市新时代文明实践创新案例评选结果的通知》，由市卫生健康委推荐的"首都医科大学宣武医院疫情防控专项志愿服务"获2021年度北京市新时代文明实践创新案例提名。

（张正尤）

【50名学员和11个单位被市委宣传部通报表彰】5

月10日，市委宣传部印发《关于通报"学习强国"北京学习平台2021年度优秀学员和优秀学习组织的决定》，市卫生健康监督所稽查科科长李健、北京口腔医院王府井部收费处收费员周振东、北京朝阳医院皮肤科副主任医师曹梅等全系统学习积分排名靠前的50名学员被评为"学习强国"北京学习平台2021年度"学习之星"，人均学习积分排名靠前的市卫生健康委、市医管中心、市卫生健康监督所等11个单位被评为"学习强国"北京学习平台2021年度"优秀学习组织"。

（张正尤）

【付妍先进事迹宣传】5月10日，市卫生健康委在官方网站、首都健康微博、健康北京微信公众号、京华卫生微信公众号，发布了报道中国中医科学院西苑医院重症医学科主治医师、北京2022年冬（残）奥会国家高山滑雪中心医疗队队员、北京冬奥宣讲团宣讲员付妍先进事迹的长篇通讯。此稿也被市委前线客户端、央广网客户端发布，被推荐给"学习强国"北京学习平台转发。中国中医药报、中国中医科学院、市中医局、市委讲师团官方微信公众号也纷纷转发。截至5月31日，媒体报道阅读量62.08万余次，点赞量6969次。

（张正尤）

【"强国复兴有我"主题宣讲活动】7月13日，市卫生健康委举办2022年首都卫生健康系统"强国复兴有我"主题宣讲比赛，59个单位选送的59名选手登台宣讲。北京大学第一医院团委副书记武骁飞等4人获一等奖，市卫生健康委校膳食科科员宋佳等8人获二等奖，北京妇产医院围产医学部主任李光辉等9人获三等奖。

为迎接党的二十大召开，市卫生健康委在全系统广泛开展"强国复兴有我"主题宣讲活动和故事征集活动，组建首都卫生健康系统"强国复兴有我"主题宣讲团，在全系统巡回宣讲。通过宣讲抗击新冠肺炎疫情、冬奥会和冬残奥会保障、对口支援以及日常医疗服务中的感人故事，展示了首都卫生健康工作者"敬佑生命，救死扶伤，甘于奉献，大爱无疆"的精神风貌，树立了良好行业形象。11月24日，将入选宣讲团和在全系统宣讲比赛中获奖宣讲员的19篇优秀故事，与征集评选出的29篇优秀故事，一并汇编成《首都卫生健康系统"强国复兴有我"主题宣讲活动优秀故事集》，供各单位学习交流。

（张正尤）

【市卫生健康委在百姓宣讲活动中获多项荣誉】7月28日，市委宣传部、市社会科学院在2022年度北京市百姓宣讲汇讲现场下发《2021年度北京市百姓宣讲工作表彰通报》，市卫生健康委"永远跟党走"百姓宣讲团获评北京市优秀宣讲团；北京友谊医院肝病分中心党支部书记、副主任丛敏，北京朝阳医院呼吸与危重症医学科主任医师王峰，首都儿科研究所团委书记、肾脏内科主治医师王燕然，北京市疾控中心健康促进办公室副主任韩晔，门头沟区医院肿瘤科护士顾嘉琪，宣武医院医院感染管理处助理研究员王允琼，北京地坛医院妇产科主治医师丛集美获评北京市优秀宣讲员；市卫生健康委党群工作处四级调研员张正尤获评北京市优秀组织员；北京朝阳医院微视频《为国出征"重症八仙"之一童朝晖》获评北京市优秀微视频。

（张正尤）

【第八届"首都十大健康卫士"揭晓】2021年8月至2022年8月，市卫生健康委、首都卫生健康系统精神文明建设协调委员会开展第八届"首都十大健康卫士"推选宣传活动。根据评选规则和标准，经各单位推荐申报、集中展示打分、网上公示点赞、评委会审议等程序，童朝晖等10人获第八届"首都十大健康卫士"称号，栗光明等20人获第八届"首都十大健康卫士"提名奖。8月13日，市卫生健康委举办第八届"首都十大健康卫士"揭晓活动，印发《关于学习宣传第八届"首都十大健康卫士"及提名奖先进事迹的通知》。市政府、市委宣传部、首都文明办等部门有关负责人，市卫生健康委、市中医管理局、市医院管理中心、相关医疗卫生机构干部职工代表60余人参加了揭晓活动。

（柴卫红）

【孙宁被评为"最美医生"】8月17日，中央宣传部、国家卫生健康委联合发布2022年"最美医生"事迹，北京儿童医院新疆医院党委副书记、院长、主任医师孙宁名列其中。新华社、中央广播电视总台、"学习强国"学习平台、《人民日报》《光明日报》《中国青年报》《北京日报》《北京晚报》等媒体对孙宁的先进事迹进行了报道。

（张正尤）

【先进典型案例入选建党百年专题活动汇编】9月，国家卫生健康委人口文化发展中心、中国互联网新闻中心组织编写的《致敬榜样——全国卫生健康系统庆祝建党100周年专题活动典型案例汇编》出版。该书编入107个先进基层党组织典型案例、108个优秀共产党员典型案例，其中包括由市卫生健康委推荐的市疾控中心传染病地方病控制所党支部、北京地坛医院感染中心党支部、北京佑安医院中西医联合党支部、宣武医院机关第一党支部、北京积水潭医院烧伤科党支部、民航总医院民用航空医学研究所党支部6个党支部的典型案例，市疾控中心副主任庞星火、北京同仁医院副院长兼眼科主任魏文斌、北京朝阳医院副院长童朝晖、北京地坛医院副院长蒋荣猛、北京儿童医院超声科名誉主任贾立群、北京中医医院院长刘清泉、北京佑安医院感染管理处主任黄晶、复兴医院重症医学科护士长张维、宣武医院检验科主任王培昌、清华长庚医院院长董家鸿、门头沟区疾控中心微生物检验科科长刘海涛、顺义区医院感染性疾病科护士长田雅利、怀柔区庙城镇卫生院党支部书记兼院长刘利英13个优秀共产党员典型案例。

（张正尤）

共青团工作

【城市志愿者服务冬（残）奥会】北京2022年冬奥会和冬残奥会期间，市卫生健康委共设置城市志愿服务点位23个，招募志愿者2032名。4月，根据北京2022年冬奥会和冬残奥会城市志愿者（北京市）指挥部《关于认定北京2022年冬奥会和冬残奥会优秀城市志愿者（北京市）的决定》，丁伟华等204名城市志愿者被认定为优秀城市志愿者。

（周也青）

【市卫生健康系统团员青年获奖】4月，根据团市委、市人力资源社保局《关于表彰建团100周年北京市先进组织和先进个人的决定》，北京同仁医院团委、北京地坛医院团委、首都儿科研究所团委被授予"北京市五四红旗团委"称号，北京儿童医院五官团支部、北京世纪坛医院急诊ICU团支部被授予"北京市五四红旗团支部"称号，北京口腔医院李鹏博、北京市疾病预防控制中心李佳被授予"北京市优秀共青团员"称号，北京市卫生健康委团委书记袁兆龙、北京安贞医院团委书记王蔚、北京朝阳医院团委书记王子惠被授予"北京市优秀共青团干部"称号；11月，在第八届北京市机关企事业单位青年"我为改革献一策"活动中，北京友谊医院"健全完善公立医院党委书记与院长沟通机制研究"项目被评为B类优秀项目；12月，北京胸科医院逄宇、北京地坛医院郭贺冰被评为2022"北京青年榜样"年度人物。

（周也青）

【市卫生健康委志愿服务工作获奖】8月23日，根据首都志愿服务项目大赛组委会《关于公布2022年首都志愿服务项目大赛获奖项目的决定》，北京儿童医院"'守护天使，爱心爸爸'关爱血液病患儿志愿服务"项目获2022年度首都志愿服务项目大赛金奖，北京回龙观医院"心理应急志愿服务"项目、北京小汤山医院"汤山'疫'线疫情防控志愿服务"、北京佑安医院"艾滋病关怀志愿服务"项目获银奖。

（周也青）

北京市卫生健康委员会领导名单

钟东波	党委书记、副主任（兼）
张春雷	党委委员、驻委纪检监察组组长
高 坚（女）	党委委员、副主任
安学军	党委委员、副主任
李 昂	党委委员、副主任
王建辉	党委委员、副主任
潘苏彦（女）	党委委员、一级巡视员
屠志涛	党委委员、一级巡视员
王小娥（女）	党委委员
李彦梅（女）	一级巡视员
郑晋普	二级巡视员

北京市中医管理局领导名单

屠志涛	局长
罗增刚	副局长，二级巡视员
李德娟（女）	副局长，二级巡视员

北京市医院管理中心领导名单

潘苏彦（女）	（副局级）党委书记、主任、一级巡视员
谢向辉	（副局级）党委常委、副主任
郭胜亚	（副局级）党委常委、副主任
王 宇	（副局级）党委常委、副主任
龚文涛	（副局级）党委常委、副主任
徐长顺	（副局级）二级巡视员

北京市老龄协会领导名单

王小娥（女）	党委书记、会长
孙立国	党委副书记、副会长
白 玲（女）	党委委员、副会长
李 勇	党委委员、纪委书记兼纪检工作处处长

各区卫生健康工作

 东城区

【概况】辖区户籍人口全年出生4838人，其中男婴2492人、女婴2346人，出生率4.88‰。全年死亡10737人，死亡率10.82‰。户籍人口自然增长率为-5.94‰。因病死亡10391人，占死亡总人数的96.78%。死因顺位前十位依次为：心脏病，恶性肿瘤，脑血管病，呼吸系统疾病，内分泌、营养和代谢疾病，损伤和中毒，消化系统疾病，神经系统疾病，泌尿、生殖系统疾病，精神和行为障碍。户籍人口期望寿命82.00岁，其中男性79.27岁、女性84.94岁。

辖区共有医疗卫生机构544家，其中三级医疗机构10家、二级医疗机构8家、一级医疗机构41家。医疗机构519个，其中营利性255个、非营利性264个。

【基层卫生】社区卫生。全区正式运行9个社区卫生服务中心、49个社区卫生服务站，全部为政府办机构。全区社区卫生系统人员编制1604人，在岗职工1517人，其中在编1312人；总诊疗233.8万人次，其中门急诊233万人次，提供长处方服务12.4万人次。全区共组建354个家医团队，其中121个预防保健团队，累计签约28.5万人，平均每个团队签约805人，签约率40.2%，重点人群签约率99.7%。全区共建立居民健康档案62.66万份，电子档案建档率88.4%；65岁以上老年人健康管理8.8万人，健康管理率65.7%；规范管理高血压患者43030人，高血压患者规范管理率80.8%；规范管理糖尿病患者20455人，糖尿病患者规范管理率80.7%。全年社区卫生上转患者15691人次，下转患者681人次。全区预防保健团队签约重点人群31875人，其中0~6岁儿童22433人、孕产妇5526人、严重精神障

碍患者3916人。全年孕妇建册8908人，产后访视3455人次，儿童体检56220人次，传染病处理8343例，预防接种301251人次，管理严重精神障碍患者3427人。

【疾病控制】传染病防治。传染病共计发病6253例，无甲类传染病发病。乙类传染病发病3238例，死亡11例（艾滋病1例、肺结核2例、肝炎8例）。乙类传染病发病率前三位的疾病是新冠病毒感染（发病率380.66/10万）、肺结核（发病率23.65/10万）、梅毒（发病率21.24/10万）。结核病发病167例，死亡2例；性病（淋病+梅毒）发病181例；艾滋病发病12例，死亡1例；手足口病发病29例；无狂犬病、人感染H7N9禽流感、布病发病。

新冠疫情防控。发病2688人，其中境外输入26例。年内，新冠疫苗共接种277035剂次，其中第一剂29855剂次、第二剂51854剂次、第三剂170229剂次、第四剂25097剂次。全区累计接种流感疫苗73032剂次，其中免费60179剂次（60岁以上老年人20172剂次、学生36927剂次、保障人员715剂次、医务人员898剂次、教师1467剂次），自费12853剂次。

慢病防治。完成户籍肿瘤患者社区随访4326例，失访194例，失访率4.48%。上半年完成2021年度城市癌症早诊早治项目高危人群筛查1658例，筛出高危人群1069人，高危检出率64.48%；完成临床高危人群检查487例，检查完成率89.36%。下半年完成2022年度高危人群筛查937例，完成临床检查289例，临床检查完成率58.38%。心血管病高危人群早期筛查与综合干预项目完成8期长随问卷561人，长期随访率32.06%；

完成9期长随问卷38人，长期随访率2.17%。受新冠疫情影响，国家脑卒中高危人群筛查和干预工作未能如期开展。年内，10家健康示范机构顺利通过市级验收。截至年底，全区共创建各类健康支持性环境186家（其中健康社区87家、健康食堂35家、健康餐厅23家、健康单位16家、健康小屋9个、健康步道9条、健康主题公园2个、健康超市4家、口腔示范社区1家），健康促进学校覆盖率100%。培养家庭保健员324人。

精神卫生。截至年底，在册严重精神障碍患者3497人，正常管理2565人、失访132人、拒访74人、住院患者726人。报告患病率4.93‰，在册患者规范管理率93.99%，在册患者规律服药率89.71%，规范面访率90.25%，免费服药2514人，免费服药政策惠及率71.89%。其中6类重性精神障碍患者3450人。根据患者病情变化及时调整随访周期，原则上稳定患者3个月随访一次，基本稳定患者2周随访一次，不稳定患者至少每2周随访一次。在管居家患者中，规律服药2459人、间断服药11人、不服药95人。符合申领条件的患者3059人，通过街道审核2513人，看护管理补贴申领率82.15%。

【综合监督】公共卫生监督10512户次，监督频次6.31，覆盖率98.20%，合格率87.84%，行政处罚1017户次，罚没款503403元。生活饮用水卫生监督1695户次，监督频次1.85，覆盖率90.32%，合格率93.61%，行政处罚56户次，罚款143004元。学校卫生监督684户次，监督频次3.56，覆盖率97.92%，合格率100%，给予警告行政处罚1户次。放射卫生监督211户次，监督频次1.43，覆盖率96.60%，合格率95.65%，行政处罚3户次，罚没款3000元。传染病防治监督9199户次，监督频次17.78，覆盖率98.94%，合格率98.72%，行政处罚144户次，罚没款9400元。

医疗卫生监督4043户次，覆盖率99.56%，合格率98.17%，行政处罚63户次，罚没款134.93万元。共对166户次医疗机构积分324分。处理医疗专业投诉举报案件172起，其中涉及非法行医举报投诉18起，给予行政处罚18起，罚没款100.53万元（罚款927200元、没收违法所得78077.9元）。办理医师多点执业1658件。

【妇幼健康】辖区常住人口孕产妇建档6563人，无死亡，初产剖宫率40.58%，地段活产5459人，助产机构活产5413人。户籍人口新生儿死亡4人、死亡率0.82‰，婴儿死亡10人、死亡率2.06‰，5岁以下儿童死亡13人、死亡率2.68‰。常住人口围生期出生缺陷发生率55.15‰，主要出生缺陷病种为先天性心脏病、外耳畸形、膈疝、多指（趾）、隐睾。

【老龄健康】全区常住人口中60周岁及以上老年人19.6万人，占常住人口的27.8%；百岁以上老年人191人。户籍人口中60周岁及以上老年人31.24万人，占全区总人口的31.67%；80周岁及以上老年人5.18万人，占全区总人口的5.25%；百岁以上老年人486人。

老年健康服务。有养老机构18家，社区养老服务驿站54家。持续开展老年人"医养到家"服务项目，按照自愿、就近原则，提供社区居家医养结合托底保障。开展医疗卫生机构与养老服务机构对接签约，督导做实做细社区卫生服务中心（站）与养老服务机构衔接服务。全区18家养老机构与辖区6家委属医院建立"一对一"机制，各医疗机构成立工作专班，组建医护团队，建立每日督导机制。建立转诊机制，确保危重症老年人得到有效医疗救治。推进医养结合远程协同服务工作。东城区汇晨老年公寓和银杏舍养老服务中心被推荐为北京市首批医养结合远程协同服务机构。开展北京市安宁疗护中心建设，组织落实安宁疗护人员师资培训，提升安宁疗护人员业务水平和业务能力，推动社区卫生服务中心提供社区和居家安宁疗护服务。北京市第六医院、北京市鼓楼中医医院（南院区）经市级专家组现场实地评估，被确定为北京市安宁疗护中心。

社会保障体系建设。户籍人口中享受高龄补贴47843人，拨付资金10116.37万元；享受失能老年人补贴23367人，拨付资金15875.52万元。积极推进老年友好型社会建设，经市老龄办及专家考核评审，东花市街道东花市南里社区、龙潭街道幸福社区被评选为全国示范性老年友好型社区；推进"孝顺之星"命名工作，17个街道共计推选100名区级"孝顺之星"；全年为65岁以上老年人代写法律文书37人次，为80岁以上老年人办理法律援助案件13件，为60岁以上老年人办理法律援助案件34件。

【医疗工作】区属医院全年出院56930人次，病床使用率73.48%，平均住院日10.45天，住院手术16200人次，医护比为1：1.13。辖区医疗卫生机构全年出院407439人次，病床使用率71.58%，平均住院日6.19天，住院手术242962人次，医护比为1：1.04。

对口支援。与27家医院、卫生院开展健康协作工作；派出长、中、短期干部共20人，赴受援地区进行健康帮扶；为受援地医疗机构开展专业医疗技术培训70余场次，受益1702人次。多次在受援地开展义诊，受益1310余人次。东城区3家社区卫生服务中心与怀柔区3家社区卫生服务中心进行对接，开展培训6次。

中医工作。深化国家中医药发展综合改革试验区建设，推进北京市中医药服务体系试点区建设。和平里医院中医外治特色护理门诊入选"北京市示范中医护理门诊"；和平里医院儿科、隆福医院骨科、鼓楼中医医院骨伤科被评为2022年首都中医"榜样科室"；和平里医院儿科，隆福医院心血管科，鼓楼中医医院骨伤科、皮肤科、肿瘤科获批北京市"十四五"中医药重点专科。

血液管理。全年临床用血62002单位。区内设8个街头采血点（采血车）和1个献血小屋。开展2021年东城区无偿献血先进集体和个人评选表彰工作，对124名先进个人、13个先进集体进行表彰。街头采血点献血89227.5单位，团体无偿献血5273.6单位。

区域医联体建设。东城区所有公立医疗机构全部纳入医联体建设体系。建立医联体12个，其中6个综合医联体，核心医院分别为北京医院、北京协和医院、北京同仁医院、解放军总医院第七医学中心、东直门医院、北京中医医院；6个专科医联体，分别为精神专科医联体、儿童专科医联体、口腔专科医联体、神经专科医联体、眼耳鼻喉专科医联体、妇科专科医联体。各综合医联体累计下转患者9134人次、上转患者11657人次；上级医院专家下沉基层1845人次、51人次医务人员在医联体内完成进修学习。综合医联体核心医院与委属医院50余个科室开展联合查房、技术指导等科室合作；辖区6家医联体核心医院、3家委属三级医院按照要求和基层转诊平台对接，并以不小于30%的比例向基层投放号源，助推分级诊疗。完成区影像诊断及检验（病理）中心三年建设评估；东城区医学检验共享平台、影像检查共享平台建设成效显著，提高群众就医便利性。区医学检验中心搭建物流平台，覆盖辖区16个基层卫生医疗机构，开放129个检验组合，涉及184项检测，发出报告64483份；区医学影像诊断中心开展远程心电图诊断、磁共振诊断、心电监护系统等项目，覆盖区属8家医院及56个基层卫生医疗机构，完成3547例远程诊断。

【生育服务与家庭发展】生殖健康。免费孕前优生健康检查定点医院1个，孕前优生检查覆盖率83.59%。孕前具有风险因素人群比例75.54%，影响生育的主要风险因素为营养因素、行为因素、遗传因素。东城区16家保健科全面开通云上妇幼，线上建立北京市母子健康档案。

计生关怀。独生子女奖励费6102人，发放金额33.57万元；独生子女一次性奖励费2893人，发放金额289.30万元；独生子女特别扶助3995人，独生子女伤残扶助金每人每月740元，独生子女死亡扶助金每人每月900元，共发放金额3484.308万元。

承担中国计生协项目试点建设任务，开展"健康家·味道"主题亲子活动，树立健康饮食观念；开展"家风故事"评选活动，促进新时代家风建设。开展住院护理补贴险服务，连续7年为计生特扶家庭投保住院津贴险，意外险、意外伤害医疗保险服务。服务覆盖全区100%的计生特扶家庭。实施"暖心计划"扶助项目，组织计生特殊家庭短途游、观看京味演出等活动。

【WHO合作中心工作】按照世界卫生组织、上级业务指导部门规划和引领，围绕东城区卫生健康委整体工作安排部署，继续开展城市卫生领域相关重点工作。

【经费管理】全年全区卫生系统预算总收入564760万元，其中财政拨款预算收入171373万元、事业预算收入387849万元；预算总支出578525万元。

【基本建设】全年基建总投资9414万元，全部为财政投入。其中东城区第一人民医院异地迁建项目固定资产投资4954.88万元，北京市普仁医院病房楼改造项目固定资产投资4012.16万元，台基厂社区卫生服务站装修项目费用272.92万元，东直门中心一期（十字坡社区卫生服务站）装修项目费用173.59万元。

【创建健康小屋】在辖区中小学开展"细胞工程"，创建健康小屋，为师生提供健康服务。确定北京市广渠门中学附属花市小学与北京光明小学广渠门校区作为第一批建设的"健康小屋"。

【控烟工作】构建先进控烟模式，加强交流与促进，其中国家林业与草原局案例入选北京市控烟行动优秀案例，东城区住建委案例入选健康中国行动控烟行动优秀案例。

【上线信用医疗】4月21日，北京市普仁医院、北京市和平里医院、社区卫生服务机构同时上线信用医疗，率先在首都核心区实现覆盖区级三级医院、二级医院和社区卫生服务中心及所属站点的三级信用就医服务，满足全区居民就近信用就医。

【建设智慧医院】开展北京市和平里医院智慧医院二期项目建设，打造互联网+医院智慧服务体系，完善综合管理、统一支付对账、统一消息、相应接口服务等功能，整合信息资源，实现信息资源统一管理，持续优化服务能力。

【获批北京市安宁疗护中心】北京市鼓楼中医院（南院区）和北京市第六医院分别获批建设2个市级安宁疗护中心。加快推进安宁疗护事业发展，扩大安宁疗护服务供给，积极应对人口老龄化，不断适应人民群众多层次、多样化的老年健康服务需求。

【东城区卫生健康委领导】工委书记、主任：曾文军；副书记：吴礼九；副主任：王刚、王旭红、秦志轶、周英武、李志安（挂职）。

（撰稿：李　曼　审核：王　刚）

西城区

【概况】辖区常住人口110.0万人，出生5569人，出生率5.05‰；死亡10678人，死亡率9.69‰。户籍人口因病死亡14450人，占死亡总人数的96.26%。死因顺位前十位依次为：心脏病，恶性肿瘤，脑血管病，呼吸系统疾病，内分泌、营养和代谢疾病，损伤和中毒，消化系统疾病，神经系统疾病，精神障碍，泌尿、生殖系统疾病。人均期望寿命82.47岁，其中男性80.11岁、女性84.92岁。

区属医疗机构11家，其中三级6家（复兴医院、护国寺医院、宣武中医医院、肛肠医院、回民医院、广外医院）、二级5家（展览路医院、丰盛中医骨伤专科医院、平安医院、西城区妇幼保健院、北京市第二医院）。

【基层卫生】社区卫生。建成社区卫生服务中心12家、服务站79家，有卫生技术人员1873人，其中医生607人、全科医生419人、护士537人。全年门诊289.55万人次，家庭医生上门服务1.03万人次。家庭医生签约44.68万人，签约率40.39%；重点人群签约29.9万人，签约率98.93%。有925名二、三级医院专家下社区出门诊，累计门诊3744人次，举办健康教育讲座62场次，会诊398人次，上转18184人次，下转4083人次。建立居民个人电子健康档案90.2万份，建档率81.58%，使用率63.39%。年内，推进广外、天桥和金融街3家无实体中心建设。其中，广外社区卫生服务中心建设项目完成大部分室内精装工程，天桥、金融街社区卫生服务中心建设项目进入精装阶段。

【疾病控制】传染病防治。法定传染病发病7978例，发病率723.99/10万。甲类传染病发病2例，发病率0.18/10万，无死亡；乙类传染病发病3818例，发病率346.48/10万，死亡14例，前3位病种为新冠病毒感染、肺结核和梅毒；丙类传染病发病4158例，发病率377.33/10万，死亡1例。肺结核报告459人，医疗机构报告率100%；新登记管理肺结核患者186人，其中本市155人、外地31人。全区医疗机构报告新发HIV阳性病例114例（艾滋病感染者87例、艾滋病患者27例），管理辖区艾滋病病毒感染者及患者1329人。

新冠疫情防控。年内，全区累计报告24536例（确诊24504例、阳性检测者32例）；判定并管理密切接触者67625人、次密接15353人；集中隔离管理风险人员46144人次；完成新冠病毒疫苗接种402万剂次；核酸检测应检尽检和愿检尽检累计完成6885万余人次。有效遏制武汉会议相关、上海聚集性疫情外溢、朝阳天堂超市酒吧、通州台湖隔离点、三帆中学等突发疫情传播蔓延。各项防控措施落实到位，做好"乙类乙管"转段准备工作，为稳步推进"乙类乙管"政策落地打好基础。截至12月31日，针对3岁以上人群累计接种新冠疫苗4022257剂次，其中第1针1483795剂次、第2针1459899剂次、第3针1078563剂次。

慢病防治。持续开展心血管病高危人群随访干预、城市癌症早诊早治筛查。心血管病疾病中高危人群长期随访726人，完成率30.1%；五癌筛查完成检查379例。组织开展"北京市职业人群健走"大赛，西城区共有3家单位219名职工报名参与健走大赛。开展健康示范食堂、社区、餐厅创建，共计2个健康社区、1个健康餐厅、1个健康超市、1个健康小屋接受市级验收并顺利通过。完成西城区慢性病及行为危险因素监测方案撰写。

精神卫生。全区精神障碍患者5570人，其中严重精神疾病4663人，报告患病率4.216‰。社区管理患者3573人，住院患者943人。社区坚持治疗患者4263人。免费服药患者3301人。严重精神障碍患者监护人监护补贴申请率96.77%，补贴发放率86.13%。开展严重精神障碍患者血药浓度监测工作，全年共监测患者血药浓度3192人。

【综合监督】公共卫生监督。年内，辖区有各类公共场所经营单位1721户，监督4877户次，监督覆盖率98.2%，合格率90.25%。行政处罚442户次，共计处罚54.50万元。

医疗卫生监督。监督检查医疗机构3361户次，覆盖率99.15%，合格率98.26%。实施行政处罚42户次，其中医疗机构专业处罚37户次，罚款10.5万元；无证行医处罚7户次，罚没款17.8万元。开展打击非法行医联合执法行动4次。全年办理医师多执业机构备案1854件。

【妇幼健康】辖区户籍孕产妇建册7389人，常住孕产妇死亡1人，死亡率11.27/10万。初产剖宫产率

40.49‰。活产8040人。户籍新生儿死亡2人，死亡率0.25‰；户籍婴儿死亡5人，死亡率0.62‰；5岁以下户籍儿童死亡人数6人，死亡率0.75‰。常住围产儿出生缺陷发生率36.06‰，主要出生缺陷疾病种类为先心病、外耳其他畸形、多指（趾）、其他染色体异常和隐睾。

【**老龄健康**】全区常住人口中60周岁及以上老年人287321人，占比25.9%；80周岁及以上老年人73073人，占比6.6%；百岁以上老年人277人。

老年健康服务。养老服务机构39个，养老照料中心26个，老年驿站58个，医养结合机构10个，安宁疗护机构3家，安宁疗护床位92张。年内，什刹海街道柳荫街社区、牛街街道南线阁社区和新街口街道北草厂社区获评全国示范性老年友好型社区。11个社区卫生服务中心获评社区老年健康服务规范化建设达标单位，13家医疗机构通过老年友善医疗机构复评。辖区二级以上医院老年医学科设置率70%。开展MDT诊疗模式试点，提升老年人就医获得感。回民医院申报并通过北京市安宁疗护中心建设验收。开展卫生健康系统打击整治养老诈骗专项行动，发放宣传海报221份，在"健康西城"微信公众号和"西城健康"新浪微博转发信息43条，观众点击量12.61万次；开展养老机构监督115次，医疗机构监督904次。

社会保障体系建设。发放高龄补贴859888人次，总金额15084.93万元。为失能老年人发放补贴334894人次，总金额19946.72万元。

【**医疗工作**】区属医院及妇幼保健院全年门诊2539094人次，急诊132823人次，出院46188人次，病床使用率71.42%，平均住院日14.01天，住院死亡率2.91%，住院手术21276人次。

对口支援。选派挂职管理干部3人、专业技术人才35人到内蒙古喀喇沁旗和鄂伦春自治旗开展结对帮扶，选派挂职管理干部5人到青海省玉树州囊谦县人民医院开展结对帮扶。接收喀喇沁旗20名医疗卫生专业技术人员为期30天的跟岗培训，接收鄂伦春自治旗37名医疗卫生专业技术人员为期30天的跟岗培训。

中医工作。推进国家基本公共卫生中医药健康管理服务项目，全区65岁以上老年人中医药健康管理140733人，管理率70.01%；0~36个月儿童中医药健康管理14307人，管理率82.07%。落实"六满意"行动，推进"方便看中医""放心用中药"行动。开展中医药文化宣传、义诊及督导工作，推进名中医身边工程，调配全区资源组建专家团队，统筹230余名中医专家定期下社区出诊。建设完成6家中医药健康体验馆，推进西城区名老中医药传承工作室建设和第二批

中医药传承工程。"丰盛正骨"非遗项目传承与应用获得市中医局文化资源调查优秀奖。北京市宣武中医医院、北京市西城区广外医院被评为2022年首都中医药信息宣传工作先进单位。

血液管理。全年辖区完成团体无偿献血6090人次，献血8077单位（1615400毫升）。对医疗用血机构临床安全合理用血工作开展2次督查，保障临床用血需求与安全。

区域医联体建设。依托北大医院、人民医院、宣武医院、友谊医院和复兴医院，构建三级医院-区属医院-社区卫生服务中心分级诊疗救治体系和5个片区分区管理联通体系。探索医防融合发展，构建专科医疗医联体和紧密型医联体，设立区域检验、病理、影像、远程医疗等4个中心，建立肿瘤防治、脑病防治和心血管防治3个慢病防治中心，组建西城区康复医学中心。

【**生育服务与家庭发展**】生殖健康。推动北京市新修订的生育政策落实，落实生育登记网上办理全市通办工作，联合单位所在地街道结合接诉即办工作督办70余件生育假、育儿假的市民热线件。免费孕前优生健康检查单位1家，全年共有2485对夫妇在西城区妇幼保健院接受免费孕前优生健康检查，生育咨询4970人次。全年，全区计划生育出生上报8477人，其中一孩5771人、二孩及以上2706人。

计生关怀。全年发放扶助金4910.44万元。发放独生子女父母一次性经济帮助184人184万元。为全区特扶人员发放"两节"慰问金479.94万元。发放中秋、国庆、生日慰问及活动款446.69万元。

暖心计划。区计生协协助街道与中国人寿保险股份有限公司北京分公司联合开展意外伤害保险工作，为计生家庭5678人投保安康保险，其中政府支付15.55万元为全区失独人员投保。策划多种形式活动丰富特殊家庭的文化生活，以"手递手"上门配送方式为特殊家庭发放慰问品共计1738份，通过线上形式在550个家庭中开展传统香文化学习及打香篆活动。

【**经费管理**】全年全区卫生健康系统收入合计697637.54万元，其中一般公共预算财政拨款收入299898.05万元、事业收入394151.89万元、其他收入3587.61万元；总支出715682.76万元。计划生育财政总投入5747.52万元。

【**基本建设**】全年区卫生健康委建设批复总投资33121.84万元，全部为财政投入。基本建设项目6个，新建项目3个，竣工项目1个。护国寺中医医院门诊部装修改造工程完工，待验收。

【**健联体建设**】建立健全健康联合体议事协商制

度和工作章程，明确权责和任务清单，畅通健联体内部沟通联动机制。月坛健联体健全一体化管理运行机制，金融街健联体重点探索辖区内金融白领和企事业单位员工的健康服务，探索扩大成员单位范围。成立以宣武中医医院为核心的脾胃病专科医联体，发挥其在健联体全周期健康管理中的积极作用。

【社会心理服务体系建设】5月20日至21日，举办西城区第二届青少年心理健康论坛，围绕青少年养育、人际关系、考试焦虑、网络成瘾等社会热点问题

开展5个专题讲座、3场圆桌论坛，线上参加1万余人。6月29日，印发《2022年下半年西城区精神卫生和心理健康促进工作要点》，强化精神卫生工作综合管理协调机制及各部门信息共享机制，进一步完善全区社会心理服务网络。

【西城区卫生健康委领导】工委书记、主任：陈新；副书记：康春涛；副主任：郭燕葵、李冬梅、顾利、张楠。

（撰稿：王 彤 审核：郭燕葵）

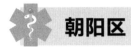

朝阳区

【概况】户籍人口出生11758人，其中男性6069人、女性5689人，出生率5.41‰；死亡23199人，死亡率10.66‰；人口自然增长率-5.25‰。因病死亡22442人，占总死亡人数的96.73%。死因顺位前十位依次为：心脏病，恶性肿瘤，脑血管病，呼吸系统疾病，内分泌、营养和代谢疾病，损伤和中毒，消化系统疾病，神经系统疾病，泌尿、生殖系统疾病，精神和行为障碍。户籍人口平均期望寿命82.06岁，其中男性79.50岁、女性84.85岁。

区属医疗机构6家，其中三级3家（垂杨柳医院、北京市第一中西医结合医院、朝阳区妇幼保健院）、二级3家（朝阳区第三医院、朝阳区中医医院、朝阳区双桥医院）。

【基层卫生】社区卫生。辖区有社区卫生服务中心52家，其中政府办37家、社会办15家。运行的社区卫生服务站190个，其中政府办151个、社会办39个。全区社区卫生服务机构卫生技术人员5885人，其中执业（助理）医师2675人（全科医生945人）、护士1973人。2022年社区卫生服务机构门急诊12542891人次，家庭卫生服务137338人次。42家社区卫生服务中心完成标准化建设（小关、朝外、潘家园、东湖、潘家园第二、南磨房第二、三里屯第二、堡头第二、双井第二、劲松第二社区卫生服务中心未完成）。家庭医生签约1335675人，签约率38.81%。全年累计上转患者42588人次，其中利用北京市基层预约转诊平台上转5329人次。健康档案建档3121919份，有动态记录的健康档案1769263份，使用率56.67%。

农村卫生。村级社区卫生服务站36家，有乡村医生11人、执业医师/执业助理医师2110人。继续开展乡

村医生岗位培训，11名乡村医生均参加培训并全部通过北京市统一理论考试。

【疾病控制】传染病防治。年内，报告传染病20种31477例，报告发病率912.61/10万，同比上升179.37%；报告死亡率0.87/10万，同比上升30.56%。甲乙类传染病发病率368.61/10万。报告甲类传染病3例，均为霍乱，无死亡；乙类传染病报告发病率居前三位的依次为新冠病毒感染、梅毒、肺结核，死亡人数前三位是肝炎、艾滋病、新冠病毒感染。乙类发病共12711人，死亡30人。报告肺结核病例1110例，报告发病率32.18/10万；报告艾滋病患者111例，报告发病率11.05/10万；死亡6例。报告布病5例，报告手足口病297例，无狂犬病、人感染禽流感病例。

新冠疫情防控。年内，报告新冠病例28429例（本土27992例、境外输入437例），其中无症状感染者19999例、轻型7223例、普通型1000例、重型164例、危重型43例。完成核酸采样5.67亿人次。全年完成新冠疫苗接种11617896剂次，其中灭活疫苗第1剂4305874剂次、第2剂4207107剂次、第3剂3090064剂次。完成流感疫苗接种289743支（免费214794支、自费74949支）。

慢病防治。完善"疾控中心—街（乡）、社区卫生服务中心—居（村）委会、社区卫生服务站、二三级医院"三级慢病防控网络。完成542人次农村大肠癌和495人次城市五癌（肺、肝、乳腺、上消、下消）临床筛查，完成1404份城市五癌筛查问卷和1789份农村大肠癌筛查问卷，完成10191例肿瘤患者随访。探索开展老年心理调适干预，新组建老年心理调适干预小组25个。完成脑卒中高危人群筛查2000人和慢阻肺

高危人群初筛5004人，完成慢阻肺高危人群肺功能检查及随访管理413人。继续开展心血管病高危人群早期筛查与综合干预，完成长期随访731人。线上开展30余次高血压、糖尿病、肿瘤防治宣传周等慢病相关宣传活动。新培训健康指导员100人；新建4个健康示范机构，对既往的122家健康示范机构及28条健康步道、28个健康小屋、9个健康主题公园、3条健康一条街等开展督导。组织开展北京市"万步有约"职业人群健走活动，27个单位403人参加。

【精神卫生】严重精神障碍患者建档13827人（京籍13147人），报告患病率4.01‰，在册规范管理率95.16%，在管病情稳定率99.21%，规律服药率89.44%，面访率92.28%。严重精神障碍患者免费体检5442人。发放贫困诊疗费补助909人次61.2万元。10656人通过免费服药资格审核，投入免费服药经费899.31万元，免费服药政策惠及率77.07%。10664名严重精神障碍患者监护人申请看护管理补贴，看护补贴申请率88.06%，发放补贴2237.53万元。对3038名免费服药患者开展血药浓度检测，投入经费19.14万元。开展朝阳区居民心理健康素养调查，累计完成6639例，居民心理健康素养水平20.15%。

【综合监督】公共卫生监督。公共场所应监督单位7962户（旅店业972户，文化娱乐场所114户，公共浴室135户，理发店、美容店6211户，游泳场馆251户，展览馆、博物馆、美术馆、图书馆17户，商场、书店262户），监督16098户次，监督覆盖率97.44%，合格率89.85%，量化分级率100%。公共场所卫生行政处罚1370件，其中一般程序717件、简易程序653件，罚款75.4万元。生活饮用水应监督单位4633户，完成监督6382户次，监督覆盖率100%，合格率98.35%。生活饮用水行政处罚数量178起，其中一般程序88件、简易程序90件，罚款7.86万元。

医疗卫生监督。医疗卫生机构监督检查1781户，监督检查10261户次，覆盖率100%，合格率98.82%，处罚206起，罚没款398万余元。开展无证行医联合执法190次，取缔无证行医32户次，实施行政处罚32件，共计罚没236万余元，其中没收违法所得12.42万余元。受理举报投诉案件2659件，处理率100%，查证属实率16.10%。计划生育监督检查84户，覆盖率100%，合格率100%。未发现非医学需要胎儿性别鉴定和选择性别人工终止妊娠等违法违规行为。办理医师多点执业9282人次。

【妇幼健康】辖区常住产妇22238人，户籍产妇11551人；常住活产22635人，户籍活产11758人。孕产妇住院分娩率100%，剖宫产率41.58%。常住孕产妇死亡率4.42/10万。常住孕产妇系统管理率99.71%，户籍孕产妇系统管理率99.75%。常住高危孕产妇管理率99.78%，户籍高危孕产妇管理率99.79%。婚检13062人，婚检率55.77%，检出疾病561人，疾病检出率4.29%。全区0~6岁在册儿童17.71万人，其中北京市户籍在册儿童11.69万人、外地户籍在册儿童6.02万人。新生儿疾病筛查率97.78%，新生儿听力筛查率97.58%。围产儿出生缺陷发生率39.94‰，围生期监测出生缺陷发生顺位前五位分别是先天性心脏病、外耳其他畸形、多指（趾）、隐睾、肾积水。常住5岁以下儿童死亡率1.90‰，户籍5岁以下儿童死亡率1.70‰。常住婴儿死亡率1.59‰，户籍婴儿死亡率1.36‰。0~6岁儿童健康管理率99.14%，0~6岁儿童系统管理率95.73%。

【老龄健康】常住人口中60岁及以上老年人78.1万人，占比22.7%；65岁及以上老年人53.4万人，占比15.5%。

老年健康服务。区内有养老机构80家、养老服务驿站160家、医养结合机构45家。辖区48家社区卫生服务中心被评为社区老年健康服务规范化达标单位，达标率98%。年内，新增13家医疗机构通过老年友善医疗机构市级评审验收，区内累计有82家市级老年友善医疗机构，建设率91%。开展老年人"口福"试点项目，43家社区卫生服务中心为2700余名老年人提供口腔检查。开展老年人心理关爱行动，孙河和呼家楼第二社区卫生服务中心在2个社区开设心理关爱服务点，为332名65岁及以上常住老年人提供心理健康评估。高碑店社区卫生服务中心被确定为2022年北京市老年护理中心建设单位。开展老年人基本公共卫生服务项目，全年为32.14万名老年人提供规范健康管理服务，老年健康管理率62.18%；为44.58万余名老年人提供医养结合服务，医养结合服务率86.2%。

社会保障体系建设。开展老年宜居环境建设，香河园街道西坝河东里社区、孙河地区康营家园一社区、建外街道大北家园社区和常营地区连心园社区4个社区获得全国示范性老年友好型社区称号。开展区级"孝顺之星"评选活动，评选出朝阳区孝顺之星100名。开展"改善老年营养，促进老年健康"主题老年健康宣传周活动，组织开展健康讲座、义诊等活动100余场。10月，开展"反诈防骗，敬老助老"敬老月主题活动，组织各街乡、各医疗机构开展人口老龄化国情教育、老年人走访慰问、老年人健康知识科普等活动200余场次。16.8万名老年人享受各类相关津贴补贴，其中养老服务补贴7711人、失能护理补贴44793人、高龄津贴115946人，年补贴金额超过

6亿元。

【医疗工作】 区内医疗机构总诊疗41897240人次，其中医院26303178人次、社区卫生服务机构12680229人次、门诊部以下2913833人次；出院707239人次，其中医院（不含护理院）697810人次、社区卫生服务机构8994人次、护理院435人次，平均住院日8.29天。全区医疗机构门诊39553225人次，急诊2135889人次，家庭卫生服务143417人次；区级（6家）医疗机构门诊1914022人次，急诊245811人次，家庭卫生服务1407人次，出院38512人次，平均住院日11.31天，平均住院日（不含精神类医院）8.33天，实有床位使用率55.36%，床位周转16.64次，医护比1：1.14，住院手术12374人次。

对口支援。支援工作涉及内蒙古、新疆等5个贫困市、县、区和24个县级医疗机构。从区属医疗机构中选派34名专家分别赴新疆、内蒙古等地开展工作，其中1年期15人、3-6月期18人、2-3年期1人。接收60名受援地卫生技术人员到辖区各类医疗机构进修学习。帮助受援医疗卫生机构填补空白科室2个，协助支援合作单位建立临床重点专科4个，输出医疗卫生技术17项，开展培训38班次，培训1332人次。

中医工作。制定《关于促进朝阳区中医药传承创新发展的行动计划（2022—2025年）》。推进朝阳区中医药薪火传承人才培养工程，启动第八批中医基层中医传承工作室25个、五批中药特色技术传承工作室5个、二批双语中医工作室4个。以朝阳区第三医院为依托，创新开展中西医结合心身疾病防治模式。编制中药饮片质量责任师工作手册。北京市第一中西医结合医院大屯院区被选为市级中医药传统疗法转化基地；朝阳区中医医院建立胡希恕经方医学传承基地，开展中青年名中医（药师）团队街乡行活动，完成30个街乡普通居民和1场外籍人士中医药科普知识讲座。组建新冠中医会诊专家团队和防治团队，向定点医院和密接隔离点驻点中医医师，中西医结合方式进行防治，会诊团队通过远程视频予以指导，推出系列中医药防治方。

血液管理。区属医院全年用血总量6815.5单位，自体输血248人次442单位。区内采血点8个，其中7个开放、1个未运行；采血车5辆。全年采血48808.60单位，其中全血42758.10单位、单采血小板6050.50单位。全年供血量（红细胞类）97703.5单位。

区域医联体建设。辖区医联体包括紧密型医联体、协作型医联体和专科医联体。紧密型医联体有中部、东部、北部和南部4个，中部医联体核心医院为朝阳医院，合作医疗机构包括武警北京总队医院等4家医院、八里庄等8家社区卫生服务中心；北部医联体核心医院为安贞医院，合作医疗机构包括华信医院等8家医院、安贞等9家社区卫生服务中心；东部医联体核心医院为中日友好医院，合作医疗机构包括望京医院等5家医院、奥运村等13家社区卫生服务中心；南部医联体核心医院为垂杨柳医院，合作医疗机构包括双桥医院及王四营等14家社区卫生服务中心。核心医院均在内部设立专职部门负责医联体工作。各紧密型医联体建立重点专科对口扶持、绿色通道、远程会诊、指导培训、责任主任负责、双考核、双评价等7个工作机制，全年医联体内二三级医院下转患者35394人次，基层单位上转患者48929人次。有3个协作型医联体：朝阳医院与朝阳区太阳宫社区卫生服务中心，朝阳医院与朝阳中西医结合急诊抢救中心，应急总医院与北京光熙康复医院。有8个专科医联体：紧密型儿科医联体核心单位为首都儿科研究所附属儿童医院，肿瘤防治医联体核心单位为中国医学科学院肿瘤医院，妇科医联体核心单位为北京妇产医院，消化内科医联体核心单位为北京朝阳医院，超声医学医联体核心单位为北京朝阳医院，精神卫生医联体核心单位为朝阳区第三医院、朝阳区精防中心，儿童医联体核心单位为首都儿科研究所附属儿童医院，口腔医联体核心单位为北京朝阳医院。

院前急救。年内，新增22个急救站点并通过市级验收，新增急救负压车34辆。通过持续增组建站、精细管理、优化排班，年底呼叫满足率提升到100%。参与全区各类突发事件1162件次。

【生育服务与家庭发展】 生殖健康。免费孕前优生健康检查定点医院1家；孕前优生筛查8560人，覆盖率85%；优生咨询10022人。

计生关怀。辖区户籍人口出生12319人，出生性别比为1.071。户籍人口生育登记12933人，其中一孩8767人、二孩3831人、三孩及以上335人。按照每人2100元标准发放农村部分计划生育家庭奖励扶助金，共发放10640人2234.4万元。发放独生子女父母相关奖励金35726人1152.9万元。全区完成12家托育机构备案。

投入774.3733万元为全区计划生育特殊家庭开展"暖心行动"，其中505.63万元用于计生困难家庭、计生特殊家庭的两节、中秋等节日和生日慰问，122.31万元用于为计生特殊家庭免费投保安康保险、住院护理补贴等，108.1492万元用于家园阵地建设。投入32万元用于八里庄、双井申报北京市关爱计划生育特殊家庭服务项目。朝阳区"一元捐"共募集善款62841元。

【经费管理】 全年全区卫生系统总收入1167347.34万

元，其中财政补助收入572232.27万元、业务收入595115.07万元；一般公共预算财政拨款572165.85万元。总支出1172902.24万元。卫生事业专用基金年末余额36812.88万元。

【基本建设】年内，新建、扩建项目5个（在建），包括朝阳医院东院区建筑面积20万平方米、北京安贞东方医院建筑面积21万平方米、朝阳区和平医院改扩建工程8965平方米、朝阳区中医医院装修改造一期工程15197平方米、南磨房社区卫生服务中心室外配套市政工程。投入安全隐患维修改造资金500万元，项目涉及4家，包括老龄中心道路维修改造工程、东湖社区卫生服务中心电梯更换工程、北京市第一中西医结合医院CBD院区屋面防水维修工程、朝阳区卫生监督所翠城福园办公用房装修工程等。投入整体装修改造资金100万元用于管庄院区120急救应急洗消中心维修改造工程。申请财政专项资金约2000万元用于冬奥村、马泉营2处区级集中隔离设施改造项目。接收小区卫生配套用房2处，建筑面积4049平方米。

【信息化建设】年内，总投入2150万元，启动朝阳区卫生信息系统运维和数据治理、朝阳卫生健康云服务2个建设项目，验收完成朝阳区卫生健康委干部人事数字化融合平台、卫生健康大数据平台计算资源扩容等7个建设项目，启动朝阳区卫生信息化建设项目监理等3个运维项目，验收完成朝阳区卫生信息化区域心电图系统软件运维、朝阳区区域PACS系统运维等15个运维项目。

【冬奥保障】统筹组织辖区卫生系统56家单位1821人参与冬奥会场馆、酒店94个点位及6项特殊活动的医疗防疫保障，安排应急处突200余人小分队24小时待命。设置核酸采样点残疾人无障碍通道及心理援助热线电话，发放1.04万份预防性中药汤剂，完成中高风险人员排查54.3万人次，健康监测266.5万人次，核酸检测174.6万人次，诺如检测9099人次。接种新冠加强针9445剂次、流感疫苗2379剂次。开展环境核酸检测44.9万件次，消毒10422万平方米，病媒生物监测13331个点位。完成监督检查20657户次，现场快检9005件，赛时重点涉奥场所生活饮用水检测4轮次，检测结果均合格。驻点医生接诊5731人次，转诊320次；妥善处置阳性人员191人。实现冬奥会保障人员零破环、零感染、零事故。区卫生健康委被党中央、国务院评为北京冬奥会、冬残奥会突出贡献集体。

【朝阳区卫生健康委领导】党委书记：张中华（1月任）；主任：张瑞；副书记：李雪玉；副主任：李雪玉、肖志锋、张春、周世凯（1月任）、吴兴海（2月任）、渠利生（11月挂职结束）。

（撰稿：姚 雯 周翔飞 审核：吴兴海）

海淀区

【概况】辖区户籍人口245.5万人，比上年末增加1.4万人。出生率2.89‰，死亡率7.85‰，自然增长率-1.96‰。因病死亡18660人，占死亡总人数的97.09%。死因顺位前十位依次为：心脏病，恶性肿瘤，脑血管病，呼吸系统疾病，内分泌、营养和代谢疾病，神经系统疾病，损伤和中毒，消化系统疾病，精神行为障碍，泌尿、生殖系统疾病。户籍人口期望寿命82.99岁，其中男性80.64岁、女性85.52岁。

区属医疗机构8家。其中，三级医院3家：北京市海淀医院、北京中西医结合医院、北京市海淀区妇幼保健院；二级医院5家：北京市中关村医院、北京市羊坊店医院、北京四季青医院、北京市上地医院、北京市海淀区心理康复医院。

【基层卫生】社区卫生。运行社区卫生服务中心50家，其中政府办28家、社会办22家；社区卫生服务站188家，其中政府办130家、社会办58家。卫生人员6834人，其中医生2273人（全科医生932人）、护士1777人。全年门诊1027.96万人次，上门服务17.59万人次。家庭医生签约135.30万人，签约率43.20%。辖区二、三级医疗机构支援社区1877人，专家门诊96998人次，会诊1709人次，举办健康教育186场次，专业讲座563场次。二、三级医院向社区转诊3万人次，社区向二、三级医院转诊9.67万人次。社区卫生服务机构共建立居民个人电子健康档案252.75万份，电子建档率80.70%。规范化电子健康档案191.21万份，规范化档案覆盖率61.05%。档案动态使用率55.06%。

农村卫生。涉农地区设置社区卫生服务中心9家、社区卫生服务站68家、村办村管卫生室7家，实现村级医疗卫生机构全覆盖。村卫生室全年门诊1845人次。在册乡村医生59人，无执业医师。

【疾病控制】传染病防治。累计报告乙类传染病6175例，死亡病例19例。甲乙类传染病发病率为197.39/10万。乙类传染病发病率前三位为：新冠病毒感染、肺结核、梅毒。结核病患病716人，新发病217人。艾滋病患病692人，新发病198人，死亡3人。

新冠疫情防控。确诊3961人（重症208人、轻症3059人），其中境外输入110例；无症状感染者2874人，密接127914人、次密接36680人，集中隔离32599人。核酸检测26893.14万次。新冠疫苗接种117.09万剂次，其中第一针15.64万剂次、第二针22.08万剂次、第三针70.05万剂次、第四针9.31万剂次。流感疫苗接种32.6万人。

慢病防治。高血压患者22.70万人，其中规范管理16.86万人，规范管理率74.26%。2型糖尿病患者10.60万人，其中规范管理8.00万人，规范管理率75.52%。完成城市癌症筛查243人，农村癌症筛查743人。心脑血管病高危筛查227人。在全区开展第四批北京市控烟示范单位创建工作，区属91家党政机关均创建成功。培养家庭保健员615人。

精神卫生。全区精神障碍患者11562人，发病率3.69‰，其中6类重性精神障碍11408人。管理患者10955人，管理率94.75%。服药患者10309人，服药率89.16%。免费服药政策累计惠及患者8851人，政策惠及率76.55%，严重精神障碍患者监护人补贴实际补助8501人，实际发放1985.80万元。

【综合监督】公共卫生监督。辖区内公共场所3661户，监督检查11066户次，覆盖率99.75%，合格率94.28%，处罚634户次，罚没款73.20万元。区内共有生活饮用水单位3555户次，监督检查9079户次，覆盖率99.94%，合格率99.71%，农村自备井办证率100%。未发生生活饮用水污染事故，处罚42户次，罚没款16.60万元。学校卫生监督1403户次，放射卫生监督检查1755户次，处罚47户次，罚没款17.27万元；计划生育监督检查103户次，处罚2户次，罚没款4.05万元。"疏解整治促提升"主责无证点位1户销账，完成区联席办无证核查338户。

医疗卫生监督。辖区内医疗机构1395户，监督检查35172户次，覆盖率100%，合格率99.83%，处罚57户次，罚没款75.31万元。监督检查用血机构51户次。传染病防治监督检查32319户次，处罚94户次，罚没款16.80万元。对北京金准医学检验实验室违规出具核酸检测结果案件快速办理，吊销医疗机构执业许可证。查处无证行医17户，罚没款116.46万元，移送1人。全年多机构备案4233件。

【妇幼健康】辖区常住孕产妇建档24624人，19家助产机构23232名孕妇分娩23869名新生儿，无孕产妇死亡。初产剖宫产率35.86%。户籍人口新生儿死亡6人、死亡率0.42‰，婴儿死亡14人、死亡率0.97‰，5岁以下儿童死亡19人、死亡率1.32‰。户籍出生缺陷发生率27.31‰，主要出生缺陷病种包括：先天性心脏病、外耳其他畸形、多指（趾）、隐睾、尿道下裂。

【老龄健康】全区常住人口60周岁及以上老年人口60.90万人，占常住人口的19.50%。

老年健康服务。全区58家养老机构（含28家医养结合机构）、10家社区养老服务驿站。全区共有9家机构开设安宁疗护病区，全面覆盖二三级医院、社区卫生服务机构、专科医院、护理院、社会办医疗机构，安宁疗护病床122张，医师32人、护士107人。28家社区卫生服务中心增注临终关怀专业。

社会保障体系建设。高龄老年人津贴发放12.15万人次23770.16万元。5家社区获评全国示范性老年友好型社区。组织开展老年健康周、敬老月、卫生健康系统打击整治养老诈骗专项行动等宣传活动，营造敬老爱老助老社会氛围。

【医疗工作】区属医院全年出院62355人次，病床使用率66.30%，平均住院日9.43天。全年住院手术22334人次。

对口支援。承担对内蒙古自治区、新疆维吾尔自治区医疗机构的帮扶任务。派出医务人员47名（其中6名1年期、4名中期、37名短期）。在当地组织培训152次，培训卫生专业技术人员3496人次、建立完善管理制度65项、输出医疗卫生技术35项；接收来京进修、跟岗培训专业技术人员79人次。北京市海淀医院、北京中西医结合医院、北京水利医院等单位分别与密云、延庆、通州等区8家社区卫生服务机构建立结对帮扶关系，通过开展线上培训、教学查房、病例讨论等多种方式开展帮扶活动。

中医工作。新增3个区级及以上中医药传承工作室。北京中西医结合医院推进"三安工程"和"五化型"中西医结合医院示范项目建设，妇科、针灸科入选北京"十四五"中医药重点专科名录（赶超类和培育类）。中关村医院开展综合医院中医药工作示范建设，建立健全中西医协同工作机制，促进中医药融入综合医院医疗服务体系。区妇幼保健院开展"升降浮沉"工程，全面提高海淀区妇幼健康领域中医药服务水平。

血液管理。区属医院全年用血1.40万单位。自体血回输11729人次2.00万单位。区内采血点13个，2个为采血方舱，其余为采血车。全年采血4.38万单位，其中全血4.28万单位，成分血0.10万单位。全年供血24.56万单位，其中全血22.38万单位、成分血2.18万单位。

区域医联体建设。辖区建成"6+6"医联体体系，实现辖区二、三级医院及社区卫生服务中心全覆盖。其中6个综合医联体核心：北京大学第三医院、北京世纪坛医院、中国人民解放军总医院第八医学中心、航天中心医院、北京市海淀医院，北京大学国际医院（昌平区）。6个专科医联体核心：北京大学口腔医院、中国中医科学院西苑医院、北京老年医院、北京肿瘤医院、北京中西医结合医院、精神专科医联体核心包括北京大学第六医院和中国人民解放军联勤保障部队第九八四医院。成员单位共106家医疗机构。

【生育服务与家庭发展】生殖健康。海淀区37家计划生育技术服务单位进行生殖健康服务，开展计划生育技术服务机构流产后关爱服务规范化标准等级评估。全年实施节育手术2万例，其中基本避孕139例。全年免费孕前优生检查14592人，孕前优生检查覆盖率75.97%。

计生关怀。符合计划生育奖励扶助政策43375人次，发放总金额6684.59万元。其中，独生子女父母奖励符合政策25768人，发放148.73万元；农村部分计划生育家庭奖励扶助发放93.87万元；独生子女父母年老时一次性奖励发放870.75万元；计划生育家庭伤残、死亡特别扶助金发放4310.34万元；发放独生子女父母一次性经济帮助金170万元；发放独生子女特扶家庭养老帮扶金1007.40万元。计划生育困难家庭发

放83.50万元。实施计划生育家庭意外伤害保险及计划生育特殊家庭父母住院补贴保险，全区投保总额约150万元。

暖心计划。落实2022—2023年暖心计划保险工作，为符合条件的2782名失独人员提供政策咨询、协调理赔服务等。

【经费管理】全年全区卫生系统总收入975761.02万元，财政补助337072.48万元；总支出964345.52万元，其中基本支出700373.43万元、项目支出涉及1113个项目263972.09万元。

【基本建设】全年基建总投资72915万元，全部为财政资金。在建项目6项，建筑面积合计22.95万平方米。全年新建、扩建医疗用房项目3项，建筑面积21.59万平方米，资金68574万元，包括北部医疗中心项目、苏家坨中心医院建设项目、海淀医院发热门诊楼工程。新建社区卫生服务中心项目2项，建筑面积9709平方米，资金3641万元，包括永丰新H地块社区医疗服务中心项目、翠湖新增D21地块社区医疗服务中心项目。卫生服务站建设1项，建筑面积3814.50平方米，资金700万元，为12家社区卫生服务站装修改造工程，10月竣工并投入使用。

【海淀区卫生健康委领导】工委书记：甄蕾（7月退休）、李劲涛（9月任）；主任：李劲涛；副书记：黄雪松；副主任：赵志辉（12月任）、郑洋（2月任）、赵成芳、王凯、王洪波。

（撰稿：谭秋菊　审核：马向涛）

丰台区

【概况】辖区户籍出生6101人，出生率5.13‰；死亡13996人，死亡率11.78‰；人口自然增长率-6.64‰。因病死亡13570人，占死亡总人数的96.96%。死因顺位前十位依次为：心脏病，恶性肿瘤，脑血管病，呼吸系统疾病，内分泌、营养和代谢疾病，消化系统疾病，损伤和中毒，神经系统疾病，泌尿生殖系统疾病和精神障碍。

区属医疗机构110家，其中三级2家、二级4家、未定级104家。4月22日，北京市丰台区精神病防治院变更名称为北京市丰台区心理卫生中心，第二名称为北京市丰台区精神卫生防治院；11月30日，北京市丰

台区长辛店镇社区卫生服务中心变更名称为北京市丰台区北宫镇社区卫生服务中心；12月25日，北京市丰台区铁营社区卫生服务中心变更名称为北京市丰台区成寿寺街道社区卫生服务中心。

【基层卫生】社区卫生。全区有正常运营社区卫生服务机构158个。社区卫生服务中心21个，其中政府办14个、非政府办7个；社区卫生服务站137个，其中政府办60个、非政府办77个。全区社区卫生服务机构门诊880.07万人次、急诊161人次、出诊5975人次。家庭医生签约77.70万人，签约率38.56%。其中，重点人群签约46.56万人，签约率98.72%。21家社区卫

生服务中心分别与14家市区医院签订医联体合作关系。全年上转患者117772人次，其中预约转诊20026人次，向医联体大医院转诊5507人次；上级医院下转2114人次，由医联体大医院下转2085人次。建立居民电子健康档案168.57万份，建档率83.66%。电子健康档案使用率64.51%。

农村卫生。全区有村卫生室14个，其中正常营业7个，均为村办，覆盖率100%。诊疗35023人次。有乡村医生178人，其中乡村医生98人、执业（助理）医师80人。选派1名医生参加2022年乡村医生骨干培训，组织96名医生参加2022北京市乡村医生临床进修。组织做好乡村医生岗位培训理论考试，96名医生考核合格。定期公开乡镇级集中式生活饮用水末梢水质状况，做好水污染防治工作，持续推进农村集中式生活饮用水安全状况信息公开。

【疾病控制】传染病防治。年内，报告法定传染病17种10101例，发病率500.83/10万，报告死亡22例，死亡率1.09/10万。乙类传染病12种4693例，发病率232.70/10万；死亡22例，报告死亡率1.09/10万。丙类传染病5种5408例，发病率268.15/10万；无死亡。发病率排在前三位的疾病分别是流行性感冒、新型冠状病毒感染、其他感染性腹泻病。报告结核病发病514例，其中利福平耐药15例、病原学阳性260例、病原学阴性158例、无病原学检查结果81例。肺结核报告发病率25.49/10万。年内全区存活艾滋病病毒感染者及艾滋病患者3830例（其中艾滋病患者1232例），其中2022年新增艾滋病病毒感染者及艾滋病患者193例，死亡7例，完成艾滋病病毒感染者及艾滋病患者流行病学调查564例。年内报告手足口病110例，发病率5.44/10万，无死亡，其中男性67例，占60.90%。以0~5岁患儿为主，占77.27%。散居儿童、托幼儿童及学生3种人群103例，占93.63%。报告布病4例，无死亡。年内完成心血管病高危人群长期随访768例、城市癌症早诊早治临床筛查180例、农村癌症筛查180例、5389例肿瘤患者社区随访。

新冠疫情防控。年内，全区共报告新型冠状病毒肺炎确诊病例6312例，其中危重型53例、重型217例、普通型1030例、轻型1820例、无症状感染者3192例，无死亡。完成流行病学调查1078次。启用集中隔离点106个，接收集中隔离观察人员85704人。核酸检测163074人次。新冠疫苗接种779014针。全区共接种流感疫苗177420支，60岁以上老年人70457支、中小学生71980支。

慢病防治。管理各类慢性病患者54.03万人，其中高血压患者24.31万人，实行规范化管理17.76万人；

管理糖尿病患者12.42万人，实行规范化管理9.14万人；管理冠心病患者11.31万人、脑卒中患者3.37万人、其他慢性病患者2.61万人。年内共培养家庭保健员413人。

精神卫生。年内，全区有在册严重精神障碍患者8425人，报告患病率4.172‰。在册患者规范管理率95.73%，在册患者规律服药率90.22%，在册精神分裂症服药率90.17%，在册患者面访率92.33%。免费服药政策惠及率78.84%。监护人看护管理补贴累计申请6801人，监护人补贴申领率87.92%。

【综合监督】公共卫生监督。辖区内有公共场所3309处，监督检查10293户次，监督覆盖率98.64%，合格率93.19%。实施行政处罚627起，罚没款459201元。量化分级2398户，量化率82.83%。

医疗卫生监督。监督检查3620户次，监督覆盖率98.33%，合格率99.02%；行政处罚36起，罚没款396855元。处罚无证行医20起，罚没款729317元。

【妇幼健康】年内，辖区常住孕产妇建册14676人、分娩11157人，初产剖宫率46.33%，活产数11346人；无孕产妇死亡。户籍新生儿死亡4人，婴儿死亡7人，5岁以下儿童死亡11人。围生期出生缺陷发生率21.89%，主要出生缺陷病种为外耳其他畸形59例、先天性心脏病45例、肾积水17例。

【老龄健康】全区常住人口60周岁及以上老年人口为50.7万人，占25.2%，其中65岁以上35.8万人，占17.8%。65岁及以上接受健康管理老年人220370人，管理率62.78%。为符合条件的居家养老老年人提供肌内注射、管道护理、伤口护理、健康教育、心理咨询、健康管理等上门服务8184人次。

老年健康服务。年内，7家社区卫生服务中心通过北京市老年健康服务规范化建设评审，15家医疗机构通过北京市老年友善医院创建评审。

社会保障体系建设。年内，选派医养结合机构6名医护人员参加全国老年医学人才培训，56名医护人员参加全国医养结合人才能力提升培训，74名从事老年康复的医养结合服务人员参加老年康复适宜技术培训班。长辛店街道朱家坟南区社区获评全国示范性老年友好型社区。

【医疗工作】全区医疗机构诊疗2110.2万人次，其中门诊2020.9万人次、急诊84.7万人次；健康检查98.1万人次；出院28.7万人次；住院患者手术11.2万人次。

对口支援。年内，与内蒙古自治区扎赉特旗、林西县，青海省治多县共建立结对协作关系20个。向支援合作地区派驻医疗卫生技术人员45人次，接收支援合作地区52名医务人员来京进修学习。在内蒙古东西部协作地培训专业技术人才1173人次，参与当地全员核酸采集等疫情防控工作。5家医疗机构与房山区18家社区卫生服务机构形成结对协作关系，向房山区派出专业技术人员58人次，完成业务培训、学术讲座等534人次。

中医工作。年内，完成4家中医药健康文化体验馆建设，分别位于丰台中西医结合医院、丰台社区卫生服务中心、西罗园社区卫生服务中心和铁营社区卫生服务中心。体验馆集中西医检测、健康管理、文化科普、互动体验于一体，为社区百姓提供科学、权威、综合、便捷的中医药健康生活指导服务。

血液管理。年内，丰台区设街头采血点5个（采血屋2个、采血车1辆、采血方舱2个）。采血44780.8单位，其中全血43519.3单位、成分血1261.5单位；供血50924.5单位。区属医院用血总量3751.54单位，使用悬浮红细胞2161单位、报废182单位，悬浮少白红细胞293单位、报废32单位，血小板232治疗量，血浆64400毫升、报废3600毫升；自体输血222人，用血总量477.04单位。

区域医联体建设。年内，形成8个核心医院牵头的88个综合医联体内合作关系，其中包含13家社会办医疗机构，实现全区二级及以上公立医疗机构和社区卫生服务中心全部纳入综合医联体。由基层医疗机构向公立二三级医院上转患者71848人，由公立二三级医院向下转诊患者30495人。

【生育服务与家庭发展】生殖健康。年内，区妇幼保健院承担丰台区免费婚孕检查工作，同时也是北京市婚前孕前优质服务单位。提供婚孕前保健、增补叶酸、生育力评估、科学备孕指导、妊娠风险提示、转诊随访等全方位健康服务。辖区婚检率73.61%；孕前优生健康检查6319人，覆盖率99.98%。其中检出具有风险因素的3105人，评估风险因素人员占比49.14%。检出行为风险因素1892例、营养风险因素1815例、社会心理风险因素397例、环境风险因素181例、遗传风险因素450例、慢性病风险因素129例、感染风险因素70例、生殖风险因素90例。

计生关怀。年内，计划生育家庭奖励与扶助总计6725.748万元，其中农村部分计划生育家庭奖励扶助10516人2208.36万元；独生子女家庭特别扶助5133人4517.388万元。独生子女父母一次性经济帮助171人171万元。为独生子女家庭特别扶助对象开展"真情关怀 暖心行动"，发放慰问金438万元，投保住院护理险207.604万元，定制健康体检服务共50万元。为计划生育家庭投保意外伤害保险，共27957户55.914万

元。统筹安排配送各类药具至26个街镇及4家直通车单位，发放口服药及外用药5359盒、避孕套1178000只、宫内节育器335套。

【经费管理】全区卫生系统经费收入499846.97万元，其中财政拨款143613.01万元、事业收入344826.03万元、其他收入11407.93万元。经费支出551598.96万元，其中基本支出417721.2万元、项目支出133877.76万元。

【基本建设】推进北京口腔医院新址建设工程、丰台医院提质改建工程，加快丰台中西医二期工程立项批复进度，铁营医院实施一院两址及装修改造工程，做好区心理卫生中心新址建设工作。

【信息化建设】全年直属管理单位信息化建设项目投资约2117万元，其中新建项目701万元，升级改造、运维项目1416万元。在直属医院、社区卫生服务中心部署VPN系统，并辅以防火墙保证网络安全。以北京丰台医院作为试点单位，建设"信用医疗"诊疗模式，向守信市民提供"先诊疗、后付费"的便民服务。

【三级流调体系建立】年内，丰台区建立三级流调队伍，即区级、街镇、村和居委会三级流调队伍。年中共组建60支实名制岗位制流调队伍，涵盖疾控、公安、社区卫生服务中心、街道社区工作者、法检司工作人员。在区8小时指挥部统一部署下，按照26支"区级流调队"、26支"前置流调队"（街镇流调队）、8支"机动流调队"的管理模式，分层分级开展流调溯源工作。在此基础上，按照北京市"区自为战"流调队伍建设要求，发挥辖区各级公共卫生委员会管理职能，建立56支覆盖全区各街镇及园区管委会的三级流调队伍，作为常态化流调溯源力量储备。按照28支区级流调队伍与26个街镇、科技园区、丽泽管委一一对应，通过"一对一"结对帮扶、分级分层"以干代训"的培训机制，夯实应急处置能力，形成"一街镇一专班"的"三级流调体系"。

【国家卫生区创建】建立联创工作机制，召开调度会、专题会49次，现场调研17次。开展"两区两楼一小巷""百日攻坚""十乱""六清"等专项整治行动。组织开展周末卫生日活动32次；各社区（村）党员、居民、志愿者累计23万人次参与，累计出动车辆4254台次；清理堆物堆料、小广告、卫生死角11.54万处，清理垃圾8177.04吨。

【丰台区卫生健康委领导】党委书记、主任：刘婉莹；副书记：谷守贺（9月免）、牛仓林（11月任）；副主任：曹苡、牛仓林（11月免）、刘鹏。

（撰稿：历 琦 审核：伍 峰）

石景山区

【概况】辖区户籍人口出生2330人，出生率5.90‰；户籍人口死亡4523人，死亡率11.49‰。死因顺位前十位依次为：恶性肿瘤，心脏病，脑血管病，呼吸系统疾病，内分泌、营养和代谢疾病，消化系统疾病，损伤和中毒，神经系统疾病，泌尿、生殖系统疾病，精神和行为障碍。户籍人口期望寿命81.29岁，其中男性80.74岁，女性85.41岁。

【机构管理】经石景山区机构编制委员会批复，为区疾控中心增加事业编制14名，并核增副主任1名（正科级）。

年内，区卫生健康委内设机构党建工作科（主体责任办公室）名称变更为党委办公室（主体责任办公室），并核减机关党委专职副书记1名（正科级），核增主体责任办专职副主任1名（副科级）。

【基层卫生】社区卫生。辖区有社区卫生服务中心10个、站40个，其中政府办27家。卫生人员940人，其中医生369人（其中全科医生188人）、护士299人；返聘退休医务人员72人，其中高级职称24人、中级职称48人。返聘退休医务人员共计出诊17114.5天，门诊366931人次、咨询121069人次、带教1615人次、会诊459人次、查房5848人次、培训372人次。全年门诊2581885人次，上门服务83600人次。二、三级医疗机构支援社区2028人次，门诊15203人次，会诊379人次，专业讲座29人次；上转患者24164人次，下转患者5392人次。至年底，家庭医生服务签约228348人，签约率40.34%；重点人群签约130192人，签约率97.55%。全区居民个人电子健康档案453062份，电子建档率80.05%，居民规范化电子健康档案覆盖364187人，居民规范化电子健康档案覆盖率64.34%。

【疾病控制】传染病防治。报告法定传染病16种3351例，报告发病率591.10/10万；死亡5例（艾滋病3例，乙肝、丙肝各1例），死亡率0.88/10万，病死率0.15%。甲类传染病2例（霍乱），发病率0.35/10万。乙类传染病11种2027例，发病率357.55/10万，其中新冠病毒感染1622例、肺结核123例、梅毒101例、痢疾69例、病毒性肝炎68例、淋病18例、艾滋病14例、猩红热9例、麻疹1例、布病1例、出血热1例。丙类传染病4种1322例，发病率233.19/10万，其中流行性感冒

931例、其他感染性腹泻病304例、流行性腮腺炎47例、手足口病40例。流感样病例监测累计监测门急诊1862372人次，其中流感样病例19254人，占1.03%。全年接报水痘146例，无脊灰、百日咳、狂犬病、白喉、新生儿破伤风、流脑、乙脑病例发生。

新冠疫情防控。疫情防控期间出动医务人员27225人次，入户采样707901人761882份，环境采样18915户19535份，采集追阳人员口咽拭子72人72份。报告确诊病例1622例（轻型1128例、普通型410例、重型66例、危重18例），其中境外输入3例；无症状感染者916例；密接14799人，次密接9081人。全年共接种新冠疫苗193006剂次，其中第一针41530剂次、第二针43752剂次、加强免疫107724剂次。全区累计接种流感疫苗48330支，其中免费疫苗40834支（学生接种19949支、60岁以上老年人接种19401支、保障人群1484支），自费疫苗7496支。

慢病防治。高血压患者健康管理42967人，规范管理33850人，规范管理率78.78%；2型糖尿病患者健康管理22133人，规范管理17310人，规范管理率78.21%。老年人中医药健康管理服务69203人，老年人中医药健康管理率72.09%；辖区内0~36个月常住儿童10789人，中医药健康管理8760人，健康管理服务率81.19%。开展心血管病高危人群早期筛查和综合干预项目，完成初筛调查5432人，初筛调查完成率90%；高危检出1418人，累计高危检出率26%；高危干预353人，高危干预率24%；短期随访37人，短期随访完成率2%。开展特定健康问题哨点监测项目，完成婴幼儿、学龄前儿童、儿童青少年、成人、老年人等不同年龄段人群共计1680人的现场调查，10月完成数据质控。开展中国老年人健康素养调查，完成4个社区常住居民共计200人的现场调查，并完成数据质控。开展第六次全国慢性病预防控制能力调查，完成疾控中心、北方工业大学社区卫生服务中心调查问卷网络填报工作。开展"万步有约"健走激励大赛，参赛250人，赛期50天。新成立高血压自我管理小组5组、组员50人；糖尿病弹力带操自我管理小组5组、组员50人；培训师资共计20人。新招募健康生活方式指导员102人，推选10名北京市优秀指导员、30名活

跃指导员。开展三减三健主题宣传活动2场，专项行动4个。开展爱牙日等主题日宣传活动2场。利用石景山区健康教育官方微博及微信、石景山报等多种媒体宣传，发表科普文章100余篇。

精神卫生。全区精神障碍患者2736人，报告患病率4.79‰，其中6类重性精神障碍2714人，监护人补贴申领率85.68%。在册规范管理率94.99%，服药率92.95%，免费服药2006人，免费服药率73.91%。

【综合监督】公共卫生监督。辖区内公共场所856户，量化分级709户，量化占比82.83%。经常性监督检查2204户次，覆盖率100%，合格率98.27%，处罚37起，罚款12000元。

医疗卫生监督。监督检查6546户次，覆盖率100%，合格率99.7%，行政处罚22件，罚款100000元。打击非法行医，行政处罚1件，罚没款1840元。办理医师多点执业398人次。

【妇幼健康】辖区孕产妇建档2578人，无死亡，初产剖宫产率25.68%，活产2476人（常住人口）。新生儿死亡2人，死亡率1‰，婴儿死亡3人，死亡率1.49‰，5岁以下儿童死亡5人，死亡率2.49‰（户籍人口）。围产儿出生缺陷发生率25.44‰，主要出生缺陷为：外耳其他畸形、多指（趾）、并指（趾）、先心病、隐睾、唇腭裂。

【老龄健康】全区常住人口中60岁及以上人口14.2万人，占常住人口的25%，百岁以上老年人30人；户籍人口中60岁及以上老年人136375人，占户籍人口的34%，80周岁以上老年人24487人，占户籍人口的6.1%。

老年健康服务。区内养老服务机构7家，养老照料中心10家，社区养老服务驿站44家。八角社区卫生服务中心、老山社区卫生服务中心被评为北京市2022年社区老年健康服务规范化建设达标单位。

医养结合与安宁疗护。开展握手工作，组织区内5家三级医院、9家社区卫生服务中心与区内40家养老服务机构对接老年人医疗保障工作，并在新冠疫情期间组织区转运专班保障120救护车的急救服务，为养老服务机构老年人打通寻医问药、紧急就医的绿色通道。与区民政局联合开展医养结合机构服务质量提升行动，对规范医疗行为、提升服务能力等30项措施进行专项督导。组织首钢医院发挥北京市安宁疗护示范基地作用，与金顶街社区卫生服务中心开展三级医院带动社区、服务延伸到家庭的安宁疗护服务。

社会保障体系建设。发放高龄津贴25.4万余人次，共计3925.88万元；发放失能护理补贴11.21万余人次，共计5531.49万元。

【医疗工作】全区医疗机构总诊疗731.00万人次，门急诊730.74万人次，其中门诊697.50万人次、急诊33.24万人次；社区卫生服务机构总诊疗258.19万人次。全区医疗机构出院11.33万人次，住院手术5.05万例。辖区医护比1∶1.18，平均住院日11.02天。

对口支援。辖区内11家医疗卫生机构参与对口帮扶工作，搭建起卫生健康委、二三级医院和社区卫生服务机构三级扶贫保障网络。对青海省称多县、宁城和莫旗3个支援协作地区输出医疗技术力量，拓展帮扶形式，开展远程教学、培训、会诊等，进一步加强受援地学科建设，并多次为当地开创技术先例。全年共派出医疗卫生技术人员33人，接收来京进修人员65人；组织各种培训93次，培训人员2736人次；投入扶贫资金428万元，为三地基层卫生院购置医学影像设备和业务用房，健全当地基层卫生院医疗条件和诊疗功能。

中医工作。市中医局在石景山区妇幼保健院建设2个北京市中医妇幼名医传承工作室，区卫生健康委在社区卫生服务机构遴选4名中医师作为工作室继承人。5月9日，工作室举办拜师仪式，北京市中医妇幼名医传承工作室在石景山区正式启动。继续开展第二期名中医传承工作室建设项目，31个名中医传承工作室均设置名中医临床经验示诊室、示教室，举办学习交流活动235次，对口支援社区卫生服务机构312次。

血液管理。有八大处公园长期采血点、石景山医院北门临时采血点2处，采血车2辆；自体采血540人次，自体输血率22.4%。全年医疗用血11953.5单位，成分输血率100%。全年无偿献血8852单位，其中街头献血5077单位、团体献血3775单位。

医联体建设。持续推进医联体建设，巩固基层首诊、双向转诊、急慢分治、上下联动的分级诊疗模式。辖区有3个医联体，核心医院分别为：北京大学首钢医院、北京朝阳医院（石景山院区）以及北京市石景山医院，医联体成员单位涵盖辖区全部二三级医院、社区卫生服务机构及部分一级医院。其中北京大学首钢医院医联体成员单位22家，北京朝阳医院（石景山院区）医联体成员单位12家，北京市石景山医院医联体成员单位30家。年内累计上转患者11656人次，下转患者61325人次，医联体内二级以上医疗机构向基层医疗卫生机构共派出专业技术/管理人员8269人次。

【生育服务与家庭发展】生殖健康。年内，全区婚检3148人，其中初婚婚检3124人，初婚婚检率68.21%，初婚疾病检出率0.67%。区妇幼保健院为免费孕前检查定点单位，并在区婚姻登记处设置婚前保健服务中心。免费孕前检查1193对。

计生关怀。完成特别扶助对象资格确认工作，确认死亡对象811人、伤残对象1074人。根据市卫生健康委、市财政局通知精神，做好特别扶助金调整工作，自7月1日起，将独生子女伤残、死亡特别扶助金，分别由每人每月590元、720元提高到每人每月740元、900元，全年发放特别扶助金1885人1645.34万元，发放独生子女父母奖励费4847人27.66万元、独生子女父母一次性奖励1857人185.7万元。将计生特殊家庭帮扶纳入"济困工程"，开展"暖心行动"，帮助17名行动不便失独老人购置日用品，125个家医团队通过多种方式提供签约服务。对失独家庭开展家政服务、体检服务、住院护理补贴险服务。

3岁以下婴幼儿服务。将"0—3岁婴幼儿普惠托育服务资源不足"问题纳入接诉即办"每月一题"清单加以推进。持续提升托育服务能力，开展卫生评价和备案工作，4家机构完成备案。组织托育技能培训160人次，为婴幼儿家庭发放托育券61张，提供早期服务2184人次。全区运营托育机构10家、幼儿园托班4家，可提供托位1000个，每千人口托位1.7个，实现北京市下达的千人口托位数1.3个的年度目标。

【经费管理】年度收入221629.29万元，其中财政拨款63658.87万元、事业收入142797.19万元；总支出213879.92万元。收支结余23425.67万元，年末结余23425.67万元。

【基本建设】全年基建总投资33170万元，其中财政投资12670万元、单位自筹20500万元。全年新建、扩建医疗卫生用房13.07万平方米，对八角中心及附属用房、西府海棠社区卫生服务站进行标准化装修改造。

【卫生区创建】坚持将群众性爱国卫生运动与卫生创建工作有机结合，继续组织开展申创和巩固加强卫生街道工作，督促相关单位落实主体责任，对照北京市卫生街道验收标准开展自查整改，指导街道加强日常卫生管理和卫生基础设施建设。年内，9个街道全部获评北京市卫生街道。积极推进社区公共卫生委员会建设，落实社区公共卫生委员会组成人员的培训工作，结合各类示范创建活动，加快推进社区公共卫生委员会工作人员能力建设，提升基层公共卫生治理效能。

【国家卫生区复审】做好国家卫生区复审准备工作，对辖区相关单位进行新版国家卫生城市评审办法和标准培训，组织动员成员单位落实责任，发动全区各单位、居民群众参与群众性爱国卫生运动。以区政府名义制定巩固国家卫生区成果长效管理工作方案，细化分解任务指标，建立成员单位沟通联系机制，落实各项复审工作任务。

【爱国卫生运动】将爱国卫生运动与常态化疫情防控紧密结合，以基层党组织和在职党员"双报到"机制为抓手，联合区委组织部、区委宣传部持续开展周末卫生日活动。年内，开展周末卫生日活动15次，出动车辆523辆，清理堆物堆料、小广告、卫生死角38766处，清理垃圾491.35吨，参加活动6万余人。开展纪念爱国卫生运动70周年系列活动，在八大处公园进行70周年图片展。宣传推广《首都市民卫生健康公约》，开展传染病防治、心理健康科普知识宣传，倡导垃圾分类，践行光盘行动，引导居民养成健康生活方式。

【石景山区卫生健康委领导】党委书记、主任：葛强；副书记：臧铁青；副主任：臧铁青、张雪飞、徐晓光、张志军。

（撰稿：王 芹 审核：王 磊）

门头沟区

【概况】辖区户籍人口出生率5.01‰，死亡率10.99‰，自然增长率-5.98‰。因病死亡2763人，占死亡总人数的97.32%。死因顺位前十位依次为：心脏病，恶性肿瘤，脑血管疾病，呼吸系统疾病，内分泌、营养和代谢疾病，消化系统疾病，损伤和中毒，神经系统疾病，泌尿、生殖系统疾病，精神和行为障碍。户籍人口期望寿命80.16岁，其中男性77.62岁、女性82.87岁。

区属医疗机构181家，其中三级医疗机构1家（区妇幼保健院）、二级医疗机构3家（区医院、区中医医院、龙泉医院）。

【基层卫生】社区卫生。有社区卫生服务中心11个，其中政府办9个、社会办2个；社区卫生服务站25个，其中政府办20个、社会办5个。卫生人员679人，其中医生257人、全科医生121人、护士233人。全年门诊1153644人次。家庭医生签约率42.22%。完善双向转诊流程，搭建预约转诊等信息化平台，实现总院–分院–社区之间的有序转诊。门头沟区医院集团医联体因疫情影响，社区上转76人次，下转回社区539人次；北京京煤集团总医院紧密型医联体上转患者6人次，下转患者10147人次。居民个人电子健康档案285811份，建档率72.80%，规范化电子健康档案覆盖率68.01%，使用率47.61%。

农村卫生。在册村卫生室148个，全为村办，覆盖率100%。全年诊疗87105人次。乡村医生133人，其中执业（助理）医师35人。

【疾病控制】传染病防治。乙类传染病发病1138例，死亡3人。发病率前三位的疾病为新冠病毒感染、肺结核、痢疾。报告肺结核155例，登记管理133例，其中新发肺结核121例，占登记患者总数的90.977%。新发HIV和AIDS共12例，另有2例既往HIV发展为AIDS，HIV死亡1例、AIDS死亡2例，在册存活HIV和AIDS200例。手足口病发病29人，布病发病4人。

新冠疫情防控。观察密切接触者10418人、次密接4885人。核酸检测3843.61万人次。接种新冠疫苗122827剂次，加强免疫67455剂次。接种免费流感疫苗29913人。

慢病防治。高血压患者规范管理20741人，规范管理率74.34%；2型糖尿病患者规范管理10230人，规范管理率75.99%。有3家社区卫生服务中心经市级评审，确定为专病特色科室并授牌，包括高血压、2型糖尿病和脑卒中专病特色科室。组织开展心血管病高危筛查与综合干预项目，完成初筛705例，高危对象54例。大肠癌早诊早治问卷或便潜血初筛完成3671例，肠镜检查完成387例。完成1114例肿瘤患者的随访工作，失访率2.71%。市卫生健康委确定门头沟区20家机构为2021~2022年度北京市全民健康生活方式行动健康机构，其中健康社区4家、健康单位2家、健康餐厅6家、健康食堂4家、中小学校健康食堂4家。创建控烟示范单位70家。

精神卫生。有精神障碍患者2098人，其中6类严重精神障碍患者1782人，报告患病率4.534‰。在管患者1717人，规范管理率95.34%；在册规律服药率79.18%；精神分裂症在册患者服药率83.77%，免费服药惠及率68.8%，严重精神障碍患者监护人监护补贴申领率93.67%。

【综合监督】公共场所监督。监督检查756户1619户次，监督覆盖率100%。北京市"双随机"监督检查670户，国家"双随机"检查37户。对住宿、美容美发、游泳馆场所、沐浴、集中空调等公共场所的室内空气、公共用品用具、水质进行抽检47户，抽检样品203件，合格率100%。行政处罚132件，其中一般程序处罚36件，罚没款61000元；简易程序处罚96件。需量化分级单位669户，已量化分级668户。

医疗卫生监督。监督检查1360户次，覆盖率100%。其中医疗机构803户次、传染病和消毒监督536户次、妇幼保健16户次、血液管理5户次；新冠疫情防控专项监督1729户次。总体合格率93.75%，其中医疗机构专业合格率99.25%、传染病专业检查合格率85.26%、计划生育专业合格率100%、血液管理专业合格率100%。行政处罚83起，其中简易程序68起、一般程序15起，罚没款128010元。其中医疗机构专业5起，罚没款110010元；传染病消毒专业77起，罚款18000元。开展打击非法行医重点地区巡查37次，参与市场管理、公安、镇街等多部门联合执法7次；接到并处理相关投诉举报28起；做出非法行医行政处罚3起，罚没款106010元。办理医师多点执业144人。

【妇幼健康】辖区孕产妇社区建册2779人，产院建档2140人，无孕产妇死亡，初产剖宫产率33.90%，活产1528人。户籍新生儿死亡1例、死亡率0.77‰，户籍婴儿死亡1例、死亡率0.77‰，户籍5岁以下儿童死亡2例、死亡率1.54‰。户籍围产儿出生缺陷发生率11.59‰，主要出生缺陷病种为先天性心脏病、外耳畸形。

【老龄健康】常住人口39.6万人，其中60周岁及以上老年人口9.3万人，占常住人口总数的23.48%；65周岁及以上老年人口6.1万人，占常住人口总数的15.4%；百岁以上老年人18人。

老年健康服务。有养老服务机构10家，养老服务驿站33家，老年护理中心1家，医养结合机构4家。各社区卫生服务中心与区内养老机构、社区养老驿站签订医疗服务合作协议，采取派驻医生、定期上门巡诊等方式，开展医养结合服务。依托区级老年健康和医养结合指导中心开展家医团队业务能力培训，累计组织培训53场次2942人次，参加市级培训36场次201人次。年内，实现老年友善医疗机构建设全覆盖，社区老年健康服务规范化达标机构建设全覆盖。

社会保障体系建设。困难老年人养老服务补贴1527人，高龄津贴补贴10691人，失能护理补贴10020人；发放养老服务津贴补贴410.53万元，高龄津贴补贴1899.26万元，失能护理补贴6793.92万元。10月19日，斋堂镇马栏村和王平镇西王平村通过验收，被命名为2022年全国示范性老年友好型社区。以"重阳节"为契机开展"敬老月"系列活动，开展走访慰问活动，慰问本区户籍高龄重度失能困难老人及各类助老先进代表，慰问全区80周岁及以上重度失能老年人，慰问百岁老人；组织九九登高赏秋游活动、老年人象棋比赛、文艺汇演等活动。

【医疗工作】区属医院出院16992人次，病床使用率61.89%，平均住院日8.10天，住院手术4880人次。

对口支援。共派出12名专业技术人员至受援地区开展工作，参与诊疗4339人次，开展讲课培训263人次，向受援地区输出医疗卫生技术7项，帮助受援地建立完善管理制度6项。安排受援单位技术和管理人员到支援医院进修学习，通过一对一"导师制"带教专业结对帮带等方式，培养专业技术和管理人员。举办京蒙医疗卫生对口支援骨干医务人员技能培训班，接收来京进修学习专业技术人员13人。支援西藏堆龙德庆区疫情防控项目，资金20万元；支援内蒙古武川县疫情防控能力提升项目，资金20万元。西城区派驻门头沟区医师439人次，派驻人员共接诊门、急诊患者1967人次，培训医务人员635人次。

中医工作。开展面向基层的中医传承工作室建设，借助中医医联体加强专家出诊管理，指导家庭医生团队，推广中医适宜技术，指导基层开展中医治未病服务，中医药服务成为各社区卫生服务中心的亮点和支柱。门诊中医处方数占比达30%以上。开展老年人和儿童等人群的中医药健康管理。启动基层中医药服务能力提升工程，丰富社区卫生中心"中医馆"内涵建设，推进社区卫生服务站建设"中医阁"，在永定中心、门城中心、潭柘寺中心与同仁堂合作试点开展"共享药房"的基础上，进一步扩大试点范围，创新中医药服务供给模式。

血液管理。区属医院全年用血总量3404单位，自体输血182人次324单位。区内采血点1个，采血车1辆，全年采血118单位。

区域医联体建设。建立区医院集团医联体、京煤集团总医院医联体两大医联体。其中区医院集团医联体核心医院为区医院、区妇幼保健院、区中医医院，成员单位9家；京煤集团总医院医联体核心医院为北京京煤集团总医院，成员单位4家。

【生育服务与家庭发展】生殖健康。婚姻登记3698人，其中初婚婚登2456人，初婚婚检2036人，婚前医学检查覆盖率82.9%，疾病检出率0.68%。区妇幼保健院为免费孕前优生健康检查定点医院。孕前优生检查1373人，其中男性689人、女性684人。孕前优生健康检查覆盖率101.55%。

计生关怀。独生子女父母奖励8889人，总金额50.23万元。独生子女父母年老时一次性奖励2140人214万元。农村部分家庭奖励扶助金每人每月175元，享受奖励扶助对象2461人，发放扶助金516.81万元；区内配套奖励扶助金女孩家庭467人（每人每年500元）、发放23.35万元，男孩家庭1994人（每人每年300元）、发放59.82万元，共发放奖励扶助金599.98万元。原伤残特别扶助576人（每人每月590元），发放407.81万元，原死亡特别扶助441人（每人每月720元），发放381.02万元。自7月起，伤残特别扶助调整为每人每月740元，补发576人6个月调标部分扶助金51.84万元；死亡特别扶助调整为每人每月900元，补发441人6个月调标部分扶助金47.628万元，全年共发放特别扶助金888.3万元。一次性经济帮助9人，发放9万元；一次性家庭救助10人，发放5万元。争取市级资金19.8万元，为计划生育特殊家庭购买计划生育意外伤害保险，惠及2000个家庭2906人，每个计生家庭99元。争取市级资金44.1万元为全区计生困难家庭441名老人购买住院护理补贴保险，提供意外伤害保险和住院护理补贴保险等保障服务。区财政投入10万元走访慰问50户计划生育特殊家庭。做好2021~2022年度的暖心计划保险项目。

【经费管理】全区卫生系统总收入195930.95万元，其中业务收入130828.63万元、财政拨款收入63354.13万元；总支出196767.35万元。卫生事业专用基金年初余额6266.87万元，年末余额6309.31万元。

【基本建设】基本建设总投资985.89万元，为区财政投入资金；扩建建筑面积2000平方米，年内完工。改造社区卫生服务中心4169平方米（永定卫生院北院区）。

【门头沟区卫生健康委领导】工委书记：青华伟（5月任）、王锡东（5月调离）；主任：亓建军（10月任）、陈立栋（10月免）；副书记：亓建军（9月任）、陈立栋（9月调离）、宋利宁；副主任：齐桂平、杨立新、高姗、史保鑫、陈涛（5月任）、王辉（3月免）。

（撰稿：张 莹 审核：杨立新）

房山区

【概况】医疗卫生机构总数1055家。其中三级49家、二级6家、一级4家。

【基层卫生】社区卫生。社区卫生服务中心25个，其中政府办23个、社会办2个；社区卫生服务站188个，其中政府办178个、社会办10个；全年门诊423.42万人次。全区在岗职工15202人，其中卫生技术人员11701人；执业（助理）医师4566人；注册护士4794人。社区卫生中心标准化建设率64%，社区卫生服务站标准化建设率9.04%。家庭医生签约率41.47%。二、三级医疗机构支援社区75人次，上转患者84394人次，下转患者59人次。建立电子健康档案109.5478万份，建档率83.45%、使用率57.85%。

农村卫生。村卫生室500个，都是村属集体办。乡村医生619人，其中执业医师124人，全年诊疗量1090万人。

【疾病控制】传染病防治。法定传染病报告6289例（其中新冠3905例），发病率478.26/10万，死亡3例，其中艾滋病1例、百日咳1例、肺结核1例。

乙类传染病10种，报告发病数4804例（其中新冠3905例），甲乙类传染病总发病率365.33/10万。甲乙类发病前五位的疾病为新型冠状病毒肺炎（3905例，发病率296.96/10万）、肺结核（407例，发病率30.95/10万）、梅毒（256例，发病率19.47/10万）、肝炎（125例，发病率9.51/10万）、淋病（31例，发病率2.36/10万）。丙类传染病5种，报告发病数1485例，总发病率112.93/10万。发病率前三位的疾病为流行性感冒（817例，发病率62.13/10万）、其他感染性腹泻病（474例，发病率36.05/10万）、手足口病（103例，发病率7.83/10万）。

新冠疫情防控。发病3905人，其中危重型14人、重症45人、普通型180人、轻症1040人、无症状感染者2626人。密接41054人，次密接20291人。区疾控实验室共接收样本248148件，其中检测人员样本192608件、环境样本55540件。累计领取新冠疫苗453957支，全区共接种410035人次，其中60岁以上老年人接种231496剂次。共接种流感疫苗132998支，其中免费125663支、自费7335支。

慢病防治。高血压规范管理87125人，规范管理率74.53%；糖尿病规范管理35630人，规范管理率75.16%。心血管病高危人群筛查与干预：第八期随访（2021年11月—2022年3月期间），共完成长期随访3212人，长期随访完成率84.0%；第九期随访（2022年8月—2023年2月期间），截至2023年2月21日，共完成长期随访2431人，长期随访完成率63.6%。农村癌症早诊早治项目任务量650例，完成416例，发现病例数14例，早诊数13例，检出率3.37%，早诊率92.9%。创建2家健康餐厅、2家健康食堂、2个健康社区，新建1个健康单位。培养健康生活方式指导员100人。

精神卫生。全区严重精神障碍患者4813人、报告患病率3.93‰，其中六类重性精神障碍患者数4252人。患者治疗4479人，治疗率93.04%，规范管理人数4375人，规范管理率90.90%，免费服药3391人、惠及率70.46%。严重精神障碍患者监护人监护补贴累计申请3951人、申领比率87.2%。

【综合监督】公共卫生监督。公共场所有效监督检查5661户次，累计监督覆盖率100%，合格率93.61%，处罚数量394起，罚款106500元。

医疗卫生监督。医疗机构有效监督4691户次，累计覆盖率100%，合格率99.53%，处罚38起，罚款535000元。开展联合执法8次，立案查处无证行医、非医师行医行为8起。

【妇幼健康】孕产妇7462人，系统管理率99.34%，住院分娩率100%，剖宫产率47.73%，无孕产妇死亡。宫颈筛查72150人，宫颈癌2人；乳腺筛查72688人，乳腺癌19人。新生儿死亡6人，死亡率1.14‰；婴儿死亡12人，死亡率2.29‰；5岁以下儿童死亡15人，死亡率2.86‰；0~6个月婴儿母乳喂养率70.62%；新生儿疾病筛查5196人，筛查率97.69%；出生缺陷发生率37.05‰，主要出生缺陷病种为先天性心脏病11.21‰，多（指）趾2.66‰，小耳、副耳7.60‰，唇腭裂1.52‰。0~6岁儿童73697人，系统管理率97.40%。

【老龄健康】老年健康服务。开展医养结合机构医务人员能力提升行动，依托市区两级老年健康和医养结合服务指导中心对辖区各医养结合机构医务人员提供继续教育培训，共开展医养结合机构各相关专业人员线上培训11次。持续开展疫情常态化防控提升行动，组织各社区卫生服务机构与辖区155家养老服务机构开展常态化对接，对接率100%。转发《北京市老龄工作委员会办公室关于推动做好老年人新冠病毒疫苗接种工作的通知》，持续推动做好老年人新冠病毒疫苗接种工作。指导和协助养老机构、医养结合机构落实疫情防控主体责任，加强医养结合机构疫情防控工作。开展医养结合机构远程协同行动，良乡镇福港老年服务中心、拱辰街道颐慈园养老照料中心、金海老年服务中心等12家养老服务机构参与北京市医养结合远程协同服务行动。

社会保障体系建设。加大老年友好型社区创建工作力度，组织开展2022年示范性全国友好型社区创建工作。印发《北京市房山区老龄工作委员会关于开展2022年全国示范性老年友好型社区创建工作的通知》，燕山星城街道第二社区、长阳镇原香小镇社区及蒲洼乡东村参与创建，其中星城街道第二社区和蒲洼乡东村被国家卫生健康委、全国老龄办拟命名为"2022年全国示范性老年友好型社区"。

宣传活动。印发《北京市房山区老龄工作委员会关于持续开展"智慧助老"行动的通知》，老龄事业发展中心按季度汇总区老龄委各成员单位"智慧助老"行动开展情况，进一步推进老年人运用智能技术便利化，逐步解决老年人面临的"数字鸿沟"问题。截至年末，各乡镇（街道）累计为辖区598名65岁及以上老年人开展了运用智能技术培训。印发《北京市房山区卫生健康委员会关于转发〈关于组织开展2022年北京市老年健康宣传周活动的通知〉的通知》和《北京市房山区卫生健康委员会关于开展2022年全区"敬老月"活动的通知》，老年健康宣传周期间，各医疗卫生机构共发放宣传材料1万余份，播放宣传视频时长约5000分钟，累计为3000余名老年人提供医疗卫生服务。"敬老月"期间，区老龄委各成员单位组织开展形式多样的敬老、爱老、助老活动，提高辖区老年人的幸福感、获得感和满意度。区老龄事业发展中心与区融媒体中心合作拍摄老龄工作专题宣传片共3期。组织开展2022年度区级"孝顺之星"评选命名活动，表彰20人。

【医疗工作】入院109547人次，出院107955人次。

对口支援。全年共有22名医疗管理干部及医疗技术骨干参与支援合作。选派3名医务人员参加援疆医疗队，于3月31日赴新疆兵团第十四师昆玉市人民医院进行为期一年的援疆工作。累计诊疗患者4297人次，会诊200余人次，科内讲课80余次，院内培训2次，临床带教150余人次，查房600余人次，健康体检、两癌筛查等完成约1000余人次。下乡义诊6次，

共义诊约403人次。组织9家医疗机构与内蒙古察右中旗及突泉县15家医疗机构进行结对帮扶，共派出14名专业技术人员对内蒙古察右中旗及突泉县进行为期1个月至13个月不等的技术帮扶。以良乡医院作为牵头医院，协调区内医疗资源组成5人医疗队帮扶内蒙古乌兰察布市化德县人民医院。接收内蒙古专技人员进修学习22人，学习时间为1个月至1年不等。每个医疗机构的相关科室都安排高年资、经验丰富的临床带教老师进行"一对一"带教指导。

中医工作。社区卫生服务中心和乡镇卫生院中医药综合服务诊区（中医馆）100%建设完成，北京名中医身边工程专家工作室和房山区名医工作室建设达到基层全覆盖。房山区妇幼保健院为"中医妇幼全覆盖工程"试点单位。重视中医药人才队伍的建设和培养工作，区中医院作为北京中医药薪火传承"3+3"工程建设单位，建立多个名老中医传承工作室。选派20名基层中医医师参加市级中医馆骨干人才培训、54名基层医师及护理骨干参加市级基层家庭医生中医药技术方法培训、3名基层西医师参加北京市中医全科医生转岗培训。举办房山区第二期"西学中"培训班，选拔区级指导老师32人，共计130名学员参加学习。先后举办三届"北京·房山中医药文化节"。北京中医药大学房山医院等6家机构进行中医药健康文化体验馆建设，全部完工。

血液管理。全年累计献血9252单位，其中团体无偿献血5879单位、街头无偿献血3373单位。全年用血10527单位，在受疫情严重影响情况下基本实现采供平衡。为群众报销血费14人次10700元。区内设置采血点1个。

区域医联体建设。区域医联体有4个，分别以良乡医院、第一医院、北京燕化医院、北京中医药大学房山医院为核心医院，成员单位分别为12家、10家、2家、10家。

【生育服务与家庭发展】生殖健康。婚前医学检查9690人，疾病检出率9.3%，婚检率97.8%。

计生关怀。奖扶9016人，标准每人每年2100元，共计1893.36万元；伤残782人，标准每人每年7980元，共计624.04万元；死亡938人，标准每人每年9720元，共计911.74万元。

【经费管理】卫生事业费129752.22万元，其中专项经费42939.48万元、中医事业费4617.32万元、社区卫生服务机构补助费39570.86万元。

卫生事业费总收入512853.22万元，总支出531985.15万元，其中医疗单位收入321894.66万元、支出331265.35万元。计划生育财政总投入3199.92万元。

【基本建设】区中医医院新院区建设项目完成管线探测成果报告、"多规合一"协同平台初审意见、建设用地钉桩测量成果报告、普通测量成果报告、建设项目选址意见书、建设项目用地预审意见、交通影响评价审查意见、项目建议书的批复、土地勘测定界报告、社会稳定风险评估报告的备案意见、考古勘察工作、青苗清除、建设用地围挡搭设、土地征收启动公告、考古发掘、工程勘察、压覆重要矿产资源核查、土地勘测定界、拆迁方案审查、可行性研究报告批复等相关工作。开展项目方案设计、土地征地拆迁工作。

西潞街道社区卫生服务中心建设项目完成地形图测绘、管线探测与调查、多规合一平台初审综合实施方案、岩土工程勘察报告、项目建议书、可行性研究报告、项目社会稳定风险评估报告、环境影响评价登记表、项目规划用地测量、北京独立坐标整理、2000坐标转换测量、土地勘测定界报告、多规合一平台会商综合实施方案、初步设计及概算、施工图等相关成果文件编制工作。取得"多规合一"平台初审意见、项目建议书批复、用地预审及选址意见书批复、土地权属告知书、可行性研究报告批复、环境影响评价备案登记表、社会稳定风险评估报告备案、多规合一平台会商意见、初步设计概算批复、国有土地划拨决定书、工程规划许可证、施工图审查意见、城市树木砍伐许可证、工程施工许可证等项目前期手续。

【房山区卫生健康委领导】工委书记、主任：王耕（9月20日任）、杨冬立（9月20日免）；工委副书记、副主任：张文艳；副主任：邱珍国、郑红蕾、武维锋、王中旭（9月29日任）。

（撰稿：任晓雅　审核：李　伟）

通州区

【概况】辖区户籍人口出生率6.32‰、死亡率8.57‰，自然增长率-2.25‰。因病死亡6986人，占死亡总人数的96.79%。死因顺位前十位依次为：心脏病，脑血管病，恶性肿瘤，呼吸系统疾病，内分泌、营养和代谢疾病，损伤和中毒，消化系统疾病，神经系统疾病，泌尿、生殖系统疾病，传染病。

区属医疗机构中，三级3家（潞河医院、区中医医院、区妇幼保健院）、二级4家（区中西医结合医院、新华医院、区老年病医院、区精神病医院）、一级22家。区直属机构有：区120、疾控中心、中心血站、社区卫生服务管理中心、卫生健康事业发展综合保障事务中心、人口生育服务中心、公共卫生应急处置事务中心、老龄事业发展中心。

【基层卫生】社区卫生。社区卫生服务中心及站90家，其中政府办79家、社会办11家。卫生技术人员2896人，其中执业（助理）医师1153人、注册护士879人；全科医生541人。全年门诊4589279人次。社区卫生机构上门服务1641人次。

社区卫生中心（站）全部完成标准化建设。全区累计签约常住人口690980人，常住人口家庭医生签约率37.5%，其中重点人群签约305069人，重点人群家庭医生签约率98.3%。二、三级医疗机构共派出医务人员151人支援18个社区卫生服务中心。22所社区卫生服务中心上转患者150505人次，下转患者3人次。全区共建立居民电子健康档案1388652份，电子健康档案建档率75.5%，其中居民规范化电子健康档案覆盖1195189人，居民规范化电子健康档案覆盖率64.9%。动态使用健康档案785362份，动态使用率56.6%。

农村卫生。全区行政村共470个，设置卫生室418家，其中北京市医疗机构电子化注册系统中共352家（为村办），覆盖率74.89%；全年诊疗203603人次。乡村医生399人，执业（助理）医师148人。

【疾病控制】传染病防治。乙类传染病发病4498人次，死亡3人，发病率前三位为新冠病毒感染、肺结核、梅毒。结核病患病716人，其中新发病705人；艾滋病患病37人，其中新发病19人，死亡1人。人畜共患疾病发病211人。

新冠疫情防控。全区新冠确诊病例累计7485例（死亡20人，无症状感染者4858人、轻型2406人、普通型154人、重型55人、危重型12人），其中境外输入394例，累计管控密接115574人，集中隔离7214人，居家隔离108360人；次密接28726人，集中隔离2401人，居家隔离26325人；新冠疫苗累计接种641990剂次，其中第一剂123582剂次、第二剂124903剂次、第一剂次加强393505剂次。接种流感疫苗152494剂次，较上年减少3.75%，其中学生76948人、60岁以上老年人57313人、保障人员366人、医务人员1064人、中小学教师1330人、其他1人，自费流感疫苗接种15472剂次。

慢性病防治。全区高血压患者107459人，其中规范管理79730人、规范管理率74.2%；管理2型糖尿病患者48100人，其中规范管理35136人、规范管理率73.1%。提供老年人城乡社区规范健康管理服务共计132951人，健康管理服务率62.8%。全年完成家庭保健员强化培养440人。

精神卫生。全区共检查精神障碍患者4105人，发病率2.227‰，其中6类严重精神障碍患者3662人。随访19011人次，其中入户访视（包括视频访视）9527人次、门诊访视4227人次、电话访视5257人次、危险度评估19011人次。在管患者规范管理率98.35%，在册规范管理率93.61%，在册规律服药率87.43%，精分在册服药率91.37%，在册患者面访率95.57%。监护人补贴累计办理3396人，正常发放3309人，办理率89.60%。办理免费服药3055人，免费服药办理率74.5%。

【综合监督】公共卫生监督。公共场所2184户，监督1984户，监督覆盖率90.85%；完成量化分级1683户，量化分级比例80.37%；完成监督执法3885户次，合格3002户次，合格率92.48%；行政处罚260起，罚款7.61万元。取得卫生许可供水单位及备案现场制售水机经营单位680户，监督661户，监督覆盖率97.22%；完成监督执法778户次，合格761户次，合格率97.81%；行政处罚23起，罚款4.15万元。学校卫生被监督单位165户，监督覆盖率100%；完成监督执法250户次，合格249户次，合格率99.60%；行政处罚1起，为警告。

医疗卫生监督。医疗机构587户，监督477户，监督覆盖率81.26%；监督4864户次，合格4853户次，合格率99.77%；行政处罚11起，罚款10.8万元。传染病消毒单位646户，监督640户，监督覆盖率99.07%；监督5965户次，合格5880户次，合格率98.58%；行政处罚84起，罚款2.1万元。放射卫生单位70户，58户，监督覆盖率82.86%；监督120户次，合格114户次，合格率95.00%；行政处罚8起，罚款2000元。血液管理单位7户，监督覆盖率100%；监督7户，合格率100%。计划生育单位34户，监督25户，监督覆盖率73.53%；监督112户次，合格率100%。

全年监督检查医疗机构等17097户次，其中医疗机构12125户次（三级183户次、二级591户次、一级2514户次、未定级8837户次），核酸采样点3360户次，

第三方核酸检测机构343户次，新冠疫苗接种点43户次，隔离观察点1208户次。累计受理接诉即办非法行医线索55件。组织与通州区公安分局环食药旅支队、通州市场监督管理局等部门联合执法10次。无证行医立案行政处罚28件。累计罚没款125万元，没收药品器械10箱，行刑衔接移送3人。

办理医师多点执业734人次。

【妇幼健康】辖区常住人口孕产妇建档11044人，孕产妇死亡率8.92/10万，初产剖宫产率45.48%，活产11211人。户籍人口新生儿死亡8例、死亡率1.50‰，婴儿死亡9例、死亡率1.69‰，5岁以下儿童死亡15例、死亡率2.82‰。常住人口围生期出生缺陷发生率32.69‰，出生缺陷前三位为先天性心脏病、肾积水、多指（趾）。

【老龄健康】户籍人口中80周岁及以上老年人24235人，百岁以上老年人28人。

老年健康服务。老年驿站168家，均与辖区社区卫生服务中心签订医养结合合作协议。备案且正常运营养老机构22家，其中9家机构内设医务室、13家机构与医疗卫生服务机构签订医养结合合作协议。

社会保障体系建设。高龄老年人津贴发放27047人，总金额4296.4万元；失能老年人护理补贴发放20274人，总金额12116.61万元；困难残疾人养老服务补贴发放2514人，总金额563.31万元。开展老年友好型社区建设，于家务回族乡仇庄村被国家卫生健康委和全国老龄办评为2022年全国示范性老年友好型社区。开展老年健康宣传周、敬老月、"孝顺之星""孝顺榜样"等系列主题宣传活动。通过微信公众号、张贴海报、各医疗机构电子屏滚动播放宣传标语等举措，开展打击整治养老诈骗专项行动宣传。

【医疗工作】区属医院全年出院121370人次，病床使用率61.18%，平均住院日7.7天（不含精神专科医院），住院手术60863人次。

对口支援。年内共派出12名医务人员到内蒙古地区开展为期3~12个月不等的支医活动。7月1日、8日和8月15日，北京潞河医院、东直门医院通州院区、区疾控中心、区妇幼保健院、区中西医结合医院及15家社区卫生服务中心共接收来自内蒙古3批次（通辽市奈曼旗、赤峰市翁牛特旗）93名跟岗培训医师，培训期为1个月和2个月。年内，委属医疗卫生机构累计捐赠设备8台（通辽市奈曼旗人民医院、赤峰市翁牛特旗人民医院、通辽市奈曼旗蒙医医院、赤峰市翁牛特旗卫生健康委员会、赤峰市翁牛特旗乌敦套海镇中心卫生院、通辽市奈曼旗八仙筒卫生院），总价值334.8万元。作为受援区，继续接受回龙观医院支援通

州区精神病医院、北京博爱医院支援通州区中西医结合医院。

中医工作。促进区级中医传承工作室建设，完成第一批、第二批通州区运河中医药薪火传承工程基层中医传承工作室共21个，培养42名继承人，推动基层中医药服务能力及医教研水平不断提升；完成区级名中医团队的培育与孵化，为申报市级中医传承工作室夯实基础。开展第二批13家通州区运河中医药薪火传承工程基层中医传承工作室师承带教工作。基层推广中医药适宜技术，全区提供4类以上中医药技术方法的社区卫生服务站达100%；提供4类以上中医药技术方法的村卫生室占90.96%。组织辖区48名医务人员参加基层家庭医生（团队）中医药技术方法培训，其中"双师"4名、"双骨干"44名；组织25人参加北京市2022年中医馆骨干人才培训；各社区卫生服务中心以讲座、宣传栏、义诊等多种方式开展中医药知识宣传和中医适宜技术推广。

血液管理。区属医院全年用血18224单位。区内采血点3个，采血方舱3个。全年采血89260单位，包括全血65594单位、机采血小板23666单位；全年供血红细胞77814单位、血浆66883.5单位、机采血小板23684单位。

区域医联体建设。片区医联体有4家核心医院，其中友谊医院成员单位5家、潞河医院成员单位7家、东直门医院通州院区成员单位5家、北大人民医院成员单位5家。紧密医联体2个：北京潞河医院-郎府卫生院、通州区老年病医院，友谊医院通州院区-徐辛庄社区卫生服务中心。以北京胸科医院为核心成立通州区肺癌专病医联体，成员单位涵盖东直门医院通州院区、区中西医结合医院、新华医院和15家社区医疗机构形成肺癌区域诊疗中心。成立全区康复专科联盟，构建以北京康复医院为上级、通州区中西医结合医院为中心，对通州区甘棠、徐辛庄等13家社区卫生服务中心医联体进行帮扶。全区共有14家社区医院加入通州区医学影像医联体，全年影像医联体读片63091人次，其中DR51408人次、CT11683人次。

【生育服务与家庭发展】生殖健康。婚检率93.16%（初婚婚检率105.24%），疾病检出率2.34%（初婚疾病检出率2.22%）。免费孕前优生健康检查定点医院为通州区妇幼保健院，孕前优生检查6829人，评估出风险因素4348人。

计生关怀。计划生育奖励扶助20202人5533.25万元（农村部分计划生育家庭奖励扶助18305人3844.05万元，独生子女伤残家庭特别扶助889人709.42万元，独生子女家庭特别扶助1008人979.78万元），独生子女父母奖励22249人4378695元（独生子女父母奖励15408人891125元，独生子女父母一次性奖励3134人313.4万元），独生子女奖励扶助金（农村部分计划生育家庭奖励扶助金）每人每月175元，特别扶助金自7月1日起伤残扶助金由每人每月590元调整到740元，死亡扶助金由每人每月720元调整到900元，农村部分计划生育家庭奖励扶助18305人3844.05万元，独生子女家庭低保补助860人11.57万元。独生子女意外伤亡一次性经济帮助41人41万元，失独家庭两节慰问569户85.35万元，失独家庭扶助1008人241.92万元。

【经费管理】全年全区卫生系统总收入739878.37万元，其中财政拨款231736.46万元、业务收入508141.91万元；总支出717947.12万元。卫生事业专用基金15254.09万元。

【基本建设】全年基建总投资862.02万元，全部为单位自筹。宋庄镇新建高各庄、南马庄、摇不动、大邓、小邓、郝各庄、喇嘛村等7个卫生室，每个村卫生室医疗用房70平方米，均已完工并投入使用。

【急救站点建设】完成6处急救站建设（北京急救中心通州急救中心站、环球影城急救工作站、西定福庄急救工作站、高辛庄急救工作站、通运急救工作站、杨庄急救工作站），完成急救站三年规划建设任务。在区内公园、文体活动中心、养老院等公共场所配置100台自动体外除颤器（AED），并完成6场180人次的技能培训。

【新华医院中医健康管理中心开诊】12月30日，通州区新华医院中医健康管理中心正式开诊，建筑面积1200余平方米，融合全科一体化健康管理、中医药养生保健、慢病康复、医养结合、健康宣传等多种元素，是集医、养、康、健，四位一体、医养结合的中医特色健康管理中心。

【与北三县医疗卫生合作】持续推动辖区医疗机构与北三县机构的医疗卫生合作。通州区妇幼保健院继续与河北省三河市迎宾北路社区卫生服务中心签订合作框架协议，与河北省廊坊市妇幼保健中心签订深度合作协议。

【通州区卫生健康委领导】工委书记、主任：白玉光；副书记：刘亚兰（10月免）、陈长春（10月任）；副主任：李凤苹（8月免）、陈长春（10月免）、谭丽、杨跃凯、徐娜、王峰、陈维（11月任）、庞宇（8月任，挂职一年）、张洪兵（2021年12月任，挂职一年）。

（撰稿：李　珺　审核：陈长春）

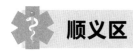

顺义区

【概况】户籍人口出生率5.12‰，死亡率8.87‰。死因顺位前十位依次为：心脏病，恶性肿瘤，脑血管病，呼吸系统疾病，损伤和中毒，内分泌、营养和代谢疾病，消化系统疾病，神经系统疾病，泌尿、生殖系统疾病，传染病。户籍人口期望寿命80.10岁，其中男77.33岁、女83.02岁。

全区各级各类医疗机构共928家，三级医疗机构6家，其中公立5家、民营1家；二级医疗机构5家，其中公立2家、民营3家；一级医疗机构40家，其中公立28家、民营12家；未定级医疗机构877家，其中村卫生室296个、社区卫生服务站178个；诊所、门诊部等其他类型机构403家。

【基层卫生】社区卫生。社区卫生服务中心27个、服务站（运行）172个，均为政府办。卫生技术人员2256人，其中全科医生557人、中医医生137人、注册护士689人。全年门诊2877705人次，家庭医生上门服务4651人次。辖区内设201个村级医疗机构并纳入临时医保定点医疗机构。全年共完成重点人群签约271874人，签约率99.8%。依托辖区医联体机制，由3家三级医院、2家二级医院、27家社区卫生服务中心及22家养老服务机构统筹建立区级网格化的三级医疗救治体系。医联体各核心医院选派专家到各社区服务中心出诊303人次，接收基层进修161人次；4家核心医院共向基层下转患者579人次，接收基层上转患者5396人次，远程医疗服务5221人次。建立健康档案（均为电子档案）1068869份，占总人口的80.61%；居民规范化电子健康档案覆盖率66.63%，健康档案动态使用率78.95%。

农村卫生。规划村卫生室197个，均为政府规划，配备201名乡村医生（上级派驻59名），其中乡村医生助理医师以上职称117人。辖区村级医疗机构覆盖率100%，全年诊疗4万余人次。

【疾病控制】传染病防治。报告乙类传染病11种2258例，死亡4例，发病率前三位的为肺结核、梅毒、肝炎。登记管理肺结核患者272例（含耐药8例，其中耐多药3人、单耐利福平5人），其中非户籍患者100例（含耐药5例）。艾滋病患病88人，其中新发病8人、死亡1人。报告手足口病187例、布鲁氏菌病12例。

新冠疫情防控。本土病例4210例，密接39564人、次密接13197人、境外输入295例。核酸检测491437件次。累计接种新冠疫苗约42万人次，其中第一剂88624人次、第二剂107168人次、第三剂223792人次。

流感疫苗接种130593人次，其中免疫规划流感疫苗中，60岁以上老年人57386人次、学生57602人次、保障人群659人次、医务人员1153人次、中小学校教师1534人次。

慢病防治。管理高血压患者73256人，规范管理56783人，规范管理率77.51%，血压达标54115人，血压控制率73.87%。管理糖尿病患者33151人，规范管理26137人，规范管理率78.84%，血糖达标23437人，血糖控制率70.7%。新创建区级示范机构6家，开展自我管理小组659组，覆盖659个生活社区，覆盖率86.3%。对2260例户籍肿瘤患者开展社区随访工作，成功随访2097人，随访率92.8%。城市癌症早诊早治问卷初筛667人，临床检查615例。农村大肠癌筛查问卷初筛2282人，肠镜检查651例。在12个项目点开展心血管病高危人群筛查，完成长期随访3740人，完成率149.1%。村居公共卫生委员会建设覆盖率100%，区级健康促进医院覆盖率90.3%，健康促进学校覆盖率97.4%，健康促进机关覆盖率73.2%，健康促进企业覆盖率93.3%。全区共建设健康主题公园16个、健康步道75个、健康文化墙77个、健康知识一条街27个、健康社区（村）323个，建成健康示范家庭1296户。

精神卫生。精神障碍患者4741人，其中6类重性精神病患者3601人。申请免费服药患者2894人（临时免费服药在册患者136人），年内新增143人，免费服药惠及率80.37%。全年共发放免费药品金额330万余元。申请严重精神障碍患者监护人补贴2920人，占全区在册患者的84.31%，申领率82.43%，发放看护管理补贴481万余元。

【综合监督】公共卫生监督。应监督公共场所2188户，实监督2153户，监督覆盖率98.4%；抽检57户，合格率100%；处罚434起，罚没款8.93万元。

医疗卫生监督。辖区内医疗机构913户，其中一级及以上51户、一级以下862户。监督检查859户，覆盖率94.09%；有效监督4250户次，合格4187户次，合格率98.51%。简易程序处罚28起，均为警告；一般程序处罚41起，罚没款109.37万元。

办理医师多点执业469例。办理无证行医行政处罚案件17件，罚款80.32万元，没收违法所得2.24万元。处理非法行医投诉举报60起，组织参与打击无证行医联合行动40次，取缔无证行医黑诊所15户次，没收药品25箱3袋、器械17件。

【妇幼健康】常住人口孕产妇建档5659人，住院分娩5658人，无死亡，剖宫产率43.36%，活产5699人。常住人口中0~6岁儿童397911人。户籍人口5岁以下儿童死亡4人，死亡率0.997‰；婴儿死亡1人，死亡率0.249‰；新生儿死亡1人，死亡率0.249‰。常住人口新生儿出生缺陷发生率34.15‰，主要出生缺陷病种为先天性心脏病、外耳其他畸形、多指（趾）、并指（趾）、新生儿隐睾。

【老龄健康】常住人口中60岁及以上老年人218751人，占常住人口的16.5%。户籍人口中60岁及以上老年人167509人，占户籍人口的25.2%；80周岁及以上1.83万人，占3.5%。有100岁以上老年人35人。

有养老机构19家、养老驿站69家，其中6家内设医务室。65岁以上老年人建立健康档案143567份，家庭医生签约106615人，健康管理老年人92491人，健康管理率63.35%。累计完成29家老年友善医疗机构建设。全区评选出193名"孝顺之星"和486名"寿星"。为辖区852名65岁及以上老年人实施"口福"试点项目，为2735名老年人开展老年健康心理关爱项目。全年开展"我教老人用手机"等智慧助老活动82场。建设老年餐桌37家。为基本养老服务对象提供免费巡视探访及个人清洁等基本养老服务和文化娱乐、养老助餐等各项服务共计27万余人次。为60周岁以上老年人提供低偿市场化服务，多层次、多方位满足老年人个性化养老需求。

全年发放高龄老年人津贴3607.76万元，惠及241107人次；发放失能老年人护理补贴6446.70万元，惠及127842人次。

【医疗工作】全区各级各类医疗机构门诊866.13万人次，急诊53.31万人次，出院8.10万人次。二级及以上医疗机构实有床位使用率71.75%，一级以上实有床位使用率2.18%。二级及以上医疗机构平均住院日7.39天，一级医疗机构平均住院日8.65天。全年住院手术2.59万人次。

对口支援。选派39名专业技术人才，分别到内蒙古巴林左旗、科左中旗结对开展健康扶贫工作。接收46名结对地区医疗骨干进修学习，学习周期为1~12个月不等。

中医工作。贯彻落实《中医药法》和《北京市中医药条例》，实现医疗机构和医务人员的全覆盖，持续推进"名中医身边工程"。年内新备案中医诊所5家。累计出诊248人次，服务患者1019人次。开展"冬病夏治三伏贴"工作，共有20家医疗机构为3978人开展三伏贴贴敷服务。开展第二届顺义区名老中医药专家学术经验继承工作，制定区级师承老师、弟子遴选方案。网络视频授课63次，培训中医骨干医师534人次。举办顺义区中医药适宜技术基层骨干培训班，培训26家社区卫生服务中心中医骨干534人次。组织遴选医师32人、护理人员27人参加北京市基层医中医药技术方法培训。顺义区卫生健康委与昌平区卫生健康委合作，在霍营社区卫生服务中心共建"高才达国家级名老中医工作室昌平分站"。高才达名老中医到昌平区霍营社区卫生服务中心分工作室出诊带教7次，传承弟子到顺义区中医医院跟师学习8次。选派2人参加北京市中医全科医生转岗培训，20人参加市区两级国家中医药应对重大公共卫生事件和疾病防治骨干人才培训。

血液管理。区属医院全年用血13302.5单位，自体输血544人次1177.63单位。区内设置2个采血点（采血车）。顺义区中心血库全年采集全血15532.95单位；供应成分血13309.5单位，其中红细胞8624.5单位、机采血小板1006.5单位、血浆3678.5单位。

区域医联体建设。依托4所区属二级以上医院组建4个医联体，覆盖27家社区卫生服务中心和5家社会办医疗机构。顺义区医院医联体成员单位23家，顺义区中医医联体成员单位9家，顺义空港医院医联体成员单位11家，顺义妇幼保健院医联体成员单位14家。

【生育服务与家庭发展】生殖健康。户籍婚检3505人，婚检率60.49%，疾病检出率6.93%。孕前检查5404人，孕检覆盖率103.33%，评估出风险因素3331人。顺义妇幼医院和一站式婚孕检专区均可提供免费婚前检查和孕前检查，对筛查出的风险人群开展针对性的咨询指导和治疗转诊等服务。完成区域婚前孕前保健优质化门诊的创建申报和验收工作。全年婚前检查女1826人、男1844人，孕前检查2702对。

计生关怀。奖扶对象共12421人，伤残扶助对象550人，死亡扶助对象747人。区级奖励扶助金标准为每人每年1200元，特别（死亡、伤残）扶助金标准为每人每年2400元。发放奖扶特扶资金共计5575.19万元。低保独生子女家庭专项救助金、独生子女意外伤残或死亡的一次性慰问金、独生子女意外伤残或死亡的一次性经济帮助金兑现率100%。

"暖心计划"投入资金90万元慰问特殊家庭及独

生子女困难家庭800户，救助大病困难特殊家庭和独生子女家庭300户。下拨25万元建设、维护25个镇街级暖心家园。利用2个区级和25个"暖心家园"共组织70余场家庭专场活动，700余人经常参加活动。

承接中国计生协"向日葵计划"项目，开展早期教育亲子活动30场，受益儿童1000名。在牛栏山镇建立向日葵亲子小屋，将婴幼儿照护服务向农村地区覆盖，累计组织开展90场活动，受益儿童300名。

【经费管理】年初结转和结余161945.99万元，全年收入662207.99万元，支出672334.31万元，收支结余151819.68万元，结余分配185.15万元，年末结转和结余151634.53万元。财政专项拨款130919.51万元。

【基本建设】基建总投资6520.86万元，全部为财政投入。全年新建医疗用房41999平方米。

【顺义区卫生健康委领导】工委书记：王新兵（9月30日免）、茹立新（9月30日任）；主任：于宝鑫；副书记：陈雪清；副主任：陈豪、张斯民、丁云云、才鑫。

（撰稿：孙海英　审核：吴迪祥）

大兴区

【概况】辖区户籍人口出生5491人，出生率7.06‰；死亡率8.06‰；自然增长率-1.00‰。因病死亡5707人，占死亡总人数的94.97%。死因顺位前十位依次为：心脏病，脑血管病，恶性肿瘤，呼吸系统疾病，损伤和中毒，内分泌、营养和代谢疾病，消化系统疾病，神经系统疾病，泌尿、生殖系统疾病，传染病。期望寿命80.56岁（比上年降低1.08岁），其中男性78.05岁、女性83.17岁。

区属医疗机构26家，其中三级医疗机构4家、二级医疗机构1家、一级医疗机构21家。

【基层卫生】社区卫生。有社区卫生服务中心21家，其中政府办20家、社会办1家；社区卫生服务站108家，其中政府办103家、社会办5家。社区卫生服务机构共有在岗卫生技术人员2920人，其中执业（助理）医师1048人、全科医师472人、注册护士1000人。社区卫生服务机构总诊疗372.05万人次，出院1565人次，上门服务1629人次。完成7家社区卫生服务站隶属关系调整及福苑社区卫生服务站迁址。常住人口家庭医生签约率45.2%（不含经开区）。双向转诊上转患者1.92万人次，下转社区卫生服务中心101人次。建立居民电子健康档案149.49万人（不含经开区），建档率81.73%，健康档案使用率64.3%。

瀛海、黄村、金星、礼贤、旧宫、长子营6家社区卫生服务中心达到北京市优质服务基层行推荐标准，待国家卫生健康委复核。

农村卫生。村卫生室292个，实现全覆盖。乡村医生岗位300人，村卫生室292个（其中一体化的97个），全年诊疗2.9万人次。乡村医生194人，其中执业医师11人、乡村医生助理医师12人。乡镇卫生院派驻106人。全年诊疗2.9万人次。

大兴区卫生健康委等8部门联合印发《大兴区农村地区村卫生室标准化建设实施方案》，重点解决乡村医生配置不足、队伍老化、待遇偏低等问题，设置专项经费，推进政策落地。

【疾病控制】传染病防治。共报告法定传染病17种11483例，发病率620.78/10万。其中，甲类传染病3例（均为霍乱），无死亡；乙类传染病7300例，发病率394.65/10万；丙类传染病4180例，较上年上升28.42%，发病率225.98/10万。发病率前三位的疾病为新冠病毒感染、肺结核、梅毒。死亡11人（肝炎9人、艾滋病1人、新冠病毒感染1人）。报告结核病425人（皆为新发病例）；艾滋病1903人（其中新发病例125人），其中死亡1人；人畜共患疾病12人（布病11人、斑疹伤寒1人）。

新冠疫情防控。年累计调查处置病例6167人，其中确诊病例1538人（危重型13人、重型47人、普通型470人、轻型1008人）、无症状感染者4629人，本土5967例、境外输入200例。累计管理密切接触者53337人，次密接21610人。开展疫源地现场终末消毒244次，消毒面积98365平方米。累计抽调35人次驰援西藏、其他区疫情防控工作。开展重点人群、重点场所监测检测，累计检测人员标本238737人次（阳性7069人次）；检测环境标本118729件（阳性524件）。新冠疫苗接种总计41.47万剂次，其中第一针71230剂次、第二针76837剂次、第三针229104剂次、第四针37485剂次。流感疫苗接种113958人。

慢病防治。农村癌症筛查共完成10282人的问卷筛查及便潜血检查，高危2210人，高危率21.49%，符合指标要求；肠镜检查592人，完成率100%，发现病例42人，检出率7.09%，高于4%的指标水平。城市癌症筛查完成乳腺癌、肝癌、上消化道癌、大肠癌临床检查264人，完成率45.52%。心血管病高危人群早期筛查与综合干预项目共完成6220人的初筛，发现高危人群2061人，完成高危对象干预1460人，完成短期随访1371人、长期随访316人。管理高血压患者11.3万人，规范管理率79.37%；管理糖尿病患者5.2万人，规范管理率77.49%。培养家庭保健员400名。

精神卫生。在册精神障碍患者6172人，在管患者6083人，严重精神障碍患病率3.344‰。6类重性精神障碍患者5977人，在册规范管理率97.63%，在册规律服药率87.51%，精神分裂症患者服药率90.56%，在册患者面访率98.33%，免费服药4629人。严重精神障碍患者监护人监护补贴申领5125人，补贴申领率93.00%。

【综合监督】全区持证单位5281户，监督12999户次，监督覆盖率99.92%，行政处罚911户次，罚没款336.93万元。

公共卫生监督。公共场所单位1680户，量化分级1649户（其中A级178户、B级1281户、C级190户），经常性监督3016户次，覆盖率99.84%，合格率74.58%，处罚593户次，罚款31.95万元。生活饮用水单位975户，经常性监督1135户次，覆盖率100%，合格率98.35%，处罚44户次，罚款15.10万元。学校卫生单位216户，经常性监督334户次，覆盖率100%，合格率100%。

医疗卫生监督。医疗机构监管单位824户，共计监督检查8071户次，覆盖率99.95%，合格率97.19%，行政处罚184户次，罚款38.87万元。对290家医疗机构的违法行为给予不良积分558积分。查处非法行医案件33起，其中取缔5户、立案处罚28户，罚没款196.62万元。没收违法药品290余千克、器械295件。向人民法院申请强制执行5起，申请执行金额58.23万元。办理医师多点执业922人。

【妇幼健康】常住孕产妇11816人，其中本市户籍5733人、外地户籍6083人，系统管理率99.56%，住院分娩率100%，无孕产妇死亡。强化特殊时期安全保障，主动摸排并制定区级涉疫孕产妇管理台账，全年共摸排管理涉疫孕产妇1428例，视频建册458例。举办妇幼保健知识技能竞赛，联合委应急办、区"120"分中心对院前急救相关人员进行妊娠常见急危重症识别与处理等业务培训。区人民医院等3家助产机构成功创建母婴友好医院，全区助产机构覆盖率达75%。深入推进母婴安全筑基行动，强化疫情期间母婴安全保障措施，加强部门联动，多措并举提升多学科救治能力，区域母婴安全筑基行动绩效得分全市第一。年内，户籍新生儿死亡6人、死亡率0.19‰，婴儿死亡9人、死亡率0.57‰，5岁以下儿童死亡11人、死亡率2.09‰。落实出生缺陷三级预防，未出现致死性出生缺陷病例，新生儿出生缺陷发生率26.93‰，其中严重出生缺陷发生率0.57‰。主要出生缺陷病种为外耳其他畸形、先心病、隐睾。常住0~6岁儿童77017人，儿童系统管理率97.57%。发现神经心理发育迟缓阳性674人，确诊149人；先天性心脏病103人，先天性髋关节脱位37人。落实北京市新生儿遗传代谢性疾病免费筛查扩大病种以及扩大新生儿耳聋基因筛查点位项目，免费新生儿代谢性疾病筛查病种由3种增至12种，由4个基因15个位点增至4个基因23个位点。完成助产机构出生的新生儿疾病筛查6873例，发现苯丙酮尿症4例、先天性甲状腺功能减低症2例，均及时转诊干预。

妇女保健。落实两癌筛查与长效体检工作。宫颈癌筛查54629例，乳腺癌筛查39607例，发现宫颈癌前病变62例、宫颈癌2例、乳腺癌11例。标化女性盆底功能障碍防治工作，鼓励辖区开展盆底康复的医疗机构对照标准推进建设，最终评出5家标准化机构。推进人工流产后避孕服务标准化建设，开展机构自评与区级评估指导，通过市级抽查复核，全区12家医疗机构完成建设任务，辖区计划生育机构标准化服务覆盖率达57.14%，完成50%覆盖率的既定目标。

推进基层妇女儿童保健规范化门诊建设提档升级。榆垡等8家中心成功升级AA，全区AA级以上规范化门诊覆盖率达63.64%。

【老龄健康】常住人口中60周岁及以上老年人284051人，占15.39%；65周岁及以上老年人183825人，占9.96%。户籍人口中80周岁及以上老年人21433人，占1.16%；百岁及以上老年人38人。

老年健康服务。养老服务机构26家、养老照料中心21家、养老服务驿站133家、医养结合机构20家、老年护理中心2家。推荐首批医养结合机构参加市、区医养结合远程协同服务试点10家，参与市级医养结合人才能力提升培训50人，参与全国老年医学人才培训5人。为辖区有需求的百岁户籍老年人免费提供居家健康服务16人，老年人心理关爱行动服务253人，老年人"口福"项目服务1508人，失能失智项目评估、服务12202人。

社会保障体系建设。高龄补贴发放21433人

3713.33万元，失能老年人补贴发放14649人9073.6万元。建设全国示范性老年友好型社区2家。开展敬老月活动，以区老龄委名义在全区命名家庭孝老、社会敬老、行业助老"孝顺之星"共100名，对全区百岁老年人及部分特困老年人进行两节（春节、重阳节）慰问，总金额32万元。

【医疗工作】区属医院全年出院7.27万人，病床使用率80.07%，平均住院日7.48天（不含精神专科医院），住院手术2.4万人次。

创建13个社区卫生服务机构专病特色科室，区人民医院、区中西医结合医院被市级认定为心内科、分泌科等6个专病的培育基地。

对口支援。选派援建专技人员31人，在受援医疗机构门急诊诊疗患者6901人次，对重点人群开展义诊巡诊475人次；举办培训班70期，培训受援地专业技术人员793人次；接收受援地区骨干进修、学习27人。区内20家医疗机构结对帮扶受援地39家医疗机构，实现内蒙古3个受援地基层医疗机构结对全覆盖；向受援单位输出医疗卫生技术61项，帮助建立临床重点专科4个。继续推进与内蒙古、宁夏、湖北等地对口帮扶工作机制，结合疫情防控工作要求给予帮扶。选派区人民医院5名医疗骨干驻点帮扶内蒙古正镶白旗医院，帮助引入喉罩、中心静脉置管等技术，通过启用转诊绿色通道，顺利转诊1名肿瘤患者至区人民医院住院治疗，门急诊诊疗3000余人次，开展业务培训29次，操作技术指导20余次，输液港维护4例，远程视频会诊20余次，培养中医、麻醉、内科、护理、院前急救等10余人，配合手术70余台。推进市级城乡对口支援工作，区内20家医疗机构与市级支援医院签订合作协议，开展对口帮扶工作；区内二三级核心医院和区疾控中心分别与17家社区卫生服务中心持续开展对口支援，并定期选派专家骨干以门诊支援、专家带教、查房等多种形式进行医疗支援，共下沉专家5362人次，诊疗2.6万人次，会诊129人次。

中医工作。实施妇幼保健"升降浮沉工程"，建成2个中医妇幼传承工作室；落实国家试点要求，探索开展耳穴压丸中医适宜技术干预儿童青少年近视；启动13个第二批中医专家学术经验继承工作室，开设王新佩基层老中医经典名方课堂，培养学员51人；遴选4名"双师"、20名"双骨干"参加基层家庭医生（团队）中医药技术方法培训，开展中医药适宜技术培训588人次、中医健康养老护理员培养260人。优化区镇两级中药预防性投药模式，为高危人员发放中药预防性颗粒71.53万人次；发挥中医药特色优势，进一步完善中西医协同救治机制，通过开具协定方、提供

中医药饮片代煎配送服务等，极大缓解转段后药品不足的困难，确保平稳转段。

血液管理。区属医院全年用血11885单位。有采血点3处：火神庙商业中心、旧宫万科、西红门荟聚（其中西红门荟聚采血点暂停开放）。

院前急救工作。完成院前急救设施规划建设，共有急救工作站27个，均完成标准化建设。入网急救车62辆，全年院前急救出车6.22万次，呼叫满足率99.43%，服务满意率99.35%，平均急救反应时间13.12分钟。

区域医联体建设。有综合医联体5个，区内二三级医院与协和、安贞、儿童等三甲医院建立专科医联体17个，区人民医院与北大第一医院建立儿科紧密型医联体1个，建立区域康复专科医联体、高血压专病医联体各1个。辐射二级公立医院5家、政府办社区卫生服务中心21家、监狱系统医院1家、其他医疗机构9家。医联体内双向转诊1531人次，其中上转1218人次、下转313人次，远程会诊24728人次。

【生育服务与家庭发展】生殖健康。推进出生缺陷一级预防，深化婚前医学检查、孕前优生健康检查、婚姻登记、优生咨询指导一站式便民服务，婚前检查6633人，婚检率72.18%，检出疾病568人，疾病检出率8.56%；全年为5713人提供免费孕前优生健康体检服务。

计生关怀。符合北京市农村部分计划生育家庭奖励扶助制度6366人，发放资金13368600元；符合北京市独生子女伤残家庭特别扶助制度769人，发放资金6136620元；符合北京市独生子女家庭（死亡）特别扶助制度639人，发放资金6211080元。大兴区独生子女伤残死亡家庭特别扶助办法包括8个子项目，共扶助2585人（户），总金额8908400元。伤残扶助每人每月350元，共939人3888500元；死亡扶助每人每月350元，共622人2549050元；伤残类一方死亡存活方再享受每人每月350元，共32人128800元；死亡类一方死亡存活方再享受每人每月350元，共23人80850元；伤残养老补助每人每月200元，共500人1167800元；死亡养老补助每人每月200元，共469人1093400元。

持续开展"暖心行动"，建立失独家庭扶助工作体系，规范工作内容与模式，加强对计划生育特殊家庭的扶助，继续实施"暖心计划"综合保险和计划生育家庭意外伤害保险项目。为计划生育家庭76964人办理意外伤害保险和两癌保险，保费275.18万元，理赔316人134万元。做好与北京京安基金会公益项目，为65户计生困难户发放救助款总额99.8万元。

【经费管理】区卫生系统总收入796966.53万元，

其中一般公共预算财政拨款收入170884.88万元、政府性基金预算财政拨款收入869.54万元、事业收入441447.58万元。总支出796966.53万元，其中基本支出548181.26万元、项目支出82157.73万元。年末结余和结转158874.06万元。

【基本建设】全年基建总投资12600万元，其中财政投入12200万元、单位自筹400万元。全年新建、扩建医疗用房8882平方米，基本完工。天宫院社区卫生服务中心项目及外电源工程竣工；清源社区卫生服务中心项目基本完工；观音寺社区卫生服务中心项目结合两个院址建设，大兴新城海户新村配套社区卫生服务中心项目完成地上二层结构施工，观音寺街道社区卫生服务中心提升改造工程取得立项批复；庞各庄镇中心卫生院新建项目完成初步设计概算编制。

优质资源项目建设。北京大学第一医院城南院区项目进行精装修收尾；推进区人民医院选址新建项目，完成项目建议书（代可行性研究报告）修改，初步确定建设方案；加强同广安门医院合作，配合推进广安门医院在大兴区建设国家中医（肿瘤）医学中心项目，协调推进土地供应有关事宜，推动项目尽快落地。

重点工程项目。大兴区精神疾病农疗康复中心修缮改造项目竣工，区中西医结合医院综合改造项目、区医院2号楼设立全科医学科病房改造项目开工，协调临空经济区管委会、礼贤镇政府推动礼贤卫生院新址建设工作，研究大兴区公共卫生大楼建设项目、区妇幼保健院建设项目选址工作。

【公共卫生应急管理体系建设】落实《大兴区公共卫生应急管理体系建设三年行动计划（2020—2022年）》，完成38项任务目标。10月前，完成25个标准化院前急救站点建设。年内，完成公共卫生应急预案及8个分预案编修，组建5个专业公共卫生专家委员会，组织开展应急演练131次。完成区疾控中心标准化建设，增配人员编制数至305名，仪器设备综合达标率超90%，均满足市级指标要求。

【大兴区卫生健康委领导】党委书记、主任：李爱芳；副主任：王艳颖、郑德禄（2020年9月到新疆乌鲁木齐卫生健康委挂职党委委员、副主任）、王明杰（8月免）、郑渊（7月任）、张颖。

（撰稿：张　岩　霍婷婷　审核：李爱芳）

昌平区

【概况】户籍人口出生率6.26‰，死亡率8.60‰，自然增长率-2.34‰。因病死亡5668人，占死亡总人数的96.94%。死因顺位前十位依次为：心脏病，恶性肿瘤，脑血管病，呼吸系统疾病，内分泌、营养和代谢疾病，损伤和中毒，消化系统疾病，神经系统疾病，泌尿、生殖系统疾病，传染病。户籍人口期望寿命80.40岁，其中男性77.79岁，女性83.24岁。

区属医疗机构104家，其中三级医院4家、二级医院17家、一级医院83家。年内新注册的一级医院有北京保善堂中医医院、北京鸿阳中医医院、北京子夏中医医院和北京正济中医医院。

【基层卫生】社区卫生。社区服务中心18个、站114个，均为政府办。卫生人员1777人，其中医生726人（包括全科医生605人）、护士515人。全年门诊265.34万人次，上门服务1331人次。家庭医生签约率39.6%。上转患者12.13万人次，其中向医联体内大医院上转57376人次；下转患者53781人次，其中由医联体内大医院下转25491人次。居民电子健康档案207.3万份，建档率91.3%，动态使用率63.27%。

农村卫生。注册村卫生室208个，均为村办。乡村医生157人，在岗乡村医生培训完成率100%。培养家庭保健员400人。全科乡村医生助理医师32人、执业助理医师52人、执业医师53人。

【疾病控制】传染病防治。甲类传染病报告1例，无死亡；乙类传染病报告4003例，死亡7例，发病率前3位为新冠病毒感染、肺结核和梅毒。结核病患病863人，其中新发病558人；累计随访管理的艾滋病病毒感染者和病例共2337例，其中新报告病例165例，死亡64例。布病8例，手足口病245例。

新冠疫情防控。全年报告新冠病毒感染6550例，其中确诊2056例（本土1948例，其中普通型130例、轻型1731例、危重型8例、重型79例）、无症状感染者4594例，无死亡。管理密接75732人、横转外省外区6973人、纳入集中管理人员40595人、判定次密接23590人、转外省外区1441人。核酸检测172066人次。接种新冠疫苗775085剂次，其中第一针111019剂次、第二针147176剂次、第三针447835剂次、第四针69055剂次。接种流感疫苗145319剂次，其中免费流感疫苗116885剂次。

慢病防治。高血压健康管理69413人，规范管理52165人，规范管理率75%，血压控制45265人，血压控制率65%；2型糖尿病健康管理33342人，规范管理24926人，规范管理率74%，血糖控制21574人，血糖控制率64.7%。新培养家庭保健员400名，共计完成培训868人次。国家心血管病高危人群早期筛查与综合干预项目，完成2505人长期随访管理，长随完成率64.2%。昌平区肺癌早诊早治项目完成临床筛查433例，其中基线筛查298例、年度筛查135例。完成昌平区肿瘤患者社区随访2384例，完成率100%。

精神卫生。在册严重精神障碍患者7016人，报告患病率3.091‰。其中6类重性精神障碍患者6808人。在册规范管理率95.11%，服药率92.93%，规律服药率90.04%；在册精神分裂症服药率92.07%，规律服药率88.73%。严重精神障碍患者免费服药4969人，免费服药申请率70.82%。申领监护人看护补贴5286人，监护人看护补贴申请率90.67%。

【综合监督】公共卫生监督。辖区内公共场所3055户，量化分级比例为92.16%。经常性监督检查6417户次，覆盖率99.93%，合格率98.11%，处罚183起，罚款131800元。

医疗卫生监督。监督检查3367户次，覆盖率99.38%，合格率99.60%，处罚242起，罚款1589672元。查处无证非法行医18户次，其中非法医疗美容11户次，实施处罚21起，罚没款134万余元，没收药品3864千克、器械1338件。办理医师多点执业1090人。

【妇幼健康】妇女保健。常住孕产妇建档14702人，无死亡，初产剖宫产率34.93%，活产11046人。户籍活产4254人，新生儿死亡3人、死亡率0.71‰，婴儿死亡9人、死亡率2.12‰，5岁以下儿童死亡12人、死亡率2.82‰。新生儿出生缺陷发生率42.62‰，本市户籍48.02‰、外地户籍38.90‰。主要出生缺陷病种：先天性心脏病、外耳畸形、隐睾、其他畸形、多指（趾）、并指（趾）、肾积水、尿道下裂、其他肾脏异常、小耳。

【老龄健康】有老年人口226.94万人（户籍人口67.4万、常住人口159.54万），其中60~79岁33.91万人（户籍人口16.46万、常住人口17.45万），80~99岁3.99万人（户籍人口2.17万、常住人口1.82万），100岁以上248人（户籍人口63人、常住人口185人）。

老年健康服务。社区卫生服务机构为65岁及以上老年人建立健康档案22万份，健康管理率63.6%。重点人群签约率92.2%。老年健康服务机构142个，其中养老机构40个、养老驿站86个、医养结合机构16个。17家社区卫生服务中心老年健康服务规范化建设达标，创建老年友善医疗机构14家，设立老年医学科的医疗机构14家。加强65岁以上老年人中医药健康管理，人群覆盖率61.7%。开展中医药健康养老"身边工程"，确定市级试点单位4家、区级试点单位23家。

社会保障体系建设。基本养老金及城乡居民老年保障福利养老金调整方案惠及昌平区16.85万老年人，调整金额于7月底前发放到位。企业职工基本养老保险及机关事业单位基本养老保险待遇调整102438人，调整金额1979.64万元，人均增长193.32元/月，补发2022年调整额12179.19万元；城乡居民基本养老保险及老年无保障待遇调整66082人，调整标准为2021年12月31日前已满65周岁人员，基础养老金每人每月增加42元，2021年12月31日前未满65周岁人员，基础养老金每人每月增加37元，补发2022年1~6月调整额1576.50万元。待遇调整后，城乡居民基本养老保险养老金人均955.01元/月，老年无保障福利养老金人均826.86元/月。

【医疗工作】辖区医院出院211591人次，病床使用率67.0%，平均住院日11.3天，住院手术92222例。医护比为1∶1.16。

对口支援。昌平区8家医疗卫生机构与内蒙古阿鲁科尔沁旗5家医疗卫生机构、昌平区25家医疗卫生机构与内蒙古太仆寺旗17家医疗卫生机构、昌平区4家医院与青海省曲麻莱县2家医院按照合作协议继续做好对口支援工作。区卫生健康委选派卫生专业技术人员16人对内蒙古太仆寺旗、阿鲁科尔沁旗和青海省曲麻莱县进行技术帮扶，其中13个月以上4人、7~12个月1人、3~6个月11人。接收太仆寺旗、阿鲁科尔沁旗来京跟岗培训64人次。向阿鲁科尔沁旗结对单位捐赠防护服100件，价值6600元，捐赠图书200套、培训课件10套；向太仆寺旗结对单位捐赠防护服20件、隔离服50件、N95防护口罩100个、医用外科口罩200个、手消48瓶，价值近1万元，捐赠3分类血球仪、红外光疗仪、中药熏蒸治疗机等医用设备共计76600元；向青海曲麻莱县支援核酸检测团队19人，支援使用核酸检测方舱实验室1座、提取仪1台、PCR实验室高压蒸汽灭菌锅1台、医用高压灭菌锅1台，共检测样本23298管，检测202033人次。

中医工作。推动国家级名中医在昌平区扎根落地，高才达老中医团队在霍营社区卫生服务中心出诊4次，诊疗72人次，学员赴顺义区中医医院学习8次；孙书臣老中医团队在沙河高教园区社区卫生服务中心出诊9次，诊疗146人次，学员赴广安门医院学习6次；霍营社区卫生服务中心建设刘景源传承工作室，共出诊8次，诊疗219人次。选派39名医务人员参加市级基层家庭医生（团队）中医药技术方法培训；选派18名社区中医医师参加中医馆骨干人才培训；持续开展中医药健康养老护理员培训，教授感冒刮痧、头痛按摩、扣背排痰、急救等操作技能，共培训中医养老护理员435名。

中医妇幼保健全覆盖。区妇幼保健院完成妇孺国医馆建设，增设中医妇科、儿科，开展30余项中医药适宜技术，建设了刘雁峰、王瑞萍两个中医妇幼名医传承工作室。

血液管理。区属医院全年用血28164.5单位、机采血小板550.5单位。自体输血1377人550488毫升。区内有4处采血点，其中献血方舱2个、采血车2辆。

区域医联体建设。建设有5个专科医联体：精神卫生专科医联体核心单位北京回龙观医院，成员单位4家；康复专科医联体核心单位小汤山医院，成员单位34家；肝胆专科医联体核心单位清华长庚医院，成员单位10家；骨科专科医联体核心单位北京积水潭医院，成员单位6家；胃肠专科医联体核心单位北大国际医院，成员单位25家。有4个区域医联体，年内共上转患者60656人，下转患者16920人；大医院下派专家1083人次，诊治患者7685人次；接收进修113人，开展带教、培训339次，培训5924人次；检查检验结果互认1774例，远程会诊193例。

【生育服务与家庭发展】完成国家卫生健康委托育服务供给状况调查。有0~3岁婴幼儿4.24万人，其中户籍1.27万人。运营托育机构27家。对区财政全额承担或部分承担的计划生育协管员队伍进行梳理整合，将镇街计划生育流动人口协管员整合为城市综合协管员（社会服务）；取消村（社区）计划生育宣传员队伍，将其职能并入村（社区）公共卫生委员会。

生殖健康。婚前医学检查5451人，婚登5740人，初婚婚检率94.97%，其中检出疾病734人。孕前优生健康检查5347人。乳腺癌筛查17324人，确诊乳腺癌8例；宫颈癌筛查15388人，发现宫颈癌前病变1例。

计生关怀。办理生育登记16066例，其中户籍4146例、非户籍11920例。符合农村计划生育家庭奖励扶助政策18257人，奖扶金发放标准为每人每年2460元、深山区女儿户每人每年2700元；独生子女伤残特别扶助1183人，发放标准为每人每月690元；独生子女死亡特别扶助1103人，发放标准每人每月790元；三项扶助共计发放扶助金6560.32万元。为24394人发放独生子女父母奖励费，标准为每人每月5元，共计发放138.05万元；为5441人发放独生子女父母年老时一次性奖励，标准为每人一次性奖励1000元，共计发放544.1万元。完成城口单位（昌平区所有委办局）一次性奖励1000元的资格审核561人，共计发放56.1万元。审核确认符合独生子女父母年老一次性1万元经济帮助对象123人，发放帮扶金123万元。在元旦、春节前对独居和入住养老机构的特扶对象、困难计划生育家庭和孤儿等特殊群体走访慰问386人（户），发放慰问金56万元。与中国人民财产保险股份有限公司合作，为2252名特扶对象投保北京普惠健康保，共投资43.91万元。政府出资143.50万元，为1097名失独人员和1181名独生子女伤残家庭成员投保住院护理补贴保险，相关家庭成员因病住院每天可获得260元护工补贴费，每年最多可享受180天。南邵镇申请国家暖心家园项目点获得批复。60周岁以上、以前未得到过一次性慈善经济帮助的失独人员136人，每人给予5000元一次性慈善经济帮助，资金68万元。因低保户、低收入户、重特大疾病等造成生活困难的独生子女伤残家庭的56户83人，每个家庭给予5000元一次性慈善经济帮助，资金28万元。救助对象共涉及计生特困家庭156户219名计生特困人员。

【经费管理】全年卫生系统总预算收入634036.83万元，其中财政拨款预算收入242163.19万元、事业预算收入383685.29万元；总预算支出659170.82万元。计划生育投入7082.66万元。

【基本建设】全年基建总投资1.3亿元，全部为财政投资。新建、扩建9169.66平方米，本年竣工9677平方米。

【昌平区卫生健康委领导】党委书记、主任：蒋玮；副主任：谭光剑、杨杰、郭春梅、张春生、吴顺祥（三级调研员）。

（撰稿：安　红　审核：郭春梅）

平谷区

【概况】辖区户籍人口出生2557人，其中男孩1325人、女孩1232人，一孩1499人、二孩958人、三孩及以上100人，出生率6.26‰；死亡率4.71‰，人口自然增长率1.55‰。全区总死亡1923人，死因顺位前十位依次为：脑血管病，心血管病，恶性肿瘤，呼吸系统疾病，损伤和中毒，内分泌、营养和代谢疾病，消化系统疾病，神经系统疾病，泌尿、生殖系统疾病，肌肉骨骼和结缔组织疾病。户籍人口期望寿命80.09岁，其中男性78.23岁、女性83.54岁。

区属医疗机构6家，其中三级医疗机构2家、二级医疗机构4家。

【基层卫生】社区卫生。年内，社区卫生服务中心18个、服务站130个，均为政府办；卫生技术人员1169人，其中医生665人、全科医生369人、护士186人。全年诊疗175.3万人次，其中门诊175.1万人次，包括全科139.2万人次、中医12万人次；上门服务1828人次。社区卫生服务中心标准化建设达标7个、未达标11个，社区卫生服务站标准化建设达标9个、未达标121个。建立电子健康档案384534份，建档率84.15%；有动态使用记录224077份，使用率58.28%。

对口支援。年内，北京友谊医院、华信医院、东直门医院、和平里医院、鼓楼中医院，以及平谷区区医院、区中医医院、区妇幼保健院，对平谷区18个社区卫生服务中心进行对口支援，全年支援38人，其中门诊1212人次、会诊4次、健康讲座15场。向上转诊5450人次，其中预约转诊3829人次、通过基层卫生预约转诊平台上转410人次、上级医院下转104人次、由医联体内大医院下转94人次。

农村卫生。有139个村卫生室，均为政府办，覆盖率100%，全年诊疗5982人次。在岗乡村医生325人，具有助理医师资格35人。组织基层卫生人员培训182学时。

【疾病控制】传染病防治。乙类传染病发病1296例，死亡2例；发病率前三位的疾病是新冠病毒感染、痢疾、肺结核。结核病患病142例，其中新发100例；艾滋病患病74例，其中新发5例；手足口病发病26例，布病10例。

新冠疫情防控。发病1167人（无死亡，均为轻症），无症状感染者452人，隔离11100人，共调查密接10227人、次密接873人。核酸检测28500937人次、外环境430524个点位。新冠疫苗累计接种1178439剂次，其中第一剂433500剂次、第二剂417499剂次、第三剂307638剂次、第四剂19802剂次；80岁以上人群第一剂接种率77.73%，居全市第一位；养老机构入住老年人第一剂接种率94.36%。流感疫苗接种共计63319人，其中免费接种62312人（60岁以上老年人39071人，接种率52.57%；学生21777人，接种率64.25%）。

慢病防治。高血压健康管理57686人，规范化管理42650人，规范管理率73.9%；血压控制37867人，控制率65.6%。糖尿病健康管理22963人，规范化管理17319人，规范管理率75.4%；血糖控制14387人，控制率62.7%。心脑血管病监测病例2738例，其中脑卒中1741例、急性心梗709例、心绞痛265例、心脏性猝死23例。完成肺癌筛查232例，结直肠癌筛查178例。强化培养家庭保健员200名。

精神卫生。在册精神障碍患者3637人，报告患病率4.93‰；6+1严重精神障碍患者2254人，规范管理率94.23%；规律服药率80.28%；面访率95.14%。严重精神障碍患者体检参与率40.91%，享受免费服药患者2547人，免费服药惠及率83%，监护补贴申请率90.05%。

【综合监督】公共卫生监督。辖区内公共场所954户，量化分级率100%。监督检查1424户次，监督覆盖率100%；完成公共场所监督国家抽检29户，合格率100%；行政处罚24起，其中简易程序处罚11起、一般程序处罚13起，罚款1.5万元。

医疗卫生监督。监督检查医疗机构1266户次，监督覆盖率100%，合格率99.92%，处罚1起，罚款10112元。监督母婴保健和计划生育15户次，覆盖率100%，合格率100%。血液管理4户次，覆盖率100%，合格率100%。多部门开展联合打击无证行医专项行动10次，查处取缔无证行医5起，实施行政处罚5起，罚款184000元，没收违法所得9980元。医师多机构备案112人次。

【妇幼健康】辖区孕产妇建档2920人，死亡1人、死亡率33.86/10万，初产剖宫产率50.73%，活产2953人。常住人口新生儿死亡3人、死亡率1.02‰，婴儿死亡4人、死亡率1.35‰，5岁以下儿童死亡4人、死亡率1.35‰。新生儿出生缺陷发生率38.02‰，主要出生缺陷病种为先心病、多并指（趾）、小耳和外耳畸形。

【老龄健康】 全区常住人口中60周岁及以上老年人115296人，占比25.16%；80周岁及以上老年人14470人，占比3.16%；百岁以上老年人37人。户籍总人口中60周岁及以上老年人110965人，占比27.16%；80周岁及以上老年人14337人，占比3.51%；百岁以上老年人36人。

老年健康服务。全区共有备案养老机构38家，床位6226张；建设养老驿站59家（农村45家、城区14家），老年餐桌20家，每天可为2万余名老年人提供助餐、文化娱乐、日间照料、健康指导、呼叫服务、精神慰藉等服务。全区投入运营的34家养老机构实现医养结合全覆盖，辐射养老床位5700张，可为养老机构老年人提供体检、巡诊、转诊等服务。建成由36名医护人员组成的医护到家团队，为居家老年人开展上门更换胃管、尿管、线上复诊、现场采血等服务2640人次。开展65岁以上失能老年人健康服务工作，完成评估7508人，为2853名失能老人提供健康服务。继续扩大家庭照护床位试点建设，累计投入资金175万元，建成350张家庭照护床位。全区23家基层社区卫生医疗机构和其他综合医疗机构全部完成老年友善医疗机构创建，创建合格率100%；17家基层社区卫生医疗机构完成老年健康服务规范化建设，合格率94.4%。

社会保障体系建设。发放老年人高龄补贴156538人次2459.87万元，发放失能老年人护理补贴108771人次5565.53万元，发放困难老年人养老服务补贴14221人次382.14万元。为3100户高龄独居老人安装智能呼叫器，全年为老人提供上门服务3万余次，其中紧急救助81次。为60岁以上老年人购买意外保险，承保10万人，出险172件，理赔122万余元。

城乡居民基础养老金和福利养老金自2022年1月1日起65岁以下每人每月增加37元、65岁以上每人每月增加42元，惠及8.05万人。城乡居民老年人医疗保险参保9.09万人，占参保总人数的49.3%；受理1241名老年人大病补助，占总人数的87%，支付大病补偿1521.11万元，占总支出82.5%；特殊病起付线补助老年人1462人，支付资金125.19万元，占总支出的89.5%。南独乐河镇峨嵋山村和刘家店镇寅洞村被国家卫生健康委和全国老龄办评为全国示范性老年友好社区。

【医疗工作】 区属医院全年出院40348人次，病床使用率57.77%，平均住院日9.4天，住院手术11092人次。

对口支援。区卫生健康委选派5名医务人员到内蒙古商都县人民医院开展帮扶工作，接收6名医务人员来京进修培训学习；双方开展对口帮扶协作、业务指导和工作交流。

中医工作。推进中医药传承工作室建设，持续开展名老中医工作室分站及中医妇幼名医传承工作室建设，开创上工工作室建设工作；100%的社区卫生服务站提供6类以上中医适宜技术，100%的村卫生室提供4类以上中医适宜技术。

血液管理。区属医院全年用血3942.5单位，自体输血222人次83700毫升。区内采血点设在华联购物中心广场外。中心血站全年采集全血4349单位。全年供应红细胞3942.5单位、血浆1036单位、血小板535单位。

区域医联体建设。北京友谊医院平谷医院医联体以平谷区医院为核心，区妇幼保健院、区精神病医院、区岳协医院、10个社区卫生服务中心及辖区内社区卫生服务站为组成单位。平谷区中医医院医联体以平谷区中医医院为核心，8个社区卫生服务中心及辖区内社区卫生服务站为组成单位。

【生育服务与家庭发展】 生殖健康。免费婚检孕检机构1家，开展婚登婚检一站式服务。婚前检查和免费孕前优生健康检查共4789人次，婚检率82.74%。开展两癌筛查、长效体检和妇女病筛查共34052人次，妇女病筛查率80.24%。开展妇幼健康教育线上、线下讲座412场，109235人次参与。

计生关怀。符合计划生育奖励和扶助政策29301人，发放资金1783.18万元。农村部分计划生育家庭奖励扶助3453人，每人每月175元，发放725.13万元；独生子女伤残家庭特别扶助189人，1~6月每人每月590元、7~12月每人每月740元，共发放150.82万元；独生子女死亡家庭特别扶助266人，1~6月每人每月720元、7~12月每人每月900元，共发放258.55万元；独生子女父母一次性1000元奖励432人，发放43.2万元；独生子女父母一次性经济帮助16人，发放16万元；失独家庭生活补助266人，每人每月1320元，发放421.34万元；为147名失独父母健康体检，支出28.20万元；为24961名独生子女父母发放独生子女父母奖励139.93万元。

幸福家庭。建立健全计生家庭意外伤害保险、女性安康保险、男性安康保险运行机制。指导乡镇（街道）制定优惠政策，计生家庭参保率在90%以上。

暖心计划。为孤寡老人发放暖心卡266人。

【经费管理】全年全区卫生系统总收入301149.86万元，其中财政拨款收入94826.62万元、事业收入194881.67万元、其他收入11441.57万元；总支出311594.98万元，其中基本支出270496.96万元、项目支出41098.02万元。

【基本建设】全年基建总投资7859.88万元，其中区财政投资373.88万元、市级资金7486万元。妇幼保健院迁建工程完成总施工进度的72%。平谷区5家社区计划免疫门诊、肠道门诊、发热哨点及急救站改造工程完成总施工进度的70%。结核病预防控制中心装修改造项目完成现有装修拆除，正在设计变更阶段。中医院发热门诊完成施工。

【家庭医生签约服务】以家庭医生签约服务为重点引导患者基层首诊，全区18家社区卫生服务中心筹备1360名家医204支家医团队进驻3170个社区微网格，依托平谷区特色"微网格"将医疗保障服务细化到家庭，兜牢基本医疗和公共卫生两个网底。累计签约193041人，总签约率42.1%；其中65岁及以上老年人、孕产妇、0~6岁儿童、残疾人，以及高血压、糖尿病、脑卒中、冠心病、结核病、贫困人口、严重精神障碍患者等重点人群签约127401人，签约率96.1%。

【平谷区卫生健康委领导】党委书记：曹玉敏；主任：罗焜；副主任：张友、孔祥增、张连海（8月任）、秦磊。

（撰稿：贾引清　审核：张连海）

怀柔区

【概况】辖区户籍人口出生1744人，出生率6.06‰，死亡率8.92‰，自然增长率-2.86‰。因病死亡2397人，占死亡总人数的93.38%；死因顺位前十位依次为：心脏病，脑血管病，恶性肿瘤，呼吸系统疾病，损伤和中毒，消化系统疾病，内分泌、营养和代谢疾病，神经系统疾病，泌尿、生殖系统疾病，传染病。户籍人口期望寿命80.45岁，其中男性78.03岁、女性83.13岁。

区属医疗机构485家，其中三级医疗机构2家、二级医疗机构3家、一级医疗机构24家。

【基层卫生】社区卫生。有社区卫生服务中心16个、站52个，均为政府办；卫生人员1238人，其中医生417人、护士262人。全年门诊1756186人次，上门服务66451人次。社区卫生服务中心和站全部完成标准化建设。家庭医生签约率39.65%。二、三级医疗机构支援社区5人，社区向上级医疗机构转诊23988人次。建立居民电子健康档案358210份，建档率81.22%、使用率63.19%。

农村卫生。有村卫生室260个，其中村办247个、私人办13个；覆盖率100%；全年诊疗83258人次。有乡村医生220人，其中执业医师8人。

【疾病控制】传染病防治。报告乙类传染病2354例，死亡4例，发病率前三位的病种为新冠病毒感染、梅毒、肺结核。结核病110例，肺结核死亡2例；性病151例，其中梅毒119例、淋病31例、艾滋病1例（HIV12例不纳入统计）。布病11例。

新冠疫情防控。发病1733例（其中重症37人、轻型和普通型1171人、无症状感染者525人），其中境外输入66例；追踪管理密接15502人次、次密接14896人次。核酸检测45699246人次。新冠疫苗接种120682剂次，其中第一针20297剂次、第二针19238剂次、第三针52877剂次。接种流感疫苗51460剂次。

慢病防治。发现高危人群1720人，随访管理率100%。管理高血压患者32739人，规范管理24901人，规范管理率76.06%；管理糖尿病13143人，规范管理9659人，规范管理率73.50%。报告1069例急性心脑血管事件。在16家社区卫生服务中心完成1306例结直肠癌高危人群筛查，结直肠镜检查650人。完成1484例区内户籍现患肿瘤患者随访。通过国家卫生区4次复审调研（5次命名），建成国家卫生镇5个、北京市卫生镇9个、北京市卫生街道2个、北京市健康社区（村）144个、北京市健康单位34家、北京市控烟示范单位114家、北京市健康餐厅21家、北京市健康食堂21家、北京市健康超市8家、北京市健康促进学校36家。完成200名家庭保健员强化培养工作。

精神卫生。在册管理严重精神障碍患者2173例，其中6类重性精神障碍患者2081例。严重精神障碍患者报告患病率4.93‰，在册规范管理率94.62%，在册患者规律服药率88.45%，在册精神分裂症患者服药率91.08%；见面访视率94.75%。为1805名符合条件的患者办理门诊使用免费基本药品治疗严重精神障碍手续，随访精神障碍患者11561人次。有1869名严重精神障碍患者监护人申领监护人看护管理补贴418.99万元。

【综合监督】公共卫生监督。辖区内公共场所2990户，公共场所量化分级1167户，量化比例41.12%，其中A级60户、B级1107户。经常性监督检查1306户次，覆盖率37.39%，合格率89.08%，处罚125户次，罚款5000元。

医疗卫生监督。监督检查5360户次，覆盖率93.52%，合格率86.66%，处罚74户次，罚款9.84万元。查处无证行医违法行为2件，罚款7.1万元，没收违法所得0.1万元。办理医师多点执业136人。

【妇幼健康】辖区常住人口孕产妇建档2578人，无孕产妇死亡，剖宫产率48.85%，活产1665。区内0~6岁儿童18515人。户籍人口新生儿死亡4人、死亡率2.29‰，婴儿死亡4人、死亡率2.29‰，5岁以下儿童死亡5人、死亡率2.87‰。常住人口新生儿出生缺陷发生率49.07‰，主要出生缺陷病种为先天性心脏病、外耳其他畸形、隐睾。

【老龄健康】常住人口中60周岁及以上老年人87717人，占比22.92%；80周岁及以上老年人15303人，占比3.99%；百岁以上老年人32人。户籍人口中60周岁及以上老年人79697人，占比27.66%；80周岁及以上老年人11158人，占比3.87%；百岁以上老年人32人。

老年健康服务。全区运营养老机构19家、养老服务驿站100个。医养结合机构4家（设立医疗卫生机构的养老机构3家、医疗机构开办养老机构1家）。推动养老机构与医疗机构衔接，开展远程协同服务。杨宋社区卫生服务中心确定为首批老年护理中心建设单位，通过市级评审验收，进入建设施工阶段。

社会保障体系建设。新开工13部老楼电梯加装；农村人居环境整治工作重点实施第三批63个任务村庄的工程建设，21个村完工；完成背街小巷环境精细化整治提升工程，开展城区以外76处公交站点无障碍设施改造。开展"孝顺之星"命名工作、敬老月宣传活动、"智慧助老"和"信息无障碍"活动。发放失能老年人护理补贴10942人6362.48万元，发放高龄老年人津贴10092人1848.89万元。

【医疗工作】区属医院全年出院30207人次，病床使用率59.5%，平均住院日10.4天（不含精神专科医院），住院手术8392人次。

对口支援。选派区疾控中心人员前往内蒙古四子王旗协助当地进行疾病防控工作，区监督所与四子王旗监督所开展卫生监督执法工作，组织5家区医疗卫生机构与四子王旗9家医疗卫生机构建立结对帮扶关系。开展京蒙"组团式"帮扶四子王旗，选派1名综合管理人员和4名专业技术人员开展为期1年至2年的帮扶活动。年内，接收四子王旗11名卫生专业技术人员到怀柔医院进修3个月。

中医工作。依托全国名老中医传承工作室，继续培养全区24名中医学术继承人。基层11名青年名中医入选市级或区级中医药专家学术继承人和中医骨干人才。社区卫生服务中心最多可开展12项以上中医药适宜技术服务，各社区卫生服务站和村卫生室均配备了针具、火罐、艾灸等不少于4类的中医设备。

血液管理。区属医院全年用血3408单位，自体输血138人次403单位。区内有采血点1个（万达献血屋）、采血车1辆。全年采血3722单位。

区域医联体建设。建设区域医联体3个，其中怀柔医院医联体和怀柔区中医医联体成员单位均为19家，怀柔区口腔医联体成员单位为4家。

【生育服务与家庭发展】生殖健康。婚检率96.28%，疾病检出率1.02%。孕前优生宣传、咨询服务3500人，依托区妇幼保健院为16个镇乡、街道的1713名待孕人员进行免费孕前优生健康检查并发放评估建议。

计生关怀。符合计划生育奖励及扶助政策10458人，发放扶助金2196.18万元；独生子女父母年老时一次性奖励316人31.6万元，一次性经济帮助43人43万元。符合北京市农村部分计划生育家庭奖励扶助10458人，按每人每月175元标准发放；特别扶助418人，1~6月按每人每月720元标准发放，7~12月按每人每月900元标准发放；伤残扶助542人，1~6月按每人每月590元标准发放，7~12月按每人每月740元标准发放，共计发放3034.99万元。落实怀柔区独生子女家庭特别扶助制度，兑现护理补贴、养老保险补贴、一次性安抚金和一次性经济帮助113.57万元，惠及计生特殊家庭527人。

计划生育家庭意外伤害保险共投保15915户17983份，投保金额146.08万元；女性四癌险投保13516人14342份，投保金额143.42万元；男性安康险投保5285人，投保金额105.70万元。计划生育家庭意外伤害保险理赔752人次169.82万元，赔付率116.25%；女性四癌保险理赔32人次96万元，赔付率66.94%；男性安康保险理赔26人次76万元，赔付率71.90%。

区计划生育协会投入资金58.60万元，对全区特殊家庭606户、特扶对象927人进行走访慰问。

【经费管理】全年全区卫生系统总收入310410万元，

其中财政拨款86917.8万元、业务收入218068.3万元；总支出332513.9万元。卫生事业专用基金13453.2万元。

【基本建设】怀柔医院二期扩建工程竣工，具备使用条件。

【怀柔区卫生健康委领导】党委书记、主任：杜秉利；副主任：王爱军、王月军、于永武、张明清。

（撰稿：王利东　审核：常振华）

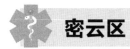

密云区

【概况】辖区户籍人口出生率5.50‰、自然增长率1.11‰。死因顺位前十位的疾病分别为心脏病，脑血管病，恶性肿瘤，呼吸系统疾病，损伤和中毒，内分泌、营养和代谢疾病，消化系统疾病，神经系统疾病，泌尿系统疾病，肌肉骨骼和结缔组织疾病。户籍人口平均期望寿命80.31岁，其中男性77.43岁、女性83.48岁。

区属卫生机构44家，其中三级医院1家、二级医院3家、一级医疗机构20家。截至年底，4家区属医院分别为北京市密云区医院（北京大学第一医院密云院区）、北京市密云区中医医院、北京市密云区妇幼保健院和北京市密云区精神卫生防治院。年内持续推进公立医院改革，加强区级医院综合能力建设。深化区医院与北大医院融合共建，以急诊急救、重症医学、心脑血管、妇儿、呼吸内科、整形科、检验科等重点专科建设为目标，加强人才培养。推进中医医联体建设，发挥中医药在诊疗、康复领域特长，全面提升脑病重点专科水平。推进中医医院迁址新建项目，与北京中医药大学第三附属医院签订托管合作协议，助力区中医医院创建三级，争创三甲。提升区精防院管理和业务能力，安定医院筹备组于3月2日入驻区精防院，加强医院管理、心理健康和精神卫生服务建设工作。

【基层卫生】社区卫生。全区共有社区卫生服务中心及服务站58家，其中政府办社区卫生服务中心（站）37家、社会办21家；在岗职工2224人，其中卫生技术人员1635人，包括执业（助理）医师920人（其中全科医生396人）、注册护士415人。全年门急诊及家庭卫生服务共计2179281人次，其中门诊2135168人次、急诊42449人次、家庭卫生服务1664人次。146支家庭医生团队配合社区做好疫情防控工作，家庭医生重点人群签约服务覆盖率97.31%。接收上级医院向下转诊18人次，向上级医院转诊27417人次。年末居民健康档案累计建档455908人，规范化电子建档370840人。

农村卫生。截至年底，共有村卫生室409个，其中村办282个、私人办124个、乡镇卫生院设点1个、其他类型2个，村卫生室覆盖率100%；全年接诊患者23.08万人次。在岗职工492人，其中执业（助理）医师94人、注册护士2人、乡村医生396人。

【疾病控制】传染病防治。甲类传染病发病率296.23/10万。全区报告疑似和确诊肺结核患者233例，全部进行追踪与核实，总体到位率100%。报告确诊肺结核患者151例，登记管理138例，报告肺结核登记管理率91.4%。登记管理138例肺结核患者全部落实社区管理，首次面访率100%。截至年底，新报告HIV感染者19例，存活并管理的HIV/AIDS 161例。年内无人间鼠疫疫情发生，无肾综合征出血热病例报告，无埃博拉出血热、炭疽等其他自然疫源性疾病病例报告。报告布病6例，发病率为1.14/10万，完成流调和访视工作。

新冠疫情防控。处置本土阳性病例1041例，流调和管理密接9400人、次密接8581人。完成5800余名密接、3400余名次密接、2679名入境人员和4批次395名冬奥移出人员隔离保障任务。截至年底，全区全人群底数47.7万人，累计接种新冠疫苗46.90万人、127.8万剂，第一剂次接种率98.31%，全程接种率95.93%，第一剂加强免疫接种率87.18%，第二剂加强免疫累计接种1.35万人。其中，60岁以上老年人累计接种11.15万人，接种率91.29%；3-11岁人群累计接种4万人，接种率103.25%；12-17岁累计接种2.12万人，接种率112.76%。

慢病防治。年内管理高血压患者44115人，2型糖尿病患者19471人。高血压规范管理31163人，规范管理率70.6%；2型糖尿病规范管理14089人，规范管理率72.3%。年内新增糖尿病、高血压自我管理小组共48个。心血管病高危人群早期筛查与综合干预项目九期筛查工作于4月正式启动，截至年底，共完成651人初筛调查。开展居民心血管病及其危险因素监测项目，完成全区1200人现场调查及数据核查工作。收集心脑血管疾病发病信息，截至年底，累计报告心脑血管事件相关卡片162张。开展成人慢性病及其危险因素监测工作，完成抽样工作，家庭问卷完成1309份。开展优秀指导员评选活动，评选出区级优秀指导员10人和活跃指导员50人。

精神卫生。全区共有在册严重精神障碍患者2465人，在管2441人，其中住院164人（含羁押）、失访24人、拒访40人。诊断精神分裂症患者1605人，占总在册患者数的65.11%。通过预约门诊见面、入户、电话沟通等形式开展居家患者随访评估9597人次。截至年底，全区在册患者中1738人享受免费服药政策，免费服药惠及率74.59%；2086人申领监护人补贴，申领率92.71%；1325人参与免费体检服务，体检率56.87%。

【综合监督】公共卫生监督。共有被监督管理相对人3595户，其中公共场所1236户、生活饮用水777户、学校卫生140户、传染病与消毒605户、医疗机构591户、职业卫生174户、放射卫生57户、血液管理4户、计划生育7户、消毒产品4户。共监督检查9693户次，其中公共场所监督2269户次、生活饮用水监督909户次、学校卫生监督266户次、放射卫生监督82户次、传染病与消毒监督3702户次、医疗机构监督2298户次、计划生育监督18户次、职业卫生监督检查149户次。

年内共作出行政处罚518起，其中一般处罚程序69起、简易处罚程序449起，罚没款342324元（因有分期缴纳情况，实际执行罚没款358324元）。

医疗卫生监督。全年被监督管理医疗机构591户，监督执法2298户次。开展"小型民营医疗机构专项整治行动稽查"行动。

【妇幼健康】辖区常住孕产妇建档2774人、未发生孕产妇死亡情况。初产剖宫产率40.39%，活产数2819人。户籍新生儿死亡4例、死亡率1.57‰，婴儿死亡5例、死亡率1.96‰。围生期出生缺陷发生率34.88‰（常住），主要出生缺陷病种为耳部畸形、先天性心脏病、多指（趾）、并指（趾）、染色体异常、肾积水及其他肾脏畸形、马蹄内翻足、其他畸形、隐睾、唇腭裂、先天性脑积水、食道狭窄或闭锁、尿道下裂、血管瘤、肢体短缩。

【老龄健康】全区常住人口中65周岁及以上老年人口9万人，占常住人口的17.11%。

老年健康服务。制定印发《2022年北京市密云区老龄健康工作要点》。继续开展社区老年健康服务规范化建设，截至年底，19家社区卫生服务中心全部

达标。对83名医疗机构与区医养结合和老年健康服务指导中心医务人员开展老年健康和医养结合服务项目业务培训；对25名医务人员开展疫情防控、老年常见病护理、老年人日常照护管理、安全用药培训；对64名医疗机构和医养结合机构医务人员进行康复医疗培训，详细讲解老年综合评估、老年疾病特点及用药原则、老年卒中后偏瘫运动康复与生活能力康复、认知功能障碍评估与康复治疗等业务知识。开展医养结合远程协同服务工作。北京市密云区金正福寿敬老院医务室和北京市密云区溪翁庄镇社会福利中心医务室纳入北京市医养结合远程协同服务平台，推动医疗卫生和养老服务有机衔接，发挥"互联网+医疗"在医养结合服务中的作用。

社会保障体系建设。开展老年人心理关爱活动，将太师屯镇上金山村和鼓楼街道东菜园社区确定为2022年心理关爱行动项目点。针对两个社区65岁及以上老年人开展心理健康评估。评估结束后，对314名结果显示正常的老年人，鼓励其保持乐观向上的生活态度；对38名结果显示轻度焦虑、抑郁的老年人实施心理干预，改善其心理健康状况，并定期随访。对11名结果显示疑似存在认知异常或中度及以上心理健康问题的老年人，建议其到医疗卫生机构心理健康门诊就医。

推进老年友好型社会建设，果园街道上河湾社区被全国老龄办评为全国示范性老年友好型社区。开展为老志愿服务活动，成立"为老志愿服务队"，前往密云白檀社区幸福晚年驿站、密云区石城镇社会福利中心为老年人普及健康知识，提供义诊，并对工作人员开展专业急救、护理技能培训。

【医疗工作】全区各级各类医疗机构诊疗总量508.51万人次，健康检查13.77万人次，全年入院39598人次，出院39037人次，住院患者手术9787人次。医疗机构病床使用率48.56%，平均住院日7.3天。其中区属医院全年诊疗总量211.04万人次，出院36568人次，病床使用率65.00%，平均住院日7.35天（不含精神专科医院），住院手术9787人次。

对口支援。选派5名医务人员，组成赴青海帮扶团队，开展为期1至3年的医疗帮扶工作。截至年底，5名医务人员在受援地区各项工作开展顺利，按计划逐步完成帮扶任务，实现预期目标。3家二级以上医院和3家社区卫生服务中心分别与内蒙古库伦旗、湖北省竹溪县、青海省玉树市共5个医疗卫生单位结对，签订帮扶协议，通过专题培训、诊疗带教、疑难会诊等形式提升受援地区医疗服务水平。

血液管理。区属医院临床用血总量6253单位，其

中全血2单位、红细胞3801单位、血浆1860单位、血小板587单位。区内设有采血点3个、采血车1辆。全年采集血液总人数4623人次，采血量6061.44单位；血小板采集血液总人数6567人次，采集量12796单位。全年供血量12799.5单位，其中全血7单位，悬红、血浆、血小板等成分血12792.5单位。

区域医联体建设。继续推进北京大学第一医院密云院区与基层19家社区卫生服务中心开展结对组建紧密型医联体项目，通过强化社区全科医师三基能力、综合诊疗能力，面向密云区基层医疗卫生机构医务人员开展全员培训，并筛选全科医师骨干进行强化培养，纳入密云区全科团队考核管理。年内遴选20名基层全科医生进行为期半年的脱产培训，第二期骨干学员顺利结业。

【生育服务与家庭发展】生殖健康。坚持预防为主，促进生殖健康服务融入妇女健康管理全过程，开展全区范围内标化人工流产后关爱服务和盆底功能障碍防治工作，申报A、AA级人工流产后关爱服务规范化机构各1家，提供规范化服务1284人；创建盆底功能障碍防治筛查机构2家、诊治机构2家，提供规范化服务超过5000人次。

计生关怀。开展"暖心行动"，持续加强计划生育特殊家庭帮扶。落实双岗联系人等3个制度全覆盖，建立健全"精神慰藉、走访慰问、志愿服务、保险保障"4项服务，增强计生特殊家庭获得感、安全感。双岗联系人建立率100%，家庭医生签约率97.93%。累计投入77.2675万元，对364户失独家庭进行端午节、中秋节、春节慰问，提供家政服务和暖心包服务，对26户伤残困境家庭进行春节慰问，对566名失独家庭成员进行生日慰问；投入33.96万元，为566名失独家庭成员购买团体意外伤害保险附加疾病住院津贴保险（除团体意外伤害保险基本保障内容外，被保险人因疾病或意外住院期间可获每天200元住院护理补贴）；

争取中国计生协暖心家园项目经费3万元、北京市计生协关爱失独家庭项目11万元、区级财政经费6万元，在辖区5个"暖心家园"服务平台组织失独家庭开展交流联谊、集体庆生、入户关怀等46场活动，940余人次参与。

【经费管理】规范财务管理，强化资产管理，节约运行成本。修订《密云区卫生健康委员会机关财务管理办法》，严肃财务审批流程，确保资金规范安全高效使用。制定《密云区卫生健康委员会内部审计工作规定》，推进财审分离，实现内部审计工作制度化、规范化。修订19家社区卫生服务中心《内控手册》，强化制约措施、落实岗位责任，实现内部制约与外部监督有机统一。

全年全区卫生系统总收入211241.5万元，其中财政补助收入74153.2万元，业务收入125182.9万元；总支出315497.7万元。

【信息化建设】加快"智慧健康"建设，推动全民健康信息平台、区域检验系统、区域影像系统、双向转诊系统、健康档案和电子病历共享调阅平台、"健康密云APP"和"密云家医APP"使用，基本实现医院间系统数据交换共享查询，为辖区居民提供区域预约挂号、处方查询、检验检查结果查询、居民建档、家医签约等便民服务。整合线上线下医疗资源，建设密云区远程医疗会诊平台，实现区域内全面互联远程会诊模式。开展"信用+医疗"试点建设，提升患者就医体验，缩短60%院内滞留时间，全年，"信用+医疗"服务平台预约就诊患者715人次，就诊575人次，医疗总金额13.48万元。

【密云区卫生健康委领导】党委书记、主任：王文平；副书记、副主任：曲永亮；副主任：郑艳菊、郑春、赵德义。

（撰稿：邢　颖　审核：王若民）

延庆区

【概况】辖区户籍人口出生率6.18‰，死亡率8.73‰，自然增长率-2.55‰。因病死亡2404人，占死亡总人数的94.98%。死因顺位前十位依次为：脑血管病，心脏病，恶性肿瘤，呼吸系统疾病，损伤和中毒，内分泌、营养和代谢疾病，神经系统疾病，消化系统疾病，传染病，精神和行为障碍。户籍人口期望寿命80.61岁，其中男性78.5岁、女性83岁。

三级医疗机构1家（区医院），二级医疗机构3家（区中医医院、区妇幼保健院、区精神病医院），一级医疗机构20家。

【基层卫生】有社区卫生服务中心18家，其中政府办16家、社会办2家；社区卫生服务站60家，其中政府办55家、社会办5家；卫生技术人员705人，其中医生403人（包括全科医生296人）、护士166人；全年门诊1358657人次，上门服务83413人次。社区卫生服务中心标准化率12.8%，其中B类1家、C类17家；C类社区卫生服务站52家。家庭医生签约192415人，签约率55.66%，其中重点人群签约92371人，签约率98.78%。二、三级医院向基层医疗机构派出医疗技术和管理人才897人次。建立健康档案276191份，建档率79.90%，使用率70.71%。

农村卫生。有村卫生室200个，全部为村办。311个村卫生室完成标准化建设。全年诊疗66523人次。乡村医生223人，其中执业医师5人。

实现"三个全覆盖"，即全区18个街乡镇社区卫生服务中心全覆盖，急救站点全覆盖；在全市率先实现基层医疗机构氧疗服务全覆盖。

【疾病控制】传染病防治。乙类传染病发病8种1343例（不含新冠病毒无症状感染者），死亡3例（肝炎2例、肺结核1例）；发病前三位的是新冠病毒感染、肺结核、梅毒。性病新发病75例；艾滋病患病72例，其中新增6例。结核病新发病67例。布病发病7例。丙类传染病发病4种487例，发病居前三位的是流行性感冒、流行性腮腺炎和其他感染性腹泻病。

新冠疫情防控。新冠病毒感染1614人，其中确诊1183人（普通型163人、轻型891人、中型96人、重型28人、危重型5人），无症状感染者431人；境外输入101例；涉及新冠病毒感染死亡病例31例；判定密接4911人、次密接2238人。核酸检测31636754人次。新冠疫苗接种总数90212剂次，其中第一针17514剂次、第二针17432剂次、第三针48875剂次、第四针6391剂次。接种流感疫苗32859人，其中学生14444人、60岁及以上老年人16781人、保障人员114人、医务人员529人、中小学教师267人、自费724人；接种不良反应发生率12.06/10万，调查处理疑似预防接种异常反应28例，其中一般反应12例、异常反应2例、偶合症13例、心因性反应1例。

慢病防治。高血压管理30395人，规范管理24742人，规范管理率81.40%；糖尿病管理12324人，规范管理10096人，规范管理率81.92%。成立高血压自我管理小组20个、糖尿病同伴支持小组6个。培养全民健康生活方式指导员200人。脑卒中高危人群随访975人，户籍肿瘤患者随访1111例。宫颈癌筛查26191人，筛查率83.3%；乳腺癌筛查26306人，筛查率83.7%。完成中国居民心血管病及其危险因素监测1048人。共

创建健康促进医院19家。

学校卫生。常见病监测共调查幼儿及中小学生2232名，学生近视率42.40%，较上年上升1.63个百分点；肥胖检出率28.3%；营养不良检出率5.1%；视力不良检出率50.49%；恒牙龋齿检出率0.18%；脊柱弯曲异常检出率0.15%。

精神卫生。在册精神障碍患者1874人，其中六类严重精神障碍患者1629人、其他精神障碍患者245人。报告患病率4.7‰，享受免费服药政策患者1220人，免费服药惠及率73.58%。享受监护人补贴政策1444人，补贴申领率90.8%。

【综合监督】公共卫生监督。辖区有公共场所1031个，量化分级700个，其中A级416个、B级266个、不予评级18个。监督检查2243户次，监督覆盖率97.17%，合格率97.37%。处罚27件，罚没款0.74万元。

医疗卫生监督。监督检查2254户次，监督覆盖率100%，合格率88.3%。处罚46件，罚款15万元；对42家医疗机构下达不良执业行为积分通知书。计划生育服务监督检查8户次，监督覆盖率100%，合格率100%。办理医师多点执业185人次。

【妇幼健康】常住人口中，孕产妇建档1894人，无死亡，初产剖宫产率42.67%，活产1201人；新生儿死亡1例、死亡率0.52‰，婴儿死亡1例、死亡率0.52‰，5岁以下儿童死亡5例、死亡率2.79‰；新生儿出生缺陷发生率27.3‰，出生缺陷病种前三位为副耳、多指（趾）、先天性心脏病。

【老龄健康】户籍人口中60周岁及以上老年人78592人，占户籍人口的27.07%；65周岁及以上老年人55924人，占19.26%；80周岁及以上老年人10988人，占3.78%；百岁以上老年人15人。

老年健康服务。区内有运营养老服务机构19家，养老服务驿站27家；养老服务机构与医疗机构签约服务率100%。老年友善医疗机构21家，公立医疗机构创建率100%；北京市社区老年健康服务规范建设单位16家；2家医养结合机构（养老机构内设医务室）。65岁及以上老年人城乡社区规范健康管理服务34546人，规范管理率59.34%；65岁及以上老年人家医签约50730人，签约率87.47%；失能失智老年人管理项目健康评估4425人，对其中785名失能老年人开展健康服务，服务率100%；区中医院利用迁址，合理布局，为安宁疗护中心建设打好基础。

社会保障体系建设。区内有97家老年幸福餐桌、22个社区老年配餐站、50家农村邻里互助点。为185371人次老年人发放高龄津贴、困难老年人服务补贴、失能老年人护理补贴等养老服务补贴5197.99万元；为

9名大病老年人发放"绿水青山助老基金"12.5万元；为3610名城乡特困、低保、独居老年人购买意外伤害保险。为1669名有需求老年人开展能力综合评估。评选"诚孝之星"6名、敬老爱老助为老服务示范单位6家。

【医疗工作】区属医院全年出院6936人次，病床使用率45.59%，平均住院日7.05天（不含精神专科医院），住院手术1940人次。

对口支援。年内选派6名援派干部赴受援地开展对口支医、带教工作。紧急选派2名核酸检测人员赴内蒙古兴和县支援核酸检测实验室工作。

中医工作。为集中隔离点、方舱医院、居家观察、冬奥外围保障人员420人开展预防性投药6538副。为疫情防控卡口人员、社区居民、就诊患者1000余人次发放代煎饮、中草药香包。名中医身边工程到社区卫生服务中心出诊医生257人，出诊860次，累计诊治患者13119人次，开具处方17156张。举办中医健康养老护理员、中医适宜技术等培训300余人次。建立区级老中医学术传承工作室3个。举办第五届本草文化节。开展延庆区2022年中医药科技奖评审。

血液管理。区内有采血点1个、采血车1辆。全年采血4231.5单位，比上年增加14.32%；其中机采血小板1285单位。供血3953单位，比上年增加6.71%，其中机采血小板352单位。成立熊猫血"爱心之家"志愿者队伍，采集Rh阴性血液3800毫升。

区域医联体建设。区医院、区中医医院2家医疗机构为区域医联体核心医院，共有成员单位19家。

【生育服务与家庭发展】生殖健康。婚检率43.5%，疾病及异常情况检出率18.5%。免费孕前优生健康检查定点医院1家，孕前优生检查、咨询619人。开展育龄妇幼生殖健康教育10万人次。

计生关怀。全年计划生育奖励扶助21271人1346.95万元。其中，独生子女父母奖励15540人93.24万元，独生子女父母一次性奖励1852人185.2万元，独生子女意外伤残、死亡一次性经济帮助20人20万元，独生子女死亡特别扶助206人200.23万元，独生子女伤残特别扶助138人110.12万元，农村部分计划生育家庭奖励扶助3515人738.15万元。参保计划生育家庭综合保险3.9万份，参保金额228万余元。落实沈家营镇、张山营镇4个幸福工程项目点，利用116万元资金帮扶47户计生家庭增收致富。与区红十字会合作，为182名符合条件的失独人员投保住院津贴保险，春节慰问27位失独人员。

【经费管理】年内卫生健康系统收入227901.69万元，其中财政拨款基本经费43762.79万元、项目经费36910.27万元、业务收入125470.69万元、其他收入21757.94万元；总支出264650.07万元，其中项目支出96499.73万元。

【基本建设】完成区中医医院迁建一期工程并正式启用，建筑面积7.3万平方米。311个村卫生室完成标准化建设，实现村级医疗机构全覆盖。永宁镇东灰岭村、四海王顺沟村卫生室正式纳入医保。

【冬奥医疗保障】完成北京2022年冬奥会和冬残奥会延庆赛区医疗卫生保障工作，实现疫情防控"零感染"、医疗救治"零致残"、安全稳定"零事故"的冬奥保障工作目标。

【公共卫生应急管理体系建设】攻坚完成《北京市延庆区健全公共卫生应急管理体系三年行动计划（2020—2022年）》48项任务，健全及时发现、快速处置、精准管控、有效救治的防控机制。

【延庆区卫生健康委领导】党委书记、主任：马素军（9月14日任党委书记）；副书记：高琳琳（9月14日任）；副主任：刘惠军、丛志辉。

（撰稿：闫玉娇　审核：丛志辉）

三级医院工作

 北京医院

【基本情况】职工中编制内人员2517人、合同制人员727人、劳务派遣人员93人，博士后11人，正高级职称216人、副高级职称307人、中级职称1373人、初级职称1148人。执业医师833人，注册护士1328人。护理人员中具有大专及以上学历者占98.80%、本科及以上占79.50%，有专科护士358人。重症医学床位31张。

年底医院有甲类医用设备1台、乙类医用设备17台。全年医院总收入407741.91万元，其中医疗收入258706.07万元。

牵头北京医院医联体，为东城区医联体，有成员单位20家，年内新增成员单位1家。

国家呼吸内科医疗质量控制中心、北京市临床用血质量控制与改进中心均依托在医院。

【医疗工作】全年出院51102人次，床位周转45.7次，床位使用率83.17%，平均住院日6.51天。卫技人员与开放床位之比为2.38∶1，执业医师与开放床位之比为0.75∶1，病房护士与开放床位之比为1.03∶1。住院手术30454例，其中三级手术占43.00%、四级手术占29.40%，日间手术5149例。初产剖宫产率28.5%，无孕产妇死亡。新生儿死亡4人、围产儿死亡5人。开展临床路径的科室27个、病种270个，入径率94.30%，完成率89.60%。全年临床用血19581单位，其中自体输血1080人次3800单位。本地医保门诊1077971人次，次均费用492元；出院23583人次，次均费用19235元。异地医保门诊106272人次，次均费用372元；出院14825人次，次均费用23832元。公费医疗门诊744697人次，次均费用611元；出院10439人次，次均费用12106元。医院药占比30.75%。门诊抗菌药物处方比例3.34%，急诊抗菌药物处方比例16.81%，住院患者抗菌药物使用率37.81%，抗菌药物使用强度为35.50DDD。

医院对口支援西藏自治区第二人民医院，北京市平谷中医院，内蒙古鄂尔多斯市中心医院、伊金霍洛旗人民医院；卫生扶贫贵州省大方县人民医院。

【冬奥医疗保障】医院作为2022年北京冬奥会和冬残奥会的定点医疗保障单位，负责首都机场和主媒体中心医疗站的筹建和医疗保障任务。完成冬奥会和冬残奥会医疗保障工作，被评为北京冬奥会及冬残奥会服务保障先进集体，8名医疗队员被评为先进个人。

【新冠疫情防治】在新冠疫情常态化防控阶段，医院夯实三级预检体系，坚守院感第一防线。推动发热门诊建设与一体化管理，全面升级改造发热门诊，提升诊疗能力。组建疫苗接种和核酸采样应急队，配合东城区、朝阳区、丰台区，共派出62批2375人次医护人员完成130余万人次的社区核酸采样，完成国家部委出访任务2000余人次的新冠疫苗接种工作。组建200余人次医疗队支援青海玉树，以及北京小汤山方舱医院、新国展方舱医院、地坛医院、通州区双桥医院、朝阳区集中隔离点。在重症患者急剧上升阶段，医院全力做好重症患者救治工作，树立全院一盘棋思维，重新配置一线人力资源，从各科室抽调医务人员支援急诊、发热门诊，开辟重症监护病房和转化病房，保证急危重症患者的救治需要。

【科研工作】获国家重点研发计划项目4项、课题7项，经费9102.41万元；国家自然科学基金项目12项，经费702万元；国家卫生健康委项目2项，经费9万元；中央保健专项资金项目3项，经费130万元；首发专项6项，经费308万元；中国医学科学院项目9项，经费580万元；社会团体项目48项，经费901.86万元；共计91项，经费合计逾11733.26万元。全年获奖成果2项，其中北京市科技进步一等奖1项、北京医学科技奖卫生管理奖二等奖1项。完成成果转化项目4项，转化金额452.5万元。

国家级重点专科有：心血管内科、呼吸与危重症医学科、神经内科、泌尿外科、中医科、老年医学科、医学影像科、药学部、国家卫生健康委临床检验中心、国家卫生健康委北京老年医学研究所（重点实验室）、临床护理、风湿免疫专业、内分泌专业、肿瘤专业；妇产科为北京市重点专科；另有国家老年医学中心、国家老年疾病临床医学研究中心、国家卫生健康委北京老年医学重点实验室、北京市临床检验工程技术研究中心、新发突发传染病领域北京临床医学研究中心、药物临床风险与个体化应用评价北京市重点实验室。

【国家老年医学中心建设】医院作为国家6家高水平医院试点之一，获批中央高水平医院临床科研业务费专项，总经费1.2亿元，围绕老年医学发展近期和长期规划进行专项顶层设计，设置科研平台建设、临床研究实施、人才引进培养、成果转化、支撑保障五大专项，不断提升医院自主科技创新和成果转化能力。获批老年医学临床研究国家级质量评价和促进中心，牵头制定"十四五"国家重点研发计划"主动健康和人口老龄化科技应对"重点专项年度指南，承担老年健康标准专业委员会工作，持续夯实北京医院作为国家老年医学中心在老年医学领域的核心引领地位。

【李文瑞获第四届国医大师称号】年内，中医科主任医师李文瑞获得第四届国医大师称号。李文瑞，自幼随祖父习中医，是中华中医药学会理事，中日友好协会理事，第一批全国名老中医药专家学术经验继承工作指导老师，享受国务院首批医疗卫生事业特殊津贴。曾获首届全国名中医称号、庆祝中华人民共和国成立70周年奖章、"光荣在党50年"奖章。秉承中医思维，汲取西学之长，中西汇通。崇尚仲景学术思想，概括以辨阴阳与辨标本为指导原则，开创中西医结合辨病—辨症—辨证的诊疗思路，独辟"酸苦抑甘"治法，广泛用于糖尿病临证，收效甚佳。

【医院领导】党委书记：奚桓；院长：季福绥；副书记：季福绥、李赵城；副院长：杜元太、孙红、黄贵平、姚德明、张烜。

（撰稿：郝金娟　审核：孙　可）

中日友好医院

【基本情况】职工中编制内人员2577人、合同制人员549人、派遣人员963人，其中正高级职称184人、副高级职称306人、中级职称1550人、初级职称2049人。执业医师1173人，注册护士1781人。护理人员中具有大专及以上学历者占98.93%、本科及以上占86.36%。重症医学床位92张。

年底医院有甲类医用设备1台、乙类医用设备16台。全年医院总收入586264万元，其中医疗收入489033万元、财政拨款35376万元。

医院牵头朝阳区东部医联体（成员单位29家），呼吸专科联合体（成员单位1465家），疼痛专科医联体（成员单位1103家），中西医结合肿瘤专科医联体（成员单位109家），国际医疗联合体（成员单位74家），护理联盟（成员单位319家），肛肠专科医联体（成员单位284家），毛发专病医联体（成员单位334家），上颈椎专病医联体（成员单位119家），儿童生长发育专病医联体（成员单位16家），肝病医联体（成员单位20家），泌尿男科互联网专科医联体（成员单位70家），介入超声专科医联体（成员单位119家），口腔医学与口腔美容专科医联体（成员单位61家），病理专科医联体（成员单位42家），超声可视化针刀技术专科医联体（成员单位81家），肾脏病专科医联体（成员单位37家），微无创诊疗医联体（成员单位324家）。医院为京津冀中医眼科医联体成员单位。

国家肺脏移植专业医疗质量控制中心、国家疼痛专业医疗质量控制中心、北京市疼痛治疗质量控制和改进中心、WHO戒烟与呼吸疾病预防合作中心均依托在医院。

2月7日，成立医院科技中心（科研处），下设科技战略部、基础研究部、临床研究部、临床项目管理部、科技成果转化部、大数据研究部、综合管理部。

【医疗工作】全年出院103909人次，床位周转47.10次，床位使用率79.30%，平均住院日6.06天。卫技人员与开放床位之比为1.55∶1，执业医师与开放床位之比为0.52∶1，病房护士与开放床位之比为0.80∶1。住院手术40794例，其中三级手术占48.13%、四级手术占24.54%，日间手术7131例。初产剖宫产率41.10%，无孕产妇、新生儿死亡，围产儿死亡6人。开展临床路径的科室38个、病种138个，入径率75.25%，完成率82.19%。全年临床用血36213单位，其中自体输血228人次295单位。预约挂号占门诊总人次的94.6%。本地医保门诊1816583人次、次均费用764元，医保出院58337人次、次均费用18667元；异地医保出院28611人次、次均费用27693元。

医院药占比49.43%。门诊抗菌药物处方比例10.05%，急诊抗菌药物处方比例49.78%，住院患者抗菌药物使用率41.20%，抗菌药物使用强度为37.51DDD。

对口支援与扶贫协作的单位有：西藏自治区人民医院、西藏自治区第二人民医院、新疆医科大学第八附属医院、新疆生产建设兵团医院、新疆生产建设兵团七师奎屯中医院、青海省人民医院、甘肃省人民医院、安徽省金寨县人民医院、内蒙古土默特右旗医院、陕西省榆林市第三医院、清涧县人民医院、子洲县人民医院、北京市顺义区医院、杨镇社区卫生服务中心、城关社区卫生服务中心、高丽营镇张喜庄卫生院、张镇卫生院、赵全营镇卫生院、大孙各庄镇卫生院、朝阳区太阳宫社区卫生服务中心、河北省香河县人民医院。

【冬奥医疗保障】医院承担北京2022年冬奥会医疗保障工作，自2021年11月国家体育场（鸟巢）现场医疗保障开站以来，累计完成国家体育场现场医疗保障20次，接诊患者259人次，转诊60人次，其中38人转诊至本院。此外，医院承担了延庆云顶滑雪场和雁栖湖医疗保障，以及国家体育馆和五棵松体育中心兴奋剂检测等任务。

【新冠疫情防治】按照国家卫生健康委、北京市卫生健康委紧急抽调检测能力支援吉林省相关通知要求，医院组建30人医疗队，副院长崔勇担任领队，于3月30日乘专机赴吉林省省会长春市支援一线抗疫工作。

11月11日，医院出现第一例新冠阳性病例，并持续呈增长态势。医院动态研判疫情发展态势，组建多个专项工作组，各部门协调联动，在医疗救治、流调、溯源、人员管控和综合保障等方面采取系列措施，并腾出西区作为院内临时隔离场所，紧急开展疫情应急处置工作，有效应对了疫情冲击。"国十条""京十条"优化防控措施发布后，迅速将工作重心由疫情防控转移到医疗救治，全力救治新冠重症患者，实现应收尽收、应治尽治。成立重症救治专家组，组建重症医疗预备队，扩大收治能力，打通急诊收治病房通道，推行急诊-发热门诊-临床科室一体化排班体系和呼吸主诊医师+专科团队救治模式；发挥中西医结合优势，推广新冠协定处方；做好药品、设备和物资全方位保障，全力推进医联体和远程医疗工作，多举措疏解一线科室新冠患者收治压力。

【科研工作】全年纵向课题获批立项63项，其中国家级55项、省市级1项，共获资助经费11734.3万元，医院匹配经费1840万元。横向课题立项122项，经费3216万元。获奖成果2项："中医肿瘤外治技术体系的创建和推广应用"获中华中医药学会科学技术奖二等奖，徐愿获中华中医药学会科学技术奖-中青年创新人才奖。获专利197项。

设有国家呼吸医学中心、国家中西医结合医学中心、中国医学科学院呼吸病学研究院、国家呼吸系统疾病临床医学研究中心、国家中医药管理局中药药理（肾脏）实验室、国家中医药管理局慢性肾病疗效评价重点研究室、国家中医药管理局肺病慢性咳喘重点研究室、国家中医药管理局中医药防治传染病重点研究室、中医药防治过敏性疾病北京市重点实验室、免疫炎性疾病北京市重点实验室。

【申请国家中西医结合医学中心】1月5日，医院递交《关于设置国家中西医结合医学中心（综合医院）的请示》。1月10日，北京市卫生健康委托北京医学会组织相关专家对医院评估审核。1月20日，召开国家中西医结合医学中心（综合医院）申报现场评估审核会，通过了北京市现场评估审核。

【间质性肺疾病规范诊疗体系与能力提升】1月8日，医院启动间质性肺疾病（ILD）规范诊疗体系与能力提升建设项目。项目依托国家呼吸医学中心、中国呼吸专科联合体全国间质性肺疾病协作组，通过多种形式推广ILD相关知识和管理规范，推动我国ILD的整体认识和促、防、诊、控、治、康水平的提升。

【急诊、儿科门急诊区域改造】历时200余天的急诊、儿科门急诊区域改造工程完工交付使用。1月23日8:00，搬迁工作正式开始，急诊科、儿科门急诊、急诊检验、急诊药房、急诊挂号、急诊B超等临床医技科室依次搬迁至新诊区，10:00所有科室在新址正常接诊。新址蕴含了新的急诊急救设计理念，完善急诊急救功能需求，设置了急诊和急救双通道，增加了杂交手术室，借助5G技术提供智慧导诊。

【3人获全国名中医称号】 7月20日，第四届国医大师和第二届全国名中医表彰大会在京召开。中西医结合心脏内科主任医师史载祥、中医风湿病科主任医师阎小萍、中医肺病科主任医师张洪春获全国名中医称号。

史载祥，首都国医名师、博士生导师、章朱学派传承研究室主任，首批全国名老中医，第三、四、五、六批全国老中医药专家学术经验继承指导老师。从事中医、中西医结合治疗心脑肾系统疑难病56年，首创"瘀血三论"，阐明"离经之血、污秽之血、内结之血"的现代辨识。采用升陷祛瘀治疗方法，取得显著临床疗效。引领血瘀证及活血化瘀研究，首次对血瘀证脉象和系列体征进行客观化研究，著写我国首部《实用血瘀证学》《活血化瘀方药应用指南》。创新性地对大蒜素在心脑血管疾病临床应用和机理进行研究。研制治疗肝肾旺痰阻型眩晕的方剂"晕可平"。

阎小萍，首都国医名师、博士生导师，全国第四、五、六、七批老中医药专家继承指导老师。从事中医、中西医结合治疗强直性脊柱炎、类风湿关节炎、骨关节炎、干燥综合征、系统性红斑狼疮等疑难风湿病52年。创立的大偻（强直性脊柱炎）辨证论治体系，提出类风湿关节炎从"寒热为纲"、分"尪痹"和"欲尪"辨治理论体系，研发补肾舒脊颗粒。

张洪春，首届岐黄学者、首都国医名师、博士生导师，全国老中医专家经验继承指导老师。从事中医、中西医治疗慢性咳嗽、慢阻肺、哮喘病、功能性胃肠道等疾病近40年。以疏风解痉法治疗哮喘病，调补肺肾法治疗肺系病稳定期患者等方法，均取得了较好的临床疗效。提出并完善"从风论治咳喘"理论。率先提出"风盛痰阻、气道挛急"是哮喘发作期主要病机，并形成"苏黄止咳胶囊"。率先开展呼吸道黏膜免疫研究，获得"调补肺肾胶囊"二期临床批件，实现了"固本止咳中药"成果转化。首次提出流感表寒里热证候，制定中药单用/联合抗生素治疗常见感染性疾病临床指南、"肺与大肠相表里"理论指导治疗慢阻肺专家共识。较早提出新冠肺炎中医主要病机以湿、毒、热、瘀血、虚为主，参与全国新冠肺炎诊疗方案（三、四版）的制定。

【器官移植资质】 8月11日，国家卫生健康委经过审核，同意认定医院胰腺移植和小肠移植执业资格。至此，医院具备心、肺、肝、肾、胰腺、小肠等全部6个项目器官移植的资质。年内，医院加快推进器官移植中心建设。

【建院38周年暨高质量发展大会】 10月25日，医院召开建院38周年暨高质量发展大会。国家卫生健康委党组成员、国家中医药管理局党组书记余艳红出席会议并讲话。科技部外国专家服务司副司长李昕，国家卫生健康委体改司司长许树强、科教司司长杨青、医政医管局副局长李大川，国家中医药管理局综合司司长王思成，国家药监局器械注册司稽查专员王兰明，北京市中医管理局局长屠志涛等出席大会。会上，举行了国家中西医结合医学中心、临床研究国家级质量评价和促进中心（呼吸系统领域）、中日友好医院LDT中心揭牌仪式。中国工程院副院长、中国医学科学院（北京协和医学院）院校长、国家呼吸医学中心主任王辰，中国工程院院士董家鸿，中国科学院院士全小林分别受聘为临床研究国家级质量评价和促进中心（呼吸系统领域）、中日友好医院器官移植中心、国家中西医结合医学中心主任。

【医院领导】 党委书记：宋树立；院长、副书记：周军；副院长：丁晶宏、高学成、崔勇、曹彬、刘勇。

（撰稿：刘 云 审核：王燕森）

中国医学科学院北京协和医院

【基本情况】 职工中编制内人员4303人，编制外人员1910人，其中正高级职称402人、副高级职称510人、中级职称1682人、初级职称1925人。执业医师1745人，注册护士2149人。护理人员中具有大专及以上学历者占98.70%、本科及以上占81.80%，有专科护士538人。重症医学床位99张。

年底医院有甲类医用设备2台、乙类医用设备35台。全年医院总收入913906万元，其中医疗收入741084万元。

医院牵头东城区综合医联体，有成员单位6家；

牵头的专科医联体有37个，有成员单位316家。医院是国家神经疾病医学中心-脑胶质瘤MDT专科联盟、国家口腔医学中心-口腔颌面外科专科联盟的成员单位。

国家病案管理专业质控中心、国家病理专业质控中心、国家超声诊断专业质控中心、国家放射影像专业质控中心、国家罕见病专业质控中心、国家核医学专业质控中心、国家急诊专业质控中心、国家麻醉专业质控中心、国家整形美容专业质控中心、国家重症医学专业质控中心、北京市病案质量控制和改进中心、北京市病理质量控制和改进中心、北京市超声医学质量控制和改进中心、北京市放射治疗质量控制和改进中心、北京市国际医疗服务质量控制和改进中心、北京市急诊质量控制和改进中心、北京市临床营养治疗质量控制和改进中心均依托在医院。是WHO国际分类家族中国合作中心。

3月，国家卫生健康委通过委省共建方式，以地市为单位实施公立医院改革与高质量发展示范项目，选择了9个省（市）的14家大型高水平公立医院开展试点，协和医院为首批试点单位之一。

【医疗工作】全年出院113168人次，床位周转56.04次，床位使用率77.09%，平均住院日5.35天。卫技人员与开放床位之比为2.19：1，执业医师与开放床位之比为0.86：1，病房护士与开放床位之比为1.06：1。住院手术59043例，其中三级手术占48.33%、四级手术占43.21%，日间手术6242例。初产剖宫产率47.30%，孕产妇死亡1人、新生儿死亡6人、围产儿死亡23人。开展临床路径的科室6个、病种8个、入径率36.30%，完成率95.40%。全年临床用红细胞30199单位、血浆30513单位、血小板5704治疗量，其中自体输血669人次3816单位。预约挂号占门诊总人次的99%。本地医保门诊1787992人次、次均费用984.53元，医保出院28972人次、次均费用20068.99元；异地医保出院45481人次、次均费用24189.04元。

医院药占比25%。门诊抗菌药物处方比例1.37%，急诊抗菌药物处方比例25.94%，住院患者抗菌药物使用率34.20%，抗菌药物使用强度为39.94DDD。

对口支援与扶贫协作的单位有：西藏自治区人民医院，内蒙古自治区托克托县医院，安徽省阜阳市人民医院、阜阳市第二人民医院、阜阳市中医院、阜阳市妇幼保健医院，北京市房山区第一医院、韩村河镇社区卫生服务中心、窦店镇社区卫生服务中心、青龙湖镇社区卫生服务中心、河北镇社区卫生服务中心。

【冬奥医疗保障】北京冬奥会、冬残奥会期间，医院承担奥林匹克大家庭酒店4个VIP医疗站保障、滑雪现场医疗保障、定点收治医院六大医疗保障任务。成立冬奥会及冬残奥会领导小组和5个工作组，2月4日至3月15日，派出128人医疗保障团队，成立冬奥病房，保障奥运医疗服务。4个医疗站共接诊286人次，转诊58人次，急救6人次；冬奥病房接收患者26人次，线上会诊15次、线下会诊15次，涉及10个科室39人次医师。收到70封表扬信和3面锦旗。在4月19日举行的北京冬奥会、冬残奥会总结表彰大会上，团队获评先进集体，史迪、陈罡、黄晶获评先进个人。

【新冠疫情防治】年内，医院共组队40批次1732人次，支援东城区、朝阳区、丰台区核酸采样，累计采样115.5万人次；组队4批次27人次，支援吉林省长春市和北京市丰台区、朝阳区核酸检测，累计检测8万余管。派出2批次35名队员，支援北京市朝阳区7个隔离点位，开展隔离观察人员医疗救治工作，接收隔离人员1611人。先后派出72人，支援小汤山、新国展方舱医院、兴航方舱和地坛医院医疗救治工作。

12月7日，"新十条"发布后，医院以"保健康、防重症、防病亡"为目标，将工作重心从防控感染转到医疗救治，举全院之力支持急诊，做好重症救治战略储备，最早扩容发热门诊，最早启用隔离病房，最早启动全院收治新冠重症，开通新冠互联网门诊，制定协和版诊疗建议，实现任何时候任何区域"不延误、不停摆"。国务院疫情联防联控机制将协和做法向全国推广。12月，日均接诊上千人次，累计收治1200余例新冠病毒感染及重症肺炎患者。

【科研工作】全年纵向课题获批立项220项，其中国家级96项（包括国家自然科学基金60项）、省市级26项，共获资助经费19799.85万元，医院匹配经费1483.29万元。横向课题立项200项，经费7442.39万元。年内结题195项，年底在研课题538项。获奖成果5项，其中中华医学科技奖三等奖1项、北京市科技进步奖二等奖2项、华夏医学科技奖二等奖1项、三等奖1项。获专利132项。

药学、生物学是国家一级重点学科，免疫学、病理学与病理生理学、内科学、皮肤病与性病学、影像医学与核医学、妇产科学、外科学（骨外、胸心外）、肿瘤学、麻醉学、外科学（普外）是国家二级重点学科；基础医学、临床医学、护理学、生物医学工程是北京市一级重点学科，神经病学、眼科学、流行病与卫生统计学是北京市二级重点学科。

国家级临床重点专科建设项目有：骨科、妇科、重症医学科、专科护理专业、消化内科、产科、麻醉科、检验科、病理科、心血管内科、血液内科、内分泌科、耳鼻喉科、中医科、呼吸内科、泌尿外科、基本外科、神经科、肾内科、眼科、急诊科、风湿免疫科、医学影像科、变态反应科、肿瘤科、感染内科、整形外科、临床药学、神经外科；国家临床重点专科（中医专业）建设项目为内分泌科。北京市临床重点专科建设项目有：儿科、基本外科、感染内科、重症医学科、检验科、医学影像科。

拥有国家妇产疾病临床医学研究中心、国家皮肤与免疫疾病临床医学研究中心、临床研究国家级质量评价和促进中心、疑难重症及罕见病国家重点实验室、国家卫生健康委内分泌重点实验室、风湿免疫病学教育部重点实验室、药物临床研究与评价国家药监局重点实验室、骨骼畸形遗传学研究北京市重点实验室、创新药物临床药代药效研究北京市重点实验室、核医学分子靶向诊疗北京市重点实验室、侵袭性真菌病机制研究与精准诊断北京市重点实验室、过敏性疾病精准诊疗研究北京市重点实验室、代谢与慢性病转化医学研究北京市国际科技合作基地、核医学精准诊疗技术创新北京市国际科技合作基地、罕见病研究北京市国际科技合作基地、北京市临床研究质促中心（协和）。

【学科建设】2022年是医院"学科建设年"。1月，举办8场高质量发展研讨会，制定医院"十四五"规划细化方案与2022年重点工作计划；4月至5月，邀请国内百名医学专家对医院54个临床医技和平台科室进行学科评估，各学科梳理形成平台、项目、人才、技术和成果五大清单，制定完善学科高质量发展规划；12月，召开54场次年度学科建设督导会，检验学科建设成果。

【中央高水平医院临床科研专项试点】6月，国务院常务会议审议通过"提升高水平医院临床研究和成果转化能力试点"，对北京协和医院等6家高水平医院给予临床研究专项经费支持，并赋予与高等院校、科研院所同等的创新政策。协和医院按照青年培优、专科提升、重点培育和重大攻关4类研究项目布局，年内立项483项，新增及修订14项创新制度优化释放政策红利。通过建体系、搭平台，一体化贯通产学研全链条，全面提升自主创新和成果转化能力。

【建院101周年学术活动】9月5日，邀请复旦大学医院管理研究所所长高解春在院周会解析公立医院高质量发展挑战和多维评估。9月16日、17日，分别召开学术前沿报告会、高质量发展主题论坛、青年创新论坛，邀请8名院士、多位知名医院院长、书记作前沿报告，全院线上观看近3000人次。

【中国罕见病诊疗研体系建设】年内，作为全国罕见病诊疗协作网中唯一的国家级牵头医院，汇聚各方力量，持续引领中国罕见病诊疗研体系建设。成立中华医学会罕见病分会，推进罕见病防治的法治化进程，创新氯巴占等罕见病药品的引进机制，探索建立罕见病诊疗与保障的"中国模式"。9月22日，医院开出全国首张氯巴占处方。

【蝉联中国医院排行榜榜首】11月20日，复旦大学医院管理研究所发布2021年度中国医院排行榜，医院连续13年蝉联榜首。在专科综合排行榜覆盖的42个专科中，28个专科位列前十名，病理科、风湿科、妇产科、普通外科、神经内科、核医学、急诊医学、重症医学、变态反应等9个专科名列榜首。

【协和澳门医学中心建设】北京协和医院澳门医学中心是澳门特区政府与协和医院共同打造的重大合作项目，也是贯彻落实习近平总书记和党中央对港澳工作部署、深入推进粤港澳大湾区建设、推动"一国两制"在医疗领域的特色实践。8月，特区政府成立筹备办公室，为新医院启动专项立法；12月，澳门特区政府与协和医院签署项目前期筹备工作合作协议，医院派出专班驻澳工作，协助特区政府全面推进各项筹备工作。

【医院领导】党委书记：吴沛新；院长：张抒扬；副书记：张抒扬、柴建军；副院长：向炎珍、韩丁、吴文铭、杨敦干、杜斌、彭斌（西藏挂职）。

（撰稿：李娅芳　审核：段文利）

中国医学科学院阜外医院
国家心血管病中心

【基本情况】职工中编制内人员1771人、合同制人员1963人（含派遣人员1885人），其中正高级职称169人、副高级职称247人、中级职称1062人、初级职称1460人。执业医师847人，注册护士1771人。护理

173

人员中具有大专及以上学历者占98.65%、本科及以上占53.69%，有专科护士332人。重症医学床位230张。

年底医院固定资产净值289981.30万元，其中医疗设备净值47161.75万元，有乙类医用设备13台。全年医院总收入541117.07万元，其中医疗收入412696.92万元，财政拨款62057.34万元。

医院牵头的医联体及专科联盟有：中国医学科学院阜外医院-水利医院心血管内科专科医联体、阜外医院-展览路医院心血管内科专科医联体、阜外医院-北大肿瘤医院心血管内科专科医联体、阜外医院-广外医院心血管内科专科医联体、阜外医院-复兴医院心血管内科专科医联体、高血压专病医联体、心力衰竭专病医联体、心血管代谢专病医联体、心肌病专病医联体、肺动脉高压专科联盟、生活方式医学联盟。医联体（医共体）内含医院9417家、基层医疗卫生机构4355家、其他卫生机构110家。年内，专科联盟新增2家：3月11日，国家心血管病中心批准成立肺动脉高压专科联盟；5月18日，招募第一批成员单位124家（三甲医院120家、三乙医院2家、二级医院2家）。9月1日，成立国家心血管病中心生活方式医学联盟，首批通过联盟评审的单位及核心申报科室共34家（示范中心4家、达标中心17家、建设中心13家）。

国家心血管质控中心、国家心律失常介入质控中心、国家结构性心脏病介入质控中心、国家心血管病外科介入专业质控中心（隶属于国家心血管病质控中心）、北京市医院后勤管理质量控制和改进中心均依托在医院。

4月2日，心血管中心被中国科学技术协会认定为首批全国科普教育基地。4月，在市卫生健康委组织的2021医疗机构互联网便民惠民移动应用评比中，医院连续3年位列"优秀互联网便民惠民移动应用奖"榜首。7月7日，根据国家卫生健康委公布的2020年度全国三级公立医院绩效考核国家监测考核结果，医院连续3年获得其他专科手术组别第一名。8月4日，医科院医学信息研究所发布2021年度中国医院科技量值（STEM）榜单，医院心血管病学、心血管外科学连续8年名列年度学科榜单首位。11月20日，复旦大学医院管理研究所发布复旦版中国医院排行榜，医院连续13年列中国最佳医院专科声誉排行榜（心血管病、心外科）、专科综合排行榜（心血管病、心外科）榜首。

【医疗工作】全年出院57930人次，床位周转44.19次，床位使用率81.47%，平均住院日6.77天。卫技人员与开放床位之比为2.25∶1，执业医师与开放床位之比为0.68∶1，病房护士与开放床位之比为1.34∶1。住院手术13149例，其中三级手术占6.74%、四级手术占89.63%，日间手术1725例。开展临床路径的科室42个、病种154个，入径率99.68%、完成率96.6%。全年临床用血16867.5单位，其中自体输血8483人次17158单位。预约挂号占门诊总人次的97.95%。本地医保门诊406532人次、次均费用772元，医保出院17829人次、次均费用43797元；异地医保门诊50758人次，次均费用578元，医保出院32401人次、次均费用65030元。

医院药占比14.43%。门诊抗菌药物处方比例0.68%，急诊抗菌药物处方比例5.60%，住院患者抗菌药物使用率33.90%，抗菌药物使用强度为41.66DDD。

对口支援北京市良乡医院、延庆区康庄镇社区卫生服务中心、旧县镇社区卫生服务中心、南菜园社区卫生服务中心。

6月2日，为1例高风险终末期心衰儿童成功植入Corheart 6左心室辅助装置，为未来植入式左心辅助装置在儿童心衰治疗方面的应用探索奠定了良好基础。7月26日，凭借我国原创单纯超声引导介入治疗技术，顺利完成MemoSorb全降解封堵器系统在国内上市后的全球首植，标志着中国结构性心脏病先心病介入诊疗领域步入崭新发展阶段。

【新冠疫情防治】组建外派团队，累计派出6807人次，支援小汤山市级核酸检测队和西城区新冠肺炎定点医院14人；支援顺义新国展方舱医院92人，22天累计收治感染者2702例。积极救治新冠感染合并心血管疾病危急重症患者，12月，单月诊疗量约为平日5~7倍，救治成功率97%。

【科研工作】全年纵向课题获批立项136项，其中省市级高水平临床科研业务费项目89项、医科院级47项（创新工程类3项、临床转化类22项、协和青年类18项、援疆援藏类4项），共获资助经费17800万元，医院匹配经费31700万元。横向课题立项114项，经费6090.48万元。年内结题179项，年底在研课题536项。获奖成果4项，其中北京市科学进步奖一等奖2项、二等奖1项，华夏医学科技奖医学科普奖1项。获专利72项，实施转化5项，转化金额1159.8万元。

设有心血管疾病国家重点实验室、国家心血管疾病临床医学研究中心，国家卫生健康委心血管药物临床研究重点实验室、国家卫生健康委心血管疾病再生医学重点实验室、心血管植入材料临床前研究评价北京市重点实验室、心血管疾病分子诊断北京市重点实验室、中国医学科学院冠心病风险预测与精准治疗研究重点实验室、中国医学科学院肺血管医学重点实验室、中国医学科学院心血管流行病学重点实验室、中国医学科学院心血管代谢疾病重点实验室、中国医学科学院多能干细胞与心脏再生重点实验室（培育）、中国医学科学院心血管创新器械重点实验室（培育）、中国医学科学院心血管影像重点实验室（培育）。

打造国际一流心血管医学中心建设的国家样板。西山二期全面开工，标志着"十四五"期间国家医学中心首个建设项目获得实质性落地。国家重点实验室完成重组，搭建机制灵活、可操作性强的新技术、新产品创新转化平台。在人工心脏、新一代高分子合成人工瓣膜、异种心脏移植研究平台构建等方面均取得重大进展。与华润医药签署合作框架协议，确定联合研发项目6个，研发经费8000余万元。

【信息化建设】作为全国唯一一家具备申请电子病历八级能力的医院，着力以信息化助力高品质医疗、高水平管理工作。年内，研发智能医疗辅助系统30余项，全方位提升医疗质控效率。互联网诊疗量较上年增长47%，月均在线问诊量增长82%，"掌上阜外医院"成为全国唯一通过适老化及无障碍水平评测认证的医疗机构APP。持续完善特色学科战略布局，妇科、神经内科、呼吸科、消化科先后开科，建成疑难危重症结构化MDT诊治平台，探索开展心-肾-脑-肺-消化等多系统一体化综合救治模式。新建全成本核算、设备采购、后勤安全监管等管理系统34套，保障医院各项业务开展。大力开展DRGs改革，患者平均住院费用及自付比显著下降，医院心血管主要病种组次均住院费用低于全市平均水平，实现总额预付与DRGs双结余。

【人才队伍建设】年内，启动人才资源信息体系1.0建设，为医院高级职称聘任改革、科研与人才项目推荐、干部选拔、荣誉推荐、年度考核等工作打下客观数据基础。完成临床一线干部换届聘任7次，选聘业务骨干27人。完善人才聘用模式，20名医院专家担任深圳阜外、华中阜外双聘PI，激发人才活力。完成一期专培医师培养平台系统开发；细化和落实各专业专培轮转细则；优化专业设置，全年新开10个进修专业。

【心血管防治体系建设】国家区域医疗中心同质化建设。云南阜外二期升级项目开工，全年开展新技术、新项目17项，全面提升重症冠心病外科治疗效果；完成华中阜外领导班子的组建，国家区域医疗中心二期建设项目被列为省重点建设项目；深圳阜外获批成为三级甲等医院和第四批国家级区域医疗中心，三期项目开工。

技术培训中心与专科医联体建设。技术培训中心完成全新技术协作体系搭建，正式上线协作云平台，合作单位覆盖28个省市31家医院；成立肺动脉高压专科联盟、生活方式医学联盟，各联盟新纳入成员单位338家，联盟范围覆盖30个省份。

构建覆盖全国的慢病防治网络。开展"智能高血压医生"、定制化短信干预有效性评价等研究，持续完善"互联网+智慧医疗"的中国慢病防控新模式。

打造行业权威智库平台。连续17年发布《中国心血管健康与疾病报告》，连续2年发布《中国心血管医疗质量报告》。拓展全球心血管病医学研究资源平台，评选临床与基础十大进展论文，首次评选并公布全国心血管病医学研究机构百强排名与各心血管亚学科排名，发挥专家智库引领作用。

【阜外医院西山园区二期项目】6月28日，国家心血管病中心扩建工程项目暨中国医学科学院阜外医院西山园区二期项目在门头沟区永定镇冯村西里正式开工奠基，全面启动施工建设，标志着"十四五"期间国家医学中心首个建设项目实质性落地。

【医院领导】院长：胡盛寿；党委书记：郑哲；副书记：李天庆；副院长：樊静、赵韡、李志远、杨伟宪、李庆印（至11月）、蔡军（10月起）、潘湘斌（10月起）。

（撰稿：王　妍　审核：刘怡华）

中国医学科学院肿瘤医院

【基本情况】职工中编制内人员1373人、聘用人员5人、派遣人员1333人，其中正高级职称178人、副高级职称249人、中级职称690人、初级职称783人。执业医师787人，注册护士1038人。护理人员中具有大专及以上学历者占98.7%、本科及以上占68.76%，有专科护士95人。重症医学床位24张。

年底有甲类医用设备3台、乙类医用设备25台。全年总收入457811.56万元，其中医疗收入368574.76万元，财政拨款27870.79万元。

医院牵头肿瘤防治专科医联体（有成员单位70

家）、肿瘤远程医疗协作网（有成员单位238家）。

国家肿瘤专业医疗质量控制中心、北京市肿瘤治疗质量控制和改进中心、肿瘤临床研究国家级质量评价和促进中心均依托在医院。

9月30日，国家卫生健康委发布2021年全国三级公立医院绩效考核结果，医院在全国50家三级肿瘤专科医院中继续名列第一，国家监测指标等级为专科医院最高等级A等。在肿瘤专科医院涉及的25项国家监测指标中，医院有17项指标获得满分。

【医疗工作】全年出院63279人次，床位周转46.34次，床位使用率67.55%，平均住院日5.38天。卫技人员与开放床位之比为1.65∶1，执业医师与开放床位之比为0.51∶1，病房护士与开放床位之比为0.52∶1。住院手术23464例，其中三级手术占19.82%、四级手术占74.02%，日间手术674例。开展临床路径的科室20个、病种131个，入径率98.1%，完成率99.70%。全年临床用血11372单位，其中自体输血4人次8单位。预约挂号占门诊总人次的85.32%。本地医保门诊294824人次、次均费用971元，本地医保出院17591人次、次均费用23693元；异地医保出院36266人次、次均费用33831元。

医院药占比39.74%。门诊抗菌药物处方比例0.32%，住院患者抗菌药物使用率24.94%，抗菌药物使用强度29.46DDD。

对口支援与扶贫协作的单位有：青海省第五人民医院/肿瘤医院、新疆医科大学附属肿瘤医院、西藏自治区人民医院。国家肿瘤区域医疗中心包括：中国医学科学院肿瘤医院辽宁医院、山西医院、河南医院、深圳医院。

【新冠疫情防治】年内，医院外派61人支援北京市新冠定点医院，2人支援朝阳区120急救，2981人次支援各区核酸采样工作；支援新冠疫苗接种1189人次，累计完成接种54157剂次。

【科研工作】全年获批科研课题立项279项，其中国家级67项（国家自然科学基金52项，国家重点研发计划项目5项、课题10项），省市级27项、院校级66项，资助经费21419万元，医院匹配经费1881万元。年内结题147项，年底在研课题898项。获奖成果6项，获专利授权97项。

医院有教育部国家重点学科5个：肿瘤学、细胞生物学、病理与病理生理学、麻醉学、影像诊断与核医学；北京市重点学科1个：流行病与卫生统计学。国家级重点专科6个：胸外科、肿瘤科、医学影像科、结直肠外科、放疗科、病理科；市级重点专科1个：医学影像科。

设有分子肿瘤学国家重点实验室、国家恶性肿瘤临床医学研究中心、癌发生及预防分子机理北京市重点实验室、抗肿瘤分子靶向药物临床研究北京市重点实验室。

刘芝华、王明荣团队的"食管癌发生发展的分子机理及个体化精准诊疗的分子基础"获中国抗癌协会科技奖一等奖。该项目围绕我国食管癌诊疗领域的瓶颈问题开展系统研究，取得丰硕成果。项目团队在*Nat Genet*、*Cancer Cel.Cell Res*等杂志发表SCI通讯作者论文180余篇。

赫捷院士团队基于中国多中心研究，证明一次性低剂量螺旋CT筛查可有效降低肺癌死亡率。2022年，赫捷院士团队基于中国多中心大规模肺癌筛查队列，开展了评价一次性LDCT筛查有效性的真实世界研究，结果证明一次性LDCT筛查组肺癌高风险人群肺癌死亡率和全因死亡率分别下降31%和32%。

5月，中华医学会公布2021年度系列杂志质量评估报告，医院主办的《中华肿瘤杂志》被评为高影响力期刊，并获期刊进步奖。11月，知网中国科学文献计量评价研究中心发布2022版中国学术期刊影响因子年报，《中华肿瘤杂志》学科排名第一。

6月23日，医院（国家癌症中心）主办的英文期刊*Journal of the National Cancer Center*（JNCC）被全球最大的文摘与引文数据库Scopus收录。

【医科院肿瘤医院山西医院、河南医院建设】2月22日，中国医学科学院肿瘤医院山西医院揭牌。医院将通过同质化标准、输出技术等方式，全面提升山西医院的医疗水平、服务能力、运营质效。

9月，中国医学科学院肿瘤医院河南医院一期工程开工。把河南医院项目纳入整体发展规划，加强政策、技术、理念、文化融合，实行同质化管理，着重在重点学科、人才队伍建设和科研能力提升等方面开展工作。

【中国居民癌症防控行动】7月16日，"中国居民癌症防控行动"暨"国家标准化癌症筛查推广与管理中心"建设全国启动会以线上形式召开。将在全国范围内推广实施"中国居民癌症防控行动"，以提升人群癌症防治核心知识知晓率、多渠道扩大癌症筛查早诊早治覆盖范围、增强我国居民癌症筛查的科学性和可及性。同时，为保证国家癌症筛查技术标准在各级实施机构规范化、同质化执行，开展国家标准化癌症筛查推广与管理中心联盟建设工作。

【完成外科楼装修改造】医院外科楼完成装修顺利搬迁。9月15日至18日，临床手术科室先后搬迁入驻新楼，新增床位575张。重新开放后的外科楼中心手术室由原来的24个手术间变为20个，新增4个日间手术室，设立2个麻醉恢复室、1个中控室和1个患者等候区。调整布局，使综合住院楼和外科楼患者的转运能够有机结合在一起，功能上更为统一，管理更方便。

【医院领导】院长：赫捷；党委书记：张勇；副院长：刘芝华、高树庚、李宁（10月起）、邢念增（10月起）、付凤环（至10月）、蔡建强（至2023年1月）；党委副书记、纪委书记：王峥（至11月）。

（撰稿：关 乐 滕 菲 审核：李 宁 杜 君）

中国医学科学院整形外科医院
中国医学科学院整形外科研究所

【基本情况】职工中编制内人员494人、合同制人员69人、派遣人员467人，其中正高级职称58人、副高级职称82人、中级职称264人、初级职称471人。执业医师305人，注册护士310人。护理人员中具有大专及以上学历者占99.68%、本科及以上占73.23%，有专科护士9人。

年底医院有乙类医用设备4台。全年医院总收入90647.51万元，其中医疗收入66182.35万元，财政拨款14243.57万元。

与甘肃省人民医院、河北医科大学第二医院、沧州市中心医院、吉林大学第一医院、武汉市第五医院、泰安市中心医院、黑龙江省医院、海南省第五人民医院分别建有医联体。医院为中国整形外科发展联盟成员单位。

北京市医疗整形美容质量控制和改进中心依托在医院。

10月，医院开设特需门诊，出诊单元44个。年内，获批增设内科（门诊）、眼科和磁共振成像诊疗科目，新设乳腺综合整形科、血管瘤与脉管畸形整形科、神经外科、减重与代谢外科，新建急诊创伤中心。

【医疗工作】全年出院8253人次，床位周转28.21次，床位使用率41.83%，平均住院日5.24天。卫技人员与开放床位之比为1.72：1，执业医师与开放床位之比为0.73：1，病房护士与开放床位之比为0.5：1。住院手术8032例，其中三级手术占50.7%、四级手术占12.6%，日间手术680例。开展临床路径的科室4个、病种9个，入径率99.3%，完成率22.9%。全年临床用血280单位，其中自体输血20人次26单位。预约挂号占门诊总人次的100%。本地医保门诊1269人次、次均费用645.93元，医保出院179人次、次均费用42674.08元；异地医保出院113人次、次均费用44063.87元。

医院药占比3.86%。门诊抗菌药物处方比例2.17%，急诊抗菌药物处方比例6.9%，住院患者抗菌药物使用率51.3%，抗菌药物使用强度为28DDD。

3月23日，医院首次采用自体血回收技术成功为患者切除重27千克的巨大神经纤维瘤。8月1日，正式成立急诊创伤中心，至年底，共接诊6287人次、急诊手术3778台次。9月14日，肥胖与代谢病中心团队成功开展医院首例减重代谢手术（经脐单孔腹腔镜袖状胃切除术），为肥胖及肥胖合并症患者提供了更多的治疗选择。11月1日，增设内科门诊，11月每个工作日免费义诊10个号。11月25日，神经外科团队联合瘢痕与创面治疗二科团队，经麻醉科、放射科、内科等多学科联动配合，为89岁高龄患者成功实施"全麻下头皮肿物切除术+复合组织瓣转移修复术"。

对口支援内蒙古莫力达瓦达斡尔族自治旗人民医院。

【冬奥医疗保障】北京冬（残）奥会期间，医院派出1名教授作为冬奥医疗保障特聘专家，入驻北医三院崇礼院区；2名医生作为冬奥医疗保障团队高山滑雪医生，参加"雪飞燕"赛道的医疗保障。

【新冠疫情防治】全年医院派出186批5716人次医护（技）人员支援北京市10个区方舱医院、集中隔离医学观察点、采样点，采样265.05万人份；医院核酸实验室检测59.3万人次。派出100名医护人员参加新冠疫苗接种工作。支援新疆疫情防控院感专家1名、北京小汤山医院市级核酸检测医疗队专家3名，支援流调转运79人次。

【科研工作】全年纵向课题获批立项15项，其中国家自然科学基金项目3项，北京市科委首都特色医疗项目2项，北京市卫生健康科技成果和适宜技术推广项目1项，中国医学科学院创新工程"揭榜挂帅"

项目牵头2项、参与2项，北京协和医学院中央高校基本科研业务费项目5项，共获资助经费2036万元，医院匹配经费1369万元。横向课题立项2项，经费146.101万元。年内结题7项，年底在研课题104项。获专利53项。获批临床试验项目9项，金额936.35万元。

有国家临床重点专科3个：颅颌面整形外科、整形外科（乳房整形外科）、整形外科（外耳整形再造）。

年内，获批北京市卫生健康委第三批研究型病房示范建设单位。

【整形外科与再生医学发展大会】6月11日，线上举办首届中国整形外科与再生医学发展大会。以"探索整形外科学理，推进再生医学发展"为主题，邀请50余名全国整形外科与再生医学领域的专家学者、业界领军共谋发展，开启中国整形外科与再生医学高质量发展新征程。大会聚焦学科体系建设、行业规范管理、医生职业发展等方面，为中国整形外科的发展探索新路径、实现新突破。

【纳入医保定点单位】7月1日，医院纳入北京市医疗保障定点医疗机构协议管理，为参保人员提供医疗保障服务。加入医保为患有先天性畸形儿童带来了福音；同时支撑向综合性医院转型，为皮肤科、口腔科、神经外科、代谢与减重外科、内科、眼科等科室患者提供医保服务。

【启用整形医院新楼】医院改扩建一期工程验收合格，于9月1日开始搬迁至新楼。新楼启用后，编制床位700张，总占地面积62841.1平方米，总建筑面积91833.63平方米。临床科室重新整合，形成以唇腭裂治疗中心、颅颌面外科中心、外耳整形再造中心、乳腺整形与乳腺外科中心、脂肪整形中心、面颈整形中心、鼻整形再造中心等为重心，皮肤科、急诊科、减重与代谢中心、眼科、内科门诊等学科综合发展的新形式，促进医院"强专科，优综合"的发展。

【整形医院眼科开科】11月9日，医院眼科正式开科成立。依托医院"强专科，优综合"发展思路和多学科合作平台优势，以治疗眼眶病、角膜屈光手术为特色，开展眼眶肿瘤、眼眶外伤及甲状腺突眼、屈光不正预防和治疗、全飞秒激光手术，以及各种眼表角膜病、屈光斜弱视、白内障、青光眼、视网膜病等眼科疾病的治疗。12月1日，眼科顺利开展首台手术——眼眶外侧肿物切除术。手术完整切除肿物，囊壁完整无残留，避免了术后复发。

【医院领导】党委书记：王宝玺；院长：蒋海越；副书记：张平（10月起）、王晓芳（至10月）、蒋海越；副院长：栾杰（至12月）、尹宁北、王永前（10月起）、赵延勇（10月起）。

（撰稿：林 含 审核：蒋海越）

中国中医科学院西苑医院

【基本情况】职工中编制内人员883人、合同制人员872人、派遣人员15人，其中正高级职称198人、副高级职称202人、中级职称553人、初级职称536人。执业医师583人，注册护士566人。护理人员中具有大专及以上学历者占98.76%、本科及以上占79.32%，有专科护士85人。重症医学床位52张。

年底医院有乙类医用设备7台。全年医院总收入262591.76万元，其中医疗收入216047.80万元、财政拨款16315.26万元。

医院牵头海淀区中医专科医联体（有成员单位34家），国家中医药管理局京津冀脑病专科联盟（有成员单位3家）、生殖医学科专科联盟（有成员单位1家），北京市中医管理局心血管专科联盟（有成员单位13家）、血液病专科联盟（成员单位1家）。医院为海淀区肿瘤专科医联体、海淀区口腔专科医联体、北京市心血管专科联盟、北京市儿科专科联盟、北京市呼吸科专科联盟的成员单位。

北京市中医护理质控中心依托在医院。

9月，在2021年度国家三级公立中医医院绩效考核中，医院取得全国排名第三、北京市排名第一的成绩。12月，医院入选国家中医临床教学培训示范中心。年内，医院获中华中医药学会中医医院学科（专科）学术影响力综合排名第一。

【医疗工作】全年出院23314人次，床位周转31.59次，床位使用率67.53%，平均住院日7.81天。卫技人员与开放床位之比为1.94∶1，执业医师与开放床位之比为0.74∶1，病房护士与开放床位之比为2.27∶1。住院手术5806例，其中三级手术占46%、四级手术占28%，日间手术532例。开展临床路径的科室22个、病种106个、入径率56%、完成率94%。全年临床用血8861单位，其中自体输血73人次81.51单位。预约挂号占门诊总人次的91.38%。本地医保门诊1610784人次、次均费用821元，医保出院15967人次、次均费用19126.63元；异地医保出院4884人次、次均费用21802元。

医院药占比16.89%（不含饮片占28.34%）。门诊抗菌药物处方比例2.09%，急诊抗菌药物处方比例16.89%，住院患者抗菌药物使用率29.61%，抗菌药物使用强度为30.86DDD。

对口支援与扶贫协作的单位有：山西省五寨县中医院，内蒙古库伦旗蒙医医院、化德县中蒙医院、呼和浩特市蒙中医院。

【冬奥医疗保障】 作为中国冰雪医疗卫生保障定点医院，2021年11月初，组建20人的医护团队，参加市卫生健康委培训，并全体通过考核。2022年1月20日，派遣4组医护共8人，开展北京冬（残）奥会闭环内酒店的医疗防疫保障工作。保障近1800人，其中外籍人员600人、中方涉奥人员1200人，管理并转运外籍阳性病例7人。

【新冠疫情防治】 年内，支援海淀区疫苗接种和保障任务，累计派遣医护1440人次，完成任务710次，共计保障32419人次。组建500人核酸采样队，外派7479人次支援北京市区域核酸检测，完成405万人次核酸采样任务。组建二批共24名医护人员支援河北省张家口市崇礼区隔离点和北京市朝阳区隔离点医疗保障工作，闭环工作近1月，完成2000余名隔离人员防疫任务。派遣2名检验人员支援海淀区方舱实验室、新冠定点医院检验科工作各1个月。11月，医院组建43人医疗队，支援新国展方舱医院。

年底，疫情防控进入新阶段，医院及时将急诊抢救室和留观区扩容至62张床位的同时，先后转化14个病区共计494张床位用于收治呼吸系统危急重症患者。打乱常规专科建制，混编队伍，保证各亚重症病区均有呼吸、重症专业医护在岗。成立新冠肺炎防控救治专家组，开展联合会诊和定期巡诊。1个月内，急诊共接诊7144人次，发热门诊4780人次；收治入院患者1717人次，重症672人次，床位使用率达94%以上。总计接诊新冠阳性患者3057人次。

【科研工作】 全年纵向课题获批立项94项，其中国家级23项，科技部战略性科技创新合作1项，国家自然科学基金22项，省市级71项，其中国家中医药管理局2项，北京市中医局2项，北京市自然科学基金1项，北京市科委首都临床特色转化项目2项，首发专

项6项（重点攻关项目1项、自主创新项目4项、基层普及项目1项），中华中医药学会等其他课题58项；共获资助经费4005.2万元。横向合作项目56项，经费11391.40万元。年内结题64项，年底在研课题518项。获奖成果8项。授予专利26项。

医院国家级重点学科有：中医心病学、中医血液病学、中医老年医学、中医脾胃病学、中医儿科学、中医痹病学、中药药理学、中药临床药理学；国家级重点专科有：心血管病科、老年病科、血液科、脾胃病科、肺病科、肿瘤科、脑病科、肾病科、肝病科、皮肤科、耳鼻喉科、重症医学科、预防保健（治未病）、护理学；国家级实验室有：国家工程实验室、科技部规范化中药药理实验室；国家级研究中心有：国家中医心血管病临床医学研究中心。市级重点专科有：儿科、急诊科、临床药学、肛肠科、内分泌科；国家中医药管理局重点研究室有：心血管病血瘀证与活血化瘀研究室、脾虚重点研究室、中药功效评价方法学重点研究室、病证结合防治血管衰老重点研究室；国家中医药管理局中医药科研三级实验室有：心血管分子生物学实验室、血液细胞实验室、中药化学实验室、中药药代动力学实验室、中药药理实验室。

4月，医院入选国家中医药传承创新中心。5月，国家血液系统疾病临床医学研究中心中医药分中心在医院挂牌。10月，获批建设国家中医药管理局中药炮制技术传承基地。11月，获批国家中医药管理局病证结合防治血管衰老重点研究室。12月，北京市卫生健康委公布第二、三批北京市研究型病房示范建设单位名单，西苑医院是30家入选单位中唯一一家中医医院。

【援助柬埔寨中医药抗疫工作】 按国家中医药管理局部署，1月，医院先遣组赴柬埔寨开展中医药海外援助调研，启动了选派中医专家赴柬埔寨抗疫工作；3月16日，组建12人专家组抵达柬埔寨金边，开诊首个海外国家中医药门诊；5月17日，11名专家就地转为援柬埔寨中医抗疫医疗队成员，成为我国派出的首个海外中医援外医疗队。至12月31日，中医专家累计完成诊疗1.2万余人次（新冠病史者近20%），与柬埔寨多家机构合作开展中医科普系列讲座，联合孔子学院与当地大学举办文化讲座。

【国家区域医疗中心建设】 2月，中国中医科学院西苑医院山西医院挂牌。9月，医院与山东省济宁市签署《关于创建国家区域医疗中心战略合作框架协议》，制定建设方案，共创第五批国家区域医疗中心。

【国家医学中心建设】 按照国家医学中心建设要求，医院推进建设工作。7月，与苏州市政府在苏州

举行签约仪式，签署《中医类国家医学中心战略合作协议》。之后，不断完善、优化建设方案和可研报告，推进建设进度，计划2023年底开始动工建设。

【翁维良获国医大师称号】7月，第四届国医大师和第二届全国名中医表彰大会在京召开，翁维良被人力资源社会保障部、国家卫生健康委、国家中医药管理局授予国医大师称号。翁维良，1960年毕业于上海第一医学院医疗系，曾任心血管科主任、临床药理研究所副所长、西苑医院副院长，是中国中医科学院临床药理研究所名誉所长、中国中医科学院荣誉首席研究员，全国老中医药专家学术经验继承指导老师、国家药典委员会委员、特别顾问，推动创建中医院首家临床药理研究所。创新性地提出了"治心必通瘀"的学术思想，促进了中医气血理论的发展；提出了"百病多瘀""老年多瘀""久病多瘀""怪病多瘀""心病多瘀"的血瘀病因病机理论，在因时因地因人制宜基础上总结出"活血化瘀十二法"，提高了中医药治疗心血管疾病的诊疗水平与临床疗效，对中西医结合防治心血管疾病的学术创新产生深远影响。

【重点专科建设】10月，医院肺病科获批北京市卫生健康委重大疫情防治重点专科中医卓越类项目，获得北京市180万元经费支持，用以该专科在北京疫情防治工作中发挥中医药作用。11月，医院心血管中心、肿瘤科、肾病科、肛肠科、妇科申报北京市中医管理局首批"十四五"中医药重点专科，其中心血管中心获批领超类重点专科，肿瘤科、肾病科获批并超类重点专科，肛肠科、妇科获批并超类（建设类）重点专科。

【《国际血瘀证诊断指南》研究团队获中医药国际贡献奖】世界中医药学会联合会2021年发布了由西苑医院陈可冀院士与徐浩教授牵头提案的《国际血瘀证诊断指南》（SCM68—2021）。2022年11月，研究团队被世界中医药学会联合会授予第七届中医药国际贡献奖。《国际血瘀证诊断指南》的建立是中医证候研究国际化的里程碑，对进一步促进中医药的全球化进程具有重要意义。

【付长庚获中国青年科技奖】11月，中共中央组织部、人力资源社会保障部、中国科协、共青团中央联合发布《关于表彰第十七届中国青年科技奖获奖者的决定》，心血管科主任医师、中医药传承博士后、博士研究生导师付长庚获得中国青年科技奖。付长庚2011年毕业于北京中医药大学中西医结合临床专业，是国家高层次人才特殊支持计划青年拔尖人才、国家中医药管理局第五批全国中医临床优秀人才和全国中医药创新骨干人才。主要从事中西医结合防治心血管疾病的基础及临床研究。首创文献研究、真实世界研究、专家咨询、病因学临床研究、诊断性临床试验、多中心RCT临床反证有机结合的中医证候研究新模式，建立了冠心病血瘀证诊断标准，对行业起到创新示范作用。

【高铸烨、刘玥入选青年岐黄学者培养项目】12月，国家中医药管理局公布2022年青年岐黄学者培养项目人选名单，教育处处长、主任医师、博士生导师高铸烨，心血管科主任医师、博士生导师刘玥入选。

高铸烨2009年毕业于北京中医药大学中西医结合临床专业，长期从事心血管病的中西医结合防治工作，以心血管病防治难点为研究主线，以成果转化为目的，推广应用"基于数据挖掘技术冠心病证治规律及临床评价的真实世界研究"等成果多项，获中华中医药学会"青年中医药求真学者"称号，获国家科技进步二等奖等省部级以上奖励9项。

刘玥2012年6月获中国中医科学院中西医结合临床（心血管）专业博士学位，主要研究领域为代谢性心血管病中西医结合临床转化研究，尝试将中医原创理论转化为最佳临床实践。发现血小板新标志物gelsolin，揭示了冠心病血瘀证表观调控机制；首次提出糖尿病泛血管病变的概念，采用人工智能技术建立泛血管病变"血瘀"程度的定量评价标准；发现协同抗血小板新策略，多技术手段阐释活血与化瘀的现代机理。

【医院领导】党委书记：张允岭；院长：刘震；副书记：李秋艳；副院长：徐凤芹、徐浩。

（撰稿：车 慧 李 想 审核：刘 震）

中国中医科学院广安门医院

【基本情况】职工中编制内人员965人、合同制人员802人，其中正高级职称215人、副高级职称239人、中级职称509人、初级职称636人。执业医师667人，注册护士582人。护理人员中具有大专及以上学历者占98.96%、本科及以上占65.81%，有专科护士112人。重症医学床位18张。

年底医院有乙类医用设备6台。全年医院总收入301192.12万元，其中医疗收入271139.64万元。

医院肿瘤科牵头、内分泌科牵头、心血管科加入的医联体有32个，专科联盟有3个。北京市国家中医重点专科辐射工程（1+X+N）项目有：与北京中医院顺义医院、大兴区中西医结合医院以及北京汇安中西医结合医院成立"1+X+N"肿瘤专科联盟，与北京市第一中西医结合医院、房山区中医医院、昌平区中医医院、密云区中医医院4家医院成立中医内分泌重点专科。京津冀中医药协同发展项目有：牵头京津冀中医药协同发展肿瘤重点专科联盟，包括河北省石家庄、邢台、邯郸、廊坊、沧州、秦皇岛、衡水、唐山、保定9地市地区；牵头京津冀肝病专科。另有京廊中医药协同发展项目、京衡中医药协同发展项目、中医医联体项目。

北京市临床研究质量促进中心、北京市中医临床路径质控中心、北京市血透质控中心依托在医院。

5月18日，中国中医科学院广安门医院保定医院获批第三批国家区域医疗中心建设项目，正式开工建设。11月，中国中医科学院广安门医院济南医院获批第四批国家区域医疗中心建设项目。年内，中国中医科学院广安门医院黑龙江医院列入国家区域医疗中心建设项目"辅导类"名单。

9月13日，医院大兴生物制药基地竣工。

【医疗工作】全年出院19856人次，床位周转29.1次，床位使用率31.6%，平均住院日9.2天。卫技人员与开放床位之比为0.78∶1，执业医师与开放床位之比为1.04∶1，病房护士与开放床位之比为0.52∶1。住院手术18198例，其中三级手术占34.54%、四级手术占13.88%，日间手术710例。开展临床路径的科室14个、病种37个，入径率35%，完成率30%。全年临床用血1099单位，其中自体输血90人次540单位。预约

挂号占门诊总人次的67.5%。本地医保门诊1768160人次、次均费用771.32元，医保出院14715人次、次均费用20478.64元。

医院药占比65.31%。门诊抗菌药物处方比例1.33%，急诊抗菌药物处方比例7.96%，住院患者抗菌药物使用率28.91%，抗菌药物使用强度为28.02DDD。

10月10日，医院接待26国33名记者体验中医项目，认识中医诊疗，感受中医魅力。

对口支援与扶贫协作的单位有：内蒙古自治区巴林右旗蒙医医院、林西县蒙医中医医院，山西省五寨县中医院，河北省阜平县中医院，福建省三明市中西医结合医院。

【冬奥医疗保障】作为国家体育总局中国冰雪医疗卫生保障定点医院，遴选医护骨干，全程参与2022年北京冬（残）奥会医疗服务保障任务。多人入选高山滑雪医生梦之队和兴奋剂检查官，遴选20名医护骨干支援北京急救中心，保障冬（残）奥会期间城市运行院前急救医疗工作。同时，为国家队员提供食疗营养及心理疏导保障服务。

【新冠疫情防治】3月29日，医院仝小林院士作为中央援港抗疫中医专家组组长赴港，配合特区政府应用中医药治疗新冠病毒感染者及预防重症等提供指导和建议。提出以"三减一优先"为目标，推动中医药"三易"措施落地，协助香港制定"四个方案"以建立长效机制。

11月12日，医院组建42人医疗队整建制接管小汤山方舱医院10号方舱，床位144张。12月14日，292名阳性患者康复出院。

【科研工作】全年纵向科研课题获批立项89项，其中国家级22项，包括国家重点研发计划"公共安全风险防控与应急技术装备"重点专项新冠肺炎应急项目1项、国家重点研发计划"中医药现代化研究-中医药理论传承与创新"课题1项、国家自然科学基金20项（含重点项目2项：急性心肌梗死后心室重构的中医证候特征及活血化瘀法干预的机制研究、中西医结合防治类风湿关节炎骨破坏的免疫机制研究），获资助经费1209万元。省部级课题24项，地市级课题8项、学会级课题6项、科学院级课题29项，共获资助经费

6596.08万元，医院匹配经费2450.44万元。横向课题立项60项，经费3355.60万元。年内结题47项。年底在研课题498项，其中国家级课题104项，省部级83项，学会、基金会项目26项，北京市级33项、中国中医科学院项目252项。获科技成果奖32项，其中以第一完成单位获得各级学会和科学院级成果奖16项，其中一等奖4项、二等奖3项、三等奖7项、国际合作奖1项、政策研究奖1项；参与获得省部级奖和各级学会级成果奖14项，其中一等奖3项、二等奖9项、三等奖1项、科普奖1项。2人入选北京市科学技术协会2021—2023年度青年人才托举工程。获专利21项，其中发明专利9项、实用新型专利11项、外观设计专利1项。

医院有国家中医药管理局重点学科12个：中医心病学、中医痹病学、中医内分泌病学、中医肿瘤病学、中医肛肠病学、中医心理学、中医皮肤病学、中医妇科学、中医护理学、针灸学、中西医结合临床、中医药信息学；国家中医药管理局三级实验室5个：肿瘤细胞生物学实验室、分子生物学实验室、糖尿病血管功能检测实验室、心血管病证结合关键技术实验室、临床免疫（艾滋病）实验室。

年内入选国家中医药传承创新中心建设单位。

【新急诊投入使用】6月30日，医院新急诊正式投入使用。改造后，急诊科使用面积2350平方米，包括急诊室、抢救室、留观室、重症监护室、急诊病房5个医疗单元，床位增至67张。增设急诊缓冲抢救间、负压监护病房、缓冲病房、高度依赖病房，配备急诊急救全新相关专业设备。

【王阶、林兰入选第二届全国名中医】7月20日，第四届国医大师和第二届全国名中医表彰大会在京召开，王阶、林兰被国家卫生健康委、国家中医药局授予全国名中医称号。

王阶，广安门医院原党委书记、院长，主任医师，国家重点学科中医心血管病学学科带头人，国家中医药管理局心血管病证结合关键技术实验室主任，岐黄工程首席科学家，中国中医科学院首席研究员，全国五一劳动奖章获得者。从事中医学临床和教研工作40余年，按照"肯定现象—发现规律—规范标准—提高疗效"研究思路，在中医证候要素标准化、冠心病病证结合规范化诊疗取得突破性成果。擅长运用中医、中西医结合方法防治心血管疾病及慢性疑难杂症。

林兰，广安门医院主任医师，中国中医科学院首席研究员，博士生导师、传承博士后导师。从事中医、中西医结合治疗内科、内分泌疑难杂症的临床、科研、教学60年，创立了糖尿病"三型辨证"理论，被纳入国家《中药新药临床研究指导原则》。在国内首次倡导"益气养阴为防治糖尿病基本法则"，研制了国内第一个中药降糖制剂，首次对中药复方进行拆方研究，从细胞形态学、分子生物学角度探讨中药降糖机制；提出"益气养阴、活血化瘀是防治糖尿病血管病变的大法"，对糖尿病及其并发症进行系列研究，阐明中医血瘀证与血管病变的相关性及其演变规律。

【医院领导】党委书记：王笑频；院长、党委副书记：胡元会；纪委书记：梁军；副院长：花宝金、杨睿、吕文良、李杰。

（撰稿：高学成　尹　璐　审核：王笑频）

中国中医科学院望京医院

【基本情况】职工中编制内人员637人、合同制人员549人，其中正高级职称104人、副高级职称164人、中级职称427人、初级职称479人。执业医师395人、注册护士493人。护理人员中具有大专及以上学历者占99.18%、本科及以上占72.61%，有专科护士97人。重症医学床位21张。

年底医院有乙类医用设备4台。全年医院总收入116940.01万元（不含财政项目拨款收入和科教收入），其中医疗收入105692.64万元。

与河北省衡水市武强县中医院结成京衡中医综合医联体，与邢台市结成中医骨科专科联盟，与河北省石家庄市元氏县中医院结成骨伤专科联盟。

北京市中医病理质控中心、北京地区人工关节置换技术质量控制中心均依托在医院。

【医疗工作】全年出院17083人次，床位周转23次，床位使用率76.1%，平均住院日12.1天。卫技人员与开放床位之比为1.47：1，执业医师与开放床位之比为0.53：1，病房护士与开放床位之比为0.4：1。住院手术8736例，其中三级手术占31.83%、四级手术占24.28%，日间手术295例。开展临床路径的科室

21个、病种46个，入径率5%，完成率91%。全年临床用血总量1718单位，其中自体输血407人次407单位。预约挂号占门诊总人次的97.37%。本地医保出院（城镇职工）11257人次、次均费用24129元；本地医保出院（城镇居民）796人次，次均费用29632元。异地医保出院1545人次，次均费用22953元。

医院药占比38.98%。门诊抗菌药物处方比例4.52%，急诊抗菌药物处方比例29.26%，住院患者抗菌药物使用率47.58%，抗菌药物使用强度为37.17DDD。

对口支援与扶贫协作的单位有：山西五寨县中医院、西藏聂荣县藏医医院、内蒙古呼和浩特市蒙医中医医院。

落实国家中医药管理局2022年定点帮扶工作计划，助力五寨打造中医药强县，持续推进乡村振兴计划。派遣骨干专家1名在五寨县中医院驻点帮扶，派出巡诊医疗队开展巡诊1次，向山西省五寨县捐赠资金200万元。选派技术骨干2名执行援疆任务，派医疗队赴西藏那曲聂荣县开展医疗巡诊帮扶。持续推进京津冀一体化工作，与石家庄市元氏县中医院开展医疗技术输出、学术交流活动等线上活动16次。开展京蒙协作，康复治疗中心对口帮扶呼和浩特蒙中医院康复科，组织培训73次，开展远程医疗服务、病例会诊57次。派出3位专家赴四川阿坝州和凉山州开展巡诊活动。

【冬奥医疗保障】分批次派出5个医疗队共32人入驻主媒体中心集中驻地、冬奥集中驻地贯通现代酒店和将台酒店、冬奥特警集中驻地北苑大酒店、延庆冬奥村综合诊所5个冬奥医疗保障点，完成近百日闭环医疗服务保障工作，保障期间"零感染、零投诉"。

【新冠疫情防治】年内，承担北京市及朝阳区大规模核酸采样任务62次，连续外派核酸采集医护人员4136人次，总计完成采样量267.73万人次；全年派出近300名医护人员支援望京地区疫苗接种工作；派出13批共49名医护人员完成朝阳区隔离点医疗保障任务；派出脾胃科技术骨干1名加入北京市中医疫病防治队，赴小汤山方舱医院完成1个月的医疗保障工作；派出行政干部1名作为国务院联防联控机制工作组的一员赴西藏开展抗疫工作；派出医护共30人承担马泉营方舱400余张床位的收治与管理工作，收治患者1193人；派出儿科医生1名支援双桥新冠定点医院医疗救治工作；派出放射科技师1名支援扶正新冠定点医院；选派医护48人支援北京佑安医院，承担2个重症病房的危急重症救治工作；派出6名医护人员支援朝阳区院前急救工作。年底，用7天时间建成临时发热门诊楼，至12月底接诊2887人次；病房收治危重症患者300余人；发挥中医药特色优势，制定治疗新冠病毒感染的4个协定中药处方，截至12月底调配协定处方19886剂。

【科研工作】全年纵向课题获批立项58项，包括主持国家重点研发计划"中医药现代化研究"重点专项1项、重点子课题3项，国家自然科学基金项目8项（其中重点联合基金项目1项、面上项目4项、青年项目3项），国家中医药管理局项目1项，北京市自然科学基金项目1项，北京市科委项目4项，军队中医药项目1项，北京市卫生健康委项目4项，中国中医科学院项目9项（含中国中医科学院科技创新工程5项），共获资助经费3825万元，医院匹配经费77.7万元。横向课题立项26项，经费96万元。年内结题38项，年底在研课题183项。获奖成果3项，其中中华中医药学会科学技术二等奖1项，中国民族医药学会科学技术一等奖1项、二等奖1项。获专利21项。

有国家临床重点专科4个（骨伤科、肾病科、脾胃病科、康复科），国家中医药管理局重点学科2个（中医骨伤科学、中西医结合临床），国家中医药管理局重点专科10个（骨伤科、肾病科、脾胃病科、呼吸科、风湿病科、肿瘤科、康复科、急诊科、临床药学科、重症医学科），北京市中医重点专科3个（针灸科、妇科、护理），北京市中医诊疗中心2个（骨伤科、儿科）。有中药药理（骨伤）实验室、生物力学实验室、中医正骨技术北京市重点实验室、筋伤治疗手法重点研究室。

【全国中医运动医学中心建设】4月，获国家中医药管理局正式批复，医院开始筹建全国中医运动医学中心。为推进中心建设，成立运动医学科，向北京市中医局申请增设运动医学科诊疗项目，科室病房基础设施建设完毕。

【国家区域医疗中心建设】5月，望京医院南阳医院项目正式获国家发展改革委、国家卫生健康委、国家中医药管理局批复，医院与河南省政府、南阳市人民政府、南阳市中医院正式签署合作共建国家中医（骨伤）区域医疗中心协议。7月，望京医院南阳医院正式挂牌。派各学科骨干20人（其中执行院长1名）赴南阳市中医院开展学科专科建设、中医人才培养、科研创新转化等过渡期工作，按照建设方案成立了5个骨科诊疗中心。

【煎药中心建设】8月，与春风一方药业公司合作共建望京医院煎药中心。完成第三方中药代煎、膏方的系统改造，煎药处方每日可增加1000张，缩短了患者中药代煎等候时间。

【**医院领导**】党委书记：李浩（4月起）；院长：李浩（至4月）、高景华（7月起）；副院长：俞东青、赵勇、曹炜；副书记：高景华；纪委书记：薛侗枚。

（撰稿：姜韫霞　审核：张兆杰）

中国中医科学院眼科医院

【**基本情况**】职工中编制内人员187人、合同制人员430人、派遣人员22人，其中正高级职称40人、副高级职称62人、中级职称206人、初级职称240人。执业医师176人，注册护士240人。护理人员全部具有大专及以上学历，本科及以上占84.5%，有专科护士36人。重症医学床位3张。

医院有乙类医用设备2台。全年医院总收入48942万元，其中医疗收入41636.93万元。

医院牵头京津冀中医眼科医联体（有成员单位102家）、全国中医眼科医联体（有成员单位400家）。

医院在2021年度全国公立三级专科医院绩效考核中获得A级第二名。3月31日，根据《有序扩大国家区域医疗中心建设工作方案》，医院被列入国家区域医疗中心输出单位。5月，医院作为国家卫生健康委唯一推荐单位，被全国妇联评为第十三届全国家庭工作先进集体单位。10月31日，根据中央编办的批复，医院财政补助事业编制由190名增加到240名。

【**医疗工作**】全年出院10885人次，床位周转30.84次，床位使用率75.84%，平均住院日9.02天。卫技人员与开放床位之比为1.2∶1，执业医师与开放床位之比为0.43∶1，病房护士与开放床位之比为0.36∶1。住院手术9558例，其中三级手术占84.88%、四级手术占11.76%，日间手术1553例。开展临床路径的科室7个、病种13个，入径率34.42%，完成率91.59%。预约挂号占门诊总人次的100%。本地医保门诊305873人次、次均费用637元，医保出院9491人次、次均费用14765.37元；异地医保出院2546人次、次均费用18998.1元。

医院药占比34.89%。门诊抗菌药物处方比例1.7%，急诊抗菌药物处方比例5.1%，住院患者抗菌药物使用率7.5%，抗菌药物使用强度为5.5DDD。

对口支援与扶贫协作的单位有：西藏自治区那曲市双湖县藏医院，山西省忻州市五寨县中医院，福建省明溪县总医院，湖北省麻城市乘马岗镇卫生院、十堰市竹山县人民医院，四川省香格里拉迪庆自治州中医院，内蒙古自治区呼和浩特市内蒙朝聚眼科医院、赤峰市宁城县中心医院，河北省邯郸市广平县中医院、衡水市故城县中医医院、张家口市万全区中医院、保定市阜平县中医院，青海省西宁市第一人民医院，新疆生产建设兵团第十师北屯市总医院，山东省德州市中医院。

【**新冠疫情防治**】根据新冠疫情防控新任务新要求，加强统筹部署。前期以疫情防控为重点，完善疫情防控及院感制度、预案。畅通急危重症患者救治通道，设立"高关注度诊室"及急诊备用区域。完成核酸采样约160万人次，疫苗接种2万余人次，核酸检测约46万人次。11月22日，选派20名医护人员组成眼科医院第一支方舱医疗队，进驻马泉营方舱医院开展为期28天的医疗保障任务，累计收治患者405人；派出医护共计74人，承担小汤山方舱医院、冬奥会及隔离酒店保障任务。年底，面对新冠病毒感染人数快速增长态势，在保障医疗质量和安全前提下，有效突破专科壁垒，重整优质医疗资源，通过及时建立发热诊室、规范制度管理、扩容医疗救治床位、加强重症病例周转、发挥中医药特色、门诊提供"抗邪防疫方""治疗防治方"、住院患者一人一方等有效举措，在综合救治方面形成专科特色。

【**科研工作**】全年纵向课题获批立项9项，其中国家自然科学基金4项、首都卫生发展科研专项2项、首都临床特色应用研究专项1项、国家中医药管理局项目1项，共获资助经费1075.37万元，医院匹配经费54万元。横向课题立项9项，经费710.27万元。年内结题5项，年底在研课题93项。获奖成果6项，获专利12项。

医院有4个国家中医药管理局重点专科（消渴目病科、目系眼病科、内障眼病科、外障眼病科），1个国家区域中医（眼科）诊疗中心，4个北京市重点专科（中医眼科特色诊疗中心、针灸科、护理、治未病），北京市"十四五"中医药重点专科并超类项目1个（针灸科）。

医院获2022年度中医医院学科（专科）学术影响力中医眼科专科排名第一。

《中国中医眼科杂志》创刊31年，中国知网综合影响因子达1.493，位列耳鼻咽喉科学与眼科学杂志第二位（2/30），分区首次晋升到Q2区；中国科技核心期刊影响因子达1.088，连续2年稳定在1.0以上。

【两个全国中医药眼病防治中心建设】1月18日，获得《国家中医药管理局关于同意中国中医科学院眼科医院筹建全国中医药老年眼病防治中心和全国中医药儿童青少年近视防治中心的函》。医院将充分发挥中医药老年眼病防治及儿童青少年近视防治中的优势和在全国的引领作用，推动全国中医药老年眼病防治中心、全国中医药儿童青少年近视防治中心的建设工作。

【进入国家中医药传承创新中心培育库】5月13日，国家发改委和国家中医药管理局联合发文，眼科医院获批进入国家中医药传承创新中心培育库。该项目是在继承的基础上，聚焦中医治疗具有特色优势的重大、疑难性眼病，开展高水平临床研究，加快提升诊疗技术；通过研究推动成果转化、人才培养和管理制度的完善，最终构建眼科医院临床科研一体化平台，全面提高自主创新能力，在国家中医药医疗服务和科技创新体系中发挥学术引领和示范作用。

【完成"健康快车"临汾站任务】6月29日至9月6日，医院派出以副主任医师于磊为医务主任，副主任医师陈杰、护士杨国熙和苏哲敏组成的健康快车医疗团队赴临汾站，50个手术日完成白内障复明手术1191人1191眼，其中乙型病毒性肝炎22例、丙型肝炎4例、梅毒24例。被授予"健康快车光明使者"称号。

【针灸科获批中医药重点专科】12月，经过自主申报、专家评审，医院针灸科获批北京市"十四五"中医药重点专科（并超类）项目，北京市中医局给予50万元经费资助。

【医院领导】党委书记：高云；院长：温艳东；副书记：温艳东、姚魁武；副院长：亢泽峰、李静、谢立科。

（撰稿：朱晓晓　审核：温艳东）

北京大学第一医院

【基本情况】职工中编制内人员3537人、合同制人员340人、派遣人员895人，其中正高级职称288人、副高级职称390人、中级职称1506人、初级职称1424人、暂未定职称269人。执业医师1164人，注册护士2011人。护理人员中具有大专及以上学历者占98.93%、本科及以上占65.09%，有专科护士434人。重症医学床位100张。

年底医院有乙类医用设备15台。全年医院总收入603309.97万元，其中医疗收入463197.96万元。

医院牵头西城区综合医联体，成员单位包括护国寺中医医院、北京市第二医院、北京市肛肠医院、什刹海社区卫生服务中心、西长安街社区卫生服务中心、德胜社区卫生服务中心；在北京市城乡对口支援工作的基础上，持续推进与密云区政府签订的深度融合统筹共建密云区医院协议；持续深化与中央广播电视总台的合作，合作建设总台复兴路办公区门诊部。医院还牵头有儿科联盟（成员单位有大兴区人民医院、丰台区妇幼保健院）、男科联盟（成员单位包括西宁市第一人民医院等3批次共43家医疗机构）。

国家冠心病介入专业质控中心、国家门诊专业质量控制中心，以及WHO妇儿保健研究培训合作中心均依托在医院。

年内，实施"无纸化"办公；新成立宣传中心、城南院区综合办公室、国内合作办公室、采购中心、运营管理处等部门。

【医疗工作】全年出院88493人次，床位周转49.03次，床位使用率78.49%，平均住院日5.79天。卫技人员与开放床位之比为1.96：1，执业医师与开放床位之比为0.65：1，病房护士与开放床位之比为0.62：1。住院手术38100例，其中三级手术占33.85%、四级手术占29.81%，微创手术占25.4%，日间手术5102例。初产剖宫产率39.00%，无孕产妇死亡，新生儿死亡12人、围产儿死亡28人。开展临床路径的科室26个、病种189个，入径率73.33%，完成率81.67%。全年临床用血56054.50单位，其中自体输血3838人次1722单位。预约挂号占门诊总人次的100%。本地医保门诊1404405人次、次均费用647元，医保出院42244人次、次均费用20187元；异地医保出院23530人次、次均费用32852元。

6月11日，正式开通周末医疗服务。12月28日，获批互联网医院，有13个科室34名医师参与互联网诊疗工作，接诊183人次。

医院药占比24.39%。门诊抗菌药物处方比例5.43%，急诊抗菌药物处方比例22.43%，住院患者抗菌药物使用率43.63%，抗菌药物使用强度为38.96DDD。

对口支援与扶贫协作的单位有15家：援疆、援藏医院4家（新疆医科大学中医医院、石河子大学医学院第一附属医院、新疆维吾尔自治区第三人民医院、西藏自治区人民医院）；对口帮扶县级医院3家（安徽省临泉县人民医院、河南省兰考县中心医院、山西省永和县人民医院），北京市城乡对口支援单位8家（密云区医院、区妇幼保健院、高岭镇社区卫生服务中心、不老屯镇社区卫生服务中心、太师屯镇社区卫生服务中心、北庄镇社区卫生服务中心，大兴区妇幼保健院，海淀区羊坊店医院）。7月27日，第八批医疗人才"组团式"援藏医疗队6名队员出发，执行为期1年的援藏任务。9月13日至30日，组建国家医疗队赴山西开展巡回医疗工作。此外，派出5名专家赴河南焦作执行"健康快车"惠民项目。

【冬奥医疗保障】1月17日，医院冬奥保障医疗队47人出征，赴首都体育馆参与北京冬（残）奥会医疗保障工作。在保障工作中，队员们既是专业的医疗人员，也是赛事服务的志愿者，严格落实各项措施，既避免感染扩散引发疫情，又保证赛事有序安全进行，做到了团队零感染，圆满完成医疗保障和疫情防控任务。

【新冠疫情防治】5月至12月，医院共计派出10批次医疗队217人次，赴小汤山方舱医院、忠诚定点医院、扶正定点医院、回民定点医院以及朝阳区隔离点等地支援救治工作。12月，疫情防控进入新阶段，全院上下一盘棋，坚持"一切为了救治，一切为了患者"理念，坚持"大团队、大学科、大平台、大救治"原则，扩展增容救治空间，提升危重症救治能力，全力保证患者的医疗救治。12月，医院急诊（含成人急诊、妇产科急诊、儿科急诊）接诊患者12698人次，发热门诊（含成人发热门诊、儿科发热门诊）接诊患者4639人次，收治新冠阳性住院患者531例，其中重症161例。

【科研工作】全年纵向课题获批立项152项，其中国家级70项、省市级41项，共获资助经费22473.61万元，医院匹配经费1102.45万元。横向课题立项107项，经费4350.57万元。年内结题122项，年底在研课题320项。获奖成果11项，其中高等学校科学研究优秀成果奖（科学技术）二等奖1项、北京市科学技术奖（二等奖）1项。获专利77项。

年内，医院获批国家高水平医院临床研究和成果转化能力试点，开展了一批高质量临床研究和成果转化孵育项目；提升科研硬件条件，建成交叉研究中心和院级样本库，获批科技部人类遗传资源保藏资质。肾脏内科杨莉、全科医学科迟春花、大内科李海潮牵头国家重点研发计划项目，儿科姜玉武获批国家自然科学基金区域创新发展联合基金重点支持项目，呼吸和危重症医学科王广发获批首都特色临床诊疗技术研究及转化应用重点项目。肾脏内科吕继成、张宏团队的临床研究在JAMA杂志刊登，肿瘤转化研究中心张宁团队的机制研究在Nature杂志发表。儿科黄娅茜获得国家"万人计划"青年拔尖人才称号，儿科金红芳教授获树兰医学青年奖和屠呦呦青年学者奖，神经内科邓健文、肾脏内科张月苗获批北京市科技新星。肾脏内科吕继成团队的研究成果成为潜在1类新药获转化，全年医院转化金额达到2.28亿元。

医院拥有国家皮肤与免疫疾病临床医学研究中心、国家卫生健康委肾脏疾病重点实验室、教育部慢性肾脏病防治重点实验室、国家药品监督管理局化妆品质量控制与评价重点实验室、北京市皮肤分子生物学重点实验室、北京市泌尿生殖系疾病（男）分子诊治重点实验室、北京市神经系统小血管病探索重点实验室、北京市儿科遗传性疾病分子诊断与研究重点实验室、北京市妊娠合并糖尿病母胎医学研究重点实验室。

【国家区域医疗中心建设】5月，北京大学第一医院宁夏妇女儿童医院获批第三批国家区域医疗中心建设项目；8月19日，北京大学第一医院宁夏妇女儿童医院正式揭牌成立。7月9日，举行北京大学第一医院太原医院签约及揭牌仪式，与山西省政府共同申报第五批国家区域医疗中心。

【医院领导】党委书记：姜辉（4月起）、潘义生（至4月）；院长：杨尹默（10月起）、刘新民（至10月）；副书记：杨尹默（10月起）、刘新民（至10月）、杨柳、张静；纪委书记：程苏华；副院长：杨莉、王鹏远、李航（10月起）、李建平（10月起）、张凯（10月起）、王平（至10月）、李海潮（至10月）、孙晓伟（至10月）。

（撰稿：刘墨荀　审核：杨尹默）

北京大学人民医院

【基本情况】职工中编制内人员2591人、院内合同制人员1004人、派遣人员1238人，其中正高级职称351人、副高级职称436人、中级职称1524人、初级职称及以下2522人。执业医师1262人，注册护士2233人。护理人员中具有大专及以上学历者占98.39%、本科及以上占60.90%，有专科护士400人。重症医学床位153张。

年底医院有乙类医用设备16台。全年医院总收入591511.67万元，其中医疗收入519318.67万元，财政拨款28284.47万元。

医院牵头的综合医联体有成员单位8家。牵头的专科医联体涉及10个专科：内分泌科（成员单位6家）、心血管内科（成员单位6家）、妇科（成员单位14家）、骨科（成员单位8家）、肿瘤科（成员单位4家）、儿科（成员单位6家）、重症医学科（成员单位3家）、医学影像科（成员单位7家）、眼科（成员单位7家）、感染性疾病科（成员单位6家）。

北京市医院感染管理质量控制和改进中心依托在医院。

【医疗工作】全年出院114115人次，床位周转49.7次，床位使用率87%，平均住院日6.8天。卫技人员与开放床位之比为1.6∶1，执业医师与开放床位之比为0.47∶1，病房护士与开放床位之比为0.56∶1。住院手术45808例，其中三级手术占60.55%、四级手术占32.6%，日间手术4241例。初产剖宫产率42.3%，无孕产妇死亡，新生儿死亡4人、围产儿死亡25人。开展临床路径的科室40个、病种844个，入径率80.6%，完成率50.9%。全年临床用血102670单位，其中自体输血1198人次2913单位。预约挂号占门诊总人次的95%。本地医保门诊2173953人次、次均费用423元，医保出院51232人次，次均费用21848元；异地医保出院41611人次、次均费用33819元。

医院药占比35.99%。门诊抗菌药物处方比例7.67%，急诊抗菌药物处方比例25.17%，住院患者抗菌药物使用率48.01%，抗菌药物使用强度为38.6DDD。

对口支援与扶贫协作的单位有：河北省阜平县医院、怀安县医院，江西省都县人民医院，北京市房

山区妇幼保健院、昌平区十三陵社区卫生服务中心、昌平区流村社区卫生服务中心。7月，第八批"组团式"援藏医疗队6位专家入藏，与第七批援藏队员交接工作，开展以抗击新冠疫情为主的医教研相关工作。

【冬奥医疗保障】2月，作为北京冬奥会和冬残奥会的定点医院，完成国家雪车雪橇中心、首都体育馆两个场馆和32家闭环酒店共计约1.5万人定点转诊的医疗卫生保障任务。

【新冠疫情防治】5月，医院配合北京市疫情防控整体部署，参与设计、建设北京新国展方舱医院。11月，医院派出89名医护人员出征新国展方舱医院，副书记陈红松担任新国展方舱副指挥长、W1舱领队。至12月12日闭舱，由人民医院牵头管理的W1舱累计收治2615名患者，全部治愈出院。

8月，医院派出31名医护人员，与兄弟医院共同组建北京市支援拉萨医疗队，由副院长杨帆担任北京医疗队领队，驰援拉萨。经过69天奋战，创下"最快接管方舱、最快形成战斗力、最快高效运转"的"三最"记录，成为最后一支坚守岗位和最后一支撤离拉萨的外省医疗队。

12月，按照北京市疫情防控政策部署，医院探索出"全院统筹、集中力量、分层救治、科间联动"的工作模式，拓展ICU床位，培训医护人员，购置重症救治设备，保障危重症患者及时救治，收治急诊危重症患者数量在北京市排名第一。

【科研工作】全年纵向科研课题获批立项161项，其中国家级54项、省市级48项，共获资助经费24487.37万元，医院匹配经费2760万元。横向课题立项271项，经费18134万元。年内结题375项，年底在研课题922项。获奖成果9项，栗占国等的"系统性红斑狼疮发病机制和诊治方法系列研究"、江倩等的"白血病精准诊疗体系的建立和推广应用"获中华医学科技奖二等奖，郭卫等的"原发骨肿瘤药物治疗的转化医学研究"获中国抗癌协会科技奖二等奖，王殊的"乳腺癌腋窝淋巴结精准诊疗体系的建立和应用"获华夏医学科技奖三等奖，郭卫等的"通用骨盆重建系统的关键技术与临床应用"获中国技术市场协会金桥奖优秀项目奖，王建六等的"子宫内膜癌保留生育

功能分子机制探索及诊疗体系建立"获北京医学科技奖一等奖,王俊院士获谈家桢生命科学奖成就奖,黄晓军获光华工程科技奖,申占龙获中国抗癌协会科技奖青年科学家奖。获专利156项。

有教育部重点学科11个(骨外科学、妇产科学、眼科学、心血管内科学、血液内科学、儿科学、皮肤病与性病学、泌尿外科学、肾内科学、免疫学、病理学),北京市重点学科3个(外科学-普外、神经病学、内科学-传染病),国家中医药管理局中医药重点学科1个(中西医结合临床)。国家卫生健康委临床重点专科19个(骨科、妇科、重症医学科、检验科、专科护理专业、心血管内科、血液内科、内分泌科、胸外科、呼吸内科、普通外科、泌尿外科、眼科、皮肤科、急诊医学科、肿瘤科、感染病科、风湿免疫科、心脏大血管外科)。国家临床医学研究中心1个(国家血液系统疾病临床医学研究中心),国家医学中心1个(国家创伤医学中心),教育部重点实验室1个(创伤救治与神经再生教育部重点实验室)、教育部工程研究中心1个(移动数字医院系统教育部工程研究中心)、北京市重点实验室9个(女性盆底疾病研究、结直肠癌诊疗研究、急性心肌梗死早期预警和干预、肝硬化肝癌基础研究、骨与软组织肿瘤研究、视网膜脉络膜疾病诊治研究、风湿病机制及免疫诊断、造血干细胞移植治疗血液病研究、丙型肝炎和肝病免疫治疗北京市重点实验室)、北京临床医学研究中心1个(北京糖尿病领域临床医学研究中心)、北京国际科技合作基地3个(非酒精性脂肪性肝病诊断、免疫性疾病体外诊断、睡眠医学北京市国际科技合作基地)。

【国家医学中心建设】年内,北京大学人民医院国家创伤医学中心建设项目完成建设规模及选址等前期论证工作,开始办理用地手续。项目规划建设用地面积约4.21万平方米,拟建总建筑面积约11.10万平方米。

【分院区建设】谋划通州院区二期项目,选址位于通州院区一期项目东侧,初步确定建设项目方案。推动雄安院区筹建工程,规划床位1536张,建筑总规模约29.04万平方米,项目已取得雄安新区批复的用地预审和选址意见书、雄安新区床位批复、雄安新区批复的社会稳定风险评估报告,通过了国家卫生健康委项目可研报告专家评审会。初步形成以西直门院区和白塔寺院区为"主体",以通州院区和雄安院区为"两翼"的空间布局。

2月7日,全面启用通州院区病房,实现通州院区全学科发展和区域疾病谱的全覆盖。门诊楼内镜中心、介入诊疗中心、研究型病房投入使用,新增10间手术室、第二台核磁、病理科开展常规病理检查等;稳步推进药学部PIVAS区域、血液科层流病房、门诊楼门厅改造等。

【国家区域医疗中心建设】年内,推进国家区域医疗中心建设,包括与山东省政府合作共建的北京大学人民医院青岛医院项目(获批第四批国家区域医疗中心),与石家庄市政府合作共建的北京大学人民医院石家庄医院项目(申报第五批国家区域医疗中心),与云南省政府合作共建的北京大学人民医院云南医院项目(获第三批国家区域医疗中心"辅导类")。3月,医院与张家口市怀来县政府签订合作协议,托管怀来县医院,并将其更名为北京大学人民医院怀来院区。6月,北京大学人民医院石家庄医院正式揭牌;7月1日,北京大学人民医院怀来院区正式开诊。

【开放节假日全学科门诊】3月26日,全面开放周末门诊;7月2日,遴选28个科室开放周末全天门诊,同期增加优势学科的出诊单元,使"长板更长"。全年共增加24个四级科室、107个专业号别,出诊单元2959个/周,较年初增长856个,截至年底,门诊量达2684897人次。

【医院采购管理】3月,医院成立招标采购中心,加强招标及采购的规范性。同月,在运营处构架下建立采购论证办公室,对采购的必要性、可行性、学术价值、预算编制、成本效益等进行分析评价,从源头上对招标采购进行管理。

【紧急医学救援基地建设】5月,医院正式获批成为国家紧急医学救援基地,并成为唯一一中央级国家紧急医学救援基地。基地围绕"创伤急救、中毒救治、感染性疾病、核辐射救治"等相关专科内容,推进基地联合救治能力建设,组建专业化、规范化、信息化、现代化的国家紧急医学救援队伍,确保可承担各类突发公共卫生事件紧急救援救治任务。

【推进临床学生/学员同岗同酬】医院制定《临床轮转学生/学员同岗同酬管理办法》,8月,全面实施临床学生/学员基本奖金和绩效奖同岗同酬制度。对参与临床工作的委培住院医师、自主培训住院医师、专业学位研究生、八年制二级学科阶段学生等,科室按照工作量参照同年资同科室住院医师的奖金水平对轮转学员进行绩效奖金分配,同时医院给予轮转科室相应补贴。

【医院领导】党委书记:赵越(至12月18日)、王建六(12月18日起);院长:王俊;副书记:陈红松、郭静竹(至12月18日)、高杰(12月18日起)、邵晓凤(12月18日起);副院长:王建六、王天兵、洪楠、杨帆、赵翔宇、邓连府(总会计师)。

(撰稿:张瑞琨 审核:王 俊 王建六)

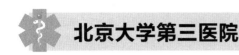

北京大学第三医院

【基本情况】职工中编制内人员3468人、合同制人员856人、派遣人员2850人，其中正高级职称390人、副高级职称546人、中级职称1675人、初级职称1816人。执业医师2083人，注册护士2861人。护理人员中具有大专及以上学历者占98%、本科及以上占54%，有专科护士437人。重症医学床位161张。

医院有甲类医用设备1台、乙类医用设备26台。全年总收入836897.42万元，其中医疗收入749020.30万元。

医院被评为2021年度北京市医疗联合体综合评价第一名。医院牵头成立的海淀区中东部医联体，年内新签约6家成员单位；北京市专科医联体，新签约12家成员单位；儿科紧密型医联体，成员单位2家。跨区域专科医联体合作医院数量比上年有所增加，其中心血管专科医联体合作医院16家，骨科专科医联体合作医院177家，超声肌骨专科医联体合作医院76家，消化科专科医联体合作医院116家，联通全国各级各类医疗机构。

医院是国家产科专业医疗质量控制中心、国家康复医学专业医疗质量控制中心、国家辅助生殖技术质量管理专家组组长单位；北京市人类辅助生殖技术质量控制和改进中心，北京市职业健康检查、职业健康监护质量控制和改进中心，北京市药学质量控制和改进中心，北京市临床麻醉质量控制和改进中心，北京市康复医学质量控制和改进中心，北京市互联网诊疗质量控制和改进中心主任委员单位。其中，国家产科专业质控中心在国家卫生健康委组织的全国质控工作年度评估中排名第二，北京市药学、临床麻醉、职业健康检查/职业健康监护、人类辅助生殖技术4个质控中心获评年度优秀质控中心。

医院在中国医院5年总科技量值（ASTEM）排名全国第六，2021年中国医院科技量值（STEM）排名全国第九；在国家卫生健康委2021年度全国三级公立医院绩效考核中排名第六，连续4年获评A++等级。

4月，医院健康医学中心楼正式启用。

11月，乔杰教授当选发展中国家科学院院士。

【医疗工作】全年出院14.53万人次，手术8.07万例。平均住院日4.65天，床位周转62.30次，床位使用率79.96%。卫技人员与开放床位之比为2.53∶1，执业医师与开放床位之比为0.89∶1，病房护士与开放床位之比为0.64∶1。住院手术中，三级手术占45%、四级手术占33.45%；日间手术19350例。初产剖宫产率42.39%，无孕产妇死亡，新生儿死亡17人、围产儿死亡47人。开展临床路径科室42个、病种615个，入径率99.54%，完成率86.56%。全年临床用血21083单位，其中自体输血5405人次11977单位。门诊预约挂号率95.37%。本地医保门诊2036816人次、次均费用533元，医保出院57745人次、次均费用22761元；异地医保出院33676人次、次均费用33992元。

医院药占比25.05%。门诊抗菌药物处方比例5.09%，急诊抗菌药物处方比例15.08%，住院患者抗菌药物使用率48.43%，抗菌药物使用强度为38.88DDD。

对口支援7家单位：北京市、内蒙古各2家，河北省、山西省、甘肃省各1家。"组团式"援藏支援1家单位，援疆支援1家单位。

【冬奥医疗保障】北京冬（残）奥会期间，医院成为全国唯一一家同时负责北京、延庆、张家口3个赛区医疗保障的定点医院。先后派出224名医务人员参与闭环内医疗保障工作，完成本次冬奥会首例运动员手术、首例脊柱骨折手术、首例航空医疗救援等任务，接诊门急诊患者2525人次，实现闭环内零死亡、零重症、医务人员零感染。4月，医院本部及崇礼院区分别被中共中央、国务院评为北京冬奥会、冬残奥会突出贡献集体，延庆医院被评为北京市先进集体。

【新冠疫情防治】疫情期间，加强预检分诊，开辟专用诊区接诊涉疫人员，累计完成核酸检测20余万管，妥善处置涉疫事件。12月，急诊和发热门诊患者骤增，医院统筹做好疫情防控和危重症救治，组建专科临床团队和护理团队，迅速建成筛查方舱、快捷发热门诊方舱，改造急诊和发热门诊区域，扩容重症、亚重症病房，开放互联网发热诊疗首诊服务，建立中药配方颗粒智慧药房，最大限度保障孕产妇、透析、肿瘤等特殊群体就医需求以及人民群众诊疗需求。重症病房由8个增加至28个，床位由216张增加至823张，重症救治床位占35%。增加配置各呼吸支持类设备186台、体征监护类设备212台、吸氧装置640个，全力保障临床重症救治设备使用。截至年末，全院累计收治新冠病毒感染患者3561人；亚重症病房共收治1630人，其中重型/危重型患者893人，65岁以上患者91%；急诊接诊2.89万人次，其中重症1750人次。

年内，医院多次承担国家、北京市及海淀区新冠疫情防控外派支援任务，共派出医务人员908批次2.37万人次，包括援吉核酸检测国家医疗队、援拉萨方舱医疗队、小汤山方舱医疗队、新国展方舱医疗队、大兴方舱医疗队及各类核酸检测、核酸采样、京内及海外疫苗接种保障、隔离点医疗服务队。

【科研工作】全年纵向课题获批立项338项，其中国家级119项，省市级68项，共获资助经费22600.88万元，医院匹配经费10993.41万元。横向课题立项603项，经费34018.25万元。年内结题999项，年底在研课题379项。获奖成果10项，其中北京市科学技术奖2项、高等学校科学研究优秀成果奖1项、中华医学科技奖1项、华夏医学科技奖2项。获专利授权525项，其中发明专利116项，实现首次破百。探索医产学研转化新模式，新成立5个院企联合研发平台；与海淀区联合组建中关村科学城–医院临床医学概念验证中心。

有国家级重点学科10个：运动医学、外科学（骨科）、外科学（泌尿外科）、内科学（肾病）、内科学（心血管病）、内科学（血液病）、妇产科学、儿科学、皮肤病与性病学、眼科学；北京市重点学科2个：外科学（普通外科）、神经病学（神经内科）。新增国家中西医结合临床重点学科中医科。

有国家级临床重点专科22个：骨科、药剂科（临床药学）、病理科、专科护理、检验科、消化科、妇科、儿科、职业病科、耳鼻喉科、呼吸与危重症医学科、神经内科、普通外科、泌尿外科、眼科、麻醉科、康复医学科、成形科（整形外科）、运动医学科、心血管分子生物学与调节肽重点实验室、心血管内科、放射治疗专业（肿瘤放疗科）；北京市临床重点专科5个：检验科、感染疾病科、重症医学科、流行病学、医学影像科。北京市中医药重点专科2个：妇（产）科、中医妇科。医学影像科获2022北京市重大疫情防控重点专科建设项目，中医科获北京市中医管理局"十四五"中医药重点专科建设项目。

有教育部重点实验室2个：辅助生殖教育部重点实验室，分子心血管学教育部重点实验室；国家卫生健康委重点实验室1个：心血管分子生物学与调节肽重点实验室；北京市重点实验室8个：脊柱疾病研究、生殖内分泌与辅助生殖技术、磁共振成像设备与技术、心血管受体研究、运动医学关节伤病、幽门螺杆菌感染与上胃肠疾病、眼部神经损伤的重建保护与康复研究、神经退行性疾病生物标志物研究及转化。国家级临床研究中心1个：国家妇产疾病临床医学研究中心；教育部工程研究中心2个：骨与关节教育部工程研究中心，运动创伤治疗技术与器械教育部工程研究中心。

【学科专业特色建设】年内，医院建设妇科生殖、骨运康2个中西医结合优势专科群；中医科与肿瘤化疗科、放疗科、药剂科等科室合作，形成中医特色的防治一体化中西医结合诊疗方案，获批2022年度北京市中医妇科专业"十四五"中医重点专科提升计划"并超类"项目；医学影像专业荣获北京市临床重点专科建设项目。获批国家卫生健康委医管所"综合临床营养服务模式探索"方向临床营养科建设试点单位。申报国家中西医协同"旗舰"医院试点单位，已通过北京市遴选，初步建立中西医协同工作站模式。

【医学创新研究院平台建设】医院以医学创新研究院为抓手着力建设科研支撑平台。运动创伤治疗技术与器械教育部工程研究中心获批立项；辅助生殖教育部重点实验室在2021年度生命科学领域教育部重点实验室评估中获评优秀，国家卫生健康委心血管分子生物学与调节肽重点实验室在"十三五"评估中获评良好；医院牵头成立北京大学医学部慢性气道疾病研究中心；获中国科协首批"科创中国"创新基地（产学研协作类）称号。

【国家自然科学基金项目破百】2022年，医院获批国家自然科学基金103项，首次突破100项，经费达亿元。乔杰院士牵头的国家自然科学基金基础科学中心项目获批，获得6000万元资助，实现医院基础科学中心零的突破。医院获批国家自然科学基金区域联合重点项目1项、重大项目课题1项；累计获批面上项目45项、青年科学基金项目51项。

【入选全国公立医院高质量发展试点】3月，医院入选国家卫生健康委确定的全国14家公立医院高质量发展试点单位。医院紧抓高质量发展试点机遇，围绕高质量发展目标，全面推动医院发展进入新阶段。成立党政主要领导挂帅的工作领导小组，制订质量发展试点实施方案。实施方案从加强党的全面领导、建设高水平的临床学科、开展前沿科技创新、打造高质量的人才队伍、实现科学化精细化管理、提供一流的医疗服务、推进智慧化医院建设等7个方面入手。依托骨科学科群、运动医学学科群、妇产疾病学科群、生殖医学学科群、循环疾病学科群、肿瘤学学科群、神经疾病学学科群、消化疾病学学科群、急危重症学学科群、器官移植学学科群、中西医协同学学科群为主体的11个大学科群建设推动医院高质量发展。

【互联网医院建设】5月，医院获得2021年度北京地区卫生健康系统互联网便民惠民移动应用优秀奖，排名第一。年内，逐步实现互联网医院线上线下一体化服务新模式。开展线上MDT多学科团队会诊、病理、骨运动损伤康复咨询及线上实时问诊试点新模式并设立"云诊室"。开设12个专科护理团队线上咨询服务，推出"互联网+护理"融合。12月，在北京市率先推出互联网医院"发热诊疗专栏"，为出现新冠相关症状的患者提供首诊诊疗和药品寄送服务，并在线上接诊2.76万人次，互联网处方8549单，药品配送6523份。43个科室和专业开通互联网诊疗业务，APP患者端新增注册用户118.8万，累计完成专家咨询人数超34万。

【医院领导】党委书记：金昌晓；院长：乔杰；副书记：刘东明、李树强、杨莉；副院长：付卫、李树强、王健全、沈宁、宋纯理。

（撰稿：刘晓静　审核：金昌晓）

北京大学口腔医院

【基本情况】职工中编制内人员903人、派遣人员1036人、合同制人员868人，其中正高级职称158人、副高级职称252人、中级职称968人、初级职称1052人。执业医师950人，注册护士999人。护理人员中具有大专及以上学历者占77.6%、本科及以上占35.4%，有专科护士103人。有复苏室床位8张。

全年医院总收入228328.21万元，其中医疗收入198070.78万元。

医院牵头北京市口腔专科医联体（有成员单位45家）、国家口腔医学中心口腔修复专科联盟（有成员单位70家）。医院为北京市海淀区中西部医联体、国家口腔医学中心牙体牙髓专科联盟、国家口腔医学中心口腔颌面外科专科联盟的成员单位。8月30日，与河北省保定市第二医院签订口腔专科医疗联合体合作协议书，探索口腔专科疾病分级诊疗模式。8月，北京大学口腔医院—北京市中关村医院口腔颌面外科医联体病房进入试运行阶段，规划床位57张，并成功完成首例手术。

国家口腔医学专业医疗质量管理和控制中心、WHO预防牙医学科研与培训合作中心均设在医院。

11月，复旦大学医院管理研究所发布中国医院排行榜，医院在口腔医学专科综合排行榜和专科声誉排行榜连续13年位列口腔医学专科第一名。

【医疗工作】全年出院6930人次，床位周转40.1次，床位使用率70.2%（25%床位用于抗疫周转），平均住院日6.4天。卫技人员与开放床位之比为1.37：1，执业医师与开放床位之比为0.56：1，病房护士与开放床位之比为0.56：1（按口腔颌面外科计算）。住院手术6552例，其中三级手术占69%、四级手术占15.6%，日间手术46例。开展临床路径的科室13个、病种34个；其中病房15个病种，入径率26.2%，完成率96.6%；门诊19个病种，入径率93.18%，完成率99.44%。全年临床用血212单位。预约挂号占门诊总人次的96%。本地医保门诊851321人次、次均费用688.71元，医保出院1860人次、次均费用18259.00元；异地医保出院3590人次、次均费用29246.20元。

医院药占比1.63%。门诊抗菌药物处方比例3.59%，急诊抗菌药物处方比例12.04%，住院患者抗菌药物使用率71.18%，抗菌药物使用强度为42.42DDD。

【冬奥医疗保障】北京冬（残）奥会期间，医院组成25人的闭环内团队和近百人的院内服务保障团队。在北京冬奥村，18名医务人员为村内全体运动员、教练员和工作人员提供口腔医疗保障，制作运动护齿；在国家体育馆，3名医生在由本院牵头研制的科技冬奥专项"口腔颌面创伤移动诊疗方舱"中，提供冰球项目的服务保障；在张家口云顶滑雪公园，2名医生参与雪道救援保障任务；在北医三院崇礼院区，1名医生参与口腔颌面创伤运动员的救治；1名辅导员为冬奥志愿者提供保障服务。

【新冠疫情防治】年内，医院组建58批核酸采样队，派出医务人员12715人次，累计采样约518万人次。随着国家和北京市疫情防控措施的调整，医院及时调整防控政策，设立发热诊室，并派出2批18名医护人员支援大兴方舱和海淀院前急救等工作。

【科研工作】全年纵向课题获批立项112项，其中国家级40项（国家自然科学基金33项、国家重点研发计划课题7项）、省市级38项，共获资助经费8601.7万元，医院匹配经费1611.87万元。横向课题立项21项，经费426.3万元。年内结题69项，年底在研课题142项。获奖成果4项，其中教育部高等学校科学研究优秀成果奖科学技术奖一等奖1项，中华口腔医学科技奖一等奖1项、三等奖1项，北京市科学技术奖科技进步二等奖1项。获专利118项，签订转化合同8项。

国家级重点学科有：口腔医学（一级学科）、口腔基础医学（二级学科）、口腔临床医学（二级学科）。国家临床重点专科建设项目包括口腔类别全部8项：牙体牙髓病科、牙周病科、口腔颌面外科、口腔修复科、儿童口腔科、口腔黏膜病科、口腔正畸科、口腔种植科。拥有国家口腔医学中心、口腔生物材料和数字诊疗装备国家工程研究中心、口腔疾病国家临床医学研究中心、国家国际口腔医学联合研究中心、国家卫生健康委口腔数字化医疗技术重点实验室、口腔生物材料国家药品监督管理局重点实验室、北大医疗器械质量监督检验中心、口腔数字医学北京市重点实验室、口腔数字医学北京市国际科技合作基地、中国医学科学院口腔医学创新单元、国家药物临床试验机构（口腔）、国家级干细胞临床研究备案机构。国家临床教学示范培训中心、国家级住院医师规范化培训基地（7个专业基地）、国家医考中心医师资格考试实践技能考试考官培训基地，全国科普教育基地。

9月，医院作为口腔人工智能医疗器械临床试验中心成功入围工业和信息化人工智能医疗器械创新任务揭榜单位，是国内口腔医学领域唯一一家入选揭榜单位。

【医学教育】医学院作为全国仅有的两个口腔医学（一级学科）国家重点学科之一，是口腔医学博士、硕士学位授权点。年内，招收口腔医学五年制本科生41人、八年制本博连读生44人、博士研究生76人、硕士研究生81人。毕业五年制本科生45人、八年制本博连读生33人、博士研究生62人、硕士研究生37人。在校五年制本科生217人、八年制本博连读生312人、博士研究生223人、硕士研究生211人。

1月，医院启动新一轮"双一流"建设。2月，口腔修复学课程虚拟教研室获批教育部首批虚拟教研室建设试点。成立院级口腔医学教育发展中心，稳步推进教育教学创新，优化课程思政设计，将课程思政元素有机融入培养方案、教学大纲和专业教材。成立院级思政与素质教育教研室，打造全方位、多维度的"博学计划"和"博远计划"育人体系，开设本科生博学思政课和研究生博远思政课。成立虚拟仿真教研室，充分运用信息化、数字化技术，推动先进口腔虚拟仿真设备研发和教学方法创新，推进现代信息技术与实习教学深度融合，开发线上、线下虚拟仿真课程。推进线上教学、线上及线下混合式教学，扩大专业融合课改革。

年内，获第四届全国高校混合式教学设计创新大赛一等奖1项、北京市高等教育教学成果奖一等奖1项，北京市课程思政示范课程1门，北京市高等学校教学名师1人，8名老师被评为北京市课程思政教学名师和团队，全国虚拟仿真实验教学创新联盟首批实验教学虚拟教研室建设试点1个、实验教学应用示范课程1门。

12月，医院获中国科协2021—2025年度全国科普教育基地认定；综合治疗二科主治医师许桐楷获得科技部、中国科协主办的第九届全国科普讲解大赛一等奖和"十佳科普使者"称号。

【余婷婷入选中国科技协会青年人才托举工程】2月，北京大学口腔医学院余婷婷入选第七届中国科学技术协会青年人才托举工程。余婷婷副研究员担任北京口腔生物医学专委会委员、*Frontier in Bioengineering and Biotechnology*专刊编辑、中华口腔正畸学杂志编辑。主要从事基于间充质干细胞年轻态重塑的口腔颌面部组织缺损修复研究。曾获IADR Joseph Lister新青年研究者奖、AADR Travel Award等。

【成立国家工程研究中心创新联合体】4月15日，召开"创新驱动健康口腔，转化引领高质量发展"学术研讨会暨国家工程研究中心揭牌仪式·创新联合体成立大会，"口腔生物材料和数字诊疗装备国家工程研究中心"正式揭牌。由83家成员单位、46家企业组成的国家工程研究中心创新联合体宣布成立，将协同口腔医学院校、企业，进一步加强协作，推动产学研用深度融合。学术研讨会环节，1.3万余名国内外学者通过线下线上参会。

【三亚分院入选国家区域医疗中心建设项目】5月，北京大学口腔医院三亚分院入选第三批国家区域医疗中心建设项目。这是国家首次在口腔医学领域设立国家区域医疗中心。三亚分院项目位于海南省三亚市海棠湾，项目总用地面积6.95万平方米，拟设置150张牙椅，编制床位100张，涵盖全部口腔医学专业。

【卫彦获国家杰出青年科学基金资助】9月，特诊科卫彦获得国家杰出青年科学基金资助。卫彦教授是"万人计划"青年拔尖人才，曾获国家自然科学杰出青年基金、国家自然科学优秀青年基金等。致力于牙齿仿生功能重建的基础理论、关键技术与临床策略研究，发现了牙齿疼痛的离子传感新机制，解析了牙齿超高强度与韧性的结构基础与力学原理，提出了种植体功能牙周膜设计理念，并在理论研究的基础上研发新型牙齿修复材料与临床技术。

【邓旭亮获国家自然科学基金创新研究群体项目】10月，邓旭亮教授牵头申报的"牙/颌骨功能修复生物材料"创新研究群体项目获得国家自然科学基金创新研究群体项目资助，项目实施期5年。邓旭亮教授是教育部长江学者特聘教授、中组部万人计划领军人才、科技部中青年科技创新领军人才、教育部新世纪优秀人才。针对牙本质敏感治疗难、牙齿缺损修复预后差、牙齿缺失后牙槽骨垂直骨增量的难题，开创性提出"牙齿/颌骨材料微结构仿生设计和组织适配"新理念。突破材料从微观特征设计到宏观效果提升的多级仿生技术瓶颈，发明晶体/非晶多级组装、"离子传感"阻断、多物理特性微环境重构等关键技术，首创聚阳离子牙齿脱敏凝胶、数字桩核一体化修复体，研制新型冠桥修复材料、梯度功能化引导组织再生膜、电响应牙槽骨增量修复膜等产品，建立牙齿/颌骨缺损修复临床新策略。

【韩建民入选国家高层次人才计划青年拔尖人才项目】10月，口腔材料研究室韩建民入选国家高层次人才计划青年拔尖人才项目。韩建民副研究员担任全国口腔材料和器械设备标准化技术委员会秘书长、日本东北大学齿学部副教授、国家药监局医疗器械审评中心专家咨询委员会委员等职务。擅长口腔新型材料的研究开发、评价、标准化和转化工作，在国内较早开展了氧化锆陶瓷种植体和可降解镁金属引导骨再生膜的研究，并在国内率先实现了产品转化，建立了相关评价标准等。

【发布17项口腔相关病种诊疗指南】受国家卫生健康委委托，由医院牵头起草的17项口腔相关病种诊疗指南（2022年版）于10月由国家卫生健康委正式发布，分别是：《成釉细胞瘤诊疗指南（2022年版）》《唇裂诊疗指南（2022年版）》《腭裂诊疗指南（2022年版）》《口腔颌面部间隙感染诊疗指南（2022年版）》《腮腺浅叶良性肿瘤诊疗指南（2022年版）》《上颌骨骨折诊疗指南（2022年版）》《下颌骨骨折诊疗指南（2022年版）》《牙颌面畸形诊疗指南（2022年版）》《牙源性颌骨囊肿诊疗指南（2022年版）》《化脓性颌骨骨髓炎诊疗指南（2022年版）》《舌癌诊疗指南（2022年版）》《舌下腺囊肿诊疗指南（2022年版）》《磨牙症诊疗指南（2022年版）》《牙体缺损、牙列缺损、牙列缺失诊疗指南（2022年版）》《菌斑性龈炎诊疗指南（2022年版）》《口腔念珠菌病诊疗指南（2022年版）》《口腔扁平苔藓诊疗指南（2022年版）》。

【建院80周年系列活动】2022年是北京大学口腔医（学）院建院80周年。11月6日，举办建院80周年学术活动。同期，举办了系列学术活动，包括1场主活动和10个二级分会场活动，并开设了北京大学口腔医院建院80周年自主创新展区。建设北京大学口腔医院院史馆，举办校友返校和优秀校友评选活动；海内外校友为母校捐赠，共同为北京大学医学部办学110周年献礼。

【WHO预防牙医学科研与培训合作中心】11月18日，WHO在日内瓦总部发布首个《全球口腔健康状况报告》。WHO总干事谭德塞博士发表致辞，WHO非传染性疾病部门负责人、口腔健康部门负责人以及全球口腔卫生专家参会。医院作为WHO在中国唯一的口腔医学领域合作中心，受邀线上参会。中心组成的中国专家参与项目协作组，全程参与了报告的调研、编写、审核等相关工作。

【医院领导】党委书记：周永胜；院长：郭传瑸；副书记：郭传瑸、江泳（4月起）、彭歆（4月起）、朱九田（4月起）、张祖燕（至4月）、张汉平（至4月）；副院长：李铁军、邓旭亮、蔡志刚、江泳。

（撰稿：王明亮　审核：郭传瑸）

北京大学肿瘤医院

【基本情况】职工中编制内人员1205人、合同制人员1393人、派遣人员333人，在编人员中正高级职称167人、副高级职称267人、中级职称542人、初级职称213人。执业医师647人，注册护士927人。护理人员中具有大专及以上学历者占99.7%、本科及以上占71.2%，有专科护士217人。重症医学床位8张。

医院有甲类医用设备2台、乙类医用设备16台。医院总收入380888.59万元，其中医疗收入327494.50万元。

医院为海淀区肿瘤专科医联体牵头单位，有23家成员单位；牵头的远程医疗协作网有98家成员单位。医院是北京市心血管内科专科、北京大学第三医院、北京小汤山医院医疗联合体成员单位。

医院为北京市核医学质量控制和改进中心主任委员单位。

3月4日，沈琳教授获得"全国三八红旗手"称号。8月17日，朱军获首都十大健康卫士提名。

11月15日，市卫生健康委批准医院新增编制床位210张，总编制床位达到1000张。增加的编制床位主要用于医院研究型病房和研究型医院建设。

医院在2021年度全国GCP机构药物临床试验量值排行榜中，以346.05的综合分荣登肿瘤医院榜榜首，以98.35的综合分位列牵头榜第三位。

【医疗工作】全年出院89598人次，床位周转112.39次，床位使用率85.95%，平均住院日2.81天。卫技人员与开放床位之比为2.43∶1，执业医师与开放床位之比为0.81∶1，病房护士与开放床位之比为0.64∶1。住院手术13173例，其中三级手术占49.37%、四级手术占36.03%，日间手术1522例。开展临床路径的科室22个、病种113个，入径率72.46%，完成率99.58%。全年临床用血11683单位，其中自体输血73人次255.3单位。预约挂号占门诊总人次的100%。本地医保门诊277878人次、次均费用872元，医保出院32665人次、次均费用12372元；异地医保出院48401人次、次均费用23343元。

医院药占比40.75%。门诊抗菌药物处方比例1.04%，住院患者抗菌药物使用率7.03%，住院抗菌药物使用强度14.87DDD。

对口支援与扶贫协作的单位有：内蒙古自治区包头市肿瘤医院、宁夏回族自治区中卫市人民医院、辽宁省沈阳市第五人民医院、河北北方学院附属第一医院。

医院派出10支医疗队153名队员支援海淀区新冠疫苗接种，接种9137人；派出3546人次支援新冠病毒核酸检测，完成采样1263132人次。

【科研工作】全年纵向科研课题获批立项148项，其中国家自然科学基金28项，获批经费10980万元，医院匹配资金240万元。横向课题立项44项，经费1848.9万元。年内结题126项，在研课题470项。以第一完成单位获中华医学科技奖一等奖1项，中国抗癌协会科技奖二等奖1项。获国家专利授权63项，其中发明专利22项、实用新型专利40项、外观设计专利1项。

医院肿瘤学为国家重点学科（2002年），肿瘤学、病理学为国家临床重点专科（2013年），乳腺癌（1998年）、胃癌（1999年）为北京市卫生重点学科，介入医学为北京市卫生扶植学科（1999年），实体瘤超声诊断为首都医学发展科研基金重点学科（2001

年）；另有恶性肿瘤发病机制及转化研究教育部重点实验室、恶性肿瘤转化研究北京市重点实验室、上消化道肿瘤北京市国际科技合作基地，以及抗肿瘤新药及新技术研发北京市工程研究中心（2021年），放射性药物国家药监局重点实验室（2021年），国家原子能机构核技术（放射性药物研发与临床应用）研发中心（2021年），科技部转化医学与临床研究国际联合研究中心（参与）。

4月16日，柳叶刀（*eClinica-lMedicine*）在线发表柯杨团队新版适用于我国人群早筛的食管恶性病变现患风险诊断模型。7月7日，邓大君教授团队在*Oncogene*杂志上在线发表论文，研究表明TPR家族蛋白三十四肽重复蛋白22（TTC22）在维持细胞总RNA m6A稳态中发挥作用，且能够上调SNAI1 mRNA m6A修饰和表达，促进结肠癌转移。10月5日，《美国医学会杂志·外科学》（*JAMA Surgery*）在线发表北京大学肿瘤医院放疗科王维虎教授团队、中国医学科学院肿瘤医院肝胆外科吴健雄教授团队历时8年合作的研究成果——《中央型肝癌术前新辅助放疗的前瞻性2期研究》。12月29日，流行病学室研究团队在*Endoscopy*杂志在线发表研究论文，验证了上消化道内镜筛查在真实世界情境的有效性，为优化内镜筛查技术方案提供了基于大样本前瞻性研究的关键证据。

9月29日，医院举行第七批全国暨第六批北京市老中医药专家李萍萍教授学术经验继承工作拜师收徒仪式。

【肿瘤防治】全年完成癌症筛查高危问卷评估25654例，其中城市癌症筛查项目8792例、农村癌症筛查项目16862例。完成肺癌、乳腺癌、结直肠癌、肝癌、上消化道癌临床筛查7152例，项目总体早诊率78.02%。全年纳入40~74岁户籍居民主被动随访共计164138例，随访到确诊癌症患者6993例。

【牵头国际多中心、Ⅲ期临床试验—ORIENT-15研究】3月，沈琳教授团队牵头的一项国际多中心、Ⅲ期临床试验—ORIENT-15研究成果发表在《英国医学杂志》（*British Medical Journal*）上。这是首个由中国研究者领导、针对全球食管鳞癌的一线免疫治疗联合化疗的研究，并且在研究设计上涵盖两种食管鳞癌常用化疗方案，贴合不同国家和地区晚期食管癌治疗的临床实践，更加接近真实世界情况，证明了信迪利单抗联合不同化疗方案治疗食管鳞癌的普适性。研究成果被录入中国临床肿瘤学会食管癌诊疗指南，信迪利单抗联合化疗作为Ⅱ级推荐（1A类证据）成为食管癌的标准治疗手段，奠定了免疫联合化疗在一线食管癌治疗中的地位，对于中国晚期食管癌患者生存期的延长和生存质量的改善具有重要指导意义。

【高发肢端和黏膜黑色素瘤研究】4月，医院研究团队基于世界上最大的黏膜黑色素瘤队列在 *Ann Surg Oncol* 期刊率先提出黏膜黑色素瘤国际分期新标准。6月，在美国临床肿瘤学会年会上，郭军教授的团队共10项研究入选，其中"卡瑞利珠单抗联合阿帕替尼和替莫唑胺一线治疗晚期肢端黑色素瘤的Ⅱ期临床研究"以口头报告形式公布，这一创新三联方案取得了客观缓解率66.7%、无进展生存期18.4个月的数据，是迄今为止国内外报道的晚期肢端黑色素瘤有效率最高的一线治疗方案。7月，欧洲肿瘤内科学会官方期刊、国际肿瘤学顶级期刊 *Annals of Oncology* 在线发表郭军教授团队关于黏膜黑色素瘤辅助治疗的最新成果。该研究为首个在完全手术切除术后的黏膜黑色素瘤患者中开展的PD-1单抗对比大剂量干扰素（HDI）辅助治疗、前瞻性、随机对照临床研究，为全球探索黏膜黑色素瘤最佳辅助治疗方案提供了新的高等级循证医学证据。

【首次揭示"食管癌前病变进展"基因组学早期预警标志物】6月，国际病理学领域权威期刊 *The Journal of Pathology* 发表了柯杨教授团队题为 *Absence of NOTCH1 mutation and presence of CDKN2A deletion predict progression of esophageal lesions* 的研究报告。依托该课题组在我国食管癌高发区开展的大规模食管癌人群筛查队列开展巢式病例对照研究，系统挖掘食管癌前阶段基因改变特征标志物与最终癌变结局之间的关联，首次发现"NOTCH1基因突变水平降低"与"CDKN2A基因缺失增加"可有效预测病变进展为癌的整体风险，为实现"食管癌内镜筛查后的精准监测"提供了重要科学证据。

【晚期消化系肿瘤I期临床研究】沈琳教授团队牵头开展了治疗晚期消化系肿瘤的Ⅰ期临床研究CT041，研究旨在探索靶向CLDN18.2的CAR-T细胞治疗手段在实体瘤中的安全性和有效性，获得了可喜的整体客观缓解率、疾病控制率、缓解持续率，作为胃癌二线及以上治疗方案的客观缓解率相比现有国际标准二线方案Ram+PTX显著提升，展示出良好的消化系肿瘤的治疗效果、安全性及可耐受性。该研究发表在《自然医学》（*Nature Medicine*）杂志上。这是中国首个针对CLDN18.2靶点的CAR-T细胞疗法，通过Ⅰ期研究，建立了一个得到业内认可的临床队列，确定了一种行之有效的研究模式，并推动该疗法进入到确证性Ⅱ期临床试验。

【医院领导】党委书记：朱军；院长：季加孚（至6月）、李子禹（6月起）；副书记：李子禹（6月起）、隗铁夫、许秀菊、薛冬；副院长：郭军（至6月）、沈琳（至6月）、苏向前（至6月）、潘凯枫（至6月）、邢沫（至6月）、马少华（6月起）、吴楠（6月起）、宋玉琴（6月起）、张小田（6月起）、隗铁夫（6月起）。

（撰稿：姚　勇　审核：李子禹）

北京大学第六医院

【基本情况】职工中编制内人员334人、派遣合同制人员218人（含规培医师），其中正高级职称39人、副高级职称45人、中级职称220人、初级及未定职称248人。执业医师166人，注册护士178人。护理人员中具有大专及以上学历者占99.4%、本科及以上占85.4%，有专科护士26人。

年底医院有乙类医用设备3台。全年医院总收入64659.02万元，其中医疗收入44301.40万元。

医院牵头京津冀精神康复专科联盟、京津冀心理救援专科联盟，海淀区精神专科医联体，成员单位近百家。年内，获批北京市精神专科医联体核心单位，加入海淀区中东部综合医联体。

医院是WHO北京精神卫生研究和培训协作中心、中国疾病预防控制中心的精神卫生中心。年内，获批首批临床研究国家级质量评价和促进中心（精神健康和疾病领域）。

医院连续13年获评中国医院"精神医学综合排行榜""专科声誉排行榜"精神医学专科第一名；第七次获得中国医院科技量值精神病学学科年度第一名，并获5年总科技量值精神病学学科第一名。

【医疗工作】全年出院3909人次，床位周转11.3次，床位使用率96.95%，平均住院日31.24天。卫技人员与开放床位之比为1.05：1，执业医师与开放床位之比为0.48：1，病房护士与开放床位之比为

0.38∶1。开展临床路径的科室8个、病种5个，入径率78.11%，完成率100%。门诊367028人次，其中普通门诊233517人次、专家门诊97275人次、特需门诊30733人次，预约挂号占门诊总人次的97%。全年本地医保门诊231472人次、次均费用608.25元、异地医保就诊9260人次、次均费用748.77元；本地医保出院1388人次、次均费用40343.63元，异地医保出院1353人次、次均费用45836.87元。

医院药占比35.57%。住院患者抗菌药物使用率1.13%，抗菌药物使用强度为0.1823DDD。

对口支援的单位有：山东省威海市立第三医院、烟台心理康复医院、日照精神卫生中心、青岛市精神卫生中心，辽宁省丹东市第三医院，湖北省武汉市精神卫生中心，山西省大同市第六人民医院，河南省驻马店第二人民医院，浙江省台州市第二人民医院，宁夏宁安医院、固原精神康复院，江西省九江市第五人民医院，江苏省无锡市精神卫生中心，安徽省合肥市第四人民医院，福建省厦门市仙岳医院等。扶贫协作的单位有：贵州省第二人民医院、青海省第三人民医院、云南省普洱市第二人民医院、新疆乌鲁木齐市第四人民医院等。

【科研工作】全年纵向课题获批立项34项，其中国家级17项（国家自然科学基金10项、中国博士后科学基金1项、作为合作单位参与国家级项目6项）、省市级12项、校级5项，共获资助经费8143.3万元，医院匹配经费21万元。横向课题立项31项，经费1330.89万元。年内结题73项，年底在研课题128项。获奖成果2项，授权专利6项。

精神病与精神卫生学为国家重点学科，拥有国家卫生健康委精神卫生学重点实验室、痴呆诊治转化医学研究北京市重点实验室，以及国家精神心理疾病临床医学研究中心、国家精神疾病医学中心。10月26日，国家卫生健康委公布委属重点实验室"十三五"运行情况评估结果，国家卫生健康委精神卫生学重点实验室获评优秀。

【精神卫生服务】作为国家精神卫生项目办公室，承担中央补助地方严重精神障碍管理治疗项目（"686"项目）、全国精神卫生综合管理工作、国家严重精神障碍信息系统管理工作，覆盖全国100%的区县。"686"项目2004—2022年共投入经费219.71亿元。截至12月，全国登记在册患者675.18万人，平均严重精神障碍报告患病率4.79‰，在册患者管理率96.60%，规范管理率92.79%，面访率94.89%，服药率91.92%，规律服药率81.06%。

新冠疫情期间，定时向各省收集整理汇总全国以公立精神卫生医疗机构和精防机构为主设立的心理援助热线的工作进展，并上报国家卫生健康委。截至12月底，全国31省、自治区、直辖市及新疆生产建设兵团以公立精神卫生医疗机构和精防机构为主，设立心理援助热线650条，开通热线座席1288个，热线接听人员8152人，接听电话2711483次。

【国家精神疾病医学中心】7月，国家卫生健康委网站发布《国家卫生健康委关于设置国家精神疾病医学中心的通知》，决定在北京市以北京大学第六医院和北京安定医院为联合主体设置国家精神疾病医学中心，在上海市和湖南省分别以上海市精神卫生中心、中南大学湘雅二医院为主体设置国家精神疾病医学中心，共同构成国家精神疾病医学中心，形成南北协同、优势互补的模式，这是国家首次在精神疾病领域设立国家医学中心。

【基础科学中心获批立项】9月28日，由院长陆林牵头的"本能行为及其相关精神疾病的机制和干预研究"基础科学中心项目获得国家自然科学基金委员会立项批复。该项目由陆林院士领衔，浙江大学段树民院士、胡海岚教授、李晓明教授，北京大学时杰教授带领团队成员共同组成。"本能行为及其相关精神疾病的机制和干预研究"项目整合了国内优势团队和科研资源，瞄准国际科学前沿，超前部署，致力科学前沿突破，努力在本能行为研究领域取得国际领先的原创性成果，培养高水平中青年领军人才。

【第四批国家区域医疗中心建设项目】医院作为输出医院，与新乡医学院第二附属医院共建国家区域医疗中心。10月，国家发展改革委、国家卫生健康委、国家中医药管理局联合印发《第四批国家区域医疗中心建设方案要点》，北京大学第六医院河南医院获批国家区域医疗中心建设项目，进一步打造除北京、上海外的精神卫生事业发展的第三个高地。

【入选临床研究国家级质量评价和促进中心】10月，国家卫生健康委在7个领域试点建设临床研究国家级质量评价和促进中心，医院入选为首批质促中心精神健康和疾病领域的承担单位。医院将致力于精神疾病临床研究规范化建设，推进临床研究技术标准制定实施，开展研究者和管理人员培训，促进行业交流协同，为行业发展提供技术指导。

【"精神分裂症药物疗效个体化差异的遗传研究"获奖】岳伟华教授团队的"精神分裂症药物疗效个体差异的遗传研究"获教育部高等学校优秀成果奖自然科学二等奖。该项目针对抗精神病药物疗效和不良反应的个体化差异，开展中国首个多中心药物基因组学研究，开创性地发现了精神分裂症发病机制的新易感基因，明确多个突触传递基因与药物疗效关联，同时找到了抗精神病药引起代谢不良反应的潜在新靶点，并借助动物模型阐明多个疗效易感基因的潜在功能和药理机制，为实现精神分裂症客观诊断和个体化治疗提供了科学依据，具有创新性和应用价值。课题组代表论著发表在 *Nature Genetics*、*Lancet Psychiatry*、*Molecular Psychiatry* 等杂志。合作研发精神科药物精准治疗检测产品，治疗起始阶段个性化推荐适宜药物种类和剂量，临床转化应用5万例，推动了精神分裂症客观诊断和个体化治疗。

【医院领导】党委书记：陈斌斌；院长：陆林；副书记：刘靖；副院长：岳伟华、司天梅、孙洪强、张霞。

（撰稿：白　杨　审核：陆　林）

北京大学首钢医院

【基本情况】职工中编制内人员922人、合同制人员961人、派遣人员69人，其中正高级职称57人、副高级职称167人、中级职称624人、初级职称617人。执业医师486人，注册护士732人。护理人员中具有大专及以上学历者占98.36%、本科及以上占34.56%，有专科护士100人。重症医学床位38张。

年底医院有乙类医用设备6台。全年医院总收入139487万元（本部），其中医疗收入134007万元。

医院牵头的医联体有成员单位17家。医院是北京口腔医院专科联盟、同仁医院耳鼻喉专科联盟、中日友好医院呼吸专科医联体的成员单位。

【医疗工作】全年出院30870人次，床位周转33.53次，床位使用率70.50%，平均住院日7.61天。卫技人员与开放床位之比为1.60∶1，执业医师与开放床位之比为0.54∶1，病房护士与开放床位之比为0.41∶1。住院手术8404例，其中三级手术占34.45%、四级手术占47.89%，日间手术624例。初产剖宫产率29.71%，无孕产妇、新生儿死亡，围产儿死亡3人。开展临床路径的科室25个、病种153个，入径率44.04%，完成率78.78%。全年临床用血10385单位，其中自体输血191人次433单位。预约挂号占门诊总人次的64.64%。本地医保门诊685477人次、次均费用648.4元，医保出院21416人次、次均费用23269.06元；异地医保出院4842人次、次均费用30917.53元。

医院药占比35.49%。门诊抗菌药物处方比例0.57%，急诊抗菌药物处方比例14.38%，住院患者抗菌药物使用率29.58%，抗菌药物使用强度为30.23DDD。

医院对口支援内蒙古赤峰市宁城县中心医院、莫旗人民医院、包头一机医院。

【冬奥医疗保障】作为2022年北京冬奥会和冬残奥会定点医疗保障医院，负责保障首钢滑雪大跳台、北京冬奥总部场馆，石景山区、丰台区涉奥酒店及集中驻地，收治闭环内普通患者、闭环外发热患者及普通患者。

作为定点收治医院共接诊132人次，其中闭环内普通患者23人、闭环外发热患者32人、闭环外普通患者39人、远程会诊32人次、为闭环内患者代开药6次、收治住院患者4人，为涉奥患者手术2次，接收世纪坛医院转诊患者1人。

冬奥总部场馆共接诊317人次，急诊出诊2人次，转诊首钢医院冬奥专区33人次，采集公务核酸1264人次。

冬奥期间，医院支援石景山区涉奥核酸阳性无症状相关人员隔离酒店。医院下属社区卫生服务中心及西十中心医务室为冬奥总部工作人员提供新冠疫苗接种及定期核酸采样服务。医院被评为2022年冬奥会、冬残奥会北京市先进集体。

【新冠疫情防治】完成院外疫情防控任务。外派人员参与隔离点医疗保障18批次114人次，急救转运1批3人次；支援市级、区级方舱医院2批次31人次；参加流调10批次26人次；支援核酸PCR检测2批次5人次；支援新冠疫苗接种400余批次3420余人次。

【科研工作】全年纵向课题获批立项15项，其中国家级4项（国家自然科学基金3项、中国医学科学院资助项目1项）、省市级8项（北京市自然科学基金1项、首都卫生发展科研专项4项、北京市卫生健康科技成果和适宜技术推广项目3项），共获资助经费285.3万元，医院匹配经费128.3万元。横向课题立项9项，经费201.42万元。年内结题80项，年底在研课题89项。获专利5项。

获批北京大学医学部教育教学研究课题1项、学生工作系统课题1项。

【获批北京市医学伦理主审单位】3月24日，医院医学伦理委员会正式加入北京市伦理互认联盟成员单位，成为北京市医学伦理审查互认联盟的63家成员单位之一，并成为29家主审单位之一。年内，医院医学伦理委员会共完成10个联盟内互认项目的审查。

【北京西部医学论坛】6月18日，北京内分泌代谢病学呼吸病专业委员会2022年第一次学术大会暨第四届西部呼吸论坛在医院召开。本次会议汇集了肺癌、肿瘤介入、慢性气道疾病以及内分泌代谢性疾病诊治领域临床和基础研究知名专家学者，通过临床与科研相结合的方式系统讲解了国内外肺癌、呼吸慢病诊疗领域的新进展、新成果。

【结直肠癌MDT全国大赛】8月20日，"循肠论道·晚期结直肠癌学苑"——结直肠癌MDT全国总决赛落下帷幕。首钢医院胃肠肿瘤MDT团队经过与中山大学附属第三医院、中南大学湘雅三院、天津医科大学肿瘤医院4个团队的角逐，最终夺得全国总冠军。

【获批"国家科技部人类遗传资源保藏行政许可"】10月9日，医院生物样本库获批中国人类遗传资源保藏行政许可，成为全国299家生物样本库获批行政许可单位之一。医院生物样本库于2017年2月成立，占地175平方米，样本存储区总库容量32万份（包括超低温存储区24万份、深低温8万份）。

【医院领导】党委书记：向平超；院长：顾晋；副院长：雷福明、杨布仁、王宏宇、关振鹏。

（撰稿：王翠萍 审核：顾 晋）

北京大学国际医院

【基本情况】职工中合同制人员1873人，其中正高级职称57人、副高级职称103人、中级职称541人、初级职称578人。执业医师479人，注册护士828人。护理人员中具有大专及以上学历者占100%、本科及以上占76.8%，有专科护士92人。重症医学床位57张。

年底医院有乙类医用设备10台。全年总收入174104.41万元，其中医疗收入170897.29万元。

医院牵头海淀区东北部医联体（成员单位6家）、昌平区中部医联体（成员单位11家）、昌平区胃肠专科医联体。10月，院务会通过了医联体成员单位免费进修医护人员的提议。

4月30日，获批北京大学医学部妇产科（产科）、肿瘤内科、核医学科专科医师规范化培训基地资质。6月2日，医院增补为北京医保A类定点医疗机构。11月4日，医院获批北京市母婴友好医院。11月19日，开放周末内镜业务；11月22日，开放泌尿外科夜间门诊，满足患者多时段诊疗需求。12月8日，通过北京市老年健康和医养结合服务指导中心线上验收。

【医疗工作】全年出院31733人次，床位周转32.79次，床位使用率60.8%，平均住院日6.78天。卫技人员与开放床位之比为1.74：1，执业医师与开放床位之比为0.5：1，病房护士与开放床位之比为0.48：1。住院手术17186例，其中三级手术占23.3%、四级手术占37.5%，日间手术2888例。初产剖宫产率27.4%，无孕产妇、新生儿死亡，围产儿死亡5人。开展临床路径

的科室18个、病种148个，入径率12%，完成率96%。全年临床用血22917单位，其中自体输血673人次1658单位。预约挂号占门诊总人次的100%。本地医保门诊753365人次、次均费用418元，医保出院18343人次、次均费用21985元；异地医保出院12332人次、次均费用22709元。

医院药占比20.14%。门诊抗菌药物处方比例4.59%，急诊抗菌药物处方比例29.95%，住院患者抗菌药物使用率42.52%，抗菌药物使用强度为46.84DDD。

对口支援昌平区马池口社区卫生服务中心、十三陵社区卫生服务中心、延寿社区卫生服务中心、南邵社区卫生服务中心。

持续推广疑难诊治和创新技术，先后完成国内首例应用Fabulous支架进行主动脉夹层的内脏动脉重建手术，成功切除罕见的19千克巨大腹内肿瘤，完成院内首例人工肺支持下的甲状腺未分化癌侵及气管合并困难气道手术，开展北京第三例散光矫正型三焦点人工晶状体植入术。

扩展专病门诊类别，增开11个专病门诊、亚专科门诊。加速互联网医疗建设，31个科室156名医生、护师、药师及康复师在线出诊。8月，启动急诊应收尽收专项工作，急诊留观抢救床增至40张，建立急诊留观患者分流评价指标体系，实施分流情况与床位实时状况可视化管理方案。启动日间诊疗病房，开放假

日全天门诊，假日日均门诊1449人次。与17家医联体单位建立患者双向转诊通道，推进医联体内60余项检验项目合作与结果互认。3月10日，获批北京市产前诊断医疗机构资质；6月，产前诊断正式开诊。

【冬奥医疗保障】1月23日至2月24日，由46名医护人员组成的医院冬奥会医疗保障团队以"物资充分无遗漏，防疫安全零感染，护理优质无投诉，团队和谐心团结"的优秀表现完成首体短道速滑馆和花样滑冰馆的冬奥医疗保障任务，受到北京冬奥会奥组委和防疫工作组赞扬。

【新冠疫情防治】年内，医院派出8975人次支援市、区新冠病毒核酸采样，644人次支援新冠疫苗接种，164人次入驻集中隔离点及方舱医院；派出12名疾控中心流调人员与5名方舱医院及实验室检测人员，派出9名医护人员支持二级综合医院的新冠疫情防护与救治，感控人员多次参与到北京市及昌平区卫生健康委隔离点督导组。启动联防、联动、联控及三级响应机制，与沙河医院建立阳性患者点对点合作关系，统筹开展红区病房调整，妥善处置院内涉阳事件，保障急危重症患者的救治工作。

【科研工作】全年纵向课题获批立项6项，其中国家级1项、省市级5项，共获资助经费230万元，医院匹配经费33万元。横向课题立项6项，经费38.4万元。年内结题26项，年底在研课题132项。获专利7项。

以第一作者或通讯作者发表SCI收录文章65篇，平均影响因子4.55；肿瘤内科1项研究发表在*Molecular Cancer*杂志，影响因子41分，是建院以来影响因子最高的论文。

【成立医教研联盟】1月20日，北京大学国际医院医教研联盟正式成立，积极实现联盟内资源共享、学科共建、模式共创。联盟共有8家成员单位，先后收治转诊急危重症患者133人、组织远程会诊2场、接收来院进修人员7人，积极打造由国际医院牵头的骨科研讨月例会机制和睡眠中心周病例讨论机制，推介可在联盟内复制或借鉴的优势技术26项、创新业务17项、经典病例20项，促进会员单位间学术交流。

【改革与管理】年内，继续完善全预算管理体系，实现预算编制、预算监控、预算考核三大体系相辅相成。优化医院资源配置，提高医院管理水平和经营效率。开展核算标准化工作。收入稽核以收费窗口为开端，依托智慧一体化平台，精细化核算收入来源、类型等；成本费用核算依据运营管理与决策支持系统、战略人才资本管理系统、空间设施管理系统等提供分摊因子，与医院财务系统进行融合，对各科室成本进行系统化、精细化分摊。收入成本核算结果对接全成本核算管理系统，按照科室真实成本，结合20余种分摊因子，多种维度，可细化到科室及项目的精准分摊模型进行二次成本分摊，形成了医院特有全成本核算管理机制。3月15日起，入院患者开始DRG实际付费，初步建立以DRG为抓手的科学管理模式。

在各层级护士能力清单基础上，优化护士分层管理方案，细化基于清单的三级指标下各维度评价考核方式及合格标准，使得护士能级评价更加客观科学。全院动态调整护士581人次，其中配合医院"六大中心"护士人力调整237人次，结合医院新开病区、合并病区等共调整护士长8人、护士122人。开展线上护理咨询服务，为母乳喂养、新生儿保健及伤口造口等5类问题的群体提供线上咨询服务。

成立以行政院长为主的安全保卫委员会，制定《医院安检管理制度》，修订《涉医案例事件应急预案》。建立一支10人应急队伍，实行24小时应急值班工作机制。医院实施全封闭管理，4个出入口均设有安检设备。医院内护士站、急诊室等重要部位配备一键式报警装置240个，重要出入口增设10个点位人脸识别系统。

完善污物管理体系，规范流程环节管理，加强涉疫医疗废物清运处置与管理。全年安全处置医疗废物375吨。

【人才发展与学科建设】引进副主任医师以上核心岗位专家5人。招聘应届毕业生82人，其中硕士及以上学历17人。选拔任用中青年干部35人、院级干部4人。启动职称评审改革，开放专业技术职务高级职称晋升通道。8月，建立学科建设办公室，确立以肿瘤中心、妇产中心、神经中心、心脏中心、骨科中心及健管中心的六大学科建设为重点导向，其他学科持续稳定协同的学科发展方向。

【信息化建设】完成医疗系统电子签章改造和电子文书归档管理系统。完成电子病历五级评级改造，实现手术交接电子化、手术分级全流程、电子病历分级审签、病历内涵质控等业务提升。开展"多码合一"流调，优化高端疫苗预约流程，开通商业保险患者服务预约系统，落地日间诊疗病房、夜间门诊等业务系统支持。

【医院领导】院长：陈仲强；副院长（主持工作）：梁军；党委书记：刘洋；行政院长：潘展明；常务副院长：高国兰；副院长：俞红霞、冯岚。

（撰稿：王迎 审核：王磊）

北京中医药大学东直门医院

【基本情况】职工中编制内人员1371人、合同制人员1215人、派遣人员311人，其中正高级职称205人、副高级职称244人、中级职称897人、初级职称755人。执业医师970人，注册护士1154人。护理人员中具有大专及以上学历者占98.18%、本科及以上占77.82%，有专科护士288人。重症医学床位52张。

年底医院有乙类医用设备9台。全年医院总收入291062.46万元，其中医疗收入266597.74万元。

东城院区作为核心医院的东城区医联体有成员单位6家；牵头的全国中西医结合甲状腺专科医联体联盟有成员单位27家，基层中医药学科团队专科医联体有成员单位6家；脑病一区为宣武医院建立的专科医联体的成员单位。通州院区牵头的医联体有成员单位13家。

北京市中医系统影像质控中心、WHO中医适宜技术培训基地均依托在医院。

7月9日，艾力彼医院管理研究中心公布2021年中医医院百强名单，东直门医院竞争力排名第七，脑病科、肾病内分泌科和妇科获评最佳研究型专科。7月20日，东直门医院肖承悰获得"国医大师"称号，郭维琴、李曰庆获"全国名中医"称号。8月，医院被评为2021年北京卫生健康系统"永远跟党走"主题宣讲活动先进单位，党院办副主任赵国凤、团委负责人李哲被评为优秀组织工作者，肾病内分泌科三区曹柏龙副主任医师被评为优秀宣讲员。

【医疗工作】全年出院37858人次，床位周转24.70次，床位使用率66.24%，平均住院日10.06天。卫技人员与开放床位之比为1.79：1，执业医师与开放床位之比为0.64：1，病房护士与开放床位之比为0.4：1。住院手术13931例，其中三级手术占35.53%、四级手术占40.21%，日间手术707例。开展临床路径的科室24个、病种65个，入径率65.53%，完成率89.12%。全年临床用血5263单位，其中自体输血767人次1467.7单位。预约挂号占门诊总人次的89.39%。本地医保门诊1960220人次、次均费用677.98元，医保出院28767人次、次均费用23972.39元；异地医保出院7204人次、次均费用25780.94元。

医院药占比25.28%。门诊抗菌药物处方比例3.23%，急诊抗菌药物处方比例17.95%，住院患者抗菌药物使用率38.31%，抗菌药物使用强度为37.82DDD。

东城院区对口支援与扶贫协作的单位有：山西省五寨县，通过中国人口福利基金会为山西省五寨县捐款200万元；云南省双柏县，投入帮扶资金100万元；新疆医科大学第七附属医院，3月，党院办张勇医师赴新疆医科大学第七附属医院挂职副院长，开展为期1年半的对口帮扶工作；甘肃省定西市中医院，12月，妇科谢伟医师、骨科胡传宇医师完成为期1年的驻点对口帮扶，谢伟医师应定西方邀请延期帮扶半年。

通州院区对口支援与扶贫协作的单位有：新疆洛浦人民医院，3月，脑病科六区姚玉玺医师、针灸科二区张萍医师赴新疆洛浦人民医院开展为期1年的对口帮扶。内蒙古自治区通辽市奈曼旗蒙医医院，7月，脑病科四区王亮医师赴奈曼旗蒙医医院开展为期1年的医疗帮扶；7月6日至9月5日，奈曼旗蒙医医院中医针灸科杨忠明医师来医院针灸科二区进修；7月，与奈曼旗蒙医医院签订医疗卫生友好交流合作协议书，并捐赠全数字化X线摄影系统设备（DR）1台。内蒙古自治区赤峰市翁牛特旗中蒙医院，7月，普外科二区宋云鹏医师赴翁牛特旗中蒙医院开展为期1年的医疗帮扶；7月至9月，先后共有9人来医院进行为期1个月的进修学习；7月，医院与翁牛特旗中蒙医院签订医疗卫生友好交流合作协议书。湖北省十堰市武当山旅游经济特区医院，通州院区于2021年8月与武当山旅游经济特区医院（太和医院武当山院区）签订为期3年的医疗卫生友好交流合作协议书，2022年该院挂牌北京中医药大学东直门医院互联网名医工作室。

【新冠疫情防治】11月17日，由东直门医院牵头，联合东方医院、第三附属医院以及西苑医院组建中医医疗队进驻北京新国展方舱医院E1舱。东直门医院派出支援人员74人，E1舱总床位1330张，累积入舱2976人。

【科研工作】全年纵向课题获批立项120项，其中国家级32项、国家自然科学基金25项（其中面上项目13项、优秀青年基金项目1项、青年科学基金项目10

项，区域创新发展联合基金1项，总直接经费1455万元），国家重点研发计划6项、国家中医药管理局项目1项。省市级21项，其中首发专项5项、市自然科学基金4项、市中医局4项、其他8项。北京中医药大学课题35项，其中新教师项目24项、揭榜挂帅项目10项、"解码中医"协同攻关项目1项。各类学会课题20项，吴阶平医学基金会临床科研专项12项。纵向课题共获资助经费10009.35万元，医院匹配经费190.5万元。横向课题立项64项，经费3083.33万元。年内结题11项，年底在研课题326项。获奖成果14项，其中第十七届中国青年科技奖1项；中华中医药学会科学技术奖一等奖1项、二等奖2项，学术著作奖二等奖1项、三等奖1项；世中联第七届中医药国际贡献奖-科技进步奖二等奖3项；中国民族医药学会学术著作奖一等奖1项、科学技术奖二等奖1项；中国康复医学会科学技术奖一等奖1项。年内，新增岐黄学者2人（商洪才、林谦）、青年岐黄学者2人（曹克刚、刘伟敬）、中华中医药学会中青年创新人才1人（张弛）。

医院拥有国家中医药传承创新中心、国家中医临床研究基地、中医内科学教育部重点实验室、脑病中医证治重点研究室、糖尿病肾病微型癥瘕重点研究室、心脉病证益气活血重点研究室、中医内科学北京市重点实验室、中药药理学三级实验室、神经细胞分子生物学三级实验室。有区域中医（专科）诊疗中心5个：肝病科、急诊科（重症医学科）、肾病科、推拿科、妇科。国家临床重点专科6个：脑病科、肾病科、急诊科、脾胃病科、妇科、临床药学。国家中医药管理局重点专科16个：脑病科、骨伤科、肾病科、脾胃病科、肛肠科、外科（周围血管）、急诊科、推拿科、针灸科、老年病科、妇科、心内科、呼吸科、临床药学、预防保健科、脑病科（通州院区）。北京市中医管理局重点专科6个：眼科、康复科、内分泌科（东

城院区）、临床护理、骨科（通州院区）、内分泌科（通州院区）。北京市中医特色诊疗中心8个：中医肾病特色诊疗中心、中医急诊特色诊疗中心、中医肛肠病特色诊疗中心、中医周围血管病特色诊疗中心、中医推拿特色诊疗中心、中医疼痛特色诊疗中心、康复科特色诊疗中心（通州院区）、消化科特色诊疗中心（通州院区）。北京市1＋X＋N项目，X 2个：脑病科、肾病科；N 3个：脑病科（通州院区）、肺病科（通州院区）、心血管科（通州院区）。"十四五"重点专科5个：肾病科、妇科、心血管科、骨伤科、针灸科。

【国家医学中心建设】2021年，医院入选全国首批"辅导类"国家医学中心（中医类）项目，并与通州区政府签署战略合作框架协议；2022年10月，获副中心管委会批示同意，明确项目在副中心梨园镇、漷县镇两地选址建设，并取得了通州院区、高新院区建设项目用地预审与选址意见书。

5月，东直门医院厦门医院、洛阳医院成功入选第三批国家区域医疗中心建设项目名单。河南省政府与东直门医院签署北京中医药大学东直门医院洛阳医院国家区域医疗中心建设协议，制订人才派驻方案，实现"双主任制"学科管理、"双循环制"人才交流、"互联网＋医疗"健康服务、"离退休老专家和大学特聘教授"资源共享等综合管理模式，向东直门医院厦门医院、洛阳医院派驻优秀管理人才和业务骨干专家各50人，接纳东直门医院厦门医院及洛阳医院50余名骨干人员来京交流学习。

【医院领导】党委书记：赵百孝；院长、副书记：王显；副院长：商洪才（常务）、吴焕林、杨晓晖、张耀圣、龚燕冰、高淑瑞、赵炳会；纪委书记：柳红芳。

（撰稿：赵 玲 审核：赵国凤）

北京中医药大学东方医院

【基本情况】职工中编制内人员675人、合同制人员1020人、派遣人员104人，其中正高级职称108人、副高级职称231人、中级职称493人、初级职称847人。执业医师723人，注册护士639人。护理人员中具有大专及以上学历者占98.3%、本科及以上占71.4%，有专科护士110人。重症医学床位41张。

年底医院有乙类医用设备7台。全年医院总收入163891.52万元，其中医疗收入147903.52万元。

牵头东方医院-丰台区南苑医院紧密专科医联体，以及脑病专科联盟、消化病专科联盟、临床药学联盟、肿瘤专科联盟、儿科联盟、心血管内科联盟、妇科联盟。

北京市中医病案质控中心、北京中医技术质控中心依托在医院。

自7月连续4个月在全市"接诉即办"系统中排名第一。作为北京市唯一一家中医医院获评2020—2021年度平安医院建设表现突出集体。

【医疗工作】全年出院17619人次，床位周转22.1次，床位使用率62.4%，平均住院日9.6天。卫技人员与开放床位之比为1.84：1，执业医师与开放床位之比为0.80：1，病房护士与开放床位之比为0.76：1。住院手术4265例，其中三级手术占65.1%、四级手术占11.8%，日间手术857例。开展临床路径的科室10个、病种22个，入径率92.12%，完成率95.05%。全年临床用血7553单位，其中自体输血77人次179单位。预约挂号占门诊总人次的76.1%。本地医保门诊1294894人次、次均费用574.38元，医保出院13359人次、次均费用20322元；异地医保出院2609人次、次均费用21873.09元。

年内，医院新开展的技术项目有：CT引导下早期肺癌射频消融术、微创青光眼引流管植入术、射频镇痛技术、肛瘘LIFT-PLug手术、富血小板血浆（PRP）治疗术、急性缺血性脑卒中静脉溶栓治疗、超声引导下深静脉穿刺、卵圆孔未闭封堵术、新型数字化单人操作胆道镜系统-SpyGlassTMDS胆道镜系统、超声内镜引导下穿刺活检和治疗。

医院药占比53.13%。门诊抗菌药物处方比例4.1%，急诊抗菌药物处方比例26.4%，住院患者抗菌药物使用率46.1%，抗菌药物使用强度为46.35DDD。

医院对口扶贫单位为西藏尼玛县藏医院，党建扶贫单位为贵州省遵义市中医院、遵义市卫生健康局；对口支援单位为宁夏医科大学附属回医中医医院；北京市城乡对口支援单位为丰台区右安门社区卫生服务中心、二七南社区卫生服务中心、卢沟桥社区卫生服务中心、房山区蒲洼社区卫生服务中心、十渡社区卫生服务中心、长沟社区卫生服务中心。全年接收对口支援合作协作单位12人次进修，其中内蒙古5人、宁夏5人、其他地区2人。依托国家中医药管理局赴新疆开展中医巡回医疗活动的项目，向新疆巴楚县中医医院捐赠价值19.9万元的教辅用具。向云南省双柏县政府捐款60万元，向山西省五寨县定向扶贫捐款200万元。

【冬奥医疗保障】借调28名医护人员至冬奥组委工作，负责北京冬奥村（冬残奥村）隔离区的筹备、建设和运行时管理。两村隔离区由医院独立包点，获冬奥组委表彰。脑病三科副主任刘佳霖担任北京冬奥村（冬残奥村）隔离区主管，负责隔离区筹建与管理，被评为2022年冬奥会、冬残奥会北京市先进个人。

【新冠疫情防治】年内，医院先后派出2万余人次医务人员，完成丰台区大规模核酸筛查数十次，完成采集6513885人次。疫苗注射近180天，完成接种数万人次。参加市级、区级隔离点医疗保障近20批次，59人参加新国展方舱医院、经开区方舱医院的筹建及救治，50人支援佑安医院重症病区。获得"2021亦庄榜样"抗疫先进集体特别奖。

【科研工作】全年纵向课题获批立项17项，其中国家级11项、省市级6项，共获资助经费653万元，医院匹配经费103万元。横向课题立项21项。年内结题32项，年底在研课题62项。获专利5项。

医院拥有国家卫生健康委临床重点专科（中医专业）6个：心血管科、脑病科、妇科、呼吸热病科、脾胃病、护理学；国家中医重点专科14个：脑病科、肾病科、外科（外四科）、心血管科、妇科、眼科、脾胃病、呼吸热病科、儿科、肿瘤科、皮肤科、耳鼻喉科、治未病科、护理学；国家中医药管理局"十二五"重点学科有：中医痹病学、中医儿科学、中医耳鼻喉学、中医肛肠学、中医脑病学、中医眼科学、中医周围血管病学。有国家中医临床研究基地、国家中医药传承创新中心培育项目。

【国家医学平台建设】10月，东方医院秦皇岛医院获批第四批国家区域医疗中心建设项目单位。东方医院枣庄医院第五批国家区域医疗中心顺利推进。年内，获批国家中医药传承创新中心，同时持续推进国家中医疫病防治基地建设。

【专科建设】年内，医院5个专科入选北京市"十四五"重点专科项目：妇科获批领超类；肿瘤科、儿科、皮肤科获批并超类；心血管科获批建设类。

加强MDT团队建设，较为成型的MDT团队有：急诊急救MDT、脑病团队MDT、消化疾病诊疗平台MDT、血管疾病救治团队MDT、胸部疾病诊疗MDT、气管异物呼吸科MDT。

年内，新增中医体质调理、脂肪肝、记忆和认知障碍、神经系统免疫病、睡眠障碍、抑郁中西医结合、脑血管病介入、脑出血、胰腺癌、脊柱关节炎、治未病经络调理等11个特色专病门诊，特色专病门诊达72个。

【"东方红"党建】推进公立医院党建工作，医院13个党支部分别被评为全国党建样板支部培育创建单位、大学校级样板支部培育创建单位、东方医院"东方红"样板支部。

医院"智慧家医、为民解难——践行党的群众路线"获"党史学习教育'我为群众办实事'"全国公立医院党建工作创新案例。

【人才建设】年内，脑病科刘金民、消化科李军祥、周围血管科陈淑长、眼科韦企平、儿科王素梅、周围血管科庞鹤、耳鼻喉科刘大新、妇科金哲、风湿免疫科朱跃兰、皮肤性病科李元文、肿瘤科胡凯文等11名专家被国家中医药管理局评为第七批全国老中医药专家学术经验继承工作指导老师，24名老师成为第七批全国老中医药专家学术经验继承人。2人入选北京市第三批中药骨干人才培养项目。5人入选北京市中医管理局2022年首都中医国际化人才专项培训。完成北京中医药大学"青年科学家培育计划""名医培育计划""教学名师计划"。

【交流与合作】年内，医院与俄罗斯圣彼得堡中医中心开展中医药抗击新冠肺炎疫情、疟疾网络讲堂。与圣彼得堡国立儿科医科大学联合举办"健康儿童——国家的未来"第六届国际性全国代表大会，东方医院承办了中医儿科线上分论坛。完成《针灸学》《经络腧穴学》《刺法灸法学》《针灸治疗学》教材的编写及俄文翻译，该教材将作为俄罗斯圣彼得堡国立儿科医科大学中医教材。

与河北省衡水中医院、安平县中医院、廊坊中医院、新疆巴楚县中医医院、乌什县中医医院、尼玛县中医医院、内蒙古中医蒙医医院等开展线上讲座——"东方空中讲堂"，全年举办20场，培训支援合作单位医师1000余人次。同时，心血管团队与安平县中医医院等医院开展多次远程会诊。

【基本建设】8月22日，完成医院防疫综合救治能力提升项目——急诊、ICU改造工程，ICU正式投入使用。10月18日，完成东方医院污水处理站改造工程项目施工招标，并签订项目施工合同，办理施工相关手续。年内，完成发热门诊室外工程项目、肿瘤二病区改造施工；国家直（属）管公立医院就医环境改造项目，完成11层主支北侧及6层西南支改造工程并完成验收，6层西北支进入工程收尾阶段；职工食堂改造项目完成施工采购，进入施工合同签订阶段。

【医院领导】党委书记、院长：刘金民；副书记：郭蓉娟、谢春娥；副院长：赵海滨、胡凯文、张涛静、张勉之。

（撰稿：王天秀　审核：曹建春）

 # 北京中医药大学第三附属医院

【基本情况】职工中编制内人员504人、合同制人员509人、派遣人员98人，其中正高级职称59人、副高级职称111人、中级职称325人、初级职称435人。执业医师422人，注册护士370人。护理人员中具有大专及以上学历者占99%、本科及以上占55.1%，有专科护士36人。重症医学床位28张。

年底医院有乙类医用设备3台。全年医院总收入107778.36万元，其中医疗收入104031.27万元。

医院牵头京津冀中医药协同发展专科联盟（骨伤专科联盟）。医院是朝阳区东部医联体成员单位。

6月13日，设立行风管理办公室。10月26日，医院通过了市卫生健康委老年友善医疗机构的评审验收。

【医疗工作】全年出院13170人次，床位周转25.98次，床位使用率78.06%，平均住院日10.96天。卫技人员与开放床位之比为1.7：1，执业医师与开放床位之比为0.83：1，病房护士与开放床位之比为0.45：1。住院手术5008例，其中三级手术占28.21%、四级手术

占25.14%，日间手术85例。开展临床路径的科室20个，病种30个，入径率16.6%，完成率92.4%。全年临床用血2006单位，其中自体输血107人次256单位。预约挂号占门诊总人次的78.19%。本地医保门诊754943人次、次均费用576元，医保出院8503人次、次均费用24734元；异地医保出院2878人次、次均费用25127元。

医院药占比50%。门诊抗菌药物处方比例7.4%，急诊抗菌药物处方比例25.6%，住院患者抗菌药物使用率41.6%，抗菌药物使用强度为35.34DDD。

医院对口支援内蒙古扎赉特旗蒙医综合医院，西藏申扎县藏医院，北京市密云区中医医院、怀柔区雁栖医院、怀柔区怀柔镇社区卫生服务中心、怀柔区渤海镇卫生院、昌平区北七家社区卫生服务中心。

1月26日，医院血液透析中心通过市中医局中医专家现场审核验收。

【新冠疫情防治】年内，医院支援核酸检测1150次，疫苗接种185615人次。11月17日，医院组建44人

医疗队进驻新国展方舱医院，为方舱内患者提供优质、高效的医疗救治服务。年底院内新冠患者救治186人次。

【科研工作】全年纵向课题获批立项10项，其中国家级5项、省市级5项，共获资助经费646.383万元，医院匹配经费400万元。横向课题立项10项，经费117万元。年内结题31项。获专利4项，成果转化1项。

脑病科、骨伤科、脾胃病科、肿瘤科、心血管科、护理学是国家级重点专科，妇科、康复科、内分泌科、老年病科、呼吸科是市级重点专科。年内，成立中医骨伤治疗与运动康复智能化教育部工程研究中心。

【与密云区政府签约】9月30日，在密云区举行医院与密云区政府合作框架协议签订仪式。医院结合密云区综合优势，促进首都中医药卫生、经济、科技、文化、生态"五种资源"在密云地区的落地转换，将城区内的优质医疗资源下沉基层，提升北京北部地区中医药医疗水平，将中西医协同"旗舰"医院的建设与中医药科技产业园的建设相结合，促进密云地区中医药事业的发展。

【成立北京中医药大学第三附属医院密云院区】9月30日，密云区中医医院与本院签署托管协议，成立北京中医药大学第三附属医院密云院区。10月14日，举行北京中医药大学第三附属医院密云院区揭牌仪式。密云院区将打造成为综合实力雄厚的区域中医药医疗中心。

【"中医骨伤治疗与运动康复智能化"教育部工程研究中心建设】10月8日，医院"中医骨伤治疗与运动康复智能化"教育部工程研究中心正式获批。中心立足医院骨伤学科优势特色，围绕骨伤治疗和运动康复智能化两个关键核心技术进行科学创新的重点攻关，研发智能中医骨伤治疗机器人、3D打印创伤固定器材、智能筋骨、肺系康复装置和创新康复中药，并开展成果转化及相关疾病的延伸研究。

【医院领导】党委书记：林建平；院长：王成祥；副书记：王国华、闫英、徐佳；副院长：徐峰、刘子旺、闫英、白鹏、徐佳、陈卫衡（至12月30日）。

（撰稿：安濠苊　审核：马　琨）

首都医科大学宣武医院
北京市老年病医疗研究中心
中国国际神经科学研究所

【基本情况】职工中编制内人员2310人（含北京市老年医疗研究中心84人）、合同制人员291人、派遣人员1300人，其中正高级职称264人、副高级职称366人、中级职称855人、初级职称1727人。执业医师1006人，注册护士1472人。护理人员中具有大专及以上学历者占99.86%、本科及以上占75.61%，有专科护士351人。重症患者诊疗以专科管理为特色，设有神经内科监护室、神经外科监护室、功能神经外科监护室、普外科监护室、呼吸科监护室、心脏科监护室、消化科监护室、急诊科监护室以及重症医学科，共有重症医学床位118张。

年底医院有甲类医用设备1台、乙类医用设备17台。全年医院总收入494219.23万元，其中医疗收入356368.17万元。

医院牵头区域医联体、心脏内科专科医联体、康复医学科专科医联体、重症医学科专科医联体以及医学影像学专科医联体，共有成员单位20家。

作为国家脑损伤质控评价中心，推动中国脑死亡质控系统和人体器官分配与共享计算机系统（COTRS）联合质控，全年中国脑死亡质控系统上传脑死亡病例1604例，COTRS转交脑死亡病例3080例，实现了全国器官捐献脑死亡病例质控全覆盖。依托在医院的北京市脑卒中诊疗质量改进和控制中心，完善北京市卒中急救数据平台并实时质控，全年北京市急性脑卒中再灌注治疗7972例，其中静脉溶栓5801例，DNT为39分钟，DNT达标率81.81%，动脉取栓1329例，更新发布新版北京市脑卒中急救地图以及北京市卒中中心地图。

【医疗工作】全年出院74014人次，床位周转45.05次，床位使用率86.26%，平均住院日6.98天。卫技人员与开放床位之比为1.79∶1，执业医师与开放床位之比为0.61∶1，病房护士与开放床位之比为0.60∶1。

住院手术34439例，其中三级手术占47.47%、四级手术占41.26%，日间手术3435例。初产剖宫产率44.58%，无孕产妇死亡，新生儿死亡1人，围产儿死亡5人。开展临床路径的科室24个，病种335个，入径率91.20%，完成率93.70%。全年临床用血10575单位，其中自体输血1714人次3298单位。预约挂号占门诊总人次的98.45%。本地医保门诊1754081人次、次均费用921.53元，医保出院46528人次、次均费用25914.18元；异地医保出院19122人次、次均费用43513.77元。

医院药品收入占医疗业务总收入的22.07%。门诊抗菌药物处方比例4.09%，急诊抗菌药物处方比例23.28%，住院患者抗菌药物使用率35.11%，抗菌药物使用强度为39.89DDD。

落实与内蒙古宁城县中心医院、河北省容城县人民医院、北京市门头沟区医院等重点对口支援任务，派出医疗队员赴帮扶医院，协助受援医院完善诊疗常规、建设神经内科癫痫专科、建立孕产妇抢救通道和危重孕产妇抢救流程等。

【冬奥医疗保障】医院作为牵头单位，负责北京冬奥村综合诊所的筹备和医疗保障工作。历时4年参与筹建，完成医疗设备的招标采购与安装调试等工作。1月23日，北京冬奥村综合诊所正式开诊。运行53天，由7家医疗机构的193名医护人员共同参与保障任务，宣武医院派出由75人组成的医疗队和后勤保障团队。冬奥会、冬残奥会期间，共接诊患者828人次，接诊新冠病毒阳性患者148例，转运141人次（其中新冠阳性转运47人次），实现了零投诉、零感染的目标，成为2022北京冬（残）奥会规模最大、服务时间最长、就诊人数最多的医疗保障团队。

【新冠疫情防治】作为北京市市级核酸检测基地，日检测能力从1万管提升至3万管，全年完成110.15万例次核酸检测。全年派出医务人员151批次10021人次，支援拉萨市方舱医院、新国展和阅兵村方舱医院、定点医院、疾控中心、隔离点开展医疗救治工作。作为北京新国展方舱医院首批医疗队牵头单位，派出一支75人的整建制队伍收治新冠阳性轻型病例及无症状感染者，并承担新国展方舱医院6个舱6600床位的物资采购和供应任务。

"新十条"优化措施发布后，疫情防控的工作重心从防控感染转到医疗救治，医院首次启用感染性疾病科负压病房，之后延伸至20个科室36个病区169张重症床位定点收治新冠病毒感染患者；采取日调度机制，统筹医疗资源，应对发热门诊高峰，收治新冠病毒感染重症患者。12月累计急诊接诊2.1万人次，发热门诊患者5812人次，住院治疗急诊肺炎相关患者近

600例，其中65岁以上入院患者占比78%，80岁以上的高龄患者比例达46%，在院患者重症、危重症比例超过50%。

【科研工作】全年纵向课题获批立项102项，其中国家级61项（国家自然科学基金40项、科技部重点研发计划5项、重点研发计划课题15项、2030科技创新课题1项），省部级17项，局级项目24项，立项经费合计16343.26万元，医院匹配经费431.55万元。横向课题立项89项，经费950.42万元。年内结题84项，年底在研课题297项。获奖成果8项。获专利330项。

医院神经病学、神经外科学为国家级重点学科，影像医学为国家级重点培育学科，中医科为北京市重点学科。国家级重点专科建设项目8项，分别是神经内科、神经外科、影像医学、康复医学、重症医学科、老年病科、专科护理、中西医结合脑病科。有北京市临床重点专科建设卓越项目2项、建设项目3项：神经内科、重症医学科、心血管内科、妇科、检验科。呼吸内科获批北京市重大疫情防治临床重点专科。拥有互联网医疗诊治技术国家工程实验室、神经变性病教育部重点实验室、脑血管病转化医学北京市重点实验室、脑功能疾病调控治疗北京市重点实验室、帕金森病研究北京市重点实验室、磁共振成像脑信息学北京市重点实验室、老年认知障碍北京市重点实验室、低氧适应转化医学北京市重点实验室等8个实验室。医院是国家老年疾病临床医学研究中心、国家神经疾病医学中心的承载地，同时，有中国国际科学研究所、北京功能神经外科研究所、北京市中西医结合老年疾病研究所、北京市中西医结合神经病学研究所、北京市老年保健及疾病防治中心、北京市神经药物工程技术研究中心、北京高原适应研究康复中心、北京市脑血管病中心、北京市神经疾病医疗中心、北京市血管超声诊断中心等。

【援几内亚医疗队】2020年9月15日，以宣武医院为主要派出单位的中国第28批援几内亚医疗队出发，到几内亚首都科纳克里执行援外医疗任务。经历了总统大选、军事政变，以及新冠、埃博拉、疟疾、黄热病和麻疹等传染病暴发。在执行为期18个月的援外医疗任务期间，共向中几友好医院捐赠5批医疗器械设备和抗疫物资。完成门急诊、住院患者诊疗服务8779人，其中手术375例、抢救急危重症990例。因地制宜开展新技术、新业务，为几内亚医务人员举办理论培训109次，培训526人次。完成几内亚华人华侨新冠疫苗接种1166人2332剂次，完成华人华侨免费电话咨询指导455次，为华人华侨义务诊疗1335人次。2022年3月15日，医疗队完成援外医疗任务回国。

【雄安宣武医院建设】年内，推进雄安宣武医院建设，完成事业单位登记注册，获得事业单位法人证书。设立医院基本账户、零余额账户，获批北京投资部分补充医疗设备资金15612.47万元，获批2023年财务预算4.55亿元，完成第一批13人、开启第二批466人的招聘工作。根据京冀两地政府签署的《关于共同推进河北雄安新区规划建设战略合作协议》、北京市医管中心《关于市属医院医疗合作管理办法》，进一步梳理、商榷、完善办医支持方案和托管协议。

【国家神经疾病医学中心暨宣武医院房山院区建设】国家神经疾病医学中心暨宣武医院房山院区总建筑面积32.5万平方米，规划设置床位1200张，总投资估算444281万元，完成与房山区政府战略合作协议的签署。新院区定位为本市西南地区区域医疗中心，承担北京核心区医疗功能疏解任务，同时，作为国家神经疾病医学中心、国家老年疾病临床医学研究中心承载地，承担高水准医学研究、科技创新转化、人才培养、教学培训、互联网医院等功能。年内，完成项目建议书（代可研）的编制。

【国家医学中心建设】发挥国家神经医学引领辐射和创新作用。发布《中国神经系统疾病报告2021》，撰写《中国神经系统疾病报告2022》，形成国内神经系统疾病诊疗"白皮书"。受国家卫生健康委委托，牵头3家国家神经疾病医学中心所在单位，成立脑卒中防治工作百万减残工作办公室，发布《国家卫生健康委脑卒中防治与百万减残工作方案总体规划》。起草中心专科联盟管理办法，规范中心专科联盟体系建设，新增联盟4个。代表国家卫生健康委，牵头出台指标评价体系和评价规则。启动"科技创新2030-脑科学与类脑研究"重大项目——阿尔茨海默病及其他痴呆临床队列研究项目。建设"脑机接口""介入脑机接口""脑脊髓血管畸形遗传"等15个PI团队，完成中国首例"脑机接口"反应性闭环神经刺激系统3期临床植入手术。建立癫痫中心、脑与脊髓血管病中心等12个专病MDT诊疗团队和神经系统疑难疾病会诊中心、γ-刀中心等4个诊疗中心。发布《新型冠状病毒肺炎后认知障碍诊治和管理共识》《立体定向脑电图临床应用的中国专家共识》等5项专家共识。

国家老年疾病临床医学研究中心通过了科技部国家临床医学研究中心运行绩效评估。加强分中心和联盟建设，年内新增陕西、辽宁2个分中心，新增35家联盟成员单位，中心牵头建立了24个专科联盟，联盟成员单位1821个，覆盖全国31个省（自治区）。牵头大型临床研究队列14项，累计收录病例118490例，涉及信息条目3539327条，发表SCI论文54篇。

【宣武医院河北医院建设】作为国家区域医疗中心第二批试点项目，宣武医院与河北医科大学第一医院共建首都医科大学宣武医院河北医院，获批医疗机构执业许可证、法人证书。健全运行管理机制，建立聘用制度和岗位管理制度，使专业技术人员比例不低于85%，将京津专家诊察费、会诊费、手术费等纳入省级医保支付范围，年门诊量较上年增加21.29%、住院量增加18.47%、手术量增加17.57%、介入量增加11.93%。

【以业财融合为核心的运营管理】推动医院核心业务工作与运营管理工作深度融合，搭建科室层级的运营指标体系。通过每月科室反馈、季度运营分析、院长行政查房等方式，以业务数据、运营收支、DRG结余为重点，借助分层比较、波士顿矩阵等管理工具，挖潜力、补短板，强化成本管控。依托HIS、LIS、PACS等核心信息系统，搭建医院业财融合下的运营管理信息系统。

【医院领导】党委书记：岳小林；院长：赵国光；纪委书记：唐毅；副书记：赵国光、孟亚丰；副院长：郝俊巍、卢洁、李嘉。

（撰稿：鲍月红 审核：赵国光）

首都医科大学附属北京友谊医院

【基本情况】职工中编制内人员3356人、派遣人员1552人，其中正高级职称270人、副高级职称449人、中级职称792人、初级职称1451人。执业医师1505人，注册护士1084人。护理人员中具有大专及以上学历者占98%、本科及以上占65%，有专科护士895人。重症医学床位128张。

年底医院有乙类医用设备21台。全年医院总收入661754万元，其中医疗收入418320万元。

医院牵头的综合医联体有成员医院23家、儿科医联体有成员医院5家、妇科医联体有成员医院3家、心血管内科医联体有成员医院3家、呼吸内科医联体有成员医院5家、感染科医联体有成员医院4家、重症医学科医联体有成员医院3家、肿瘤科医联体有成员医院5家、影像医学科医联体有成员医院5家。年内，医院加入康复专科医联体。

北京市重症医学医疗质量控制和改进中心、北京市消化内镜医疗质量控制和改进中心、北京市减重与代谢外科质量控制和改进中心、北京市医学影像质量控制和改进中心与北京市血液净化质量控制和改进中心均依托在医院。

【医疗工作】全年出院88746人次，床位周转41.15次，床位使用率77.77%，平均住院日6.85天。卫技人员与开放床位之比为2.02∶1，执业医师与开放床位之比为0.77∶1，病房护士与开放床位之比为0.68∶1。住院手术35087例，其中三级手术占57.83%、四级手术占25.56%，日间手术4109例。初产剖宫产率43.14%，无孕产妇死亡，新生儿死亡1人、围产儿死亡5人。开展临床路径的科室31个、病种470个，入径率91.19%，完成率99.5%。全年用红细胞18709单位、血浆17410单位、血小板4285.5单位，自体输血576人次1290单位。预约挂号占门诊总人次的81.99%。本地医保门诊3519680人次、次均费用345元，医保出院72753人次、次均费用18852元；异地医保出院15370人次、次均费用25917元。

医院药占比25.2%。门诊抗菌药物处方比例7.58%，急诊抗菌药物处方比例30.84%，住院患者抗菌药物使用率36.08%，抗菌药物使用强度为38.75DDD。

对口支援与扶贫协作的单位有：拉萨市人民医院、新疆和田市传染病医院、内蒙古呼伦贝尔市人民医院、北京市房山区良乡医院。

以"质量建设与提升"为主题开展"质量建设年"工作，持续提升医疗质量效率，积极推进日间服务，大力提升四级手术和微创手术占比。探索医疗服务新模式，加快互联网诊疗服务内涵建设，实行双休日全天门诊，开展"智慧助老"服务，创建"无哭声手术室"，强化人文管理和服务理念，提升临床医疗服务质量。

【冬奥医疗保障】2022年北京冬（残）奥会期间，医院作为国家体育馆医疗保障的牵头单位，先后选派3名中层干部挂职国家体育总局冬季运动管理中心首席医务官、场馆医疗官和医疗经理，选派45名医护人员组建成医疗队，做好冬奥各类保障和服务工作。医院被市委、市政府、冬奥组委评为2022年冬奥会、冬残奥会北京市先进集体。

【新冠疫情防治】年内，支援地坛医院、佑安医院、小汤山医院、忠诚肿瘤医院、回民医院等定点医院共计180人次。8月17日，医院选派5名援藏医疗队员抵达拉萨，与当地医护人员并肩抗疫77天。11月24日，受市卫生健康委委托，由1名副院长和12名管理人员作为管理团队组建的友谊医院医疗队进驻忠诚定点医院，牵头组建全市第三个市级定点医院，派驻48名医护人员，开放100张床位，接收新冠病毒感染者。

从坚持"动态清零"总方针，到聚焦"保健康、防重症"的医疗救治原则，落实落细各项院内疫情防控措施，加强疫情网格化管理，建立应急病房，加强督导与评估。12月，面对发热门诊就诊和重症患者救治的两个高峰，医院全力支援发热门诊、急诊，保障24小时不停诊，采取"以科包岗"的形式，参与急危重症患者的救治工作。打破专科界限，建立内外科联合收治机制和危重症患者分层收治、分级管理体系，统筹调配院内抢救设备，最大限度保障重症患者的生命安全。

【科研工作】全年纵向课题获批立项135项，其中国家级55项（科技部重点研发计划项目级1项、课题级5项，国家自然科学基金项目重大科研仪器专项1项、区域创新发展联合基金1项、面上及青年项目47项），省部级24项，共获资助经费8800余万元，医院匹配经费284万元。横向课题立项21项，经费527.94万元。年内结题110项，年底在研课题435项。获奖成果5项，其中中华医学科技奖二等奖1项，华夏医学科技奖一等奖1项，首都医科大学科技进步奖二等奖2项、自然科学奖三等奖1项。获专利44项，其中发明专利24项、实用新型专利20项。完成科技成果转化3项，总金额600万元。

医院是国家消化系统疾病临床医学研究中心、北京市医院管理中心消化内科学科协同发展中心的依托单位。消化内科、临床护理、地方病（热带医学）、普通外科、重症医学科、检验科、病理科、老年医学等临床医学专业获批国家临床重点专科项目。医院拥有北京市重点实验室4个：消化疾病癌前病变实验室、热带病防治研究实验室、肝硬化转化医学实验室、移植耐受与器官保护实验室；研究所5个：北京临床医学研究所、北京热带医学研究所、北京市中西医结合研究所、北京市临床药学研究所和北京市卫生局泌尿外科研究所。

坚持科技兴院，在2021年度中国医院/中国医学院校科技量值（STEM）排名中位于全国第48名，共有26个学科进入全国排名前100名，16个学科进入前50名。中国（北京）国际服务贸易交易会上，医院携世界首台微米级耳科CT、冠脉智能辅助诊断系统、国际首个4K3D超高清内镜系统和国产单臂构型腹腔镜手术机器人等四大创新成果亮相，展示了医院在科技创新、医疗服务、智慧医院建设等方面的新技术、新成果。

【创成人活体最小移植物世界纪录】1月27日，医院肝移植中心创下活体辅助肝移植最小移植物世界纪录。30岁的肝硬化患者接受姐姐捐赠的187克肝脏，历经14个小时，成功完成肝移植手术。本例集成所有预防小肝综合征的策略，成功利用GRWR（移植肝重量与受体体重比）仅0.31%的供肝。术后在腹部增强CT的多次监测下，可见移植肝在逐渐长大。术后20天，患者肝功能恢复正常出院。此前国际国内活体肝移植利用血流调整技术报道的最低GRWR为0.4%，利用辅助肝移植技术报道的最低GRWR为0.36%。

【高危脑梗患者超声内镜引导下经皮胃造瘘术】9月，消化分中心成功为一位高危脑梗患者实施超声内镜引导下经皮胃造瘘术（EUS-PEG手术）。该例手术是国内首例为高危脑梗患者实施的EUS-PEG手术，操作难度大，风险高，此前在国际上也鲜有同等手术案例。

【互联网诊疗服务】完善医院互联网远程诊疗服务，进一步提升诊疗能力。在原有互联网视频诊疗的基础上，推出互联网图文诊疗服务，患者可以运用图片、文字与医生进行问诊交流；上线"新冠感染图文诊疗"服务，首诊患者可挂号问诊，并推出"抗疫1、2、3号方"颗粒剂；推出"二维码证明书""二维码代开药""二维码查报告"等扫码查询服务；开设免费用药咨询互联网门诊；京内部分区域的医保患者可享受送药上门、居家结算服务。

【获评全国消除疟疾工作先进集体】年初，国家卫生健康委、海关总署及国家中医药管理局联合开展全国消除疟疾工作先进集体和先进个人评选活动。友谊医院被评为全国消除疟疾工作先进集体。

1978年，医院成立北京热带医学研究所，是国家临床重点专科（地方病）、国家中医药管理局病原生物学三级实验室和热带病防治研究北京市重点实验室。将疟疾消除作为核心工作之一，累计诊疗包括非洲、东南亚、南美洲及太平洋岛屿在内的26个国家及地区的疟疾患者超过8000余例，建立了疟疾病原学-免疫学-分子生物学三位一体的规范诊断流程，建设具有完备抗疟药物储备体系，利用综合医院优势形成针对疟疾重症复杂病例的多学科协同救治模式，总体救治成功率99.96%，是北京市卫生健康委指定的重症疟疾治疗定点医院，为我国疟疾防控工作发挥了重要作用。

【建院70周年主题文化活动月】以建院70周年为契机，开展"弘扬友谊文化，振奋友谊精神，追逐友谊梦想"的主题文化活动月。通过文化长廊展示、主题升旗仪式、互联网义诊、友谊学术论坛等23项主题文化活动，进一步传承和发扬友谊医院红色基因，形成"辉煌七十年，奋进新时代，友谊向未来"的友谊价值取向，引导干部职工形成爱岗敬业、甘于奉献的良好文化氛围。

作为医院建院70周年主题文化活动月的项目之一，6月30日，举办《王宝恩肝脏病学》线上发布仪式，来自全国肝病、消化、感染等学科的数十位院士、专家、学者发言致辞，会议通过多个视频平台进行同步直播，在线观看总量超过两万人次。

【医院领导】党委书记：辛有清；院长：张澍田；副书记：张澍田；纪委书记：李艳红；副院长：谢苗荣（常务）、李昕、王振常、吴静、张忠涛、邓明卓、尤红。

（撰稿：沈　颖　审核：张澍田）

首都医科大学附属北京朝阳医院

【基本情况】职工中编制内人员3351人、派遣人员1348人，其中正高级职称329人、副高级职称521人、中级职称1364人、初级职称2321人。执业医师1679人，注册护士1991人。护理人员中具有大专及以上学历者占96.9%、本科及以上占46.2%，有专科护士325人。重症医学床位139张。

年底医院有乙类医用设备16台。全年医院总收入617613.85万元，其中医疗收入373297.41万元。

牵头北京朝阳医院区域医联体，有成员单位11家；朝阳医院超声医学专科医联体，有成员单位13家；朝阳医院生殖健康专科医联体，有成员单位5家；朝阳医院消化内科专科医联体，有成员单位13家。医院加入的专科联盟有：首都儿科研究所附属儿童医院与北京朝阳医院紧密型儿科医联体、北京市属医院康复医联体、朝阳区精神卫生医联体。

北京市职业病诊断质量控制和改进中心、北京市医学检验质量控制和改进中心、北京市门诊医疗质量控制和改进中心、北京市临床研究质量促进中心均依托在医院。

1月4日，朝阳医院党委常委、副院长，北京市呼吸疾病研究所所长童朝晖获评"2021北京榜样"年榜人物。6月，在中共北京市第十三次代表大会上，童朝晖当选市委候补委员。8月，童朝晖获第八届"首都十大健康卫士"称号。

年底，医院常营院区主体工程完工，并完成工程竣工质量验收。

【医疗工作】全年出院76871人次，床位周转45.20次，床位使用率82.16%，平均住院日6.57天。卫技人员与开放床位之比为2.51：1，执业医师与开放床位之比为0.99：1，病房护士与开放床位之比为0.52：1。住院手术37075例，其中三级手术占42.28%、四级手术占28.05%，日间手术11218例。初产剖宫产率40.39%，孕产妇死亡1人、新生儿死亡1人、围产儿死亡11人。开展临床路径的科室48个、病种341个，入径率95.59%，完成率93.50%。全年临床用血20802.5单位，其中自体输血558人次2106单位。预约挂号占门诊总人次的95.03%。本地医保门诊2506348人次、次均费用459.2元，医保出院50764人次、次均费用19007.05元；异地医保出院13072人次、次均费用26674.57元。

医院药占比27.91%。门诊抗菌药物处方比例5.41%，急诊抗菌药物处方比例32.07%，住院患者抗菌药物使用率33.58%，抗菌药物使用强度为39.83DDD。

对口支援与扶贫协作的单位有：江西省瑞金市人民医院，内蒙古苏尼特右旗人民医院、莫旗人民医院。

11月，朝阳医院新生儿科正式成立并投入运营，开设床位20张，标志着石景山区新生儿病房取得"零突破"。

年内，全面推动医院本部与西院职能部门大科制推进工作，34个临床医技科室采取一级设置一级管理模式，2个临床科室采取二级设置一级管理模式。完成重症医学科、普外科、骨科、眼科、心脏中心等临床科室大科制的实质融合，实现人员设置和临床工作职责的有机统一。

【冬奥医疗保障】完成2022年北京冬奥会及冬残奥会国家速滑馆医疗保障、定点医院收治、雁栖湖驻地医疗保障、开幕式及闭幕式医疗保障等多项任务。参与保障人员230余人，志愿者服务530人次。被评为冬奥会及冬残奥会保障北京市先进集体。

【新冠疫情防治】全年派出医务人员15022人次，支援朝阳区、丰台区、石景山区核酸采样任务，完成采样778.1万人次。选派呼吸、心血管、重症医学专业等骨干共计6批次支援地坛医院，5批次支援小汤山医院，累计支援186人次。派出100人次承担朝阳区、石景山区、通州区、大兴区等地集中隔离观察。牵头建立"建设者之家"方舱医院，并承担方舱医院运行管理和两个隔离单元（400张床）的医疗救治任务。

5月30日，朝阳医院方舱核酸检测实验室建成并通过市卫生健康委专家组验收。实验室建成后，医院作为市属医院国家公共实验室和市级核酸检测基地核酸检测能力达到3万管/日，共完成市、区两级卫生健康委核酸检测任务18次，共计检测约8.2万管。

12月，积极应对新冠重症救治高峰，在朝阳体育馆成立第二发热门诊，腾挪空间增加发热门诊和急诊诊疗单元，整合床位组建综合救治病区，畅通医联体转诊通道，升级完善互联网医疗服务平台功能，多措并举，高效提升接诊能力，全力保障患者救治工作。

12月13日，国务院副总理孙春兰到朝阳医院调研指导疫情防控工作，慰问抗疫一线医务人员，实地了解医院发热门诊设置、就诊转诊流程、药品储备供应等情况。市委书记尹力陪同调研。

【科研工作】全年纵向课题获批立项126项，其中国家级37项、省市级24项，共获资助经费4623.2万元，医院匹配经费326.8万元。横向课题立项12项，经费185.9万元。年内结题75项，年底在研课题280项。获奖成果6项，其中北京市科学技术奖二等奖2项（骨科海涌的"脊柱畸形诊疗创新技术的建立和推广应用"、检验科王清涛的"新型冠状病毒核酸检测服务能力建设与应用"），首都医科大学科学技术奖自然科学奖二等奖2项、三等奖2项。获专利129项。

医院有国家卫生健康委临床重点专科8个：重症医学科、麻醉科、心血管内科、职业病科、临床护理专业、呼吸内科、急诊医学科、检验科。有北京市临床重点专科10个，其中卓越项目3个（呼吸内科、重症医学科、检验科）、建设项目6个（肿瘤科、临床心理科、老年医学科/综合科、流行病学、医学影像科、创伤科）、能力建设项目1个（妇科）。

8月4日，中国医学科学院发布《2021年度中国医院科技量值报告》，朝阳医院综合排名第49位，27个学科进入学科排行前100，3个学科跻身前十。急诊医学位居第二位，重症医学位居第八位，呼吸病学位居第九位。

11月，流行病学科、骨科（创伤组）、医学影像科获批市卫生健康委"2022年度北京市重大疫情防治重点专科"建设项目，建设周期3年，获市级财政资金共计900万元。

【医院领导】党委书记：张金保；院长：徐建立；专职副书记：陈勇；党委副书记、纪委书记：梁金凤；副院长：童朝晖、高黎、李德令（至6月）、刘力戈、郭树彬、王明刚（7月起）。

（撰稿：赵宇晴　审核：梁金凤）

首都医科大学附属北京同仁医院

【基本情况】职工中编制内人员3184人、合同制人员676人、派遣人员55人，其中正高级职称287人、副高级职称426人、中级职称1730人、初级职称1472人。执业医师1350人，注册护士1582人。护理人员中具有大专及以上学历者占99.1%、本科及以上占69.7%，有专科护士308人。重症医学床位47张。

年底医院有乙类医用设备12台。全年医院总收入446558.20万元，其中医疗收入335292.51万元。

医院牵头北京市眼科专科医联体（成员单位51家）、全国眼科联盟（成员单位101家）、全国耳鼻咽喉头颈外科联盟（成员单位396家）。医院作为合作单位参加北京市属医院康复医联体、京津冀中医眼科医联体等8个区域综合医联体。

国家眼科专业医疗质量管理与控制中心、WHO防盲合作中心、WHO防聋合作中心均依托在医院。

12月16日，被国家卫生健康委医院管理研究所批准成为全国28家首批日间医疗质量规范化管理哨点医院。

【医疗工作】全年出院107417人次，床位周转63.21次，床位使用率72.76%，平均住院日4.22天。卫技人员与开放床位之比为1.81∶1，执业医师与开放床位之比为0.79∶1，病房护士与开放床位之比为0.52∶1。住院手术71834例，其中三级手术占41.65%、四级手术占42.03%，日间手术3077例。初产剖宫产率47.60%，无孕产妇死亡，新生儿死亡2人，围产儿死亡5人。开展临床路径的科室37个、病种163个，入径率99.11%，完成率99.63%。全年临床用血16207.5单位，其中自体输血110人次414单位。预约挂号占门诊总人次的95.70%，互联网诊疗331人次。本地医保门诊1723825人次、次均费用435元，医保出院53755人次、次均费用13631元；异地医保出院30611人次、次均费用15146元。

医院药占比22.11%。门诊抗菌药物处方比例4.59%，急诊抗菌药物处方比例26.67%，住院患者抗菌药物使用率25.92%，抗菌药物使用强度为24.81DDD。

对口支援河北省张家口市第四医院。

【科研工作】全年纵向课题获批立项97项，其中国家级43项、省市级22项，共获资助经费6391.429万元，医院匹配经费997.2万元。横向课题立项22项，经费555.71万元。年内结题48项。获奖成果6项。获专利99项。

医院有教育部重点学科2个（耳鼻咽喉科学重点学科、眼科学重点学科），国家中医药管理局重点学科1个（中医眼科学重点学科），北京市中医管理局重点学科1个（北京市中西医结合眼科重点学科），国家卫生健康委重点专科3个（耳鼻咽喉头颈外科、眼科、变态反应科），国家中医药管理局重点专科2个（中医耳鼻喉科、中医眼科），北京市卫生健康委重点专科2个（儿童听力专科、老年医学科），北京市中医管理局重点专科1个（针灸科）；教育部实验室1个（耳鼻咽喉头颈科学教育部重点实验室），市级重点实验室6个（北京市眼科学与视觉科学重点实验室、鼻病研究北京市重点实验室、糖尿病防治研究北京市重点实验室、头颈部分子病理诊断北京市重点实验室、眼内肿瘤诊治研究北京市重点实验室、过敏性疾病北京实验室）；教育部研究中心2个（眼疾诊疗技术与设备教育部工程研究中心、过敏性疾病诊疗技术与器械教育部工程研究中心），科技部研究中心1个（国家眼科诊断与治疗设备工程技术研究中心），市级研究中心2个（北京市眼科诊疗设备工程技术研究中心、北京市耳鼻咽喉头颈科学生物工程研究中心）。

【成立外科专科护理门诊】1月，医院亦庄院区成立综合外科创面治疗及造口护理、淋巴水肿治疗、失禁治疗、足病康复护理4个专科护理门诊。亦庄院区综合外科护理团队由2名国际淋巴水肿治疗师、2名国际伤口治疗师、2名国际造口治疗师、2名足病康复师、2名慢性水肿与创面治疗师、1名中华护理学会伤口造口失禁专科护士、1名北京护理学会伤口造口失禁专科护士组成，专业覆盖面广，综合实力强。

【远程医学中心】3月10日，北京同仁医院、四川大学华西医院、中山大学中山眼科中心的专家在同仁医院远程医学中心平台通过视频分享病例，开展小儿眼底科三地联合英语教学查房。同仁医院提升远程医疗平台功能，平台涵盖远程医疗服务、运维服务和业务监管三大体系，具备远程会诊、远程诊断、远程教育、远程转诊、远程预约等服务功能，实现"互联网+医疗健康"相融合的线下线上医疗服务。

【健康扶贫】4月17日，中央电视台《焦点访谈》栏目以"跨越千里的出诊"为题，报道北京同仁医院赴甘肃省革命老区环县开展"耳聪目明守初心"健康扶贫活动。经过对环县8年的义诊扶贫，累计实施白内障复明手术770余例，视力筛查200余人，为先心病儿童手术58例，培训当地全科医生170余人。

【研究型病房建设】9月15日，举行研究型病房启动仪式。医院作为国内最早开展药物临床研究的机构之一，2005年被国家药品监督管理局批准为药物临床试验机构。"十二五"期间，牵头承担重大新药创制专项，从伦理规范、中心实验平台、数据管理中心、临床评价技术体系等4个方面完成GCP平台建设。临床研究专业门类齐全，拥有24个药物临床试验机构备案专业和一支专业化的临床研究管理团队，具备开展创新药物及器械、干细胞等各类临床评价研究的能力。2019年，医院开始筹备研究型病房建设。2021年11月22日，获批北京市研究型病房示范建设单位。医院现有一期临床试验床位50张、专用型研究型病房床位60张，加上在各专业病区内设立的共用型研究型病床，力争实现专用和共享共180张床位的研究型病房规模。研究型病房围绕眼耳鼻咽喉及交叉学科慢病管理、干细胞及基因治疗等前沿技术的临床转化研究、新的手术技术与设备研发三大重点方向，开展原发性青光眼精准诊疗研究、眼科新技术与干细胞治疗研究、基于人工智能的眼病与慢病新型防控体系建立、鼻部慢性炎性疾病精准治疗体系的建立、头颈肿瘤精准治疗研究等5项任务，建立国内领先、国际一流的临床研究基地。

【过敏性疾病诊疗技术与器械教育部工程研究中心】10月，同仁医院的"过敏性疾病诊疗技术与器械教育部工程研究中心"建设项目正式立项。中心建设紧扣"健康中国战略"，致力于通过产学研结合，开发新型诊断和治疗技术与器械，提高过敏性疾病的综合诊治和防控水平。研究中心由一支以临床应用为导向的中青年团队组成，1名工程院院士、4名国家"杰青"、3名"万人计划"领军人才和"青年千人计划"专家为核心成员。中心将整合首都医科大学临床和基础研究领域的特色学科，联合3家龙头医药和器械企业共建，针对现有诊断技术诊断效力不足、患者依从性低等局限性，研发基于鼻分泌物、泪液、诱导痰等生物样本的过敏性疾病新型临床检验器械、技术和相关标准及人工智能辅助诊断系统。在治疗方面，针对传统治疗策略控制过敏症状不理想，研制新型无源植入治疗器械，研发单克隆抗体和多肽小分子等创新药物治疗方式。最终实现产品转化和临床应用，培养创新型研发人才，推广新技术，改善过敏性疾病治疗和防控水平。

【医院领导】党委书记：金春明；院长：张罗；副书记：刘雁、谷水（7月起）；副院长：黄志刚、魏文斌、吴建新、王古言、金子兵（7月起）。

（撰稿：郑　洁　审核：张　罗）

首都医科大学附属北京天坛医院

【基本情况】职工中编制内人员2092人，派遣人员1766人，其中正高级职称323人、副高级职称477人、中级职称776人、初级职称1691人。执业医师1167人，注册护士1639人。护理人员中具有大专及以上学历者占99.75%、本科及以上占68.45%，有专科护士298人。重症医学床位120张。

年底医院有甲类医用设备1台、乙类医用设备17台。全年医院总收入492007.08万元，其中医疗收入398203.72万元。

医院建立的医联体涉及丰台区主导的天坛医院-

丰台区松散型综合医联体（智慧家医），成员单位22家。市卫生健康委和市医管中心主导的天坛医院神经内科专科医联体，成员单位21家。丰台区重点专科提升项目建立的北京天坛医院丰台区紧密型专科医联体，涉及单位和重点专科有：丰台医院（神经内科、神经外科、神经肿瘤综合治疗、急诊科）、南苑医院（神经内科）、铁营医院（神经内科）、丰台中西结合医院（神经内科）。承担北京市神经内科、神经外科专科医联体建设工作，以及第二批心血管内科、呼吸内科、重症医学科、医学影像科、精神病科专科医联体建设工作。与北京小汤山医院、丰台医院、丰台康复医院、丰台区精防所、丰台区妇幼保健院等5家医疗机构合作开展北京市专科医联体建设。

国家神经系统疾病医疗质量控制中心依托在医院。2月11日，在国家卫生健康委医政医管局对全国32个国家级质控中心（含筹建）2021年度工作的评估中，挂靠于天坛医院的国家神经系统疾病医疗质量控制中心以94.93分的成绩获得第一名，是5年以来医院第四次获得的全国第一名。

3月4日，向已故中国工程院院士王忠诚追授首都医科大学附属北京天坛医院终身成就奖，授予中国科学院院士赵继宗首都医科大学附属北京天坛医院终身成就奖。

【医疗工作】 全年出院70436人次，床位周转39.64次，床位使用率83.01%，平均住院日7.6天，卫技人员与开放床位之比为1.86∶1，执业医师与开放床位之比为0.63∶1，病房护士与开放床位之比为0.93∶1。住院手术48005例，其中三级手术占22.92%、四级手术占47.22%。剖宫产率47.74%，无孕产妇死亡，新生儿死亡2人、围产儿死亡6人。开展临床路径的科室48个、病种279个，入径率46.01%，完成率95.59%。全年临床用血12372.5单位，其中自体输血30人次9350毫升。预约挂号占门诊总人次的94%。本地医保门诊1671823人次、次均费用531元，医保出院32842人次、次均费用24064元；异地医保出院26257人次、次均费用44168元。

医院药占比23.05%。门诊抗菌药物处方比例4.65%，急诊抗菌药物处方比例23.22%，住院患者抗菌药物使用率41.12%，抗菌药物使用强度为30.23DDD。

对口支援河北省张家口市第一医院（京津冀对口支援），内蒙古自治区太仆寺旗人民医院（乡村振兴计划国家卫生健康委三级医院帮扶县医院）。

5月，北京天坛医院安徽医院获批第三批国家区域医疗中心建设项目。

【新冠疫情防治】 年内，完成国家级、市级、区级，外派任务67次，累计派出医务人员506人次（医生161人次、护士272人次、技师25人次、管理34人次、感控13人次、工勤1人次）。其中，支援定点医院202人次、集中隔离点108人次、方舱医院61人次、核酸检测12人次、防控指导工作组和各类疫情防控专班13人次、市级流调队95人次、其他医疗保障15人次。派出执行地区核酸采样任务共计9977人次，其中医技人员3354人次、护理人员6623人次。年底，以重症患者救治为核心，确保新冠病毒阳性合并其他疾病患者成功救治。

【科研工作】 全年纵向课题获批立项122项，其中国家级65项（科技部"十四五"国家重点研发计划专项9项、课题20项，国家自然科学基金36项）、省部级17项，局级项目40项，总经费23741万元。横向课题立项63项，经费8653万元。年内结题45项，年底在研课题334项。

获得中华医学科技奖三等奖3项（含第二完成单位1项），北京市科学技术奖二等奖1项（第四完成单位），华夏医学科技奖二等奖1项、三等奖2项，中国康复医学会科学技术奖二等奖1项，北京医学科技奖二等奖1项、三等奖1项、科普奖1项。授权专利/著作权286项，其中发明专利41项、实用新型专利230项、软件著作权15项。

医院有国家级重点学科3个：神经病学、外科学（神外）、影像医学与核医学（培育）；国家级临床医学及研究平台3个：国家神经系统疾病临床医学研究中心（科技部）、国家神经系统疾病医学中心（国家卫生健康委）、国家神经系统疾病临床医学质量控制中心（国家卫生健康委）；省部级重点实验室/工程技术中心8个：脑血管病转化医学北京市重点实验室、脑功能重建新技术北京市重点实验室、体外诊断试剂质量控制重点实验室、北京市免疫试剂临床工程技术研究中心、北京市神经介入工程技术研究中心、北京市神经系统3D打印临床医学转化工程技术研究中心、医疗信息化技术教育部工程研究中心（合作）、神经疾病数字医疗北京市工程研究中心。

8月4日，中国医学科学院发布2021年度中国医院/中国医学院校科技量值（STEM），北京天坛医院在综合科技量值排行榜中排名第26，在北京市属医院中排名首位；在学科科技量值排行榜中，神经外科学和神经病学连续6年蝉联全国第一。

年内，贾旺教授团队在《科学》杂志发表有关基于柔性高密度微阵列电极实现神经核团的精准定位的文章。施福东教授团队在《细胞》杂志发表有关发现骨髓增生异常与多发硬化炎症的关系并找到干预通路的文章。缪中荣教授团队与澳大利亚等国合作开展国际多中心随机对照研究DIRECT-STFE，验证颅内大血管闭塞患者在4.5小时内直接取栓治疗的临床结果是否不劣于标准的桥接治疗，研究结果发表在《柳叶刀》杂志。

【智慧财经】1月4日，医院智慧财经管理系统（一期）正式上线。该系统建设以医院高质量发展战略目标为引领，将预算、招标、合同管理、网上报销等多项业务融合贯通，通过数据共享，实现对经济活动全生命周期的闭环管理。1月18日，启动合同管理专项工作，旨在防控运行风险、提质增效、推进管理精细化、促进医院高质量发展管理。

【援几内亚医疗队】3月5日，以天坛医院为主组建的第二十九批援几内亚医疗队赴几内亚执行援外医疗任务。医疗队由天坛医院21名队员和市卫生健康委、市疾控中心2名队员组成。医院21名队员分别来自神经外科、神经内科、中医、重症、骨科、胸外及麻醉等15个临床专业，以及总务与规划建设处、财务处和国际国内合作处3个职能部门。在为期18个月的援非工作中，除了为当地群众提供医疗服务、帮助当地提高医疗卫生水平外，还承担推进中几友好医院建设、完善管理制度等任务。

【高层次人才】年内，神经外科学中心江涛入选中国医学科学院临床医学部学部委员，神经外科学中心李德岭获得国家优秀青年科学基金，神经外科学中心李德岭、神经病学中心李子孝、神经外科学中心张伟入选青年北京学者。

4月14日，全球性信息分析公司爱思唯尔（Elsevier）发布2021年"中国高被引学者"（Highly Cited Chinese Researchers）榜单，院长王拥军、神经外科学中心江涛和神经病学中心吴涛上榜。

【王拥军获何梁何利基金奖】医院院长、神经内科教授王拥军获得2022年度"何梁何利基金科学与技术进步奖"。王拥军是国家神经系统疾病医疗质量控制中心主任、国家神经系统疾病临床医学研究中心副主任、北京脑保护高精尖创新中心主任。研究方向是缺血性脑血管病复发机制和干预策略，发现了脑血管病复发的关键分子机制，开创了短程双通道双效应脑血管病联合治疗方法（简称CHANCE），改写了全球脑血管病指南，使患者复发风险下降32%；发现了影响CHANCE新方法的药物基因并在此基础上创建精准医学的个体化方案，使复发风险再下降20%；揭示了脑血管病残余复发风险机制，研发了针对新机制新靶点的治疗药物，并实现产业化。

【医院领导】党委书记：管仲军；院长：王拥军；副书记：王拥军、肖淑萍；纪委书记：肖淑萍；副院长：张力伟、巢仰云、贾旺、王伊龙、周建新（9月1日调离）。

（撰稿：安帅芸　朱丽丽　审核：王拥军）

首都医科大学附属北京安贞医院

【基本情况】职工中编制内人员2060人、编制外人员655人、派遣人员1372人，其中正高级职称327人、副高级职称547人、中级职称1726人、初级职称1209人。执业医师1310人，注册护士1794人。护理人员中具有大专及以上学历者占98%、本科及以上占72%，有专科护士394人。重症医学床位260张。

年底医院有甲类医用设备1台、乙类医用设备13台。全年医院总收入777552.05万元，其中医疗收入547828.67万元。

医院牵头朝阳区北部医联体（成员单位17家）、心血管疾病专科联盟（成员单位1家）。是北京市第二批专科医联体心内、心外、儿科、妇科的成员单位。

北京市体外生命支持质量控制和改进中心依托在医院。

7月，医院心脏外科入选首批国家卫生健康委外科基础技能提升项目省级培训基地。

【医疗工作】全年出院76320人次，床位周转45.26次，床位使用率81.46%，平均住院日6.53天。卫技人员与开放床位之比为2.04：1，执业医师与开放床位之比为0.75：1，病房护士与开放床位之比为0.53：1。住院手术51236例，其中三级手术占13%、四级手术占28.13%，日间手术1174例。全年心外手术12496例，经皮冠状动脉介入治疗操作（PCI）19195台。初产剖宫产率56.5%，无孕产妇死亡，新生儿死亡4人、围产儿死亡12人。开展临床路径的科室41个、病种59个，入径率51%，完成率78%。全年临床用血33050单位，其中自体输血10562人次18047单位。预约挂号占门诊总人次的95.00%。本地医保门诊1585281人次、次均费用497元，医保出院27977人次、次均费用33725元；异地医保出院32655人次、次均费用64339元。

医院药占比18.47%。门诊抗菌药物处方比例4.56%，急诊抗菌药物处方比例19.3%，住院患者抗菌药物使用率29.95%，抗菌药物使用强度为42.38DDD。

全年审查新技术、新项目14项：运动右心漂浮导管（呼吸科），急性血管反应试验（呼吸科），糖类抗原CA-242测定（检验科），植入式左心室辅助系统（心肺移植中心），经直肠彩色多普勒超声检查（综合超声科），胎儿三维超声成像（综合超声科），盆底三维超声检查（综合超声科），7项超声引导下穿刺组织活检（综合超声科）。4月13日，院长张宏家带领多学科团队主刀成功完成医院首例左心辅助装置植入术，为一名终末期重度心力衰竭患者植入人工心脏。

对口支援河北省张家口市第一医院、大厂回族自治县人民医院。

【冬奥医疗保障】 医院为北京冬奥会及冬残奥会定点医疗机构，全程以外派、联动、转诊、院内救治等多模式相结合完成医疗保障工作。医院成立冬奥保障领导小组，单独规划独立诊疗区域和启用新建复合负压手术室，抽调骨干组成冬奥尖兵团进入闭环。外派医务人员40人，分别承担冬奥村综合诊所诊治、支援120急救指挥中心和保障市级流调队及闭环外酒店的医疗卫生安全等。同时，承接冬奥村、国家游泳中心、国家体育馆、速滑馆、国家会议中心、外国元首下榻酒店等场所的普通伤病员和发热患者的转诊工作。冬奥会及冬残奥会期间，共接诊222人次（其中外籍51人次、中方工作人员171人次，住院9人次，手术治疗14人次）。收到冬奥组委感谢信2封。4月，医院获得北京冬奥会、冬残奥会北京市先进集体，医疗发展办公室主任许峰和检验科主管检验师刘双被评为北京冬奥会、冬残奥会北京市先进个人。

【新冠疫情防治】 6月，新建方舱核酸检测实验室，进一步提升核酸检测能力，全年完成核酸检测163.40万例。医院全年派出核酸采样队10371人次，赴全市开展44轮核酸采样，并多次支援地坛医院、佑安医院、小汤山方舱医院、大兴区市级方舱、朝阳区方舱、忠诚肿瘤医院、朝阳区院前急救，参与危急重症患者的救治。8月26日，医院21名医护人员乘坐包机抵达拉萨市，执行北京市第二批援藏抗疫医疗队工作任务；调派医务部部长孟黎辉参与国家防控医疗队，支援新疆。年底，在工作重心从感染防控转至医疗救治后，医院扩增病区、增加床位、抽调人员，提高重症救治能力。

【科研工作】 全年纵向课题获批立项78项，其中国家级53项（科技部重点研发牵头项目及课题11项，资助经费7741万元；国家自然科学基金41项，资助经费2689万元，其中心血管领域占比67.60%），省市级22项，其他3项，共获资助经费12999.3万元，医院匹配经费190万元。横向课题立项9项，经费4700.27万元。年内结题70项，年底在研课题458项。获奖成果3项，其中华夏医学科技奖一等奖1项、二等奖1项，茅以升科学技术奖北京青年科技奖1项。获专利96项。

重启医院科技发展基金的评审立项，完成5个类别37个项目的立项，合计资助190万元。开展首次院科创基金的评审立项，完成5个类别29个项目，合计资助815.22万元。继续深化冠心病专病数据库建设，从1月起收集冠状动脉疾病住院患者信息，全年完成数据集成34668例，专病库入组30097例。冠心病专病数据库项目是由医院牵头、国家心血管病临床医学研究中心开展的多中心、前瞻性、动态注册登记研究，用于调查分析中国人群住院冠心病患者临床特点、治疗现状和进展及预后，促进中心及各合作单位在心血管领域的科研产出和推广，实现资源共享，优势互补，合作共赢。

心血管内科为国家重点学科，胸心血管外科为北京市重点学科，心血管内科、心脏大血管外科、老年病科为国家临床重点专科。有国家临床医学研究中心；教育部心血管重塑相关疾病重点实验室、教育部心血管疾病生物医学工程重点实验室、北京市胎儿心脏病母胎医学研究重点实验室、上气道功能障碍相关心血管疾病研究北京市重点实验室、冠心病精准治疗北京市重点实验室；教育部心血管诊疗技术与器械工程技术研究中心，北京市大血管外科植入式人工材料工程技术研究中心、北京市心脑血管医疗技术与器械工程技术研究中心、北京市心血管智慧诊疗工程研究中心；国际心血管疾病研究基地，心血管临床医疗北京市国际科技合作基地，医学大数据分析示范北京市国际科技合作基地、胎儿心脏病母胎医学研究北京市国际科技合作基地、睡眠呼吸暂停相关心血管病防治北京市国际科技合作基地、主动脉疾病诊疗北京市国际科技合作基地；科技部创新人才培育示范基地。医院为国家卫生健康委干细胞临床研究备案机构。

9月1日，院长张宏家与法国驻华使馆代表在2022年服贸会公共卫生高峰论坛上，签署了中法急救医学合作交流协议。在前期合作基础上，该项目由中法两国专家继续开展北京市及周边地区急诊急救医学管理专业骨干培训，提升医护人员急救专业技能水平。

【安贞医院通州院区建设】3月，安贞医院通州院区项目取得《项目建议书（代可研）批复》；7月，取得《"多规合一"协同平台会商意见》；8月，完成34万平方米施工图审查，取得施工图审查意见；截至12月，完成屋面工程施工、二次结构施工、电梯安装、外立面封闭封围、机电主管线和主要机电设备安装、室内基层修装施工，实现施工现场零感染。该项目获得全国工程建设质量管理小组活动成果一等奖、中国钢结构金奖，并被评为北京结构长城杯金奖工程、北京市绿色安全样板工地。

【示范性研究型病房建设】3月至6月，安贞医院示范性研究型病房（专用病房）实施改扩建工程；7月，正式投入使用。扩改后的研究型病房总面积1320平方米，拥有50张标准床位，设有独立的筛选区，可在临床试验开展时同步进行新试验筛选工作；在非筛选期，可作为监察、稽查工作区。病房配备了全功能生物分析实验室，能够满足临床试验样品处理和保存的需求；临床观察区配备床位数增加，满足PK、BE等各类型一期临床试验需求平行、独立开展多个项目，提升了试验效率。深入推进研究型病房制度完善、信息系统升级、质控体系建设等，全面提升临床试验能力，全年新承接注册类试验项目72项，总金额3776.06万元。12月15日，医院成为北京市研究型病房示范建设单位。

【国家区域医疗中心建设】年内，医院作为输出医院分别与安徽省、吉林省、四川省合作开展国家区域医疗中心建设，辐射带动其他区域内医疗水平提升及医疗管理机制创新。5月，安贞医院安徽医院项目（依托安徽医科大学第一附属医院）、安贞医院吉林医院项目（依托吉林大学第二医院）被列为第三批国家区域医疗中心建设项目辅导类项目。根据过渡期需要，医院向安徽医院项目派驻刘愚勇任安贞安徽医院执行院长、喻荣辉任安贞安徽医院副院长，同时兼任安医大一附院领导班子成员，并于8月15日到任履职。经双方沟通，吉林省医院项目依托医院更换为长春市中心医院。10月18日，安贞安徽医院获批第四批国家区域医疗中心建设项目，正式立项。11月14日、15日，医院携吉林医院项目、四川医院项目（依托南充市中心医院）申报第五批国家区域医疗中心建设项目。

【经济运营及绩效分配改革】持续深化成本管理方法改革，推行精细化绩效管理，采用基于相对价值系数的工作量绩效（RBRVS）薪酬制度，促进经济效率和服务质量的提升，连续两年实现预算收支平衡、略有盈余的运营目标。通过广调研、建模型、先试点、后推广的路径保证RBRVS薪酬制度改革的科学开展。经过调研、基础绩效数据准备和数据治理，完成49个数据接口，搭建了RBRVS绩效信息软件；经过数据分析，根据医院学科特色、岗位和科室性质和特点，完成RBRVS绩效模型；全面实施《北京安贞医院绩效薪酬分配方案》。

【信息化建设】年内，着力打造双院区智慧高效信息化服务体系，朝阳院区启动信息系统升级改造，通州院区推进信息化建设项目审批。重构医院数据顶层架构，完善已建成的临床数据中心、运营数据中心、科研数据中心，持续深化以院级数据资源池为基础的多中心应用。通过对院级数据中心的建设与完善，进行医院信息系统（HIS）新、老系统业务数据的抽取，统一数据来源，完善数据接口对接，为医院HIS系统、生物样本库、冠心病数据库、RBRVS等系统提供需求数据接口，解决各系统之间数据无法共享、接口无法互通的问题。通过商务智能运营分析系统（BI）建设，提供智能的数据报告及趋势分析。通过对标智慧服务三级评级标准，在手机应用程序、微信小程序、公众号上开发多渠道线上服务模式，升级院内立体导航，鼓励有条件的科室开展互联网诊疗项目，不断完善便民惠民移动应用线上和自助机功能。以电子病历应用水平五级评审为契机，完善信息系统功能，对病历系统、护理系统、治疗系统等10余个子系统进行改造升级。通州院区启动信息化建设项目，完成科室需求调研，项目书编写、智慧医院规划与顶层设计编写，12月，北京市经济和信息化局评审通过了智慧医院规划与顶层设计（含项目清单）。

【医院领导】党委书记：纪智礼；党委副书记、院长：张宏家；党委副书记、纪委书记：袁飞；副院长：周玉杰（常务）、高岩、孔晴宇、侯晓彤。

（撰稿：孟繁星　审核：陈晶晶）

首都医科大学附属北京佑安医院
北京市性病艾滋病临床诊疗中心
北京市性病防治所

【基本情况】职工中编制内人员1137人、合同制人员429人，其中正高级职称173人、副高级职称217人、中级职称542人、初级职称559人。执业医师447人，注册护士646人。护理人员中具有大专及以上学历者占99.19%、本科及以上占73.88%，有专科护士123人。重症医学床位30张，其中ICU 22张、CCU 4张、RICU 4张。

年底医院有乙类医用设备4台（CT2台、核磁2台）。全年医院总收入180613.52万元，其中，财政拨款48865.69万元、医疗收入124348.85万元。

医院牵头佑安肝病感染病专科医疗联盟，有成员单位272家。医院为北京同仁医院眼科医联体、北京朝阳医院呼吸内科医联体、北京儿童医院儿科医联体、北京回龙观医院精神科医联体的成员单位。

4月，获批互联网医院资质；9月，上线运行。6月2日，成为基本医疗保险A类定点医疗机构。9月28日，举行北京市性病防治所揭牌仪式。

【医疗工作】全年出院23676人次，床位周转34.17次，床位使用率78.81%，平均住院日8.5天。卫技人员与开放床位之比为1.53：1，执业医师与开放床位之比为0.615：1，病房护士与开放床位之比为0.4：1。住院手术3672例，其中三级手术占42.81%、四级手术占22.22%，日间手术484例。初产剖宫产率48.53%，无孕产妇、新生儿死亡，围产儿死亡3人。开展临床路径的科室22个、病种66个，入径率14.95%，完成率59.04%。全年临床用血28439单位，其中自体输血69人次11026单位。预约挂号占门诊总人次的97.7%。本地医保门诊472307人次、次均费用978元，医保出院13564人次、次均费用18860.61元；异地医保出院6216人次、次均费用29798.18元。

医院药占比42.65%。门诊抗菌药物处方比例5.72%，急诊抗菌药物处方比例18.36%，住院患者抗菌药物使用率37.57%，抗菌药物使用强度为53.32DDD。

对口支援与扶贫协作的单位有：四川省凉山州美姑县人民医院、新疆兵团第十四师昆玉市人民医院、河北省保定人民医院、内蒙古呼和浩特市第二人民医院、西藏拉萨市人民医院。

【冬奥医疗保障】1月26日，医院派出首批17名医护人员开启为期2个多月的冬奥会及冬残奥会驻点医疗保障工作。先后派出4人进入市卫生健康委专班（包括主管医疗副院长），承担隔离酒店的指导验收，并协助制定各项规章制度和流程；先后派出54名医、护、技等人员入驻各隔离酒店、冬奥村、运动员驻地等参加医疗保障工作。胡中杰和段忠辉被评为北京冬奥会、冬残奥会北京市先进个人。

【新冠疫情防治】提升核酸检测能力，承担北京市日检3万管核酸检测工作。

两次全权负责小汤山方舱医院运行。4月下旬，启用小汤山方舱医院，由佑安医院全权负责，与北京建工集团、小汤山医院形成三驾马车，全力以赴防控疫情。5月1日至7月9日，共收治新冠病毒感染者1255例，实现"零感染、零病亡"的医疗救治目标。11月5日，再次紧急启动小汤山方舱医院，一周之内连续开放8个隔离单元。开放床位1050张，病床使用率85%以上，其中老年人、儿童及患有基础疾病的人群占比35%以上。至12月22日最后一个隔离单元关舱，累计收治3081例新冠病毒感染者。

开放应急病区救治患者。11月15日，医院紧急启动应急预案，全院各科室迅速转移患者腾空应急病房楼。自11月16日凌晨收治第一例患者，先后开放7个病区300张床位，与10家医疗团队共同开展救治工作。建立以市级专家组为支撑的三级高危人群预警筛查机制，实施三级会诊，中西医协同诊疗。12月，北京市发布优化疫情防控十条措施，医院出台《新冠应急病区常态化转型方案》，明确应急病房新定位，将工作重心由防感染向医疗救治转变，由降低感染率向降低危重症死亡率转变。调集全院诊疗力量，打破专业界限与运行模式，发挥MDT多学科救治能力，开辟B5、F1留观病区，积极扩容，保障急诊动态清零，更新院感防控要求，合理应用抗病毒药物，多种措施支持保障多脏器功能，构筑"保健康、防重症、降病亡"的生命托底防线。截至2023年1月7日，应急病区累计接收新冠患者1041例，收治患者年龄最小19天、最大99岁，成功救治12例高危孕产妇；65岁以上348例（占33.43%），其中80岁以上245例（占23.54%）；危重症患者391例（占37.56%）。

【科研工作】全年获批局级以上课题立项45项，其中国家自然科学基金8项、省部级19项、局级18项，共获资助经费2500.2万元，医院匹配经费342万元。年内局级以上课题结题35项，年底在研局级以上课题89项。获奖成果7项，其中北京市科学技术奖二等奖1项（第一完成单位）、华夏科学技术奖三等奖1项（第一完成单位）、北京医学科技奖三等奖1项（第二完成单位）、首都医科大学科技奖4项。获授权专利172项。

拥有国家临床重点专科建设项目2个：感染病科和中医肝病科，均建设完毕，通过验收。国家中医药管理局重点专科2个：传染病科和肝病科；国家中医药管理局重点学科1个：中医传染病学。北京市临床重点专科（卓越项目）1个：感染性疾病科；北京市重点学科1个：市中医局中西医结合传染病；北京市医院管理中心重点医学专业9个：艾滋病、肝脏移植、传染病影像学、感染消化内科、自身免疫性肝病、中西医结合肝病、肝病（肝衰竭）、肝脏外科、疑难重症肝病。

建有国家中医药管理局网络三级重点实验室2个：免疫实验室（传染），分子生物学（传染）实验室；北京市重点实验室4个：乙型肝炎与肝癌转化医学研究北京市重点实验室，艾滋病研究北京市重点实验室，传染病及相关疾病生物标志物北京市重点实验室，肝衰竭与人工肝治疗研究北京市重点实验室；北京市工程中心1个：北京市肝炎与肝癌精准医疗及转化工程技术研究中心。

获批传染病转化医学北京市国际科技合作基地、国家干细胞临床研究机构资质，拥有北京市示范性研究型病房、北京市临床研究质量促进中心、首都医科大学肝癌临床诊疗与研究中心。

【市级感染学科医联体建设】年内，作为感染性疾病科专科核心医院，根据就近原则建立感染学科医联体，合作单位共8家，包括丰台区中医医院、丰台区右安门社区卫生服务中心、丰台区新村社区卫生服务中心、房山区良乡医院、东城区第一人民医院、西城区广外医院、丰台中西医结合医院、北京中医医院延庆医院。制订专科医联体工作方案和章程，开展会诊、双向转诊、人才培养、教学查房、医生基层社区服务、基层预约转诊平台等对接工作。

【学科建设】年内，增设呼吸与危重症医学科、住院服务中心、科技成果转化中心、医疗质量管理办公室；获批市医管中心VTE血栓防治基地，获批免疫学专业、口腔种植专业、口腔颌面医学影像专业、重症医学科、中医科、胸外科、医学美容科及健康体检等8个临床诊疗科目；完成医疗新技术、新项目24项和北京限制类技术备案3项，扩大诊疗技术范围，为肝病、艾滋病患者近百种相关疾病的诊疗和手术提供支持；重启北京市中西医结合传染病研究所，提升中医科研影响力。

【青蒿素类药物治疗艾滋病的首项发明专利】2月18日，医院吴昊—张彤教授团队获批青蒿素类药物在艾滋病领域的第一项发明专利——"双氢青蒿素在制备抑制免疫重建不良过度免疫激活的药物中的应用"。佑安医院为唯一专利权人，感染性疾病临床研究中心张彤、李珍、张洋、王蕊及吴昊为发明人。

【肝癌临床诊疗及研究中心建设】3月1日，成立首都医科大学肝癌临床诊疗及研究中心，挂靠在佑安医院。全年收治约2.9万名肝癌患者，形成肝癌诊断—治疗—康复—研究的完整临床学科链。

下半年，获批国家癌症中心第一批肝癌规范化诊疗质量控制试点单位。全年成功实施181例肝移植手术，连续3年位居北京市第一，肝癌肝移植患者数量持续保持全国第一位。获批北京市肝移植质量控制组长单位、北京市肝脏移植执业医师培训基地资质。

【智慧药房建设】4月，筹建智慧化药房，优化药品采购、存储及药品调剂。同时，通过各种有效的智慧化辅助措施，助力评估、预防和控制药品风险，提升药品管理的安全性和高效性，优化药品管理流程，降低药品使用风险。通过构建研发支撑平台，围绕临床合理用药开展相关课题研究，包括TDM血药浓度监测、临床药物应用再评价、慢性代谢类疾病药物研究等。

【乙肝临床治愈星光计划】6月25日，由中联肝健康促进中心发起，佑安医院肝病中心一科陈新月教授和中山大学附属第三医院高志良教授共同牵头的"乙肝临床治愈星光计划"召开全国启动会。该计划是国内首个针对非活动期HBeAg阴性慢性HBV感染者的大型公益项目，旨在帮助更多的慢性乙肝病毒感染者获得临床治愈。

【"无胶片"数字影像服务】8月1日，医院上线X线、CT、磁共振等放射检查项目"无胶片"数字影像服务。该服务具有影像资料更加完整、节省胶片费用、方便查询及分享等优点，并提供使用登记手机的短信链接、登录北京佑安医院微信服务号、扫描报告单右上角二维码3种途径查看影像资料。

【佑安管理及呼吸感染诊疗论坛】9月16日，佑安医院、佑安肝病感染病专科医疗联盟召开2022佑安管理及呼吸感染诊疗论坛。会议采用线上、线下相结合的方式，线上观看3903人次，平台推广观看近5万人次。论坛设管理、感染和呼吸3个分论坛，来自多家医疗机构的专家就感染性疾病、感染性呼吸疾病进行了研讨。

【基本建设】9月，B楼手术中心改造工程竣工。改造后，B楼手术中心具备手术室9间（含百级及防辐射手术室）以及换床、多功能室和库房等辅房，满足医院新技术、新学科、多手术专业和床位增加的需求。完成发热门诊扩建工程，新建发热门诊面积360平方米，满足国务院联防联控机制对医院发热门诊留观室、诊室、治疗室的基本要求。

【医院领导】党委书记：郑东翔；党委副书记、院长：马迎民；党委副书记、纪委书记：任静；副院长：向海平、孙桂珍、蔡超、胡中杰、张永宏（11月起）；总会计师：张春妮；工会主席：刘香玉。

（撰稿：闻　卓　审核：马迎民）

北京市结核病胸部肿瘤研究所
首都医科大学附属北京胸科医院

【基本情况】职工中编制内人员923人、合同制人员5人、派遣人员167人，其中正高级职称113人、副高级职称113人、中级职称399人、初级职称404人。执业医师237人，注册护士443人。护理人员中具有大专及以上学历者占99.1%、本科及以上占75.8%，有专科护士73人。重症医学床位27张。

年底医院有乙类医用设备7台。全年医院总收入148998.03万元，其中医疗收入77534.85万元、财政拨款66479.52万元。

牵头北京胸科医院结核病专科联盟，有成员单位106家。

WHO结核病研究和培训合作中心依托在医院。

5月10日，护理部主任王秀华被中华护理学会评为全国杰出护理工作者。

【医疗工作】全年出院19941人次，床位周转31.6次，床位使用率73.92%，平均住院日8.5天。卫技人员与开放床位之比为1.4：1，执业医师与床位之比为0.38：1，病房护士与床位之比为0.64：1。住院手术3120例，其中三级手术占29.20%、四级手术占61.18%。开展临床路径的科室3个、病种5个，入径率16.43%，完成率99.01%。全年临床用血3762.5单位。预约挂号占门诊总人次的97.97%。本地医保门诊291325人次、次均费用310元，医保出院19249人次、次均费用23574元；异地医保出院9181人次、次均费用24789元。

医院药占比34.59%。门诊抗菌药物处方比例17.72%，急诊抗菌药物处方比例32.95%，住院患者抗菌药物使用率38.04%，抗菌药物使用强度为51.02DDD。

对口支援与扶贫协作的单位有：新疆和田地区传染病专科医院，西藏拉萨市人民医院，青海省第四人民医院，四川省凉山州美姑县人民医院、越西县人民医院。1月5日，援疆干部、结核二科主任医师刘荣梅完成赴新疆和田地区传染病专科医院的援助任务返京。3月31日，结核一科副主任医师李强作为北京市第十批第三期援疆医疗队成员赴新疆和田地区传染病专科医院，开展为期1年的技术援助工作。

【新冠疫情防治】作为市属医院中3家24小时核酸检测医疗机构，每日最大检测量2000管。年内，外派支援2500余人次，覆盖全市基层社区、隔离点、方舱和定点医院。同时，在医疗救治中，优化就医服务流程，高峰期发热门诊接诊人次达到平日的10倍以上，急诊服务量增加5倍，扩容3倍，重症医学病床增加2倍。新增新冠门诊和新冠中医康复门诊，形成挂号、缴费、看诊、查体、化验、CT检查以及药品发放等"半小时就诊一体化服务体系"；新增感染病房，提高急危重症患者救治能力。

【科研工作】全年纵向课题获批立项科研项目64项，其中国家级9项（含国家自然科学基金6项）、省市级14项，共获资助经费1384.88万元。横向课题立项

14项，经费514.04万元。年内结题33项，年底在研课题153项。获奖成果2项，其中北京市科学技术进步二等奖1项、北京医学科技二等奖1项。获专利52项。

医院拥有北京市临床重点专科感染性疾病科建设项目、北京市临床研究质量促进中心、第三批北京市研究型病房示范建设单位、耐药结核病研究北京市重点实验室、结核病临床研究北京市国际科技合作基地。

在2022年中国医院科技量值（STEM）排名中，结核病学科获得第一名，传染病学科名列第十四名；STEM医院综合排名较2021年提升16名；复旦版中国医院综合排行榜第100名。申报国家自然科学基金、北京市自然科学基金等各级项目共328项，获批各类科研纵向项目64项，包括国家传染病重点研发3项、国家自然科学基金6项（面上项目4项，青年项目2项）、市自然科学基金青年项目1项、北京市科技新星1项、首都临床特色诊疗技术2项。获批科研纵向项目经费1223.88万元。制订《基础临床科研合作专项绩效管理办法》。推进院内大型科研仪器设备共享平台建设与培训。全面启动"生物样本库改造建设项目"，完成样本库专职技术员和数据库信息管理人员的配备，初步完成样本库日常工作团队建设；继续升级生物样本库信息管理系统，完成电子病案系统、门诊HIS系统和样本库信息管理系统的接口连接。

【学科建设】全力孵育新学科，优化亚专业。年内，成立消化内科内镜中心，有主任医师2名、副主任医师1名、主治医师2名，能够开展胃镜、大肠镜、小肠镜、胶囊内镜检查以及镜下空肠造瘘、碎石、支架置入、微波治疗等手术。核医学改造成功引进PET-CT设备，为疾病的诊疗提供新的诊断和疗效监测手段。成立感染病区，孕育感染学科建设。

【互联网医院建设】重视互联网医院的就医体验，针对不同学科特色制订"一科一策"的推进方案，采取社区宣传、义诊、门诊发放卡片、患者宣教等多种形式的宣讲指导，每月接诊量逐步上升，达到月接诊量破千。疫情期间，发挥互联网医院线上服务的作用，推出新冠线上门诊，为百姓提供方便。

【人才建设】全职引进胸外科主任医师1人、检验科学科带头人1人、消化内科学科带头人1人，兼职引进放疗科物理师1人、结核基础研究1人。招收应届毕业生33人，其中研究生15人。承办首都医科大学第三届国际青年学者论坛肺癌分论坛，超过4000名国内外青年学者线上参会。破除唯论文、唯学历、唯奖项、唯"帽子"倾向，建立以"1个中心""4个体系""8个维度"为框架的考核评价机制，在市属医院系统中

率先完成职称制度改革，建立了科学、可衡量的人才评价机制，发挥职称评价的"指挥棒"作用。

【医院运营管理】上线预算管理系统、金算盘物资管理软件、一次性医用耗材SPD系统、后勤一站式服务平台以及线上订餐平台等，提升信息化管理水平。更新物资管理、成本核算、会计核算系统数据字典，统一规范成本核算单元。建立"设定、分析、评价、措施"四步骤工作法，选取医管绩效、经济管理绩效考评相关成本管控指标，对标上级管理目标、预算执行、历史同期数据，运用趋势分析、因素分析、对比分析法对指标进行分析评价，将指标完成情况分类预警。重新梳理医院绩效考核体系，运用平衡记分卡的方法，从运营效率、医疗质量、持续发展和满意度4个维度为科室设立绩效指标，结合全面预算管理测算下达科室预算收入指标，结合科室实际情况形成科室目标责任清单。管理类科室依据SMART原则设置绩效任务指标，将岗位职责和任务评价相结合。按照月度、季度、年度不同的考核周期，对科室绩效指标数据进行跟踪分析和督促反馈，与科室绩效奖金分配挂钩，实现绩效考核的闭环管理。

【医学教育】5月，获批北京市专业技术人员继续教育基地；实现省部级基地零突破。7月，获批北京市人间传染的病原微生物实验室生物安全培训基地。制订《研究生导师聘任管理与考核办法》，明确考核标准，建立退出机制。招收硕士研究生28人、博士研究生19人。举办国家级、市级继续教育项目共5项，参会人数近10万人次。

【危房改建】成立危房改建项目专班，全面统筹危房改建项目前期手续、设计、招标采购、项目管理和开办费编制等各项工作。8月29日，危房改建项目建议书（代可研）通过市政府常务会审议，并于10月26日取得市发改委《关于批准首都医科大学附属北京胸科医院危房改建项目建议书（代可行性研究报告）的函》，危房改建项目正式立项。

【胸科创新大会】11月5日，首届胸科创新大会在北京召开。采用线上为主、结合线下演播室的形式，全国数百家医疗机构、防治机构、研究机构的数千名胸部疾病领域的专家和同道线上参加。

【医院领导】党委书记：潘军华；院长：李晓北；副书记：庞宇；副院长：李亮、郝伟（至11月4日）、杜晔（7月19日起）。

（撰稿：孟纪蕊　审核：李晓北）

首都医科大学附属北京地坛医院
北京市病毒传染病防治研究中心

【基本情况】年底，医院编制床位增至1400张，其中医院本部1000张、顺义院区400张。院本部职工中编制内人员984人、派遣人员373人，其中正高级职称132人、副高级职称208人、中级职称457人、初级职称498人；顺义院区职工中编制内人员300人、合同制人员11人，其中正高级职称2人、副高级职称22人、中级职称123人、初级职称127人。院本部执业医师400人、注册护士570人，护理人员中具有大专及以上学历者占99%、本科及以上占69%，有专科护士100人，重症医学床位107张；顺义院区执业医师58人，注册护士118人，护理人员中具有大专及以上学历者占94.92%、本科及以上占55.08%，有专科护士14人。

年底医院本部有乙类医用设备5台，顺义院区有乙类医用设备1台。全年院本部总收入118385.15万元，其中医疗收入17125.01万元；顺义院区总收入40569.10万元，其中医疗收入24818.64万元。

医院牵头感染性疾病专科联盟（成员单位91家）、华北中医肝病联盟（成员单位24家）、感染性疾病市级专科医联体（成员单位5家）。医院是老年医院康复医联体、小汤山医院康复医联体成员单位。

国家感染性疾病质量控制中心、北京市感染（传染）性疾病治疗质量控制和改进中心、WHO艾滋病治疗与关怀综合管理合作中心均依托在医院。

【医疗工作】全年医院本部出院7664人次，床位周转9.89次，床位使用率28.6%，平均住院日10.88天。卫技人员与开放床位之比为1.54：1，执业医师与床位之比为0.53：1，病房护士与床位之比为0.45：1。住院手术486例，其中三级手术占52.06%、四级手术占15.43%，日间手术21例；顺义院区出院1864人次，床位周转15.8次，床位使用率31.81%，平均住院日7.34天。卫技人员与开放床位之比为1.94：1，执业医师与床位之比为0.55：1，病房护士与床位之比为0.44：1。住院手术127例，其中三级手术占60.63%。剖宫产率37.05%，无孕产妇、围产儿死亡。开展临床路径的科室18个、病种52个，入径率64%，完成率23%。全年临床用血2169单位，其中自体输血10人次2126毫升。本部预约挂号占门诊人次的98.34%，顺义院区预约

挂号占门诊总人次的93.15%。

医院本部本地医保门诊297614人次、次均费用209.36元，医保出院2723人次、次均费用12425.73元；异地医保出院273人次、次均费用10940.8元。顺义院区本地医保门诊269718人次、次均费用717.91元，医保出院1096人次、次均费用10139.94元；异地医保出院475人次、次均费用12525.53元。

医院本部药占比21.19%。门诊抗菌药物处方比例4.52%，急诊抗菌药物处方比例16.12%，住院患者抗菌药物使用率15.14%，抗菌药物使用强度为13.71DDD。顺义院区药占比60.45%。门诊抗菌药物处方比例2.66%，急诊抗菌药物处方比例1.92%，住院患者抗菌药物使用率32.56%，抗菌药物使用强度为43.13DDD。

对口支援与扶贫协作的单位有：新疆维吾尔自治区和田地区人民医院、四川省凉山彝族自治州越西县第一人民医院、河北省张家口市传染病医院。

【新冠疫情防治】作为北京市新冠定点救治医院，继续做好本土病例和境外输入病例的救治工作。全年累计收治新冠病毒阳性病例（不含复阳）5707例（本土3940例、输入1767例），占3年收治首诊患者总量（6796例）的83.98%，其中重型95例、危重型20例，14岁及以下儿童523例、60岁及以上老年人1345例，年龄最大106岁、最小患者出生3天。构建疫情防控常态化下"平急结合"运行机制，根据疫情形势调整收治政策、统筹医疗资源、优化救治体系，提升治愈率、降低病亡率。

【科研工作】全年获批立项科研项目33项，其中国家级8项（国家重点研发3项、国家自然科学基金5项）、省部级7项、局级18项，共获资助经费3489万元，医院匹配经费197.1万元。横向课题立项23项，经费1277万元。年内结题18项，年底在研课题208项。获奖成果10项，其中"慢性乙型肝炎预防、诊疗创新技术的建立及推广应用"获北京市科学技术进步奖二等奖。获专利37项，其中国际专利4项。

有国家临床重点专科（感染病科、检验科），国家中医药管理局重点专科（中医肝病、中医传染病）

及重点学科（中西医结合传染病），北京市临床重点专科（肝病、皮肤性病），北京市重大疫情防治重点专科项目（中医科、重症医学科），国家中医药管理局三级实验室（感染免疫），新发突发传染病研究北京市重点实验室；是北京市感染性疾病研究中心，北京市示范性研究型病房建设单位。

1月，与中国科学院生物研究所签署微生物大数据战略合作协议，被授予国家微生物科学数据中心临床分中心。

【国家传染病医学中心建设】医院作为国家传染病医学中心依托建设单位，继续发挥国家传染病医学中心示范、引领和辐射作用，组织申报国家区域医疗中心，涉及9省12家医院，最终确定与江苏省徐州市传染病医院联合申报，参加国家区域医疗中心答辩；与中国科学院生物研究所签署微生物大数据方面战略合作协议，被授予国家微生物科学数据中心临床分中心；联合国内17家传染病医院共同发起成立国家传染病医学中心"精准医疗与转化医学中心"，该中心将以人才培养、患者管理和疾病控制为切入点，构建满足团队需求和符合行业发展的科研队列，搭建多层次精准医疗与转化医学的知识库和大数据共享平台，形成以基础研究—临床研究—成果转化为全链条的科技创新与转化体系，达到优化创新平台、提供科技支撑的目的。

【应急改造提升工程】结合首都公共卫生应急管理体系建设3年行动计划，医院启动应急改造提升项目。项目方案包括：南楼小改提升、北楼整体改造、连廊改扩建加宽、急诊用房改造提升，待既有院区完成应急改造提升后，根据疫情形势，拟拆除医院西侧应急病区集装箱房并规划建设永久建筑，提升医院整

体疫情救治能力。4月，市政府对地坛医院应急改造提升方案正式批复，将此应急改造提升项目纳入应急抢险工程；5月，完成工程设计、施工、监理等招标工作；6月30日，开始拆除施工作业；8月20日，完成南楼小改提升项目；10月18日，连廊改扩建施工封顶；10月28日，完成急诊用房改造提升并投入使用；2023年3月20日，应急改造提升工程完工，北楼病房正式启用。

【感染性疾病市级专科医疗体核心医院】6月，经市卫生健康委批准，医院获批感染性疾病市级专科医联体核心医院，签约5家合作医院，分别是小汤山医院、北京老年医院、朝阳区崔各庄社区卫生服务中心、顺义区李遂镇卫生院、北京精诚博爱医院。做好专科医联体的组织管理工作，梳理制订专科医联体建设方案、双向转诊标准及转诊单、转诊流程等。

【学科建设】年内，医院以推进项目实施、促进科技成果转化为抓手，推动学科建设。在2021年度中国医院科技量值排行榜中，本院进入前百名的学科有：传染病学、消化病学、呼吸病学、风湿病学与自体免疫学、结核病学、重症医学、皮肤病学、护理学。年内，获科技奖10项，包括北京市科学技术进步奖二等奖1项、中华中医药学会科技奖1项；实现科技成果转化3项。10月，重症医学科和中医科获批北京市重大疫情防治重点专科项目。总结疫情救治经验，牵头撰写应急管理和医疗救治丛书22册，其中《突发公共卫生事件的医院应急管理》已出版。

【医院领导】党委书记：陈航；院长：金荣华；副书记：贾王彦；副院长：成军（至6月）、李秀兰（至6月）、陈效友、蒋荣猛、杨志云（6月起）。

（撰稿：陈 琳 审核：金荣华）

首都医科大学附属北京儿童医院

【基本情况】职工中编制内人员2352人、编外人员538人、派遣人员322人，其中正高级职称238人、副高级职称339人、中级职称785人、初级职称1769人。执业医师972人，注册护士1312人。护理人员中具有大专及以上学历者占98.78%、本科及以上占63.49%，有专科护士264人。重症医学编制床位81张，开放床位104张。

年底医院有乙类医用设备7台。全年医院总收入

296642.37万元，其中医疗收入208764.74万元。

医院牵头的儿科专科医联体，有成员单位7个；紧密型儿科医联体，有成员单位7个；远程会诊远程医疗协作网，有成员单位46个。医院牵头的福棠儿童医学发展研究中心为跨区域专科联盟，有成员单位53个。

国家儿科及小儿外科专业医疗质量控制中心、北京市儿科专业质量控制和改进中心均依托在医院。

3月8日，市卫生健康委批准医院亦庄新院区设置床位1200张，亦庄新院区开诊时西城院区床位疏解至670张。

8月4日，中国医学科学院发布2021年度中国医院科技量值排行榜，医院获儿科学排行榜"七连冠"，并在首次发布的5年总科技量值（ASTEM）排行榜中，获儿科学榜首。

【医疗工作】全年出院42922人次，床位周转73.4次，床位使用率42.5%，平均住院日6.3天。卫技人员与开放床位之比为2.84：1，执业医师与开放床位之比为0.96：1，病房护士与开放床位之比为0.65：1。住院手术18346例，其中三级手术占48.5%、四级手术占16.8%，日间手术6567例。开展临床路径的科室33个、病种215个，入径率40.06%，完成率83.39%。全年临床用血29605.5单位，其中自体输血392人次834.98单位。预约挂号占门诊总人次的95%。本地医保门急诊988078人次、次均费用528元，医保出院12641人次、次均费用13654.60元；异地医保出院15715人次、次均费用22938.41元。

医院药占比27.2%。门诊抗菌药物处方比例15%，急诊抗菌药物处方比例25%，住院患者抗菌药物使用率44%，抗菌药物使用强度为36.1DDD。

对口支援内蒙古赤峰市林西县医院。

【新冠疫情防治】4月29日，完成医院北楼专区发热咳嗽门诊建设，占地面积700余平方米，设立20间方舱诊室作为发热专区收治内科/发热咳嗽就诊患儿，配套检验、放射、药房和收费等区域。5月31日，核酸基地医院能力提升项目配套设施建设通过验收。12月起，医院通过VPN技术新增50间云诊室；12月15日起，实施内科互联网诊疗不限号，互联网发热患儿日接诊最高峰占到发热诊疗总人次的三分之二。全年外派支援地坛医院、小汤山医院、佑安医院、各区级疾控中心246人次，支援各区域核酸采样942人5449人次，完成采样208.6万人次。倪鑫、葛文彤、钱素云、王荃等7次受邀参加国务院联防联控机制、国家卫生健康委、北京市卫生健康委及北京市新冠肺炎疫情防控发布会，介绍妇幼健康工作进展、疫情防控和医疗服务工作、儿童安全及健康科普、儿童用药指导等。

【科研工作】全年纵向课题获批立项106项，其中国家级26项，包括国家自然科学基金25项，首次牵头国家自然科学基金重大项目；省市级35项；共获资助经费5899.6436万元，医院匹配经费1995.3万元。横向课题立项77项，经费3288.3843万元。年内结题54项，年底在研课题427项。获奖成果11项，其中"儿童用药研发综合技术体系建设与推广应用"获2021年度北京市科学技术进步奖二等奖。获批专利147项。连续7年获中国医院科技量值（儿科学）第一名。

有国家级重点学科1个（儿科学）、国家临床重点专科7个（儿童重症、小儿呼吸、中西医结合儿科、小儿外科、临床护理、儿童血液病、儿童肿瘤）、国家级研究平台11个（国家儿童医学中心、国家儿童肿瘤监测中心、国家儿童呼吸系统疾病临床医学研究中心、教育部儿科重大疾病研究重点实验室、科技部儿童重大疾病国际科技合作基地、科技部儿童健康发展国际联合研究中心、科技部创新人才培养示范基地、国家疑难病症诊治能力提升工程项目储备库、国家药品监督管理局药物临床试验机构、儿童白血病国际化新药临床评价研究技术平台、儿童示范性新药临床评价技术平台）；北京市重点学科4个（急救专业、普外专业、小儿白血病专业、中医小儿脾胃病专业），北京市级平台2个（北京市儿童外科矫形器具工程技术研究中心、儿童重大疾病北京市国际科技合作基地），北京市重点实验室5个（儿童耳鼻咽喉头颈外科、儿童血液病与肿瘤分子分型、儿童呼吸道感染性疾病研究、儿童慢性肾脏病与血液净化、出生缺陷遗传学研究）。

【儿童肿瘤监测及研究】国家儿童肿瘤监测中心对全国31个省份416家监测点的49万张儿童肿瘤报告卡进行分析，编写出版《国家儿童肿瘤监测年报2022》。该年报基于儿童肿瘤国际分类第三版（ICCC-3）的分类标准，估计了2019—2020年我国不同病种、地区、年龄、性别的儿童肿瘤发病率，统计了儿童肿瘤患者的疾病构成、就医分布、住院费用、平均住院日4个维度的住院特征。是我国首部基于ICCC-3体系报告儿童肿瘤发病率的专著。9月23日，由倪鑫教授儿童肿瘤研究团队完成的、首个针对我国儿童和青少年癌症发病率和卫生服务可及性的现状研究在《柳叶刀》（The Lancet）发表。截至年底，国家儿童肿瘤监测中心在全国31个省份设立儿童肿瘤监测点增至821家，比上年增加397家。

【获批两个国家区域医疗中心项目】年内，北京儿童医院保定医院、北京儿童医院黑龙江医院先后被列入第三批、第四批国家区域医疗中心项目名单。继北京儿童医院郑州医院、北京儿童医院新疆医院后，北京儿童医院作为输出医院建设的区域医疗中心项目达到4个。

【发布"新巢计划"】2月18日，医院主办新生儿疾病筛查新技术研讨会，举行"新巢计划"项目启动仪式与合作单位授牌仪式。基于高通量测序的新生儿单基因遗传病筛查方案在全国范围内依托福棠儿童医学发展研究中心进一步推广。启动会上，成立了国家儿童医学中心北京儿童医院罕见病实验室。

【中国儿童健康扶贫计划】4月27日，举办中国儿童扶贫计划（2021—2025）·榆林基层医师培训班，围绕"儿科危重症识别及临床救治"专题，线上培训学员4500余人。8月2日，在陕西省榆林市儿童医院启动中国儿童健康扶贫计划·榆林行（第五期）。5期培训，医院先后派出医疗专家近80人次，诊疗患儿近4000人，在榆林当地完成疑难手术30余台次，培训基层儿科医师近6000人次，完成覆盖榆林全市的儿童健康宣教工作。

8月4日至6日，医院派出18名医疗、教学专家赴北京儿童医院新疆医院开展"中国儿童健康扶贫计划·新疆行"暨首届新疆维吾尔自治区儿科、儿外科住院医师规范化培训师资培训班及义诊活动。

【造血干细胞移植】六一儿童节前夕，医院造血干细胞移植第1000例患者和第1001例患者分别从北京儿童医院、北京儿童医院保定医院出舱。2001年以来，医院系统开展儿童造血系统非恶性疾病及白血病、实体瘤等恶性疾病的移植，并进行针对先天免疫缺陷病、先天遗传代谢病等儿童专有的罕见疾病进行移植研究，石骨症、慢性活动性EB病毒感染、噬血细胞综合征等相关疾病的移植治疗成功率处于国际领先水平。

【庆祝建院80周年】2022年，医院建院80周年。7月1日，国家儿童医学中心北京儿童医院以线上线下相结合形式举办"迎建党101周年，庆儿医80华诞"医心向党高质量发展大会。会上，举行《诸福棠实用儿科学（第九版）》发布仪式，推出《北京儿童医院院史（1942—2022）》和《身影》画册第三部，举办了庆祝建院80周年儿童画展开幕式。院庆期间，医院还举办全家福拍摄、儿童画大赛、职工书画作品征集、健步走等活动。各科室通过护理技能比赛、病历书写评比、学术交流会议、义诊咨询活动等向建院80周年献礼。

【张金哲院士逝世】12月24日，中国工程院院士、我国小儿外科主要创始人张金哲教授因病医治无效在北京逝世，享年102岁。12月26日，张金哲院士遗体捐献仪式在首都医科大学形态楼举办，市卫生健康委、首都医科大学、市医管中心、北京儿童医院领导和院士亲属、生前友好、同事、学生等参加。12月30日，医院举行"高山仰止，丰碑永驻"张金哲院士追思会。全国儿童医院，医学界、科学界、教育界同仁及社会各界有关人士，北京儿童医院全体院领导、干部、职工及离退休老同志、患者及家属参加。张金哲院士逝世后，党和国家领导人、国家部委有关领导及北京市相关领导对院士的逝世表示哀悼，对家属表示慰问。

【医院领导】党委书记：张国君；院长：倪鑫；副书记：倪鑫、丁枭伟（8月调离）、张海鸥（8月起）；副院长：赵娟、葛文彤、李巍、赵成松。

（撰稿：代 芳 审核：倪 鑫）

首都医科大学附属北京口腔医院

【基本情况】职工中编制内人员659人、派遣人员680人，其中正高级职称91人、副高级职称137人、中级职称285人、初级职称826人。执业医师557人，注册护士461人。护理人员中具有大专及以上学历者占88.6%、本科及以上占36.9%，有专科护士42人。

全年医院总收入14.68亿元，其中医疗收入6.41亿元。

牵头北京口腔医院专科医联体，有成员单位50家；医院是北京医院医联体成员单位。

北京市口腔医疗质量控制和改进中心依托在医院。

2月7日，与房山区卫生健康委签订共建北京口腔医院房山拱辰部框架协议。2月，北京口腔医院健康促进科普基地被命名为北京市科普基地（2022—2024）；11月，被中国科学技术协会认定为2021—2025年全国科普教育基地。

【医疗工作】全年出院1777人次，床位周转38.94次，床位使用率65.91%，平均住院日6.23天。住院手术1645例，其中三级手术占15.72%、四级手术占25.27%。日间手术175例。开展临床路径的科室2个、病种3个，入径率9.12%，完成率95.7%。全年临床用血181单位。预约挂号占门诊总人次的100%。本地医保门诊811306人次，次均费用619.79元，医保出院772人次、次均费用10207.63元；异地医保出院269人次、次均费用15425.72元。

医院药占比1.79%。门诊抗菌药物处方比例6.03%，急诊抗菌药物处方比例22.38%，住院患者抗菌药物使用率43.26%，抗菌药物使用强度为30.78DDD。

对口支援北京市顺义区妇幼保健院、顺义区医院、顺义区天竺镇卫生院、房山区妇幼保健院、房山区良乡医院、房山区中医医院、大兴区西红门医院、大兴区人民医院、大兴区妇幼保健院、大兴兴业口腔医院、怀柔区牙病防治所、通州区妇幼保健院、通州区新华医院、新疆生产建设兵团十四师昆玉市人民医院。

【冬奥医疗保障】北京冬（残）奥会期间，医院派出医疗保障人员15人次，完成延庆冬奥村综合诊所口腔科医疗保障、延庆高山滑雪赛道救援和河北崇礼冬奥技巧滑雪赛道救援等医疗保障工作。被北京冬奥组委、北京市委、北京市政府授予2022年冬奥会、冬残奥会北京市先进集体。

【新冠疫情防治】年内，先后派出1980人次前往东城区天坛街道及东华门街道、通州区完成外派支援核酸采样工作。先后派出8批次68名医疗、护理、检测人员组成的医疗队，支援拉萨市会展中心2号方舱、北京地坛医院、佑安医院、小汤山方舱、新国展方舱、大兴方舱医院及丰台区成寿寺街道隔离点；以及参加重点区域流调、防疫工作专班和驻场监督等工作。

【科研工作】全年纵向课题获批立项69项，其中国家级10项、国家重点研发计划子课题2项，资助经费924万元；国家自然科学基金8项，包括青年科学基金4项、面上项目3项、专项1项，共获资助经费305万元；省市级11项，共获资助经费467.5万元；医院匹配经费1136.9925万元。横向课题立项4项，经费114万元。年内结题51项，年底在研课题183项。获奖成果3项。获专利28项。10月，《以胜任力为导向的口腔医学实践教学体系构建》获北京市高等教育教学成果奖（二等奖）。

医院是国家干细胞临床研究机构、口腔组织功能重建北京市国际科技合作基地；有国家临床重点专科4个（口腔颌面外科专业、牙体牙髓专业、口腔修复专业、口腔正畸专业），北京市重点学科2个（口腔基础医学、口腔临床医学），北京市高精尖学科1个（口腔医学），全牙再生与口腔组织功能重建北京市重点实验室。

【京津冀协同发展】与承德市口腔医院、张家口市口腔医院续签技术合作协议；与合作单位共同制订京津冀合作5年计划；优先接收合作单位进修人员，全年接收承德市口腔医院进修2人、张家口市口腔医院进修3人；开展疑难病例讨论、远程会诊、"三基"培训等，促进当地诊疗规范化水平的提升。

【京沈合作】落实《京沈合作框架协议》，协助沈阳市口腔医院建设口腔区域医疗中心；开展京沈口腔护理交流，提高双方护理人员技能水平；举办"三基"系列口腔专业规范化培训（口腔修复、种植专业）；开展京沈合作口腔感染控制与管理高级研修班，累计受训3000余人次。

【北京口腔医院迁建项目】医院迁建项目连续5年纳入北京市重点工程项目。2月，取得市发展改革委关于迁建工程初步设计概算的批复；4月，完成主体结构封顶；7月，主体结构工程正式通过质量验收；完成二次结构施工，12月，实现外幕墙亮相的年度目标。新院迁建项目获北京市结构长城杯、中国钢结构金奖、北京市绿色安全样板工地等10项省部级奖项。

【口腔专科医联体建设】7月，被市卫生健康委确定为第二批专科医联体核心医院，成员单位覆盖北京市8个行政区50家医疗机构；10月，正式开放北京口腔医院专科医联体线上转诊绿色通道；11月14日，医联体线上转诊绿色通道首位转诊患者顺利就诊。

【医院领导】党委书记：谷水（8月调离）、丁枭伟（8月起）；党委副书记、院长：白玉兴；党委副书记、纪委书记：吴缦莉；副院长：吴家锋（9月到市医管中心挂职）、任轶、范志朋、杨凯。

（撰稿：刘默滢　审核：白玉兴）

首都医科大学附属北京安定医院

【基本情况】职工中编制内人员963人、派遣人员126人，其中正高级职称52人、副高级职称101人、中级职称410人、初级职称386人。执业医师286人，注册护士397人。护理人员中具有大专及以上学历者占

93.45%、本科及以上占46.6%，有专科护士37人。

年底医院有乙类医用设备2台。全年医院总收入111800万元，其中医疗收入76365万元。

医院牵头北京安定医院精神专科医联体、北京安定医院区域医联体、北京安定医院京津冀区域医联体。

北京市精神卫生与心理健康质量控制及改进中心依托在医院。

1月26日，全国GCP机构药物临床试验量值排行榜，医院获精神专科榜第一。7月，医院在2020年度全国三级公立医院绩效考核中位列精神专科第二。

【医疗工作】全年出院9611人次，床位周转10.73次，床位使用率91.81%，平均住院日33.2天。卫技人员与开放床位之比为1.05：1，执业医师与开放床位之比为0.36：1，病房护士与开放床位之比为0.5：1。开展临床路径的科室18个、病种23个，入径率87%，完成率35%。预约挂号占门诊总人次的96.7%。本地医保门诊498010人次、次均费用563.49元，医保出院4722人次、次均费用31592.75元；异地医保出院427人次、次均费用42503.35元。其中公费医疗出院146人次、次均费用44104.01元。

医院药占比40.21%。门诊抗菌药物处方比例为0，急诊抗菌药物处方比例0.072%，住院患者抗菌药物使用率4.14%，抗菌药物使用强度为1.14DDD。

对口支援与扶贫协作的单位有：新疆乌鲁木齐市第四人民医院，青海省玉树州第三人民医院，辽宁省沈阳市精神卫生中心，湖北省五峰土家族自治县人民医院、十堰市中医医院，甘肃省渭源县人民医院，河南省邓州市第三人民医院，内蒙古通辽市精神卫生中心，湖南脑科医院。

年内，医院增设内科门诊，进一步拓展服务范围与内涵；新设头晕头痛专病门诊、孤独症谱系障碍筛查与评估门诊、心身医学中西医联合门诊，强化特色化服务。

【科研工作】全年纵向课题获批立项22项，其中国家级2项、省市级10项，共获资助经费1570.912万元；横向课题立项10项，经费886.6万元。年内结题20项，年底在研课题100余项。11月，院长王刚作为"基于量化评估的抑郁症治疗技术创新及推广应用"主要完成人，获华夏医学科技奖一等奖；王刚获第十六届中国药学发展奖临床医药研究奖突出成就奖。获专利9项，著作权11项。作为主要起草单位获批北京市地方标准1项。8月，由王刚组织编制的《中国精神科治疗药物监测临床应用专家共识（2022年版）》正式出版。

有国家级重点学科1个：国家中医药管理局重点学科中医神志病学；国家级重点专科2个：国家中医药管理局重点专科神志病学、国家临床重点专科建设项目精神病学；北京市重点学科3个：精神病与精神卫生学、应用心理学、中西医结合精神疾病；国家精神疾病医学中心1个，国家精神心理疾病临床医学研究中心1个，精神疾病诊断与治疗北京市重点实验室1个。

7月，工业和信息化部、国家药品监督管理局公布人工智能医疗器械创新任务揭榜入围单位，医院入围"揭榜单位"，成为创新任务攻关主体。

【国家区域医疗中心建设】3月31日，安定医院被国家发改委列为首批精神专科技术输出医院。医院与安徽省政府合作共建国家区域医疗中心，依托安徽省芜湖市第四人民医院，聚焦精神卫生领域，打造国家区域医疗中心。年内，该项目通过国家发改委答辩，并派驻11名专家赴安徽开展筹备工作。

【医学创新和成果转化改革试点医院】3月，副市长靳伟来医院专题调研科技成果转化工作。10月23日，市政府批准安定医院为医学创新和成果转化改革试点医院。作为北京市仅有的两家科技创新成果转化试点医院之一，致力于打造一套可复制、可推广的科技成果转化模式。

【建成药物基因组学实验室】经过筹建、临床基因扩增实验室评审等工作，4月，医院启用药物基因组学实验室，涉及50余种精神科药物，为临床选择治疗方案和个体化用药提供依据。

【获批国家精神疾病医学中心主体医院】7月27日，安定医院获批国家精神疾病医学中心主体医院。成为同时拥有国家精神疾病医学中心及国家精神心理疾病临床医学研究中心的双中心精神卫生机构。安定医院国家精神疾病医学中心紧紧围绕自身功能定位，以推动精神医学科学进步为目标，聚焦精神医学重大疾病防治需求，对标国际精神医学科学前沿，在精神疾病疑难危重症诊断与治疗、医学科学关键技术攻关、高水平医学研究与成果转化、重大公共卫生问题应对与突发事件医疗应急、高层次医学人才培养、国际交流合作、中西医协同创新等7个方面发挥示范引领作用，并与国家和省级区域医疗中心共同构建覆盖全国的高水平医院网络。

【医院领导】党委书记：许峻峰（7月起）；院长：王刚；副书记：孟庆玲；纪委书记：靳雪玮；副院长：张骏、张庆娥（7月起）、王京（7月起）。

（撰稿：韦　婉　审核：咸春艳）

首都医科大学附属北京妇产医院
北京妇幼保健院

【基本情况】职工中编制内人员1329人、博士后10人、派遣人员411人；其中正高级职称141人、副高级职称189人、中级职称509人、初级职称817人。执业医师541人，注册护士695人。护理人员中具有大专及以上学历者占99.14%、本科及以上占76.26%，有专科护士148人。重症医学床位50张。

年底有乙类医用设备4台。全年医院总收入157555.74万元，其中医疗收入118482.88万元、财政拨款34267.89万元。

牵头北京妇产医院妇科医联体，有成员单位6家；牵头京津冀妇女与儿童保健专科联盟，有成员单位3家。为朝阳区（首都儿科研究所）儿童医联体成员单位，中国三级妇产科医院/妇幼保健院联盟成员单位。

北京市产科质量控制中心依托在医院。

年内，参与国家卫生健康委公立医院新文化建设案例征集活动，入选"精进笃行，文化立院"优秀案例，成为北京唯一一家入选该榜单的医院；参加国家治理高峰论坛健康中国峰会，"推进健康中国建设的北京妇产医院经验"获2021—2022国家治理创新经验（健康中国与文化强国）典型案例。内分泌科主任阮祥燕被评为第八届"首都十大健康卫士"，副院长李笠获全国巾帼建功标兵称号。

【医疗工作】全年出院37576人次，床位周转75.68次，床位使用率88.34%，平均住院日4.27天。卫技人员与开放床位之比为3.04∶1，执业医师与开放床位之比为1.1∶1，妇科系列病房护士与床位之比为0.4∶1，产科病房护士与床位之比为0.45∶1。住院手术23624例，其中三级手术占44.71%、四级手术占15.74%，日间手术3507例。初产剖宫产率70.71%，无孕产妇死亡，新生儿死亡6人、围产儿死亡44人。开展临床路径的科室7个、病种9个，入径率22.93%，完成率52.03%。全年临床用红细胞1901.5单位，血浆139100毫升，血小板68治疗量，自体输血119人次395.17单位。预约挂号占门诊总人次的98.13%。全年本市医保门诊657380人次，次均费用485.92元；异地门诊15634人次，次均费用660.10元；其他（超转、公疗、军休、离休）门诊1460人次，次均费用588.01元。本市医保

住院17659人次，次均费用9392.40元；异地住院3499人次，次均费用14105.94元；其他（超转、公疗、军休、离休）住院82人次，次均费用15771.92元。

医院药占比19.10%。门诊抗菌药物处方比例5.9%，急诊抗菌药物处方比例15.35%，住院患者抗菌药物使用率46.73%，抗菌药物使用强度为33.58DDD。

对口支援北京市朝阳区安贞社区卫生服务站、怀柔区妇幼保健院、平谷区妇幼保健院，西藏自治区拉萨市人民医院。新选派4名干部执行援疆、援藏、人才京郊行任务，3名专家先后前往四川省凉山州支援，1人继续执行村党组织第一书记驻村任务，接收3名"西部之光"访问学者进修。

【冬奥医疗保障】从护理部、控感处、产科、产房、妇科、计划生育科、重症监护病房选拔出12名医护人员，进驻奥运村综合诊所、延庆高山滑雪中心、张家口国家冬季两项中心。2个多月，完成对国外友人妇产科检查、运动员兴奋剂检测及预检分诊等。

【新冠疫情防治】优化疫情防控措施，保障患者正常就医和危急重症患者的救治。医院设置过渡病房、"红码"病房、缓冲病房、优化产房及手术室功能区域；抢救关口前移，依托多学科会诊平台，对高危、重症患者在门诊施行多学科会诊。发挥急诊、筛查诊区疫情防控哨点作用，全年筛查诊区接诊中高风险区、封控区、管控区、集中隔离、入境集中隔离观察点及急危重症发热待排查等各类妇产科相关患者2020余人次。东西院区开设发热门诊，高峰日均接诊100余人次，抽调其他科室人员支援产科、急诊及发热门诊。

【科研工作】全年纵向科研课题获批立项56项，其中国家级9项（科技部重点研发计划项目1项、国家自然科学基金项目8项）、省部级项目12项、局级项目35项，共获资助经费2683.945万元，医院匹配经费118.2万元。横向课题立项20项，经费180.4108万元。年内结题29项，年底在研课题150项。获奖成果6项。授权专利8项，其中发明专利4项、实用新型专利4项。

8月31日至9月5日，在2022年服贸会上，医院展示了"卵巢组织冻存移植技术""一站式产前诊断中

心""Y染色体AZF区微缺失检测试剂盒"等在生殖健康领域的融合创新与转化成果。

【医学教育】承担首都医科大学妇产科及相关学科博士、硕士研究生培养，博士后流动分站工作，妇产科学系，国家级及北京市妇产科住院医师规范化培训及继续医学教育，助产专业培养等多层次教学任务。现有教授21人、副教授26人，博士研究生导师18人、硕士研究生导师45人。年内录取研究生52人，其中硕士生32人、博士生20人。聘请Alfred Otto Mueck（德国）外籍专家为客座教授。

【妇幼保健】深入实施妇幼保健院绩效考核与高质量服务"七五行动"评价。成立妇幼健康适宜技术培训推广中心，将临床各科优势技术融合推广。持续深化推进全区域母婴安全筑基行动，召开15次危重孕产妇病例线上全市协调会，对14家市属三级医疗机构进行飞行检查；制订北京市现代化产房服务标准，不断提升妇幼健康全方位全周期品质。推进出生缺陷防控行动计划，制订婚孕前保健转会诊评估指标，完成7家产前诊断机构的质控工作，做好国家级出生缺陷监测，年内将新生儿遗传代谢病筛查病种扩增至12种。全面开展0~3岁儿童口腔保健综合干预以及儿童神经心理发育迟缓监测质控，完成近5万名0~6岁儿童的残疾筛查工作，有序开展5岁以下儿童死亡评审管理工作，促进儿童健康服务不断发展。落实妇女健康行动计划，指导全市16家区级保健院开设青少年门诊；推进更年期保健专家工作室辖区全覆盖以及辖区30%以上机构实现流产后关爱标化服务，提升规范化服务水平。上线"云上妇幼"小程序，实现线上远程建册及健康咨询宣教，不断优化出生医学证明在线申领平台，强化妇幼健康信息支撑。修订《妇幼健康教育工作手册》及孕妇学校标准课件，组织知识竞赛等大型活动，做细妇幼健康宣传教育。

【学科建设】1月4日，西院区重症监护病房正式运行，收治围手术期需要重症监护和器官支持的患者，进一步带动北京妇产医院危急重症患者救治抢救能力的提升，加速妇科疾病诊疗科室的发展。1月，成立放疗中心，引进医用直线加速器，丰富妇科肿瘤治疗手段，为患者提供定位更准、精度更高、时间更短、损伤更小的放射治疗服务。9月20日，预防接种门诊正式开诊，针对成年女性开展HPV疫苗、流感疫苗、水痘疫苗、麻腮风疫苗、带状疱疹疫苗、乙肝疫苗等多种成人疫苗咨询、评估及接种服务。实现子宫颈癌全部三级预防策略的闭环管理，开展集健康教育、HPV疫苗接种、子宫颈癌筛查、子宫颈癌前病变诊治、子宫颈癌手术、放疗等治疗为一体的融合防治服务。

【医院领导】党委书记：张建（9月调离）；院长：阴赪宏；副书记：阴赪宏、刘静；副院长：吴青青、李笠、苗劲蔚。

（撰稿：刘雪姣　审核：阴赪宏　巢　伟）

首都医科大学附属北京中医医院

【基本情况】职工中编制内人员1170人、合同制人员470人、派遣人员119人，其中正高级职称160人、副高级职称217人、中级职称677人、初级职称581人。执业医师637人，注册护士544人。护理人员中具有大专及以上学历者占98.8%、本科及以上占64.34%，有专科护士117人。重症医学床位20张。

年底医院有乙类医用设备5台。全年医院总收入205004.51万元，其中医疗收入155007.73万元（其中财政拨款39453.64万元）。

医院牵头北京中医医院与首都儿科研究所附属儿童医院中医儿科医联体、北京中医医院和鼓楼中医医院医联体、北京中医医院与香河县中医医院医联体，华北区域中医外科专科联盟、华北区域中医皮肤科专科联盟、华北区域中医脾胃病科专科联盟、华北区域中医急诊科专科联盟。有北京小汤山医院与北京中医医院康复医联体、北京老年医院与北京中医医院康复医联体。

北京市中医药剂质控中心、北京市中医急诊及ICU质控中心依托在医院。

1月，消化科张声生入选岐黄学者，乳腺科张董晓、研究所赵京霞入选青年岐黄学者；刘清泉获评最美科技工作者；呼吸科王玉光获第八届"首都十大健康卫士"提名奖。

【医疗工作】全年出院19397人次，床位周转31.99次，床位使用率76.05%，平均住院日8.67天。卫技人员与开放床位之比为2.38∶1，执业医师与开放床位之比为1.05∶1，病房护士与开放床位之比为0.48∶1。住院手术4686例，其中三级手术占53.52%、四级手术占28.85%，日间手术737例。开展临床路径的科室26个、病种182个，入径率100%，完成率99.62%。全年临床用血1809单位，其中自体输血142人次208.38单位。预约挂号占门诊总人次的99.08%。本地医保门诊1486971人次、次均费用577.76元，医保出院15333人次、次均费用18354元；异地医保出院3571人次、次均费用20366.30元。

医院药占比57.49%。门诊抗菌药物处方比例1.61%，急诊抗菌药物处方比例17.07%，住院患者抗菌药物使用率19.18%，抗菌药物使用强度为24.67DDD。

对口支援北京市昌平区天通苑中医医院，顺义区中医医院、旺泉社区卫生服务中心、牛栏山社区卫生服务中心、马坡镇卫生院、北小营镇卫生院、赵全营镇板桥卫生院、杨镇小店卫生院，延庆区中医医院、大榆树镇社区卫生服务中心、四海镇社区卫生服务中心、香水园社区卫生服务中心、千家店镇社区卫生服务中心，平谷区中医医院，怀柔区中医医院；内蒙古奈曼旗蒙医医院。

【冬奥医疗保障】1月，医院选派76人保障医疗队，组建冬（残）奥会综合诊所、120院前急救队、防疫流调队。全体队员零投诉、零感染。

【新冠疫情防治】9月，北京中医医院新制剂室落成启用，生产治疗新冠的医院制剂"苍麻化毒颗粒"和"清肺解毒颗粒"，预防新冠的院内协定处方"桑术养正饮"和"银连排毒汤"，以及宽街防疫香及中药香囊系列。

年内，医院派出1577人次参与定点医院、隔离点支援及核酸采样、疫苗接种、流调筛查等各类外派任务。年底，组建166人医疗队独立承担新国展方舱W4舱医疗救治工作，开舱17天，接诊2604名感染者。

【科研工作】全年纵向课题获批立项47项，其中国家级20项，省市级11项，共获资助经费2434.55万元，医院匹配经费663.08万元。横向课题立项23项，经费623.74万元。年内结题60项，年底在研课题168项。获奖成果5项，其中王笑民团队研究成果获北京市科学技术进步奖二等奖。获专利37项。

有皮肤科、脾胃病科、针灸科、心血管科、疮疡外科、肿瘤科、急诊科、护理学8个国家临床重点专科，皮肤科、脾胃病科、针灸科、心血管科、疮疡外科、肿瘤科、急诊科、护理学、临床药学、妇科、骨伤科、神志病科、肾病科13个国家中医药管理局重点专科，感染性疾病科是北京市卫生健康委重点专科，

肛肠科、康复科、肺病科、风湿病科、儿科、治未病科、针灸科、脾胃科、皮肤科、心血管科、急诊科、疮疡外科、肾病科、妇科、骨伤科、肿瘤科16个北京市中医管理局重点专科，中医皮肤病、中医脾胃病、中医外科、中医急诊（重症医学）4个国家中医药管理局华北区域中医（专科）诊疗中心。

以医院"国家中医临床科研基地"为基础，以重点学科建设为导向，依靠北京市科委重点实验室、首都医科大学中医/中西医结合临床诊疗与研究中心、北京市中医药循证医学中心等平台，不断提升医院临床科研能力，利用医院新上线的科研管理系统对科研课题、项目进行精细化管理。利用医院临床优势，做好科研大数据工作，推进临床科研一体化进程。重视科研成果的产出，利用北京市知识产权保护服务中心和医院知识产权保护与科技成果转化基地，提高临床和科研人员知识产权保护和成果转化意识。

5月，入选国家中医药传承创新中心项目储备库、中医药治疗新冠肺炎临床疗效评价和机理研究创新团队和国家中医药多学科交叉创新团队。8月，首批"科创中国"创新基地落户医院。

【区域医疗中心建设】5月，医院获批第三批国家区域医疗中心建设项目。作为国家区域医疗中心建设输出医院，承担国家区域医疗中心的主要运营责任，加大品牌、人才、技术、管理等输出力度，扩大服务辐射范围和品牌影响力。同时，深化体制机制改革创新，充分发挥医改试验田作用。以点带面，重点发展，积极与国家发改委联系，批准北京中医医院在巴彦淖尔建设区域医疗中心，2022年，启动北京中医医院内蒙古医院建设。

【全员师承工作】7月，陈彤云入选第四届"国医大师"，李乾构、张炳厚、郁仁存入选第二届"全国名中医"。医院有国医大师3人、全国名中医5人、岐黄学者2人、首都国医名师35人。

坚持以传承为宗旨，深入挖掘医院名老中医学术特点，进一步加强"宽街明医、科、药、术"工作室建设。以"宽街甲子中医人"为主线，通过收集已故名老中医生活、工作资料，对其医术、医道、医理进行整理，不断充实现有中医药理论体系，指导现代临床医疗实践。为建设医院医、药、护、科、教、管完整师承体系，促进中医药多学科交叉创新团队建设，培养中青年多学科交叉创新人才，做到"人人有师傅，师师有徒弟"。年内，开始筹备北京中医医院医、药、护、科、教、管6个体系师承项目。

【互联网+医疗】以医院互联网诊疗系统正式上线运行为契机，推进互联网医院建设，进一步优化医院

应用信息系统医疗服务流程，逐步实现为患者提供智慧导医分诊、分时段预约、检查检验集中预约和结果推送、在线支付、床旁结算等智慧服务。初步建立院内院外、线上线下一体化的医疗服务流程。应对疫情防控新形势，上线自助预约检查服务功能，开设新冠专区门诊。全年互联网医院诊疗33000余人次，同比增长157%。

【打造紧密型城市医联体】探索医疗合作的新模式，落实国家"健全分级诊疗"制度。根据"医疗同质、学术同根、管理同道、文化同源"的"四同"发展理念，利用医院医疗管理中心、行政管理中心平台，加强落实院长联席会制度，全面促进和提升医院和北京中医医院顺义医院、延庆医院、平谷医院、怀柔医院4家托管医院的管理水平和能力，促进总院和托管医院的同质化发展。

【医院领导】党委书记：董杰昌；党委副书记、院长：刘清泉；党委专职副书记：温淑兰；党委副书记、纪委书记：程军；副院长：王大仟、刘东国、杨国旺。

（撰稿：管子金　审核：王　鹏）

首都医科大学附属北京世纪坛医院

【基本情况】职工中编制内人员1860人、合同制人员630人、派遣人员248人，其中正高级职称133人、副高级职称254人、中级职称756人、初级职称1400人。执业医师771人，注册护士1175人。护理人员中具有大专及以上学历者占98%、本科及以上占70%，有专科护士334人。重症医学床位90张。

年底医院有甲类医用设备1台、乙类医用设备12台。全年医疗收入262904.32万元。

牵头北京世纪坛医院医疗联合体，有成员单位15家。医院为市属医院儿科紧密型医联体、海淀区肿瘤专科医联体、康复医联体、市属医院双向转诊医联体、耳鼻喉头颈外科医联体的成员单位。

3月28日，职能部门调整，成立患者服务部，党委办公室下设人才领导小组办公室，院办公室下设院管理督导办公室、法务办公室，工会下设餐饮管理办公室，财务处下设经济运行与资产管理办公室，医务处下设医疗质量管理、医患关系协调、行风管理3个办公室，原纪检监察办公室更名为纪检办公室，原改革与绩效办公室更名为绩效管理办公室。

【医疗工作】全年出院39412人次，床位周转40.09次，床位使用率78.05%，平均住院日7.11天。卫技人员与开放床位之比为2.33∶1，执业医师与开放床位之比为0.78∶1，病房护士与开放床位之比为0.7∶1。住院手术16371例，其中四级手术占21.8%，日间手术2344例。初产剖宫产率32.3%，无孕产妇死亡，新生儿死亡1人、围产儿死亡1人。开展临床路径的科室37个、病种383个，入径率67.54%、完成率89.14%。全年临床用血22573.5单位，其中自体输血522人次1373单位。预约挂号占门诊总人次的95.2%。本地医保门诊844704人次、次均费用577元，医保出院19795人次、次均费用20518元；异地医保出院12369人次、次均费用27087元。

医院药占比31.95%。门诊抗菌药物处方比例3.98%，急诊抗菌药物处方比例36.16%，住院患者抗菌药物使用率37.37%，抗菌药物使用强度为40.99DDD。

对口支援内蒙古奈曼旗人民医院，新疆和田县人民医院、和田妇幼保健院、和田地区人民医院，西藏拉萨人民医院。作为中组部第22批博士服务团成员，呼吸与危重症医学科医生马晓蓉赴乌鲁木齐新疆医科大学第八附属医院担任副院长、党委委员；病理科医生石峰赴新疆和田县人民医院执行援派任务；血管外科医生冯亚平赴拉萨市人民医院执行援藏任务，并被评为北京援藏2022年度先进个人。

【冬奥医疗保障】参加北京冬（残）奥会医疗保障工作，负责五棵松体育中心（冰球）现场医疗救治任务，同时作为定点收治医院，承担传染病相关症状的收治任务，包括五棵松体育中心等三大场馆、海淀区等三区40余家涉冬奥相关酒店。冬奥会和冬残奥会期间，医院共外派73人，场馆接诊198人次；院内冬奥专区闭环管理医务人员44人，共接诊114例患者。

医院被评为2022年冬奥会、冬残奥会北京市先进集体，冬奥会医疗保障护理青年突击队被北京市医院管理中心评为青年突击队，感染科医师刘晓燕被评为冬奥会、冬残奥会北京市先进个人。

【新冠疫情防治】新建方舱实验室2个，核酸检测能力达3万管/日。快速处理自检阳性病例累计4673例。共派出22批次医务人员支援地坛、小汤山、佑安等定点医院，参与流调累计81人次1672天。援藏医疗队圆满完成支援拉萨市方舱医院的任务。牵头大兴区兴航方舱医院管理任务，共派出14人，实现半日筹备、当日收治，患者零病亡、医护人员零感染。

【科研工作】全年纵向课题获批立项53项，其中国家级课题13项（国家自然科学基金11项、科技部2项）、省部级项目22项、校局级及其他课题18项，共获资助经费2715万元，医院匹配经费184万元。横向课题立项22项，经费676万元。年内结题纵向项目27项，年底在研纵向课题119项。获奖成果8项，其中张曼团队的"尿液细胞分子检验方法研究及新项目拓展应用"获北京医学科技奖三等奖，石汉平团队的"常见恶性肿瘤营养不良状况及其诊疗关键技术研究与推广"获中国食品科学技术学会科技创新奖技术进步奖一等奖，薛新颖团队的"肺部真菌快速检测与致病机制"获首都医科大学科学技术奖科技进步奖二等奖。获专利55项。

薛新颖团队的研究成果被ASCO指南引用，曾辉、陈晨教授团队的论文被 *Cell Reports* 作为封面发表。"花粉监测采样器"成果实施许可转化。

国家市场监管总局重点实验室（肿瘤特医食品）正式挂牌，并拥有北京市临床研究质量促进中心、肿瘤治疗性疫苗北京市重点实验室、尿液细胞分子诊断北京市重点实验室、临床合理用药生物特征谱学评价北京市重点实验室、临床合理用药生物特征谱学评价国际合作联合实验室、肿瘤免疫治疗北京市国际科技合作基地、腹膜癌综合诊治新技术北京市国际科技合作基地、肿瘤代谢与营养北京市国际科技合作基地、中西医结合神经内分泌免疫重点学科。12月15日，获批第三批北京市研究型病房示范建设单位。

【人才建设】引进急诊科、放射治疗科等急需重点学科人才8名。获批市卫生健康委高层次公共卫生技术人才建设项目，曾辉获批领军人才，潘国凤、王晓艳获批学科骨干人才。姜敏任职第六批北京市中医名老专家学术经验继承工作指导老师，获评北京市中医管理局2022年首都中医为民办实事榜样人物暨首都杏林健康卫士。石汉平当选中国抗癌协会肿瘤营养专业委员会主任委员。

【急诊急救综合楼投入使用】6月30日，急诊急救综合楼试运行。在确保正常诊疗秩序和患者安全的前提下，完成科室布局和搬迁。8月16日，急诊急救综合楼正式投入使用。

【首批援瓦努阿图医疗任务】9月，医院选派李凯等9人组成医疗队，执行为期1年的援外医疗任务。至年底，累计诊治门急诊患者623人次，服务住院患者2050人次，抢救急危重症患者12人次，手术59台次，中医诊疗333人次，影像诊断25人次，为归国人员检测核酸60人次，义诊266人，对受援国高层医疗服务7人次。

【学科建设】11月20日，医院变态反应科在2021年度（复旦）中国医院变态反应学科排行榜中综合排名位列第四、声誉排名位列第三；并获批北京市特色专病培训基地。重症医学科获批北京市重大疫情防控重点专科建设项目。中医科获批国家中医药管理局中医优势专科、北京市中医管理局北京市"十四五"中医重点专科（肿瘤）并超类建设单位、中国医药教育协会中医药教育促进会工作委员会指定中医药适宜技术定点培训单位；北京市卫生健康委、北京市中医管理局在门头沟妇幼保健院设立姜敏妇科名医工作室。泌尿外科挂牌中华医学会泌尿外科学分会膀胱癌诊疗一体化示范中心，妇产科牵头筹备首都医科大学肿瘤学系妇科肿瘤学组，获批北京市人工流产后避孕服务规范化建设AAA级机构。

【医院领导】党委书记：李天佐；院长：周建新（8月9日起）；副书记：陈静；副院长：尹金淑、闫勇、张能维、姚琦（8月9日起）、杨建朝（6月23日起，为市医管中心挂职干部）。

（撰稿：葛 婧 审核：戴 缤）

北京积水潭医院
北京市创伤骨科研究所

【基本情况】职工中编制内人员2950人、合同制派遣人员（含医辅）834人，其中正高级职称156人、副高级职称352人、中级职称966人、初级职称1069人。执业医师1025人，注册护士1669人。护理人员中具有大专及以上学历者占98%、本科及以上占47%，有专科护士492人。重症医学床位75张。

年底医院有乙类医用设备15台。

医院牵头的医联体及专科联盟有：昌平区骨科专科医联体（成员单位18个）、昌平区南部区域医联体（成员单位8个）、昌平区紧密型医联体（成员单位2个）。医院加入的医联体及专科联盟有：市属医院康复医联体、紧密型儿科医疗联合体、京津冀骨肿瘤治疗专科联盟。

7月15日，根据市人力社保局《关于2021年度事业单位工作人员和集体"记大功"奖励的决定》，积水潭医院获得2021年度北京市事业单位集体"记大功"奖励，宣传中心梁学亚获得个人"记大功"奖励。

10月31日，积水潭天使托幼园开园投入运行，"就便"托育有助于减轻职工家庭生育、养育、教育负担。

【医疗工作】全年出院72426人，床位周转40.95次，床位使用率81.09%，平均住院日7.2天。卫技人员与开放床位之比为1.80：1，执业医师与开放床位之比为0.58：1，病房护士与开放床位之比为0.90：1。住院手术49137例，其中三级手术占51.11%、四级手术占26.94%，日间手术1101例。初产剖宫产率25.22%，围产儿死亡4人。开展临床路径的科室25个、病种301个，入径率86.02%，完成率99.36%。全年临床用血28320.50单位，其中自体输血1594人次4130.83单位。预约挂号占门诊总人次的99.85%。本地医保门诊2379053人次、次均费用337.62元，医保出院38183人次、次均费用23617.36元；异地医保出院19571人次、次均费用41132元。全年医院职工医保服务质量核定系数为1.05，位列全市第二名，医保总额预付指标比上年增长1.29亿元；城乡居民医保服务质量核定系数为1.02，医保总额预付指标比上年增长0.18亿元。

医院药占比21.77%。门诊抗菌药物处方比例3.10%，急诊抗菌药物处方比例23.42%，住院患者抗菌药物使用率62.90%，抗菌药物使用强度为54.46DDD。

对口支援与扶贫协作的单位有：北京市延庆区永宁镇社区卫生服务中心、河北省张家口市第二医院、内蒙古包钢医院。矫形骨科尹星华作为北京市第十批第三期援疆医生赴和田地区人民医院执行为期1年的援疆任务，创伤骨科吴宏华作为市属医院第十批援藏干部赴拉萨市人民医院执行为期1年的援藏任务。

【冬奥医疗保障】北京冬（残）奥会期间，医院组建并派出冬奥医疗保障队伍负责高山滑雪项目的保障任务，包含医疗官和滑雪医生共41人。1月22日闭环管理后，医疗队接诊患者308人次，其中运动员31人次，急救车转运81次，直升机转运1次，医疗队零感染、零投诉、零事故。积水潭医院被评为2022年冬奥会和冬残奥会北京市先进集体，积水潭医院冬奥会国家高山滑雪中心医疗队获得2022年北京市工人先锋号，医疗队临时党支部书记、医疗官梁学亚被评为2022北京榜样人物。

【科研工作】全年纵向科研课题获批立项79项，其中国家级13项、省市级17项，共获资助经费5516万元，医院匹配经费1003万元。横向课题立项21项，经费999.65万元。年内，结题41项，年底在研课题204项。获奖成果6项，其中省部级3项，包括北京市科学技术进步奖二等奖2项（副院长吴新宝团队的"环骨盆损伤诊疗新体系的创建与推广应用"、副院长刘亚军团队的"大气细颗粒物与人群骨关节损伤的关联及其作用机制"）。授权专利151项。

主办第一届医工交叉与成果转化论坛，完成战略合作和成果转化签约。启动医院科研优才计划，评选出第一批入选人才7人，医院在科研经费支持、科研时间保障、人才培育措施等方面给予政策倾斜和保障。获得国家药监局和工信部"智能骨科机器人临床试验中心"揭榜挂帅任务。一期临床试验研究室首个试验项目完成全部试验。智能骨科研究型病房组建1年，编制床位20张，创新骨科机器人新术式6项，撰写骨科机器人规范教材2部，发表SCI论文5篇，申请获批国家及省部级课题4项，促进骨科机器人手术成为临床常规治疗。

在中国医学科学院2021年度中国医院科技量值排名中，积水潭医院综合排名上升至第85名，骨外科学上升至第2名。在复旦版2021年度中国医院排行榜中，积水潭医院连续13年在骨科专科声誉排行榜、骨科专科综合排行榜蝉联榜首。

【国家区域医疗中心建设】2月21日，作为国家区域医疗中心第一批建设试点输出医院，与贵州省政府签订合作共建北京积水潭医院贵州医院协议，采取地方政府主建、输出医院主营、依托医院配合的模式，建设北京积水潭医院贵州医院项目。10月18日，国家发改委、国家卫生健康委、国家中医药管理局联合印发《第四批国家区域医疗中心建设方案要点》，北京积水潭医院贵州医院正式获批国家区域医疗中心建设项目。年内，累计派出21名专家到贵州开展工作，项目医院运行平稳，成绩显著。

【国家紧急医学救援基地】"十四五"期间，国家发改委、国家卫生健康委将在全国建设32个国家紧急医学救援基地。5月，经过多次选拔和最终评审，北京积水潭医院成为首批国家紧急医学救援基地，并纳入储备库，筹备各项建设工作。

【高层次人才队伍建设】院长蒋协远入选北京市有突出贡献人才；副院长刘亚军入选"万人计划"；运动医学科李岳，血液内科王宇彤，创伤骨科陈辰，脊柱外科赵经纬、吴文凯入选北京市科协2023—2025年度青年人才托举工程；学科带头人院感处陈辉、医学检验中心吴俊，学科骨干院感处任燕入选高层次公共卫生技术人才培养对象；副院长刘亚军、创伤骨科王军强入选第四批"登峰"人才培养；创伤骨科李波、运动医学科宋关阳、小儿骨科杨豪、矫形骨科陈明学、医学检验中心李春艳、护理部赵丹、中药房张蕊入选第八批"青苗"计划；财务处陈越、段丽丽、尹晓绚、刘靖宇入选第二批北京市卫生健康行业经济管理领军人才培养对象；中药房王培、王裴芳入选北京市第三批中药骨干人才培养项目培养对象。11月22日，手外科医生刘畅通过英国皇家外科学院院士（FRCS）考试。

【国家骨科医学中心建设】自2020年受国家卫生健康委委托起草国家骨科医学中心和国家骨科区域医疗中心标准，积水潭医院历经标准定稿、制订建设方案、评估审核、递交申请、接受调研等，于12月28日正式获批国家骨科医学中心。

设置国家骨科医学中心是为进一步完善医疗卫生服务体系，推动优质医疗资源扩容和区域均衡布局，有效提高我国骨科领域医疗卫生服务能力的重要举措。国家卫生健康委决定在北京市以北京积水潭医院为主体、在上海市以上海市第六人民医院为主体，设置国家骨科医学中心，落实相应职责任务，带动全国骨科领域的建设与高质量发展。北京积水潭医院作为国家骨科医学中心主体医院，负责医学中心日常运行和管理，确保医学中心按职责任务开展相关工作。

【学科建设】年内，成立骨内科、医疗美容科、心理行为医学科；新街口院区特需/国际医疗二部正式开诊。为加强学科建设，提升临床诊疗研究的综合实力，满足患者的诊治需求，医院成立瘢痕治疗中心、毛发医学研究中心、保膝治疗与研究中心和肌少症研究中心。医院各科室先后累计成立诊疗研究中心并挂牌17个。

【教学工作】全科基地通过复评。与中山市骨科医院联合香港骨科医学院、澳门骨科学会、北京积水潭医院贵州医院，共同举办北京积水潭医院—香港骨科医学院—澳门骨科学会联合教育课程暨粤港澳大湾区骨科联合教育课程项目，推动北京积水潭医院的国家级骨科医疗资源扩容下沉，培养骨科医疗人才。

【医疗质量管理】建立精细化医疗质控管理体系，构建由多个模块组成的全流程医疗质量监管系统。包括：建立健全以院、科室、质控小组三级网络体系为主体的全面质量管理体系；基于《北京积水潭医院医疗月报》实施医疗质量评价，持续性开展医疗质量管理和医疗质量改进；通过医疗质量"面对面"座谈制度实施医疗质量全面改进，并在改进过程中监测改进效能。基于医院出现的纠纷病例、赔偿病例和死亡病例，召集医院医疗质量与安全委员会的专家委员进行研讨，查找原因，梳理流程，持续改进。

【疾病诊断相关分组（DRG）付费管理】医院成立医疗质量费用控制小组，审核每日出院患者DRG费用明细，追踪费用路径，整体评估病种分组盈亏，有效比对历史数据；开展"院内小集采""人工关节集采"和"DRG付费联动耗材带量采购"，大幅度降低耗材费用，逐步改善盈亏情况；建立科室申诉反馈评判机制，设置极值病例，每月审核科室申诉的DRG亏损患者费用，保障重症患者救治；积极申报DRG除外项目，鼓励医院医学创新。通过行之有效的管理措施，DRG支付方式改革在医院顺利落地并带来结余。

【回龙观院区二期扩建工程】回龙观院区二期扩建工程取得市发展改革委初步设计概算批复、昌平区政府国有建设用地批复、市规划自然委昌平分局国有建设用地划拨决定书等文件。提前完成钢结构工封顶，完成二次结构及屋面施工和污水处理站"土护降"施工。全年完成投资31816万元。被评为北京市绿色安全样板工地和北京市扬尘治理"绿牌"工地，获得北京结构长城杯金奖。

首都儿科研究所
首都儿科研究所附属儿童医院

【基本情况】职工中编制内人员1191人、派遣人员721人，其中正高级职称97人、副高级职称186人、中级职称644人、初级职称819人。执业医师572人，注册护士691人。护理人员中具有大专学历者占50.9%、本科及以上占47.1%，有专科护士200人。重症医学床位87张。

年底医院固定资产净值32975.18万元，其中医疗设备净值12743.51万元。有乙类医用设备4台。全年医院总收入165780.03万元，其中医疗收入131714.03万元。医院占地面积28769.28平方米、建筑面积102890平方米。

医院牵头朝阳区儿童医联体、首儿所附属儿童医院儿科专科医联体。紧密型儿科医联体有：首儿所垂杨柳诊疗中心、首儿所积水潭诊疗中心、首儿所清华长庚诊疗中心、首儿所附属儿童医院/通州妇幼诊疗中心、首儿所附属儿童医院/密云妇幼诊疗中心、首儿所附属儿童医院/怀柔医院诊疗中心、首儿所附属儿童医院/门头沟医院诊疗中心。为中医儿科医联体、精神心理医疗服务联合体成员单位。

WHO儿童卫生合作中心依托在医院。

8月13日，医院申报的"智慧儿科互联网医院一体化服务管理与实践"项目入选由国家远程医疗与互联网医学中心、国家卫生健康委远程医疗管理培训中心、国家卫生健康委基层远程医疗发展指导中心、中日友好医院、健康界共同发起推动的《2022第一届互联网医院实践优秀案例百强名单》。

8月，研究所获批市人力资源社会保障局"北京市专业技术人员继续教育基地"。

【医疗工作】全年出院29353人次，床位周转51.88次，床位使用率74.89%，平均住院日5.27天。卫技人员与开放床位之比为3.48：1，执业医师与开放床位之比为1.30：1，病房护士与开放床位之比为0.87：1。

住院手术10516例，其中三级手术占27.35%、四级手术占11.15%，日间手术3060例。开展临床路径的科室21个、病种338个，入径率97.3%，完成率100%。北京医保门急诊1246219次、次均费用350.79元，外埠医保门诊2401人次，次均费用323.97元；北京医保出院11873人次、次均费用11098.19元，异地医保出院10096人次、次均费用16312.87元。

医院药占比33.57%。门诊抗菌药物处方比例8.06%，急诊抗菌药物处方比例31.20%，住院患者抗菌药物使用率33.92%，抗菌药物使用强度为20.99DDD。

对口支援西藏拉萨市人民医院、内蒙古卓资县人民医院。

【新冠疫情防治】全年医院派出38名流调队员赴东城、西城、朝阳、海淀、丰台、通州、顺义、昌平、平谷、亦庄开发区等地开展新冠疫情流调，共支援1195天，多次收到支援区县卫生健康委及疾控中心的感谢信。外派医务人员支援朝阳区集中隔离点、大规模核酸采集、市级方舱医院和北京市定点医院医疗保障工作，支援采样任务57次1995人次，完成核酸采集1227935人次。73名护理人员完成职工核酸采样285次299198人次。自12月7日"新十条""京十条"后，开放发热取药门诊，提供"新冠咨询"互联网服务，保证正常医疗救治。12月15日，国务院新冠疫情联防联控医疗救治组印发《关于转发首都儿科研究所附属儿童医院贯彻落实防控"新十条"主要做法的函》，发到各省（自治区、直辖市）及新疆生产建设兵团应对新冠肺炎疫情联防联控机制（领导小组、指挥部），供各地参考。

【科研工作】全年纵向课题获批立项47项，其中国家级11项（重点研发计划项目2项、国家自然科学基金9项）、北京市自然科学基金8项，共获资助经费

【医院领导】党委书记：李玉梅；院长：蒋协远；副书记：吴国安；副院长：赵兴山、吴新宝、刘亚军（3月起）、于洋（3月起）。

（撰稿：高　放　审核：蒋协远）

5116.16万元，医院匹配经费1034.76万元。横向课题立项36项，经费515.71万元。年内结题45项，年底在研课题118项。新增授权专利115项，其中发明专利8项、实用新型专利107项，新增软件著作权7项。

儿科重症专业、儿科呼吸专业为国家临床重点专科建设项目，是国家药物临床试验机构、国家住院医师规范化培训基地、国家专科医师规范化培训制度试点专科培训基地、国家儿童健康与疾病临床医学研究中心协同创新核心单位，有儿童发育营养组学北京市重点实验室、儿童病毒病病原学北京市重点实验室、国家呼吸系统疾病临床医学研究中心分中心，是北京市示范性研究型病房建设单位。

2月21日，普通（新生儿）外科团队打破以往对Rex手术（治疗小儿肝外门静脉梗阻）进行传统和改良的模糊分型，在国际上首次提出Rex手术的4种分型及手术复发的治疗指南性建议的文章在国际儿科领域SCI期刊*Children*上发表。

3月，由普通（新生儿）外科牵头的国际多中心临床试验项目"评估Maralixibat用于胆道闭锁患者肝门肠吻合术后治疗有效性和安全性的随机、双盲、安慰剂对照2期研究"启动会召开。该项目通过收集口服药物"Maralixibat"的临床有效性和安全性数据，为全球多个药品监督管理部门审批该药提供依据，是我国首个胆道闭锁相关疾病的临床试验。

8月，研究所为第一起草单位、生长发育研究室李辉研究员为第一起草人的国家卫生行业标准《不同胎龄新生儿出生时生长评价标准》（WS/T800—2022）发布。

9月1日，首次亮相服贸会，展示近年来首儿所在科技创新、儿童保健、互联网医院、医疗技术、药品制剂、人文关怀等方面的发展成果。参展期间，与中国初级卫生保健基金会签署合作框架协议，在患者援助、学科建设、人才培养、学术交流等方面展开合作。

12月，研究所成为市科委、中关村科技园区管理委员会2022年度技术转移机构建设项目支持单位，获中关村国家自主创新示范区优化创新创业生态环境支持资金支持。

【更新DRG专业划分方案】结合本院科室特点，整理形成《首儿所2022CN-DRG分组器专业划分方案》，儿科医院可以收治其中的642组DRG，占比87.0%。每月分析评价开展情况，并下发科室，引导学科发展。全年共收治539组DRG，同比增加11.0%；CMI值0.97，同比增加5.4%；不断提升诊疗技术水平。费用消耗指数0.80，同比下降7.0%；时间消耗指数0.75，同比下降7.0%；诊疗效率进一步提高。低风险死亡率为0，保证医疗质量与安全。

【120院前急救站建站】与朝阳区急救中心、属地街道等多次就医院院前急救站选址、方案等进行磋商，如期完善急救站建设工作并一次性通过验收，完成120院前急救（朝外站）工作方案的制订、人员储备和培训等前期工作。

【日间医疗质量规范化管理哨点医院】日间手术病种由65种增至122种，全年完成日间手术3060人次，占住院手术29.1%。全年日间手术病历归档率、术前再评估实施率、患者满意度均为100%。按照《日间手术推荐目录（2022年版）》整理适合儿童医院开展的手术572种，形成儿童专科医院日间手术目录。8月，通过了国家卫生健康委医院管理研究所对本院日间手术的考核，成为国家首批日间医疗质量规范化管理哨点医院。

【检查集中预约】持续推进"一站式"检查预约项目，拓宽检查项目范围，为患者新增诊间预约服务、互联网复诊预约、智能预约、改约等服务。"一站式"预约服务2000余人次/月，预约比例为98%，其中线下门诊为96%、互联网复诊为90%。增强CT检查预约等候时长由23小时缩短至10小时，非增强CT等候时长由21小时缩短至1小时，造影检查预约等候时长由11天缩短至5.5天，核磁检查预约等候时长由16天缩短至15天。

【完善诊疗操作分级标准】年内，组织心血管内科、介入血管瘤科、消化内科、呼吸内科等，修订介入治疗、治疗性操作和诊断性操作分级共107条，规范手术操作字典库及评价标准，为学科发展和管理提供参考依据。胃肠镜诊疗占比72.4%，较上年增加26.5%；心血管内科介入诊疗占比4.4%，较上年增加0.9%。

【获批实验室生物安全培训基地】年内，获批北京市首批实验室生物安全培训基地。承担北京地区生物安全二级实验室骨干人员培训（含理论和实践操作）、考核等组织管理工作。完成第一批生物安全骨干人员培训，并上报市卫生健康委备案。

【优培计划】面向"双一流"高校应届毕业生，以及取得世界排名前100名的国（境）外院校学位的留学人员，实施"优培计划"。年内，再次获批在8个专业岗位（儿内科、儿外科、麻醉科、放射科、药理学研究岗、免疫学研究岗、流行病研究岗、儿童保健研究岗）通过"优培计划"招聘优秀毕业生。完成6个岗位17名北京大学、清华大学等高校应届毕业生资格审查、综合能力测试，最终录用2人。

【5G+医疗健康应用试点项目】2021年8月，医院获工信部和国家卫生健康委"5G+医疗健康应用试点项目"（5G+智慧医疗儿童健康管理示范模式及标准建设项目）。2022年，已基本形成"1+3+5"架构。通过中国移动5G网络组网组建智慧儿科远程协同示范网。搭建5G+胎儿发育评估及疾病诊断医疗平台、5G+儿童健康全程化跟踪管理平台和5G+智慧化儿童发育健康管理服务云平台等三大平台，通过平台中的手术示教系统、MDT多学科会诊系统和远程超声诊断系统成功与拉萨市人民医院进行手术示教及远程会诊，与天津妇产医院开展新生儿超声远程诊断，并为本院儿童保健中心开展儿童保健、儿童体检、主动健康管理提供了应用平台。

【"落户通州，健康先行"专项行动】1月13日，首儿所与通州区教委联合举办"落户通州，健康先行"专项行动启动仪式，并签署了合作协议。年内，通过直播科普讲座、体检筛查、专题讲座等多种形式的线上线下活动践行"落户通州，健康先行"专项行动，服务近万人。

【获优秀互联网便民惠民移动应用奖】5月，医院获2021年度北京地区卫生健康系统移动应用考核"优秀互联网便民惠民移动应用奖"，通过互联网技术从诊前、诊中、诊后全流程为患儿及家长提供便民惠民

服务。医院互联网医疗平台自2020年6月上线后，患者在手机上就可以通过图文、视频、语音等形式与医生交流。平台支撑医生在线为患者开具处方、检查检验申请单、住院证、诊断证明和在线预约线下号源等功能。通过上午号、下午号、小夜班号3个班次，医师、护师、药师联合出诊，在此基础上，医院还推出了专家咨询、住院探视、病案邮寄等便民新功能，满足患儿医疗服务需求。

【新生儿重症先天性膈疝诊疗新技术】10月，国家卫生健康委妇幼司印发了关于出生缺陷综合防治典型案例，包括24个制度创新与综合服务类典型案例、21个技术创新与精准医学类典型案例。这些案例体现了各级各类医疗卫生机构落实三级防治策略，整合学科、技术和资源，开展出生缺陷综合防治的探索和实践。在全国各地选送的209个案例中，首儿所附属儿童医院"新生儿重症先天性膈疝诊疗新技术的建立及推广应用"获"制度创新与综合服务类典型案例"第一名，成为向全国推广的可复制、可推广典型。

【所院领导】党委书记：刘中勋；所长：张建（8月起）；党委专职副书记：赵红（7月起）；纪委书记：梁志波；副所长：陈博文（至6月）、谷庆隆、邰隽、袁静（7月起）。

（撰稿：马慧娟　审核：尹德卢）

北京老年医院

【基本情况】职工中编制内人员688人、合同制人员63人、派遣人员481人，其中正高级职称59人、副高级职称127人、中级职称337人、初级职称352人。执业医师286人，注册护士470人。护理人员中具有大专及以上学历者占97.66%、本科及以上占57.23%，有专科护士165人。重症医学床位15张。

年底医院有乙类医用设备5台。全年医院总收入84479.82万元，其中医疗收入61042.92万元。

医院牵头海淀区老年康复专科医联体（有成员单位17家）、市属医院康复专科医联体（有成员单位13家）。医院为北京肿瘤医院牵头的海淀区肿瘤专科、宣武医院牵头的医学影像科专科、北京地坛医院牵头的感染疾病专科医联体的成员单位。

5月31日，医院被正式批准为北京市医保A类定点医疗机构。9月20日，医院通过老年友善医疗机构

复评。10月29日，老年医院急诊急救部与朝阳医院急诊医学中心合作共建的老年急危重症诊疗与研究中心揭牌。

【医疗工作】全年出院9467人次，床位周转13.8次，床位使用率81.80%，平均住院日21.03天。卫技人员与开放床位之比为1.41∶1，执业医师与开放床位之比为0.42∶1，病房护士与开放床位之比为0.41∶1。住院手术2099例，其中三级手术占32.44%、四级手术占19.63%，日间手术331例。全年临床用血1247.5单位，其中自体输血9人次11.8单位。预约挂号占门诊总人次的95.75%。本地医保门诊300608人次、次均费用551.46元，医保出院7223人次、次均费用36990.7元；异地医保出院805人次、次均费用34192.98元。

医院药占比26.42%。门诊抗菌药物处方比例6.83%，急诊抗菌药物处方比例28.35%，住院患

者抗菌药物使用率43.52%，抗菌药物使用强度为38.15DDD。

对口支援内蒙古和林格尔县人民医院，北京市昌平区结核病防治所、延庆区大庄科乡社区卫生服务中心、中关村医院、门头沟雁翅社区卫生服务中心。

年内，老年医院成为全市首家通过老年友善机构复评的医疗机构；安宁疗护中心通过医管中心人文科科室复验；门诊推行预检分诊"五码合一"，并增加智能防控一体机协助无智能手机的老年人完成流调；推进互联网诊疗，开展医师准入资质管理，确保线上诊疗依法依规。8月27日，"北京老年医院服务号"正式上线，提供挂号、取号、门诊缴费、报告查询等线上服务。

【冬奥医疗保障】1月17日至3月22日，派出21名医疗志愿者支援北京冬（残）奥会延庆奥运村医疗保障工作。

【新冠疫情防控】全年医院派出52批2982人次医务人员完成193万人份核酸采集；派出1572人次参加疫苗接种，共保障接种73302人次；派出20批次117人次支援定点医院及隔离点；组织9批次36人次流调队员支援各区疾控中心；支援上级部门各类专班5人次。

【科研工作】全年纵向课题获批立项7项，共获资助经费7万元，医院匹配经费7万元。横向课题立项5项，经费89万元。年内结题5项，年底在研课题69项。获专利11项。

8月2日，医院科技工作者协会获得北京市科协的批复，正式成为北京市科协的基层单位。8月30日，成立首个医企合作平台——医企联建实验室，在医学创新同医药健康产业有效对接方面取得突破性进展，借此平台助力医院认知障碍诊疗中心的建设。完成医疗器械临床试验机构网上备案，推动循证医学研究及学科建设。

【综合绩效改革】2月14日，全面启动医院综合绩效改革。通过科学、合理、有效、准确、及时的绩效激励，充分体现多劳多得、优劳优得，提升员工工作积极性。绩效改革在10个科室先行试点。改革实施后，试点科室平均门诊量增长28%，康复科增长33%，内分泌科增长37%。出院患者数平均增长22.5%，介入手术量同比增幅113.4%。收入结构发生变化，医疗收入（不含药品）增加13.6%，药占比明显下降。泌尿外科耗占比由改革前月均占比52.6%降至41.8%。

【专科学科建设】为推动神经介入、冠脉介入和外周介入专业发展，3月3日，医院综合介入中心正式成立，为"开放式、高效率、整合型"服务性平台科室，为老年患者提供血管内介入诊疗一站式的多学科团队（MDT）服务，全年介入检查和治疗共1341人次。7月30日，获批国家高级认知障碍诊疗中心（建设），发挥认知障碍疾病规范化诊疗体系的中坚作用。年内，与北京朝阳医院合作，推进"北京市医院管理中心重点医学专业发展计划——老年急诊医学"项目，共同创建老年急危重症诊疗与研究中心，举办学术论坛10余场，促进区域老年急诊医学发展；筹备"大中医平台建设"，制订医院"大中医"建设工作方案；利用医院中西医结合康复专业的优势，在全院临床科室开展康复评定和康复治疗、中医中治以及疼痛治疗项目，打造具有老年特色的、多学科协作的中西医结合康复服务体系。

【人才建设】年内，引进高层次人才5人，高级职称晋升4人。精神心理二科李沐医生入选2022首都卫生健康"未来之星"青年培育计划，急诊急救部田卫华获2022年第三季度"感动海淀"文明人物，中医科李方玲主任被评为"为民办实事榜样人物暨首都杏林健康卫士"。

【老年特色优质护理服务】提供老年特色护理门诊，包括老年综合评估门诊、老年慢性伤口门诊、PICC维护门诊、糖尿病健康教育门诊，全年护理门诊1684人次；推进护理科普工作，全年在医院公众号发表原创科普文章61篇，多次被其他媒体平台转载，内容涵盖老年疾病护理、跌倒预防系列、压疮照护知识、糖尿病教育等方面。延伸老年护理服务，对出院患者通过电话随访、护理门诊、健康大讲堂等形式开展延续护理服务。

【老年健康服务体系建设】建立覆盖全市的"1+17+N"的老年健康与医养结合服务指导中心体系，完成和市、区两级老年健康与医养结合服务指导中心及100家医养结合机构的对接；完善北京市医养结合远程协同服务平台，不断提高智能化管理水平，初步具备科普宣传、人员培训、照护指导、远程会诊等基本服务功能；规范老年友善医疗机构评审标准，提升老年友善服务效能，深入推进医疗机构、社区卫生服务中心的老年友善标准化建设。在逐步完善和优化老年友善医疗机构评定技术标准的基础上，完成167家医疗机构的评定验收，其中复评机构69家、初评机构98家。

【医院领导】党委书记：陈兴德；院长：禹震；副书记：张翠香；副院长：刘小鹏、杨爱民、倪如旸（8月起）、李娟（至6月）、郑京晶（友谊医院挂职干部）。

（撰稿：胡学敏　审核：禹　震）

北京回龙观医院
北京心理危机研究与干预中心

【基本情况】医院职工1113人，其中编制内人员1019人、合同制人员94人，正高级职称39人、副高级职称96人、中级职称594人、初级职称279人。执业医师188人，注册护士564人。护理人员中具有大专及以上学历者占96.28%、本科及以上占54.79%，有专科护士49人。

年底，医院有乙类医用设备2台。全年医院总收入111303.67万元，其中医疗收入65653.93万元、财政拨款39668.33万元。

牵头昌平区精神专科医疗联合体（成员单位有昌平区中西医结合医院、北京民康医院、昌平区精神卫生保健院）、京津冀精神康复专科联盟（有成员单位5个）、京津冀心理救援联盟（有成员单位5个），为昌平区南部医联体成员单位。

世界卫生组织自杀预防研究和培训协作中心设在医院。

【医疗工作】全年出院9155人次，床位周转6.69次，床位使用率96.45%，平均住院日54.30天。卫技人员与开放床位之比为0.66∶1，执业医师与开放床位之比为0.14∶1，病房护士与开放床位之比为0.41∶1。11个精神科临床科室均开展临床路径管理，病种8个，入径率96.74%，完成率88.98%。预约挂号占门诊总人次的97.74%。本地医保门急诊132795人次、次均费用599.62元，医保出院7641人次、次均费用64039.33元；异地医保出院595人次、次均费用37412.01元。

医院药占比14.04%。住院患者抗菌药物使用率4.05%，抗菌药物使用强度为1.86DDD。

对口支援密云区精神卫生防治院、延庆区精神病医院、石景山区五里坨医院、东城区精神卫生保健院、通州区精神病医院、昌平精神卫生保健院。

开通北京冬（残）奥会人员医疗保障绿色通道和心理咨询专线，服务人员百余次。

10月25日，在万龙社区建立北京市急救中心回龙观南急救工作站。

【新冠疫情防治】5月，建立"8小时"逢阳处置应急机制，开展经常性检查，年内处置了30余起职工和住院患者涉阳情况。实行"一门一层一区一码"最小网格化管理，疏导候诊人员，控制门急诊公共空间人员密度。组织住院患者开展新冠疫苗接种，其中老年住院患者第一针接种比例为92.74%。"京十条"颁布后，医院成立了优化医疗服务与重症救治工作专班，构建三级救治体系，补充配置抢救设备300余套，远程会诊危重症患者25例。

11月22日，出现第一例院内职工混检阳性；12月6日，出现第一例住院患者混检阳性。医院每条独立传播链均无续发病例且一次性清零。

全年，医院外派93批次3109人次支援市、区两级核酸采样。派出142名医务人员支援拉萨市方舱、地坛医院、小汤山方舱医院、张家口崇礼隔离点。为建设新国展方舱医院精神科提供心理健康知识讲座42场。

【科研工作】全年纵向课题获批立项24项，其中省市级1项，共获资助经费1630万元，医院匹配经费2772.6万元。横向课题立项6项，经费190.43万元。年内结题16项，年底在研课题75项。获奖成果1项。获专利2项。

为市卫生健康委示范性研究型病房建设单位，签订临床试验协议26项，总金额2136万元，建立与北大、清华、医渡云等知名高校和科研院所之间的合作关系。

医院建立了抑郁障碍、双相障碍、精神分裂症疾病队列。启动青少年情绪发展伴随计划，开展抑郁症抚触疏导负性情绪干预，系统总结了干预中心20年的发展成果。举办危机干预能力建设培训暨自杀预防论坛，参与者超过2万余人次。

8月26日，医院举办第一届回龙观医院青年健康科普争霸赛。

【人才建设】医院取消了职称申报需要计算机等级证书和外语考试以及院内推荐名额限制规定，全年晋升高级职称10人、中级职称60人；竞聘选拔病区主任、区域护士长和主管护师15人；获批市卫生健康委高层次公共卫生技术人才5人，增聘北医三院、北京肿瘤医院等首席方法学专家3人。

【医院管理】年内，完成《北京回龙观医院制度汇编》（2022版）；升级医保信息系统，定期抽查在院运行病历，对重点病区、重点患者及重点项目的医疗费用实行个体化审核，降低医保拒付风险；启用零用金远程管理、党费网报系统，发布财务公众号，提高财务报销效率；开展经济合同常规审计和工程结算审计，加强内控监督。

4月29日，住院患者物理检查中心完成改造施工，投入使用；5月24日，住院患者无抽搐电休克治疗中心完成改造施工，投入使用。10月21日，临床二科、临床心理科通过"人文建设示范科室"复检验收。

【安全生产】开展医警联动、医保联动，统筹多部门完善患者安全管理机制；完成系统安全等级保护

测评，提升网络安全能力。新建智慧医院小程序，增加预约挂号等功能。实现HIS系统与医保系统的对接，提高门诊系统风险防范能力。

【公益活动】以世界睡眠日、世界预防自杀日等为契机，在央视新闻、中国新闻网、北京日报等多个媒体平台上开展科普宣传，单条播放量突破百万。为北京市总工会职工培训中心、北京航空航天大学等单位开展健康促进讲座50余场，提供个体心理咨询200人次。

【医院领导】党委书记：杨甫德；院长：田宝朋；副书记：田宝朋、吕少丽；副院长：谭云龙、李晓虹（8月起）、王晓安（4月起）、王绍礼（至8月）。

（撰稿：周 聃 审核：田宝朋）

北京小汤山医院

【基本情况】职工中编制内人员484人、合同制人员246人，其中正高级职称21人、副高级职称55人、中级职称193人、初级职称254人。执业医师135人，注册护士160人。护理人员中具有大专及以上学历者占99%、本科及以上占46%，有专科护士24人。重症医学床位11张。

年底医院固定资产净值40556.39万元，其中医疗设备净值11517.19万元，有乙类医用设备5台。全年医院总收入46122.66万元，其中医疗收入17535.56万元。

医院牵头北京市属医院康复医联体（有成员单位14家）、昌平区康复专科医联体（有成员单位35家）。医院是友谊医院心血管内科医联体，天坛医院神经内科、神经外科、心血管内科、呼吸内科、重症医学科、医学影像科、精神病科等医联体，地坛医院感染性疾病科医联体，北京博爱医院康复专科医联体，昌平区胃肠专科医联体、昌平区北部区域医疗联合体，北京友谊医疗共同体的成员单位。

【医疗工作】全年出院1515人次，床位周转5.76次，床位使用率52.75%，平均住院日32.98天。卫技人员与开放床位之比为1.82∶1，执业医师与开放床位之比为0.51∶1，病房护士与开放床位之比为0.45∶1。住院手术7例。开展临床路径的科室4个、病种11个，入径率97.14%，完成率33.82%。预约挂号占门诊总人次的48.58%。本地医保门诊61169人次、次均费用267.62元，医保出院1417人次、次均费用30779.5元；异地医保出院335人次、次均费用45223.64元。

医院药占比13.22%。门诊抗菌药物处方比例8.77%，急诊抗菌药物处方比例6.92%，住院患者抗菌药物使用率9.61%，抗菌药物使用强度为6.73DDD。

对口支援昌平区南口医院、小汤山社区卫生服务中心、百善社区卫生服务中心。

年内，新增300项新技术，包括口腔类53项、内镜检查治疗54项、检验类5项、皮肤美容类8项、外科手术治疗178项、内科1项（腹腔穿刺置管引流术）以及高原中心1项（低氧预适应）；完成口腔科二级诊疗科目申报评审，新增设儿童口腔专业、口腔颌面外科专业、口腔正畸专业；放射科开展冠状动脉、脑血管CTA及增强检查，8月10日正式运行，开展检查36例。

12月1日，推出互联网智慧系统，上线互联网智慧服务系统微信小程序，全面实现门诊预约挂号，实现诊间缴费，手机查询检验报告、检查报告及体检报告，门诊实现无纸化。

汤山疫线志愿服务项目获得2022年首都志愿服务项目大赛银奖，病房暖心"微"服务项目获得第六届中国青年志愿服务项目大赛金奖。

【新冠疫情防治】6月，市级核酸检测基地实现核酸检测能力3万管/日。全年共完成新冠病毒核酸检测152万管，为761.5万人次提供核酸检测服务。

5月1日至7月9日、11月5日至12月22日，小汤山方舱医院先后两次开舱，共成功救治4336例感染者。医院在方舱医院后勤保障、物资供应、人员支持、酒店管理等方面提供支持，与北京佑安医院和北京建工

集团协作，完成了市委市政府部署给小汤山方舱医院的各项疫情任务。

【科研工作】全年纵向课题获批立项4项，共获资助经费14万元，医院匹配经费22.8万元。横向课题立项5项，经费249万元。年内结题10项，年底在研课题19项。获专利33项。

康复科是北京市中医重点专科，针灸科是北京市"十四五"中医药重点专科。

9月1日，首都医科大学脑重大疾病研究中心与小汤山医院临床与康复紧密结合发展，将小汤山医院纳入首都医科大学同等学力在职研究生招生体系。10月19日，天坛小汤山康复中心建立了人工类脑智能神经调控治疗中心和神经康复步态综合评估及训练中心。

【天坛小汤山康复中心】天坛小汤山康复中心自2021年9月1日正式运行，打造新型康复医疗模式。康复中心床位一期49张、二期106张，治疗室面积1000余平方米，设有PT、OT、ST、理疗、中医、水疗等康复治疗及训练中心。中心团队89人，由双方医院神经、康复及相关学科优秀人才组成。实行两院一科同质化发展和运营。全面推进远程查房、会诊及教学等工作。建立双向转诊绿色通道，全年接收天坛医院转诊患者211人次，占总住院患者的65.9%。

10月19日，康复中心建立了人工类脑智能神经调控治疗中心（国家自然科学基金项目支持）和神经康复步态综合评估及训练中心（天坛医院横向课题支撑）。既引进国际国内最先进神经康复技术，又融合天坛医院自主研发的最新创新技术，均为国内首创，保持国际国内领先的同时，为未来科技创新提供临床实践及推广平台。

【北京儿童医院-小汤山医院诊疗中心】3月，北京小汤山医院与北京儿童医院建立紧密型儿科医联体，合作共建北京儿童医院-小汤山医院诊疗中心，由两家医院专家团队共同出诊。

【内镜中心】8月2日，消化内镜中心正式开诊，开展普通胃/肠镜检查、无痛胃肠镜检查和胶囊内镜检查。内镜中心作为北京友谊医院胃肠镜医联体的成员之一，定期邀请友谊医院、世纪坛医院专家出诊。年内开展胃镜136例、肠镜121例。

【高原特色体检】年内，正式接待市委组织部及中组部高原援派干部体检任务。筛查253人，发现高危人员15人、颅内缺血灶44人。将高原特色体检项目纳入高原援建干部体检套餐，为高原援建干部提供健康服务。参与"高原高寒地区人员远程健康监测及身体功能保障提升军民融合工程"和"急进高原适应性常压低氧、低压低氧"课题试验。

【基本建设】年内，完成天坛小汤山康复中心、内镜中心以及儿科门诊的改造。对C区进行装饰装修，改造面积约1500平方米，满足体检客人住宿使用。

【医院领导】党委书记：张金霞（8月10日起）；党委副书记、院长：穆毅；党委副书记、副院长（主持行政工作）：姜悦（1月25日起）；党委副书记、纪委书记：朱江华；副院长：孙增艳、梁英、胡路。

（撰稿：康晓平 韩文成 审核：姜 悦）

北京清华长庚医院

【基本情况】职工中编制内人员785人、合同制人员1642人、派遣人员18人，其中正高级职称72人、副高级职称125人、中级职称554人、初级职称1546人。执业医师543人，注册护士1084人。护理人员中具有大专及以上学历者占99%、本科及以上占52%，有专科护士266人。重症医学床位61张。

年底医院有乙类医用设备8台。全年医院总收入269453.63万元，其中医疗收入183849.61万元。

医院牵头昌平区东部区域医联体，有成员单位6家。建有首都儿科研究所附属儿童医院-清华长庚医院紧密型儿科医疗联合体，为北京小汤山医院康复医联体、北京老年医院康复医联体的成员单位。

北京市人体器官获取与移植质量控制和改进中心依托在医院。

7月20日，医院通过电子病历六级评审（全国通过六级以上评审的医院共有36家，为北京市的4家医院之一）。9月，获批国家卫生健康委首批外科基础技能提升培训基地，获评首批北京市人体器官移植医师培训基地。12月，医院9名青年教师在清华大学第十届青年教师教学大赛中全部获奖，其中5人获一等奖、2人获二等奖、2人获三等奖。

【医疗工作】全年出院39092人次，床位周转14.02

次，床位使用率78%，平均住院日7天。卫技人员与开放床位之比为2.25：1，执业医师与开放床位之比为0.55：1，病房护士与开放床位之比为0.53：1。住院手术16366例，其中三级手术占42.1%、四级手术占23.7%、日间手术3466例。初产剖宫产率38%，无孕产妇、新生儿死亡，围产儿死亡3人。开展临床路径的科室27个、病种299个，入径率82.6%，完成率99%。全年临床用血25604单位，其中自体输血290人次378.12单位。预约挂号占门诊总人次的91.1%。本地医保门诊866215人次、次均费用769.32元，医保出院21979人次、次均费用21192.67元；异地医保出院11132人次、次均费用31205.25元。

医院药占比28.5%。门诊抗菌药物处方比例4.19%，急诊抗菌药物处方比例35.59%，住院患者抗菌药物使用率32.73%，抗菌药物使用强度为35.93DDD。

4月11日，胃肠外科李元新团队成功实施我国首例、亚太地区第二例改良腹腔器官簇移植手术。7月18日，成立首都儿科研究所-清华长庚医院诊疗中心，首都儿科研究所将选派知名儿外科专家李龙技术团队到清华长庚医院出诊。10月至12月，由院长董家鸿院士领衔，肝胆胰中心、泌尿外科、胃肠外科、妇产科等科室相继开展"达芬奇"机器人手术。11月11日，启用清华长庚医院急救工作站，实现院前院内危重症救治的无缝对接，筑牢10分钟急救圈，为急救转诊提供有效的院前急救保障。

对口支援与扶贫协作的单位有内蒙古乌审旗人民医院、西藏拉萨市人民医院。

【冬奥医疗保障】完成北京2022冬（残）奥会医疗保障任务。本次保障工作设置两地市5站点，60名医、护、技人员分赴北京国家游泳中心冰立方、张家口云顶滑雪公园、北京颁奖广场、120急救中心与防疫联络点，提供百余次医疗保障、医疗英语志愿、兴奋剂检测及急救服务等。

【新冠疫情防治】年内，医院先后派出医、护、技、管2万余人次支援新冠定点救治医院、集中隔离点、方舱医院、核酸采样、流调、疫苗接种等工作。12月，全市疫情进入高位运行态势，医院贯彻全院一盘棋，执行"保健康，防重症"政策，保障重点人群就医的同时，多措并举，保障发热门诊、急诊，调整病房布局，以最大量收治新冠病毒感染重型患者，全力投入疫情救治工作。

【科研工作】全年纵向课题获批立项79项，其中国家级11项（科技部重大研发计划5项、国家自然科学基金6项）、省市级68项，共获资助经费13759万元（其中科技部重大研发计划经费5122万元、国家自然科学基金项目经费246万元）。横向课题立项40项，经费3032.27万元。年内结题50项，年底在研课题808项。获教育部2022年度高等学校科学研究优秀成果奖（科学技术）一等奖2项。获专利51项。

获批建设数智肝胆病学教育部重点实验室，感染性疾病科和呼吸内科获批北京市重点专科建设项目。

10月，医院感染疾病中心、呼吸与危重症医学科获批北京市重大疫情防治重点专科项目建设类项目。11月，获批3项2022年度国家重点研发计划重点专项，总经费9000万元。

【紧密型医联体】6月11日，昌平区卫生健康委与医院合作共建的天通苑北社区卫生服务中心投入运营。医院与中心之间采用管理垂直化、资源共享化、服务同质化、信息一体化模式，探索构建全地域覆盖、全人群服务、全生命周期管理的整合式区域健康医疗联合体。该中心下辖5个社区卫生服务站，服务范围直接辐射天通苑北部3个行政村及9个社区、总面积约4.7平方千米内的14.4万名居民。

【钇[90Y]微球治疗技术】9月，长庚医院获批钇[90Y]微球治疗辐射安全许可和放射诊疗许可资质，成为北京市首家获批资质的单位。28日，肝胆胰中心董家鸿院士团队经微导管向肝脏肿瘤患者的靶血管内精准注入钇[90Y]微球，北京首台钇[90Y]微球临床治疗手术成功实施。11月20日，医院成立钇[90Y]精准肝脏肿瘤介入放疗中心，进入特色专病中心发展阶段。钇90树脂微球介入治疗技术开启了国内肝脏肿瘤治疗的精准介入治疗时代。

【医院二期工程】12月23日，医院二期工程主体结构封顶，项目建设全面转入二次结构、室内外装修等施工阶段，以及二次砌筑和机电安装工作。作为北京市"回天计划"的重点工程项目之一，医院二期工程由市政府出资建设，建筑设计由全球医院设计水平排名第一的美国HDR领衔，建筑施工由中国建筑一局（集团）有限公司总承包，总建筑面积15.6万平方米。建成后将新增床位500张，日均接诊能力可增加6000人次。

【医院领导】党委书记：周月红；院长：董家鸿；副书记：董家鸿、王克霞；纪委书记：王克霞；副院长：陈旭岩、魏来、张萍。

（撰稿：南子钰　审核：王克霞）

北京市隆福医院

【基本情况】职工中编制内人员591人、合同制人员224人、派遣人员19人，其中正高级职称13人、副高级职称56人、中级职称255人、初级职称435人。执业医师274人，注册护士363人。护理人员中具有大专及以上学历者占92.56%、本科及以上占37.47%，有专科护士40人。重症医学床位12张。

年底医院有乙类医用设备2台。全年医院总收入66291.22万元，其中医疗收入57985.40万元。年底医院固定资产净值4965.19万元。医院牵头的医联体及专科联盟有中国糖尿病足联盟，全国有43家成员单位。

【医疗工作】全年出院12131人次，床位周转25.91次，床位使用率82.27%，平均住院日11.55天。卫技人员与开放床位之比为1.58：1，执业医师与开放床位之比为0.61：1，病房护士与开放床位之比为0.4：1。住院手术3071例，其中三级手术占53.08%、四级手术占33.47%，日间手术242例。开展临床路径的科室14个、病种32个，入径率51.41%，完成率71.92%。全年临床用血2413.5单位。预约挂号占门诊总人次的87.54%。本地医保门诊505547人次、次均费用386.24元，医保出院8559人次、次均费用26088.28元；异地医保出院2490人次、次均费用25821.57元。

医院药占比29.98%。门诊抗菌药物处方比例0.29%，急诊抗菌药物处方比例1.42%，住院患者抗菌药物使用率26.55%，抗菌药物使用强度为15.07DDD。

对口支援与扶贫协作的单位有内蒙古呼和浩特市林格尔县蒙医中医医院、西藏拉萨市当雄县医院。

【冬奥医疗保障】成立医院奥运会医疗保障领导小组，下设医疗急救保障组和核酸采集组。成立由12人组成的冬奥保障组，团队每天平均采集检测300~400人。团队被授予"北京市青年突击队"称号。冬奥会期间，医院党团员参加冬奥会城市志愿服务站点工作，完成21班次王府井站点服务。

【科研工作】全年纵向课题获批立项1项，为省市级项目，获资助经费0.5万元，医院匹配经费0.5万元。横向课题立项1项，经费1万元。年内结题2项，年底在研课题20项。获专利1项。

市级重点专科有：心血管内科（2022年申请成功的市中医局"十四五"重点专科赶超类项目）、老年病科、康复医学科。

【北京中西医结合老年医学中心建设】医院首创"1+4+N"模式的中西医结合老年医学中心，以老年综合评估中心作为一条主线，以老年急危重症、慢病诊疗、老年康复、安宁疗护4个中心作为老年连续性医疗的核心，以4种专病中心为特色，探索老年全生命周期连续医疗服务模式，借助中西医结合老年健康研究所平台打造医研融合的老年医学中心。

【北京市老年护理中心建设】护理中心定位为主要面向失能失智老年患者，为其提供日常照护、普通内科诊疗、基础康复、安宁疗护等服务。完成北京市护理中心建设验收工作；由天通苑康复科负责，梳理护理中心制度、流程及特色服务内容，制定护理中心标准，定期总结汇报运营情况和经验心得；根据建设方案落实功能分区、人文服务、运营管理等方面的特色建设；创建老年护理中心市级标杆，完成老年护理员生活护理系列科普培训，提升中医护理康复能力。

"叙事护理在老年护理工作中的临床实践"获评北京市卫生健康委老年护理示范项目。

【医院领导】党委书记：姜国栋；院长：彭堃（1月起）；副书记：杨瑜（10月调离）；纪委书记：李冰冰；副院长：田志军（11月退休）、王元利、冯涛。

（撰稿：刘晨阳 审核：王海文）

北京市和平里医院

【基本情况】职工中编制内人员733人、合同制人员51人、派遣人员72人，其中正高级职称26人、副高级职称70人、中级职称231人、初级职称429人。执业医师276人，注册护士317人。护理人员中具有大专及以上学历者占93%、本科及以上占51%，有专科护士15人。重症医学床位13张。

年底医院固定资产净值7085.78万元，其中医疗设备净值4750.19万元。年底有乙类医用设备2台。全年医院总收入67437.52万元，其中医疗收入56527.8万元。

建有和平里医院与北京中研集团东城中医医院医联体、和平里医院与河北省定兴县医院医疗联合体，并牵头京津冀儿童外治疗法联盟（航空总医院等39家京津冀地区医院为成员单位）。

加入了北京中医药大学东直门医院紧密型医联体、北京协和医院医疗联合体、中日友好医院与和平里医院医疗联合体、北京口腔医院与和平里医院医疗联合体、北京妇产医院与和平里医院医疗联合体、解放军总医院眼科专科医联体、京津冀皮肤科中西医融合发展联盟、中国中医科学院眼科医院京津冀中西眼科医联体、北京航天总医院泌尿外科专科医联体、东城区眼耳鼻喉专科医联体、中日友好医院介入超声专科医联体、中日友好医院肛肠专科医联体。

【医疗工作】全年出院9813人次，床位周转24.11次，床位使用率74.67%，平均住院日10.72天。卫技人员与开放床位之比为0.29∶1，执业医师与开放床位之比为0.69∶1，病房护士与开放床位之比为0.46∶1。住院手术2289例，其中三级手术占39.41%、四级手术占39.41%，日间手术256例。开展临床路径的科室13个、病种58个，入径率96.23%，完成率80.17%。全年临床用血883单位。预约挂号占门诊总人次的88%。本地医保门诊513240人次、次均费用394.76元，医保出院6987人次、次均费用29675.98元；异地医保出院124人次、次均费用28644.09元；公费出院1053人次、次均费用30484.02元。

医院药占比30.36%。门诊抗菌药物处方比例7.4%，急诊抗菌药物处方比例11.75%，住院患者抗菌药物使用率33.05%，抗菌药物使用强度为39.72DDD。

对口支援平谷区黄松峪乡卫生院、平谷区熊儿寨乡卫生院。继续与内蒙古自治区化德县中蒙医院开展对口支援活动，医院先后派出妇科1名副主任医师和神经内科1名主治医师挂职化德县中蒙医院副院长，进行为期1年的医疗援蒙任务。

【科研工作】全年纵向课题获批立项8项，其中国家级2项、省市级3项，共获资助经费453.54万元，医院匹配经费43.40万元。横向课题立项1项，经费6.69万元。年内结题4项、在研课题9项。获专利4项。

拥有北京市中医局"十四五"重点专科赶超类建设科室。

【儿科专科及外治疗法中心中医特色】小儿生长发育门诊结合专科门诊定位及外治治疗特色不断探索创新发展多种口服、外用协定处方，如"调脾益肾生长方""宣肺运脾方"及"八味过敏煎"等，并取得较好疗效。8月，儿科获批市中医局"十四五"重点专科赶超类建设科室，发挥中医药特色优势，在临床中推进中西医结合儿科外治疗法的应用。在原有的基础上增加梅花针疗法及近视膏摩中医外治疗法。中医诊疗项目达到25项。并通过学术会议将儿科外治疗法逐渐向全市及全国推广。

【心房颤动（介入）中心工作】年内，心房颤动（介入）中心完成各种心血管介入手术166例，其中电生理手术26例、胸腹主动脉疾病介入手术14例。12月，被评为国家标准化房颤中心建设单位。

【中西医结合肾绞痛中心工作】年内，中西医结合肾绞痛中心首诊900人，手术近700台次。首次完成2例前列腺增生和前列腺动脉栓塞手术治疗。为患者提供24小时多学科会诊全流程中西医特色综合治疗，快速解除梗阻，缩短患者疼痛时间，降低严重并发症发生率。

【中西医结合康复中心建设】年内，中西医结合康复中心以骨科康复、神经康复及心肺康复为重点，运用中药+针灸+康复特色诊疗模式，开展智能关节康复器、上肢反馈康复训练系统、手眼协调训练系统、平衡训练仪、减重步态康复平台及神经肌肉电刺激等康复训练项目；开展超声波治疗仪、极超短波治疗仪、智能疼痛治疗仪及智能红外光灸疗仪等理疗项目。康复科共计治疗13500人次。

【中医内涵建设】神经内科以头痛病为抓手，开展新技术——神经调控新技术，同时与康复科一起为患者开展神经康复业务。分别与中国科学院自动化研究所脑网络组研究中心及北京大学医学部基础学院自动化研究所开展脑网络组图谱导航的神经调控机器人的临床示范应用研究及长链非编码RNA在糖尿病对急性脑梗死影响中的机制研究。

内分泌科继续开展糖尿病无针注射弥散新技术、经络运行疗法等新技术的应用；在病房建立并完善糖尿病足换药室，与中日友好医院和东直门医院周围血管外科合作，开展糖尿病足的清创换药和手术修复等工作，为打造中西医结合创面修复中心建设奠定基础；开展肥胖和糖尿病足专病门诊，把中医特色技术（如经络运行、埋线、气功等）和中药协定处方相融合，形成以中西医结合为特色的亚专业，其中平腑调代方及经络运行疗法效果显著，已向国家知识产权局申请两项专利；建立血糖监测云平台，通过电脑或手机终端随时关注糖尿病患者的血糖水平，并给予专业指导，提高患者的依从性和疗效性；成立并依托岐黄学者高思华糖尿病传承工作室，使糖尿病中西医结合诊治流程更加完善和标准化，并逐步向基层医院推广。

1月，燕京韦氏眼科学术流派传承工作室-北京市和平里医院工作站正式开诊，依托团队及其核心成员的力量，发挥韦氏眼科在眼表疾病、眼底病、神经眼科疾病的中医特色优势；成为光明中心筹建单位，以此为契机，医院建立了眼底病规范化特色诊疗中心及标准化的眼底病规范诊疗流程，实施更规范的眼底病慢病管理模式；开展课题"黄斑消肿方治疗气滞血瘀型视网膜分支静脉阻塞黄斑水肿患者的临床研究"，应用中药联合雷珠单抗治疗糖尿病黄斑水肿取得较好疗效，并申请专利。

【治未病工作】在原有中医体质辨识，健康指导及针刺、艾灸、膏摩等外治疗法基础上新增了坐灸治疗等项目。全年共完成中医体质辨识2210人次、经络传感检测2210人次、中医健康咨询2215人次。出具健康养生的饮食调理、运动建议、音乐调理、起居建议等健康保健处方，给予偏颇质人群健康干预指导。利用健康教育讲座等活动宣传中医治未病的理念及体质辨识的意义，使辖区居民对中医治未病技术有了更进一步的了解。

【院办院管推进医联体建设】继续探索在"院办院管"模式下稳步推进并落实医院对于和平里社区卫生服务中心的管理一体化及医疗一体化，逐步打通医院与社区卫生服务中心管理方面的壁垒。后勤部门为社区卫生服务中心在化验检查运送、购置设备及财务下社区收款方面提供支持；建立人员交流和双向转诊绿色通道工作机制，方便患者就医，年内转诊400余人；按照"减少环节、实现直通"的原则，建立化验检查、影像检查工作机制。

【智慧医院建设】4月，医院正式对外开放门诊场景信用就医，为患者提供就医便捷服务。5月，输血信息管理系统正式上线运行，实现输血业务全流程闭环管理及过程监控。

【医院领导】党委书记：刘东（11月退休）、杨瑜（10月起）；院长：吴春军；副书记：侯波；纪委书记：肖建军；副院长：姚计文、潘芳。

（撰稿：阚慧娟　审核：鄂立平）

北京市鼓楼中医医院

【基本情况】职工中编制内人员339人、合同制人员12人、派遣人员67人，正高级职称17人、副高级职称45人、中级职称115人、初级职称137人。执业医师186人，注册护士133人。护理人员中具有大专及以上学历者占81.3%、本科及以上占22.2%，有专科护士5人。重症医学床位6张。

年底医院固定资产净值10241.25万元，其中医疗设备净值3012.96万元，有乙类医用设备1台。全年医院总收入45637.73万元，其中医疗收入40206.11万元。

医院占地面积8092.50平方米、建筑面积22108.50平方米，租用面积201平方米。

牵头鼓楼中医医院与东城区社区卫生管理服务中心医联体、鼓楼中医医院与平谷区大华山镇卫生院医联体、鼓楼中医医院与平谷区镇罗营卫生院医联体、鼓楼中医医院与河北省廊坊市安次区医院医联体、鼓楼中医医院与湖北十堰市郧阳区中医院医联体、鼓楼中医医院与康馨园养老院医联体、鼓楼中医医院与芙蓉养老院医联体、鼓楼中医医院医养结合联盟、鼓楼中医院治未病联盟、鼓楼中医院康复联盟。医院加入安宁疗护中心与北京协和医院安宁缓和医疗专科医联体、北京中医医院与鼓楼中医医院医联体、东直门中医院与鼓楼中医医院医联体、北京口腔医院与鼓楼中医医院医联体、北京医院与鼓楼中医院医联体、北京同仁医院耳鼻喉专科医联体。

【**医疗工作**】全年出院4821人次，床位周转18.69次，床位使用率82.48%，平均住院日15.39天。卫技人员与开放床位之比为1.25∶1，执业医师与床位之比为0.65∶1，病房护士与床位之比为0.40∶1。住院手术48例，其中日间手术22例。开展临床路径的科室11个、病种20个，入径率94.14%，完成率87.67%。全年临床用血11单位。预约挂号占门诊总人次的86%。本地医保门诊415641人次、次均费用504.90元，医保出院3202人次、次均费用25055.01元；异地医保出院279人次、次均费用25023.55元。

医院药占比26.27%。门诊抗菌药物处方比例3.03%，急诊抗菌药物处方比例23.00%，住院患者抗菌药物使用率25.29%，抗菌药物使用强度为15.22DDD。

对口支援平谷区大华山镇卫生院、平谷区镇罗营卫生院，河北省廊坊市安次区医院，湖北十堰市郧阳区中医院。

【**新冠疫情防控**】承担大规模核酸检测、封管控区人户核酸检测、隔离点医疗保障、疫苗接种、现场流调、院前急救、方舱医疗等新冠疫情防治工作。全院共出动2.5万余人次，核酸采集717万余人次，接种新冠疫苗近32万剂次，承担21个隔离点医疗保障任务，并为各机关单位支援三花平安茶等中医药特色防疫制剂共26万余副。

【**科研工作**】全年获批立项科研项目18项，其中省市级3项，共获资助经费70.27万元，医院匹配经费33.87万元。年底在研课题25项，年内结题4项。获奖成果2项。获专利1项。

有骨伤科国家级重点专科、妇科北京市中医重点专科、骨伤科北京市中医重点专科、皮肤科北京市中医重点专科、中医针灸特色诊疗中心北京市中医重点专科、男性病科北京市中医重点专科、肿瘤科北京市中医重点专科。

【**专科建设**】医院骨伤科、皮肤科、肿瘤科遴选为北京市"十四五"重点专科，其中骨伤科、皮肤科获评并超类建设项目，肿瘤科获评赶超类建设项目。骨伤科获批国家级重点专科，获北京市中医局"首都中医榜样科室"称号，打造"燕京医学保髋诊疗中心"。康复科被评为东城区康复质量控制和改进中心，并获得北京市中医局授予的"特色科室"称号。

【**安宁疗护专科建设**】年内，医院入选北京市安宁疗护中心建设单位，建设完成，共有床位51张。并与北京协和医院签订安宁缓和医疗专科医联体协议，将中医药传统文化与患者的民俗需求、民族习惯等相融合，结合中医药特色适宜技术疗法及中医药特色心理调适疏导等，为生命终末期患者提供系统、专业、特色鲜明的安宁疗护服务。

【**丹心计划**】北京中医药大学授予医院"丹心计划突出贡献单位"称号，"丹心计划"人才三维考核体系探索项目；获批东城区优秀人才培养资助项目。

【**中医传承工作室**】获批崔述生全国名老中医药专家传承工作室、许润三国医大师传承工作室北京市鼓楼中医医院工作站、北京中医药薪火传承"3+3"工程于福年基层老中医传承工作室、非物质文化遗产代表性项目任加峰壮医经筋疗法传承工作室。

【**医院领导**】党委书记：黄晨；院长：耿嘉玮；副书记：郝芳；副院长：李冬梅、周海报。

（撰稿：李 怀 审核：耿嘉玮）

首都医科大学附属复兴医院

【**基本情况**】职工中编制内人员1336人、派遣人员235人，其中正高级职称59人、副高级职称126人、中级职称499人、初级职称792人。执业医师449人，注册护士709人。护理人员中具有大专及以上学历者占94.23%、本科及以上占52.46%，有专科护士81人。重症医学床位38张。

年底医院有乙类医用设备4台。全年医院总收入92936.28万元，其中医疗收入63557.63万元。医院占地面积21200平方米，建筑面积70327.88平方米，租用面积142.45平方米。

牵头复兴医院综合医联体（有成员单位5个）、复兴医院紧密型医联体（成员为月坛社区卫生服务中心）、北京市西城区区域心血管疾病防治中心（有成员单位18个）、全国宫腔镜专科医联体（联盟成员单位40个）。医院加入有北京安定医院精神心理医疗服务联合体、北京口腔医院西城区口腔专科医联体、北京大学人民医院专科医联体（内分泌科、妇产科、疼痛医学科）、阜外医院心血管病专科医联体、北京同仁医院全国耳鼻喉头颈外科联盟、中国人民解放军总医院眼科专科医联体、中国中医科学院眼科医院专科医联体、中国人民解放军总医院神经内科专科医联体。

【医疗工作】全年出院16747人次，床位周转23.96次，床位使用率64.27%，平均住院日9.56天。卫技人员与开放床位之比为1.66∶1，执业医师与开放床位之比为0.63∶1，病房护士与开放床位之比为1∶1。住院手术7605例，其中三级手术占82.24%、四级手术占3.85%，日间手术571例。初产剖宫产率33%，无孕产妇、新生儿以及围产儿死亡。开展临床路径的科室24个、病种108个，入径率79.35%，完成率96.98%。全年临床用血2025.5单位，其中自体输血36单位。预约挂号占门诊总人次的83.25%。

本地医保门诊327913人次、次均费用492.49元，医保出院10064人次、次均费用14708.35元；异地医保出院3170人次、次均费用18866元。

医院药占比33.33%。门诊抗菌药物处方比例4.81%，急诊抗菌药物处方比例29.40%，住院患者抗菌药物使用率49.56%，抗菌药物使用强度为41.45 DDD。

对口支援与扶贫协作的单位有青海省玉树藏族自治州囊谦县人民医院、内蒙古自治区赤峰市喀喇沁旗医院、北京市门头沟区斋堂医院。

【冬奥医疗保障】承担北京冬奥会、冬残奥会开闭幕式观众远端集结点首都博物馆和运输途中疫情防控和医疗救治工作，先后派出医疗保障组4次，医务人员10人次，司机8人次，管理人员8人次，急救车组7个车次。组建院级医疗保障专家组16人，承担闭环内北京颁奖广场医疗站保障任务，运行26天，接诊36人次，转诊1人次；以及闭环外奥林匹克公园公共区医疗站保障任务，运行52天，接诊29人次，转诊1人次。承担外国领导人代表团保障工作，派出防疫联络员4人，完成核酸常规检测2291人次，快速检测44人次，环境采样756个点位。

【新冠疫情防治】开设24小时核酸检测门诊，完成自助机和微信小程序建卡、挂号、缴费自助服务功能建设，满足"应检尽检、愿检尽检"人员需求，全年累计完成441811人次核酸采样工作。

完成西城区28个隔离点及方舱医院的集中医学观察和医疗救治任务，其中隔离点22个、中转酒店1个、观察酒店1个、休养酒店2个、方舱医院1个、方舱院筹备1个，外派医务人员357人次。11月26至12月7日，开设西城区首个方舱医院——大兴兴航公寓C区方舱，管理房间829间，收治阳性患者1100人，圆满完成区委区政府下达的应急开舱阳性隔离人员收治任务，并实现阳性方舱医务人员"零感染"目标。

承担西城区大规模核酸采样与检测任务，全年累计外派医务人员3.5万余人次，完成725万余人次采样任务，其中月坛街道派出医务人员2.9万余人次，采样545万余人次；支援广外街道医务人员0.35万余人次，采样180万余人次。进驻西城区核酸检测方舱实验室和小汤山方舱实验室，抽调13名检验科骨干力量完成19万余管样本检测工作。

11月28日，确定为北京市"黄码医院"，承担管控区域特殊人群医疗救治工作。12月8日，疫情防控重点调整，贯彻"保健康、防重症"的目标，开辟绿色通道，提升急诊、发热门诊的接诊能力，全院统筹床位资源，打破内外科界限，打破医生专业界限，院级专家组24小时在线会诊，确保新冠患者分层分类科学救治，全年累计接诊新冠患者2833人。组建多专业组团队，成立呼吸二病区（亚ICU），床位使用率120%，危重患者达70%以上，累计工作43天，收治82名患者。

【科研工作】全年纵向课题获批立项8项，其中国家级1项，共获资助经费111.49万元。年内结题4项，年底在研课题35项。获奖成果1项。获专利1项。神经外科石祥恩团队的"手术切除下丘脑颅咽管瘤关键技术体系的建立与推广应用"获北京医学会2021年度北京医学科技奖二等奖。获批发明专利2项、实用新型专利2项，完成专利成果转让7项。

完成新增首都医科大学附属医院6名硕士导师的资格认定。获得2022年全国首届全科住院医师规范化培训指导医师教学查房和教学门诊技能竞赛一等奖。

【医院领导】党委书记：刘云军（5月起）、李东霞（至5月）；院长：刘云军；副书记：王大军；纪委书记：王恺；副院长：张进生、周庚堂、张键。

（撰稿：崔　颖　审核：刘云军）

北京中医药大学附属护国寺中医医院

【基本情况】职工中编制内人员463人、派遣人员69人，正高级职称34人、副高级职称64人、中级职称184人、初级职称216人。执业医师218人，注册护士189人。护理人员中具有大专及以上学历者占97.4%、本科以上占73%，有专科护士27人。

年底医院有乙类医用设备1台。全年医院总收入49426.92万元，其中医疗收入36032.20万元。医院占地面积4671.7平方米、建筑面积22644平方米，租用面积1084平方米。

医院牵头针灸专科医联体（成员单位为西城区15个社区卫生服务中心），与什刹海社区卫生服务中心建立紧密型医联体。医院为北京大学第一医院医联体、北京大学人民医院医联体、北京口腔医院医联体成员单位。

【医疗工作】全年出院2741人次，床位周转7.51次，床位使用率72.97%，平均住院日34.21天。卫技人员与开放床位之比为1.36∶1，执业医师与开放床位之比为0.6∶1，病房护士与开放床位之比为0.33∶1。住院手术6例。开展临床路径的科室8个、病种36个，入径率47.03%，完成率63.33%。全年临床用血36单位。预约挂号占门诊总人次的66.9%。本地医保门诊300702人次、次均费用699.37元，医保出院2100人次、次均费用35543.41元；异地医保出院136人次、次均费用35554.32元。

医院药占比53.74%。门诊抗菌药物处方比例2.2%，住院患者抗菌药物使用率27.2%，抗菌药物使用强度为28.0DDD。

对口支援与扶贫协作的单位有：新疆和田县人民医院，内蒙古鄂伦春自治旗人民医院、清水河县中蒙医院、莫力达瓦达斡尔族自治旗人民医院，北京市房山区佛子庄乡社区卫生服务中心和霞云岭乡社区卫生服务中心、门头沟区潭柘寺卫生院和雁翅中心卫生院。根据国家2022年乡村振兴和西城区精准帮扶的工作要求，医院先后派出4名医师，持续承担对和田县人民医院、鄂伦春自治旗人民医院、清水河县中蒙医院的医疗健康帮扶工作，并与莫旗中蒙医院继续签署健康帮扶协议。

【新冠疫情防治】组建抗疫医疗队完成辖区各类核酸检测任务，全年共派出核酸采样医务人员10799人次，采集核酸样本386.83万人次；支援外区外街道共派出225人次，采集样本近6万人次。派出医务人员232人次分36批执行医学隔离观察点、方舱、新冠患者转运组、新冠定点医院、支援120急救转运任务以及疫苗接种点医疗保障等工作。年底，北京重症患者激增情况下，共治疗新冠病毒感染患者43例，其中抢救13例；并紧急调剂及时推出了协定处方新冠一号10000剂、新冠二号14000剂，缓解临床用药紧张局面。

【科研工作】全年纵向课题获批立项4项，其中省市级2项，共获资助经费38万元，医院匹配经费5.5万元。年内结题5项，年底在研课题30项。

有国家级重点专科2个（针灸科、骨伤科），北京市级重点专科5个（中医针灸、中医骨伤、中医老年病、中医肿瘤、中风专病）。

【骨科宫廷正骨项目】医院骨科宫廷正骨项目于2020年获批国家非遗保护专项资金重点项目。2020年至2022年，医院完成宫廷正骨传承人260分钟的纪录片拍摄、宫廷正骨传承人带徒授艺200分钟的临床诊疗纪实拍摄，举办宫廷正骨特色疗法研修班2期共16学时，完成经验制剂的制作。2022年11月，医院骨科宫廷正骨项目通过北京市文旅局的现场验收。

【获奖情况】年内，医院有21位老中医获得北京市中医局2022年首都中医药"杏林耕耘50年"荣誉称号（许彭龄、鲁承业、张祥生、张银霞、周玉玫、朱玉忠、苗汾明、金宇安、黄俭、吴眉、张云祥、郭兰、刘钢、佟乐康、车士祥、周俊杰、王丽平、刘世平、于秀琴、董建、崔建生）。医院中医内科在中医药系统中获得北京市中医局2022年首都中医"榜样科室"称号。陈子秋医师获得北京医师协会第八届"北京优秀医师"称号。

【学术交流】依托重点专科、西城区中医攻克疑难杂症研究中心课题项目、医联体、非物质文化遗产项目，医院举办失眠症的针药联合诊疗思路与方法、六经气化理论系列学习——少阳气化理论临床应用、六经气化理论系列学习——气化理论在脑病中的应用学习班暨北京中西医结合学会六经气化专业委员会学术年会、不同针法治疗头痛的思路与方法等国家级、市级继续教育学习班4次。

中医内科开展名老中医漫谈老年病诊治研修班。宫廷正骨术代表性传承人、骨伤科学术带头人刘钢主任带领骨伤科宫廷正骨团队推广和传播国家非物质文化遗产宫廷正骨的学术思想及手法技术。

1月7日，西城区卫生健康委牵头，医院组织召开针灸医联体线上研讨会，并开展"套针的临床应用"适宜技术培训。年底，医院参与东北片区医联体分级诊疗工作，北大一院为核心医院，护国寺中医医院为协调医院，什刹海、德胜、西长安街社区卫生服务中心为成员，开展新冠病毒感染重症患者的医联体内会诊、转诊、协调、救治等工作。

【人才培养】王劲松、乔溪莹作为北京市第二批中药骨干人才培养项目培养对象，通过北京市中医局考核，顺利结业。潘凉、吴晨成为北京市第三批中药骨干人才培养对象，培养周期2年。

【通过市级老年友善医院复评】医院根据北京市卫生健康委《开展2022年老年友善医疗机构建设和复评工作》的相关要求筹备并通过西城区线上评审。9月21日，北京市老年健康和医养结合服务指导中心组织专家对复评工作进行现场验收，医院从基本情况介绍、老年友善文化和管理、老年友善环境、老年友善服务和持续改进与创新点、特色优势等方面进行展示。医院"老年友善"工作得到专家组认可并通过了市级复评。

【新门诊院区开诊】2019年10月24日，医院航空胡同42号新门诊楼开始全面施工改造。2022年4月2日，医院向西城区卫生健康委提交《护国寺中医医院关于增设医疗机构地址的请示》，并通过北京市医疗机构电子化注册管理系统（医疗机构版）上传所有增址审批材料电子版。4月25日，医院新门诊部开始试运行，中医内科、西医内科、骨科和针灸科开诊。4月29日，航空胡同新门诊楼增址审批通过。10月31日起，医院航空胡同42号新门诊院区全面启动，各科室整体搬迁完毕。棉花胡同83号本部门诊暂保留中医内科、西医内科及治未病科门诊。

【医院领导】党委书记：王建华；院长：王慧英；副书记：周京武；副院长：么丽春、刘美华、焦建平。

（撰稿：杨玉昕　审核：王慧英）

北京市宣武中医医院

【基本情况】职工中编制内人员373人、派遣人员49人，其中正高级职称17人、副高级职称39人、中级职称108人、初级职称234人。执业医师143人，注册护士156人。护理人员中具有大专及以上学历者占97.44%，本科及以上占53.85%，有专科护士4人。

年底医院固定资产净值2829.55万元，其中医疗设备净值1704.43万元，有乙类医用设备1台。全年医院总收入28737.43万元，其中医疗收入21212.26万元。医院占地面积7557.84平方米、建筑面积16120平方米。

医院牵头西城区脾胃病专科医疗联合体（成员单位7家），宣武中医医院紧密型医联体（成员单位3家），京衡中医药协同发展"名片"工程北京市宣武中医医院、衡水市枣强县中医医院中医综合医联体（成员单位1家）。医院为北京口腔医院专科医联体、北京友谊医院呼吸科内科医联体成员单位。

【医疗工作】全年出院2111人次，床位周转10.99次，床位使用率65.73%，平均住院日21.5天。卫技人员与开放床位之比为1.71∶1，执业医师与床位之比为0.74∶1，病房护士与床位之比为0.46∶1。住院手术177例，其中三级手术占33.3%；日间手术58例。开展临床路径的科室8个、病种27个，入径率25.6%，完成率83.4%。全年临床用血96单位。预约挂号占门诊总人次的96.9%。本地医保出院2061人次，次均费用29925.7元；异地医保出院15人次，次均费用20299.5元；公费医疗出院25人次，次均费用47052.9元。

医院药占比54.4%。门诊抗菌药物处方比例5.77%，急诊抗菌药物处方比例26.78%，住院患者抗菌药物使用率40.71%，抗菌药物使用强度为45.00 DDD。

对口支援北京市昌平区南口社区卫生服务中心、昌平区南邵社区卫生服务中心，内蒙古呼伦贝尔市鄂伦春自治旗中蒙医院，新疆和田地区传染病专科医院。3月31日，心血管科副主任医师谭倩作为第十批第三期援派干部赴和田地区传染病专科医院挂职中医科主任，开展为期1年的对口支援工作。9月26日，儿科主治医师田莉被派往鄂伦春地区，开展为期7个月的临床医疗帮扶工作。7月30日，北京市宣武中医医院、河北省衡水市枣强县中医医院肺病专科共建屈毓敏传承工作室枣强分站正式启动。

【**新冠疫情防治**】全年共计外派2795人次参与市、区各级疫情防控、新冠病毒感染集中观察点、疫苗接种、大规模核酸采样、隔离点值守等工作。11月27日，启动新冠病毒感染集中观察点（大兴区兴航方舱A区）专项工作，医护人员17人入驻该方舱开展医疗救治工作。

【**科研工作**】全年获批立项科研项目3项，其中省市级2项，获资助经费65万元，医院匹配经费4.5万元。

年底在研课题6项，年内结题2项。获专利1项。

有北京市薪火"3+3"名老中医工作室1个（魏执真名老中医工作室），北京市薪火"3+3"基层老中医传承工作室4个（秦学贤、刘冬立、邓贵成、戚海龙基层老中医传承工作室），北京市薪火"3+3"名家研究室1个（孔伯华名家研究室），北京市薪火"3+3"名老中医工作室分站2个（晁恩祥、魏执真名老中医工作站分站），西城区名老中医传承工作室3个（杨光、屈毓敏、侯雁名老中医传承工作室）。

【**医院领导**】党委书记：李晓晖；党委副书记、院长：郑义；党委副书记、纪委书记：赵钦（11月起）；副院长：李淑兰、沈文、李宏燕（11月起）。

（撰稿：刘元媛　审核：赵　钦）

北京市回民医院

【**基本情况**】职工中编制内人员391人、合同制人员18人、派遣人员46人，其中正高级职称13人、副高级职称37人、中级职称144人、初级职称195人。执业医师149人，注册护士171人。护理人员中具有大专及以上学历者占95.9%、本科及以上占43.9%，有专科护士23人。

年底医院固定资产净值9732.77万元，其中医疗设备净值7952.11万元，有乙类医用设备3台。全年医院总收入46172.33万元，其中医疗收入17015.16万元。医院占地面积10959.49平方米、建筑面积26367.23平方米，租用面积122.40平方米。

建有北京市回民医院-西城区牛街社区卫生服务中心医联体、北京市回民医院-西城区广内社区卫生服务中心医联体。医院为宣武医院医联体、人民医院医联体成员单位。

【**医疗工作**】全年出院2631人次，床位周转12.76次，床位使用率59.47%，平均住院日17.33天。卫技人员与开放床位之比为1.57∶1，执业医师与开放床位之比为0.59∶1，病房护士与开放床位之比为0.31∶1。住院手术420例，其中三级手术占70.95%，日间手术268例。开展临床路径的科室7个、病种31个，入径率99.63%，完成率87.7%。全年临床用血276单位。预约挂号占门诊总人次的90.64%。本地医保门诊141306人次、次均费用463.83元，医保出院2663人次、次均费用30879.04元；异地医保出院179人次、次均费用

24643.05元。

医院药占比41.87%。门诊抗菌药物处方比例18.08%，急诊抗菌药物处方比例15.11%，住院患者抗菌药物使用率46%，抗菌药物使用强度为77.08DDD。

对口支援北京市延庆区千家店镇社区卫生服务中心、延庆区康庄镇社区卫生服务中心，内蒙古喀喇沁旗医院，新疆和田县人民医院。

【**新冠疫情防治**】完成西城区广内街道、牛街街道全员核酸检测采样工作，派出医务人员77856人次。核酸门诊完成检测424793人次。PCR实验室承接87583人次核酸检测任务。做好新冠疫苗接种医疗保障工作，派出1145人次，共计273天，救治294人次。承担西城区8个医学观察隔离点工作，并派出98名医务人员，工作7672天。

11月24日，正式启动为西城区新冠病毒感染医疗救治定点医院。医院连夜将A1负压病房楼准备到位，院区严格分区管理，收治首批26名新冠确诊患者。同时，医院对主楼门急诊、住院113名患者及血透62名患者在一周内，分批进行疏解。12月1日，启动主楼，开放260张床位，收治西城区有基础疾病的新冠病毒感染确诊病例。截至12月25日，共收治确诊患者185人，参与闭环医务人员及第三方工作人员228人。

【**科研工作**】全年获批立项科研项目5项，其中省市级2项，共获资助经费20.15万元。年底在研课题7项，年内结题1项。建有北京市回医药研究所。

【分级诊疗】通过宣-回国家级紧密型医联体，助推分级诊疗，打造专科共建，促进能力提升。通过社区出诊、巡回义诊、健康宣教、家庭护理等工作，拓宽医联体合作机制，畅通双向转诊路径，带动基层人员技术提升。年内，通过宣武医院-回民医院，以及牛街、白纸坊、广内社区卫生服务中心，转诊2473人。

发挥信息化建设对基层医疗机构的疾病诊治和技术提升作用，通过检验检查结果互认、远程会诊、定期下社区对辅助检查诊断质控等方式，推动诊疗技术同质化，实现健康信息无缝衔接。

自8月开始，下社区出诊26.5人次；开展义诊宣传13次，受益人群730人次。开展基层医疗机构培训20次，受益医务人员500余人次，同时为社区医生提供跟师学习机会。眼科医联体出诊156人次，转诊433人次，较上年提高273.28%；手术95例，较上年提高41.79%；青少年近视诊治2180人次。

【改革与管理】制订《北京市回民医院关于推动医院高质量发展的实施方案》，以核心制度落实为基础，抓医疗质量及运营管理，重点加强病区床位使用率及医疗安全管理，提升医疗质量；通过成本、运营、人员、绩效精细化管理，提升医院竞争力；信息系统升级项目投入使用，医院网络安全等级测评达到三级水平。通过PDCA循环管理、业务院长查房、每月质控分析等措施，严格抓好各项制度的执行，达到质量管理的持续改进。

针对护理质量，医院注重质量和品质双提升。年内，开展中医护理技术23项，共治疗患者53018人次。中西医专业能力分层培训29次，新增带教老师35人，培养中医健康养老护理员师资36人，首发科研立项1项。通过互联网+护理服务不断探索"智慧居家康养"新模式，将健康管理延伸至家庭，以辖区5所养老院为基准开展长期服务，服务400余名老年人，全年共开展103次服务和5次义诊。对常见心、脑血管和肿瘤等疾病开展长期健康管理。

【发展学科特色】鼓励科室不断创新诊疗模式，突出民族医学特色。年内，通过安迪光手稿整理和回医特色方药挖掘工作，研制治疗皮肤疾病的洗面药方、白癜风酊剂，诊治50余人次，制作回医药药枕、热敷包700个。小儿推拿诊治53人次。完成三伏贴569人份。创新开展针刺治疗失眠及富贵包、四季膏方、膏摩、耳疗等特色服务。

眼科着力保护青少年视力，通过与西城区教委保健所建立合作项目，开拓就诊人群，发展前沿技术。

完成北京市安宁疗护中心建设，配置精神心理、临床营养、中医、麻醉、康复治疗、临床用药指导等全方位服务，提供全人、全家、全程、全队、全社区照顾服务。

【医院领导】党委书记：朱刚；院长：王雪松；副书记：赵岳；副院长：张娜。

（撰稿：李　玥　审核：王雪松）

北京市肛肠医院
北京市二龙路医院

【基本情况】职工中编制内人员332人、合同制人员4人、派遣人员84人，其中正高级职称12人、副高级职称30人、中级职称119人、初级职称173人。执业医师134人，注册护士173人。护理人员中具有大专及以上学历者占96%、本科及以上占53.7%，有专科护士36人。重症医学床位8张。

医院全年总收入43404.49万元，其中医疗收入32693.44万元。有乙类医用设备2台。

牵头北京市肛肠医院跨域肛肠专科医联体，有协作单位15家。

【医疗工作】全年出院12773人次，床位周转37.46次，床位使用率77.27%，平均住院日7.55天。卫技人员与开放床位之比为1.17：1，执业医师与开放床位之比为0.46：1，病房护士与开放床位之比为0.3：1。住院手术10657例，其中三级手术占31.59%、四级手术占2.06%，日间手术375例。开展临床路径的科室6个、病种4个，入径率53.64%，完成率75.22%。全年临床用血146单位，预约挂号占门诊总人次的98%。本地医保门诊249762人次、次均费用350元，医保出院10410人次、次均费用15964元；异地医保出院1454人次、次均费用17566元；公费医疗出院1454人次、次均费用17566元。

医院药占比40.40%。门诊抗菌药物处方比例3.00%，急诊抗菌药物处方比例11.36%，住院患者抗菌药物使用率83.73%，抗菌药物使用强度为28.44DDD。

对口支援与扶贫协作的单位有：内蒙古自治区鄂伦春自治旗中蒙医院，江西省赣州市于都县中医医院，河北省衡水市武邑县中医医院，北京市延庆区八达岭社区卫生服务中心、延庆区大庄科社区卫生服务中心。

4月19日，北京冬奥会和冬残奥会北京市·北京冬奥组委总结表彰大会召开，肛肠医院医政科被评为北京市先进集体。

【科研工作】全年纵向课题获批立项4项，共获资助经费30.97万元，医院匹配经费21万元。横向课题立项3项，经费182.36万元。年内结题1项，年底在研课题6项。获专利2项。

【肛肠医院医联体业务平台】6月17日，北京市肛肠医院医联体远程业务平台上线。平台为北京市肛肠医院跨域肛肠专科医联体协作单位开放绿色通道，通过平台可直接预约医联体专家号源，安排医联体内"优先接诊、优先检查、优先入院"。实现远程会诊、双向转诊、科研教学、专家指导、病例讨论等业务。截至12月31日，通过平台开展远程疑难病会诊8例次，其中双向转诊22例次、专家指导2例次、远程病例讨论3例次，医联体远程业务讲课累积辐射300余人次。

【业财融合一体化平台项目】11月3日，肛肠医院启动业财融合一体化平台建设项目。按照市中医局《北京市公立中医医院经济管理能力提升3年行动方案（2022—2024）》的要求，医院以3年为周期，努力实现管理质量、能力、水平和效益综合提升，促进向以业财融合为重点的提质增效运营管理模式转变。

【互联网诊疗服务】12月22日，获批互联网医院，成为西城区首家通过互联网医院评审的医院。通过了医院智慧服务二级评审、全国互联互通四级甲等评审。扩展互联网诊疗服务范围，实现线上咨询、线上复诊、处方流转、药品快递到家、开具检验/检查申请单和线上缴费功能，开展肛肠科、便秘、麻醉评估、内科评估、发热门诊、眼科、骨科、皮肤科、中医科等科室的诊疗服务。全年互联网诊疗共计服务6682人次。

【肠道和呼吸道疾病筛查及基因检测实验室】根据西城区区域卫生规划，建立肠道和呼吸道疾病筛查及基因检测实验室。综合考虑生物安全以及实验业务流程和建筑对周边的影响，建设场地选在医院主楼南侧空地，占地面积236平方米。

【医院领导】党委书记：张秀（11月起）；院长：张秀；副书记：张秀（至11月）；副院长：何金哲、安少雄、安宇。

（撰稿：李　翠　审核：何金哲）

北京市垂杨柳医院
北京微创医院

【基本情况】职工中编制内人员773人、合同制人员603人，有卫生技术人员1162人，其中正高级职称46人、副高级职称103人、中级职称428人、初级职称585人（初级师318人、初级士267人）。执业医师437人，注册护士593人。护理人员中具有大专及以上学历者占96%、本科及以上占49%，专科护士57人。开放床位934张，其中重症医学床位52张。

年底医院有乙类医用设备13台，医疗设备净值45573.03万元。新购置医用设备总金额14444.62万元，其中乙类医用设备5台。全年医院总收入119949.82万元，其中医疗收入99977.37万元。医院占地面积38317.81平方米、建筑面积109371平方米。

医院牵头朝阳区南部医联体，有15家成员单位；北京市垂杨柳医院呼吸专科医联体，共有15家成员单位。医院加入有首都儿科研究所紧密型医联体、北京协和医院眼科专科医联体、宣武医院专科医联体、天坛医院神经疾病联盟、协和医院妇科医联体、协和医院内分泌科医联体、北京医科大学第三医院感染疾病医联体等。

3月9日，血液透析室更名为血液净化中心；8月1日，开设工伤门诊；10月27日，成立静脉用药调配中心；11月14日，成立超声介入中心；11月15日，成立呼吸内镜介入中心。

【医疗工作】全年出院22606人次，床位周转24.2次，床位使用率49.91%，平均住院日7.62天。卫技人员与床位之比1.55：1，执业医师与床位之比0.58：1，病房护士与床位之比0.37：1。住院手术7771例，其中三级手术占43.20%、四级手术占17.99%，日间手术29例。剖宫产率42.1%，无孕产妇死亡及新生儿死亡，围产儿死亡1人。实施临床路径的科室30个、病种244个，入径率50.2%，完成率80.92%。全年临床用血6079.5单位，其中自体输血222人次388单位。预约挂号占门诊总人次的79.14%。医保门诊959630人次、次均费用407.05元，医保出院15119人次、次均费用19881.58元；异地医保出院2774人次、次均费用25655.69元。

医院药占比33.6%。门诊抗菌药物处方比例7.9%，急诊抗菌药物处方比例38.5%，住院患者抗菌药物使用率50.73%，抗菌药物使用强度为39.89DDD。

对口支援新疆墨玉县人民医院，内蒙古赤峰市巴林左旗人民医院、卓资县人民医院、察右后旗蒙医医院、北京市怀柔区怀北镇卫生院、怀柔区龙山街道社区卫生服务中心、怀柔区泉河街道社区卫生服务中心、怀柔区第二医院（10月25日后不再负责）。年内，派出2人支援墨玉县人民医院，2人支援赤峰市巴林左旗人民医院，1人支援卓资县人民医院。

【冬奥医疗保障】年内，完成冬奥会和冬残奥会医疗管理和保障任务，成立40人专班负责隔离酒店管理，陆续派驻医护人员1768人次，完成医疗保障1349人次，救护车保障1533人次，无症状人员转运157人次。

【新冠疫情防治】4月22日，医院组建"黄码医院"，承担朝阳区22个街乡封管控区近30万名居民的医疗救治任务。为统筹做好不同人群的接诊工作，一期扩大发热门诊区域，腾空北八楼设立缓冲病房，连夜启用东院区血透室满足封管控区血液透析患者需求，形成"黄码医院"和新楼常规医疗双线作战格局。二期扩展新楼急诊、门诊一层区域接诊封管控区患者，全院停止接诊社会面患者。统筹全院人力，成立"黄码医院"管理专班，建立门诊调度中心，全面对接协调做好封管控区居民的就诊工作。"黄码医院"期间，共接诊封管控区及隔离人员15207人次，其中接诊重点人群12164人次（孕产妇291人、透析患者1700人次、肿瘤患者119人次），缓冲病房收治患者219人次，开展手术21例次。期间开设的面向封管控区的代开药门诊服务患者3978人次，弹窗患者取药窗口服务患者466人次。

11月，医院派出4批医疗团队，陆续承接了机场丽豪、大郊亭、七彩和景里方舱医院的运行与管理，累计派出医务人员61人，调派院内支援10余人，累计收治患者972人次。12月2日，启用北八楼及老门急诊楼，收治新冠病毒确诊病例，设置床位255张，开设6个病区（含监护室），开辟东院区阳性血透专区，配套组建定点医院管理专班、救治专班、信息专班和转运专班；23日起再启用新楼病房，陆续组建开放8个综合内外科病区，全面接诊救治新冠重症患者。截至年底，累计派驻医务人员295人，共收治新冠相关患者1645人次，其中北八楼收治患者570人次、新楼收治患者487人次、开展血透588人次。

【科研工作】纵向科研课题立项7项，其中省市级2项、区级及其他项目5项，共获资助经费110万元，医院匹配经费12万元。横向课题立项10项，经费149.7万元。年内结题11项，年底在研课题19项。获专利3项。

医院共有北京市重点专科培育项目4项，为普通外科、检验科、呼吸内科、感染科。

【改革发展】年内，34名外院医师在医院多点执业，89名本院医师开展多点执业。引进学科带头人2人（麻醉科、财务科），柔性引进人才2人（骨科、呼吸科）。规范预约挂号管理，向患者提供窗口预约、114预约、出院复诊预约、社区转诊预约、诊后预约、自助机预约、微官网预约和现场预约的预约方式，预约挂号469603人次。全年开展静脉用药集中配置、经皮心内膜心肌活检、乳腔镜下乳房病损切除术等新技术、新疗法47项。落实医保支付方式改革，3月15日起实行CHS-DRG实际付费，9月1日起实现医保个人账户封闭。

【信息化建设】年内，信息化建设投入505.35万元。用于医院基础业务维护，包括基础网络设施、机房及服务器等运维设备及所有在用业务系统的功能保障及需求改造。5月，开始试用互联网诊疗视频咨询功能；11月，启动云诊疗建设，涉及医保、收费、物流等多个环节。HRP二期项目启动，包括三级库房管理、固定资产移动盘点、设备效益分析管理等功能，完成基本建设部分，在部分科室试运行。新增发热诊区4台远程会诊车，配有移动端程序，可以与不同院区进行远程会诊。

【医院领导】书记：张新庆；院长：陈方（至7月23日）、张新庆（8月3日起）；副书记、副院长：赵伟（12月9日起）；常务副院长：王永光（至4月11日）；副院长：夏文斌（至7月19日）、李贵华、宋岩（至7月23日）、张娜（9月26日起）。

（撰稿：高 雪 审核：张新庆）

北京市第一中西医结合医院

【基本情况】职工中编制内人员512人、合同制人员395人，其中正高级职称26人、副高级职称66人、中级职称291人、初级职称425人。执业医师334人，注册护士344人。护理人员中具有大专及以上学历者占96.8%、本科及以上占62.2%，有专科护士20人。重症医学床位8张。

年底医院有乙类医用设备3台。全年医院总收入54496.3万元，其中医疗收入45673.8万元。医院占地面积27415平方米、建筑面积27153平方米，租用面积1400平方米。

牵头北京中西医结合心脏康复医联体，核心医院6家，成员医院36家。医院加入朝阳医院重症医学专科医联体。

【医疗工作】全年出院6292人次，床位周转16.48次，床位使用率43.06%，平均住院日9.55天。卫技人员与开放床位之比为2.17：1，执业医师与开放床位之比为0.88：1，病房护士与开放床位之比为0.33：1。住院手术1484例，其中三级手术占29.35%、四级手术占5.40%，日间手术171例。初产剖宫产率50%，无孕产妇、新生儿以及围产儿死亡。开展临床路径的科室14个、病种31个，入径率28.93%，完成率96.49%。全年临床用血332单位，其中自体输血19人次34单位。预约挂号占门诊总人次的91.98%。本地医保门诊537464人次、次均费用470.43元，医保出院5496人次、次均费用16722.52元；异地医保出院454人次、次均费用15177元。

医院药占比33.74%。门诊抗菌药物处方比例8.73%，急诊抗菌药物处方比例20.53%，住院患者抗菌药物使用率48.12%，抗菌药物使用强度为44.95DDD。

对口支援内蒙古赤峰市巴林左旗人民医院、新疆墨玉县妇幼保健院。年内，医院派出3人至赤峰市巴林左旗人民医院、墨玉县妇幼保健院开展对口支援工作。接收19名内蒙古进修医师来院学习。3月31日，援疆干部刘金虎、乌日勒启程出发，开启为期1年援疆工作。

7月6日，大屯院区正式开诊，设针灸、推拿、理疗、艾灸、拔罐、蜡疗、中医内科、综合内科、小儿推拿等业务，并外请11名中医专家来院出诊。

CBD院区成立老年医学科。开设眼科、耳鼻喉科、消化科病房。暂停CBD院区计划生育服务及东坝院区产科服务，整合CBD院区妇科病房。新增9个特色门诊：可视化针刀门诊、电热针门诊、穴位埋线门诊、慢性咳嗽门诊、中医妇科特色门诊、新冠肺炎康复门诊、头晕门诊、变态反应门诊、PICC专科门诊。

东坝院区和大屯院区开设中医护理特色门诊，在原有中医技术操作基础上，针对小儿厌食、呼吸道感染等症状开展了推拿、耳穴、穴位贴敷特色中医护理适宜技术。

【冬奥医疗保障】派出35名职工进驻冬残奥会保障酒店，其中医护20人、职能管理人员15人，历时69天，顺利完成保障任务。

【新冠疫情防治】派出医护656人参加隔离酒店、封控区、疫苗接种、核酸采集和检测、北京市院前急救等疫情防控与救治工作。11月15日，牵头承担黑庄户朗悦花园类方舱隔离点筹建运行工作，派出111名医护人员、3名院领导驻点保障，设置床位4000张，收治4136人。12月4日，承担规划艺术馆方舱医院医疗保障，设置床位350张，收治317人。11月21日至12月8日，东坝院区被指定为"黄码医院"，负责朝阳区封管控区域居民医疗服务，共服务3654人次。开设第二发热门诊（朝阳体育中心亚定点医院发热门诊），接诊708人次。

通过抽调全院内科骨干医师支援发热门诊和急诊、扩展诊疗空间等措施，保证重症患者及时得到救治。12月，急诊接诊9516人次，日接诊最高峰540人次；发热门诊接诊5878人次，日接诊最高峰400余人次。医院开设内科综合救治床位249张，床位使用率90%，ICU开放床位增至16张并设可转化床位16张，用于缓解阳性患者及重症患者住院需求。

【科研工作】全年纵向课题获批立项3项，省市级1项，共获资助经费15万元。

【改革与管理】年内，医院制订《提升经济管理能力3年行动实施方案（试行）》，持续推进公立医疗机构经济管理年活动工作。制订《医院内控信息化建设实施方案》，成立内控信息化领导小组和工作小组，明确内控信息化模块建设的功能需求，推动内控信息化建设。

北京市朝阳区薪火传承人才培养工程获批4名基层中医传承工作室学员、2名双语中医专家工作站学员、1名中药特色技术传承工作室学员。1名专家获批第六批北京市级中医药专家学术经验继承工作指导老师。

通过了老年友善医疗机构复审市级验收。为签约的2家养老机构开通骨科绿色就诊通道;"2022年失能失智老年人管理项目"本区注册机构53个,完成失能失智评估老年人录入27188人,完成240人次的质控工作;完成推进医养结合远程协同服务的工作方案,遴选32名医养结合远程协同服务平台专家;组建老年人能力评估人员队伍,完成呼家楼和建外街道存量老年人入户评估共68人。

年内,开展8项新技术、2项新中医技术项目。包括耳鼻喉科:鼻咽病损切除术、鼻内窥镜下上颌窦开窗术;口腔科:激光辅助治疗牙周炎、颌位重建技术;骨伤科:低温等离子射频消融术治疗脊柱源性疼痛疾病;脑病一科:眼震视图;精神心理科:经颅磁刺激治疗。

7月15日起,骨科关节置换类手术、眼科晶体类手术开始执行DRG付费。

护理管理实施一院三区三级管理模式,质控落实分层统一管理。开展"一证一品专科护理示范病房",针对患者实施个体化中医特色辨证施护。

【学术交流】9月9日,线上举办北京市中西医结合代谢病学习班;12月28日,线上举办王道坤教授学术经验应用;12月29日,举办慢性心力衰竭中西医结合心脏康复培训班。

【信息化建设】本年度投入信息化建设经费221.19万元。推进朝阳区区域卫生健康互联互通和互联网诊疗建设、电子票据、数据治理等工作,互联网诊疗实现远程咨询服务功能;搭建微官网,实现公众号预约就诊及检查化验报告查询。医院信息系统通过网络安全等级保护三级测评,医院电子病历系统应用水平分级评价达到四级。

【基本建设】年内,医院开展重大安全隐患改造项目1项:CBD院区屋面防水层维修工程项目,财政性投资80万元,竣工投入使用。东坝院区拆迁,部分功能平移,财政性投资680万元,完成配电室、锅炉房、核磁用房、消防水池及泵房的平移工作,医院南侧大门启用。PCR方舱平移及相关配套改造项目,财政性投资59.95万元,完成2.99公顷(29900平方米)配套地块四周围挡铺设草皮及警示带。

【医院领导】党委书记:李瑞杰;院长、副书记:张雪华;纪委书记、副书记:杨瑞平;副院长:孙艳华、张记玲、郭日东、侯小兵。

(撰稿:贺 蕾 审核:张雪华)

北京市朝阳区妇幼保健院

【基本情况】职工中编制内人员184人、合同制人员350人、返聘人员13人。有卫生技术人员450人,其中正高级职称12人、副高级职称41人、中级职称190人、初级职称207人(初级师131人、初级士76人)。执业医师194人,注册护士195人。护理人员中具有本科及以上学历者占45.13%,专科护士13人。开放床位139张,其中新生儿NICU床位3张。

年底有乙类医用设备4台,医疗设备净值9338.95万元。医院固定资产总值36788.36万元。全年医院总收入22659.02万元,其中医疗总收入10705.02万元。医院南北院区总占地面积27557.8平方米、建筑面积49377.7平方米。

医院加入有朝阳区儿童医联体、朝阳区妇科医联体。

【历史沿革】成立于1957年,时称东郊区妇幼保健所,1年后撤销。1961年重建于幸福二村,1968年撤销。1978年,重新成立朝阳区妇幼保健所,位于新源里10号。1988年10月,迁至左家庄前街3号。1991年底,迁往六里屯中街。1992年6月,朝阳区妇幼保健所与朝阳产院合并,成立朝阳区妇幼保健院,编制103人,开设床位50张,占地面积1475平方米,开展儿童健康检查、咨询、锌检查门诊、计划生育门诊手术等业务,并指导全区各基层医疗卫生范围计划生育手术及妇幼保健业务。1992年,获得全国首批"爱婴医院"称号。1998年1月,通过二级甲等妇幼保健院评审。2003年,迁入朝阳区潘家园街道华威里25号,占地9100平方米。2004年12月,医院与北京现代女子医院合作,2007年8月终止。2007年,更名为朝阳区妇儿医院，并成立朝阳区妇幼保健中心，潘家园社区卫生服务中心作为医院下设机构。2015年11月10日，更名为北京市朝阳区妇幼保健院。2016年12月16日，朝阳区妇幼保健院与朝阳区妇幼保健和计划生育服务中心合并，成立北京市朝阳区妇幼保健计划生育服务中心，加挂北京市朝阳区妇幼保健院牌子，承担朝阳区妇女保健、儿童保健、生殖保健、计划生育技术及妇女病防治等业务指导工作。2018年，增加第二执业地址：朝阳区来广营乡清河营村，建筑面积38577平方米，设置床位350张。2021年5月，被北京市卫生健康委核定为三级妇幼保健院。

【医疗工作】全年出院3789人次，床位周转27.26次，床位使用率34.69%，平均住院日4.73天。卫技人员与开放床位之比为3.23∶1，执业医师与开放床位之比为1.40∶1，病房护士与开放床位之比为0.40∶1。住院手术2023例，其中三级手术占18.69%、四级手术占1.98%，日间手术1312例。剖宫产率32.91%，无孕产妇和新生儿死亡，围产儿死亡率0.25‰。开展临床路径的科室4个、病种8个。全年临床用血351单位，其中自体输血5人次20单位。预约挂号占门诊总人次的68.8%。儿科接收救治外院转入患儿130例；儿童早期综合发展中心接收上转患者78例、下转患者920例；妇科接收下转患者258例；乳腺科接收下转患者165例。本地医保出院3296人次、次均费用7514元，本地医保门诊18万人次、次均费用356元；异地医保出院162人次、次均费用9664元，异地医保门诊300人次、次均费用667元；新生儿住院实时结算136人次、次均费用15426元。

医院药占比17%。门诊患者抗菌药物处方比例2.53%，急诊患者抗菌药物处方比例2.2%，住院患者抗菌药物使用率52.22%。

年内，选派2名医师赴新疆维吾尔自治区和田地区墨玉县妇幼保健院支援1年。选派1名医师赴内蒙古自治区乌兰察布市察哈尔右翼后旗妇幼保健计划生育服务中心支援3个月。

【新冠疫情防治】年内，医院承担星地中心方舱筹备及医疗救治任务，联合朝阳区16家医疗机构于12月8日至20日完成277人医疗救治任务。

派出59名医生、79名护士进驻集中医学观察点及方舱负责新冠病毒感染密切接触者及确诊患者的健康监测工作。

管理辖区新冠肺炎密切接触者12681人，次密切接触者1525人，新冠肺炎确诊患者527人，健康监测68883人次，转运密接次密接2060人。完成潘家园地区密接次密接、高风险人员、混管追阳入户核酸采样57436人次。

【科研工作】年内，在研课题2项：子痫前期血液标志物联合检测早期预测和诊断价值、基于床旁无创监测技术早期干预对改善早产儿心理行为发育的应用及推广。

【改革发展】2月26日，朝阳区妇幼保健计划生育服务中心迁至北院区。2月28日，医院北院区试运行；9月8日，正式开诊。7月12日，申报三级甲等妇幼保健院评审。7月18日，母婴保健技术服务助产技术升为三级助产技术。11月4日，被市卫生健康委确定为北京市母婴友好医院。12月5日，儿童早期综合发展中心更名为儿童健康促进中心，下设二级科室为儿童早期综合发展中心，体检科更名为健康管理中心。

【信息化建设】年内，医院信息化建设总投入398.71万元，其中亚定点护理单元专项319.30万元、电子票据专项18万元、PCR专项4.2万元。完成草药处方接口改造、核酸检测一体化改造、自助一体化入园体检系统开发、亚定点专项工作配置部署。2月28日，北院区试运行，完成一院两址软件全方位测试联调和部署、网络修复准入和增加、硬件设备工作站安装和跨平台多系统集成流程优化部署。

【基本建设】年内，完成北院区医疗流程改造项目，其中新建急诊科，建设面积472.68平方米，投资经费192.45万元；改造体检科流程，建设面积336.9平方米，投资经费110.9万元。

【医院领导】党委书记：夏荣明（至9月29日）、杨顺利（9月29日起）；副书记、院长：于亚滨；副院长：尚煜、孙志华、陈小劲。

（撰稿：王 茜 审核：于亚滨）

北京市海淀医院

【基本情况】职工中编制内人员1071人、合同制人员631人、派遣人员45人，其中正高级职称71人、副高级职称154人、中级职称629人、初级职称556人。执业医师526人，注册护士714人。护理人员中具有大专及以上学历者占97%、本科及以上占52%，有专科护士95人。重症医学床位47张。

年底医院固定资产净值62799.47万元，其中医疗设备净值21709.72万元，有乙类医用设备5台。全年医院总收入193277万元，其中医疗收入169334.77万元、财政拨款21841万元。

医院牵头海淀区中西部医联体，成员单位共21家。医院加入北京大学第三医院骨科、妇科、神经内科、心血管科、眼科、呼吸科专科医联体，宣武医院神经内科专科医联体，国家呼吸临床研究中心·中日医院呼吸科专科医联体，中国中医科学院眼科医院京津冀中医眼科专科医联体，海淀区肿瘤专科医联体，海淀区口腔专科医联体，北京大学肿瘤医院心理社会肿瘤学专科联盟（新增），协和医院感染内科专科医联体（新增），宣武医院神经外科专科医联体（新增）。

【医疗工作】全年出院29886人次，床位周转36.35次，床位使用率80.40%，平均住院日7.97天。卫技人员与开放床位之比为1.85：1，执业医师与开放床位之比为0.69：1，病房护士与开放床位之比为0.40：1。住院手术10106例，其中三级手术占42.64%、四级手术占25.98%，日间手术3308例。初产剖宫产率23.70%，无孕产妇、新生儿以及围产儿死亡。开展临床路径的科室23个、病种75个，入径率80.05%，完成率98.72%。全年临床用血6145.5单位，其中自体输血223人次482单位。预约挂号占门诊总人次的79%。本地医保门诊1285848人次、次均费用525.21元，医保出院24786人次、次均费用21770.56元；异地医保出院4376人次、次均费用28200.61元。

医院药占比40.6%。门诊抗菌药物处方比例10.05%，急诊抗菌药物处方比例37.78%，住院患者抗菌药物使用率48.11%，抗菌药物使用强度为39.3DDD。

对口支援内蒙古兴安盟科尔沁右翼前旗人民医院、北京市延庆区八达岭镇社区卫生服务中心、延庆区井庄镇社区卫生服务中心、延庆区张山营镇社区卫生服务中心。医院与科尔沁右翼前旗人民医院确定帮扶关系，派遣5名医师前往支援。截至年底，累计诊疗患者2066人次，开展手术100余例；为当地医务人员举办专项培训、讲座，累计1000余人次参与；接收当地进修人员2名。

【冬奥医疗保障】1月1日，医院组建涉奥新冠无症状核酸检测阳性隔离人员的医疗保障团队，共派出医务人员7人，历时近2个月，圆满完成冬奥保障任务。保障期间多次受到冬奥组委、北京市冬奥转运专班、海淀区卫生健康委等部门的表彰。

【新冠疫情防治】11月10日，海淀区方舱医院（北京市第一家区属方舱医院）正式启用，共设置床位424张。11月10日至12月22日，共派出医务人员48人次，收治患者710人。筹建、运行海淀区新冠核酸检测实验室，日检测量最高达14万管。

医院派出医务人员228人次支援疫情防控工作，承担市、区两级23个集中隔离点医疗保障；外派核酸采样医务人员7640人次，外派新冠疫苗医疗保障医务人员1066人次，支援海淀区转运专班医务人员41人次，支援CDC流调专班医务人员18人次。全年发热门诊共接诊3.6万余人次，疫情高峰期日门诊量450人次，并开设中医发热门诊。12月7日后，急诊每日就诊最高453人次，为保障急危重症患者医疗安全，积极做好医护资源统一调配，支援发热门诊、急诊、危重症病房等，保证重点科室配备充足医护力量。扩大留观区，面积由原500平方米扩大至950平方米，留观床位由32张床扩增至75张床；统筹医疗资源，拓展改造病区。设置12个呼吸亚重症病区383张床位；5个呼吸重症病区74张床位，用于收治新冠病毒感染相关患者，占全院总床位数的60%。保证孕产妇、婴幼儿、血液透析及肿瘤化疗等特殊患者的延续、有效诊疗。

【科研工作】全年纵向课题获批立项33项，其中省市级1项，获资助经费25万元。横向课题立项12项，获资助经费106.90万元。年内结题30项，年底在研课题36项。获专利4项。

【互联网诊疗服务】8月26日，获批互联网医院，成为海淀区首家通过互联网医院评审的区属公立医院。11月22日起，以骨科为试点开展互联网诊疗服务；新冠疫情期间，开展"新冠问诊"及"发热咨询"服务；在智慧医院基础上实现线上建档、线上缴费、报告查询、住院登记、住院清单查询功能；扩展互联网诊疗服务范围，实现线上开具检验、检查申请单功能；抖音APP海淀医院小程序全年新增注册29.43万人，互联网诊疗总订单42单。

【老年友善医院复评】12月，医院通过北京市卫生健康委对老年友善医院建设的复审。医院自2018年获批成为北京市首批"老年友善医院"以来，积极围绕"尊老、爱老、敬老"开展工作，在文化建设、管理模式、环境改善、服务品质等方面不断改进并创新老年友善服务工作。

【CHS-DRG实际付费工作】3月15日起，执行DRG实际付费。成立MDT小组，设立DRG专员管理群，协助科室进行全方位分析管理，确保CHS-DRG实际付费工作顺利进行。

【北京大学教学医院工作】2月21日起，医院承担北京大学医学部2019级预防医学专业临床课程的教学任务。共计15门临床课程，包含理论授课、见习教学、实习教学。结合预防医学专业特点，新增设专业技能课程。课程总计556学时，其中理论课341学时、见习课215学时。临床生产实习14周。本学年参加授课教师共计204人。

【医院感染中心建设】感染中心总面积2949.88平方米，共设有36张住院床位、10张留观床位、4张重症监护床位。主要设置发热诊室、负压留观病房、病房、PCR实验室、CT检查室等，实行挂号、收费、看诊、发药"一站式"医疗服务。提升海淀区公共卫生服务水平，充分发挥医院区域医疗中心作用。

【医院领导】党委书记：刘兰英（6月退休）；院长：张福春；副书记：张福春、徐长甫、刘梦清；副院长：吴庭东、黄慧贤、戴轶、周瑞、马潞林、丁士刚、董建平、许猛子。

（撰稿：孙丹丹　审核：张福春）

北京中西医结合医院

【基本情况】职工中编制内人员461人、合同制人员338人、派遣人员11人，其中正高级职称30人、副高级职称65人、中级职称254人、初级职称373人。执业医师274人，注册护士356人。护理人员中具有大专及以上学历者占97.5%、本科及以上占57.8%，专科护士48人。重症医学床位14张。

年底医院固定资产净值12145.5万元，其中医疗设备净值10272.24万元，有乙类医用设备2台。全年医院总收入45049.1万元，其中医疗收入38476.48万元。

牵头海淀区中西医结合专科医联体（成员单位5家），与衡水市第二中医医院结成中医综合医联体。加入的医联体有：海淀区中医医联体、全国中西医结合肿瘤医联体、中国胆石病防治专科医联体、国家中西医结合医学中心毛发专病医联体。

依托在医院的质控中心有北京市中医美容质控中心。

【医疗工作】全年出院5518人次，床位周转13.7次，床位使用率56.1%，平均住院日14.7天。卫技人员与开放床位之比为1.77：1，执业医师与开放床位之比为0.72：1，病房护士与开放床位之比为0.41：1。

住院手术559例，其中三级手术占30.95%、四级手术占11.1%。初产剖宫产率37.1%，无孕产妇、新生儿以及围产儿死亡。开展临床路径的科室9个、病种61个，入径率95.2%，完成率83.43%。全年临床用血562单位。预约挂号占门诊总人次的93.3%。本地医保门诊368264人次、次均费用487元，医保出院4218人次、次均费用23186元；异地医保出院837人次、次均费用22067元。

医院药占比45.6%，门诊抗菌药物处方比例15.4%，急诊抗菌药物处方比例30.2%，住院患者抗菌药物使用率19.8%。

对口支援与扶贫协作的单位有：内蒙古科右前旗中医蒙医医院、科右中旗中医医院、敖汉旗中医蒙医医院，新疆和田市中医医院，北京市密云区西田各庄社区卫生服务中心、大城子社区卫生服务中心、东邵渠社区卫生服务中心。11月2日，2名医务人员前往内蒙古兴安盟科尔沁右翼中旗中医医院支援。

【科研工作】全年省、市级纵向课题获批立项3项，获资助经费66.08万元，医院匹配经费12万元。年内结题1项，年底在研课题6项。

【冬奥医疗保障】1月4日，派遣4支医护团队入驻冬奥会相关驻点，分别是心内科，呼吸消化内科，外科、体检科，脑病科、急诊科团队。1月20日，基建科副科长进驻冬奥承担翻译任务。

【新技术】4月13日，医院成功开展首例急诊冠状动脉介入治疗。7月，医院首次开展冠状动脉造影血流储备分数（caFFR）检查，精准指导冠心病的介入治疗。9月，医院介入导管室首次开展经桡动脉途径心脑血管联合造影技术。

【医院领导】党委书记：王青松；院长：徐春凤；副书记：胡守舵；副院长：牛光良、吴振安、张宏波。

（撰稿：潘 腾 审核：徐春凤）

北京市海淀区妇幼保健院

【基本情况】职工中编制内人员479人、合同制人员293人、派遣人员105人，其中正高级职称32人、副高级职称73人、中级职称239人、初级职称312人。执业医师320人，注册护士269人。护理人员中具有本科及以上学历者占54%，有专科护士17人。

年底医院固定资产净值10298.97万元，其中医疗设备净值5459.13万元。有乙类医用设备1台。全年医院总收入51770.74万元，其中医疗收入35427.17万元。自有用房老院占地面积4189.9平方米，建筑面积14700.8平方米；租赁用房东南院区占地面积3768.21平方米，建筑面积10747平方米；茶棚路建筑面积15385.27平方米，小南庄810平方米，芙蓉里139.6平方米，31号院2009.75平方米，大钟寺450平方米，婚检中心261平方米。医院加入海淀医院医联体。

【医疗工作】全年出院12789人次，床位周转42.69次，床位使用率50.34%，平均住院日4.34天。卫技人员与开放床位之比为2.2∶1，执业医师与开放床位之比为1.1∶1，病房护士与开放床位之比为0.5∶1。住院手术7912例，其中三级手术占3.0%、四级手术占0.18%。初产剖宫产率25.4%，无孕产妇死亡，新生儿死亡4人、围产儿死亡15人。开展临床路径的科室7个、病种9个，入径率96%、完成率94%。全年临床用血198单位，其中自体输血29人次47单位。预约挂号占门诊总人次的82.9%。本地医保门诊204807人次、次均费用708.14元，医保出院8716人次、次均费用6917.05元；异地医保出院46人次、次均费用5546.92元。

医院药占比19.07%。门诊抗菌药物处方比例2.76%，急诊抗菌药物处方比例0.02%，住院患者抗菌药物使用率33.22%，抗菌药物使用强度为22.3DDD。

对口支援内蒙古敖汉旗妇幼保健计划生育服务中心、科右前旗妇幼保健院、科右中旗妇幼保健院、科右中旗蒙医医院。

12月，医院成功申报国家生殖健康综合服务试点，成为全国6个试点之一。年内，获批北京市唯一一家第一批全国孤独症防治规范化建设示范单位，产房获评北京市青年文明号，获北京市PAC（流产后关爱）示范单位称号。

【新冠疫情防控】配合街道完成下社区新冠疫苗接种50余次，共接种34805剂次，80岁以上老年人疫苗接种30余人。做好辖区居家人员及密接人员健康随访管理及核酸采样，全年累计居家管理人员23000人，中高风险、密接、次密接居家人员入户核酸采样85000余人次。做好全员核酸采样工作，共投入医护人员13390人次，核酸采样30万人次。做好区"8小时专班"和区级流调抽调任务，先后派出327人在海淀精品酒店隔离点、巴比伦隔离点、凤凰岭隔离点管理发热患者、泰山大酒店专班、西北旺永兴酒店"8小时专班"转运排查阳性患者。选派15名检验技术骨干支援区级方舱实验室工作。

【科研工作】全年纵向课题获批立项5项。横向课题立项3项，经费27.50万元。年内结题7项，年底在研课题11项。

【基本建设】茶棚路周转院区装修完工，北部新院区实现结构封顶。

【医院领导】党委书记：李会静；院长：彭振耀；副书记：林京军；副院长：刘晓红、王雷、池里群。

（撰稿：陈元媛 审核：彭振耀）

北京丰台医院

【基本情况】职工中编制内人员896人、合同制人员280人、派遣人员10人，正高级职称56人、副高级职称163人、中级职称478人、初级职称407人。执业医师406人，注册护士513人。护理人员中具有大专以上学历者占89%、本科及以上占40%，有专科护士85人。重症医学床位22张。

年底医院固定资产净值21578.44万元，其中医疗设备净值3383.80万元，有乙类医用设备3台。全年医院总收入108463.56万元，其中医疗收入59275.38万元。医院占地面积22600平方米、建筑面积49000平方米。

医院牵头的医联体成员单位有丰台区花乡社区卫生服务中心、宛平社区卫生服务中心、卢沟桥社区卫生服务中心、丰台社区卫生服务中心、卢沟桥国医社区卫生服务中心、新村社区卫生服务中心、北京市三环英和医院。建有天坛医院-丰台医院紧密型专科医联体。积极推进医联体及智慧家医工作，通过纳里医生APP实现了部分检验检查信息的实时共享，全年共接收社区转诊60余人次、转社区6176人次。

【医疗工作】全年出院12318人次，床位周转20.5次，床位使用率46.76%，平均住院日8.17天。卫技人员与开放床位之比为1.77∶1，执业医师与床位之比为0.67∶1，病房护士与床位之比为0.85∶1。住院手术3335例，其中三级手术占45.64%、四级手术占28.22%，日间手术1327例。剖宫产率53.55%，无孕产妇、新生儿以及围产儿死亡。开展临床路径的科室15个、病种263个，入径率98.2%，完成率93.85%。全年临床用血1437单位，其中自体输血191人次212单位。预约挂号占门诊总人次的94.58%。本地医保门诊644090人次、次均费用394.86元，医保出院11712人次、次均费用18495.36元；异地医保出院1290人次、次均费用31951.24元。

医院药占比24.06%。门诊抗菌药物处方比例6.01%，急诊抗菌药物处方比例36.53%，住院患者抗菌药物使用率54.34%，抗菌药物使用强度为64.67DDD。

对口支援房山区霞云岭乡社区卫生服务中心、佛子庄乡社区卫生服务中心、史家营社区卫生服务中心、十渡社区卫生服务中心，丰台区花乡社区卫生服务中心、宛平社区卫生服务中心，武警北京市总队机动第二支队保障部。选派16人支援内蒙古、青海玉树、河北省等医疗单位，接收对口单位10名医生来院进修学习；在受援医疗机构门急诊诊疗患者7000余人次。

【新冠疫情防治】接诊丰台区227例新冠阳性病例，占全区确诊人数的54%。承担核酸采样任务133天，共派出医务人员9585人次；承担20个隔离观察点驻勤任务，共派出医务人员224人次；冬奥会、冬残奥会保障，派出15名医护人员承担7个酒店417天的驻点医疗保障工作。派出疫苗接种和保障医护人员2625人次。

将有住院指征的发热门诊、急诊患者及时收入病房，就诊留观患者实现24小时清零，保障重症患者救治。截至年底，共接诊急诊患者4964人次、发热门急诊患者3362人次，收治患者入院852人。

【科研工作】不断完善首都医科大学临床医学教学工作，做好院级科研项目过程管理。年内，完成丰台区卫生系统科研项目结题2项、中期自查3项；申报2023年北京市自然科学基金面上项目1项；申报2022年首都临床特色诊疗技术研究及转化应用课题1项；申报2022年院级科研项目24项，立项23项；立项首都医科大学医院管理研究所开放性课题1项；新增对外合作项目3项。完成丰台区科普基地申报工作，"北京丰台医院科普基地"正式挂牌成立。申报丰台区科协主办的丰台区科普益民惠农项目1项，并获得资助经费。年底在研课题26项。

【妇幼楼装修】为保障提质改建项目顺利投入使用，项目建设与配套市政外电源工程、配套市政污水工程、妇幼楼功能提升工程、提质改建项目开办费项目均同步进行。截至年底，完成提质改建项目前期手续，并取得施工许可证。项目内装修工程完成85%，机电工程完成86%，附属建筑完成78%，室外工程完成60%。完成投资74639.53万元。

【落实国家三级公立医院绩效考核】以国家三级公立医院绩效评价指标为主线，注重医疗质量核心控制。制订病历质控工作方案，做好病历的中间质控及终末质控，并进行考核。修订医院的处方点评工作制度，严格处方管理。通过梳理医疗流程，缩短住院时间，提高医疗效率。推进"三合理一规范"工作，降低例均药品耗材费用，缩短住院时间。落实手术分级管理并进行动态管理，全年开展超声引导下介入性超声诊断和治疗人工踝关节置换术等新技术7项。6月2日，获得北京市基本医疗保险A类定点医疗机构资质。

【重点专科建设】加强区级重点专科建设，通过加强与安贞医院、北京医院等三级甲等医院的合作，提高医院心血管内科及妇产科的综合诊治水平。心内科开展多例急诊PCI，加快胸痛中心建设。年初，制订爱婴医院工作计划；11月4日，被评为北京市母婴友好医院。

【医院领导】党委书记：宋雄英；院长：卢守华；副书记：李民；副院长：马延山、韩秀娟、杨秀泉。

（撰稿：杜媛媛　审核：卢守华）

北京市丰台中西医结合医院

【基本情况】职工中编制内人员339人、合同制人员405人、派遣人员46人，正高级职称30人、副高级职称81人、中级职称236人、初级职称351人。执业医师270人，注册护士324人。护理人员中具有本科及以上学历者占69%，有专科护士39人。重症医学床位18张。

年底固定资产净值11756.54万元，其中医疗设备净值5090.43万元，有乙类医用设备2台。全年医院总收入39530.37万元，其中医疗收入32671.58万元。医院占地面积21710.597平方米、建筑面积17640.11平方米，租用面积18200平方米。

牵头丰台中西医结合医院医联体，成员单位有丰台区王佐镇社区卫生服务中心、北宫镇社区卫生服务中心、卢沟桥社区卫生服务中心、宛平社区卫生服务中心；年内，新加入成员有丰台长城医院、丰台区朱家坟社区卫生服务中心。医院加入有北京朝阳医院-丰台区呼吸与危重症医学紧密型专科医联体、北京天坛医院-丰台区神经病学紧密型专科医联体。

【医疗工作】全年出院5956人次，床位周转14.89次，床位使用率48.01%，平均住院日11.93天。卫技人员与开放床位之比为1.70：1，执业医师与床位之比为0.68：1，病房护士与床位之比为0.4：1。住院手术1418例，其中三级手术占42.95%、四级手术占11.35%，日间手术174例。剖宫产率40.60%，无孕产妇、新生儿以及围产儿死亡。开展临床路径的科室12个、病种135个，入径率77.3%，完成率98.5%。全年临床用血934单位，其中自体输血9人次15单位。预约挂号占门诊总人次的96.23%。本地医保门诊315236人次、次均费用502元，医保出院4550人次、次均费用19561.92元；异地医保出院394人次、次均费用18849元。

医院药占比46.73%。门诊抗菌药物处方比例4.17%，急诊抗菌药物处方比例14.14%，住院患者抗菌药物使用率48.85%，抗菌药物使用强度为48.01DDD。

对口支援青海省玉树藏族自治州人民医院，内蒙古扎赉特旗中医院、赤峰市林西县中医蒙医医院、北京市房山区青龙湖镇社区卫生服务中心、南窖乡社区卫生服务中心、窦店镇社区卫生服务中心、长沟镇社区卫生服务中心。

推进MDT诊疗，完成MDT诊疗20余次，并对头晕/眩晕的多学科协作诊疗模式进行深入探索；增加诊疗项目，病理科开展肿瘤基因甲基化等检测项目；放射科开展CT引导下穿刺活检；由院内专家组自制解毒除瘟香囊、制定益气固表预防方等中药方剂，联合针灸、刺血等中医适宜技术应用，为新冠肺炎定点医院患者救治提供特色支撑；继续做好内蒙古、河北等地区的对口支援工作，年度为受援单位开展600余人次的教学培训、1800余人次的中西医结合诊疗及义诊；派出3名医师累计完成614天高原地区医疗保障任务；运用中医中药及中医适宜技术进行认知障碍、记忆障碍、老年痴呆的防治。8月2日，王波、宋大迁等12人入选市中医局第六批北京市级中医药专家学术经验继承工作继承人。9月21日，国家卫生健康委批准的首批记忆障碍防治中心揭牌。

【新冠疫情防治】作为丰台区突发公共卫生事件战备医院，全年完成1.6万余剂次疫苗接种、750余万人次样本采集，中心实验室完成22万余人次核酸检测；作为"黄码医院"启动后，完成对2100余名高风险患者的诊疗；作为新冠肺炎定点救治医院期间，建立中医特色病区，采用以中医为主的"1·3·5"模式，完成700余名住院患者和1.8万余人次门急诊患者的救治。

【科研工作】全年获批立项科研项目3项，其中省市级1项，共获资助经费42.45万元，医院匹配经费12万元。年底在研课题12项，年内结题1项。获专利1项。6月1日，针灸科"民间灸法和灸具的临床应用与推广"项目获批市中医局2022年度北京中医药科技创新转化重点专项立项。8月19日，获批成为北京市自然科学基金依托单位。

市级重点专科有心内科、老年病科、脑病科、骨科、呼吸与危重症医学科、急诊科。

【医院管理】年度SPD耗材管理系统正式上线且运行良好，基本实现耗材管理成本下降和管理效率提升双达标；实施绩效管理目标方案、管理办法，引入运营助理项目作为业财融合试点，实现科室运营薄弱点精准定位，促进医疗质量提升和绩效考核指标提高。

建立由朝阳医院、天坛医院高年资主任医师担任执行主任的新科室管理模式，呼吸与危重症医学科获评2020—2021年度北京市青年文明号。举办第五届慢阻肺中西医结合诊治新进展线上学习班，提高医联体工作联动及协调性；与卢沟桥、朱家坟、长辛店镇、宛平、王佐镇社区卫生服务中心，长城医院签署医联体合作协议，畅通转诊通道，共完成上下转诊557人次。

【医院领导】党委书记：王振涛；院长：麻永怀；副书记：蒋红岩；副院长：吴业清、许鑫、刘秀茹。

（撰稿：吕　琼　审核：麻永怀）

北京市门头沟区妇幼保健计划生育服务中心
北京市门头沟区妇幼保健院

【基本情况】职工中编制内人员70人、合同制人员198人、返聘人员13人，正高级职称10人、副高级职称16人、中级职称60人、初级职称104人。执业医师85人，注册护士80人。护理人员中具有大专及以上学历者占87.2%、本科及以上占39.5%，有专科护士4人。重症医学床位5张。

年底医院固定资产净值2231.37万元。全年医院总收入14354.72万元，其中医疗收入11735.42万元。医院占地面积12332.33平方米、建筑面积28012.6平方米。

医院加入有北京世纪坛医院医联体、首都医科大学宣武医院医联体。

【历史沿革】医院成立于1998年9月，位于门头沟区新桥南大街5号，隶属于门头沟区卫生健康委员会，为二级甲等医院；编制人员50人，编制床位30张，占地面积3600平方米、建筑面积2513平方米。2016年3月，迁址门头沟区石龙北路10号，占地面积12332.33平方米、建筑面积28012.6平方米；12月，经门头沟区机构编制委员会批准，更名为北京市门头沟区妇幼保健计划生育服务中心，保留北京市门头沟区妇幼保健院牌子，为二级甲等医院，编制人员77人，编制床位95张。2022年9月29日，经北京市卫生健康委批复，

同意核定门头沟区妇幼保健院为三级妇幼保健院；10月24日，经门头沟区卫生健康委批复，同意变更为三级妇幼保健院。

【医疗工作】全年出院1712人次，床位周转36.45次，床位使用率47.68%，平均住院日4.8天。卫技人员与开放床位之比为4.7∶1，执业医师与床位之比为1.6∶1，病房护士与床位之比为1.6∶1。住院手术1010例，其中三级手术占29.5%、四级手术占3.1%。剖宫产率45.5%，无孕产妇、新生儿以及围产儿死亡。开展临床路径的科室2个、病种14个，入径率100%，完成率87.76%。全年临床用血44单位。预约挂号占门诊总人次的84.9%。本地医保门诊178758人次、次均费用383.3元，医保出院1370人次、次均费用7182.64元；异地医保出院42人次、次均费用7700.8元。

医院药占比21%。门诊抗菌药物处方比例3.75%，住院患者抗菌药物使用率48.55%，抗菌药物使用强度为40.04DDD。

对口支援内蒙古自治区呼和浩特市武川县妇幼保健计划生育服务中心（武川县妇幼保健院）、西藏拉萨市堆龙德庆区医院。

9月8日，由市卫生健康委和市中医局评审同意的中医妇幼名医传承"柳静中医名医传承工作室"和

"姜敏中医名医传承工作室"正式落户。

11月4日，经机构自评、门头沟区级评估和市级综合评估，被北京市卫生健康委评为北京市母婴友好医院。

11月17日，经门头沟区和北京市卫生健康委评估，被评为北京市第二批人工流产后避孕服务规范化建设单位。

【医院领导】党支部书记：刘晓华；院长：杨鹏；副书记：王世新；副院长：张红梅、赵保云、谢林波（2月起）。

（撰稿：刘云希　审核：杨　鹏）

北京市房山区良乡医院

【基本情况】职工中编制内人员883人、合同制人员1030人、派遣人员6人，其中正高级职称79人、副高级职称148人、中级职称425人、初级职称152人。执业医师617人，注册护士763人。护理人员中具有大专及以上学历者占99.7%、本科及以上占67.7%，有专科护士132人。重症医学床位38张。

年底医院固定资产净值28948.25万元，其中医疗设备净值11796.95万元，有乙类医用设备10台。全年医院总收入140469.23万元，其中医疗收入131293.71万元。医院占地面积33840平方米、建筑面积10万平方米，租用面积9376平方米。

牵头房山区东部医联体，共有16家成员单位。医院加入有北京儿童医院紧密型儿科医联体、北京天坛医院专科医联体、北京安贞医院专科医联体、北京大学人民医院专科医联体、北京博爱医院专科医联体、北京协和医院专科医联体、北京大学肿瘤医院专科医联体、北京友谊医院专科医联体、北京大学第一医院专科医联体、北京大学第三医院专科医联体、北京佑安医院专科医联体、北京安定医院专科医联体。

【医疗工作】全年出院30890人次，床位周转40.7次，床位使用率66.06%，平均住院日6.67天。卫技人员与开放床位之比为1.85：1，执业医师与床位之比为0.85：1。住院手术10810例，其中三级手术占42.04%、四级手术占24.04%，日间手术2322例。剖宫产率44.08%，无孕产妇和新生儿死亡，围产儿死亡4人。开展临床路径的科室22个、病种116个，入径率84.9%、完成率97.8%。全年临床用血4599.5单位，其中自体输血198人次305单位。预约挂号占门诊总人次的93.2%。本地职工医保门诊765892人次、次均费用429元，职工医保出院12118人次、次均费用14234元。

医院药占比32.97%。门诊抗菌药物处方比例8.55%，急诊抗菌药物处方比例16.3%，住院患者抗菌药物使用率44.5%，抗菌药物使用强度为39.7DDD。

对口支援内蒙古自治区兴安盟突泉县人民医院、突泉县中医医院、乌兰察布市化德县人民医院。

【新冠疫情防治】4月下旬，北京市疫情呈现多点散发态势，医院组建新冠排查专家组，设立住院患者缓冲病区和应急隔离病房，采取隔床或单人单间等方式收治患者。组织职工投入到区域全员核酸采集、隔离点医疗救治、定点医院诊治及紧急驰援入户核酸检测、流行病学调查、支援朝阳区和昌平区全员核酸采集等疫情防控第一线。至6月底，医院累计参与社区核酸采集860万人次，日均投入核酸采集及保障人员406人，参与10个集中隔离点医疗救治近3000人次。

改造建设独立的感染性疾病科，7月6日，感染性疾病科负压病房改造项目完工，感染性疾病科从外科综合楼整体搬迁至新址。10月，医院在发热门诊西侧区域建设临时的患者候诊区，面积约400平方米。

12月，医院根据疫情防控调整优化要求，将工作重心从防控转移到医疗救治，快速扩容发热门诊、急诊和重症医疗资源，扩充急诊抢救床位至54张，实行内、外科融合管理，全力收治重症患者。

【科研工作】全年获批立项科研项目19项，其中省市级2项，共获资助经费50万元，院内14项，其他3项，医院匹配经费22.5万元。年底在研课题42项，年内结题18项。获专利3项。

【新外科综合楼启用】12月，新建外科综合楼启用，急诊科从门急诊综合楼搬迁至该楼。

【医院领导】党委书记：许钧平；院长：郭艳红；副书记：荆建军；副院长：张文敏、王子军、郑颖、葛智成（7月起，挂职）；纪委书记：燕海英。

（撰稿：王　莉　审核：郭艳红）

北京中医药大学房山医院

【基本情况】职工中编制内人员455人、合同制人员915人，其中正高级职称47人、副高级职称79人、中级职称529人、初级职称518人。执业医师490人，注册护士523人。护理人员中具有大专及以上学历者占96.9%、本科及以上占75.3%，有专科护士90人。重症医学床位6张。

年底医院有乙类医用设备2台。全年医院总收入79437.33万元，其中医疗收入67472.09万元。年底固定资产净值8232.09万元。

医院牵头琉璃河紧密型医联体（成员单位有琉璃河中心卫生院）、房山区中医医联体（成员单位10家）、北京中医药大学中西医胰腺炎联盟（成员单位17家）。医院加入有中日医院肛肠专科医联体、全国耳鼻咽喉头颈外科联盟、北京市眼科专科医联体、北京口腔医院医疗联合体、京津冀皮肤科中西医融合发展联盟。

【医疗工作】全年出院12494人次，床位周转15.9次，床位使用率42.07%，平均住院日9.62天。卫技人员与开放床位之比为1.83∶1，执业医师与床位之比为0.70∶1，病房护士与床位之比为0.83∶1。住院手术1574例，其中三级手术占41.36%、四级手术占19.19%。剖宫产率35.63%，新生儿死亡1人。开展临床路径的科室18个、病种77个，入径率85.94%，完成率85.82%。全年临床用血1343.28单位，其中自体输血4人次13.78单位。预约挂号占门诊总人次的85.11%。本地医保门诊689722人次、次均费用505元，医保出院6066人次、次均费用14058元；异地医保出院539人次、次均费用13846元。

医院药占比55.56%，门诊抗菌药物处方比例2.49%，急诊抗菌药物处方比例12.31%，住院患者抗菌药物使用率38.96%，抗菌药物使用强度为34.12DDD。

健康扶贫的单位有内蒙古乌兰察布市化德县人民医院，新疆昆玉市人民医院，河北省高碑店市中医医院、曲阳县中医医院、涞水县中医医院。

4月13日、11月9日，召开两次新技术新项目评审会。包括临床、检验等30余项技术通过审批，皮肤科化学剥脱术、骨伤科踝关节镜下滑膜切除、韧带重建、人工泪管置入术、心脏起搏器植入术等医疗技术通过评审应用于临床。

【冬奥医疗保障】1月18日，派出12名医疗技术骨干参加延庆区冬奥场所医疗保障，涉及急诊、中医、呼吸、心内、消化等多个专业，至3月23日全部返回。

【新冠疫情防控】疫情期间，核酸采集派出15168人次，支援疫苗接种1275人次，支援隔离点124人次，主管方舱1个，跨区支援丰台区、朝阳区、平谷区。

【科研工作】全年纵向课题获批立项40项，其中国家级2项（国家自然科学基金等2项），省市级5项（其中首都临床特色诊疗技术研究及转化应用项目2项、首都卫生发展科研专项3项），校级项目26项、院级项目7项，共获资助经费353.96万元，医院匹配经费108.66万元。横向课题立项6项，经费6.07万元。年内结题26项，年底在研课题72项。获专利4项。

成立2个院属研究中心：北京中医药大学房山医院中西医结合代谢性疾病管理中心、中医肺病康复研究中心。

【医学教育】是北京市中医局中医住院医师规范化培训基地，接收海南、河北雄县对口支援和北京市住培人员共17人。孙鲁英教授获批北京中医药大学教学名师工作坊。郭书文获批第七批全国老中医药专家学术经验继承工作指导老师，并于9月举行拜师仪式。"首都国医名师"韩臣子、"优秀名中医"张红、"首都中青年名中医"程红杰获批指导老师，共12人入选继承人。

【人才培养】3月1日，医院"1234"人才工程——中青年骨干人才培养项目启动，院领导班子、指导老师、首批入选的15名中青年骨干人才培养对象及所在科室负责人参加启动大会。9月23日，市中医局在线上举办北京市第七批全国老中医药专家学术经验继承工作拜师仪式暨北京市中医药薪火传承"新3+3"工程启动会，医院作为分会场举行北京市第七批全国老中医药专家学术经验继承工作、房山区区级中医药专家学术经验继承工作（春苗拔尖计划）启动会，14名指导老师建立14个区级名医工作室，共收徒80人。

【入选北京市卒中中心地图】8月5日，在北京市脑卒中质控中心第二次工作会议上，市卫生健康委、北京市脑卒中质控中心发布北京市卒中中心地图及北京市脑卒中急救地图，地图中新增北京市防治卒中中心11家、北京市防治卒中中心（建设）15家，北京中医药大学房山医院入选。

【重点专科和中医特色专病门诊建设】11月28日，肾病科、心血管病科入选北京市首批"十四五"中医药重点专科（赶超类）。有1个国家级重点专科协作组成员脾胃病科；7个市级重点专科，分别是市级重点专科（十二五）脑病科，市级重点专科（十二五）、北京市国家重点专科辐射工程首都区域专科肺病科（肺病科、肺病4科），北京市国家重点专科辐射工程首都区域专科内分泌科（内分泌科一病区、内分泌科二病区），北京市国家重点专科辐射工程首都区域专科脾胃病科，北京市国家重点专科辐射工程首都特色专科结石病科，北京市首批"十四五"中医药重点专科（赶超类）肾病科，北京市首批"十四五"中医药重点专科（赶超类）心血管病科；2个市级重点专病，分别是糖尿病、结石病。3月11日，召开专病门诊评审会，23个科室22个专病通过第一批专病门诊的评审，准予挂牌。

【耗材集约化服务平台获奖】12月26日，2022艾力彼秋季榜暨创新科技赋能医管案例大赛公布结果，北京中医院大学房山医院耗材办的参赛作品——耗材集约化服务平台获医院物联赛道一等奖。

【基本建设】按照新购置DSA设备需要，将原氧气房和设备科择址搬迁，对搬迁新址进行装修改造，改造面积129平方米。将原氧气房和设备科进行装修改造，改造面积92.55平方米。将原经管科和工会改造为病房，改造面积175.78平方米。图书馆教室改造直播间，改造面积117平方米。新院区建设于11月11日取得市发改委项目可研报告批复，12月6日完成土地征收补偿费以及社会保障费支付。

【信息化建设】完成医院网络万兆核心交换机升级改造、机房动力环境监测系统建设、医院前置审方与药学系统建设、医院人力资源管理系统建设。

【医院领导】党委书记：郭书文；院长：孙鲁英；副书记：孙鲁英、张仕萍、栗桂松；副院长：张红、杨景柳、毛廷森、傅春江、张新荣。

（撰稿 吕英华 审核 傅春江）

首都医科大学附属北京潞河医院

【基本情况】职工中编制内人员1915人、合同制人员1556人，其中正高级职称109人、副高级职称240人、中级职称726人、初级职称1524人。执业医师942人，注册护士1192人。护理人员中具有大专及以上学历者占97.57%，本科及以上49.66%，有专科护士159人。重症医学床位58张。

医院有乙类医用设备12台。全年医院总收入257106.73万元，其中医疗收入233283.79万元。

建有以潞河医院（三级医院）为核心，联合通州区老年病医院（二级专科医院）、郎府社区卫生服务中心（一级医院）的"3+2+1"的紧密医联体。是北京市首批安宁疗护示范基地，并与北京协和医院组建安宁缓和医疗专科医联体。牵头副中心MMC1+X医联体，消化科与马驹桥、张家湾社区卫生服务中心紧密医联体。区域老年健康及医养结合指导中心对接22家社区卫生服务中心和2家区域养老服务机构，实现上转治疗、下转医养，分层分级、分级联动；中医中心与觅子店、大杜社社区卫生服务中心组建医联体；影像科的区域医学影像医联体对接14家卫生服务中心。急诊、心脏中心与5家社区卫生服务中心组建副中心"心衰联盟"。建有中国罕见病联盟血友病诊疗中心。

【医疗工作】全年出院53876人次，床位周转41.5次，床位使用率74.47%，平均住院日6.58天。卫技人员与开放床位之比为1.96：1，执业医师与床位之比为0.72：1，病房护士与床位之比为0.91：1。住院手术40405例，其中三级手术占57.39%、四级手术占21.81%。剖宫产率56.34%，围产儿死亡6人。开展临床路径的科室27个、病种136个，入径率98.7%，完成率96.3%。全年临床用血14257单位，自体输血441人次996.67单位。预约挂号占门诊总人次的76.18%。本地医保门诊1693756人次、次均费用467.56元，医保出院37861人次、次均费用21381.76元；异地医保出院6524人次、次均费用24601.80元。

医院药占比29.6%。门诊抗菌药物处方比例7.92%，急诊抗菌药物处方比例35.41%，住院患者抗菌药物使用率44.9%，抗菌药物使用强度为

36.03DDD。

5月30日，北京城市副中心首台PET/CT落户潞河医院，核医学科顺利完成首例18F-FDG PET/CT检查。

【冬奥医疗保障】1月23日，医疗保障队员正式进入国家体育馆进行冰球运动医疗保障，圆满完成冬奥会和冬残奥会医疗保障工作，受到冬奥组委肯定和表扬。

【科研与教育】全年纵向课题获批立项48项，其中国家级3项（包括国家自然科学基金面上项目1项、青年2项）、省部级5项、校局级14项，共获资助经费803.5万元。横向课题立项18项，经费54.2万元。年内结题88项，年底在研课题241项。获2021年度首都医科大学科学技术奖（校科技奖）1项。

中医科、重症医学科获批北京市重点培育专科。

6月23日，首都医科大学潞河临床医学院内分泌医学博士、主任医师和博士研究生导师赵冬为医院招收了第一批博士研究生。

【医院领导】党委书记：杜会山、全俊亚（12月30日起）；院长：吴英锋；副书记：吴英锋、全俊亚；副院长：李晓辉、陈学明、王喜红、赵京红。

（撰稿：赵 娜 审核：李志敏）

北京市通州区妇幼保健院

【基本情况】职工中编制内人员613人、派遣人员222人，其中正高级职称30人、副高级职称57人、中级职称266人、初级职称414人。执业医师307人，注册护士338人。护理人员中具有大专及以上学历者占91.1%、本科及以上占50%，有专科护士12人。重症医学床位8张。

年底医院固定资产净值7525.34万元，其中医疗设备净值5136.16万元，有乙类医用设备2台。全年医院总收入49862.92万元，其中医疗收入40035.04万元。医院占地面积27933.55平方米、建筑面积34222.71平方米，租用面积13752.74平方米。

牵头通州区推进医联体建设专科对口帮扶项目，2022年签约单位有永顺社区卫生服务中心。8月，与河北省保定市徐水区妇幼保健院续签《友好合作意向书》；12月，签署《廊坊市妇幼保健院与北京市通州区妇幼保健院合作协议》。加入通廊深度合作跨区域妇产科联盟。首都儿科研究所附属儿童医院和北京朝阳医院为城乡对口支援医院。

【医疗工作】全年出院15180人次，床位周转74.05次，床位使用率82.92%，平均住院日4.02天。卫技人员与开放床位之比为3.59：1，执业医师与床位之比为1.44：1，病房护士与床位之比为0.57：1。住院手术9274例，其中三级手术占19.28%、四级手术占7.62%。剖宫产率43.01%，无孕产妇死亡，新生儿死亡3人、围产儿死亡11人。开展临床路径的科室7个、病种45个，入径率55.79%，完成率91.14%。全年临床用血216单位。预约挂号占门诊总人次的99%。本地医保门诊44.97万人次、次均费用312元，医保出院12033人次、次均费用5822.68元；异地医保出院607人次、次均费用7628.52元。

医院药占比21.61%。门诊抗菌药物处方比例5.16%，急诊抗菌药物处方比例35.82%，住院患者抗菌药物使用率50.93%，抗菌药物使用强度为31.26DDD。

对口支援内蒙古通辽市奈曼旗大沁他拉镇妇幼保健计划生育服务中心、赤峰市翁牛特旗乌丹镇妇幼保健院。

【科研工作】全年获批立项科研项目14项，其中省市级1项，共获资助经费76万元，医院匹配经费39.2万元。年底在研课题17项，年内结题1项。

【信息化建设】年内，信息化建设投入370万元。完成互联网诊疗、精细化管理、统一电子认证服务、应用级备份容灾工作。优化就医服务流程，让居民可通过手机在线复诊购药。实现可信身份、可信数据、可信行为、可信时间的目标。加强系统应急保障手段，具备针对硬件、软件及数据逻辑故障的综合响应处理能力。

【医院领导】党委书记：张万龙（1月起）；院长、副书记：杨丽（1月起）；副院长：马海会、韩娜、王秋锐（1月起）。

（撰稿：刘昆莲 审核：杨 丽）

北京市顺义区医院

【基本情况】职工中编制内人员1508人、合同制人员767人，其中正高级职称115人、副高级职称239人、中级职称695人、初级职称980人。医生753人、护士1023人。护士大专及以上学历占97.8%，本科及以上占65.6%。重症医学床位30张。

固定资产净值82079.32万元，医疗设备净值12345.13万元，有乙类医用设备9台。全年总收入184510.45万元，其中医疗收入157488.93万元。医院总建筑面积11万平方米，其中业务用房面积73649平方米。

医院牵头的医联体有成员单位20家，专科联盟有5家。医院骨一科、心内科、神经内科、妇科、眼科、肾内科、放射科、中医科分别与北医三院、中日友好医院、宣武医院、阜外医院等建有专科医联体。

【医疗工作】全年出院37415人次；手术14051人次，其中三级手术6271人次、四级手术4197人次，微创手术4204例，日间手术2489例。纳入临床路径病种147种，完成临床路径病例14839例，临床路径完成率93.0%。无孕产妇、新生儿以及围产儿死亡。全年临床用血11914.5单位，其中自体输血521人次110984毫升。预约挂号占门诊总人次的90.93%。

门诊抗菌药物处方比例8.85%，急诊抗菌药物处方比例31.53%，住院患者抗菌药物使用率50.66%，抗菌药物使用强度为38.5DDD。

对口支援河南省西峡县人民医院，宁夏盐池县人民医院，内蒙古赤峰市巴林左旗人民医院、通辽市科左中旗人民医院，河北省沽源县人民医院、张家口市万全区医院，西藏尼木县医院。

【新冠疫情防治】支援全区疫苗接种点医疗保障任务，累计2373人次。承担区级方舱实验室、顺义二院方舱医院、仁和6017健康驿站及"红码医院"建设等项目。共完成新冠核酸检测1456597人次，杨镇二院方舱医院收治235人次，6017方舱医院接收3000余人次；红码病区设置床位450张，收治469人。做好重症救治工作，医院统筹调度急诊急救和人力资源，储备可转换ICU床位，"红码医院"扩增ICU床位，提前采购生命支持设备和治疗药品储备，保证重点病区重点患者的救治需要；全力保障急危重症患者救治。确保急诊通道、发热通道、重症收治通道畅通，建立新冠重症患者负责人分片包干机制，做到"应收尽收，应治尽治"。

【科研工作】全年获批立项科研项目2项，其中省市级1项，共获资助经费20万元、医院匹配经费6万元。年底在研课题3项。获专利4项。

制订《科研课题及成果管理办法》《科研项目经费管理办法》等，更新《科研工作奖励制度》；启动医院中心实验室建设，制订《中心实验室及专业科室实验室建设、运行、绩效及管理办法草案》。

【产科多学科门诊】11月14日，产科多学科门诊开诊。作为区级危重孕产妇抢救中心，医院承担着区域内危重孕产妇的诊疗和救治工作。全年接收284名区域内转会诊孕产妇；外聘专家426人次，完成出诊43次、会诊151次、手术20次、查房574次、专题讲座94次、技术帮扶44次。

【公共卫生工作】医院感染发病率0.66%，全年传染病上报15种1859例，其中新冠病毒感染报告1338例。顺义区儿童口腔公共卫生项目共完成学龄前儿童免费口腔检查及氟化泡沫防龋1780人，完成学龄儿童免费口腔检查2623人、窝沟封闭843人次。健康教育全年专题义诊讲座24次，大型义诊活动4次、专家进校园5次。11月14日，通过顺义区新时代文明基地考核验收。全年共完成急救转运任务60380次；新冠疫情相关密接转运任务24676次、阳性转运任务400余次，混管追"阳"30余次；完成各项保健、保障任务177次。顺义120急救分中心平均急救反应时间17.77分钟，两分钟出车率全市第一。

【顺义区首家国家药物临床试验机构】3月23日，通过北京市药品监督管理局新备案机构检查，成为顺义区首家国家药物临床试验机构。

【优化绩效考核方案】出台《降低耗材成本的管理办法》，改善医院收入结构，完成放射胶片与部分床旁试剂的降耗工作。胶片降低成本690万元，床旁试剂降低成本275万元；启动SPD耗材集约化配送服务工作，盘活存量资金，节约库存资金1006万元。精简物资管理科室人员，调整5名职工充实其他岗位，年节约人力成本87万元。

【信息化建设】完成运营数据中心、数据仓库与业务系统数据接口对接；上线治疗系统、运营决策支持系统（BI），试运行临床辅助决策系统；升级配置患者主索引；对接患者360视图系统；上线医保结算清单辅助上报；优化门诊实名制就医控制提示、代开药程序功能升级及数据统计程序改造，上线病历质控管理，完成心电生理系统一期建设、移动输液管理系统升级项目等。

【基本建设】完成土地划归，大龙供热站、原胜利派出所、原中医院等7块不同权属的土地合归顺义区医院；编制完成《区域医疗中心规划研究方案》，完成住院一部9层装修改造、原区疾控楼装修改造；南院区改造；完成住院一部血液科病房、呼吸科病房、围产儿科病房改造、住院二部住院药房改造，药材公司煎药室改造，门诊药房中西合并改造，科研楼七楼改造等。

【医院领导】党委书记：陈雪清；院长：赵跃华；副书记：吴秀杰；副院长：房宇、杨琦、申海波、朱正炎；纪检书记：马红梅。

（撰稿：蒋伯芳　审核：巩　鹏）

北京中医医院顺义医院

【基本情况】职工中编制内人员575人、合同制人员617人，其中正高级职称39人、副高级职称92人、中级职称280人、初级职称609人。执业医师398人，注册护士420人。护理人员中具有大专及以上学历者占98.87%、本科及以上占78.38%，有专科护士50人。重症医学床位20张。

年底医院有乙类医用设备4台。全年医院总收入110326.29万元，其中医疗收入60449.92万元。

牵头北京中医医院顺义区中医医联体，有成员单位9家。

【医疗工作】全年出院9927人次，床位周转24.29次，床位使用率58.66%，平均住院日8.53天。卫技人员与开放床位之比为2.5∶1，执业医师与开放床位之比为0.97∶1，病房护士与开放床位之比为0.55∶1。住院手术1970例，其中三级手术占30.5%、四级手术占16.3%，日间手术308例。初产剖宫产率45.77%，无孕产妇和围产儿死亡，新生儿死亡1人。开展临床路径的科室21个、病种119个，入径率94.59%，完成率95.27%。全年临床用血259单位，其中自体输血22人次65.29单位。预约挂号占门诊总人次的84.99%。

医院药占比51.48%。门诊抗菌药物处方比例60.13%，急诊抗菌药物处方比例17.18%，住院患者抗菌药物使用率35.33%，抗菌药物使用强度为44.08DDD。

对口支援新疆洛浦县维吾尔医院，内蒙古赤峰市巴林左旗蒙医中医医院、通辽市科尔沁左翼中旗蒙医院，西藏拉萨市尼木县人民医院。

【科研工作】全年纵向课题获批立项8项，其中国家级1项、省市级1项，共获资助经费87万元，医院匹配经费20万元。年内结题13项，年底在研课题79项。获专利4项。

市级重点学科有肾病学科、脑病学科，专科有脑病科、心血管科、康复科、呼吸科、护理学、风湿病科、肿瘤科、肾病科、脾胃病科、针灸科。

【顺义区征兵高招体检】年内，全区征兵参检763人，均为男兵，合格97人；物理检查合格279人，合格率36.9%。顺义区高考体检报名学生3171人。

【北京中医医院顺义医院新院区启用】7月30日，北京中医医院顺义医院新院区国医堂率先启用；10月31日，新院区门、急诊正式开诊；11月4日，新院区发热门诊正式开诊；11月5日，老病区搬迁，住院患者平安转移。新院住院病房的投入使用，标志着老院区（顺义区站前东街5号）正式迁址到新院区（顺义区健盛街1号院）并全面启用。

11月9日，北京中医医院顺义医院新院区互联网医院正式接诊。

【医院领导】党委书记：魏青；执行院长：杨国旺；副书记：王继东（8月18日起）；副院长：魏青（至8月9日）、王继东（至8月17日）、刘文广、张勇。

（撰稿：单春香　审核：梁　研）

北京市顺义区妇幼保健院
北京儿童医院顺义妇儿医院

【基本情况】职工中编制内人员590人、合同制人员742人、派遣人员297人，其中正高级职称34人、副高级职称99人、中级职称280人、初级职称470人。执业医师429人，注册护士447人。护理人员中具有大专及以上学历者占97.51%、本科及以上占67.49%，有专科护士41人。重症医学床位5张。

年底医院有乙类医用设备2台。全年医院总收入64026.94万元，其中医疗收入44144.56万元。医院占地面积33490平方米，建筑面积74659平方米。

医院牵头的医联体合作单位有14家。

9月15日，成立120妇幼站点，接受北京市120急救中心统一调度。9月29日，举办《关于建设北京市顺义区妇幼保健院成为首都医科大学教学医院的合作协议》签约仪式。10月12日，医院通过三级甲等妇幼保健院现场评审。

【医疗工作】全年出院21254人次，床位周转70.85次，床位使用率83.89%，平均住院日4.27天。卫技人员与开放床位之比为3.49：1，执业医师与床位之比为1.43：1，病房护士与床位之比为0.66：1。住院手术7041例，其中三级手术占31.09%、四级手术占10.33%，日间手术1768例。初产剖宫产率33.74%，无孕产妇死亡，新生儿死亡4人，围产儿死亡21人。开展临床路径的科室10个、病种58个，入径率97.29%，完成率96.38%。全年临床用血929单位。预约挂号占门诊总人次的83.55%。

医院药占比29.90%。门诊抗菌药物处方比例14.51%，急诊抗菌药物处方比例38.41%，住院患者抗菌药物使用率45.17%，抗菌药物使用强度为31.98DDD。

对口支援内蒙古科左中旗人民医院、科左中旗妇幼保健院、巴林左旗人民医院、巴林左旗妇幼保健院。

3月7日，成立医疗美容中心，由皮肤美容科和口腔美容科组成，填补了顺义区公立医院医疗美容领域空白。3月10日，医院开启新生儿远程智能探视服务，是北京市首家可以远程探视住院新生儿的医院。7月1日，成功实施北京市妇幼系统首例1日龄新生儿外科手术。

【科研工作】全年纵向课题获批立项2项，其中省市级1项，共获资助经费15.4万元。横向课题立项7项，经费91.36万元。年底在研课题20项。获专利28项。

【成立两癌防治中心】3月28日，举办主题为"情系双丝带，温暖半边天"2022年顺义区两癌筛查及健康快车启动会暨"顺义区乳腺癌、宫颈癌（两癌）防治中心"揭牌仪式。

【成立儿童生长发育诊断治疗中心】依托国家医学中心北京儿童医院的技术力量，设立儿童生长发育疾病诊疗中心，该中心涉及内分泌、神经发育内科、营养门诊、遗传生殖等多个学科。

【成立特殊健康状态儿童预防接种中心】4月25日，成立顺义区特殊健康状态儿童预防接种中心，预防接种分级转诊模式正式运行。儿童疫苗评估门诊为先天性疾病或处于慢性疾病状态的特殊儿童提供可接种的疫苗的评估，是北京市首家为特殊儿童提供疫苗接种一条龙服务的专科门诊。

【中医妇幼名医传承工作】9月2日，成立程玲、杨燕中医妇幼名医传承工作室并举行揭牌仪式。

【医院领导】总院长：倪鑫；院长：刘原虎；副院长：米鑫、涂途（8月起）、贾晨光（8月起）、勇强（9月起）；党委书记：李毅（4月起）；副书记：郑雷文（8月起）、吴秀杰（8月调离）。

（撰稿：张建红　审核：刘原虎）

北京市大兴区人民医院

【基本情况】职工中编制内人员1585人、合同制人员676人,其中正高级职称94人、副高级职称253人、中级职称698人、初级职称671人。执业医师765人,注册护士1008人。护理人员中具有大专及以上学历者占99.3%、本科及以上占68.95%,有专科护士223人。重症医学床位53张。

年底医院固定资产净值46568.19万元,其中医疗设备净值11534.14万元,有乙类医用设备4台。全年医院总收入198800万元,其中医疗收入84800万元。医院占地面积6.68万平方米、建筑面积11.83万平方米、租用面积9520平方米。

牵头大兴区人民医院-区妇幼保健院医联体、大兴区人民医院-区心康医院医联体、大兴区人民医院-西红门医院医联体、大兴区人民医院-金星卫生院医联体、大兴区人民医院-安定卫生院医联体、大兴区人民医院-北臧村卫生院医联体、大兴区人民医院-榆垡卫生院医联体、大兴区人民医院-兴丰街道社区卫生服务中心医联体、大兴区人民医院-林校路街道社区卫生服务中心医联体、大兴区人民医院-利康医院医联体、大兴区人民医院-康佳乐老年病医院医联体、大兴区人民医院-永林中西医结合医院医联体、大兴区人民医院-兴和骨伤医院医联体、大兴区人民医院-绿康源医院医联体。医院加入有中日医院呼吸专科医联体、宣武医院医联体、北大医院医联体。

【医疗工作】全年出院45883人次,床位周转45.31次,床位使用率82.43%,平均住院日6.60天。卫技人员与开放床位之比为1.4∶1,执业医师与床位之比为0.6∶1,病房护士与床位之比为0.4∶1。住院手术15673例,其中三级手术占42.80%、四级手术占1.26%,日间手术1119例。剖宫产率50.99%,无孕产妇、新生儿以及围产儿死亡。开展临床路径的科室25个、病种152个,入径率74.98%,完成率96.1%。全年临床用血11336单位。预约挂号占门诊总人次的87.11%。本地医保门诊1130161人次、次均费用426.77

元,医保出院36200人次、次均费用32086.50元;异地医保出院3723人次、次均费用35090.73元。

医院药占比27.25%。门诊抗菌药物处方比例7.63%,急诊抗菌药物处方比例27.00%,住院患者抗菌药物使用率47.47%,抗菌药物使用强度为38.58DDD。

对口支援内蒙古正镶白旗医院、正镶白旗蒙医院,新疆和田县医院、昆玉市第十四师医院,宁夏固原市原州区人民医院,湖北茅箭区人民医院。

启用采血大厅,配套使用智能采血管理系统;设立麻醉科门诊、中医脾胃病专科门诊、PICC、糖尿病护理门诊、门诊日间病房、高压氧科"常压饱和吸氧"服务等。成立急诊服务中心,拓宽服务内容,上线机器人为患者提供代缴取药、道路指引、巡视陪同等服务。

【新冠疫情防控】承担发热门诊排查、外派核酸采样、区域核酸检测、新冠疫苗接种、医疗保障、方舱医院运行等疫情防控与定点救治工作。

【科研工作】全年获批立项科研项目55项,其中省市级4项,共获资助经费3.7万元,医院匹配经费4.1万元。年底在研课题112项,年内结题56项。市级重点培育学科为心内科。

【学科建设】成立呼吸与危重症医学二科、骨二科、眼二科、全科医学科、RICU。装修改造后体检中心投入使用,逐步向健康管理中心转变。

【新院址建设】完成大兴区人民医院新院址建设立项前设计工作。

【首医合作】探索硕士、博士培养点建设和GCP药物临床研究基地建设的合作,其中GCP在12月通过专家评审。

【医院领导】党委书记:李雅琴;院长:曹树军;纪委书记:郭勇;副院长:张彬、袁景林、赵留庄、韩金红。

(撰稿:张帆 审核:黄东明 吴利纳)

北京市大兴区中医医院

【基本情况】职工中编制内人员512人、合同制人员307人、返聘人员14人、外聘人员3人，其中正高级职称33人、副高级职称89人、中级职称294人、初级职称320人。执业医师299人，注册护士314人。护理人员中具有大专及以上学历者占93%、本科及以上占56%。重症医学床位9张。

年底医院固定资产净值12819.90万元，其中医疗设备净值4079.42万元，有乙类医用设备1台。全年医院总收入91276.44万元，其中医疗收入79050.17万元。医院占地面积14247平方米、建筑面积34302平方米，租用面积4299.38平方米。

医院牵头广安门医院南区医疗联合体，成员单位包括10家基层医疗卫生机构。口腔科加入北京口腔医院医联体。

【医疗工作】全年出院9579人次，床位周转24.33次，床位使用率75.24%，平均住院日11.19天。卫技人员与开放床位之比为1.64∶1，执业医师与床位之比为0.65∶1，病房护士与床位之比为0.77∶1。住院手术3030例，其中三级手术占19.14%、四级手术占15.38%，日间手术5例。开展临床路径的科室13个，病种72个，入径率100%，完成率97.42%。全年临床用血345.5单位。预约挂号占门诊总人次的82.80%。

医院药占比56.9%。门诊抗菌药物处方比例3.11%，急诊抗菌药物处方比例19.24%，住院患者抗菌药物使用率38.52%，抗菌药物使用强度为36.36DDD。

对口支援大兴区瀛海镇中心卫生院、青云店镇中心卫生院、魏善庄镇中心卫生院、庞各庄镇中心卫生院、清源街道社区卫生服务中心、高米店街道社区卫生服务中心，北京中环医院、大兴区一福寿山福海中医医院。

【科研工作】全年获批立项科研项目19项，其中国家级1项，共获资助经费30万元，医院匹配经费8万元。年内结题66项。获专利3项。

【发明肛肠可视医学探针及连接头】年内，肛肠科发明了一种可视医学探针及连接头装置，此项技术获得专利3项，解决了结肠镜下中药治疗时精准定位给药的问题。

【成立循证医学与临床评价中心】11月，成立循证医学与临床评价中心。与北京地区同级别医院相比，大兴区中医医院率先开展了中医药循证科研平台的建设，并充分发挥其方法学技术服务功能。

【医院领导】执行院长：胡元会；党委书记：吴雪梅；副院长：王如然、朱文增、张锐文、蓝海涛、谢冰昕。

（撰稿：颜苊慧子　审核：吴雪梅）

北京市大兴区中西医结合医院

【基本情况】职工中编制内人员401人、合同制人员145人、派遣人员278人，其中正高级职称15人、副高级职称64人、中级职称279人、初级职称353人。执业医师262人，注册护士289人。护理人员中具有大专及以上学历者占93.52%、本科及以上占52.22%，有专科护士18人。重症医学床位26张。

年底医院固定资产净值14420.90万元，其中医疗设备净值3104.45万元，乙类医用设备5台。全年医院总收入57543.40万元，其中医疗收入47657.17万元。

医院占地面积1.2万平方米、建筑面积2.9万平方米。

医院牵头大兴区康复专科医联体，成员单位包括18家基层医疗卫生服务机构。医院加入有北京同仁医院医联体、国家中医药管理局区域中医专科诊疗中心专科联盟。

【医疗工作】全年出院11603人次，床位周转26.31次，床位使用率69.66%，平均住院日9.92天。卫技人员与开放床位之比为1.50∶1，执业医师与床位之比为0.56∶1，病房护士与床位之比为0.58∶1。住院手术3171例，其中三级手术占43.04%、四级手术占26.84%，日间手术334例。剖宫产率33.94%，无孕产妇、新生儿和围产儿死亡。开展临床路径的科室15个、病种111个，入径率89.74%，完成率94.47%。全年临床用血586单位，其中自体输血89人次211单位。预约挂号占门诊总人次的84.48%。本地医保门诊305072人次、次均费用496元，医保出院6090人次、次均费用19216.47元。

医院药占比35.93%。门诊抗菌药物处方比例7.90%，急诊抗菌药物处方比例14.05%，住院患者抗菌药物使用率40.29%，抗菌药物使用强度为30.37DDD。

对口支援新疆和田县人民医院。

【新冠疫情防治】建立5名流调队员队伍，处置新冠疫情28起，排查密接8起，流调56人，上报604例阳性病例。负责11个疫苗接种点，外出保障1200余人次。成立市级、区级、院级应急队伍，多次支援朝阳、丰台、密云等外区和大兴区内各镇街等，外出支援5000余人次。医护163人驻点，完成2个中转站和10余个区级密接、境外隔离点医疗保障工作。

11月27日，医院被定为新冠肺炎定点救治医院（"红码医院"）；12月4日，正式接收阳性新冠患者。

【科研工作】全年获批立项科研项目4项，其中首发专项1项，获资助经费20万元，实现医院首发立项零的突破；吴阶平医学会临床科研专项资助基金2项、中国民族医药学基金项目1项，资助经费共计14万元。获批实用新型专利1项、计算机软件著作权2项。年底在研课题61项，结题4项。

【中医药服务】立足正骨特色，将正骨、理筋、消炎、止痛合为一体，展现手法、针刀、理疗、中药外治、针灸结合治疗优势。积极争取6个区级中医继承工作室落户医院，选定12名继承人，定期坐诊、查房，带动中医技术新应用。增设中医妇科治疗室和中医综合治疗室，促进中医药治疗规范化。借助合理用药平台完善处方点评与医嘱点评，推进临床药师深入临床，加深临床参与程度，规范饮片处方应用。门诊中医非药物诊疗人次占比12.6%，门诊中医非药物治疗人次占比23.35%。

【中西医结合康复】完善35个病种中西医结合康复规范，贯彻早期康复、全过程参与原则，实行多学科协作机制，综合专科优势，制定特色康复诊疗方案。加强专科和康复深度融合，形成肌骨康复医体结合模式、急救诊疗康复一体化模式、多学科合作模式、以老年综合征评估为核心的老年康复护理一体化模式，让患者享受一体化治疗，提升整体治疗效果。开展康复治疗173794人次。依托康复质控中心，采用线下线上相结合形式，聘请全国范围多名专家开展康复系列技能培训200余人次。组织第四届康复临床技能大赛，全区共28家医院114名医护人员参加，大兴区中西医结合医院获团体一等奖。30人参加北京市康复护理师技能竞赛，4人获十佳康复护理师、优秀康复护师、优秀青年康复护师称号。

【两个社区完成交接】9月23日，德茂社区卫生服务站完成交接，设备及房产均转交给旧宫医院，人员共9人，其中6人回本院。10月14日，红星楼社区卫生服务站完成交接，设备转交给旧宫医院，人员5人，其中1人回本院。

【老年指导中心建设】12月，通过老年友善医院复评。协助建设北京市医养结合远程协同中心，对10家机构进行平台指导，组织区级专家对新申报和复评的12家机构开展指导评估。协助区卫生健康委对6家社区卫生服务中心进行区级验收。开设老年门诊，联合营养门诊，在老年患者诊疗中给予针对性营养支持，增强老年疾病诊治疗效。组织区级老年综合征评估培训会、区级老年康复护理论坛、院级老年病例讨论等学术活动。年内，共完成老年综合征评估2696人，干预率100%。通过图文、视频、微信二维码等多种途径进行健康宣教，录制健康宣教视频13项，与2家养老机构签订医疗服务协议，建立就医绿色通道，组建专家巡诊医疗队，结合智慧助老、老年健康宣传周、敬老月等主题，开展健康宣教、义诊、体检、养生指导等服务。

【医院领导】党委书记：潘德民（6月30日调入）；院长：王海英；副书记：王海英；副院长：宋炜、赵静、董国顺、赵娅南。

（撰稿：张　欣　审核：董国顺）

北京市大兴区妇幼保健院

【基本情况】职工中编制内人员174人、合同制人员306人，其中正高级职称15人、副高级职称28人、中级职称180人、初级职称216人。执业医师161人，注册护士177人。护理人员中具有大专及以上学历者占97.77%、本科及以上占64.80%，有专科护士12人（手术室护士）。

年底医院固定资产净值13988.53万元，其中医疗设备净值9303.23万元，有乙类医用设备1台。全年医院总收入17944.39万元，其中医疗收入11468.34万元。医院占地面积5756.2平方米、建筑面积10238平方米，租用面积4291平方米。

医院加入有北京市大兴区人民医院医联体、北京市专科医联体（北京口腔医院）。

【医疗工作】全年出院5333人次，床位周转3.02次，床位使用率40%，平均住院日3.12天。卫技人员与开放床位之比为2.85：1，执业医师与床位之比为1.10：1，病房护士与床位之比为0.5：1。住院手术2139例，其中三级手术占27.3%、四级手术占0.42%。剖宫产率38.08%，无孕产妇和新生儿死亡，围产儿死亡1人。开展临床路径的科室3个、病种14个，入径率100%，完成率94.19%。全年临床用血206单位。预约挂号占门诊总人次的91.73%。本地医保门诊255019人次、次均费用369.52元，医保出院3651人次、次均费用5723.61元。

医院药占比32.32%。门诊抗菌药物处方比例15.92%，急诊抗菌药物处方比例34.77%，住院患者抗菌药物使用率40.73%，抗菌药物使用强度为45.84DDD。

对口支援大兴区西红门医院。

【健康科普宣传】组织辖区助产机构参加北京市第五届妇幼健康科普大赛，大兴区共征集参赛作品6个，经区级评选遴选出《HPV的爱恨情仇》参加市级比赛，获得北京市二等奖，区妇幼保健院获优秀组织奖。

【儿童早期综合服务】开展生长发育评估、骨龄测评及身高管理，髋关节发育筛查，营养与喂养指导，心理筛查，发育偏离儿童管理等儿童保健综合服务，累计提供服务28315人次，获批北京市儿童早期发展优质服务基地。

【创新儿童康复工作机制】开展儿童康复专业特色服务，将医-教-康结合，中西医融合，同时开设门诊和日间病房服务，在册康复儿童289人，累计提供康复专业课程及评估项目88项，服务82060人次，被评为北京市残疾人之家、北京市儿童心理行为健康促进中心培训基地和国家首批孤独症防治规范化建设项目培育单位。

【更年期保健】作为北京市首批更年期创新工作室，成立更年期多学科管理团队，定期开展更年期多学科健康培训及管理，提供"中西医、乳腺、心理、健康教育"等一条龙服务，累计提供盆底康复服务8047人次。组织有益身心的更年期俱乐部活动。

【医院领导】党委书记：孙翰林（3月起）、高瑞红（至3月）；院长：孙翰林（3月起）、修青永（至3月）；副院长：王静、李松（至3月）、陈合（3月起）、黄东明（至3月）、刘广美（至9月）、张永亮（9月起）。

（撰稿：庞兴甫　审核：陈　合）

北京市昌平区医院

【基本情况】职工中编制内人员1011人、合同制人员739人，其中正高级职称72人、副高级职称170人、中级职称360人、初级职称846人。执业医师472人，注册护士705人。护理人员中具有大专及以上学历者占86%、本科及以上占30%，有专科护士44人。重症医学床位84张。

年底医院固定资产净值46027.64万元，其中医疗设备净值18608.80万元，有乙类医用设备5台。全年医院总收入116000万元，其中医疗收入92800万元。

牵头北京市昌平区北部医联体，成员单位20家。7月19日，与北大口腔医院签订对口帮扶协议，构建紧密型医联体。

10月14日，"昌平区医院警种融合执法示范点"挂牌成立，成为北京市郊区第一家警种融合执法示范点。11月4日，经过市级专家组检查评估，通过了母婴友好医院的评审。

【医疗工作】全年出院19934人次，床位周转23.07次，床位使用率54.22%，平均住院日8.52天。卫技人员与开放床位之比为1.59∶1，执业医师与开放床位之比为0.54∶1，病房护士与开放床位之比为0.80∶1。住院手术5467例，其中三级手术占44.17%、四级手术占21.35%，日间手术2523例。初产剖宫产率51.4%，无孕产妇和新生儿死亡，围产儿死亡6人。开展临床路径的科室17个、病种69个，入径率85.6%，完成率97.2%。全年临床用血3642单位，其中自体输血118人次220单位。预约挂号占门诊总人次的84.24%。本地医保门诊1199280人次、次均费用339.70元，医保出院15585人次、次均费用18812.41元；异地医保出院1796人次、次均费用19715.85元。

医院药占比32.67%。门诊抗菌药物处方比例18.98%，急诊抗菌药物处方比例48.02%，住院患者抗菌药物使用率45.85%，抗菌药物使用强度为58.51DDD。

对口支援内蒙古赤峰市阿鲁科尔沁旗医院、赤峰铭仁医院、阿鲁科尔沁旗蒙医医院，共计支援5人次。派出骨科副主任医师颜景涛到新疆昆玉市医院支援。与青海曲麻莱县藏医院、内蒙古太仆寺旗医院开展线上帮扶。诊疗门急诊患者616人次、住院患者100人次，开展住院手术67台、会诊389人次；接收京外受援单外进修人员13人次。

【冬奥医疗保障】北京冬奥期间，负责昌平区唯一签约酒店——龙城温德姆酒店及石油科技交流中心志愿者集中驻地的闭环保障，承担开闭幕式、驻地酒店、居庸关火炬接力等医疗保障工作，设立涉奥诊疗专区。派出4名符合国际雪联专业要求的医生作为国内首支高山滑雪医疗队队员执行赛事保障任务。

【新冠疫情防治】11月16日，昌平体育馆方舱医院紧急启用，由医院独立托管运行。12月6日，根据上级部署及疫情救治需要，医院紧急成立昌平区新冠肺炎马池口定点医院，48小时完成改造并开诊。

【科研工作】全年纵向课题获批省市级立项1项，医院匹配经费3万元。横向课题立项6项，经费20万元。年内结题5项，年底在研课题11项。

12月，医院呼吸与危重症医学科获批国家临床重点专科能力建设项目单位，昌平区呼吸与危重症医学质量控制和改进中心落户医院，依托国家远程医疗与互联网医学中心会诊平台，开展国家呼吸医学中心疑难病例会诊。

年内，药物临床试验中心结题创新药物临床试验项目2个。

【医院领导】党委书记：朱平辉；院长：袁成（5月起）；副书记：袁成（5月起）、毛新；副院长：聂增尧、李向欣。

（撰稿：郑　丹　审核：聂增尧）

北京市昌平区中医医院

【基本情况】职工中编制内人员668人、合同制人员406人，其中正高级职称62人、副高级职称115人、中级职称282人、初级职称417人。执业医师330人，注册护士394人。护理人员中具有大专及以上学历者占76.65%、本科及以上占39.09%，有专科护士66人。重症医学床位7张。

年底医院有乙类医用设备3台。全年医院总收入69635.10万元，其中医疗收入49302.23万元。

医院牵头昌平区中医医联体（包含昌平区马池口社区卫生服务中心、沙河高教园社区卫生服务中心、兴寿社区卫生服务中心、阳坊社区卫生服务中心、昌平区南口医院）。医院加入有北京眼科专科医联体、北京神经内科专科医联体、北京区域医疗联合体及紧密型医联体（北部医联体）、昌平区康复专科医联体、昌平区骨科专科医联体、昌平区肝胆专科医联体、昌平区胃肠专科医联体、北京市儿科专科医联体。

【医疗工作】全年出院7846人次，床位周转18.63次，床位使用率47.9%，平均住院日8.86天。卫技人员与开放床位之比为1.99：1，执业医师与开放床位之比为0.78：1，病房护士与开放床位之比为0.49：1。住院手术2154例，其中三级手术占30.27%、四级手术占15.69%，日间手术22例。初产剖宫产率33.48%，无孕产妇、新生儿以及围产儿死亡。开展临床路径的科室16个、病种27个，入径率19.7%，完成率92.9%。全年临床用血606单位，其中自体输血1人次4单位。预约挂号占门诊总人次的83.74%。本地医保门诊60.5万人次、次均费用490.93元，医保出院6516人次、次均费用14295.44元；异地医保出院526人次、次均费用16225.25元。

医院药占比52.13%。门诊抗菌药物处方比例7%，急诊抗菌药物处方比例27%，住院患者抗菌药物使用率36%，抗菌药物使用强度为45.8DDD。

对口支援北京市昌平阳坊社区卫生服务中心、沙河社区卫生服务中心、兴寿社区卫生服务中心、马池口社区卫生服务中心、沙河高教园社区卫生服务中心、内蒙古太仆寺旗中蒙医院、太仆寺旗人民医院。

7月16日，脾胃病科内镜室成功开展第一例无痛胃肠镜检查。10月31日，冠心病科邀请美籍华人腔内影像专家张少松教授来院指导并完成昌平区首例冠状动脉内二合一（OCT/IVUS）影像检查。

【冬奥医疗保障】1月14日，医院选派6名医务人员参加冬奥医疗保障工作，其中1位医务人员为第一代国家高山滑雪医疗队的队员。

【科研工作】全年批准院内科技项目23项，医院匹配经费93.65万元。横向课题立项1项，经费6万元。年底在研课题7项。

有北京市中医重点专科辐射工程心血管病科、内分泌科，北京市首都区域特色重点专科妇科。

【昌平区中医非药物疗法质量控制和改进中心】9月29日，召开昌平区中医非药物疗法质量控制和改进中心成立大会暨第一次工作会议。医院作为全区中医非药物疗法质量控制和改进中心的牵头单位，履行质控中心工作职责，建立健全区内中医非药物疗法医疗质量控制管理方案，促进昌平区中医非药物疗法医疗质量提升。

【名老中医工作室建设】9月，北京中医药薪火传承"3+3"工程史大卓基层老中医工作室经市中医局批准落户医院。9月17日，国家级名老中医刘景源工作室分站揭牌。郝广英创新工作室获批昌平区级创新工作室。

【开设专病门诊】医院坚持以患者为中心，全力打造"院有专科、科有专病、病有专医"的特色诊疗模式，开设更年期门诊、银屑病门诊等18个具有中医特色的专病门诊以及刘景源疑难病门诊和经方门诊共20个。诊治病种均为所在科室的优势病种，临床疗效确切，由专业医师团队接诊，为患者提供诊疗服务。

【医院领导】党委书记：刘保坚；院长、副书记：刘晓宇；副院长：王志鹏、田小飞、周胜堂、胡光。

（撰稿：孙萍萍　审核：王志鹏）

北京市昌平区中西医结合医院

【基本情况】职工中编制内人员821人、合同制人员731人、派遣人员4人，其中正高级职称38人、副高级职称144人、中级职称339人、初级职称776人。执业医师426人，注册护士689人。护理人员中具有大专及以上学历者占89.55%、本科及以上占42.53%。重症医学床位52张。

年底医院固定资产净值23438万元，其中专业设备净值9297万元。年底医院有乙类医用设备4台。全年医院总收入100709万元，其中医疗收入75893万元。

与回龙观社区卫生服务中心建有医联体。医院是昌平区南部医联体成员单位。

派出2名儿科医生支援昌平区医院儿科急诊。派遣儿科医生杨洁赴新疆十四师昆玉市人民医院进行为期1年的支援，派遣手麻科主治医师高信国赴青海曲麻莱县人民医院进行为期1年的对口支援。

【医疗工作】全年出院5957人次，床位周转2.8次，床位使用率77.10%，平均住院日96.15天。卫技人员与开放床位之比为0.59：1，执业医师与开放床位之比为0.21：1，病房护士与开放床位之比为0.32：1。住院手术1669例，其中三级手术占20.00%、四级手术占40.00%，日间手术316例。初产剖宫产率43.50%，无孕产妇和新生儿死亡，围产儿死亡1人。开展临床路径的科室14个、病种43个，入径率86.39%，完成率98.20%。全年临床用血376.5单位，其中自体输血2

人次4单位。预约挂号占门诊总人次的49.44%。本地医院门诊456285人次、次均费用484.78元，医保出院4443人次、次均费用90162.54元；异地医保出院686人次、次均费用21346.8元。

医院药占比35.87%。门诊抗菌药物处方比例8.53%，急诊抗菌药物处方比例26.06%，住院患者抗菌药物使用率47.10%，抗菌药物使用强度为6.54DDD。

对口支援回龙观社区卫生服务中心、东小口社区卫生服务中心、北七家社区卫生服务中心、沙河高教园社区卫生服务中心、小汤山社区卫生服务中心。

【冬奥医疗保障】完成市、区两级冬奥会及冬残奥会医疗保障工作，安排医疗组3组、应急转运组3组共计15人参加湖湾、黄河、玫瑰3个驻地酒店的医疗保障工作，共计接诊1052人次，转诊43人次，线上会诊30人次。参加蟒山医疗保障工作，共派出10批次20人次。

【新冠疫情防治】11月30日，接到市卫生健康委《关于启用区级定点医院的通知》，医院仅用12天时间完成对新住院楼内病区改造，建立手术室、供应室、院感通路设置等，启用新住院楼作为区级新冠肺炎定点救治医院。

根据昌平区卫生健康委安排，开设封管控病区的

就诊区，安排人员进驻盛华（南口）方舱医院。截至12月14日，历时16天，共收治新冠患者803人，抢救危重患者2次，转阴出舱535人、转舱153人、转定点医院2人。

【科研工作】年内结题1项，年底在研课题2项。横向课题立项1项，经费4万元。参与2023年北京市中医药科技发展资金项目申报9项，其中青年项目5项、一般项目4项；首都卫生发展专项合作项目1项。

有国家中医药管理局"十二五"重点专科——骨伤科，北京市中医管理局"十二五"重点专科——眼科、脑病科、精神合并躯体病科，首都区域特色专科——眼科、精神合并躯体病一科，首都区域专科——脑病科、骨伤科，市级诊疗中心——中医儿科特色诊疗中心。

【院前急救】年内，医院负责的昌平区北郊急救站完成北京冬奥会驻地酒店医疗保障任务，完成定点医院、应急隔离点、发热门诊、隔离封控小区闭环及社会面多点位和立体化转诊转运工作。10月25日，昌平区中西医结合医院承接的龙锦苑120新建站通过市级验收并投入运行。

【医院领导】党委书记：刘海彬；院长、副书记：王玉霞；副院长：高淑英、潘贵超、顾丽丽、余跃。

（撰稿：杨　莹　审核：顾丽丽）

北京市平谷区医院

【基本情况】职工中编制内人员1104人、合同制人员436人、派遣人员400人，友谊医院派驻管理人员14人，借用4人，退休留用7人。其中正高级职称68人、副高级职称143人、中级职称707人、初级职称478人。执业医师485人。护理人员中具有大专及以上学历者占99%，本科及以上占72%，有专科护士70人。重症医学床位53张。

年底医院有乙类医用设备6台。固定资产净值44715.61万元，医疗设备净值8971.72万元。全年医院总收入107045.33万元，其中医疗收入95928.40万元。占地面积67098平方米，建筑面积111469平方米。

牵头北京友谊医院平谷区医院医联体，12家医疗机构参与。加入有宣武医院神经内科专科联盟，北京友谊医院儿科、医学影像科紧密型医联体。

【医疗工作】全年出院27632人次，床位周转30.63

次，床位使用率63.69%，平均住院日7.57天。卫技人员与开放床位之比为1.55：1，执业医师与开放床位之比为0.54：1，病房护士与开放床位之比为0.46：1。住院手术7530例，其中三级手术占46.99%、四级手术占19.18%，日间手术502例。剖宫产率53.17%，无孕产妇和新生儿死亡，围产儿死亡5人。开展临床路径的科室19个、病种162个，入径率99.5%，完成率86.1%。全年临床用血4949单位，其中自体输血159人次360.25单位。预约挂号占门诊总人次的64.03%。本地医保门诊1160102人次、次均费用407.83元，医保出院24991人次、次均费用13969.75元；异地医保出院859人次、次均费用16607.5元。

医院药占比29.18%。门诊抗菌药物处方比例10.48%，急诊抗菌药物处方比例28.07%，住院患者抗菌药物使用率38.6%，抗菌药物使用强度为22.6DDD。

对口支援宁夏红寺堡区人民医院、内蒙古商都县医院。

年内，申报新技术、新项目8项：晚期妊娠球囊引产术，缺血适应训练，幽门螺杆菌分型检测，磁控胶囊内镜的临床应用，经颅磁刺激治疗，人工智能辅助诊断，人附睾蛋白4、糖类抗原242的检测，宫颈P16蛋白免疫细胞化学染色联合液基细胞学检测和诊断。

【冬奥医疗保障】冬奥会期间，医院派出骨科中心、急诊科、心血管内科、重症医学科、神经外科、内分泌科、感控处的9名医务人员组成医疗保障队，到不同驻点执行医疗保障任务。

【新冠疫情防治】"红码"病房筹建。为保障疫情期间新冠肺炎患者的救治，满足特殊群体就医的需求，统筹医疗机构内部的疫情防控和医疗服务工作，全力保障急诊、透析室、手术室、重症监护室、分娩室等重点科室医疗服务的连续性。制定《北京市平谷区新冠肺炎救治定点医院"红码医院"（北京友谊医院平谷医院）工作方案》，确保平谷区新冠肺炎患者得到及时有效救治。

方舱医院工作。整建制托管方舱医院，派出5人管理团队，选派医、护、技人员56人，作为方舱医院外派医疗队人员保障。4月，管理团队全面进驻方舱医院筹备现场，根据实际梳理制度、流程共计27项，各种预案8项，并制定《方舱医院工作手册》。

【科研工作】全年纵向课题获批省市级立项1项，获资助经费20万元。横向课题立项4项，经费31.62万元。年底在研课题5项。

北京市临床重点专科培育项目有心血管内科、普外科、感染疾病科。

【学科建设】继续聘请消化内科、心血管内科、眼科、神经外科等7名专家为执行主任。聘请北京友谊医院儿科博士后周伟勤担任儿科执行主任，带动儿科学科发展及管理提升，带领科室积极收治新生儿黄疸、溶血、肺炎、低血糖、败血症等常见病，解决大部分产科新生儿住院问题。7月，收治新生儿26例；8月，收治新生儿49例；9月，收治新生儿35例；收治新生儿数较前大大提高。血液肿瘤科出院患者数同比增加35.6%，床位使用率提升到90.69%，平均住院日4.53天，耗材比下降13.2%，经济总收入同比上涨25%。

【全国基层超声内镜培训推广基地挂牌】8月，国家消化系统疾病临床医学研究中心"全国基层超声内镜培训推广基地"挂牌仪式在医院举行。来自北京友谊医院、中国医学科学院肿瘤医院、解放军总医院第一医学中心、北京大学人民医院、北京大学肿瘤医院及各郊区医院消化同仁近百人参会。

【信息化建设】完成外网区域等保三级建设项目的实施。完成门诊二次分诊系统改造、门诊电子化退号退费功能改造、心电叫号系统上线、心脑血管事件报卡系统改造、内镜中心碳13呼气试验仪器接入LIS、微信订餐小程序上线、HIS系统等保三级复测等项目。继续推进远程医疗平台建设，在影音中心新部署1套海康威视的远程会诊系统，实现与区内18家社区卫生服务中心开展远程会诊医疗活动。年内，与北京友谊医院进行远程会诊1次，与区内18家社区卫生服务中心开展远程医疗2686次。

【医院领导】党委书记：张保华；执行院长、副书记：王宾；纪委书记：王金丽；副院长：常栋、杨增（11月退休）、狄长安、王建云、周自广、张永潮、王保起（12月起）。

（撰稿：徐小婧　审核：徐富芹）

北京中医医院平谷医院

【基本情况】职工中编制内人员443人、合同制人员456人、派遣人员484人，其中正高级职称30人、副高级职称64人、中级职称387人、初级职称693人。执业医师274人，注册护士366人。护理人员中具有大专及以上学历者占94%、本科及以上占58%，有专科护士31人。重症医学床位8张。

年底医院有乙类医用设备5台。全年医院总收入48320.35万元，其中医疗收入42708.58万元。

牵头北京中医医院平谷医院医联体，有成员单位8家。医院加入有国家中医药管理局华北区域中医专科诊疗中心联盟。

【医疗工作】全年出院8427人次，床位周转20.79次，床位使用率58.78%，平均住院日10.2天。卫技人员与开放床位之比为1.90：1，执业医师与开放床位之比为0.72：1，病房护士与开放床位之比为0.48：1。住院手术2540例，其中三级手术占23.7%、四级手术占26.22%。开展临床路径的科室15个、病种75个，入径率61.85%、完成率94.73%。全年临床用血547单位，其中自体输血63人次117单位。预约挂号占门诊总人次的90.95%。本地医保门诊451998人次、次均费用524.74元，医保出院6994人次、次均费用16171.08元。

医院药占比44.11%。门诊抗菌药物处方比例4.5%，急诊抗菌药物处方比例22.8%，住院患者抗菌药物使用率44.17%，抗菌药物使用强度为17.79DDD。

对口支援与扶贫协作的单位有：新疆和田地区洛浦县人民医院及洛浦县基层卫生院、内蒙古乌兰察布市商都县中医医院及其对口帮扶卫生院、河北省保定市望都县中医医院及其医共体成员卫生院、湖北省十堰市郧西县中医医院及其医联体成员卫生院。

【新冠疫情防治】10月28日，平谷区首次出现新冠疫情，医院暂停各类体检，合并科室，减少开放床位，抽调人员参与区内隔离点、PCR实验室、方舱建设、流调队、区内大规模采样等疫情防控任务；院内核酸门诊调整为24小时开诊，从各科抽调人员到核酸门诊支援，全年共完成核酸检测2163054人次。支援外区核酸采样10次，工作45天，共派出985人次；支援本区大规模核酸采样32次，共派出2985人次；支援本区其他采样任务339人次。

11月28日，医院被定为"黄码医院"，发热门诊的隔离病区正式启用。共收治、护理患者7人。

【科研工作】全年纵向课题获批立项10项，其中省市级2项，共获资助经费47.393万元，医院匹配经费17.393万元。横向课题立项4项，经费20万元。年内结题7项，年底在研课题23项。获专利4项。

【基本建设】医院门诊综合楼项目于2021年7月15日开工建设，年底完成主体结构封顶；2022年5月25日完成五方预验收；6月，进入各项终端设备的到货安装及运行调试阶段；10月，完成门诊综合楼整体运行调试；10月12日，正式投入使用。该项工程是按照传染病防控要求及流程设计分区流线、三者互相独立、功能完备、设施先进的综合性建筑，加强了应对疫情的处置能力。

6月18日，新建透析室开工建设；年内，完成主体结构及室外工程施工。

【医院领导】党委书记：见国繁；执行院长、副书记：牛晓晔；副院长：马建文、徐寅平、李晓翠、张向红。

（撰稿：赵扬 审核：见国繁）

北京市怀柔医院

【基本情况】职工中编制内人员1028人、合同制人员290人、额度管理80人，其中正高级职称78人、副高级职称148人、中级职称415人、初级职称652人。执业医师486人，注册护士558人。护理人员中具有大专及以上学历者占96%、本科及以上占56.8%，有专科护士241人。重症医学床位29张。

年底医院固定资产净值29450.30万元，其中医疗设备净值26444.75万元，有乙类医用设备5台。全年医院总收入99676.85万元，其中医疗收入79668.73万元。医院占地面积99334平方米、建筑面积185043平方米。

牵头怀柔区医联体（成员单位16家）、怀柔区紧密型医联体（成员单位5家）。医院加入有紧密型儿科医联体、感染科医联体、康复医联体。

【医疗工作】全年出院19229人次，床位周转29.54次，床位使用率65.83%，平均住院日8.03天。卫技人员与开放床位之比为1.89：1，执业医师与床位之比为0.75：1，病房护士与床位之比为0.4：1。住院手术11861例，其中三级手术占39.25%、四级手术占28.66%，日间手术634例。剖宫产率54.28%，无孕产妇死亡，新生儿死亡2人、围产儿死亡3人。开展临床路径的科室19个、病种106个，入径率95.73%，完成率99.62%。全年临床用血3804.5单位，其中自体输血138人次423.94单位。预约挂号占门急诊总人次的92.66%。本地医保门急诊960181人次、次均费用229.96元，医保出院16508人次、次均费用9902.15元；异地医保出院2721人次、次均费用10821.94元。

医院药占比24.27%。门诊抗菌药物处方比例11.54%，急诊抗菌药物处方比例21.89%，住院患者抗菌药物使用率51.99%，住院患者抗菌药物使用强度为40.63DDD。

对口支援与扶贫协作的单位有：内蒙古四子王旗人民医院、青海省杂多县人民医院、山西省长治市平顺县人民医院、河南省卢氏县人民医院。

【冬奥医疗保障】选派94名专家组成医疗保障团队，涵盖急诊科、内科、骨科等20个临床科室、4个医技科室及医务、护理、信息等职能科室，同时优选配备充足的设备物资。冬奥会期间，共接诊患者12人次。

【科研工作】全年获批立项科研项目10项，其中市级2项、区级1项、院级7项，共获资助经费20万元，医院匹配经费15万元。获专利2项。

重点专科有医学影像科（2021年度北京市重大疫情防治重点专科培育项目），感染性疾病科、医学检验科（2022年度北京市重大疫情防治重点专科培育项目）。

【五大中心建设】胸痛中心进一步完善流程，全年共诊治胸痛患者5000余人次，开展急诊PCI手术149例。卒中中心提高绿色通道工作效率，DNT中位数由48分钟降至40分钟；推进与朝阳医院介入中心无缝衔接模式，将30例超时间窗脑梗死患者，通过卒中绿道直接转诊到朝阳医院行介入治疗，完成后转回的患者占33%，实现双向转诊，有效提高急性脑梗死患者救治率。创伤中心建立统一接口和数据集成平台，提高数据安全管理能力，被中国创伤救治联盟评为全国创伤数据安全监测哨点医院（全市仅2家医院入选），国家级创伤中心全年救治创伤患者1381人次，其中重症患者718人次。发挥区级危重孕产妇诊疗中心职能，对隔离、封控的孕产妇进行梳理，疫情期间32例涉疫孕妇在隔离产房分娩。对橙色以上高危孕产妇病情评估及追访417次，市、区级转会诊138例；组织危重孕产妇应急演练及疑难病例讨论24次；通过了北京市母婴友好医院的复审。加强危重新生儿救治中心建设，与首都儿科研究所签署合作协议，成为紧密型儿科医联体合作单位；强化儿科人才培养，采取线上、线下培训方式，熟练掌握新生儿气管插管及气管插管内注入肺泡表面活性物质等新技术。

【学科建设】呼吸科获批国家临床专科能力建设项目；感染疾病科、检验科获批北京市重大疫情防治重点专科培育专科，各获批资金300万元。推进医学影像科市级重点专科工作的开展，先后举办区级线上业务培训33次，全区医务人员和在院的首医学生共1600余人次参加。

【成立变态（过敏）反应诊疗中心】京郊首个变态（过敏）反应诊疗中心落户医院，同步启动怀柔区变态（过敏）反应三级防护体系及"五位一体"防治策略，建立以医院为核心单位的变态反应专科医联体，为区内16家社区卫生服务中心配备花粉监测器及过敏原检测仪，并完成测试工作。持续推进呼吸、急诊、神内、骨科、变态反应五大学科建设，相关专业三甲医院专家对学科开展线上、线下工作指导。

【推进分级诊疗和对口支援】巩固医联体建设成果，帮扶龙山、北房等5个社区建设糖尿病、高血压、慢阻肺3个专病特色科室培育基地；完善怀柔区首家养老机构医养结合示范基地和老年医学科专科医联体建设；帮扶二院开设血液净化中心；与喇叭沟门卫生院建立转诊绿色通道试点，山区患者经转诊通道可当日完成就诊和检查；多途径保障基层预约转诊号源投放，组织专家团队下基层开展定期巡诊、社区出诊及查房会诊196次，接收社区上转患者1816人次，绿色通道315次，下转患者61人次，开展区内远程会诊3214人次，基层义诊4次。组织区级业务培训21次（含线上培训5次），6956人次参加。选派5名专业技术人员分别对口支援新疆和内蒙古，接收对口支援及乡医进修29人次。

【医院领导】党委书记：彭玉霞；院长：孙倩美；副书记：王红石；副院长：彭玉霞、王红石、金铭、李松、吕久来、宋舸。

（撰稿：李璇子　审核：王海峰）

北京市怀柔区中医医院

【基本情况】职工中编制内人员510人、合同制人员404人，其中正高级职称54人、副高级职称92人、中级职称240人、初级职称417人。执业医师284人，注册护士334人。护理人员中具有大专及以上学历者占98.8%、本科及以上占62.3%，有专科护士37人。重症医学床位10张。

年底医院有乙类医用设备4台。全年医院总收入65727万元，其中医疗收入27852.78万元。

与九渡河社区卫生服务中心建有紧密型医联体，牵头的中医医联体成员单位有16家社区医疗机构。

【医疗工作】全年出院9157人次，床位周转24.74次，床位使用率68.76%，平均住院日10.12天。卫技人员与开放床位之比为1.85∶1，执业医师与开放床位之比为0.68∶1，病房护士与开放床位之比为0.44∶1。住院手术1589例，其中三级手术占42.04%、四级手术占28.63%。开展临床路径的科室42个，入径率88.16%，完成率87.21%。全年临床用悬浮红细胞432.5单位、血浆4900毫升、血小板112治疗量，其中自体输血27人次42.2单位。预约挂号占门诊总人次的76.13%。本地医保门诊863175人次、次均费用545.91元，医保出院7705人次、次均费用23241.86元；异地医保出院493人次、次均费用9569.82元。

医院药占比43.48%。门诊抗菌药物处方比例7.17%，急诊抗菌药物处方比例19.98%，住院患者抗菌药物使用率47.04%，抗菌药物使用强度为37.43DDD。

对口支援的地区有：内蒙古乌兰察布市四子王旗、通辽市库伦旗。扶贫协作的单位有：内蒙古乌兰察布市四子王旗蒙中医院、通辽市库伦旗中医医院、新疆墨玉县妇幼保健院。

【科研工作】全年纵向课题获批立项3项，其中省市级1项，共获资助经费34万元。横向课题立项1项，经费8.31万元。年底在研课题19项。

国家级重点专科有心血管科，市级重点专科有心血管科、骨伤科、脑病科、康复科、内分泌科。

【医院领导】党委书记：刘宝珍；院长：徐佳；副书记：孙龙；副院长：周东海、马友合、吴彦青。

（撰稿：刘庆超　审核：徐　佳）

北京市延庆区医院
北京大学第三医院延庆医院

【基本情况】职工中编制内人员813人、合同制人员463人、派遣人员613人，其中正高级职称61人、副高级职称116人、中级职称436人、初级职称558人。执业医师383人，注册护士589人。护理人员中本科及以上占62.99%，有专科护士75人。重症医学床位31张。

年底医院固定资产净值59619.66万元，其中医疗设备净值20024.38万元，有乙类医用设备6台。全年医院总收入90163万元，其中医疗收入73346万元。医院占地面积68619平方米，建筑面积83196.9平方米。

牵头北京市延庆区医院医联体，成员有社区卫生服务中心9家、二级医疗机构1家。加入的医联体有首都医科大学宣武医院医疗联合体——神经内科，中日医院呼吸专科医联体——呼吸内科，国家皮肤与免疫疾病临床医学研究中心、银屑病规范化诊疗中心专病医联体。

【医疗工作】全年出院16576人次，床位周转26.35次，床位使用率62.04%，平均住院日8.66天。住院手术5762例，其中三级手术占51.70%、四级手术占10.88%，日间手术434例。剖宫产率47.0%，围产儿死亡3人。开展临床路径的科室17个、病种55个，入径率97.8%，完成率93.1%。全年临床用血4292单位，其中自体输血125人次134单位。预约挂号占门诊总人次的94.36%。本地医保门诊795467人次、次均费用423.72元，医保出院15351人次、次均费用16480.22元；异地医保出院746人次、次均费用17750.04元。

门诊抗菌药物处方比例11.76%，急诊抗菌药物处方比例25.03%，住院患者抗菌药物使用率53.31%，抗菌药物使用强度为44.07DDD。

对口支援与扶贫协作的单位共15家。本区对口支援单位为延庆镇社区卫生服务中心、旧县镇社区卫生服务中心、永宁镇社区卫生服务中心、井庄镇社区卫生服务中心、康庄镇社区卫生服务中心、八达岭镇社区卫生服务中心、珍珠泉乡社区卫生服务中心、大庄科乡社区卫生服务中心、儒林社区卫生服务中心、延庆区精神病医院。对口支援扶贫单位为宁夏彭阳县人民医院、内蒙古兴和县医院、河南省内乡县人民医院、河北省怀来县医院、河北省张家口市宣化区医院。

【科研工作】全年获批立项科研课题18项，其中省市级10项，共获资助经费7万元，医院匹配经费5万元；区级8项。年底在研课题34项，年内结题11项。

获专利1项。

【冬奥医疗保障】 建成集治疗抢救、重症监护、手术住院、疫情防控等综合多学科一体化闭环式管理的大型医疗保障中心，实现对急、危、重患者一站式医疗服务。由108名医务人员组成的医疗队累计完成诊疗522人次、住院29人次、手术16人次。完成航班保障任务150余次、急救任务617次、车辆终末消毒692次，实现疫情防控"零感染"、医疗救治"零致残"的目标，得到国际奥组委"金牌医疗团队"的赞誉，获2022年冬奥会、冬残奥会北京市先进集体。赛后整合胸痛中心、卒中中心、高危孕产妇抢救中心、医学影像中心、急诊内科、急诊外科、急诊ICU等多学科资源，优化就医流程，缩短救治时间，将冬奥医疗保障中心转化为区级急危重症救治中心。

【新冠疫情防治】 选派医生、护士和管理人员33人开展体育场方舱和世园方舱医院医疗救治工作。体育馆方舱医院累计收治390余人，世园方舱医院累计收治180余人。选派17名医务人员支援"红码医院"建设，累计接收住院患者163人，发热门诊接诊2084人。抽调5475人次支援全市及全区核酸采集任务，选派288人次支援隔离点、流调任务，完成核酸采集183万人次，方舱实验室完成核酸检测1813万人次，其中大规模筛查1672万人次。

疫情防控工作重心由防转治后，成立救治领导小组和工作专班，统筹协调各方资源，始终保证床位、药品供应，保证医务人员在岗，做到应诊尽诊，应收尽收。根据患者就诊需求，紧急扩充急诊、发热门诊和专科病区资源。床位由629张扩充至829张，增加临时输液椅200个，设综合ICU床位25张，可转换ICU床位25张，统一调配重症救治设备400余台套。打破科室界限，医务人员混编排班，由发热门诊、急诊、重症医学病房多个科室医生与护士联合组成快速反应梯队，根据患者病情严重程度对患者进行分区分级管理，对重症患者进行集中救治。12月12日至次年1月19日，发热门诊共接诊患者7616人次，较上年同期增长531.51%；急诊接诊患者15367人次，较上年同期增长55.87%；出院1906人，床位使用率91%，累计收治重症患者1264人。

【儿科紧密型医联体】 医院儿科与北医三院儿科签约紧密型医联体，在北医三院儿科的支持下开展首例儿童胃镜检查，并开设儿童成长发育门诊。

【重点学科建设】 推进"4个中心"建设，三、四级手术占比较上年同期增加10.20%，微创手术增加13.31%；CMI值1.01，增长2.02%。骨科手术1380例，较上年同期增长10.93%，可开展全膝关节置换、膝关节单髁置换；心内科开展介入手术1107例，增长12.16%，开展射频消融术22例，完成首例植入式心脏复律除颤器（ICD）植入术及心脏再同步化治疗；消化中心开展胃肠镜操作9240例，其中三、四级手术753例，增长7.42%，内镜下逆行胰胆管造影（ERCP）86例；神经血管外科开展外周介入手术336例，增长19.96%；泌尿外科开展手术533例，增长7.68%。妇产科独立完成四级手术腹腔镜下卵巢癌分期手术。神经内科挂牌防治卒中中心、记忆障碍防治中心。新开展头颈CTA+颅脑CTP检查、髂静脉CTV血管成像等检查项目，建立肺结节、妊娠期高血糖等多支MDT诊疗团队。

【综合服务能力建设】 在国家卫生健康委公布的2021年度三级公立医院绩效考核结果中，延庆区医院监测指标615.3分，在全国1355家综合医院中排名884位。加强围手术期管理，建立择期手术巡查制度，开展老年患者围手术期联合诊疗，提升患者手术安全。加强合理用药，开展抗菌药物、重点监控药物处方点评，降低抗菌药物使用强度。通过国家电子病历四级评审，完成单病种质控管理上报及血液透析系统建设。完善急诊、门诊、手术室、消毒供应中心、重症监护病房护理质量检查标准，做好结构、过程、结果指标监控；将质量安全管理并入北京市和国家护理质量数据平台，加强不良事件管理；应用信息化系统快速、准确、专业评估住院患者风险等级，采取针对性措施有效降低并发症。

【医院领导】 党委书记：李金亮（9月起）；执行院长：吕扬（9月起）；副书记：王莉；纪检书记：康林；副院长：李金亮（9月起）、卢苇、刘华（8月起）、石建成（8月起）、万爱民；执行副院长：张喆、曾辉（9月起）。

（撰稿：蔡常昕　审核：王　莉）

北京华信医院
清华大学第一附属医院

【基本情况】职工中编制内人员771人、合同制人员876人，其中正高级职称35人、副高级职称145人、中级职称528人、初级职称702人。执业医师472人，注册护士742人。护理人员中具有大专及以上学历者占97%、本科及以上占42%，有专科护士60人。重症医学床位74张。

年底医院有甲类医用设备1台、乙类医用设备5台。全年医院总收入111816.64万元，其中财政拨款10230.45万元、事业收入92163.28万元（含医疗收入91845.08万元）。

医院加入天坛神经内科专科医联体、国家呼吸临床中心/中日医院呼吸专科医联体、全国疝病专科联盟、国家消化病临床研究中心——早期胃癌筛查研究协同网络协作中心、国家消化道早癌防治中心联盟胃肠道肿瘤"三早"协同筛查项目合作单位、北京大学第三医院消化专科医联体。

年内，医院获北京市卫生健康委好新闻评比大赛优秀奖2项、科普类优秀奖2项，获北京市卫生健康委"春雨榜"摄影大赛优秀奖1项；心脏中心第一、第二团支部"从'心'出发志愿服务"被评为2022年北京市"团建百强"品牌项目，药械机关团支部——电工班被评为2022年度市级青年安全岗，团委被评为朝阳区"五四红旗"团委；吴清玉教授连续8年入选爱思唯尔中国高被引学者榜单，心脏中心副主任医师靳永强获评2022年度"北京榜样"，麻醉科副主任医师关圆入选2022年全市卫生健康系统"未来之星"青年典型宣传培育计划。

【医疗工作】全年出院20455人次，床位周转24.67次，床位使用率56.56%，平均住院日8.32天。卫技人员与开放床位之比为1.86∶1，执业医师与开放床位之比为0.71∶1，病房护士与开放床位之比为0.5∶1。住院手术5065例，其中三级手术占47.48%、四级手术占19.15%，日间手术963例。初产剖宫产率41.7%，无孕产妇死亡，新生儿死亡1人、围产儿死亡3人。开展临床路径的科室2个、病种4个，入径率40.39%，完成率100%。全年临床用血2962单位，其中自体输血127人次703单位。预约挂号占门诊总人次的92.28%。

医院为北京危重孕产妇转运救治中心，全年接收172例危重孕产妇转诊。发挥北京市危重新生儿救治中心作用，接收转运高危新生儿346例。本地医保门诊590565人次、次均费用570.8元，医保出院16556人次、次均费用22209.3元；异地医保出院2618人次、次均费用34646.9元。

医院药占比30.5%。门诊抗菌药物处方比例7.19%，急诊抗菌药物处方比例40.33%，住院患者抗菌药物使用率36.21%，抗菌药物使用强度为41.79DDD。

对口支援单位有内蒙古科左后旗人民医院，北京市通州西集镇西集社区卫生服务中心、平谷区东高村镇社区卫生服务中心。扶贫协作单位有贵州省六盘水市水城区人民医院、六盘水市水城区妇幼保健院，云南省大理州巍山县妇幼保健院、大理州祥云县妇幼保健院、大理州南涧县妇幼保健院、大理州宾川县妇幼保健院、楚雄州禄丰市人民医院。

1月6日，心脏中心介入团队为一名造影剂过敏的冠心病患者开展零造影剂下植入心脏支架，用时仅15分钟；3月8日，吴清玉教授为一位巨大心脏肿瘤伴频发室速的患者完整切除了直径10厘米、体积为10厘米×4.5厘米×3.5厘米、重78克的超大心脏肿瘤，同时进行了左心室成形术，恢复心脏结构，手术顺利；12月，院长张明奎带领心脏中心团队成功为一名急性心肌梗死、经急诊PCI治疗无效的严重冠心病左主干病变患者实施冠脉搭桥手术，术后ECMO辅助成功，挽救了患者生命；年内，心脏中心为异常复杂心脏畸形双胞胎实施根治手术；一天内，顺利完成两例高难度经导管主动脉瓣置换术。治疗小儿心律失常保持全国领先水平，发明儿童永久起搏器植入侧手臂固定装置，并取得国家知识产权局授予的实用新型专利证书。消化中心的消化道早癌诊断率35.1%，达到国内三甲一流医院诊断水平。

9月29日，国家级银屑病规范化诊疗中心落户医院皮肤美容科，120酒仙桥急救站圆满完成市级急救站验收工作。

【科研工作】全年纵向课题获批立项13项，共获经费资助324.2万元，医院匹配经费13万元。其中首发专项（省部级）1项，获资助经费32万元，医院匹配经费12万元；首都临床特色诊疗技术研究及转化应用项目（省部级）2项，获资助经费70万元；北京市卫生健康科技成果和适宜技术项目（省部级）2项，获资助经费4.2万元，医院匹配经费1万元；朝阳区科技计划项目（区县级）2项，获资助经费25万元；中华国际医学交流基金会项目（其他）1项，获资助经费20万元；中国红十字基金会医学赋能公益专项基金项目（其他）1项，获资助经费3万元；中国医药卫生事业发展基金会项目（其他）1项，获资助经费20万元；清华大学精准医学科研计划项目（校级）3项，获资助经费150万元。横向课题立项13项。年内结题1项，年底在研课题31项。获专利2项。

年内，医院被正式确立为国家级冠心病介入和心律失常介入（导管消融+器械植入）培训基地，涉及人的生物医学研究伦理委员会正式加入北京市医学研究伦理审查互认联盟；心脏中心主任医师王廉一教授被北京市科学技术协会评为创新争先改革发展骨干分子。

【新冠疫情防治】年内，组织医疗队支援方舱医院、定点医院；配合街乡进行核酸采集、新冠疫苗接种等工作。派出近100批医务人员赴孙河、东坝、金盏3个乡和酒仙桥街道等地开展核酸采集工作，服务市民327万余人次。派出多支队伍支援酒仙桥街道疫苗接种工作，同时对60岁以上老年人疫苗接种做好医疗安全保障。累计派出10余批次83名医护人员支援集中隔离点及冬奥会医学保障共3115天。8月29日至11月2日，选派30名医护人员组成援藏抗疫医疗队进入西藏拉萨方舱医院工作，完成疫情防控和医疗救治任务。

12月，围绕发热门诊、急诊抢救区、缓冲病房等重点区域做好医疗资源的保障，调整和优化就医流程，加强老年人等重点人群分级诊疗和重症救治力量建设。针对婴幼儿、孕产妇、血液透析患者等特殊群体及其他危急重症患者，制定个性化管理方案。发热门诊日接诊量最高750余人次，工作量为平日7倍；急诊科日均接诊200人次，每日危重症患者留观抢救40人次，为平日3倍。

【智慧化医院建设】完成新HIS系统的升级上线。建设PACS系统以实现影像数字化、存储无胶片化、管理网络化等功能。实现清华大学公费医疗人员门诊、急诊、住院就医实时结算业务。完成"基于疫情防控常态化下的信息系统升级改造项目"及"基于疫情防控常态化下安防管理系统升级改造项目"立项，加速技术方案制定。推进内科病房楼新机房建设项目。5月18日，在北京市率先实现远程技能考核，利用数字化平台，线上考官与线下考场联通，互联网+助力临床教学与技能考核提质增效。

【慈善公益】在全国范围内推行先心病救治的"大理模式"，选派10人次医务人员赴云南省和内蒙古自治区开展2次先心病筛查，累计确诊29名患儿，安排来院治疗10名。全年累计完成148名患儿的基金救治结算，获得治疗费用救助272.92万元。医院"清心"复杂先心病救治专项基金入驻北京同心共铸公益基金会。依托清华大学"雨课堂"平台，开展医学科普、医学学术、医学人文讲座，受益6000余人次。

设立医务社工专职岗位，为病患及其家庭提供社会心理支持。医务社会工作示范项目——"借助互联网+教育助力基层社区健康能力提升"入选2022年北京市医务社工多元培育服务项目优秀项目。

【医院领导】院长：张明奎；党委书记：类延旭；副院长：类延旭、张东亚、刘芳、胡畅；副书记：张明奎、冯遥；纪委书记：冯遥（2月起）、陈淑苹（至2月）。

（撰稿：刘晨曦 文镇宋 审核：类延旭）

清华大学玉泉医院
清华大学中西医结合医院

【基本情况】职工中编制内人员401人、合同制人员397人，其中正高级职称15人、副高级职称78人、中级职称203人、初级职称421人。执业医师235人，注册护士380人。护理人员中具有大专及以上学历者占95.79%、本科及以上占41.58%，有专科护士27人。重症医学床位7张。

年底医院有乙类医用设备4台。全年医院总收入68197万元，其中医疗收入60397万元。

【**历史沿革**】医院于1983年12月开诊，位于石景山区石景山路5号，曾先后隶属于第四机械工业部、电子工业部、机械电子工业部和信息产业部。2003年4月划归清华大学，更名为清华大学玉泉医院。2020年12月，经北京市中医局批准从综合医院转型为中西医结合医院，更名为清华大学玉泉医院（清华大学中西医结合医院）。医院编制床位500张，占地面积3.23万平方米、建筑面积4.85万平方米。

不断创建和提升特色专科专病，形成以神经精神学科为代表的特色专科、特色专病、特色高新技术，干部医疗科（老年医学科）、口腔科、妇产科、手足外科、泌尿外科、体检中心等科室技术和服务特色突出，内分泌免疫科、针灸科、推拿科、治未病科等传统医学科室特色鲜明。

【**医疗工作**】全年出院12100人次，床位周转24.74次，床位使用率69.3%，平均住院日10天。卫技人员与开放床位之比为1.44∶1，执业医师与开放床位之比为0.48∶1，病房护士与开放床位之比为0.43∶1。住院手术6034例，其中三级手术占48%、四级手术占29.9%。初产剖宫产率25.81%，无孕产妇和新生儿死亡，围产儿死亡1人。开展临床路径的科室23个、病种76个，入径率78.96%，完成率74.16%。全年临床用血50068单位，其中自体输血215人次48627毫升。预约挂号占门诊总人次的42.7%。本地医保门诊344171人次、次均费用228元，医保出院5078人次、次均费用25564元；异地医保出院114人次、次均费用42585元。

医院药占比19.58%。门诊抗菌药物处方比例4.40%，急诊抗菌药物处方比例29.26%，住院患者抗菌药物使用率55.36%，抗菌药物使用强度为40.53DDD。

对口支援石景山区广宁社区卫生服务中心。

【**新冠疫情防治**】"新京十条"出台前以防院感为主要任务。落实市中医局疫情防控"双面控点""一把手"工程和"三图叠加"等工作机制，推进"1+5"三对机制建立，强化门诊预检分诊和病区封闭管理，及时修订疫情防控方案，应用信息化手段不断优化就诊便民举措和流程，完善院区视频监控系统。组建涉疫应急处置工作小组，及时有序处置涉疫事件。其中，4月26日至5月9日，执行11次区域（石景山区）核酸采样任务，涉及3个街道34个社区，累计抽调医护人员1465人次；检验科共完成"十混一"核酸检测27997管。

"新京十条"出台后以保救治为首要任务。统筹

谋划，依次逐步合并病区，集中医护力量和医疗资源保障呼吸和急危重症患者救治；加强重点技术操作培训和力量储备；发挥中医药优势和中西医结合特色，调集中医骨干力量协同开展新冠患者中西医结合救治和疑难危重患者会诊；制定《新冠感染中西医结合诊疗方案》及实施流程，制定预防和治疗中药协定方7个，保障就诊患者、隔离点群众、重点单位等及时得到中医药治疗，累计制配中药预防汤剂41159剂。

【**科研工作**】全年纵向课题获批立项3项，均为国家级，共获资助经费81.3万元。

【**中西医结合建设**】创新中西医结合服务模式。基于医工结合、中西医结合两大支撑体系，围绕学科优势病种中西医结合诊疗方案和临床路径，以疾病或临床问题为线索，以中西医联合查房、多学科协作诊疗为举措，实践中西医结合医院创新型诊疗服务模式。将治未病服务融入诊疗康复全过程，构建院前、院中、院后一体化的防、治、保、康服务体系。

创新中西医结合管理模式。围绕国家三级医院绩效考核目标和三级甲等中西医结合医院评审标准，坚持目标导向，以中西医结合诊疗方案应用及落实和中医人才队伍学科化统一管理为抓手，建立中西医结合建设质量控制体系，创新管理模式。

创建中西医结合学术模式。基于"大专科、小综合"学科布局，以争创各级别重点专科、优势专科和中西医结合临床学科为驱动，以培养高水平中西医结合人才为使命，创建清华大学中西医结合学术范式战略研究院，创建中西医结合医工结合学术新范式。

推进中西医结合平台科室建设和治未病工作。完成46个优势病种中西医结合诊疗方案的修订和印发，完成56个中药协定处方的制定和印发。推进治未病平台建设，推出中西医结合体检套餐，中医体检月均在300人次以上。

【**医院管理**】医政基础管理和医疗服务质量建设。设立医疗质量控制办公室、疾病预防控制办公室、行业作风建设办公室，完善医政管理架构和职能。建立月度医疗质控会议制度、坚持院长行政查房制度、编印《医疗质量月报》，不断加强医疗质量管理和建设。举办中青年医师系列培训和考核，培育优良严谨的临床工作习惯。

门诊管理。推动门诊窗口岗位服务规范化建设，延伸打造多维度多功能多层次的综合服务体系。完成部分门诊设施和环境升级改造，应用信息化手段改善患者就医体验。

护理管理。加强护士队伍建设，推动护理骨干人才培养方案落地见效；加强护理质量安全管理，开展

重点专科"一证一品"示范病房建设；开展护理科研工作，完成科研立项2个；落实中医护理方案，开展中西医结合特色护理查房，推进中医护理门诊建设，完成市中医局中医综合门诊质控调研。10人入选北京市中医局护理荣誉工程人物。

持续推进医院文化建设，在清华医学院和清华大学美术学院的支持下，形成院徽设计稿。

【清华大学与国家中医药管理局签署合作框架协议】3月1日，国家中医药管理局党组书记余艳红、副局长秦怀金到清华大学考察调研，与校长王希勤、校长助理王宏伟就推进中医药现代化、促进中医药传承创新发展进行会谈，双方签署《中医药创新发展合作框架协议》。

【2022清华大学中西医结合创新论坛暨医工交叉融合论坛】10月8日，由清华大学临床医学院联合玉泉医院主办，以"中西医结合，数智中医，医工交叉融合"为主题的2022清华大学中西医结合创新论坛暨医工交叉融合论坛在玉泉医院举办。清华大学副校长王宏伟、市中医局局长屠志涛、清华大学医学部黄天荫教授出席开幕式。中国中医科学院张启明教授、西苑医院徐浩教授、东直门医院商洪才教授、国医大师王庆国教授、清华大学精准医学研究院智慧健康中心杨斌教授、清华大学生物医学工程系赵锡海教授、清华大学化学系分析中心孙素琴教授、清华大学医学院免疫学研究所郭晓欢教授、北京大学医学部中西医结合学系韩晶岩教授等作专题报告。本次论坛注重学科前沿性与学科交叉性相结合，融合清华大学理工学科优势开展中西医结合研究和医工结合，促进西医和中医的优势学科互补及融合，以中医药理论传承和发展为基础，丰富和发展中医药理论，促进中医药产业可持续发展。4000余人通过线上线下相结合的方式参加论坛。

【成立北京中西医结合学会治未病专业委员会】7月23日，北京中西医结合学会治未病专业委员会成立大会在玉泉医院举行。专委会旨在以中医药理论传承和发展为基础，促进西医和中医的优势学科互补，推动中西医结合治未病服务发展。大会选举产生专委会委员130名、常务委员33名。玉泉医院副院长、健康管理中心主任冯兴中当选专委会主任委员。会后，举行了首届中西医结合治未病学术论坛。3000余人通过线上线下相结合的方式参加大会和论坛。

【第一届北京国际经方大会暨经方高级培训班】8月20日，为了更好地传承经方医学，发掘经方应用潜力，提高中医药国际影响力，由广安门医院、玉泉医院、华医世界共同主办的第一届北京国际经方大会暨经方高级培训班以线上线下相结合的方式在玉泉医院举办。大会以"经方治疗临床疑难病"为主题，特邀广安门医院何庆勇教授等经方名家举办专题讲座，从不同角度分享和探讨经方的应用，运用现代科学知识阐释经方的疗效机制，促进经方学术发展，丰富和发展中医药理论。6万余人通过线上和线下方式参与本次大会。

【清华大学教职工实现公费医疗实时结算】9月，开通清华大学教职工门急诊及住院费用实时结算服务，符合相应条件的清华大学教职工在医院就诊或住院时所产生的医药费用均可实时结算，不需全额自付和手工报销。

【设立北京中医药薪火传承"3+3"工程室站分站】11月，为贯彻落实《中共中央国务院关于促进中医药传承创新发展的意见》精神，加快首都名老中医学术经验传承，促进医院中医药服务能力提升和中西结合研究，经市中医局批准，北京中医药薪火传承"3+3"工程王永炎名老中医工作室分站、吕仁和名老中医工作室分站、肖承悰名老中医工作室分站3个分站在医院设立。

【医院领导】党委书记：赵雨东；院长：张玉琪；副书记：张玉琪、王斐；副院长：赵雨东、冯兴中。

（撰稿：郭建雄 审核：李 伟）

中国康复研究中心
北京博爱医院

【基本情况】职工中编制内人员1053人、合同制人员751人，其中正高级职称38人、副高级职称99人、中级职称381人、初级职称872人。执业医师337人，注册护士574人。护理人员中具有大专及以上学历者占99.2%、本科及以上占70.6%，有专科护士74人。重症医学床位14张。

年底医院有乙类医用设备5台。全年医院总收入100721万元，其中医疗收入84620万元。

医院牵头中康医联体，有成员单位69家；北京市康复专科医联体，有成员单位13家。

北京市康复医疗质量控制与改进中心、中国残联国际合作交流中心均依托在医院。

6月，医院正式获批为医保A类定点医疗机构，康复治疗学专业被教育部认定为国家级一流本科专业建设点。

【医疗工作】全年出院9597人次，床位周转10.38次，床位使用率84.4%，平均住院日30.28天。卫技人员与开放床位之比为1.4∶1，执业医师与开放床位之比为0.36∶1，病房护士与开放床位之比为0.45∶1。住院手术2247例，其中三级手术占28.3%、四级手术占28.3%，日间手术201例。开展临床路径的科室21个、病种146个，入径率21.89%，完成率79.25%。全年临床用血1891单位，其中自体输血40人次104.3单位。预约挂号占门诊总人次的99%。本地医保门诊340507人次、次均费用768.5元，医保出院5274人次、次均费用42535.7元；异地医保出院2065人次、次均费用66561.4元。

医院药占比39.5%。门诊抗菌药物处方比例7.8%，急诊抗菌药物处方比例32.8%，住院患者抗菌药物使用率52.9%，抗菌药物使用强度为31.06DDD。

对口支援内蒙古察哈尔右翼后旗中心医院，北京市西城区广外医院、通州区中西医结合医院。

【冬奥医疗保障】选派25名医务人员参加冬奥会及冬残奥会医疗保障工作，3名滑雪医生参加冬奥专项培训。开展多层次、多专业培训，内容涵盖疫情防控、专业英语、急救技能、康复技术等。冬奥会和冬残奥会赛事期间，冬奥村综合诊所医疗保障团队共诊治患者50余人次，发放适配支具90余件，完成各项保障任务。

【新冠疫情防控】年内，做好隔离点医疗保障工作。全院所有科（处）室纳入外派名单，派出支援北京市、丰台区隔离点17批次174人次。设立应急指挥部，完成市、区卫生健康委核酸外采任务。全年完成市、区新冠疫苗接种20余次，疫苗接种近2万人次。

【科研工作】全年纵向科研课题获批立项65项，其中国家级6项、省市级14项，共获资助经费1153.64万元，医院匹配经费51.48万元。横向课题立项65项，经费968.35万元。年内结题74项，年底在研课题268项。获奖成果2项。获专利29项。

设有神经损伤与康复北京市重点实验室。

【脑卒中康复护理培训】3月21日至31日，在线上举办第四届全国脑卒中康复护理新进展培训班，全国160家医疗单位266名学员参加。特邀8名康复治疗、康复护理专家结合新理念新视角讲授前沿知识，进一步推动全国脑卒中康复护理向专业化、规范化、科学化发展。

【第十三届中日韩国际康复论坛】10月28日，中国康复研究中心成立34周年，10月28日至11月25日，举办为期1个月的学术月系列活动。组织主论坛暨第十三届中日韩国际康复论坛和26个康复系列分论坛，邀请中国、日本、韩国、澳大利亚、德国等国内外百余名知名专家学者，围绕"康复'新医科'与人口老龄化应对"主题，分享康复领域最新研究成果。学术月主论坛上，来自中日韩及澳大利亚、德国的10余位国内外知名专家学者分别围绕健康科技发展与康复学科建设、临床医学人才培养体系构建、生长因子类物的临床转化医学研究、神经退行性病变与认知加工速度、未来老年康复科学技术发展的战略研究、卒中患者的老龄化、神经调控在泌尿康复领域的应用等主题开展交流和研讨。26个分论坛围绕脊髓损伤综合管理与功能重建、临床生物力学及足部矫形疗法、膀胱活动低下症、颅脑损伤康复等开展学术交流。

【医院领导】党委书记：吴世彩；副书记：廖利民、李建军（至9月）。

（撰稿：孙文娟　审核：陈　迪）

首都医科大学附属北京康复医院
北京工人疗养院

【基本情况】职工中编制内人员584人、合同制人员541人、派遣人员69人，其中正高级职称46人、副高级职称91人、中级职称375人、初级职称583人。执业医师312人，注册护士491人。护理人员中具有大专及以上学历者占98.2%、本科及以上占19.3%，有专科护士86人。重症医学床位10张，新冠疫情期间可转化重症床位58张。

年底固定资产净值58106万元，其中医疗设备净值18515万元，有乙类医用设备6台。全年医院总收入105906.93万元，其中医疗收入96211.69万元。

医院牵头中国康复医疗机构联盟。医院加入的医联体和专科联盟有：北京大学首钢医院医联体、石景山医院医联体、朝阳医院西院区医联体、解放军总医院呼吸专科医联体、中日友好医院呼吸专科医联体、解放军总医院神经内科专科医联体、京津冀中医眼科医联体、北京同仁医院眼科医联体、解放军总医院眼科医联体、全国中医眼科医联体、中国帕金森病联盟、中国帕金森病影像联盟、国家神经系统疾病临床研究中心神经系统疾病专科联盟、国家老年疾病临床研究中心中国AD临床前期联盟、国家老年疾病临床研究中心全国老年神经疾病照护联盟、阿尔茨海默病外周标志物检测和早期干预联盟、中国意识障碍医生联盟、糖尿病运动康复联盟、全国耳鼻咽喉头颈外科联盟、北京大学第三医院骨科专科联盟、解放军总医院骨科专科联盟、中国医药教育协会腹部肿瘤专业委员会胃肠肿瘤联盟。

年内，获批国家级康复医学科住院医师规范化培训基地（协同）、北京市康复治疗师规范化培训基地、中国康复医学会帕金森与运动障碍病康复培训基地、呼吸康复专科培训基地、国家标准化心肺康复专科护士/康复师培训基地、2022年—2027年康复护理专科护士培训基地。

7月4日至8日，按照北京市卫生健康委部署，医院首次接受大型公立医院巡查。10月25日，医院宣传中心拍摄的科普新闻视频获2022年首都卫生健康系统"好新闻，杏林杯，春雨榜"三等奖、电视片汇映纪实类优秀奖、组织奖。

【医疗工作】全年出院12011人次，床位周转13.91次，床位使用率85.57%，平均住院日22.53天。卫技人员与开放床位之比为1.28∶1，执业医师与床位之比为0.36∶1，病房护士与床位之比为0.41∶1。住院手术1735例，其中三级手术占36.14%、四级手术占49.45%，日间手术39例。开展临床路径的科室9个、病种13个，入径率100%、完成率100%。全年临床用血3357单位，自体输血43人次47单位。预约挂号占门诊总人次的49.2%。

医院药占比27.92%。门诊抗菌药物处方比例1.34%，急诊抗菌药物处方比例18.65%，住院患者抗菌药物使用率43.07%，抗菌药物使用强度为45.02DDD。

医院对口支援北京市大兴区康复医院、密云区鼓楼社区卫生服务中心、京煤集团总医院门矿医院，内蒙古莫力达瓦达斡尔族自治旗人民医院。全年组织6次线上授课培训活动。派出2名专家到内蒙古呼伦贝尔市莫旗人民医院进行为期1年的帮扶。全年接收4名受援单位人员来院进修。

【冬奥医疗保障】1月17日至3月18日，医院派出医护人员22人组成冬奥保障团队，为冬奥会和冬残奥会的运动员提供康复训练、辅助治疗等医疗服务保障，收到冬奥组委感谢信。

【新冠疫情防控】年内，根据北京市卫生健康委部署，承担市区大规模核酸采样、定点医疗机构医疗救治、集中医学隔离点医学观察、核酸标本检测、流行病学调查、疫苗接种等政府指令性任务。全年93次派出医务人员共1万余人次，完成大规模核酸采样381万人次、核酸标本检测35万人次、疫苗接种近4万剂次。

【科研工作】全年纵向课题获批立项94项，其中国家级3项（国家重点研发计划2项，国家自然科学基金面上项目1项）、省市级8项，共获资助经费1222.14万元，医院匹配经费49.54万元。年内结题89项，年底在研课题200项。获奖成果3项，其中中国康复医学会科学技术奖一等奖1项、二等奖1项，中国医药教育协会科学技术奖一等奖1项。获实用新型专利6项。获批首都医科大学医院管理项目1项，是首次获批院外管理类科研项目。获批首都医科大学创新能力提升专项项目1项，是医院首次获批成果转化类项目。

探索"破科立院"学科建设与发展模式，初步建立"院中院"工作与管理机制，以条件成熟的大中心科室及专业为试点，推动学科由规模化向"专精特新"发展。

【职工健康管理】推进首都职工健康管理平台建设，为出租车司机等9个特殊行业职工开展身心健康状况评估及健康管理，出具分析报告9份，服务职工2.5万人次。开展持工会会员互助服务卡减免医事服务费活动，服务职工近10万人次。优化职工健康管理服务，通过线上线下相结合的方式推进首都职工健康知识普及项目，组织录制科普视频15个。为职工开展健康体检、女职工"两癌"筛查，全年服务职工近10万人次，建立电子档案近10万份。主动开展上门体检，服务12个区县的新就业形态劳动者、建筑工人等群体1万余人次。关注职业人群健康权益，参与起草《工作场所职业人群健康管理指南》团体标准，填补了国内空白；获批中华医学会健康管理学分会"5G+'三早'健康管理服务"项目应用试点单位。组建劳模健康管理专家库，为劳模提供全方位、系统性的健康管理服务。开辟评残绿色通道，累计为残疾人提供辅具评估服务156人次，完成残疾人等级鉴定191人。医院被评为第二届北京市"人道奖"先进集体。

【中国康复论坛】6月11日，由中国康复医疗机构联盟举办的中国康复论坛（2022·北京）闭幕。本次大会采用线上形式进行，邀请北京、上海、四川等地的康复领域专家研讨现代康复医学学科发展、技术进步、学术创新等。大会共10个主旨报告，会期1天，累计播放量27.5万余人次。

【吸入疗法在呼吸康复中应用专家共识】8月15日，由中国老年医学会呼吸病学分会、中国康复医疗机构联盟呼吸专业委员会共同制定的《吸入疗法在呼吸康复中应用的中国专家共识》发布，传递了临床与康复相互结合、共同发展的理念，达成了临床实践与康复方法共享的目的，规范了呼吸康复亚专科的科学发展。中国康复医学会康复机构管理专业委员会主任委员、北京康复医院院长席家宁与北京朝阳医院副院长、北京市呼吸疾病研究所所长童朝晖共同担任专家组组长。

【新技术推广月学术培训】10月23日，医院开展2022年新技术推广月系列学术培训活动。以"磨练技艺，赓续传承"为主题，邀请业内知名康复治疗技术专家分享康复医学领域经典及前沿康复技术。北京大学第一医院副主任治疗师徐晖讲解了肩痛快速缓解的物理诊疗方案；中国康复研究中心主任治疗师、硕士生导师刘建华讲解了偏瘫患者的康复治疗全流程策略；四川大学华西医院主任物理治疗师、博士生导师高强阐述了先进的脑卒中中枢传导通路与姿势控制技术；中国康复研究中心作业疗法科主任、副主任治疗师黄富表讲述了脑卒中的作业治疗技术及相关科研；北京康复医院手法治疗科主任、主管治疗师李楠从姿势分析与纠正的角度出发，讲解了慢性腰痛的规范化诊疗。

【职工职业技能大赛康复护理师技能竞赛】12月3日，以"赛精湛护理技能，育康复专业人才"为主题的2022年北京市职工职业技能大赛康复护理师技能竞赛收官。此次竞赛由北京市总工会、北京市人力资源和社会保障局主办，北京市职工技术协会、北京康复医院共同承办，北京康复医学会康复护理专业委员会协办。竞赛面向北京地区从事临床护理工作并取得护士执业资格证书的护理专业人员，来自全市42家医疗机构的612名选手报名参赛。竞赛采取线上+线下相结合的模式，尤其是在大康复的基础上融入了心肺康复护理专科知识及技术操作，全方位培训与考核参赛选手。北京康复医院李国庆获第一名，中关村医院王扬扬获第二名，大兴区人民医院崔巍巍获第三名。

【医院领导】党委书记：舒岩；院长：席家宁；副书记：盖海山；副院长：马颖、焦杨、刘铁军、公维军。

（撰稿：金海鸥　石　娟　审核：焦　杨）

国家电网公司北京电力医院

【基本情况】职工中编制内人员545人、合同制人员26人、派遣人员738人、返聘80人，其中正高级职称97人、副高级职称153人、中级职称431人、初级职称567人。执业医师535人，注册护士596人。护理人员中具有大专及以上学历者占52%、本科及以上占45%，有专科护士93人。重症医学床位14张。

年底医院有乙类医用设备6台。全年医院总收入130494.25万元，其中医疗收入110147.87万元。

与北京西京中医医院、北京红十字和平骨科医院、丰台区新村社区卫生服务中心、王佐镇社区卫生服务中心、卢沟桥国医社区卫生服务中心、卢沟桥社区卫生服务中心、卢沟桥乡太平桥村社区卫生服务站、卢沟桥乡六里桥村社区卫生服务站、新村街道北京方向社区卫生服务站等9家单位建有医联体关系。医院是北京大学人民医院医联体成员单位。

年内，医院成为北京市23家开通异地门诊特慢病的医院之一，获批山东省省直新增医保定点机构。

【医疗工作】全年出院24212人次，床位周转25.8次，床位使用率66.5%，平均住院日9.3天。卫技人员与开放床位之比为1.19∶1，执业医师与开放床位之比为0.48∶1，病房护士与开放床位之比为0.35∶1。住院手术5366例，其中三级手术占42.5%、四级手术占22.5%，日间手术440例。初产剖宫产率22.3%，无孕产妇、新生儿、围产儿死亡。开展临床路径的科室18个、病种145个，入径率94.8%，完成率81.6%。全年临床用血4396单位，其中自体输血324人次626单位。预约挂号占门诊总人次的100%。本地医保门诊649898人次、次均费用527元，医保出院16599人次、次均费用21717元；异地医保出院3534人次、次均费用31425元。

医院药占比35.82%。门诊抗菌药物处方比例9.96%，急诊抗菌药物处方比例26.21%，抗菌药物使用强度为48.85DDD。

对口支援内蒙古自治区武川县医院，北京市昌平区沙河医院、丰台区朱家坟社区卫生服务中心（618厂医院）

【冬奥医疗保障】北京冬（残）奥会期间，医院派出8名反兴奋剂检察官，完成医疗保障任务。

【新冠疫情防治】2021年12月至2022年初，选派2人到尼日利亚开展为期54天的央企疫情防控保障。

年内，完成对丰台区宛平街道、丰台街道疫苗接种的医疗保障工作。支援丰台区大规模核酸检测，先后派出医务人员655人次，支援蒲黄榆街道、方庄街道、花乡街道、六里桥街道、卢沟桥街道、铁营街道、太平桥街道的集中采样及入户采样任务，累计采样33880人次；承接六里桥街道、太平桥街道、青塔街道、方庄街道、卢沟桥街道、北宫镇等重点区域的集采与入户采样任务，共派出医务人员8546人次，核酸采样约420万人次；派出医务人员218人次，支援丰台重点地区、密云区、朝阳区核酸检测工作。先后派出10批次共88名医护人员，负责顺天隔离酒店、高立庄隔离点、全季（岳各庄店）隔离酒店、全季丽泽商务隔离酒店、法官学院隔离点、经开区建设者之家隔离点共6个隔离点位，累计接收隔离人员1000余名；8月4日至9月6日，13名医务人员派驻汇睿集中隔离点执行医疗保障任务；9月28日至年底，先后派驻35名医护人员进驻侨僖名苑隔离点执行医疗保障任务。

4月，选派20人紧急援沪，完成在上海市虹口区场中路方舱、场中路亚定点医院37天的支援任务，医疗队共服务患者7000余人次。

5月20日至31日，医院累计接收并转运新冠病毒相关病例20例；11月8日，派出3名医务人员参加120阳性患者转运任务。

【科研工作】全年纵向课题获批立项35项，医院匹配经费271万元。横向课题立项2项，经费92.5万元。年内结题16项，年底在研课题61项。获奖成果14项。

【医院领导】党委书记：林方才；院长：姬军生；副院长：钱勇、朵皓英、孙琰、徐燕杰、闫焱（1月起）、范磊（12月起）。

（撰稿：王　佟　审核：孙　琰）

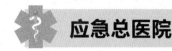

应急总医院

【基本情况】职工中编制内人员530人、合同制人员558人，其中正高级职称70人、副高级职称143人、中级职称245人、初级职称415人。执业医师223人，注册护士391人。护理人员中具有大专及以上学历者占91%、本科及以上占51%，有专科护士68人。重症医学床位23张。

年底医院有乙类医用设备5台。全年医院总收入107591.94万元，其中医疗收入91468.9万元。

牵头的医联体有光熙康复医院和太阳宫社区卫生服务中心两家医院。

8月，北京市医保局批准医院为A类医保定点机构。

【医疗工作】全年出院12963人次，床位周转32.05次，床位使用率73.63%，平均住院日8.15天。卫技人员与开放床位之比为2.3∶1，执业医师与开放床位之比为0.6∶1，病房护士与开放床位之比为0.5∶1。住院手术12767例，其中三级手术占22.3%、四级手术占42.78%。初产剖宫产率55%，无孕产妇、新生儿、围产儿死亡。开展临床路径的科室23个、病种73个，入径率96.52%，完成率92%。全年临床用血3168单位，其中自体输血223人次653.42单位。预约挂号占门诊总人次的74.94%。本地医保门诊545954人次、次均费用596元，医保出院8201人次、次均费用26979元；异地医保出院1784人次、次均费用41648元。

医院药占比39.95%。门诊抗菌药物处方比例5.21%，急诊抗菌药物处方比例31.92%，住院患者抗菌药物使用率54.39%，抗菌药物使用强度为54.98DDD。

对口帮扶内蒙古正蓝旗总医院。

【科研工作】全年纵向课题获批立项3项，其中国家级1项，省市级2项，共获资助经费221.5万元。横向课题立项2项，经费5万元。年内结题2项，年底在研课题102项。获奖成果1项，获专利7项。

医院建有国家应急医学研究中心。9月，应急管理部和国家卫生健康委批准医院组建国家尘肺病诊疗中心，成为全国为数不多拥有两个"国家医学中心"的医院。

【国家应急医学研究中心建设】年内，推进国家应急医学研究中心各项建设任务，积极建设研发基地和教培基地，应急救援救治能力不断增强。

【基本建设】5月，完成投资1.5亿元的住院大楼和东院区改造建设投入使用，就医环境得到改善。

年内，完成医院二期改造工程报建报批和招投标，项目建设全面铺开。

完成投资3206万元，装备了手术显微镜、ECMO、高频喷射呼吸机、彩色超声诊断系统、血液透析机、强脉冲光与激光系统、Q开关ND∶YAG激光治疗机（皮秒）、电子支气管镜等设备。

【医院领导】党委书记：欧广；院长：张柳；副书记：张柳、王月云；副院长：吴迪。

（撰稿：刘 米 审核：刘 智）

航空总医院

【基本情况】职工中编制内人员691人、合同制人员396人、派遣人员685人，其中正高级职称75人、副高级职称241人、中级职称486人、初级职称792人。执业医师634人，注册护士737人。护理人员中具有大专及以上学历者占97.42%、本科及以上占41.8%，有专科护士106人。重症医学床位32张。

年底医院有乙类医用设备6台。全年医院总收入150767.65万元，其中医疗收入142747.71万元。

医院与内蒙古敖汉旗人民医院建有医联体。是中日友好医院医联体成员单位。

11月7日，医院南区医疗楼投入使用。在2021年国家三级公立医院绩效考核中，医院成绩评定为A，在全国183家无年报综合医院中排名第23。年内，通过了北京市母婴友好医院创建，通过了老年友善医院复核验收，被评为中航资产2022年度优秀领导班子；护理部被北京市卫生健康委评为2022年优质护理优秀团队，航材院门诊部护理组被评为海淀区卫生健康系统优秀护理团队。

【医疗工作】全年出院26511人次，床位周转31.83次，床位使用率68.34%，平均住院日7.97天。卫技人员与开放床位之比为1.75：1，执业医师与床位之比为0.76：1，病房护士与床位之比为0.34：1。住院手术10881例，其中三级手术占37.87%、四级手术占16.67%，日间手术2092例。剖宫产率28.25%，孕产妇死亡1人，无新生儿死亡，围产儿死亡11人。开展临床路径的科室21个、病种65个，入径率91.48%，完成率99.47%。全年临床用血5931.5单位，其中自体输血185人次559.16单位。预约挂号占门诊总人次的93%。本地医保门诊914912人次、次均费用391元，医保出院14857人次、次均费用16298元；异地医保出院6170人次、次均费用35606元。

医院药占比33.1%。门诊抗菌药物处方比例10.12%，急诊抗菌药物处方比例31.57%，住院患者抗菌药物使用率42.80%，抗菌药物使用强度为54.53DDD。

全年征集新技术、新项目40项（含3项限制类技术），通过质量（技术）委员会审批，医院立项批准37项，组织相关科室启动技术实施并追踪管理。微创精准机器人定位脑肿瘤活检术等新技术陆续开展，手术135例。新增小儿疑难穿刺、床旁血滤会诊业务，推动优质护理服务纵深开展。

京蒙对口支援单位为内蒙古敖汉旗医院，京内城乡对口支援的是顺义区李遂卫生院、杨镇沙岭卫生院、高丽营镇卫生院、俸伯卫生院。继续派驻管理团队和业务专家长期驻安徽省泗县人民医院开展工作，实现双向转诊60余人，获中国医院协会联合体工作委员会健康界2022年全国医联体建设"跨区域专科联盟新锐奖"。

年内，成为北京市食源性疾病监测医院，全年处置食源性疾病散发病例4例、聚集病例3起，上报主动监测病例68例。

【冬奥医疗保障】2月5日，医院派出10人医疗队完成北京2022年冬奥会火炬接力驻地（北京会议中心）1000余人医疗保障任务。3月23日，医院120急救组3人完成为期29天的冬（残）奥会现场医疗保障，共接诊转运20人次。

【新冠疫情防治】年内，调派27人支援朝阳区集中隔离观察点，执行保障任务829天150万人次。组织1209人次支援北京市大规模核酸采样；承担朝阳区14个街乡封管控社区、隔离观察点等医疗保障任务；完成顺义区、朝阳区等疫苗接种45万余剂次。4月，受国资委党委和集团公司党组委托，派出16人的援沪医疗队，与属地医院共同管理方舱医院，入舱患者491例，出舱患者991例，历经39天完成援沪抗疫任务。

12月，医院及时调整救治政策，统一调配人力、物力和设备，畅通新冠病毒感染者收治流程，建立重症第二梯队，确保透析、肿瘤等特殊患者的连续性治疗。快速拓展急诊、发热门诊空间流程，紧急抢购呼吸机、监护仪等生命支持类设备以及核酸检测设备、透析专用设备等。"新十条"政策实施以来，全院共收治新冠阳性患者3530人次，其中危急重症患者815人次。

【科研与教学】全年纵向课题获批立项5项，其中国家自然科学基金1项、首都卫生科研发展专项3项、朝阳区科技计划项目1项，共获资助经费123万元，医院匹配经费15万元。年内结题1项，年底在研课题10项。获专利5项。

中标市卫生健康委住院医师规范化培训质量提升探索项目1项，获批市师资培训项目1项。

【特发性正常压力脑积水临床管理指南】3月20日，神经内科主任邢岩等组织国内神经内科、神经外科、影像科等多学科相关领域专家，在2005年版欧美脑积水（iNPH）国际指南、2012年日本iNPH第二版指南及2016年中国iNPH诊治专家共识的基础上，结合中国脑积水联盟成立近5年来国内iNPH诊疗实践，总结国内外iNPH诊疗和研究领域的新证据，共同撰写完成了《特发性正常压力脑积水临床管理中国指南2022》，是国内首个特发性正常压力脑积水临床管理指南。

【即时检验血气分析质量控制技术规范】3月24日，北京市市场监督管理局发布由航空总医院等7家单位参与起草的北京市地方标准《即时检验血气分析质量控制技术规范》。检验科王丹作为主要起草人之一全程参与，历时5年完成。该技术规范结合首都实际情况，总结了临床分析前、中、后3个阶段全过程的系统化、规范化管理要求，为即时检验血气分析的标准化工作提供技术支持，对指导医疗机构开展即时检验血气分析的质量控制工作具有重要意义。该技术规范于7月1日正式实施。

【信息化建设】4月，通过医院HIS三级等保、医院官网三级等保测评；完成智慧护理系统主体工程上线并投入使用；完成南区信息系统建设；完成运营管理决策支持系统HIS接口对接，促进病种成本核算体系及信息系统建设。

【基本建设】完成南区大楼各项配套改建、装修，以及政府竣工验收备案、市政排水许可证申办和环评验收，南、北院区连廊建设等。完成长空门诊防疫通道建设、医院总部18处通道改造、天通苑门诊部改造、涉疫专用手术间、发热门诊等改造。

【医院领导】党委书记、代院长：王文标（至12月）、王建（12月起）；党委副书记、纪委书记：王利飞；副院长：沈吉云、周庆明、江龙来、安建雄（至5月）。

（撰稿：柳 莉 审核：田雪艳）

航天中心医院

【基本情况】职工中编制内人员950人、合同制人员1248人、派遣人员254人，其中正高级职称131人、副高级职称283人、中级职称538人、初级职称1188人。执业医师739人，注册护士1166人。护理人员中具有大专及以上学历者占98.7%、本科及以上占55.2%，有专科护士360人。重症医学床位105张。

年底医院有乙类医用设备6台。全年医院总收入312471.97万元，其中医疗收入284789.28万元。

医院为海淀区区域医疗中心、海淀区西南部医联体理事长单位（新增四季青镇社区卫生服务中心），牵头航天医科神经外科学联盟、肾脏病学联盟、消化病学及消化内镜联盟、健康管理联盟；是海淀区肿瘤专科医联体、北京天坛医院神经外科专科联盟、宣武医院神经内科专科联盟、解放军总医院眼科专科联盟、北京同仁医院眼科专科联盟、中日友好医院呼吸与危重症医学专科联盟、中日友好医院疼痛科专科联盟的成员单位。

医院在2021年度三级公立医院绩效考核中总成绩为783.8分，考核等级为A级，位列全国无年报综合组第12名，排名较上年度提升5名。获批北京市"十四五"医疗保障服务示范点。

7月8日，医院与水利部机关服务局签署医疗健康服务战略合作协议。

【医疗工作】全年出院54707人次，床位周转43.07次，床位使用率97.25%，平均住院日8.07天。卫技人员与开放床位之比为2.09∶1，执业医师与开放床位之比为0.71∶1，病房护士与开放床位之比为1.14∶1。住院手术16624例，其中三级手术占34%、四级手术占27%，日间手术1115例。初产剖宫产率36.8%，无孕产妇、新生儿、围产儿死亡。开展临床路径的科室27个、病种168个，入径率94%，完成率91%。全年临床用血40049单位，其中自体输血590人次708.5单位。

预约挂号占门诊总人次的74%。本地医保门诊798049人次、次均费用529.74元，医保出院17623人次、次均费用21980.33元；异地医保出院9832人次、次均费用44697.05元。

医院药占比29.38%。门诊抗菌药物处方比例4.39%，急诊抗菌药物处方比例31.71%，住院患者抗菌药物使用率48.63%，抗菌药物使用强度为36.7DDD。

对口支援与扶贫协作的单位有：云南省富源县中医医院，内蒙古科右前旗人民医院、科右中旗人民医院、察右前旗人民医院、包钢医院、敖汉旗人民医院、二连浩特市人民医院，河北省易县人民医院、承德市第六医院、滦平县医院，陕西省宁强县天津医院，甘肃省舟曲县妇幼保健院，沈阳航天医院，湖北航天医院，北京市密云区古北水镇社区卫生服务中心、新城子社区卫生服务中心、穆家峪社区卫生服务中心。

1月25日，介入血管科入选国家卫生健康委外周血管介入进修与培训基地。4月30日，消化内科、神经内科、超声医学（综合超声）、介入科通过了北京大学医学部专科医师规范化培训基地评审。12月9日，医院取得国家卫生健康委能力建设和继续教育中心医疗护理员专项能力考核培训基地资格。

【冬奥医疗保障】1月23日至2月17日，医院冬（残）奥会医疗保障团队21名队员参加五棵松体育中心冰球比赛医疗保障工作。共保障正式赛事29场、友谊赛3场、训练赛100余场。

【新冠疫情防治】年内，医院派出27名援沪医疗队支援上海疫情防控，31人驰援拉萨市方舱医院，25人支援北京新国展方舱医院，17人支援海淀区方舱医院。区域核酸采样4.18万人次，疫苗接种1.36万人次，完成了区域疫情防控及危重症患者诊疗任务。年底，国家优化防控工作新十条措施出台后，医院统筹调配各类资源，切实提高危重症患者救治能力，救治危重症患者500余人次。

【科研工作】全年纵向课题获批立项37项，其中国家级1项（国家重点实验室开放课题）、省市级15项（北京市自然科学基金2项、北京市自然科学基金·海淀原始创新联合基金项目3项、北京市科学技术委员会·AI+健康协同创新培育项目1项、北京市科学技术委员会·医药创新品种及平台培育项目1项、首都卫生发展科研专项5项、北京市科协金桥工程种子资金项目1项、北京市科协医药健康领域优秀技术成果转化项目2项）、其他21项（海淀区卫生健康发展科研培育计划6项、航天医疗健康科技集团公司15项），共获资助经费516.636万元，医院匹配经费849.1128万元。横向课题立项33项，经费2949.06万元，医院匹配经费82.45万元。医院课题立项21项，自筹经费99.14万元。年内结题30项，年底在研课题167项。获奖成果5项，其中通用技术集团科技进步奖二等奖1项、技术发明奖优秀奖1项；第三届首都医学创新与转化成果展示与科技评价活动青年项目组三等奖1项、优秀项目组优胜奖1项；第五届中国医疗器械创新创业大赛医院专场赛二等奖1项。获专利108项、软件著作权8项。

建有国家高级卒中中心、通用技术航天医学研究与转化重点实验室。10月8日，医学影像科获批北京市重大疫情防治重点（培育类）专科项目。

10月25日，医院航天医学研究与转化重点实验室正式通过通用技术集团专家评审，成为通用技术集团首个医学领域重点实验室。

11月25日，黏液瘤科的"腹膜假黏液瘤治疗关键质量技术的研究及应用"获中国质量协会质量技术进步二等奖，是国内公立医院中唯一获奖的参赛项目。12月18日，在第三届首都医学创新与转化成果展示与科技评价活动（青年项目组）总决赛中，黏液瘤科马瑞卿的"基于肿瘤细胞减灭术联合腹腔热灌注化疗的系列研发及转化应用"获三等奖。

【"天玑"2代机器人投入使用】8月2日，医院召开骨科手术机器人启动会。"天玑"2代机器人投入临床使用，标志着医院骨科在智能化、精准化、微创化的进步。

【永定路社区卫生服务中心新址开业】8月8日，永定路社区卫生服务中心新址（海淀区永定路57号院200号楼）开业。迁址后，中心规模面积增加了63%，增设专家诊区、全科教学门诊、中医专家诊区，强化了数字化智能化社区卫生服务建设。

【航天医学与人类健康论坛】11月7日，医院承办2022航天医学与人类健康论坛暨中国医药教育协会航天医学专业委员会学术年会。大会在线上线下同步举办，线上参会5万余人次。国家航天局总工程师潘爱华，通用技术集团总经理陆益民、副总经理谢彪，以及国家航天局相关司局领导、通用技术集团相关部门领导及航天科工集团所属单位领导参加会议。本次论坛邀请澳门科技大学副校长谭广亨，中华医学会航空航天医学分会主任委员王建昌，战略支援部队特色医学中心医研部部长李科，国际宇航科学院院士邓玉林、韩鸿宾等国内航天医学与医工结合领域的专家学者，聚焦航天医学发展进展、航天医学学科发展、航天医学的转化应用等重点问题进行学术交流。国际宇航科学院院士、航天中心医院院长杜继臣作题为《太空医院建设与助力人民健康》的报告，并提出了建设"太空医院"的发展计划。

【航天医学联合创新中心】11月7日，医院与航天科工空间工程总体部签署"航天医学联合创新中心"共建协议，双方将围绕航天医学空间搭载实验、建设航天医学空间实验平台、探索太空医疗舱建设、推进科研合作与学术交流等多方面开展合作。

【参展第十四届中国国际航空航天博览会】11月8日，医院携脑组织通道测量分析仪、紧凑型头部锥束CT精准成像系统等多项航天医学科技创新成果亮相第十四届中国国际航空航天博览会国家航天局展区，展示了医院航天医学研究成果和人民健康领域的转化应用。

【获第六季中国医院管理奖】11月26日，在第六季中国医院管理奖评选活动中，医院多项案例获奖，其中护理部"护士长梯队任职全周期规范化管理探索与实践"获护理管理组银奖、财务处"医院智慧财务创新实践——基于RPA技术在财务领域的应用"获运营管理组铜奖、互联网医疗部"以患者诊疗安全为核心的公立医院互联网医院建设与实践"获智慧医院组优秀奖、门诊部"以持续改善医疗服务为目标的门诊综合管理"获运营管理组区域优秀奖。

【医院领导】党委书记：李继来（3月起）；院长：杜继臣；副书记：杜继臣、张仁成；副院长：李继来、郭君、李甲辰、丁明超、张萌。

（撰稿　苏明阳　审核　李继来）

中国航天科工集团七三一医院

【基本情况】职工中编制内人员418人、合同制人员285人、派遣人员48人、劳务外包人员326人，正高级职称48人、副高级职称134人、中级职称303人、初级职称463人。执业医师332人，注册护士453人。护理人员中具有大专及以上学历者占96.68%、本科及以上占60.26%，有专科护士78人。重症医学床位52张。

年底医院有乙类医用设备2台。全年医院总收入91551.09万元，其中医疗收入82388.77万元。

医院为丰台区综合医联体核心医院，创新提出"校医联盟""医养联盟"医联体建设新模式，成员单位分别为15家和10家。加入全国和北京市的医联体有北京朝阳医院疝联盟，北京中医药大学东直门医院、北京大学第三医院心血管疾病医联体，中日医院毛发专病医联体，国家皮肤与免疫疾病临床医学研究中心银屑病规范化诊疗中心专病医联体、全国眩晕医学专科医联体、中国国企医院急诊专科医联体、北京大学人民医院医联体、国家老年疾病临床医学研究中心专科联盟、北京友谊医院感染科医联体、北京中医药大学东方医院中医儿科医联体、减重糖尿病健康管理专病医联体。

11月10日，与北京中医药大学签署教学医院合作协议，正式成为北京中医药大学教学医院。

【历史沿革】医院前身是新四军第2师卫生所，1960年从四川迁入北京；1965年集体转业后成为第七机械部第三研究院的职工医院，被命名为七三一医院；2019年1月，由中国航天科工集团第三研究院划归航天医疗健康科技集团有限公司；2021年1月，随航天医疗健康科技集团有限公司整体纳入中国通用技术（集团）控股有限责任公司。位于丰台区云岗，2021年6月，被北京市卫生健康委正式核定为三级综合医院。编制床位730张，占地面积11.8万平方米，其中医疗区占地面积8.5万平方米，医疗区建筑面积5.8万平方米。

【医疗工作】全年出院18535人次，床位周转29.19次，床位使用率80.22%，平均住院日8.01天。卫技人员与开放床位之比为1.76：1，执业医师与开放床位之比为0.64：1，病房护士与开放床位之比为0.52：1。住院手术6162例，其中三级手术占24.29%、四级手术占20.50%。初产剖宫产率39.36%，无孕产妇、新生儿死亡，围产儿死亡1人。开展临床路径的科室18个、病种31个，入径率64.04%，完成率86.38%。全年临床用血3016.5单位，其中自体输血17人次60.5单位。预约挂号占门诊总人次的91.77%。本地医保门诊498562人次、次均费用443元，医保出院13476人次、次均费用15329元；异地医保出院2068人次、次均费用30548元。

医院药占比31.63%。门诊抗菌药物处方比例9.86%，急诊抗菌药物处方比例26.23%，住院患者抗菌药物使用率42.58%，抗菌药物使用强度为38.28DDD。

对口支援黑龙江省哈尔滨航天医院、内蒙古航天医院、北京市房山区蒲洼乡社区卫生服务中心。

【冬奥医疗保障】北京冬（残）奥会期间，医院派出4组12名医务人员进驻4家定点酒店，同时按照1医1护1司机组建负压救护车冬奥保障车组。医疗保障期间，共接诊586人次，救护组转运17人次。

【新冠疫情防治】全年派出1.1万人次参与大规模核酸采样任务，完成采样840万人次，17批次144人次参与京内、外隔离点保障工作，完成新冠疫苗接种1万余人次。4月14日，医院选派23名医疗骨干组成援沪医疗队，支援上海五中方舱医院，历经34天，收入患者2672人，最年长101岁，治愈出舱2274人，因病情转化而转院患者398人。11月，组建25人医疗队参与北京新国展方舱医院救治工作。

年底，医院发热门诊日最高就诊量超过300人次，急诊科日均就诊突破550人次，床位使用率最高达128%，危重症占比最高达53%。医院作为丰台区疫情防控网格化管理4家核心医院之一，落实"全院一张床"机制，转换呼吸内科为集中封闭收治新冠阳性患者的红码病区，扩充重症医学科床位，开放综合病房，紧急配置设备和药品，积极救治患者。

【科研工作】全年纵向课题获批立项1项，获资助经费15万元，医院匹配经费15万元。横向课题立项11项，经费47.55万元。年底在研课题12项。获专利33项。

【医院领导】党委书记：杨姝雅；院长：彭望书；副书记：李墨琴；副院长：赵素焕、尹键、方小勇。

（撰稿：王 丹 审核：杨姝雅）

民航总医院

【基本情况】职工中编制内人员742人、合同制人员776人，其中正高级职称38人、副高级职称125人、中级职称459人、初级职称845人。执业医师505人，注册护士648人。护理人员中具有大专及以上学历者占97.80%、本科及以上占61.00%，有专科护士93人。重症医学床位8张。

年底医院有乙类医用设备6台。全年医院总收入147188.80万元，其中医疗收入139913.14万元。

医院是朝阳区分级诊疗医联体（南部片区）和功能神经外科医联体（中日医院牵头）的成员单位。

5月16日，印发《民航医学中心（民航总医院）"十四五"发展规划》。

6月17日，民航医学中心南航北京体检站成立并启用。12月4日，正式成立综合ICU病区。

7月8日，院长彭定琼获得新中国北大来华留学教育70周年重大贡献奖。

【医疗工作】全年出院21835人次，床位周转26.43次，床位使用率59.66%，平均住院日8.17天。卫技人员与开放床位之比为1.57∶1，执业医师与开放床位之比为0.60∶1，病房护士与床位之比为0.39∶1。住院手术7847例，其中三级手术占25.86%、四级手术占15.04%，日间手术236例。初产剖宫产率51.4%，无孕产妇、新生儿死亡，围产儿死亡4人。开展临床路径的科室15个、病种77个，入径率100%，完成率98.79%。全年临床用血3312单位，其中自体输血193人次311单位。预约挂号占门诊总人次的71.9%。本地医保门诊1339030人次、次均费用460.42元，医保出院15402人次、次均费用21381.35元；异地医保出院2930人次、次均费用27168.08元。

医院药占比35.80%。门诊抗菌药物处方比例13.07%，急诊抗菌药物处方比例23.53%，住院患者抗菌药物使用率45.88%，抗菌药物使用强度为57.17DDD。

对口支援北京市密云区不老屯镇社区卫生服务中心、溪翁庄镇社区卫生服务中心，内蒙古鄂托克旗人民医院。

【冬奥医疗保障】1月1日至3月14日，医院派出10名医护人员组建医疗保障服务队服务北京冬（残）奥会，支援北京市120急救中心，承担基础生命支持及意外伤害急救等院前急救医疗服务工作。

【新冠疫情防治】全年支援北京市朝阳区、丰台区及昌平区大规模核酸采样621.51万人次，接种新冠疫苗7.78万剂次；先后派出10批次共87名医务人员入驻集中隔离观察点支援。11月28日，派出10名医护人员到双桥新冠定点医院支援新冠救治工作。

8月初，西藏发生疫情。8月17日，医院组建一支由流行病学调查专家、医护骨干共24人的援藏抗疫医疗队，赴拉萨驰援疫情防控工作，连续驻藏66天。专家组从建章立制、流调排查、密接判断、核检消杀、隔离转运、垃圾清运、安全运行等全方位指导疫情应急处置工作，并对西藏区局一线人员开展流调排查、消毒、隔离转运等各项技术培训及现场实战应急演练。

9月9日，一名核酸阳性患者活动轨迹涉及发热门诊、门诊楼2层，启动应急机制，成立疫情防控专班，做好在院患者的医疗及生活保障等服务。14日8时解除封控。封控期间，抢救住院危重症患者57人次，分娩新生儿8名，完成透析434人次，闭环转运回家隔离61人。

12月初，随着新冠肺炎疫情防控政策的调整，医院打通门急诊与病房通道，及时合并整合病区，建立红码病区和新冠重症病区，组建重症医疗团队。12月至次年1月，全院共收治住院患者3087人，其中发热并诊断新冠病毒感染及危重症患者共1115人。

随着新冠疫情防控政策不断调整，修订完成第九版运输航空公司和机场疫情防控技术指南。协助研究制定《民航大规模奥密克戎疫情应对处置方案》，涉及7个方面28条应对举措，全面强化外防输入、内防反弹各项措施。完成《民用航空人员及招收飞行学生新型冠状病毒肺炎体检鉴定流程（第二版）》，调研排名前十位的口岸机场国际客运航班保障能力。开展国际运行机组人员流行病调查约300人次，梳理感染风险点，对民航行业具有医学背景的252名专业骨干人员开展流行病学调查技能提升专题实践活动，完成《民航流行病学调查报告撰写及典型实例》课程编写及流行病学现场实践培训。自主研发"飞机含氯缓蚀消毒剂"产品并完成商标注册、全国消毒产品网上信息服务平台备案，满足飞机上消毒适航证和卫生许可证"双证"要求，全年共生产3个批次91箱。

【科研工作】全年纵向课题获批立项31项，其中省市级1项，共获资助经费32万元，医院匹配经费15万元。年内结题7项，年底在研课题40项。获专利5项：泌尿外科曾玉兰、张海红的"一种包皮环切术后防止伤口污染的防护带"获国家实用新型专利，骨科王庆平、李苗、李玉民等的"一种下肢可调节装置"获国家实用新型专利，航研所刘永锁、李丽丽、姜薇等的"一种基于人体尿液检测班组疲劳程度的方法"及"一种液相色谱-质谱法筛查人体体液中疲劳程度相关生物标志物的方法"获国家发明专利，鉴定所尹海英的"定量感应控制多液路嗅觉检查装置"获国家实用新型专利。

7月3日，公共卫生应急办公室祁妍敏作为民航局疫情防控专家代表出席在韩国召开的第57届亚太地区民航部长会议，并作主题发言。

7月7日，泌尿外科开展首例机器人辅助肾盂成形术+肾盂切开软镜取石术。

【航空人员体检鉴定及航卫保障】完成民用航空人员体检鉴定专家委员会换届。召开民航人员体检鉴定专家委员会病例讨论会18次，完成特许鉴定1156例、疑难病例鉴定166例，实现信息化远程鉴定。完成本年度15所院校3188名学员的招飞复查。完成10余例空勤人员心理测评。协助民航局事故调查中心、地区管理局参与航空医学事件的调查，包括东航"3·21"、西藏航"5·12"等，发挥航空医学专家团队优势提供技术支持。完成空勤人员年度体检22716人次、招飞及飞行学员入校复查1641人次、招乘体检881人次。完成招飞心理健康评定测试16733人次，完成管制员、机务维修人员、成熟飞行员等各类航空人员心理测评1577人次，完成空勤人员特许鉴定心理评估与延长飞行年限认知功能测试183人次。参与编写行业标准《国际仪表飞行规则运行的民用无人驾驶航空器操控员体检合格证和体检鉴定标准（试行）》，并于10月28日发布实施。

选派专业技术人员团队，为民航局ICAO的USOAP审计工作提供技术支持。编写《旅客乘机健康风险评估与控制指南（心血管系统）》《心血管系统疾患乘机健康风险预防与控制指南》和《飞行标准管理手册（FSMH）第六卷——航卫管理手册》。参与由民航局国际合作服务中心举办的《健康飞行》发布仪式暨飞行员健康研讨会，多名专家围绕飞行员健康管理的不同主题发言研讨，面向国内约3万余名一线航空人员，以线下和线上相结合的形式开展航空人员健康宣教。

【航空人员心理健康】编写《民用航空人员心理健康维护管理要求》。完成飞行员疲劳运动警觉性手机端、平板端测试，其中飞行员12395人次、乘务员1420人次。完成飞行员全生命周期心理测评体系，招飞心理选拔测评工具和晋升机长测评工具考察预测试400余人次。编译《空勤人员疏解心理压力自助指导手册》和《空勤人员应激事件心理健康维护与支持手册》，提供行业空勤人员免费使用。

【毒物药物实验室】实验室全年完成5330例临床维生素A、D、E检测。完成"血液中27种常见抗癫痫药物检测方法""血液中37种常见抗心律失常药物检测方法"两项自建方法的开发研究。参加能力验证、室间质评18项。通过药学、法医毒物鉴定、航空医学等领域专家评审鉴定和CNAS专家现场考核，通过CNAS评审专家对实验室的现场评审。通过了朝阳区司法局组织的司法鉴定机构和鉴定人全面评查工作现场检查。

【航空卫生人员培训】举办各类全国航空医学培训5期，培训学员1110人次。其中，主检医师复训班1期，培训103人；体检医师复训班1期，培训307人；民用航空医学基础知识培训班1期，培训227人；民用航空医学专业知识培训班1期，培训221人；民航行业新冠肺炎流行病学调查理论课程培训1期，培训252人。

【参加《新华大健康》直播】4月7日，医院骨科、泌尿外科、血管介入科、消化肿瘤科专家团队参加12小时、5个时段的《新华大健康》专场直播，全方位解析腰椎易发疾病、肩关节疼痛、泌尿系结石、颅内大动脉取栓术、幽门螺旋杆菌等健康问题。全网全天节目观看量突破247.2万人次，平均每场观看量突破49万人次。

【医院领导】党委书记：王繁平（4月退休）；院长：彭定琼；副书记：钱耿文（4月起临时主持党委工作）；副院长：万刚、季汉华、徐先发、郝金燕。

（撰稿：王　妍　审核：田桂英）

北京京煤集团总医院

【基本情况】职工中编制内人员511人、合同制人员115人、派遣人员789人，其中正高级职称25人、副高级职称97人、中级职称494人、初级职称569人。执业医师367人，注册护士645人。护理人员中具有大专及以上学历者占94.26%、本科及以上占44.96%，有专科护士177人。重症医学床位50张。

年底医院固定资产净值30915万元，其中医疗设备净值8475万元，有乙类医用设备5台。全年医院总收入188901万元，其中医疗收入187979万元。

北京京煤集团总医院紧密型医联体有1家三级医院、7家一级医院、1个社区卫生服务中心。医院为北京医院急诊科专科医联体、天坛医院神经内科专科医联体、宣武医院神经内科专科医联体、北京儿童医院医联体的成员单位。

【医疗工作】全年出院31446人次，床位周转33.48次，床位使用率76.47%，平均住院日8.30天。住院手术7095例，其中三级手术占46.38%、四级手术占18.77%，日间手术1610例。剖宫产率19.44%，无孕产妇、新生儿死亡，围产儿死亡1人。开展临床路径的科室17个、病种134个，入径率70.96%，完成率97.77%%。全年临床用血2584.5单位，其中自体输血72人次211.1单位。预约挂号占门诊总人次的90.94%。本地医保门诊1176687人次、次均费用553.29元，医保出院30543人次、次均费用19262.71元；异地医保出院1897人次、次均费用22913.29元。

医院药占比31.81%。门诊抗菌药物处方比例8.03%，急诊抗菌药物处方比例17.18%，住院患者抗菌药物使用率39.85%，抗菌药物使用强度为41.5DDD。

对口支援北京市门头沟区军庄卫生院、永定卫生院，内蒙古扎赉诺尔区人民医院。

年内，新增门头沟区军庄120站，医院自管、托管120站达到4个，实现了院前、院中无缝衔接。

【新冠疫情防控】落实政府指派的防控任务，组建200人的核酸采样后备队伍、30名流行病学调查后备人员，持续做好疫情防控突发情况后备人员的管理和培训。全年完成市、区政府指令性任务292次，外派护理人员2983人次，完成核酸采样1015898人次。完成入户临时核酸检测853次1.3万余户，采样23962人次。坚持做好疫苗接种点支援，派出508名护士完成疫苗接种32370人次；检验科确保核酸检测结果按时按要求出具报告，共计完成核酸检测1637795人次。

【科研工作】全年获批立项科研项目41项，其中院级科研基金项目16项、院级科研自主项目25项，医院拨出科研经费4.27万元。年底在研课题84项，年内结题23项。获批门头沟区科普项目2项，共获资助经费25.02万元，均已通过结题验收。获华润健康科研创新奖优秀论文1篇。获专利1项。

【信息化建设】推进重点信息化项目互联互通四级甲等建设及评审工作，完成前期数据核验，建成后将实现医院资源的统一调度与管理，为患者、临床、管理者提供全面的信息支撑服务。完成超融合平台的建设，完成耗材管理系统的前期调研，DRG管理系统上线。

【医院领导】党委书记、院长：毛经民；副书记：刘洁；副院长：秦鼎、孙秀芳、刘国宾、卫力晋。

（撰稿：张　娇　审核：崔庆勇）

北京市健宫医院

【基本情况】职工中合同制人员749人、派遣人员163人，其中正高级职称16人、副高级职称87人、中级职称255人、初级职称403人。执业医师275人，注册护士372人。护理人员中具有大专及以上学历者占89.2%、本科及以上占39.2%，有专科护士37人。重症医学床位27张。

年底医院有乙类医用设备5台。全年医院总收入75862.24万元，其中医疗收入75186.06万元。

医院牵头的医联体有成员单位5家（白纸坊社区卫生服务中心、牛街社区卫生服务中心、大栅栏社区卫生服务中心、椿树社区卫生服务中心、陶然亭社区卫生服务中心）。建有友谊医院与健宫医院医疗联合体、门头沟区中医医院与健宫医院中医专科联合体。

医院成立于1953年3月，位于西城区儒福里6号，前身为北京市建筑工人医院、建设部总医院。2017年，成为华润健康（医疗）旗下直营医院；2021年10月，获批转型升级为三级中西医结合医院。为西城区唯一一家社会资本举办的三级医疗机构，编制床位457张，占地面积18998.76平方米、建筑面积31483.52平方米。

【医疗工作】全年出院13606人次，床位周转33.9次，床位使用率71.79%，平均住院日7.64天。卫技人员与开放床位之比为1.75∶1，执业医师与开放床位之比为0.68∶1，病房护士与开放床位之比为0.69∶1。住院手术3857例，其中三级手术占57.09%、四级手术占23.15%，日间手术609例。初产剖宫产率77.78%，无孕产妇、新生儿、围产儿死亡。开展临床路径的科室13个、病种92个，入径率55.90%，完成率98.96%。全年临床用血2533单位，其中自体输血54人次163.57单位。预约挂号占门诊总人次的93.05%。本地医保门诊569005人次、次均费用620.42元，医保出院12037人次、次均费用22258.87元；异地医保出院1167人次、次均费用23795.93元。

医院药占比32.19%。门诊抗菌药物处方比例5.24%，急诊抗菌药物处方比例28.52%，住院患者抗菌药物使用率33.1%，抗菌药物使用强度为35.5DDD。

对口支援北京中能建医院。

年内，医院与西城区陶然亭社区卫生服务中心签订家医签约服务合作协议。泌尿外科被北京市中医管理局评为"首都榜样科室"。润医堂主任王晨获北京市中医管理局2022年"首都中医为民办实事榜样人物暨首都杏林健康卫士"荣誉证书。10月16日，泌尿外科主任朱宏建拜全国名中医李曰庆教授为师。

【冬奥医疗保障】医院派出3名医护人员，承担北京冬（残）奥会期间外围医疗保障工作。

【新冠疫情防治】年内，医院派出医护人员9887人次完成陶然亭、椿树街道核酸检测任务，共检测核酸样本1200万余人次。10月27日至11月29日，医院先后派出3批13名护理人员支援社区新冠病毒疫苗接种工作。

11月28日至12月29日，医院先后派出2批14名医护人员支援大兴方舱医院，完成医疗救护任务。11月25日至12月31日，医院共检测出932人新冠病毒核酸检测阳性（包括医院职工）。

【科研工作】年底在研课题1项。获专利1项。

年内，医院成为国家卫生健康委首批记忆障碍防治中心建设单位，心血管病科入选北京市中医管理局"十四五"中医药重点专科建设项目培育类专科。

【加入北京友谊医院综合医联体】8月1日，举行健宫医院与友谊医院医疗联合体签约仪式。通过整合区域医疗卫生资源，理顺医疗机构功能定位，进一步推进市属医院优质医疗资源共享和下沉，推动形成基层首诊、双向转诊、急慢分治、上下联动的分级诊疗模式。健宫医院纳入北京友谊医院医联体建设中，是西城区首例公立医院与社会资本医疗机构创建的医联体，将发挥区域典型示范标杆作用。年内，骨伤科引进1名专家，定期开设门诊；泌尿外科、脑病科、血透室、普外科、急诊科完成对接，推进双向转诊；9月底，呼吸与危重症医学科举办了专科学术会议。

【开展达芬奇机器人手术】11月12日，华润健康主办、健宫医院承办了达芬奇手术机器人开机仪式暨北京市尿路修复会诊中心授牌仪式。医院以引进先进医疗设备为契机，发挥泌尿外科等优势学科的带头作用，以学科建设为抓手，带动医疗服务、学科发展、人才队伍、教学科研和文化建设等方面高质量发展。医院率先在华润健康内开展达芬奇手术机器人的临床应用，标志着医院外科手术正式步入"机器人微创时代"。

【医院领导】党委书记、院长：马永军；副院长：何春来、刘丹、冯燕（6月24日起）、陈斌（4月20日起）。

（撰稿：张晓兰　审核：何春来）

北京燕化医院

【基本情况】职工中合同制人员1635人，其中正高级职称49人、副高级职称117人、中级职称493人、初级职称605人。执业医师369人，注册护士600人。护理人员中具有大专及以上学历者占93.3%、本科及以上占48.9%，有专科护士48人。重症医学床位29张。

年底医院有乙类医用设备3台。全年医院总收入99796.88万元，其中医疗收入99634.4万元。

牵头燕山医院与东风社区卫生服务中心医联体。

9月21日，医院高分通过老年友善医院市级复评。

【医疗工作】全年出院16659人次，床位周转25.05次，床位使用率69.06%，平均住院日9.87天。卫技人员与开放床位之比为1.7：1，执业医师与开放床位之比为0.5：1，病房护士与开放床位之比为0.9：1。住院手术2899例，其中三级手术占45.36%、四级手术占16.18%，日间手术134例。初产剖宫产率49.72%，无孕产妇、新生儿死亡，围产儿死亡1人。开展临床路径的科室19个、病种122个，入径率55.86%，完成率91.49%。全年临床用血2237单位，其中自体输血21人次120单位。预约挂号占门诊总人次的98%。本地医保门诊544719人次、次均费用551元，医保出院11562人次、次均费用20291元；异地医保出院1123人次、次均费用28878元。

医院药占比38.8%。门诊抗菌药物处方比例5.3%，急诊抗菌药物处方比例18.64%，住院患者抗菌药物使用率44.68%，抗菌药物使用强度为48.81DDD。

对口支援与扶贫协作的单位有：房山区琉璃河镇社区卫生服务中心。

年内，心内科开展多项新技术、新业务。其中，新技术8项：冠状动脉旋磨术、冠状动脉血管内超声、冠状动脉光学相干断层扫描、冠状动脉腔内准分子激光成形术、冠状动脉延长指引导管、冠状动脉乳突球囊、冠状动脉棘突球囊、冠状动脉微导管等；新业务2项：心脏康复业务、心脏电生理业务。

5月11日，中药配方颗粒正式在医院上线。

【冬奥医疗保障】选派3名医护人员参与北京冬奥会期间的医疗保障工作，主要负责运动员伤情的紧急处理与救治，对新冠病毒核酸阳性、无症状感染者的外籍涉奥人员进行健康监测以及日常生活照护等。

【新冠疫情防治】年内，派出医务人员13041人次参加燕山地区、房山区、朝阳区、经开区核酸采样工作，共计采样485万人次。派出39名医护人员支援新国展方舱医院、10名医护人员支援房山区燕山体育馆方舱医院，负责确诊人员的核酸采样、医疗照护与救治工作。外派3名医务人员支援北京院前急救转运阳性患者任务，协助完成5700余名新冠阳性患者的转运。外派10名医护人员支援朝阳区隔离点、3名医护人员支援房山区阎村镇隔离点、3名医护人员支援通州区台湖隔离点、25名医护人员支援朝阳区隔离点。

【科研工作】年内结题7项，年底在研课题9项。

10月15日，北京西南地区第四届肿瘤治疗论坛以线上形式召开。会议由北京乳腺病防治学会、北京癌症防治学会、房山区医学会主办，北京燕化医院承办。会议邀请了北京大学肿瘤医院等单位的肿瘤界专家，共同探讨了多个癌种的诊疗前沿进展，以提高北京市西南地区肿瘤综合诊疗水平。

【互联网诊疗服务】2020年3月2日，燕化医院开通慢性病和常见病患者复诊开药，送药上门，刷卡报销。2022年4月下旬，房山区疫情严峻，互联网医院与街道、物流多方协调，增配人员大力开展互联网续方送药，保障了特殊时期慢病患者的用药需求与健康安全。

针对实体医保卡未在身边的患者，互联网医院完善就医流程，开通了就医全流程掌上结算程序，试运行推进线上线下就医"无接触"结算服务，依托电子医保凭证与线上支付功能，于5月5日实现了首单互联网续方送药医保脱卡结算。

【星城院区恢复开诊】7月1日，历时13个月的燕化医院星城院区改扩建工程完工，恢复开诊。改造升级后的星城院区新增心血管内科及病区；合并职业病科，成立呼吸与危重症医学科，并增设相应病区；消化内科新增胃肠镜检查；新增综合外科病区；新增4间手术室（2间百级、2间万级）、导管介入室、血液透析室（共35张床位，开放20张）；口腔科新增2台牙椅；放射科新增1.5T核磁，128排CT。检验科、功检科及其他临床科室开展项目及仪器设备均有新增。

【医院领导】党委书记：赵明军；院长：赵克建；副书记：杨金龙；副院长：李鹤、齐林、邵学财、李小明、薄滨。

（撰稿：胡春丽　审核：杜晨涛）

北京市红十字会急诊抢救中心
北京市红十字会创伤医院

【基本情况】职工中编制内人员80人、合同制人员1130人，其中正高级职称10人、副高级职称49人、中级职称202人、初级职称466人。执业医师214人，注册护士344人。护理人员中具有大专及以上学历者占98%、本科及以上占27%，有专科护士14人。重症医学床位22张。

年底医院有乙类医用设备5台。全年医院总收入46116万元，其中医疗收入45374万元。

【医疗工作】全年出院7989人次，床位周转22.46次，床位使用率82%，平均住院日9.83天。卫技人员与开放床位之比为2.37：1，执业医师与开放床位之比为0.61：1，病房护士与开放床位之比为0.98：1。住院手术5349例，其中三级手术占34%、四级手术占15%。全年临床用血5245.5单位，其中自体输血681人次736.5单位。预约挂号占门诊总人次的1.6%。本地医保门诊120163人次、次均费用193.11元，医保出院3979人次、次均费用51109.35元；异地医保出院713人次、次均费用61379.78元。

医院药占比16.6%。门急诊抗菌药物处方比例5%，住院患者抗菌药物使用率56%，抗菌药物使用强度为38DDD。

1月1日，康复医学科正式开展康复治疗，全年完成康复12999例。

【冬奥医疗保障】医院冬奥医疗保障团队承担国家体育馆、五棵松体育中心、国家游泳中心（冰立方）、首钢滑雪大跳台、首体花滑训练馆、首体速滑训练馆、主媒体中心、北京冬奥组委总部的医疗保障任务。期间，共转运137人次，完成2次冰上救援任务和1次脑出血患者紧急出诊任务。

【新冠疫情防控】医院成立隔离点医护人员保障队伍、核酸采样队伍、新冠疫苗接种队伍。全年参与隔离点任务3次；集中核酸采样81次，支援丰台区3次，到朝阳区双井、呼家楼、大屯、望京、六里屯、管庄、奥运村、亚运村等街道共派出核酸采样工作人员2553人次，采样150万人次。截至4月10日，共派出248人次承担朝阳区新冠疫苗接种医疗保障任务，接种新冠疫苗13860人次。11月，按照国家及北京市新冠疫情防控小组持续更新的相关通知及要求，医院更新并制定了医院疫情管控相关工作方案、预案、人员管控制度、诊疗服务、感控方案、宣传工作等涉及疫情防控的相关制度，并逐一落实和执行。

【科研工作】医院全年纵向课题获批立项4项，其中国家重点研发计划重点专项3项、国家科技基础资源调查专项1项，共获资助经费309.75万元。横向课题立项2项，经费10万元。年内结题2项，年底在研课题4项。

【医学教育】医院制定人才阶梯培养计划，选派业务骨干4批共11人外出进修学习。介入血管外科1人参加北京大学第一医院专科化培训进修。

医院承担沧州医学高等专科学校、泰山护理职业学院、山东医学高等专科学校部分实习医学生的教学及带教任务。招收实习生77人，包括临床医学、护理、药学、医学影像共4个专业。

举办对外培训，其中公开课7次，735人次参加；4学时应急救护取证班115次，11800人参加；8学时救护技能取证班16次，800人参加；16学时救护技能取证班20次，640人参加。

【医院领导】党委书记：刘秀华；院长：李立兵；副书记：钟娜；副院长：霍明立、马圣奎、王美玲、程艳芳。

（撰稿：张德志　审核：霍明立）

北京京城皮肤医院

【基本情况】职工中合同制人员323人，其中正高级职称25人、副高级职称15人、中级职称11人、初级职称51人。执业医师52人，注册护士51人。护理人员中具有大专及以上学历者占89%、本科及以上占21%，有专科护士38人。

全年医院总收入24234万元，其中医疗收入24064万元。

【医疗工作】全年出院1153人次，床位周转13.58次，床位使用率39.13%，平均住院日11.88天。卫技人员与开放床位之比为1.17：1，执业医师与开放床位之比为0.52：1，病房护士与开放床位之比为0.4：1。住院手术588例。开展临床路径的科室1个、病种5个，入径率100%、完成率100%。全年本地医保门诊111358人次、次均费用917元，医保出院786人次、次均费用18515元；异地医保出院297人次、次均费用15744元。

【互联网诊疗】推进"互联网+医疗健康"发展战略，启动互联网诊疗服务平台的搭建，利用互联网技术构建线上医院服务平台，实现线上与线下医疗资源的深度融合，打造覆盖医院、医生、患者、医药、医保的新型医疗服务模式，形成新的医疗服务生态。全年互联网诊疗2163人次。

【银屑病救助公益活动】3月5日，医院举办银屑病患儿韦纺救助仪式。中国初级卫生保健基金会慢性皮肤病关爱公益基金执行秘书长吴泓燕、银屑病病友互助网、韦纺救助发起人史星翔等参加活动。救助对象是患有严重银屑病的14岁女孩韦纺，在银屑病病友互助网及慢性皮肤病关爱公益基金的报道下，韦纺的病情得到了社会各界的关注，人们纷纷伸出援助之手。

10月29日，医院获得中华医学会皮肤性病学分会银屑病专委会授牌——世界银屑病日优秀义诊单位。

【成立瘢痕专病门诊】3月11日，由中华损伤与修复杂志主办、京城皮肤医院协办的首届浅层放射治疗损伤修复专家交流会暨京城皮肤医院瘢痕专病门诊成立仪式在京城皮肤医院召开，北京积水潭医院原烧伤科主任医师孙永华与京城皮肤医院瘢痕专病门诊主任林开金共同为京城皮肤医院瘢痕专病门诊揭牌。

【白癜风公益活动】3月26日，医院开展"京城春季白癜风抗复发"大型公益活动。为引导白癜风患者科学认识白癜风疾病机制，提升白癜风诊疗率，恢复皮肤健康肤色，京城皮肤医院成立"白友会"患者联谊会。北京大学第一医院皮肤科主任医师季素珍、京城皮肤医院白癜风专病门诊主任王祥共同为"白友会"揭牌。

6月25日，医院开展世界白癜风日公益援助活动。进行白癜风病案征集，帮助患者认清早期治疗的重要性；为患者提供各项检查及相关援助活动，帮助更多的白癜风患者能看得起病，看得好病。

【祛黄褐斑项目临床研究】6月28日，科技部祛黄褐斑项目临床研究启动会在京城皮肤医院集团召开。祛黄褐斑项目临床研究是科技部中医药现代化研究计划示范研发六大课题之一。课题负责人、京城皮肤医院门诊专家、原解放军总医院专家周澜华介绍，该研究将中医辨证分型理论引入黄褐斑的预防和诊疗，课题阶段性成果口服调理产品"鹿胎丹参白芍颗粒"已获得祛黄褐斑功效的批准文号，后根据实际情况结合其他疗法，针对黄褐斑的发病机制进行个体化治疗，取得较为理想的疗效。

【第二届浅层放射防治损伤修复专家交流会】8月13日，由《中华损伤与修复杂志》主办、京城皮肤医院承办，召开第二届浅层放射防治损伤修复专家交流会。来自北京各大医院烧伤整形科、皮肤科、皮肤外科、放射科等20余名专家教授参加交流会。积水潭医院烧伤整形科副主任医师覃凤均介绍了浅层放射防治深二度烧伤创面愈合后瘢痕增生的临床研究；广东省皮肤病医院皮肤病放疗科主任王维佳线上参加交流会，对浅层放疗在瘢痕治疗上的临床应用做了分享和交流；京城皮肤医院林开金医生分享了浅层放射治疗的临床病例。交流会聚焦于瘢痕疙瘩修复新技术、分享祛疤新理念新经验，与会专家对浅层放疗治疗各类常见皮肤病的治疗方案、病例及适应证、禁忌证等进行交流。

【京城银屑病专病门诊建设高峰论坛】9月30日，北京健康促进会主办、北京京城皮肤医院承办了京城银屑病专病门诊建设高峰论坛，10余名皮肤医学领域的专家通过线下和线上两种形式参加了会议。京城皮肤医院业务院长殷致宇教授、北京大学第三医院张春雷教授分别主持论坛。皮肤医学领域的专家学者交流银屑病诊疗的新经验、新办法、新方案，探讨如何推进银屑病专病门诊建设、为患者提供全方位的健康管理解决方案。

【5G+银屑病患者健康管理及诊疗平台】10月29日，举行5G+银屑病患者健康管理及诊疗平台上线新闻发布会暨京城银屑病门诊楼启用揭牌仪式。5G+银屑病健康管理平台以微信小程序的形式运行，通过智能终端和5G网络，依据银屑病诊疗规范流程，医生和患者可以在微信小程序上完成信息采集、复诊提醒、病情评估、用药指导、随访等流程，还可以进行高清视频远程管理，实现了院内院外一体化、智能化、数字化的诊疗服务。

【医院创新奖颁奖】12月31日，举行2022年京城皮肤医院创新奖颁奖仪式。京城皮肤医院集团执行总裁祝希春，京城皮肤医院总经理（院长）杨国金、常务副院长潘红梅、门诊专家周澜华及部分工作人员出席仪式。医院共有3个项目获得集团2022年创新二等奖，分别是：与北京中医药大学共建博士工作室张睿博士的痤疮诊断创新项目、科研总监王中来牵头的银杏洁面泡沫专利、门诊专家周澜华主持的参草润肤乳及保湿面霜。

【医院领导】党委书记：王永；院长：杨国金；常务副院长：潘红梅。

（撰稿：孙立新　审核：刘新梅）

北京马应龙长青肛肠医院

【基本情况】职工中合同制人员273人，其中正高级职称5人、副高级职称14人、中级职称51人、初级职称141人；执业（助理）医师96人，中医类别执业（助理）医师59人、中药师7人，注册护士118人。护理人员中具有大专及以上学历者占82%、本科及以上占17.8%。

年底医院固定资产净值360.5万元，其中医疗设备净值267万元。全年医院总收入10586万元，其中医疗收入10576万元。医院占地面积5500平方米、建筑面积17500平方米。

8月24日，院长韩宝获得市中医局2022年中国医师节"杏林耕耘50年"奖章。

【医疗工作】全年门诊58007人次，出院2597人次，床位周转16.38次，床位使用率76.29%，平均住院日27天。住院手术2065例，其中三级手术占0.19%。本地医保门诊32661人次、次均费用818.15元，医保出院2109人次、次均费用20956.18元；异地医保出院324人次、次均费用21515.52元。

医院药占比82.45%，其中门诊药占比90.71%、住院药占比91.74%。

有北京中医药"薪火传承3+3工程"韩宝基层老中医传承工作室，首都国医名师韩宝教授工作室（张家口），全国名老中医药专家韩宝工作室（赤峰市）。

临床中医特色技术项目34项，其中中药灌肠27486人次、穴位贴敷10095人次、中药熏洗18030人

次。中药饮片（颗粒）销售额935.57万元。

【新冠疫情防控】1月26日，派出15名医务人员支援万寿路社区核酸采集任务，累计采集核酸4800人次。4月26日至6月2日，派出26名医务人员分别支援海淀区和泓四季小区中心广场、常青园一区广场、流动点等采样点位，完成日均近万人的核酸采样工作。11月11日至13日，派出11名医务人员支援四季青核酸采样工作。

9月，2名院感专职人员参加海淀区护理质控中心举办的核酸采样培训并取得核酸采样培训教师资格。10月，举办全院医护技人员核酸采样技术及防护用品穿脱的培训及考核，医护技全员参加了培训及考核。

【韩宝入选第七批全国老中医药专家学术经验继承工作指导老师】5月10日，院长韩宝入选国家中医药管理局第七批全国老中医药专家学术经验继承工作指导老师，并接收郭继香副主任医师和徐慧岩副主任医师为学术继承人。

【中医肛肠适宜技术推广培训】9月19日至30日，医院主办的全国肛肠疾病中西医结合诊疗暨中医肛肠适宜技术推广培训班在"小马医盟"网络平台上举办，观众达1万人次。

【医院领导】党支部书记：王志杰；院长：韩宝；总经理：鲁静。

（撰稿：张晓利　审核：鲁　静）

北京国丹白癜风医院

【基本情况】职工中合同制人员114人，其中正高级职称2人、副高级职称9人、中级职称7人、初级职称67人。执业医师16人，注册护士63人。护理人员中具有大专及以上学历者占44.40%。

年底医院有乙类医用设备2台。全年医院总收入3007.60万元，其中医疗收入3007.60万元。

医院是京津冀儿童外治疗法联盟成员单位。

12月6日，经北京市安全生产联合会核查评定，医院获得安全生产标准化三级企业证书。

【医疗工作】全年出院476人次，床位周转4.76次，床位使用率10.63%，平均住院日6.32天。卫技人员与开放床位之比为0.85∶1，执业医师与开放床位之比为0.16∶1，病房护士与开放床位之比为0.40∶1。开展临床路径的科室1个、病种1个，入径率100%，完成率95%。

医院药占比40.90%。门诊抗菌药物处方比例0.20%，住院患者抗菌药物使用率0.21%，抗菌药物使用强度为11.02DDD。

加强质量管理，规范诊疗行为。抓好临床医师基础医疗质量，规范医疗操作程序，制定"三基三严"培训考核计划，对医师进行培训及考核；加大对临床科室的考核及督导，重点针对"18项核心制度"落实情况、病历书写质量、单病种质量管理、门诊输液比、新项目新技术等进行现场督导检查及反馈整改。

【新冠疫情防控】1月17日起，医院组建多支医护防疫工作小组，分批次到丰台区疫情指定医学观察集中隔离点执行医疗保障、120转运工作，并协助对隔离点工作人员进行个人防护、消毒感染等防控知识的培训。全年累计执行医学观察集中隔离点防疫任务6次，派出医护人员1000余人次。

4月初，成立由护理部骨干护士为组员的防疫突击组，协助丰台区太平桥街道开展疫苗接种宣传动员、核酸采样工作等。全年累计派出护士600余人次。

【健康促进医院建设】成立健康促进医院创建领导和工作小组，把健康促进医院纳入目标责任考核、医院发展规划、服务宗旨。从制度建设、医院环境、健康促进等方面推进健康促进医院的创建。一是落实控烟措施，创建无烟医院。二是加强患者健康教育，把健康知识传播和健康行为干预融入患者入院、住院、出院各个环节，通过随访等开展健康跟踪指导，提升患者健康意识和自我保健能力。通过院内张贴健康提示、摆放健康教育资料、播放健康视频，以及医院官网、双微发布健康科普文章等形式开展健康教育。促进医院从"以疾病为中心"模式向"以健康为中心"模式转变。

【白癜风专科建设】年内，继续把白癜风疾病诊疗作为重点，施行分型、分类、分期个体化诊疗。坚持中西医并重，发挥中医中药在白癜风诊疗和健康管理中的优势。加强患者心理评估干预，施行全周期"身心同治"健康管理模式。

【科普白癜风防治】7月17日至31日，中国儿童少年基金会白癜风"告白行动"公益项目在北京举办3期"美丽心灵，健康成长"关爱白癜风患儿心理课堂，携手中国科学院心理研究所心理健康应用中心专家为白癜风患儿面对面心理辅导。医院组织皮肤科主任李瑞斌、中医科主任冯素莲等为白癜风患儿及家长讲授白癜风护理知识，指导皮肤管理，关爱白癜风患儿身心健康。共计服务白癜风患儿60余人次。

【白癜风"夏病冬治"学术讲堂】11月17日，医院中医科举办第十一届白癜风"夏病冬治"学术讲堂。围绕气候环境、四时变化等对白癜风疾病影响及白癜风因时施治作专题分享，传承创新中医整体观及治未病理念在白癜风防治领域指导应用。

【医院领导】党支部书记、院长：高毓梅；副院长：刘德润、蔡奕。

（撰稿：郑晓燕　审核：高毓梅）

北京首大眼耳鼻喉医院

【基本情况】职工中合同制人员323人、派遣人员6人，其中正高级职称26人、副高级职称22人、中级职称38人、初级职称75人。执业医师85人，注册护士60人。护理人员中具有大专及以上学历者占78%、本科及以上占8%，有专科护士1人。

年底医院有乙类医用设备1台。全年医院总收入11848万元，其中医疗收入11791万元。

【医疗工作】全年出院2796人次，床位周转1.58次，床位使用率22.6%，平均住院日4.59天。卫技人员与开放床位之比为1.05∶1，执业医师与开放床位之比为0.48∶1，病房护士与开放床位之比为0.18∶1。住院手术2063例，其中三级手术占54.6%、四级手术占7.2%，日间手术435例。开展临床路径的科室2个、病种6个，入径率60%，完成率80%。全年临床用血总量2单位。预约挂号占门诊总人次的86%。本地医保门诊49180人次、次均费用494元，医保出院1229人次、次均费用15765元；异地医保出院1588人次、次均费用21373元。

医院药占比21.83%。门诊抗菌药物处方比例12.7%，住院患者抗菌药物使用率46.88%，抗菌药物使用强度为40.5DDD。

【冬奥医疗保障】1月12日至2月20日，住院部耳鼻喉医生李冬冬参加北京冬奥会医疗保障工作。

【新冠疫情防控】年内，首大医院疫苗志愿者继续在丰台区方庄新冠疫苗接种点开展支援强化疫苗接种和医疗保障工作。分批次、多点位调派医护人员及志愿者开展核酸检测工作。抽调2批次15人次进入丰台区隔离点开展服务。派出2人参与丰台区120急救转运工作。

1月13日，医院为丰台区成寿寺街道派出所捐赠疫情防控物资。

【健康聆听计划】3月，医院耳科专家共同发起"健康聆听计划"，呼吁大家合理用耳，关爱听力健康，聆听精彩未来。耳科专家戴海江、李健东、路虹，以及耳科门诊医生冯文凤共同录制了耳科常见疾病的科普以及日常生活中的护耳知识。

【公益活动】3月3日，爱耳日。医院联合丰台区残联开展公益活动，为丰台区部分听障人士捐赠6台助听器，并上门做好验配。

5月23日至29日，甲状腺知识宣传周。医院开展线上报告解读甲状腺疾病并开展公益筛查活动，提高百姓甲状腺健康意识。

6月6日，爱眼日。医院开展"一老一小"群体系列公益活动。眼科医护人员与参加活动的孩子们进行互动小游戏及问答，讲解"屈光不正"和"青少年高度近视"给眼部健康带来的长期危害以及眼健康科学知识，并发放了眼部疾病相关科普手册；为现场的青少年儿童进行了免费检查，并为老年群体进行视力、眼压、验光等13项眼健康体检，针对初步筛查结果异常者给出了相应的诊断和适当的诊疗建议。

8月，眼科专家聂红平、王宇、朱德海、李川、甲状腺专家李德志、骆文标受邀参加北京广播电视台访谈栏目《职场健康说》，从"生活中被忽视的癌症""缺水的窗户——干眼症""青少年视力保卫战"3个方面与网友分享甲状腺及眼科健康知识。

9月19日，在马家湾湿地公园"邻里节"活动中，医院开展眼耳鼻喉公益筛查。眼科和耳鼻喉医生为到场群众进行眼部和耳部的健康筛查，并解答了相关问题，当天共筛查100余人。

【学术活动】9月17日至18日，医院协助举办首届京陕中西医结合甲状腺疾病高峰论坛暨京陕甲状腺疾病中西医结合诊疗高级培训班，就甲状腺疾病的诊疗策略和研究前沿开展学术交流。

12月24日，医院协办的北京中西医结合学会甲状腺病专业委员会陕西省中西医结合学会甲状腺疾病专业委员会学术年会以线上直播的形式召开。

12月，入选国家卫生健康委能力建设和继续教育中心公布甲状腺微创介入建设中心遴选结果，医院顺利入选。

【医院领导】院长：李健东。

（撰稿：陈小青　审核：李健东）

北京爱育华妇儿医院

【基本情况】职工中合同制人员336人、派遣人员2人，其中正高级职称12人、副高级职称24人、中级职称88人、初级职称127人。执业医师94人，注册护士126人。护理人员中具有大专及以上学历者占94%、本科及以上占63.6%，有专科护士25人。重症医学床位4张。

年底医院有乙类医用设备3台。全年医院总收入12551万元，其中医疗收入7573万元。

5月1日，医院正式成为北京市基本医疗保险定点医疗机构。11月17日，经过市卫生健康委评估，医院成为北京市人工流产后关爱（PAC）避孕服务规范化建设单位。

【医疗工作】全年出院2483人次，床位周转20次，床位使用率31%，平均住院日6天。卫技人员与开放床位之比为2.48：1，执业医师与开放床位之比为0.93：1，病房护士与开放床位之比为0.58：1。住院手术2240例，其中三级手术占24.15%、四级手术占18.97%。初产剖宫产率34.22%，无孕产妇、新生儿、围产儿死亡。全年临床用血49单位，其中自体输血10人次10单位。预约挂号占门诊总人次的87.47%。本地医保门诊31531人次、次均费用409.54元，医保出院911人次、次均费用14484.86元；异地医保出院530人次、次均费用29633.89元。

医院药占比12%。门诊抗菌药物处方比例为11.85%，急诊抗菌药物处方比例为19.25%，住院患者抗菌药物使用率为35.60%，抗菌药物使用强度为30.98DDD。

2月24日，医院获批新增8个诊疗科目：呼吸内科、消化内科、神经内科、肾病学、普通外科、神经外科、骨科、胸外科。各专业开展门诊、病房、消化内镜、手术等相应诊疗内容。

3月22日，医院接诊一名1770克的早产儿，经过各科室联合诊疗，早产儿顺利出院。

【新冠疫情防治】全年共外派医护人员437人次支援朝阳区、丰台区、密云区及经开区的核酸采样工作，16人参与经开区为期14天的区内应急采样工作；外派医护人员39人执行3161班次的集中隔离点医疗保障任务；外派52人执行859班次的经开区流调任务。11月26日，外派2名医生、10名护士支援经开区方舱医院医疗救治24天。院内开设的常态化核酸采样点为区内百姓采集核酸96114人次。

12月，医院通过内部改造，配置相应设备、设施及信息系统，发热门诊于12月9日开始接诊，分为成人发热门诊、孕产妇发热门诊和儿童发热门诊，由各专科医护人员接诊，实行24小时值班制。医院新增综合ICU床位4张、可转换ICU床位4张，病房内配备供氧系统、负压系统、呼吸机、监护仪、高流量湿化氧疗系统、精密输液泵等医疗设备，满足危重患者救治需求，并组建8名医生、20名护士的重症医护团队。

【发热门诊及PCR方舱实验室】为满足疫情期间经开区发热患者的就医需求，医院发热门诊于11月14日开工建设。建筑面积495平方米，包含移动CT及PCR实验室建设，总投资1000万元。内设诊室4间、留观病房3间、重症抢救室1间，并配有收费处、药房、检验室、治疗室等功能空间。12月28日，完成施工；2023年1月6日，完成验收。

【医院领导】董事长：袁梦克（至12月）、李亚非（12月起）；党支部书记：关雪飞；总经理：杨月铜（4月调离）、赵明军（4月起）；院长：李亚非（4月起）；执行院长：杨金龙（4月调离）、韩瑞红（12月起）；常务副院长：方礼明（至11月）；副院长：刘永宾。

（撰稿：杨一美　审核：赵明军）

北京京都儿童医院

【基本情况】职工中合同制人员641人，其中正高级职称17人、副高级职称35人、中级职称122人、初级职称302人。执业医师147人，注册护士220人。护理人员中具有大专及以上学历者占100%、本科及以上占55%，有专科护士38人。重症医学床位17张。

年底医院有乙类医用设备2台。全年医院总收入40425.20万元，其中医疗收入40125.38万元。

医院为解放军总医院儿童医学中心儿科医联体、陆军总医院（八一）儿科医联体、北京中医药大学东方医院儿科医联体、北京王府中西医结合医院儿科医联体、北大医疗康复医院有限公司儿科医联体、三博脑科儿科医联体、积水潭医院儿科医联体、回龙观医院儿科医联体、回龙观社区卫生服务中心儿科医联体的成员单位。

3月31日，医院成为中国卫生信息与健康医疗大数据学会儿童青少年健康促进工作委员会副理事长单位。5月31日，医院获批昌平区科普基地。7月26日，院长孙媛当选昌平区非公有制医疗机构协会第三届理事会会长、法定代表人。11月12日，在2022年上海医交会上医院获得"2022年度中国品牌医生团队、2022年度中国品牌专科、第二届医疗品牌运营创新案例大赛品牌文化节的优秀品牌形象视觉榜样案例、优秀直播榜样案例、优秀短视频榜样案例"5个奖项。

4月15日，医院召开第一届第一次职工代表大会，表决通过了医院的愿景、使命、价值观、院歌及院服。

【医疗工作】全年出院6765人次，床位周转24.28次，床位使用率48.1%，平均住院日7.38天。卫技人员与开放床位之比为1.58∶1，执业医师与床位之比为0.49∶1，病房护士与床位之比为0.8∶1。住院手术1073例，其中三级手术占21.27%、四级手术占26.12%。开展临床路径的科室6个、病种13个，入径率94.1%，完成率90.6%。全年临床用血8770单位，其中自体输血160人次148.12单位。预约挂号占门诊总人次的87.65%。本地医保门诊258976人次、次均费用512.04元，医保出院2464人次、次均费用12786.91元；异地医保出院2867人次、次均费用39525.68元。

医院药占比29%。门诊抗菌药物处方比例21.75%，急诊抗菌药物处方比例36.84%，住院患者抗菌药物使用率65.56%，抗菌药物使用强度为62.74DDD。

【新冠疫情防治】1月25日，组建核酸采集队伍驰援大兴区和丰台区，先后共派出173人；5月7日，驰援昌平各社区核酸检测工作，分别派往史各庄社区、回龙观街道、北七家社区等，共计2282人次；6月3日，成为昌平区新冠疫情封管控管理人员定点救治医疗机构；11月1日起，多次增派医务人员驰援昌平各集中隔离点。全年驰援昌平各社区、新冠核酸采集点、隔离点、新冠定点医院驻点支援共计4885人次。12月15日，"新冠诊疗"线上门诊上线。

【科研与教育】首次申报北京市自然科学基金项目4项，其中3项通过了形式审查。启动首届院级科研项目立项评审，共申报13项，经过学术委员会评审、伦理审查委员会审查、院长办公室批准，最终审批立项10项，其中重点项目1项、一般项目9项。

医院承担市卫生健康委对社区基层医生培训项目，组织线上培训17次，覆盖20余个社区卫生服务中心。医院将"疑难病例讨论会"更名为"良医论坛"，纳入更多学科，增加学习讨论内容，全年举办良医论坛3次。

【科室建设】8月3日，成立综合外科住院病房，主要包括小儿外科、小儿骨科、耳鼻喉科、眼科。综合外科汇集了国内众多三甲医院儿科专业相关学科专家定期坐诊。年内，北大人民医院王乐今教授与眼科王娟主任开展京都儿童医院第一台显微微创斜视手术。

10月29日，孤独症门诊开诊，主要针对儿童孤独症谱系障碍（自闭症）、多动症、情绪障碍、学习障碍、语言障碍、社交障碍等疾病的诊治。开诊当天，由全国知名孤独症专家和资深康复师团队针对孤独症疑难病例患儿进行了联合会诊。

【成立儿童舒缓治疗活动中心】1月5日，医院举行儿童舒缓治疗活动中心揭牌仪式。以"医务社工+志愿者服务"相结合的服务模式，医务社工参与病房查房，经过专业评估后提供个性化服务。年内，个案生命关怀服务共计服务51人，临终关怀41人，给予宗教关怀37人，进行哀伤抚慰39人。志愿者服务包括线下、线上病房陪伴，以及爱心厨房、理发洗头、门诊导诊、芳香疗愈及节日庆典等服务活动；医务社工服务包括心理服务、个案经济支持、生活大管家、灵性呵护、哀伤抚慰及宗教关怀等服务活动。

【互联网诊疗服务】5月，正式开展线上咨询服务。12月，获批互联网医院并开展线下复诊服务。医院全科室提供在线咨询服务，部分慢病科室（如血液类、过敏类）开展线上复诊服务，实现了线上预约挂号、报告查询、排队叫号、门诊缴费、住院充值、住院账单的功能，增加了消息推送，引导用户便捷就医。增加线上商城，提供服务项目及非处方药品的销售。北京京都儿童医院小程序累计新增16.08万人，互联网咨询/诊疗2414单。

【院庆】6月，建院7周年。医院先后开展了以"健康童行，未来可'期'"为主题的系列庆祝活动，包括健康筛查、"云"课堂讲座、小牙医体验营、闯关大作战等内容，并于院庆当日发布院歌——《医院是我的战场》。

【成立儿童生长发育管理中心】7月27日，京都儿童医院吴敏媛教授专家工作室&儿童生长发育管理中心揭牌。医院血液科经过7年的发展，拥有3个住院病区150余张床位，收治普通血液病患儿及疑难重症和先天性罕见病。5月12日，开设矮小性早熟专病门诊，尝试将专病门诊纳入儿童保健科管理，运用儿童大健康的概念对儿童进行持续追踪管理，收到了很好的效果。将内分泌科、儿童保健科部分工作进行了学科整合，开设儿童生长发育门诊、矮小性早熟专病门诊、内分泌门诊，实现了多学科协作、持续跟踪管理。儿童生长发育管理中心试运营期间收治患儿600余名；同时，开展丰富多彩的宣传和义诊活动，帮助家长了解儿童生长发育规律，提高生长发育健康管理意识。

【成立孤独症儿童康复基地】7月28日，医院与专业从事康复医学技术服务的北京方元恒安康复医学技术有限公司联合成立北京京都儿童医院&方元恒安康复医学合作康复基地，旨在为孤独症及特殊需求患儿的康复提供高质量、全面性、全人化的教学与支持。聘请国内知名专家开设康复门诊和孤独症专病门诊，至年底，接诊患儿324人，诊治孤独症儿童34人次，组织多学科会诊1次。开展多种形式相结合的康复课程，包括语言认知、PT训练、ST训练、OT训练、运动感统、专注力训练、认知理解、集体训练。

【孙媛获评北京优秀医师】8月9日，医院院长、血液肿瘤科主任孙媛荣获第八届北京优秀医师称号。孙媛教授从事临床工作28年，擅长儿童血液系统及免疫系统疾病的诊断及治疗，牵头成立了全国造血干细胞移植治疗噬血细胞综合征协作组、全国自体脐血移植治疗重型再生障碍性贫血协作组，指导全国多中心开展造血干细胞移植治疗噬血细胞综合征、自体脐带血移植治疗再障工作。2015年6月，组建了血液肿瘤团队，收治患者近万人次。截至2022年年底，完成造血干细胞移植673人次，其中异基因造血干细胞移植626人次、自体造血干细胞移植47人次。二次移植共计51人次，其中自体8人次、异体43人次，总生存率77.1%，无病生存率69.2%。通过造血干细胞移植治疗患儿600余例，总生存率75.29%，无病生存率68.48%。

【儿童遗传性疾病及造血干细胞移植高峰论坛】10月15日，由中国医学创新联盟、博鳌医学创新研究院、健康界及北京京都儿童医院联合举办的第五届儿童遗传性疾病及造血干细胞移植高峰论坛召开。会议在多个平台采用线上形式进行，京都儿童医院首席专家吴敏媛教授，院长、血液科主任孙媛教授担任会议主席。与会专家通过分析国内外儿童原发性免疫缺陷病、遗传性溶血性贫血、遗传性骨髓衰竭等相关疾病及造血干细胞移植领域诊治新进展，分享前沿医学知识、探讨学术课题，从不同角度阐述儿童遗传性疾病及造血干细胞移植治疗情况，线上观看30余万人。

【医院领导】党支部书记、院长：孙媛；副院长：范静、刘存义、李博。

（撰稿：曲　喆　审核：孙　媛）

北京王府中西医结合医院

【基本情况】职工中合同制人员952人，其中正高级职称32人、副高级职称64人、中级职称261人、初级职称470人。执业医师265人，注册护士405人。护理人员中具有大专及以上学历者占60.5%、本科及以上占38.8%，有专科护士25人。重症医学床位44张。

年底医院有乙类医用设备7台。全年医院总收入66018万元，其中医疗收入64277万元。

【医疗工作】全年出院11732人次，床位周转20.55次，床位使用率69.33%，平均住院日12.02天。卫技人员与开放床位之比为1.36∶1，执业医师与开放床位之比为0.46∶1，病房护士与开放床位之比为0.4∶1。住院手术2888例，其中三级手术占33.66%、四级手术占44.25%。初产剖宫产率23.61%，无孕产妇、新生儿死亡，围产儿死亡1人。开展临床路径的科室12个、病种25个，入径率33%，完成率88%。全年临床用血3909单位，其中自体输血91人次319单位。预约挂号占门诊总人次的93%。本地医保门诊309203人次、次均费用705.98元，医保出院5231人次、次均费用35116.4元；异地医保出院1722人次、次均费用31982.23元。

医院药占比42.23%。门诊抗菌药物处方比例6.63%，急诊抗菌药物处方比例18.02%，住院患者抗菌药物使用率50.22%，抗菌药物使用强度为52.5DDD。

医院为昌平区域东部医疗联合体/清华长庚医院医疗联合体、昌平区中医专科医联体的成员单位。

医院为北京健康文化促进会会员单位，发起成立中西医结合社区健康管理专业委员会，搭建社区健康管理平台。吸纳单位会员6家、个人会员210人。

医院拥有北京"十四五"重点专科培育科室——妇科，北京市"十二五"重点专科——妇科、脑病科、内分泌科，北京非公立医疗机构协会培训基地——妇科、内分泌科、脑病科。

年内，新增带状疱疹、睡眠障碍、备孕与优生、宫颈病变与盆底肌修复、更年期与内分泌、急诊眼科、急诊口腔、预防接种、乳腺、助产士、产后康复、戒烟、肺癌早筛、高龄消化肿瘤外科、代谢减重外科/疝外科、胃肠外科、肝胆胰脾外科、门静脉高压外科等18个专科专病门诊，为患者提供精细化诊疗服务。

全年开展的新技术、新项目有：胎儿超声心动图、子宫动脉超声检查、磁共振类PET技术临床应用、磁共振mDIXON-Quant技术、磁共振非打药肾动脉成像、前臂静脉修复术、肢体静脉切开取栓术、冷圈套器息肉切除术、外周血管介入、复合式液氮（康博D）实体肿瘤消融术、动态血糖监测系统。

【新冠疫情防控】派出医疗人员支援隔离点12批次29人次；支援10个疫苗接种点1446人次，共计接种疫苗47628剂次。支援核酸采样2784人次，支援昌平疾控流调60人次。

【科研与教育】与北京友谊医院共同参与"基于消化内镜动态大数据的人工智能病变识别系统研究"，收集病例200余份，并获得研究经费10万元。

完成呼吸专业、神经内科专业药物临床试验机构备案，承接GCP项目1项、在谈1项、多中心临床研究项目2项。开展血药浓度监测，推进建立质谱检测中心。引进荧光PCR仪，可对20余种药物的相关代谢基因进行检测。

获批全国老中医药专家学术经验继承人3名、北京市中医药专家学术经验继承人4名、北京市第三批中药骨干人才2名。

【互联网医疗】与百度健康签订合作协议，入驻该平台，定期上传、更新、维护专家出诊信息，挂号42人次；与小鹿医馆签订合作协议，入驻中医专家，挂号700余人次。

【科室建设】引进医科院肿瘤医院张保宁主任，共建乳腺外科；乳腺外科增加铝靶机检查设备，并开展免费筛查活动。引进减脂减重手术专家，提升普外科的综合手术能力。引进辅助生殖技术，为不孕不育夫妻提供个体化生育解决方案、诊疗服务和女性健康管理。与平安财产保险公司签订定点医院协议，开通平安车险患者绿色通道；与北京康达时代有限公司签订口腔科合作协议；与北京光元泰合医学诊断技术有限公司签订检验科合作协议。

【中医药特色服务】持续推进中药临方加工（临方制剂）项目，在原有中药膏方、中药大蜜丸、散剂基础上，开展中药水蜜丸、水丸制备，完善医院中医药特色服务项目。建立中药房自动化煎药中心，引入自动化控制系统。开展中药临方炮制工作，匹配小型切片机、小型烘干机。

新增科室协定方7个：鼻炎一号（耳鼻喉科）、活血消肿止痛膏（综合内科）、安神方药枕（综合内科）、清肝明目茶（内分泌科）、活血止痛膏摩方（妇科）、温经止痛外敷包（妇科）、咽炎一号（呼吸科）。

【社区服务】新增回龙观养老公寓合作点、龙脉温泉养老公寓医务室、王府花园、王府温馨公寓、王府园中园医疗站，开展代开药、上门抽血等服务。截至年底，医院开展社区合作14家，覆盖周边30千米内的区域范围。

举办"服务百姓健康行动"大型义诊周系列活动，5天4场活动，共计30余个科室参加，50余名医生及工作人员为1500余名居民提供健康服务。

【医院领导】党委书记：王广发；院长：王耀辉；常务副院长：王晓波；副书记：张悦。

（撰稿：季 红 审核：王晓波）

北京北亚骨科医院

【基本情况】职工中合同制人员542人，其中正高级职称25人、副高级职称47人、中级职称146人、初级职称243人。执业医师179人，注册护士190人。护理人员中具有大专及以上学历者占97.37%、本科及以上占42.63%，有专科护士20人。重症医学床位21张。

年底医院有乙类医用设备3台。全年医院总收入43231万元，其中医疗收入43040万元。

【医疗工作】全年出院6210人次，床位周转20.03次，床位使用率78.36%，平均住院日14.28天。卫技人员与开放床位之比为1.4∶1，执业医师与开放床位之比为0.58∶1，病房护士与开放床位之比为0.42∶1。住院手术2243例，其中三级手术占42.21%、四级手术占24.27%。开展临床路径的科室19个、病种458个，入径率62.21%，完成率81.73%。全年临床用血1358单位，其中自体输血191单位。预约挂号占门诊总人次的96.41%。本地医保城镇职工门诊141467人次、次均费用594元，本地医保城乡居民门诊11245人次、次均费用469元；医保城镇职工出院3488人次、次均费用34143元，医保城乡居民出院799人次、次均费用34396元；异地医保出院615人次、次均费用64231元。

医院药占比41.82%。门诊抗菌药物处方比例2.29%，急诊抗菌药物处方比例6.28%，住院患者抗菌药物使用率47.96%，抗菌药物使用强度为33.4DDD。

8月15日，市卫生健康委同意医院增设心脏大血管外科诊疗科目。10月8日，市卫生健康委同意医院增设牙椅2张，医院牙椅设置5张。

【医院领导】党委书记：陈贞；院长：肖正权；副院长：孙桂凤。

（撰稿：赵 巍 审核：孙桂凤）

医学科研与教育工作

中国医学科学院
北京协和医学院

【基本情况】院校有教职工14144人（在编人员10953人），其中专任教师1587人（正高级职称954人、副高级职称518人）；研究生指导教师2227人（正高级职称1306人、副高级职称915人），其中博士生导师964人（同时可招硕士生）、硕士生导师1263人。有中国科学院院士7人、中国工程院院士20人，国家杰出青年科学基金获得者45人、万人计划领军人才27人。

院校拥有19个研究所、6家附属医院、9个学院、106个院外研发机构，有直属北京协和医院、阜外医院、肿瘤医院、整形外科医院、血液病医院和皮肤病医院等6所医院。

院校注重学科建设，其中本科开设2个专业，专科开设1个专业；拥有国家"双一流"建设学科5个；在教育部学科评估中有5个A+学科。具有一级国家重点学科2个，二级国家重点学科8个，国家重点（培育）学科1个，一级省、部级重点学科4个，二级省、部级重点学科3个；北京市高精尖学科1个；博士学位授权一级学科点9个，硕士学位授权一级学科点3个，硕士学位授权二级学科点（不含一级学科覆盖点）2个；博士后科研流动站6个。院校专注科研发展，有国家级科研基地平台31个，其中牵头或参与建设全国重点实验室11个、国家临床医学研究中心5个、国家转化医学重大科技基础设施1个、国家科技资源共享服务平台4个、国家病原微生物菌（毒）种保藏中心1个；省部级科研基地平台62个，其中国家卫生健康委

重点实验室7个、教育部重点实验室3个、教育部工程研究中心2个、国家药监局重点实验室1个、北京市重点实验室19个、北京市工程技术研究中心1个；建设中国医学科学院内设研究中心和重点实验室83个；联合国内优势研究力量共建中国医学科学院院外研发机构106个；受国家卫生健康委的委托，负责103个国家卫生健康委重点实验室的日常管理。

【科研工作】进一步完善"5+2+2"战略架构，在临床转化、高原医学等方向前瞻布局。探索重要科技成果评价及奖励机制。

年度发表论文5898篇，IF大于10论文534篇。11项成果和1名人才获北京市科学技术奖，10项成果获中华医学科技奖。持续开展新冠病毒流行病学、药物疫苗、临床治疗等科技攻关。

编写医药领域全国重点实验室体系布局方案及重点方向申报指南，由科技部正式发布。院校牵头申报全国重点实验室8个，参与申报4个，数量居全国医学院校之首。

启动并完成2022年中国医学科学院学术咨询委员会学部委员选聘工作，新聘70名学部委员，总人数达到280名，其中两院院士234名。发布"中国21世纪重要医学成就""中国2021年度重要医学进展"和"2021年度中国医学院校/中国医院科技量值（STEM）暨五年总科技量值（ASTEM）"。推动设立国家医学健康科学基金。

召开第二届中国医学发展大会及呼吸病学、皮肤病学、血液学、医学工程学、药学、放射医学、心血管学、整形外科学、基础医学、护理学、医学信息学等系列学科发展大会，领衔国家医学体系建设与发展。

【教学工作】第二轮"双一流"建设学科由4门增至5门，群医学与公共卫生学科进入"双一流"学科并入列高水平公共卫生学院。北京市高校高精尖创新中心建设申报通过复审。第五轮学科评估结果7个学科达到A类。

积极推进教学改革，推进医学八年制与"4+4"试点班培养模式改革不断深化，"4+4"试点班获教育部认可并批准扩大招生名额。推进设立药学博士专业学位（Pharm.D.）和公共卫生博士专业学位（Dr.PH.）教育。与中国科学院大学签署合作协议，两校联合高考招生，扩大生源，促进医学与多学科教育融合。

【核心基地建设】天津基地建设快速推进，6月13日，中国医学科学院天津医学健康研究院机构注册成立，规划协和医学院天津校区设计。继续推进苏州基地、海南医学健康研究院筹划建设。推进药生所和动研所大兴生物医药产业基地项目立项。系统谋划院校雄安重大项目布局。整形医院9万平方米基建陆续完成开始启用。

【文化建设】全面推进院校史研究编修工作，高质量推进九号院修缮工作，修复百年剧院管风琴，评选院校文化纪念场所，多位协和科学家的雕像揭幕并命名楼宇、会议厅等。

【干部人才工作】调整干部66人次，5个所院长配备到位。打造"协和青年学者""协和海外青年学者"优秀博士后拔尖青年人才。全球人才招募31人。继续优化准聘长聘教职聘任，新聘任30人。

【院校领导】院校长：王辰；党委书记：姚建红；副校长：李青、张抒扬、王健伟；副书记：张勤、王峥、姚龙山、王云峰。

（撰稿：孙莉娜　审核：王辰　庄囝）

中国中医科学院

【基本情况】职工6760人，其中在编3891人。专业技术人员3617人，其中正高级职称604人、副高级职称868人、中级职称1484人、初级职称661人。

9月15日，中国中医科学院中医药健康产业研究所在江西省南昌市正式挂牌。根据《中共国家中医药管理局党组关于做好规范中国中医药国际合作中心机构设置后有关工作的通知》，中国中医药国际合作中心牌子回归中国中医科学院。

【改革与管理】深化做大做强战略研究，对接《"十四五"中医药发展规划》相关任务，完善印发"十四五"发展规划。以发挥开创性、示范性、支撑性、辐射性等作用实现引领明确新发展目标，以传承精华、守正创新催生新发展动能，以加快推进科研管理与成果转化、人才干部队伍建设、医疗健康服务等方面的体制机制改革激发新发展活力，以坚持人民健康为中心、发挥中医药整体医学和健康医学优势、加快补短板强弱项打造竞争新优势，进一步明确做大做强的总体布局。

推进人事职称改革。改进优化职称评审实施方案，完成全院职称评审工作。深化人才强院专题研究，研究制定《关于促进科技人才优先发展若干举措》。制定《中国中医科学院章程（草稿）》。推出"三生"预招聘制度。

积极探索中央与地方机构协同高效发展的管理体制和一体化运行机制，首次采取全国公开招聘方式完成中医药健康产业研究所所长和科技合作中心主任聘任制招聘。

【科研工作】科技创新工程。起草制定相关制度，基本形成工程管理体系；积极部署信息化管理平台；全链条协同推进科技创新工程和基本科研业务费项目。面向科技前沿聚焦热点问题，部署4个研究方向；面向国家重大需求，安排一系列研究项目。启动院学部委员传承与传播项目、多学科交叉项目、岐黄学者论坛项目；优化院优秀青年科技人才培养项目，启动新入职青年科研人员培养项目，建立青年人才分阶段全链条培养机制。做好基于"里程碑"的全过程项目管理，完成对2021年立项的科技创新工程重大攻关项目阶段考核；稳步推进创新团队项目，加强对中医肿瘤营养系列研究、青少年近视防控研究等重点协同攻关项目督导；完成院基本科研业务费、院属二级研究所（中心）年度专项经费及中国中医药循证医学中心业务研究室主任专项的年度考核工作。

科技平台建设。谋划建设国家级重大科研平台，申请"道地药材品质保障与资源持续利用"全国重点实验室；启动国家中医药传承中心建设，2家院属医院入选国家中医药传承创新项目储备库、2家院属医院入选培育库。国家中医心血管病临床医学研究中心完成阶段性任务，建立了辐射30家省级医院分中心和200家基层医疗单位的科研协作网络。国家血液系统疾病临床医学研究中心中医药分中心依托西苑医院备案并挂牌。"中药临床疗效和安全性评价国家工程研究中心"通过优化整合纳入新序列管理。3家院属单位入选国家中医药管理局中药炮制技术传承基地。"病证结合防治血管衰老重点研究室"和"脑肠同调治则治法重点研究室"获批国家中医药管理局重点研究室。加强全国中医行业古籍保护中心和国家级古籍修复中心建设，推进中国工程科技知识中心中医学分中心、国家中医病案质控中心建设。

重大科研项目进展。中国中医药循证医学中心持续推进"3个100"工作，围绕中医优势病种循证评价，完成93个病种循证评价；围绕适宜技术遴选评价，构建评价指标框架，形成480项中医适宜技术候选池；围绕中成药评价，构建综合评价技术指标体系和评价模型，完成174个品种的量化评价和结果校正。"化湿败毒颗粒药效物质基础和作用机制研究"等系列研究发现化湿败毒方在炎症方面具有明显改善作用；形成中医药治疗新冠肺炎专家报告，为WHO明确肯定中医药治疗的安全性、有效性发挥了不可替代的作用；化湿败毒颗粒作为成果转化优秀案例被《中国科技成果转化年度报告2021》收录，清肺排毒汤复方荣获专利银奖，清肺排毒颗粒在香港获发中成药注册证明书，并被纳入2022年度国家医保目录。全国中药资源普查完成1644个县域的中药资源调查数据、标本实物汇交工作，完成《中国中药资源大典》系列19部专著。国家自然基金重大项目"中药道地性研究"形成《道地药材目录》（第一批），完成人参属药材有效成分生物合成关键酶基因、根形态特征形成机制研究和清宫御药房药材文物11个样品的性状鉴定，建立分子考古实验室。推进中药材生态种植技术集成优化及技术示范，生态种植示范推广30余万亩。加强古典医籍精华梳理和挖掘，完成《中华医藏》养生类出版，完成《中国中医古籍总目》修订和《中国中医古籍总目（第2版）》编撰，成都天回镇汉墓出土医简以来医药文献研究领域的标志性成果《天回医简》正式出版，古代经典名方目录遴选及关键信息考证研究发布《古代经典名方目录（第二批儿科部分）》和25首方剂的关键信息专家共识，出版《中医历代名家学术研究丛书》30个分册和《中医学理论体系框架结构丛书》4个分册。做好中医药标准化建设和传统知识传承保护，组织制定的《健康信息学-针灸表达的语义分类结构-第6部分：针刺效应》作为国际标准发布，《中医药-甘草》《中医药-甘草种子种苗》国际标准进入NP立项投票阶段，《中医药-中医临床术语系统分类框架》获年度中国标准创新贡献奖标准项目三等奖，完成101种饮片、59种中成药标准制定和161项中医药团体标准评价，推进国家中医药健康旅游示范区建设标准在国家标准委立项，《中医临床名词术语》内科、外科、妇科、儿科等8项国家标准顺利通过全国中医标准技术委员会的审查，搭建团体标准评审系统和中成药综合评价数据平台。做好传统知识传承保护。持续开展活态中医药传统知识项目收集，建立评价认定、入库管理等工作机制，已汇集全国上报项目3051项，编制完成民间中医技术筛选指南，形成民间中医特色诊疗技术信息化平台建设方案。持续推进针灸国际大科学计划，整合国内研究团队，联合加拿大、瑞士、美国等9个国家48家单位109位专家，对针灸随机对照临床试验、系统评价、临床实践指南及卫生经济学研究的现状和质量进行评价，牵头在BMJ发表针灸系统评价系列论文形成全球专家共识，加快推进"中医针灸进澜湄"项目实施。

中标国家级项目120项，其中国家自然基金109项（中标率18%）、国家重点研发计划5项、国家社科基金3项、国家社科基金冷门绝学3项。全院在研国家级项目567项、省部级项目/课题356项，在研竞争性纵向经费6.8亿元。以第一完成单位获得各级各类科技奖励58项，其中一级学会的科学技术奖一等奖15项。发表论文3535篇，出版专著140部，发表SCI论文1206篇，在《英国医学杂志》和Science发表论文1篇。授权专利185项。1家单位在科技部等三部委组织的绩效评估工作中获得优秀，1家单位在2022年度中央级高校和科研院所等单位重大科研基础设施和大型科研仪器开放共享评价考核获得"优秀"等次。建立在线服务平台并与国家网络管理平台实现对接，总计231台（套）大型科研仪器纳入国家网络管理平台。

【医疗工作】国家区域医疗中心建设进入实质性建设阶段。全国中医运动医学中心建设完成病房硬件设备装备，中医药老年眼病防治中心和全国中医药儿童青少年近视防治中心建设成立工作专班。推进"名医堂"工程试点建设工作。

加强医院管理。召开医疗运营工作座谈会，组织医疗质量管理委员会7个专业小组完成2轮督导检查，促进医疗质量提升。举办新时期公立中医医院管理能力培训班，23位专家授课，参会171万人次。开展国际护士节、中国医师节系列活动，举办教学视频大赛、主题征文、技能大赛等。建立医疗行风"三查"（自查、抽查、督查）工作机制，形成季度汇报制度，开展自查自纠、整改落实。推进互联网医院、智慧医院建设，1家单位获2021年度北京地区卫生健康系统"优秀移动应用奖"。

全院医疗服务量平稳增长，服务效率稳步提升，中医药特色更加明显。门急诊总量786.45万人次，较上年增长5.16%；出院8.07万人次，增长2.5%；医疗业务总收入71.26亿元，增长1.57%；平均住院日9.87天，减少0.45天；门诊中药饮片处方比例38.89%，增加2.96%；中药饮片收入占药品收入比例54.89%，增加0.94%；门急诊患者使用中医非药物疗法比例30.67%，增加4.43%。

【新冠疫情防控】完成援柬埔寨国际中医医疗队派出工作，作为首支中医援外抗疫医疗团队累计诊疗1.2万人次，开展适宜技术培训并多次联合孔子学院等举办讲座，央视新闻联播、中柬友谊台等海内外主流媒体多次报道，"全球首支国家级中医抗疫医疗队助柬抗击疫情"入选2022年中柬关系十大新闻。多名专家作为国家中医医疗救治专家组成员赴上海、新疆、内蒙古、香港等地执行疫情防控任务。4位专家获先进个人称号、2家院属单位获评全国科技系统抗疫先进集体。

全力支援属地核酸检测、疫苗接种等任务，派出291人支援小汤山、新国展等方舱医院和佑安医院等定点医院，累计收治患者7031人、核酸采样8962人次；派出2065人次完成5.32万人次疫苗接种、2.58万人次完成1165.08万人次核酸采样等任务。派出145人次完成隔离点8531人次医疗保障和12.63万人次核酸检测任务，派出101人次完成4397人次属地流调等任务，派出65人完成4797人次冬奥会医疗保障任务。

疫情防控平稳转段以来，迅速成立医疗救治领导组、专家指导组和工作组，建立多部门联动工作机制，督促指导各医疗机构统筹调配床位、人力、设备资源。院属4家医院转化收治床位1261张，扩增ICU床位191张，ICU床位占全院总床位8.85%，全力保健康、防重症、降病亡，确保防控措施优化转段平稳有序。

【学术交流】对外交流合作项目。加快"一带一路"联合实验室项目建设，完成外观与具体设计方案。基本完成"本草惠澜湄"任务，收集整理澜湄流域国家药用资源数据2500条并建立数据集，完成对越

南、柬埔寨、老挝、泰国、缅甸五国传统医药素材收集，签署共建澜湄国家传统医药产业基地合作协议，选定越南、柬埔寨以及中国云南三地共建6个产业基地。

国际传统医学临床试验注册平台建设。完成国际传统医学临床试验注册平台基础条件、技术规范、专业队伍、数据联通等准备工作，与WHO测试数据传输15次，搭建相应数据管理系统。收到WHO官方邮件通知，WHO首席科学家已批准成立国际传统医学临床试验注册平台。

北京冬奥会和冬残奥会期间，设置中医药文化展示空间，接待世界各国记者等上万人次，发放五禽戏手办、盲盒等文创产品8000余套件。组织11家院属单位参加服贸会展览，以展板加实物的形式介绍中医药国内外抗疫、科技成果转化等成果。组织召开国际会议23次，组织参加上海合作组织传统医学论坛、WHO西太区传统医学合作中心大会，召开中韩传统医学国际合作研讨会，主办奥中医药未来趋势视频研讨会，协助筹备青蒿素问世50周年暨助力共建人类卫生健康共同体国际论坛等。

创办岐黄学者论坛，全年举办9期，在线参加120万人次。举办屠呦呦班小学期名师讲堂、前沿技术论坛12期、理瀹讲坛3期和第七届中医理论学术活动周系列活动。2本新创办的英文期刊入选中国科协"2022年度中国科技期刊卓越行动计划高起点新刊"，完成《2022年度中医医院学科（专科）学术影响力评价研究报告》。

【人才培养】"实施中国中医科学院人才强院计划"列入国家中医药管理局、教育部等四部委印发的《关于加强新时代中医药人才工作的意见》。8人入选2021年度岐黄学者支持项目。分子生药学研究团队获得中国青年女科学家奖团队奖。选拔推荐8人作为第十届国家卫生健康突出贡献中青年专家人选。启动学部委员增选工作。完成8人2022年度西部之光访问学者对接工作、2人2021年度西部之光访问学者考核工作，以及第21批博士服务团考察与第22、23批博士服务团推荐工作。启动实施"名师+"博士后项目。10名在站博士后中标国家自然科学基金青年项目。

牵头建设中国中医药联合研究生院，发起成立长三角中医药高等教育联盟，加快探索推进医工、医理等交叉学科建设，不断创新中医药复合型高层次人才培养模式。坚持立德树人，开设思政讲堂、中研课堂等，首次获批中国科协弘扬科学家精神项目2项，2名同学入选北京市青年马克思主义者培养工程，获得第八届中国国际"互联网+"创新创业大赛北京赛

区"青年筑梦红色之旅"赛道金奖。统筹京苏沪三地教学工作，修订11个学科培养方案。全面推进教材建设，8部主编教材获批"十四五"全国中医药行业高等教育规划教材，首批13部研究生系列教材已出版发行，并完成第二批33部教材建设立项。博士、硕士、本博连读屠呦呦班（中医）招生分别增加15.3%、13.3%、20%。中药学科、中医学科、中西医结合学科3个一级学科全部进入A序列，其中中药学科获A+。40名屠呦呦班同学及3名考入中医药院校的援鄂抗疫中医医疗队成员子女获得"化湿败毒颗粒"转让经费设立的中医科学院人才培养奖学金资助。

举办人社部专业技术人才知识更新工程高级研修项目，首批出版继续教育培训教材3类30部，启动制作72个传承工作室精品视频课程样片。推进师承教育，遴选指导老师65名、学术继承人134名。国医大师、全国名中医传承工作室建设项目通过验收，获批2022年度传承工作室建设项目18个。开展第五批全国中医临床优秀人才研修项目、第七批全国名老中医药专家学术经验继承、岐黄工程首席科学家项目和青年岐黄学者支持项目中期考核工作。

【筹建中国中医科学院大学】"支持中国中医科学院高标准高水平建设创新型中医药高等学校"列入国家有关规划。加快推进中国中医科学院大学建设，7月25日项目建设开工仪式在江苏省苏州市举行。编制完成《新型高水平研究型大学建设方案》《新型高水平研究型大学智慧校园设计》等报告，完成绿色校园、园林景观、校园文化等专项规划。

【文化建设】加强中医药科普和宣传，打造多维度宣传平台，与央视《国家记忆》节目组联合制作5集纪录片讲述科学院建院史、奋斗史、发展史，在建

院67周年之际连续播放，取得热烈反响。院网站升级改版上线，实现多媒体融合。开通微信视频号，加强抖音等新媒体平台运维管理，抖音粉丝超过13万人。组织2022科普讲解大赛、微视频大赛，制作《中医药抗击新冠肺炎》科普动画微视频、《中医药防治青少年近视眼》科普动画片，以青蒿素问世50周年为契机，开展"向屠呦呦同志学习、弘扬青蒿素精神"活动，举办屠呦呦工作室开放日活动，屠呦呦研究员工作室入选首批科学家精神教育基地。

【脱贫攻坚】做好山西省五寨县定点帮扶，完成第5批五寨县中医院驻点专家轮换，并捐赠卫生健康发展资金。启动福建省明溪县对口支援，与福建省三明市中西医结合医院共建闽西北区域中医医疗中心。开展党建帮扶，与五寨、明溪两县四镇开展联学联建。做实做细健康帮扶，组建国家中医医疗队赴四川阿坝开展巡回诊疗，服务3市县4019人次，开展教学查房、适宜技术培训和宣教等。开展中药材产业帮扶，与四川等5省地签署助推当地科技企业改善药材种植协议，持续开展五寨县中药材质量追溯技术服务。

【基本建设】中药科技园一期——青蒿素研究中心项目基本完成二次结构砌筑、钢结构安装、机电管线铺设。中医药疫病防控中心项目基础建设基本完成，生物安全实验室（P3、P2、PCR）已初具规模。

【科学院领导】党委书记：查德忠；院长：黄璐琦；副书记：黄璐琦、杨龙会；副院长：查德忠、唐旭东、李鲲、杨洪军（6月7日任）；纪委书记：于林勇。

（撰稿：李爱军　审核：查德忠）

 # 北京市眼科研究所

【基本情况】职工80人，其中科研人员及科研技术人员77人。有高级职称30人，博士学位44人；博士生导师5人，硕士生导师8人。有医科院学部委员1人、国际眼科学院院士1人、国家万人计划2人、国家重点研发计划首席科学家2人、高创计划1人、国家杰出青年基金获得者1人、国家百千万人才2人、国家特殊津贴专家3人、北京学者1人、青年北京学者2人、北京海聚人才3人。

全年预算8042.74万元，年底固定资产净值超过7800万元。

【科研工作】研究所是眼科学国家重点学科、国家生命科学高级技术人才培养基地、卫生健康委临床重点专科、眼科学与视觉科学北京市重点实验室。与北京同仁医院开展合作，在干细胞等研究领域取得突出成绩。

发表SCI论文71篇，中文论文35篇；其中IF值10分以上SCI文章4篇，IF值5分以上SCI文章23篇。代表

性成果为金子兵教授团队联合美国克瑞顿大学何志洲教授实验室在国际上首次发现SLC7A14基因突变可以引起视觉、听觉障碍的综合征性疾病，研究成果发表在*Science Advances*杂志。

所内职工作为第一专利人获批专利14项，其中8项为发明专利。

新立项科研课题20余项，总经费3000余万元。其中，可调控的光感智能生物眼项目获批科技部重点研发计划，资助金额160万元；获批国家自然科学基金面上项目2项、国家自然科学基金青年项目4项；基于5度高精密验光的单焦点框架镜及离焦镜——儿童青少年近视防控和提升清晰度、视觉舒适度的效果评价项目获得首都医科大学医学创新能力提升建设专项资助。1人获北京市科学技术进步一等奖，1人获北京市科学技术进步二等奖。

完善科研仪器共享平台建设，建成SPF认证的动物房。

【科研转化】以国家眼科诊断与治疗工程技术研究中心为平台，进行科技成果转化建设，推进成果转化落地。6月19日，与汇龙森国际企业孵化（北京）有限公司签署协议，双方就眼科领域相关项目对接，加快推进科技成果转化、落地。7月，与科大讯飞股份有限公司签署协议，双方就学习平板的测试评价进行深度合作，推进相关科技成果转化、落地。年内，转化收入超1000万元（其中5度高精密个性化验光配镜的收入超过800万元）。

【学术交流】10月，举办第十三届低视力康复国际论坛，邀请来自挪威、美国、澳大利亚、新加坡、印度，以及中国香港、澳门地区的低视力康复专业人士做学术会议交流。累计近200人次参与论坛。

12月，依托中华预防医学会公共卫生眼科学分会，举办中华医学会公共卫生眼科学分会第五次全国公共卫生眼科学术大会，旨在提高基层眼科医生眼科公共卫生知识和眼病防控能力。

年内，派出多名科研人员参加国际、国内各类眼科学术会议，派出接英教授等赴厦门参加第八届全国干眼学术会议。

【医学教育】承担本科生、硕士生、博士生带教工作。年内，毕业研究生11人，其中博士生4人、硕士生7人；录取研究生21人，其中博士生10人、硕士11人。在站博士后3人。

【管理工作】继续落实"研究所回归研究"和"科室化"改革，完成科研绩效薪酬制度改革，按岗位、人员、职责等完善绩效考核制度；明确研究人员的发展目标、激励措施等；完成人员分类制度改革，对人员进行专业技术工作分类，为各类型职工提供适宜的发展方向和路径；启动公共平台建设，为进一步发展临床科研、研究所-临床部合作、学科交叉联合等建立基础。

【研究所领导】所长：金子兵；党支部书记：王爽。

（撰稿：陈长喜　审核：金子兵）

北京市耳鼻咽喉科研究所
北京市耳鼻咽喉头颈外科研究中心

【基本情况】职工55人，其中正高级职称8人、副高级职称10人、中级职称22人、初级职称7人，科研人员33人、技术人员18人、编辑人员3人、行政管理人员1人。

年底固定资产净值952.5万元。

【新冠疫情防控】组织参与疫情防控和支援，派出10人成立核酸检测支援工作小组，完成同仁医院核酸检测支援工作；紧急支援丰台区疾控中心1人，完成院内外支援任务。

【改革与管理】按照市财政局要求，进行市属公益院所2019—2021年发展与绩效工作院所创新发展评价。研究所根据市属公益院所功能定位，重点围绕近三年管理制度规范、行业定额支出绩效、人才培养、科研与综合能力等方面进行汇报和答辩，获得第一等级研究所称号（即高水平所），位列全市科研院所第一梯队，追加2023年度改革与发展财政经费150万元。

【科研工作】全年中标课题27项，总计经费3656万元。国家级科研项目7项，其中国家自然科学基金3项、国家重点研发计划2项、国家级人才建设项目2项。2人入选第二批首都公共卫生高层次人才，1人入选东城区优秀人才，5人入选同仁医院青年人才培养计划。年度发表论文54篇，其中SCI收录论文29篇，影响因子大于10分共7篇。

10月，在中国医学科学院发布的2021年度中国医院/中国医学院校科技量值（STEM）中，耳鼻咽喉科学排名全国科技影响力第二、变态反应学排名第二。

拥有省部级重点实验室2个，其中教育部重点实验室1个、北京市重点实验室1个。获批成立过敏性疾病诊疗技术与器械教育部工程中心。

获批1项国家发明专利，4项实用新型专利。2项专利分别获批Ⅰ、Ⅱ类医疗器械注册证书，实现成果转化。

【医学教育】有研究生233人（其中在读192人、毕业41人），在读本科生30人。本科课程共计963学时，研究生课程共计106学时。

耳鼻咽喉科教研室获评同仁医院先进教研室一等奖，首都医科大学听力与言语康复学专业获批北京市级一流本科专业建设点。

【交流与合作】借助新媒体平台举办线上线下学术论坛，包括过敏科学论坛、中国医疗保健国际交流促进会过敏科学分会2021年会暨第四届华夏过敏科学论坛、2021同仁鼻科学与过敏反应科学论坛等。承办继续教育培训班/会议6项次，包括全国听力学技术规范化培训班、第25届全国睡眠呼吸障碍疾病诊治高级研修班、小儿听觉言语评估及助听器验配师培训班、耳鼻咽喉颅底外科解剖学习班等，在线观看近20万人次。

"过敏科学与临床免疫学"微信公众号（JACI-WeChat）和"过敏科学"微信公众号（Allergy-WeChat）累计发布免疫学顶级杂志导读信息2300余条，推出新冠临床研究最新发现研究导读。

6月，再次获批世界听力论坛（World Hearing Forum）成员单位。世界听力论坛由WHO于2019年倡导成立，旨在全球范围内促进耳和听力保健相关工作的开展。北京同仁医院和北京市耳鼻咽喉科研究所为首批WHF成员单位，积极参与安全聆听倡议、世界听力日宣传、世界听力报告的翻译和推广等各项活动，并获得第二次批准。

【平台建设】市教委过敏性疾病北京实验室正式启动，完成基础设备购置和队伍建设。耳聋基因平台完成耳聋基因芯片23项的技术培训和启动。各实验平台严格实验室管理，开展实验技术培训和消防实操培训等。

【WHO合作中心工作】WHO防聋合作中心成立于2008年12月。协助WHO开展电子游戏和竞技从业者安全聆听调查。娱乐噪声引起的听力损失在全球影响着超过10亿人，WHO开展了一系列安全聆听的倡议活动，本次调查针对参与电子游戏和电子竞技行业从业者的聆听习惯开展。完成中文翻译和校对，并协助WHO在国内媒体平台开展宣传推广。

9月28日，参加北京市卫生健康委系统WHO合作中心会议。会议由北京市卫生健康委和北京市医学会主办，特邀参会单位包括WHO驻华代表处、国家卫生健康委国际司等部门。防聋合作中心在疾病诊疗分享、信息技术分享、卫生服务分享、研究成果分享和培训能力分享等方面，加强与WHO总部和西太区紧密联系与技术合作，并在会议上进行了相关汇报。

【公益活动】举办爱耳日系列活动。3月3日是第23次全国爱耳日，也是世界听力日。本次活动主题为"关爱听力健康、聆听精彩未来"。研究所策划并组织多种活动，包括电视台科普节目直播和录制、科普文章撰写推广、参与多个社区公益活动，制作并发放爱耳日宣传折页，发布爱耳日宣传动画视频，以多种形式和手段开展爱耳科普宣传。

【编辑出版】出版专业学术杂志《中国耳鼻咽喉头颈外科》12期、《国际耳鼻咽喉头颈外科》6期，全年印刷3万册。

【研究所领导】所长：王成硕；党支部书记：亓贝尔；副所长：王向东。

（撰稿：李晓檬　审核：王成硕）

北京市儿科研究所

【基本情况】职工130人，包括研究系列86人、卫生技术系列40人、卫生管理系列2人、经济管理系列1人、医学期刊编辑1人，其中正高级职称19人、副高级职称45人、中级职称32人、初级职称及其他34人。

单位建筑面积2266平方米。年末固定资产总值14166.9万元，本年度新购设备总值155.9万元。

【科研工作】全年中标各类科研课题项目33项，包括国家自然科学基金项目13项，其中国家自然科学基金重大项目2项、重大研究计划与集成项目1项、国家自然科学基金面上项目4项、青年项目6项，北京市自然科学基金项目7项，其他省部级等科研课题13项，共计获得资助经费2859.3万元；在研项目总计110项。血液疾病研究室与国内多家儿科医疗机构联合完成的"儿童急性早幼粒细胞白血病减化疗、去化疗新策略的建立和推广应用"研究获北京医学会北京医学科技奖一等奖，呼吸疾病研究室作为第二排名单位参与完成的研究成果"结核病诊断新技术的建立及推广应用"获北京医学科技奖二等奖，由副所长李巍教授牵头与出生缺陷遗传学研究室完成的"溶酶体相关细胞器的发生机制与疾病"研究获首都医科大学自然科学奖一等奖，营养与发育研究室完成的"营养素缺乏和抗性基因与肥胖关系的研究"、出生缺陷遗传学"儿科遗传病的致病基因挖掘、分子诊断体系建立及临床应用"等研究项目获首都医科大学自然科学奖三等奖。获批5项专利，分别为PRMT3蛋白的用途和调控HIV转录的方法、人TMEFF1基因的用途及相关产品、白血病MEF2D基因断裂探针检测试剂盒、白血病ZNF384基因断裂探针检测试剂盒、降低USP1表达的物质在制备治疗儿童T系急性淋巴细胞白血病的药物中的应用；感染与病毒研究团队成功将科技成果——腺病毒质控品制备服务实现产品有偿转让，转化收入15万元。

推进各研究平台建设，利用市财政经费及其他各科研项目经费完善了包括遗传基因诊断与功能学研究、儿童急重症感染重要致病病原体诊断及研究、分子营养研究及检测和免疫研究等平台的构建。扩大科技资源共享，支持儿科重大疾病研究教育部重点实验室、呼吸系统疾病国家临床医学研究中心2个国家级研究平台，儿童耳鼻咽喉头颈外科疾病北京市重点实验室、儿童血液病与肿瘤分子分型北京市重点实验室、儿童呼吸道感染性疾病研究北京市重点实验室、儿童慢性肾脏病与血液净化北京市重点实验室、出生缺陷遗传学研究北京市重点实验室等5个北京市重点实验室，北京市儿童外科矫形器具工程技术研究中心、儿童重大疾病北京市国际科技合作基地2个北京市级研究平台科研与临床相结合工作，各个平台实现包括科研设备和实验技术最大化利用，并通过首都科技条件平台网站对内对外开放共享。

作为国家儿童医学中心核心组成部分，与全国多个儿科成员单位建立深度融合，以出生缺陷和遗传代谢病、儿童呼吸系统疾病、营养与发育性疾病、耳鼻咽喉头颈疾病、肿瘤与免疫系统疾病、血液系统疾病等方向研究中心实行与北京儿童医院相关临床科室共

同负责人（Co-PI）制，临床数据和样本资源数据共享，推进实现标本资源利用。建立儿童代表性疾病的随访系统（以儿童肿瘤为示范），进行随访系统学习调研和洽谈系统购置，为建立样本库-临床科室联动的随访系统做准备。

以第一作者/通讯作者共发表科研论文155篇，其中SCI论文105篇、科技期刊影响因子IF大于10的论文14篇，以第一完成单位单篇最高影响因子IF25.476，发表在Blood期刊上。《儿童新型冠状病毒感染诊断、治疗和预防专家共识（第四版）》《儿童猴痘诊疗和预防专家共识》《儿童呼吸道感染病原体核酸检测专家共识》《儿童肺结核诊断专家共识》《儿童结核性脑膜炎诊断专家共识》《中国儿童A族链球菌感染相关疾病的诊断、治疗与预防》等研究团队参与编写的7篇专家共识发表。医学期刊中心完成*Pediatric Investigation*杂志出版4期，共收稿236篇，国际稿件占比约60%，比上年同期增长超过50%；总刊稿45篇，国际稿件17篇，刊出率22%。《医学参考报儿科学专刊》出版6期，共计收稿100余篇。

【医疗工作】开展多项临床检测和特殊检测项目，共完成临、特检服务约27.21万例次，新获批淋巴细胞亚群EBV定量检测、CD34绝对细胞计数、外周血浆细胞检测等新技术新项目9项，临床检测收入总计超过6300万元。

【新冠疫情防治】先后派出4位技术人员支援北京地坛医院、北京小汤山医院、北京佑安医院、朝阳区双桥医院等定点医院、方舱医院和社区核酸检测支援，累计工作126天；先后派出5名科研技术人员参加市级疫情流调队，共计工作283天；支援北京儿童医院核酸检测工作，组建36人核酸检测应急队，完成98天支援工作。

【医学教育】有博士生导师9人、硕士生导师20人（含兼博士生导师），新招收硕士研究生13人、博士研究生5人，在读研究生共计65人，新引进人才2人。与北京儿童医院联合培养硕士生、博士生30人，共同发表论文50余篇，联合及辅导申报、获批各类科研项目8项。

【交流与合作】与美国食品药品监督管理局、北京大学、北京师范大学、华东师范大学、中国科学院微生物所、中国疾控中心、军事医学研究院、四川大学华西二院、首都儿科研究所附属儿童医院、河北省儿童医院、天津市儿童医院、北京同仁医院、北京胸科医院、云南省昆明市儿童医院、湖南省长沙市中心医院等单位开展多领域合作，联合发表论文38篇，合作申报并获批国家自然科学基金1项、北京市自然科

学基金2项。

通过线上、线下多种形式举办国家儿童医学中心感染联盟EB病毒感染专题在线学术会议、2022华夏儿科血液肿瘤高峰论坛暨儿科血液肿瘤高研班暨儿童肿瘤管理研究论坛、2022年度基因数据分析师培训班（第八期）暨第二届产前与植入前遗传学诊断华夏医学论坛、国家儿童医学中心感染联盟·儿科感染在线2022呼吸道病毒感染专题会议、第七届（2022）福棠妇儿医学发展大会暨福棠全国儿科继续教育系列学习班儿童听力学专业会议、第四届儿科临床病毒学论坛、2022年儿童结核病及结核潜伏感染诊断和治疗新进展论坛、2022年儿童耐药结核病诊治进展学习班等全国性培训班、论坛及会议，线上线下参会超过55000人。79人次参加国内外学术会议，其中26人次做大会报告或壁报交流。

【研究所领导】所长：倪鑫；党支部书记、副所长：李巍。

（撰稿：江 民 张 琪 审核：倪 鑫 李 巍）

北京热带医学研究所

【基本情况】职工29人，其中科研人员28人，包括正高级职称5人、副高级职称10人、中级职称12人、初级职称1人。

实验室仪器设备固定资产1802万元，新增实验室设备建设资金8.8万元。超过100万元的仪器设备有2台，大型仪器设备全部对外开放并完成科研仪器与设施信息数据在首都科技条件平台信息系统填报。单位建筑面积1500平方米。

主要研究方向包括麻风病发病机制和早期诊断的基础和现场应用研究，热带病和寄生虫病的基础、临床和流行病学研究，病原微生物的监测、防控、临床和基础研究，热带病相关重要病原体致病机制研究。围绕热带病防治需求，针对我国热带病防治中国际前沿和制约我国热带病防控的理论问题和技术难题，开展热带病基础和临床的多学科交叉研究，研发具有自主知识产权的综合防治技术、培养热带病领域的高层次人才。

【科研工作】在4个主要研究方向开展科学研究并取得一定的研究成果。新增首都卫生发展科研专项课题5项，省部级科技计划项目2项，共获科研经费446万元；署名研究所论文中8篇被SCI检索，包括中国科学院医学一区文章2篇；发表中文核心期刊论文7篇。

作为第二完成单位，与云南省文山州皮肤病院合作的"消除麻风病危害模式的创新与应用"获得2021年度云南省科学技术进步三等奖和云南省卫生科技成果三等奖。

李桓英教授为主审，与中国医学科学院皮肤病研究所合作编写的《现代麻风组织病理学》由中国科学技术出版社出版发行。

申报首都医科大学自然科学奖二等奖1项。获国家发明专利授权2项。

【医疗工作】全年门诊2855人，住院128人。疫情期间，临床工作以北京友谊医院西城院区为主，通州院区仅涉及必要的院内会诊工作。

【医学教育】硕士研究生导师3人、博士研究生导师1人。在读博士后1人、硕士研究生3人，访问学者1人。

4月，引进杨光教授为微生物研究室负责人，完成实验场地建设，配备基本实验设备。11月29日至12月6日，线上举办第十五届北京市麻风病防治及诊断技术培训班，745名皮肤科、神经科临床医生、各区疾控人员及相关工作人员参加培训。

【交流与合作】与美国贝勒医学院热带医学学院、美国霍普金斯大学公共卫生学院、英国华威大学医学院、中国疾病预防控制中心、中国医学科学院皮肤病研究所等多家机构保持良好的合作关系。实验室与李桓英医学基金会合作，每年择优选派1名青年科技骨干赴上述国外大学或科研机构培训学习1年。

【新冠疫情防控】在疫情常态化防控的形势下，配合北京友谊医院各项应急防控安排，完成外派核酸检测和流调支援任务4人次，参加院内流调工作4人次，每月安排2人参加院内核酸检测工作。

【李桓英逝世】11月25日，麻风病防治专家、北京友谊医院医生、北京热带医学研究所研究员李桓英在北京逝世，享年101岁。

【研究所领导】所长：辛有清；党支部书记、副所长：杨国威。

（撰稿：温 艳 审核：杨国威）

北京市呼吸疾病研究所

【基本情况】事业编制48人，包括正高级职称19人、副高级职称12人、中级职称9人、初级职称8人，其中科研人员17人。博士生导师10人、硕士生导师25人。

年底固定资产净值1272.01万元，年内新购置医疗及科研设备总值308.17万元。新增常营东院区研究中心科研平台建设工作，新增实验室2000平方米、样本库600平方米，包括科研实验室5个公共实验技术平台、5个PI实验室，1个现代化生物样本库。

【机构设置】设有所办公室、呼吸与危重症医学科（包括朝阳医院本部、常营东院区及石景山西院区，简称"呼吸科"）、感染和临床微生物科（简称"感染科"）、胸外科、呼吸睡眠诊治中心、医学研究中心共6个部门，共有病床451张，其中RICU床位44张。

【改革与管理】继续开展单位内部控制管理，完善研究所各项管理制度，包括《北京市呼吸疾病研究所预算项目管理办法》《北京市呼吸疾病研究所科研仪器开放共享管理办法》《呼吸所内控管理制度》等。

10月，基于行业定额–发展与改革项目（自主选题）获批的400万元经费，制定并发布2023年研究所改革与发展项目申报指南，组织开展2023年改革与发展项目申报，设立院所融合发展项目，下设重点研发项目2项、自主创新课题6项，支持经费100万元，来自研究所和朝阳医院6个科室10个项目参与申报；首次设立研究所创新与人才梯队建设专项，下设PI专项、领航人才、启航人才及青年培育4类项目，支持经费300万元，获资助24个项目，致力于优化人才队伍结构，实施人才强所战略，加快高层次人才与中青年骨干人才培养。

7月，童朝晖的先进事迹先后被央视CCTV1新闻联播、央视CCTV13新闻频道、学习强国APP、人民日报、光明日报等主流媒体宣传报道60余次。

【科研工作】全年获批各级科研项目21项，总经费2213.10万元。其中国家级项目10项（国家自然科学基金面上4项、青年科学基金4项、专项基金1项、国家公共卫生专项项目1项），经费459万元；省部级项目3项（北京市杰出青年基金1项、北京市临床重点专科项目1项、西藏自治区自然基金1项），经费440万元；局级项目8项（市医管中心项目3项、首发项目4项、高层次公共卫生技术人才建设项目1项），经费286万元。年底在研课题43项（国家级21项、省部级6项、局级16项），年内结题16项。获批2023年市财政预算项目3项，总经费1074.10万元；获批2022年追加预算项目1项，经费456万元。

拥有北京市呼吸与肺循环疾病重点实验室、北京市呼吸与危重症医学工程技术研究中心和北京市间质性肺疾病临床诊疗与研究国际科技合作基地，拥有首都医科大学内科学（呼吸系病）国家重点学科。2个北京市临床重点专科项目为呼吸内科、流行病学。

全年以第一作者或通讯作者发表科研论文147篇。其中，中文核心论文47篇，英文SCI论文113篇，影响因子10分以上的论文9篇；按照JCR分区，SCI论文中Q1区37篇、Q2区43篇。获批发明专利5项、实用新型专利24项、软件著作权3项。牵头撰写专家共识1部，主编报告1部，参编共识或指南6部，参编教材1部。

孙兵入选2022高层次公共卫生技术人才建设项目学科带头人，任超、伊凤双、郭立方3人入选2022年北京市医管中心"青苗计划"。

为确保年度立项的预算项目科研产出与经费支出进度均达到北京市卫生健康委和北京市财政绩效评估的要求，研究所自主研发预算项目精细化管理系统，实现了预算项目申报与评审、研究进度、经费支出及成果产出等全链条动态管理。

【医疗工作】临床科室（除感染科）全年门诊290262人次，出院8814人次。呼吸科门诊219020人次，出院5445人次，床位使用率82.35%，平均住院日10.66天；呼吸科（西院区）门诊45018人次，出院1742人次，床位使用率87.88%，平均住院日9.92天；胸外科门诊26224人次，出院1627人次，床位使用率84.17%，平均住院日7.62天。感染科发热门诊量因4月朝阳区疫情及12月疫情激增达6万余人次，其中12月6日至31日发热门诊17285人次。

远程医疗。呼吸科互联网门诊1672人次，参与首都医科大学呼吸病学系疑难病例讨论会1次；12月，开通新冠感染在线问诊服务，解答线上咨询280人次。

感染科远程会诊300人次，进行科室疑难病例讨论远程会诊50次。胸外科互联网门诊20余人次，远程会诊4人次，进行科室疑难病例讨论8次。

新技术、新疗法。年内获批开展新技术、新疗法7项，其中呼吸科1项、胸外科6项。

医疗支援。对口支援西藏拉萨市人民医院、青海省人民医院。承担对朝阳区六里屯社区卫生服务中心的业务支持及双向转诊工作，呼吸与危重症医学科逯勇担任该中心责任主任。1月，选派呼吸与危重症医学科冯晓凯作为中组部团中央第22批援青博士团团长、医疗组组长，挂职青海省人民医院副院长，参与国家高原医学中心建设，参加青海西宁市第二人民医院呼吸肿瘤的筹建工作；作为青海省新冠救治专家组主要成员，全程参与青海省所有新冠确诊患者及疑难危重症的诊治及查房。1月至6月选派呼吸与危重症医学科青年技术骨干贺航咏，7月选派杨苏乔支援拉萨市人民医院呼吸科。

医疗保障。呼吸与危重症医学科选派2名医护人员参与北京冬奥会医疗保障工作；派遣多名医务人员支援朝阳医院发热门诊、急诊内科、心脏中心等科室的诊疗工作。

【新冠疫情防治】年内，呼吸科、胸外科、感染科等派出30余名医生和100余名护士支援方舱、隔离酒店、佑安医院与地坛医院的新冠救治等工作。童朝晖作为国家联防联控医疗救治组成员前往上海参加新冠病毒感染患者的救治任务；年底新冠疫情政策调整前后，全程负责北京市新冠重症患者的救治，同时参与河北省新冠重症患者救治的督导巡查。呼吸与危重症医学科陆续选派詹曦、李绪言、孙兵、王睿4位医生分别支援西藏、青海格尔木市、黑龙江省佳木斯市的疫情防控工作；胸外科选派王洋支援张家口市第一医院的疫情防控工作。组织人员参加核酸监测、援助发热门急诊、支援方舱等支援工作，派出医护人员深入社区参加核酸检测和疫苗接种工作，全年累计派出医务人员300余人次。

【医学教育】呼吸与危重症医学科是教育部呼吸系病国家重点学科，承担首都医科大学大专生、本科生、研究生等7种不同类别、不同层次的教学任务，继续承担市医管中心北京市属医院应急重症救治力量培训班的教学任务。研究生培养。录取研究生55人，其中硕士研究生32人、博士研究生23人；45名研究生获学位，其中获得硕士学位21人、博士学位24人；在读研究生220人，其中硕士研究生106人、博士研究生114人。

专科医师培训。新增呼吸与危重症医学科

（PCCM）专科单项规范化培训（单修）102人，其中气管镜40人、肺功能12人、RICU 50人。

组织国家级继续教育项目学习班5项。组织参与首都医科大学第三临床医学院第一期和第二期全科师资培训班，教改项目式教学（PBL）师资培训、住院医师规范化培训临床实践能力结业考核考官培训、授课技能培训班。组织各类学习班、培训班20余次，包括胸部微创手术培训班、职业性肺病暨间质性肺疾病多学科研讨会（共11期）、高原地区肺血管疾病规范化诊治推广系列课程等，累计培训5000余人次。

【搭建科研创新引擎平台】推进呼吸专病医疗大数据综合平台应用，健全全流程数据质控体系。该平台整合了北京朝阳医院近9年的呼吸专病门诊及住院患者数据，扩展RICU、肺功能等数据资源，检查完善医学术语知识库，激素和抗生素医嘱数据标准化和标签化，优化数据提取系统。建设完善全流程、多维度数据质量控制体系，对呼吸专病医疗大数据平台的数据质控方案进行细化，开展呼吸专科核心变量的质量评价工作。完成大数据平台初验，平台投入使用后，累计为157人开通使用账号。在平台的数据支撑下，累计获批大数据技术相关软著10项，支持13篇论文撰写与发表。

完善临床研究方法学平台建设。开发线上样本量计算工具，实现5种临床研究方案设计与标书撰写的模块化与流程化，为平台的推广使用做好基础准备工作。开设临床研究方法学咨询门诊，由方法学团队对医务人员提供全链条临床研究方法学技术咨询服务。全年无偿提供各类临床研究方案设计、数据统计分析及外投文章修改等咨询与指导150余人次。11月，举办线上临床研究方法学培训班——临床研究方法学中青年学者创新论坛，直播间在线观看2052人次。8～9月，与首都医科大学合办线上方法学论坛——"临床科学家公开课"系列，主讲并邀请5位专家讲课6场。

临床研究质促中心建设。呼吸科临床流行病学研究室作为北京市临床研究质量促进中心（北京朝阳）执行科室，为研究所和朝阳医院临床研究课题的申报与质量控制等提供方法学技术支撑。1月，开展2020年度首都卫生发展科研专项13项的核查工作。2月，对2022年度首都全科医学研究专项课题进行方法学指导和审核，完成院所内项目7项、院外项目2项；最终获批项目5项。4月，完成2022年度新获批首都卫生发展科研专项的16项项目任务书方法学指导和审核工作。9～12月，按照市卫生健康委工作部署参加相差临床研究的质量稽查工作。12月，完成朝阳医院新获批的11项医管中心"培育"项目任务书的方法学审核及实施方案的修改完善工作。

【交流与合作】年内，童朝晖作为中方发言人之一出席国际会议中美医学科研交流会，在会议中就"重型/危重型新冠肺炎救治策略"进行汇报，为全球抗击疫情贡献中国智慧。

主办或承办国内学术会议6次，包括2022中国老年医学学会呼吸病学年会、朝阳医院肺血管论坛、首都医科大学胸外科学系2022学术年会暨胸外科微创新技术新进展研讨会、胸外科微创技术系列研讨班（2次）、临床研究方法学中青年学者创新论坛等，3000余人次参会。参加国内学术交流40余人次。

【科普宣传】在世界肺动脉高压日等疾病日线上举办患者健康宣教活动，并自编拍摄《吸入装置规范化使用》系列视频、制作《各类吸入药物使用指导》展板，宣传呼吸疾病的诊治方法及规范化治疗的重要性。举行第二届连续性肾替代治疗护理技能大赛。选派专科护士参与北京广播电视台《养生堂》护士节特别节目《致敬最美天使，护佑人民健康》，对慢性气道疾病患者进行吸入药物使用指导，累计观看213.55万人次。多名医师接受央视频/央视网、家庭医生报等媒体采访10余次，宣传健康理念。

公益控烟。6月，首次联合市卫生健康委、市疾控中心举办"戒烟赢健康"——北京市民线上科学戒烟活动，为500名吸烟者免费提供2个月的线上专业戒烟服务。8月，市疾控中心健康教育所启动2022年北京市民科学戒烟公益活动，招募500名有戒烟意愿的吸烟者，由北京朝阳医院等4家戒烟门诊提供免费专业戒烟服务。年内，创建"五位一体"戒烟服务新模式，搭建并优化线上综合戒烟服务平台，包括戒烟小程序、戒烟微信群、戒烟微信公众号；通过戒烟处方，将已有的基于HIS系统的戒烟干预模块与优化后的综合戒烟服务平台相整合，建立适用于三甲综合医院的新型戒烟干预模式。拍摄戒烟科普小视频51条，开通微信视频号等自媒体平台推广宣传。10月，获评第33届长城心脏病学大会唯一一项集体奖——"长城控烟集体先锋奖"；11月，《科学戒烟 畅享呼吸》获得北京医学会2022年第一届医学科普视频展播活动优秀作品奖，戒烟案例"一键转诊 创新戒烟服务模式"获评健康中国行动控烟行动工作组主办的控烟行动优秀案例征集评选活动中的全国优秀案例。

【研究所领导】所长：童朝晖。

（撰稿：景 行 张 迪 梁立荣 审核：童朝晖）

北京市神经外科研究所

【基本情况】职工117人，其中科研人员50人，包括正高级职称10人、副高级职称20人、中级职称12人、初级职称人8人。

年底固定资产净值13577.11万元。

【科研工作】全年中标课题22项，其中国家级课题12项、部市级课题5项、局级课题4项、横向课题1项，获批经费2953.94万元。在研课题138项，其中国家级课题66项、部市级课题16项、局级课题36项、横向课题7项、所级课题13项。全年结题49项，其中国家级项目14项、部市级项目结题8项、局级项目结题11项、横向项目5项、所级课题11项。

有3个北京市重点实验室：脑肿瘤研究北京市重点实验室、中枢神经系统损伤研究北京市重点实验室、神经电刺激研究与治疗北京市重点实验室。神经病理中心由神经病理、分子病理和超微病理3个亚科室组成。

江涛教授获评第十四届光华工程科技奖，主持的"通过定量蛋白质组学及泛组学整合研究胶质瘤的分子分型与克隆进化"获批国家自然科学基金NSFC-RGC重点项目。李德岭副教授"多模态分子影像与精准神经外科"获批国家优秀青年科学基金项目，李储忠副教授"基于单细胞技术解析SF3B1R625突变促进肿瘤发展的机制"获批市自然重点研究专题项目。

全年授权专利49项，其中发明专利18项、实用新型专利31项。全年发表科技论文147篇，其中SCI收录111篇。年内完成6项科技成果转化，分别为：内镜经鼻入路深部操作手术器械专利转让协议，卟硒啉药物在脊髓胶质瘤、髓母细胞瘤及脑转移癌适应证中的应用合作开发与许可协议，脑肿瘤累及区域的功能区确定方法及装置的专利申请权转让工作，评价胶质瘤和/或胃腺癌预后性的试剂盒和系统等7项专利的作价入股转化工作，一种密网支架的专利转让协议，中枢神经系统肿瘤基因检测产品开发合作的合作开发协议。

【医疗工作】神经电生理研究室完成各类检查11598人次,其中病房及门诊脑电图2503例、肌电图4105例、术中监测4990例。胶质瘤治疗中心完成手术580例,神经外科肿瘤三病区完成神经内镜手术1245例。功能神外团队作为世界最大的脑深部电刺激(DBS)植入中心,全年开展DBS植入术379余例,数量居全球首位。神经病理室发出病理诊断报告11689例,冰冻快速诊断报告3167例,免疫组织化学染色77268片,完成会诊452例。

【医学教育】有博士生导师17人、硕士生导师14人。承担首都医科大学研究生培养。招收研究生40人,其中博士生19人、硕士生20人,同等学力博士1人。毕业研究生35人,其中博士生14人、硕士生14人,同等学力博士7人。在读研究生134人,其中博士生47人,硕士生61人,同等学力研究生26人。在站博士后7人。北京神经外科学院录取一年制学员7人,短期专题班学员13人,在读学员共7人,一年制毕业4人。

【交流与合作】国内交流与合作。6月,与上海元熙医药科技有限公司签订合作协议,旨在解决脊髓胶质瘤领域无药可用的临床现状,合作开发抗肿瘤药物并推进临床研究。本项目以肿瘤组织中高表达的硫氧还蛋白还原酶为靶点,以靶向药物卟硒啉为研究对象,结合临床需求及疾病特征,利用研究所建立的PDC/PDX模型,为脊髓胶质瘤患者提供一种可供选择的治疗方案。

6月24~26日,全国脑血管病防治研究办公室作为协办单位,参与中国卒中学会在线上和线下相结合举办的2022天坛国际脑血管病会议,国内外超过10000名学者参加会议。

8月,举办2022年中国神经科学学会神经肿瘤分会年会暨第二届雄安胶质瘤基础与转化医学论坛,采取线下授课、线上听课的模式,5000余人次参加会议,就脑胶质瘤相关热点话题进行探讨和交流。

10月20日,张亚卓教授主持,桂松柏、李储忠、赵澎、白吉伟4位教授共同开展"'瘤'暗花明又一村,天坛名医共探垂体瘤诊疗之旅"视频直播,共话垂体瘤诊疗现状和新进展,网络听众5000余人。

11月12日,由中国神经科学学会神经肿瘤分会、北京天坛医院、北京市神经外科研究所主办的第八届全国脑胶质瘤分子病理与综合治疗学习班暨中国神经科学学会神经肿瘤分会学术会议线上召开。会议围绕最新版的WHO 2021脑胶质瘤分子诊疗指南,提出对脑胶质瘤分子诊疗以及临床应用上的独特见解。

11月27日,所长江涛主持中国神经科学学会第十五届全国学术会议,并进行关于神经肿瘤基础与转化医学"Basic and Translational Science of Neural Tumors"的线上专题报告。

12月23日,首都医科大学垂体腺瘤诊疗与研究中心、中国医师协会神经内镜培训学院、北京天坛医院神经外科、北京市神经外科研究所、北京市王忠诚医学基金会联合在线上举办全国垂体腺瘤诊疗关键技术系列学术沙龙,以复杂生长激素腺瘤诊治的病例讨论为主要内容,推广垂体生长激素腺瘤诊治的新技术、新方法、新理念,3000余名医生参与。

【基础研究】4月,联合国内30余家单位的80余位专家共同制定《脑胶质瘤诊疗指南(2022版)》;10月,在《中国肿瘤临床》杂志上发表《中国抗癌协会脑胶质瘤整合诊治指南(精简版)》。两部指南推动脑胶质瘤的临床规范化诊治以及多学科整合诊治,提升中国学者在脑胶质瘤领域的国际影响力。团队工作获评中国发明协会发明创业成果奖一等奖;开发的"中国脑胶质瘤基因组图谱计划(CGGA)"应用数据库,成为高引文章,并入选2021年度"中国生物信息学十大进展"。

细胞生物研究室围绕复杂颅底肿瘤分子分类指导临床个性化诊疗研究,课题组在垂体腺瘤的发病机制研究方面取得突破性进展。在内镜神经外科技术研发转化与应用推广方面的研究中,提出内镜-外视镜联合应用切除颅底肿瘤的新策略。

功能神经外科研究室作为神经电刺激研究与治疗北京市重点实验室,围绕帕金森病、肌张力障碍、癫痫等功能性脑疾病的神经机制、神经电刺激临床治疗及转化医学应用开展研究。建立首个帕金森病冻结步态模型,多维度描述脑深部电刺激治疗冻结步态的特征和机制;首次阐述脑深部电刺激治疗阿尔兹海默病的开、关机状态下脑网络差异,填补领域空白。

神经重建室开展神经纤维瘤病和神经系统肿瘤相关研究,建立神经纤维瘤病登记平台和个体化诊疗体系,建立国际上首个2型神经纤维瘤病PDX模型及细胞系,开展以基因组学和影像组学特征为指导的神经纤维瘤病个体化诊疗体系的研究。

脑肿瘤研究中心聚焦脑胶质瘤基础与应用研究,在探索脑胶质瘤基础上开发治疗药物。研发具有世界先进水平的两款溶瘤病毒,用于治疗脑胶质瘤应用研究,这两款溶瘤病毒均进入治疗复发恶性脑胶质瘤临床试验研究。开发小分子化合物用于治疗脑胶质瘤应用研究。利用间充质干细胞作为病毒载体,开发脑胶质瘤的非病毒载体治疗。

损伤修复研究室开展中枢及周围神经系统损伤及修复机理的基础及临床研究，获1项国家自然科学基金项目，开展磁刺激促进面瘫患者术后中枢可塑性异位修复的实验研究及临床观察；开展分子药物对脊髓及神经损伤的保护和促再生作用研究，建立针对神经损伤的多方位一体化治疗体系；搭建蛋白组学和代谢组学平台。

颅脑创伤室关注神经外科从基础到临床的现代技术研发、转化与推广应用，致力于发现继发性脑脊髓损伤关键调节机制，寻找治疗突破口；通过蛋白质组学实验平台为临床上脑创伤的早期诊断、预警和个体化治疗等提供数据支持；促进"大骨瓣开颅减压术技术标准"的推广。

神经药物室建立了缺血性和创伤性脑损伤研究平台，开展了局灶性脑缺血继发性损伤的炎性机制研究、局灶性脑缺血后迟发性疼痛以及情绪障碍的相关机制研究。

病理生理室开展神经系统相关疾病发生机制的病理生理学研究及相关治疗，开展大气压等离子体在脑血管病及神经系统肿瘤中的应用及机制研究，开发适用于缺血性脑卒中及颅底肿瘤治疗的等离子体设备及手术器械；研究外周体液中神经元来源外泌体在神经退行性疾病早期诊断及鉴别诊断中的应用；探讨前神经元-间质转化在胶质瘤发生发展中的作用及机制；探索长链非编码RNA在胶质瘤免疫微环境重塑中的作用和机制。

神经流行病学室承担中国农村癫痫防治管理项目和北京市农村癫痫防治管理等公益项目，参与国家重点研发计划项目——政府间国际科技创新合作重点专项"基于网络咨询的手机APP自我健康管理模式预防痴呆的实施性研究"。

【编辑工作】《中华神经外科杂志》获评中华医学会杂志社期刊进步奖和中华医学会年度百篇中华医学优秀论文奖。杂志全年出版12期，发行45000册。杂志被中国科学引文数据库（CSCD）、中国科技论文与引文数据库（CSTPCD）、中文核心期刊要目总览、中文科技期刊数据库（VIP）、中国期刊数据库（CNKI）、中国生物医学文献数据库（CBM），以及《中国学术期刊文摘》《中文科技资料目录》《中国医学文摘》等数据库和文摘期刊收录；在万方数据-数字化期刊群全文上网，被中国核心期刊（遴选）数据库收录。入选中国精品科技期刊顶尖学术论文项目来源期刊并加入Scopus数据库。

【癫痫防治】中国农村癫痫防治管理项目是由国家卫生健康委医政司领导的国家级公益性项目，国家癫痫防治项目办公室依托于研究所流行病室。项目工作开展至32个省（含新疆生产建设兵团），达到全国范围内省级单位全覆盖。年内，共管理241个项目县，累计管理患者约80000人。该项目由国家癫痫项目办负责组织和培训，流行病室部分人员参与技术培训和资料收集整理工作。国家癫痫项目办全年共举办培训会4次，包括全国县级癫痫医师培训1次。

【脑卒中主题日活动】10月29日是第17个世界卒中日，全国脑血管病防治研究办公室与中国卒中学会、北京市脑血管病防治办公室联合主办，北京脑血管病防治协会协办，科普中国、光明网、长颈鹿智慧医学提供直播支持的世界卒中日全国健康科普公益行动启动大会召开，370余万人在线收看。宣传主题为"识别中风症状，把握宝贵时间"，口号是"争分夺秒，挽回生命"。

【研究所领导】所长：江涛（8月任）；党总支书记：翟晶；副书记：刘红梅。

（撰稿：王慧媛　审核：翟　晶）

北京市感染性疾病研究中心

【基本情况】有职工27人，全部为科研人员，包括正高级职称5人、副高级职称8人、中级职称6人、初级职称8人。年底固定资产净值63847.41万元。

【历史沿革】2021年11月，经中共北京市委机构编制委员会、北京市卫生健康委员会批复，依托北京地坛医院设立北京市感染性疾病研究中心，承担感染性疾病基础研究和临床治疗研究等工作，批复编制45人，在编27人。地址位于北京市朝阳区京顺东街8号，主要研究方向为：在新发突发传染病、感染性疾病流行病学研究、感染性疾病发病机理研究、临床药物治疗研究、病原学检测研究等领域取得重大创新和标志性成果，提升应对新发突发传染病等公共卫生事件的临床应急保障能力；密切监测和跟踪可能威胁首都城市安全稳定的新发突发传染病及其他潜在生物安全威胁，为政府科学决策提供战略支撑；突出临床优势，研发感染性疾病诊治创新技术、产品和服务；建立公共研究平台，升级感染性疾病核酸样本资源库，为本市感染性疾病研究与产品研发提供公共服务，探索适合北京市新发突发传染病的诊疗体系；通过免疫学多参数分析，提升对重症患者识别和病情预判能力，减少重症患者死亡率；通过信息学分析整合病原生物学、免疫学以及临床数据，完善传染病防控治疗监测体系，提升传染病科研与防控层次。

【科研工作】全年获批立项科研项目13项，其中国家级4项（国家重点研发1项、国家自然科学基金3项）、省部级3项、局级6项，共获资助经费1489万元。横向课题立项3项，经费105万元。年内结题8项，年底在研课题32项。获专利9项。发表科技论文94篇，其中SCI论文56篇。

【医学教育】为首都医科大学、北京大学医学部硕士、博士研究生培养点，承担首都医科大学研究生和本科教学工作。导师共13人，其中博士生导师7人、硕士生导师6人。年内，招收新生23人，其中博士研究生10人、硕士研究生13人。

【交流与合作】学术交流：与北京市科学技术协会合作举办"2022年首都前沿学术成果报告会（感染性疾病领域专场）"；与清华大学免疫学研究所举办"谋合作、促发展"学术交流合作研讨会；在2022新发与再发病毒的抗体与T细胞免疫检测监测技术培训班、2022首都国际癌症论坛、第五届全国精准医疗大会等多个全国会议、培训班做大会报告及讲座10场次。

学术合作：与昌平国家实验室合作完成新冠疫苗、中和抗体研究等项目，在*Nature*、*Cell Reports*、*Cell Host Microbe*发表系列关于病毒逃避SARS-CoV-2中和抗体相关文章；与高新技术企业合作，完成7项新冠试剂盒临床试验；与中国CDC、南开大学共同申报"传染病溯源预警和智能决策全国重点实验室"，与首医中药学院申报"中西医结合重症肝病基研临床共建实验室"；与中科院生物物理所，北京大学基础医学院、山东大学、首都医科大学、北京CDC等国内科研机构和院所合作完成多项课题及合作发表多篇高水平文章。

【新冠科学研究】开展疫苗效果评价、非典康复者新冠中和抗体研究、新冠抗原检测新方法探索、新冠抗原检测试剂盒横向比对、"复阳"研究、新冠全周期传染性研究等应急科技攻关研究。配合昌平国家实验室、中科院微生物所、科美诊断等高新企业进行新冠疫苗、中和抗体、新冠抗原检测、小分子药物等相关研究及临床试验。其中重要的研究有：同种灭活疫苗或病毒RBD亚单位疫苗（ZF2001）第三剂接种均可以迅速诱导体液免疫应答，而ZF2001的免疫原性更强，且该剂量方案所引起的不良反应均为1级，该项研究结果为未来建立针对全球COVID-19感染的蛋白亚单位疫苗接种促进策略提供了重要依据。另外一个重大研究结果显示，已完成2剂灭活疫苗接种4~8个月的受试者中，以不同技术路线新冠疫苗做同源或序贯加强，腺病毒载体新冠疫苗免疫效果最强，针对原始毒株的中和抗体水平是重组蛋白疫苗序贯加强的7倍。采用腺病毒载体疫苗加强免疫能对奥密克戎突变株提供最强的保护，中和抗体水平是灭活疫苗同源加强的6倍、重组蛋白疫苗序贯加强的3倍。

【引进新技术平台】以感染性疾病为核心，引进学科前沿技术、理念，在既往感染免疫研究基础上，加强多组学、表观遗传学、病原学方面的技术力量，完善感染性疾病研究体系。布局学科研究方向，在前瞻性新发突发传染病队列样本及数据库的建立，感染性疾病及其并发症、后遗症的免疫学基础分子机理以及相应预警、评估和防治，肝炎（病毒性、脂肪性、酒精性、自身免疫性）、肝纤维化、肝硬化、肝癌的发生发展分子机理及防治预警新标记、新靶点、新策略的研发，中西医结合防治感染性疾病等领域进行深度研究，提升感染免疫学科创新能力。

【获批重大科研项目】"奥密克戎变异株新冠肺炎复阳传染性与致病性研究"获批科技部国家重点研发计划，项目首次系统地对Omicron变异株感染患者复阳这一重大防控救治问题开展科研攻关，为疫情防控提供真实、基础数据，有助于科学评估复阳病例的公共卫生意义。"新冠肺炎病例全周期病程发展规律持续跟踪研究"获批北京市科委医药创新及培育平台项目，该项目的实施可以形成对疾病的整体认识并构建全链条科研应用转化平台，为应对未来可能出现的新发变异株疫情的防控奠定基础，为新型疫苗的接种策略、临床诊疗和疫情精准防控提供科学依据。"北京地区呼吸道传染病病原谱分析及标准化可组网检测平台应用可行性研究"获批首都特色重点项目，该项目旨在开发一种"样本进，结果出"的标准化、可组网、中心化检测平台，同时实现新发病原体的及时识别，进而构建北京地区呼吸道传染病原谱。另获得国家自然科学基金项目3项，重大科研项目资助经费合计1800多万元。在国际期刊发表学术论文54篇，其中中科院1区文章32篇，占比将近60%，

IF>20分以上文章5篇。在*The New England Journal of Medicine*、*Nature*、*Cell Reports*、*Cell Research*、*Cell Host Microbe*等均有系列文章发表。

【引进优秀人才11名】从中国科学院、北京大学、军事医学科学院、CDC、首都医科大学等单位引进优秀人才110名，组建临床流行病学研究团队。将人才进行整合，确立"新发突发传染病防治研究""感染性疾病及其并发症后遗症的免疫学基础机理研究""肝病及代谢研究""中西医结合""微生物鉴定及测序平台建设""样本数据库"等重点发展方向。年内，新获批北京市杰出青年科学基金项目1项、朝阳区"凤凰计划"人才项目1项、北京市卫生健康委高层次公共卫生技术人才学科骨干2人、首都医科大学肿瘤学系道培杰出青年奖学金2人。1人次担任相关领域学术委员会主任委员，3人次担任学委会委员。

【样本库信息系统完成系统接口改造和系统升级】12月，完成样本库信息系统改造和系统升级，唯一标识码由病例号改为登记号，实现了样本库信息系统和住院/门诊病历结构化临床数据的无缝对接。目前样本库保存23156份新型冠状病毒肺炎临床样本，建立6806例新冠病毒感染者临床数据队列，其中3235例为结构化和非结构化完整数据队列，另3571例为结构化数据队列。截至年底，支撑科研项目70余项、在研项目40余项，入库临床样本30余万份。

【研究生课程《感染免疫学》开课】11月21日，研究所12名骨干人员在首都医科大学创立一门面对所有研究生的课程《感染免疫学》，共18学时，第一年选课研究生42人。

【举办首都前沿学术成果报告会】9月29日，由北京市科学技术协会主办，北京慢性病防治与健康教育研究会、首都医科大学附属北京地坛医院、北京市感染性疾病研究中心、国家传染病医学中心（北京）、北京科技社团服务中心承办，北京科学技术期刊学会协办，人民网、健康界、好医生宣传支持的"2022年首场首都前沿学术成果报告会感染性疾病领域专场"以线上直播的方式举办。会议分为感染性疾病领域专家论坛、优秀论文分享论坛2个环节，多位行业内优秀专家学者围绕感染性疾病领域的新理论、新进展、新技术及新方法进行全方位、多层次分享。

【探索PI制绩效考核体系】形成核心小组（5人）、学术委员会（8人），学生管理委员会（由9名在读研究生组成）分别负责和推进研究中心日常行政管理、科研规划与发展、研究生管理等。初步探索PI制绩效考核体系，通过目标任务、科技产出、合作与公益3个方面进行考核，建立合理的科研团队管理机制、考评机制和奖励机制，为科技创新发展建设创造条件。

【中心领导】所长：金荣华；副院（所）长：王玺。

（撰稿：张媛媛　肖　凡　张　玥　李俊南
审核：金荣华　王　玺）

北京大学医学部

【基本情况】教职工13993人，其中医学部本部1763人。有专任教师5979人，其中医学部本部714人。专任教师中，有正高级职称1426人（医学部本部202人）、副高级职称1728人（医学部本部396人）。有博士后流动站9个，在站博士后636人。

下设5个学院、6个直属附属医院、4个共建医院、11个教学医院。

【教学工作】开设本科专业14个，一级学科硕士授权点14个、一级学科博士授权点12个、二级学科硕士授权点81个、二级学科博士授权点77个。

招收本科生854人、硕士生974人、博士生908人。招收留学生40人，台港澳学生31人。毕业本科生843人、研究生1491人。年底在校本科生4321人、硕士研究生2626人、博士研究生3295人。

图书馆藏书50万册，其中纸质图书39万册、电子图书11万册。

推动新时代本科教育教学改革。持续优化临床专业教改，完善整合课程体系，调整临床医学专业教学计划；鼓励临床医院包括教学医院开放临床科研平台，通过大学生创新实验项目、暑期科研项目等多种方式，鼓励低年级本科生尽早接触真实的健康医疗实践问题。推动基础医学博雅学堂班、药学创新班建设，探索和实践预防医学专业实践的混合式教学，完善实践教学体系、探索融合式护理学教育教学新模式，加强医学英语专业建设、探索医文交叉特色发展。优化教学奖励制度，加大教学奖励力度，激发教师教学热情。

推进研究生教育卓越发展计划。发挥北京大学医学、理学、工学等专业相关学科优势，开展生物医疗器械国家急需高层次人才培养专项，探索建立产学研用的新型人才培养体系，探索基于国家高水平科研项目、重大科技创新平台、重大工程项目、急需紧缺学科和优秀青年学者的研究生培养模式。

创新毕业后教育模式、提高人才培养质量，开展专培细则修订工作，专题打造北大医学传染病培训课程，面向附属医院卫技人员免费开放。

10月，教育部办公厅等四部门公布高水平公共卫生学院建设高校名单，北京大学公共卫生学院入选。

北京大学牵头的"护理学专业虚拟教研室"和"口腔修复学课程虚拟教研室"入选教育部首批虚拟教研室建设试点名单，医学部7项教学成果获北京市教学成果奖，乔杰院士、焦宁教授获北京市首届优秀研究生指导教师称号，王韵教授主讲的创新思维训练课程被评为北京高校优质本科课程，乔杰院士主编的《女性生殖系统与疾病（第2版）》被评为北京高校优质本科教材课件。护理学院王志稳团队获北京市思政示范课程。

有国家重点学科一级学科3个、二级学科12个，国家中医药管理局重点学科2个，北京市重点学科一级学科1个、二级学科5个。

【**科研工作**】获教育部高等学校科学研究优秀成果奖7项，其中王凡教授牵头项目获技术发明奖高校唯一特等奖，是北大历史上首次获得该奖项。"首次揭示人类生殖细胞与胚胎发育过程的遗传和表观遗传调控规律，诞生世界首例高通量测序基因遗传病和染色体异常筛查试管婴儿"获评"中国21世纪重要医学成就"。获北京市科学技术奖励4项，获华夏医学科技奖8项，为"十三五"以来最好成绩。作为第一或通讯作者单位发表SCI论文4250篇，其中在 *Cell*、*Nature*、*Science*、*Lancet NEJM* 等顶级刊物发表论文11篇，最高影响因子为202.731。

获批科技部重大项目和国家重点研发计划牵头项目25项、牵头课题75项。基础科学中心项目是国家自然科学基金委员会迄今为止资助力度最大的单体项目，干细胞与再生医学、精神病与精神卫生学、妇产科学（生殖医学）3个学科团队同时获批，占基金委生命科学部和医学科学部该项目立项总数的3/4。首次同年获批国家自然科学基金重大项目2项。作为肿瘤及重大疾病治疗方向"挂帅"高校，获批国家发展改革委国家医学攻关产教融合创新平台。推进北京大学智慧（AI）药物平台建设，获批"十四五"中央预算

内投资储备项目支持。

【**交流与合作**】发挥国家级国际联合研究中心的平台作用，联合开展国际合作科研项目33个，启动北京大学国际战略合作伙伴基金（医学类）项目24个，促成实质性合作。

通过开展学生线上交流、拓展合作渠道、推动虚拟国际化等措施，培养具有全球视野的高层次国际化医学人才。推进北京大学医学部—密西根大学医学院全球卫生学生线上交流、俄罗斯第五届国际青年"康复+"方案设计大赛（在线）、亚洲大学联盟-马来亚大学海外学习（在线）等项目。

响应国家"一带一路"倡议，发挥北大牵头成立并建设的"中国—东盟高校医学联盟""中国—东盟公共卫生科技合作中心"的引领和战略协同作用。推进北京大学医学部—澳门理工大学护理书院建设与发展，以实现培养国际高水平护理人才和学科建设双赢，助力粤港澳大湾区建设。

有14名长聘外籍专家。

【**冬奥服务保障**】8家在京医院作为冬奥保障定点医院，累积近1000人次参与到医疗保障工作中，第三医院作为全国唯一一家定点医院同时负责三个赛区的医疗保障工作。实现被誉为"冰上F1"的雪橇、雪车及钢架雪车医疗保障零的突破，开展北京冬奥首例运动员手术、首例航空医疗救援，完成急诊手术、危重症救治、脑梗溶栓、急性脑出血、口腔急症、睡眠心理服务等系列医疗工作。70余名师生报名参加赛会志愿服务，其中近一半同学作为反兴奋剂检测志愿者、承担了唯一一项需要24小时不间断完成的工作。

北京大学冬奥志愿服务团队、第三医院本部及崇礼院区获"北京冬奥会、冬残奥会突出贡献集体"称号，人民医院、第三医院延庆院区、首钢医院获"北京2022年冬奥会、冬残奥会北京市先进集体"称号。

【**新冠疫情防控**】各附属医院提升核酸检测能力，承担医疗工作的同时，外派7万余人次承担国家、北京市及海淀区支援任务。8月，拉萨疫情告急，人民医院和第三医院派出62名医护人员开展为期69天的防控救治工作，创下"最快接管方舱、最快形成战斗力、最快高效运转"的记录，成为最后一支坚守岗位和最后一支撤离拉萨的外省医疗队。

"二十条"优化防控措施出台后，各附属医院迅速扩展救治空间，迅速腾挪、改造以扩充重症、亚重症病房，收治患者。

【**北大医学办学110周年专题系列活动**】2022年适逢北大医学办学110周年，围绕"明德、厚道、尚仁、出新"，举办百余场办学110周年系列活动，如医学图

书馆重启活动、北大医学高质量创新发展论坛、高等医学教育教学论坛、大学附属医院高质量发展高峰论坛、学术高峰论坛等，以促进医疗卫生事业高质量发展；创新举办第二届青年医师颁奖大会、教师节表彰大会、屠呦呦青年科技奖颁奖等活动，以促进医教研中心工作；组织师生健康大步走、"国旗下的教育"主题活动、杰出校友论坛、校友返校"回家"系列活动等；百年北医历程展、厚道行医特展、誓言·选择——致敬北大医学办学110周年特别节目等，向师生员工、向社会讲好北大医学的故事。

【明确高峰学科方向】年内，在新一轮"双一流"建设期间，谋划了以高峰学科引领科技攻关的发展思路，确立了支持一批走在国际国内前列的学科，向世界顶尖水平冲击的学科建设总目标。完成"双一流"放权改革工作，制定"5+7"顶尖学科发展方向，以生物药物+临床药学、心血管与代谢性疾病、肿瘤精准医学+胸外肿瘤+肿瘤学、运动医学+骨科、口腔材料医学+数字医学+再生医学等5大顶尖学科群的建设促进优势学科力量的有机整合与协同发展，以妇产科学（生殖医学）、肾脏病学、干细胞与再生医学+皮肤病学、血液病学、流行病与卫生统计学、天然药物、精神病与精神卫生学等7大顶尖学科方向的重点突破带动相关学科的整体水平提升，构筑医学高峰发展的新局面。

【国家区域医疗中心建设】北京大学第一医院宁夏妇女儿童医院、口腔医院三亚分院、肿瘤医院内蒙古医院入选第三批国家区域医疗中心建设项目，人民医院青岛医院、第六医院河南医院入选第四批国家区域医疗中心建设项目。

【组团式援藏】年内，组建医疗专家19人作为第八批援藏支援团队，均被聘任为自治区人民医院相应处（科）室职务。

【基本建设】完成6.9万平方米的建设任务。其中，1.3万平方米的北京大学图书馆项目历时15个月，于10月竣工验收，顺利开馆。该馆拥有国内高校首个地下自动化立体书库。

【医学部领导】主任：乔杰；党委书记：陈宝剑；副书记：徐善东（常务）、朱树梅、张莉鑫；副主任：段丽萍、王维民、肖渊、刘晓光、王嘉东、孙智利（4月任）、张新祥（4月免）；纪委书记：张莉鑫。

（撰稿：耿晓强 胡 婷 审核：马 麟 陈 磊）

清华大学医学院

【基本情况】教职工286人，其中教师121人，包括教授32人（其中教研系列长聘教授28人、教学系列教授1人、未定系列教授3人）、副教授30人（其中教研系列长聘副教授14人、准聘副教授9人、教学系列副教授7人）、教研系列助理教授15人，研究员8人（首席研究员1人、研究员6人、未定系列研究员1人）、副研究员13人、助理研究员11人，实验技术系列10人（高级工程师9人、工程师1人），教育职员2人；合同制职工165人。

有中国科学院院士1人，中国工程院院士2人，7人入选教育部"长江学者奖励计划"特聘教授，6人入选青年学者，12人获得"国家自然基金委杰出青年科学基金"（当年新增1人），10人获得"国家自然基金委优秀青年科学基金"，"千人计划"入选者11人，"青年千人计划"入选者20人（当年新增2人），海外优青入选者4人（当年新增1人），"万人计划"入选领军人才1人、青年拔尖人才1人。

医学院下设两个系一个学院：基础医学系、生物医学工程系、临床医学院。

除北京华信医院、清华大学玉泉医院、北京清华长庚医院外，清华大学与北京协和医院、中日友好医院、北京医院、天坛医院北京神经外科研究所、厦门长庚医院开展教学合作。

固定资产原值3.38亿元，年内新增固定资产1842万元。

【教学工作】生物医学工程专业及临床医学八年制两个专业在籍本科生322人。生物医学工程专业自2020年化生方向并入探微书院，电子信息方向自2022年并入为先书院；2022年起，医学院不再招收生物医学工程专业本科生。生物医学工程专业本科毕业22人，其中国际生1人。

临床医学八年制招生规模扩大，招生67人，项目名称变更为"卓越医师-科学家"，培养方案进行改革，实行器官系统整合式教学。临床医学八年制（医学实验班）毕业22人。MD/PhD项目录取13人，在读22人。

研究生在籍1040人，其中硕士生275人、博士生765人。年内招收硕士生90人，博士生135人，国际学生11人。研究生毕业150人。

医学院有3个一级学科博士学位授权点，分属生物医学工程（工学门类）、基础医学（医学门类）、生物学（理学门类）。有4个一级学科硕士学位授权点，分属生物医学工程（工学门类）、基础医学（医学门类）、临床医学（医学门类）、生物学（理学门类）。有4个专业学位类别：电子信息专业（可授予专业硕士学位、专业博士学位），临床医学专业（可授予专业硕士学位、专业博士学位），公共卫生专业（可授予专业硕士学位），医疗管理硕士专业（可授予专业硕士学位）。有2个博士后流动站，在站178人。

医学院课程教学改革项目"越挑战越热爱——挑战性学习模式在医学免疫学教学改革中的实践"获评北京市教学成果奖二等奖。研究生课程"生物医学工程前沿动态讲座"获清华大学精品课程。张林琦教授被评为北京市优秀研究生教师导师。汪鸿章博士学位论文获评北京市优秀博士学位论文。医学院获批清华大学研究生教育教学改革项目10项。

【科研工作】在研项目656项，经费1.82亿余元。新增项目112项，新增合同总额1.3亿元。申请国家自然科学基金97项，获批26项，获批总经费2308万元，其中1项杰青、1项重点项目、2项联合资助基金。申请专利99项，获批授权专利47项；转化项目6项，包括揭示蚊媒病毒快速传播的原因、发现生物界中RNA加帽的新机制、人工智能视觉三维重建方面取得重要进展、基于数字PCR技术的脊髓性肌萎缩症（SMA）精准检测方法等，转化项目总金额1250万元。发表以医学院为第一作者或通讯作者的第一工作单位的科研论文263篇，其中1篇*Nature*、2篇*Cell*。

2月28日，科学技术部高技术研究发展中心（基础研究管理中心）发布2021年度中国科学十大进展，医学院饶子和院士、娄智勇教授团队的成果"揭示SARS-CoV-2逃逸抗病毒药物机制"入选。饶子和院士、娄智勇教授团队发现并重构了病毒"加帽中间态复合体""mRNA加帽复合体"和"错配校正复合体"，并阐明其工作机制。

11月，医学院宫琴带领由清华大学和清华大学无锡应用技术研究院持股的科研转化团队无锡清耳话声科技有限公司，研发了国际上首款集耳鸣检测和个性化精准治疗于一体的便携式产品"耳鸣康复治疗仪"。年内，该产品获得国家二类医疗器械注册证书和生产许可证书。

【交流与合作】5月21~22日，和厦门长庚医院共同举办"清华大学医学院-厦门长庚医院免疫过敏高峰论坛"。来自厦门长庚医院、清华大学医学院、美国哈佛大学医学院、日本千叶大学、北京协和医院、北京清华长庚医院等国内外过敏免疫疾病领域专家出席论坛，并以专题形式就过敏性疾病相关课题通过线上方式进行授课和讨论。

11月，二十国集团（G20）领导人第十七次峰会期间，清华大学副校长王宏伟，医学院张林琦教授、王雅婷博士与中国疫苗企业代表一行，赴印度尼西亚巴厘岛和雅加达，与印尼卫生部、有关高校、企业、医院等开展实地考察和交流，并就"印尼中国疫苗与基因组联合研发中心"的建立和实施达成一致。

【揭示蚊媒病毒快速传播原因】6月30日，程功教授团队在国际学术期刊*Cell*在线发表题为"A volatile from the skin microbiota of flavivirus-infected hosts promotes mosquito attractiveness"（皮肤共生微生物来源的一种气味挥发物促进黄病毒感染宿主吸引蚊虫）的研究论文。该研究发现，人体气味是调控蚊虫行为的关键因素。蚊虫的嗅觉神经系统可感知一种来源于感染者的特征性气味分子，高效率定位感染者，随后叮咬并取食带有病毒的血液，导致病毒在宿主—蚊虫之间高效传播。人体气味的主要来源是皮肤微生物，通过调控皮肤微生物，重塑感染者的气味，可影响蚊虫的嗅觉感知。据此，进一步提出了一种通过皮肤微生物来调节宿主气味、阻断蚊媒病毒在自然界中快速传播的方法。

【通过临床医学专业认证】2021年，教育部教育质量评估中心（原高等教育教学评估中心）会同教育部临床医学专业认证工作委员会，组织对清华大学医学院开展临床医学专业认证工作。经过专业自评、专家组现场考察、专家组结论建议、认证工作委员会审议认证结论、认证结论公示等程序，清华大学的临床医学专业顺利通过认证。2022年7月1日，教育部教育质量评估中心网站发布《关于公布2021年度清华大学等4所高等学校临床医学专业认证结论的通知》，医学院临床医学专业获得最高认证8年。

【首款抗新冠病毒特效药上市入选2021年度中国十大医学科技新闻】1月19日，由健康报社组织评选的2021年度中国十大医学科技新闻和国际十大医学科技新闻揭晓，清华大学医学院张林琦教授领衔研发的我国首款抗新冠病毒特效药上市入选2021年度中国十大医学科技新闻。这是中国首个获批上市的抗新冠病毒特效药，标志着中国拥有了首个全自主研发并经过严格随机、双盲、安慰剂对照研究证明有效的抗新冠病毒特效药。

【获奖与荣誉】3月3日，感动中国2021年度人物名单公布，医学院博士生江梦南获2021"感动中国"年度人物称号。江梦南从小丧失听力，但从未放弃追求梦想，立志解决生命健康难题，2018年入学清华大学医学院就读。

9月15日，第四届"科学探索奖"获奖名单揭晓，医学院程功教授为"科学探索奖"医学科学领域的首批获奖人。程功致力于虫媒病毒性传染病的致病机理研究及疫苗研发，系列研究成果为重要蚊媒病毒的防治提供了生物学基础，促进了烈性蚊媒病毒传染病知识概念体系的发展和完善，为有效防控传染病疫情做出突出贡献。

9月17日，医学院李海涛和沈晓骅两位教授获评第十四届"谈家桢生命科学创新奖"。

10月3日，国际天文学联合会的小天体命名委员会发布公告，新添一颗中国科学家星——以中国生物学家饶子和院士命名的505906号小行星"饶子和星"，以表彰饶子和院士在病毒致病机制和结核致病菌等研究领域做出的杰出贡献。

11月，2021年度北京市科学技术奖项目奖发布，由清华大学医学院郭永教授牵头申报的"数字PCR系统及在新冠肺炎诊治研究中的应用"获评2021年度北京市科学技术奖——科学技术进步二等奖。

12月，清华大学医学院裘莹获得第四届全国高校混合式教学设计创新大赛特等奖，参赛课程为病理学。

【学院领导】党委书记：洪波；院长：祁海；副书记：程功、程峰；副院长：程功、李海涛、廖洪恩。

（撰稿：叶　薇　赵　莹　审核：洪　波）

北京中医药大学

【基本情况】本部教职工1277人，其中专任教师805人（包括正高级职称218人、副高级职称252人）。外籍教师5人，均为博士。下设中医学院、中药学院、生命科学学院、针灸推拿学院、岐黄学院、管理学院、护理学院、人文学院、马克思主义学院、国学院、体育教学部、继续教育学部、国际与港澳台工作部13个教学机构。设有科研机构6个、直属附属医院8个、非直属附属医院8个、教学医院9个。

固定资产总值35.29亿元，其中教学、科研仪器设备资产8.84亿元。全年教育经费投入157703.07万元，其中财政拨款87397万元、自筹经费70306.07万元。

【教学工作】开设16个本科专业，覆盖6个学科门类；具有一级博士学位授权点3个、学术型二级博士学位授权点42个、专业型二级博士学位授权点9个，一级硕士学位授权点7个、学术型二级硕士学位授权点47个、专业型二级硕士学位授权点14个；博士后科研流动站3个。学校（含附属医院）博士后人员出站41人，退站3人，进站47人，在站148人。招生11584人，其中研究生1993人（博士生509人、硕士生1484人）、普通本科生2029人、网络教育本专科生7486人（本科生4249人、专科生3237人）。在校生42539人，包括研究生6029人（博士生1590人、硕士生4439人）、

普通本科生8937人、网络教育本专科生27025人（本科生18681人、专科生8344人）等。毕业生16576人，包括研究生1622人（博士生326人、硕士生1296人）、普通本科生2014人、网络教育本专科生12827人（本科生5444人、专科生7383人）等。留学生招生70人，在校508人，毕业109人。图书馆拥有图书141.81万册，教学用计算机4549台。图书馆数字资源有电子图书167.46万册、电子期刊21.1483万册、学位论文952.63万册、音视频20000小时。

国家级一流本科课程10门，国家级精品课程6门，国家精品视频公开课5门，国家精品资源共享课4门，教育部双语教学示范课程2门，教育部来华留学英语授课品牌课2门，北京市精品课程11门，北京市高校优质本科课程17门。4门课程获教育部首批课程思政示范课程。入选8个北京市级课程思政示范项目。新增教育部虚拟教研室建设试点1个，入选虚拟教研室总数居中医药院校之首；"十四五"规划教材主编数量居中医药院校之首。建设国家中医临床教学案例共享资源库，获批国家医学攻关产教融合创新平台。获教育部产学协同育人项目13项，首获全国高校教师教学创新大赛二等奖1项，获北京市本科教学改革创新项目4项。获北京市高等教育教学成果奖7项，首获特

等奖。获评北京市"就业名师工作室""丹心计划"基地60个。新增国家级一流本科专业建设点1个、北京市一流本科专业建设点7个。

【科研工作】获国家级重点项目6项、国家级社科项目6项，均居全国中医药院校之首。获国家自然科学基金项目93项、科技部基础资源调查专项1项。获教育部科学技术一等奖、二等奖各1项，中华中医药学会科技奖励17项，居全国中医药院校首位。6位学者入选2021"中国高被引学者"。获批国家中医药传承创新中心建设单位、培育单位各1个，获批教育部工程研究中心1个。成果转化合同总额1.5亿元。SCI收录论文690篇。

【交流与合作】牵头成立上海合作组织医学大学联盟，首批联盟院校20余所。与市中医局共同主办服贸会北京中医药创新发展论坛。与中国生物技术发展中心共同主办中国APEC合作基金"传统药物科技创新的监管科学与国际共享"国际研讨会。与北京同仁堂集团公司签署战略合作协议，围绕中药学科建设、人才培养、科技研发、国际合作等方面开展合作。获"中医药创新转化示范单位""高校知识产权信息服务共建单位"等多项荣誉称号。学校中医药博物馆获首批全国科普教育基地。

【冬奥服务保障】59名赛会志愿者、220名城市志愿者和4名医护志愿者，服务于北京冬奥村（冬残奥村）、国家体育馆、国家速滑馆、五棵松体育中心等竞赛场馆。志愿服务队获评北京2022年冬奥会和冬残奥会服务保障贡献集体。学校专家团队走进冬奥村开展中医义诊、健康讲座，提供新冠防疫冲剂15000剂。启动弘扬北京冬奥精神系列活动之全球中医药文化推广行动。

北京冬奥村和延庆冬奥村中医药体验馆共接待外国运动员及随行官员2000余人，中医药体验馆14名志愿者师生在冬奥村连续工作30天，场馆中医知识、体验形式、设计理念受到一致好评。"10秒"中医药体验馆是向国际展示中医药文化的重要窗口，以"中医药+科技+国潮文化"呈现模式，成为面向世界、面向世界青年讲好中国故事的重要窗口。

【"双一流"建设】2月14日，教育部、财政部、国家发展改革委联合公布第二轮"双一流"建设高校及建设学科名单。北京中医药大学再次入选国家"双一流"建设高校，中医学、中西医结合和中药学3个学科再次列入建设学科名单，入选学科总数居中医药院校之首。新一轮"双一流"建设不再区分一流大学建设高校和一流学科建设高校，探索建立分类发展、分类支持、分类评价建设体系作为重点之一，引导建设高校切实把精力和重心聚焦有关领域、方向的创新与实质突破上，创造真正意义上的世界一流。

【教育部虚拟教研室建设试点】5月19日，教育部办公厅公布第二批虚拟教研室建设试点名单。北京中医药大学中西医结合临床课程虚拟教研室入选第二批虚拟教研室建设试点。截至年底，学校共有4个虚拟教研室建设试点，入选总数居中医药院校之首。学校统筹4个虚拟教研室建设试点，围绕创新教研形态、加强教学研究、共建优质资源、开展教师常态化培训等重点任务，有序推进建设工作。同时，发挥扩散辐射作用，以点带面，打造教师教学发展共同体和质量文化，引导教师回归教学、热爱教学、研究教学，提升教师教育教学能力，推动人才培养高质量发展。

【8个专业获批一流本科专业建设点】6月7日，教育部办公厅公布2021年度国家级和省级一流本科专业建设点名单。北京中医药大学公共事业管理专业获批国家级一流本科专业建设点，法学、生物工程、中西医临床医学、药事管理、康复治疗学、大数据管理与应用、工商管理7个专业获批省级一流本科专业建设点。

【"互联网+"大赛北京赛区获奖】7月23日至24日，第八届中国国际"互联网+"大学生创新创业大赛北京赛区复赛决赛举办。共获一、二、三等奖68项，创历年最好成绩。7支团队获北京市一等奖，超历届参赛一等奖总和。学校连获四次北京赛区"优秀组织校"荣誉称号。

【"10秒"中医药体验馆】8月31日至9月5日，市中医局委托北京中医药大学承办的北京2022冬奥会、冬残奥会"10秒"中医药体验馆在冬奥会（冬残奥会）展示后，再次亮相服贸会。通过展示数字中医药文化品牌和创新成果，呈现中国中医药产业在临床医疗、健康养老、医药科技、中医药文化传播等服务管理领域的探索和深耕，助力进一步推进"健康中国"建设、培育中医药健康文化、拓展中医药健康生态产业新环境。体验馆位于中医药服务C位展区，将冬奥村、冬残奥村深受喜爱的"望而知之屏"复刻在场馆中，通过盲盒模式交互体验，为参观者展示涵盖中医药重要知识点的科普短视频。

【与同仁堂签署战略合作协议】10月25日，与北京同仁堂集团公司举行战略合作协议签约仪式。双方整合优势资源，在中药学科建设、人才培养、科技研发、国际合作等方面开展全方位合作。通过开辟中药学人才培养新模式，开展中医药行业原创性科技攻关，推动中医药科研成果转化，助力医疗卫生领域创新发展，推动中医药文化传播，以"服务国家战略，共创世界一流"为目标，打造校企合作新典范。

【**传统药物科技创新的监管科学与国际共享国际研讨会**】11月8日，中国APEC合作基金"传统药物科技创新的监管科学与国际共享"国际研讨会召开，大会由中国生物技术发展中心和北京中医药大学联合主办，北京中医药大学国家药品监督管理局中药监管科学研究院和中药学院共同承办。来自12个APEC成员经济体的106位代表、专家学者和嘉宾参会。会议为推动APEC成员经济体中传统药物科技创新监管科学的国际交流合作搭建战略合作框架、寻求共识提供基础，促进亚太经济合作组织各经济体传统药物监管科学的共同发展提供前期保障。

【**成立上海合作组织医学大学联盟**】11月10日，北京中医药大学牵头倡议发起的上海合作组织医学大学联盟正式成立，北京协和医学院、北京大学医学部、俄罗斯圣彼得堡州儿科大学、哈萨克斯坦国立医科大学、伊朗德黑兰医科大学等上海合作组织成员国20余所高校成为首批联盟院校。上海合作组织医学大学联盟的核心任务是推动成员国高校在人才培养、科学研究、临床服务等领域交流合作，提高成员国高校医学人才培养质量，提升医学科学研究水平，提高临床医疗服务能力。

【**学院领导**】党委书记：谷晓红；校长：徐安龙；副书记：徐安龙、汪庆华（6月任）、张继旺、刘江平（10月任）；副校长：翟双庆、陶晓华、王耀献、刘铜华、闫振凡（6月任）。

（撰稿：沈　琦　审核：李　彧）

首都医科大学

【**基本情况**】学校和附属医院有教职员工和医务人员49455人（校本部1575人、附属医院47880人），其中正高级职称3442人、副高级职称5536人、专任教师6651人（校本部专任教师866人、临床教师5785人），教授1020人（校本部158人、附属医院862人）、副教授1627人（校本部348人、附属医院1279人），博士生导师1115人、硕士生导师1511人，中国科学院院士3人、工程院院士2人。国家高层次人才特殊支持计划领军人才19人、青年拔尖人才3人；国家杰出青年科学基金获得者16人，优秀青年科学基金获得者17人，优秀青年科学基金（海外）获得者5人；北京学者21人，青年北京学者17人。学校设有11个学院、1个研究中心，有22所临床医学院（20所为附属医院）、1个预防医学教学基地（北京市疾病预防控制中心），有39个临床专科学院、专科学系，39个临床诊疗与研究中心。全年教育经费投入172746.49万元，其中财政拨款123898.74万元、其他经费21403.82万元、科研经费27443.93万元。学校和附属医院固定资产总值3113310.42万元，其中学校固定资产总值434855.65万元。学校和附属医院教学、科研仪器设备资产值426138.77万元，其中学校教学、科研仪器设备资产值231283.62万元。学校和附属医院图书馆建筑面积2.06万平方米、藏书153.07万册，其中学校图书馆建筑面积1.71万平方米、藏书106.53万册，拥有电子图书129.60万册、电子期刊153.11万册。

开设24个本科专业、3个长学制专业，覆盖5个学科门类；具有一级学科14个；一级学科博士点8个、二级学科博士点46个、专业学位博士点3个，一级学科硕士点13个、二级学科硕士点64个、硕士专业学位授权类别10个；博士后科研流动站9个，博士后研究人员出站62人、进站116人、在站304人。招生4931人，其中研究生2482人（博士生925人、硕士生1557人）、普通本专科生1757人（本科生1672人、专科生85人）、成人教育本科生692人。毕业4222人，其中研究生1682人（博士生511人、硕士生1171人）、普通本专科生1652人（本科生1326人、专科生326人）、成人教育本专科生888人（本科生863人、专科生25人）。在校生17028人，其中研究生6699人（博士生2307人、硕士生4392人）、普通本专科生7829人（本科生6945人、专科生884人）、成人教育本科生2500人。留学生毕业113人、招生49人、在校生659人。

【**新校区规划建设**】深化落实市政府有关专题会议精神和市领导指示，按照"统一规划、整体立项、分步推进"的思路推进，新校区规划建设实现实质性进展。校本部建设方案经市政府常务会议讨论通过，校园规划方案经市政府同意，规划综合实施方案完成编制并上报、进入多规合一初审。首都医学科学创新中心、研究型医院的项目建设内容经市政府常务会议原则同意，三个板块功能共享与统筹以及用地规模的研究完成并上报。创新中心完成登记注册。

【新冠疫情防控】组织师生志愿者支援首都抗击疫情核酸采样、信息统计、流调、120应急热线等志愿服务，组织数名专家为北京高校、北京市及全国的疫情防控工作提供政策咨询和建议报告。

【学科与师资队伍建设】临床医学、基础医学、口腔医学3个学科申报市教委优势学科冲顶项目。北京积水潭医院成为学校附属医院。启动临床营养学系、烧伤创伤学系的组建工作。设立临床专科学院（系）培养基金开放课题10个重点项目和20个一般项目。整合相关临床诊疗资源，助推临床诊疗技术引领和临床研究创新。引进北京市高端人才2人、"双聘教授"1人。落实高水平人才队伍建设计划，获批教育部项目讲席教授1人、"海外优青"2人、北京项目5人，获批青年北京学者8人，获批市卫生健康委首次设立的高层次卫生人才项目75项。获评北京市优秀教师和优秀教育工作者6人，北京市教学名师3人。继续完善首医青年学者绿色通道计划。成功举办第三届国际青年学者论坛。

【教育教学与人才培养】推进医学人才培养模式的改革与实践，优化阶平班课程内涵，明确过程性考核与形成性评价相结合的考核评价体系，突出国际视野，培养发展潜能。推进以"器官系统为基础，以疾病为核心"的临床教学模式改革，建成24个临床中心、4个临床技能中心、4个临床教学中心。推进"5+3一体化"相关课程大纲的修订和完善。与昌平国家实验室、北脑中心联合培养博士研究生。儿科学等4个专业、法学等5个专业分别入选国家级、省级一流本科专业建设点，学校一流本科专业建设点覆盖83%以上的招生专业。稳步推进课程建设，5门课程获批市优质本科课程；新开设研究生课程21门，2门课程入选"奋进新时代"主题成就展；25门课程入选国家智慧教育、学习强国等线上平台。获批市优质教材4部。获批2个教育部虚拟仿真教研室、1个国家虚拟仿真实验教学创新联盟首批实验教学虚拟教研室，5个学院的73个项目进驻学校虚拟仿真实验教学共享平台。获评北京市教育教学成果奖9项。实施访企拓岗专项行动方案，"一生一策"加强精准就业帮扶，落实招生与就业联动机制，初次就业落实率研究生达到95.04%。

【科学研究与成果转化】加强基础与临床研究深度融合，出台学校基础临床联合实验室管理办法，14家附属医院申请建立28个基础临床联合实验室。获批过敏性疾病诊疗技术与器械教育部工程研究中心。获

批国家自然科学基金项目392项，首次获批国自然重大项目1项；获批科技部国家重点研发计划项目22项，科技创新2030计划项目2项；获批北京杰青2项。获批国家社会科学基金项目4项、教育部人文社科研究项目4项、市社会科学基金项目8项（其中重点2项）、市教委人文社科计划重点项目3项。分类梳理学校有效专利及科技成果416项，跟踪推进转化工作。建立学校创新能力提升建设专项，评选出28个项目予以支持。

【交流与合作】与国外高水平大学签署协议5份。其中，与蒙古国国立医科大学签署合作框架协议，双方在教育教学、科学研究、临床医疗等领域开展多形式、多层次合作；与俄罗斯阿尔马佐夫国家医学研究中心签署合作框架协议，双方在个性化精准医疗、临床研究及医学教育等领域开展合作；与比利时根特大学签署博士联合培养和学位授予合作协议，与澳大利亚伊迪斯科文大学签署博士研究生合作项目协议，与美国内布拉斯加大学医学中心签署本科生赴美学习合作协议。33名师生通过学校推荐申报国家公派留学项目、教育部"春晖计划"。"新青年全球胜任力人才培养计划"立项。57名学生参与由牛津、耶鲁等国际一流大学提供的17项境外线上学习项目。持续推进与国内一流大学、高水平科研机构在学科建设、科学研究、人才培养等方面的交流与合作。持续落实京青、京沈、京鄂等教育支援合作任务。

【获北京冬奥组委表彰】4月19日，北京冬奥会和冬残奥会北京市·北京冬奥组委总结表彰大会在首钢文馆召开。首医志愿服务保障团队、宣武医院等10个集体获北京冬奥会、冬残奥会北京市先进集体，首医学生、北京冬奥村（冬残奥村）运行团队志愿者佟静岩，宣武医院副主任医师洪韬等31人获北京冬奥会、冬残奥会北京市先进个人。北京冬奥期间，首医共派出86名冬奥会志愿者，包括医疗协调员、医疗专业志愿者、新冠联络官综合协调办公室志愿者、公共卫生志愿者、港澳台通用志愿者等，服务于京张两地3个赛区、延庆冬奥村、北京冬奥村、奥组委总部等十余地，最长服务400余天，平均服务77天。

【入选全国高校黄大年式教师团队】2月，教育部公布第二批全国高校黄大年式教师团队，首都医科大学第一临床医学院教师团队入选，团队负责人为赵国光教授。该团队是继2018年基础医学院刘慧荣团队入选首批"全国高校黄大年式教师团队"后，首医第二个团队入选。团队拥有中国科学院院士1人、教授/博士生导师80人、副教授/硕士生导师105人。

【牵头获批首个国家自然科学基金重大项目】

12月，首医附属北京儿童医院倪鑫教授牵头，与上海交通大学陈国强院士、上海交通大学潘秋辉教授、华中科技大学童强松教授以及清华大学林欣教授联合申报的"儿童神经母细胞瘤和肝母细胞瘤发病机制及干预策略研究"项目获批立项，获批资助经费1500万元。该项目基于大量前期工作基础，以临床样本和细胞动物模型为主要研究对象开展综合性研究，旨在阐明儿童肿瘤发生演进机制，完善早筛早诊、精准治疗、疗效监测策略，建立贯穿儿童肿瘤诊疗的全流程管理体系，实现儿童肿瘤防治"关口前移"。该项目为首医首个牵头获批的国家自然科学基金重大项目，为儿童恶性实体肿瘤的有效预防、诊断和治疗提供重要基础，提升我国儿童恶性实体肿瘤综合防治水平。

【12个学科进入ESI学科全球前1%】根据11月10日ESI数据库公布的最新数据显示，首医共有12个学科进入ESI学科全球前1%，分别为临床医学、神经科学与行为学、药理学与毒理学、免疫学、生物学与生物化学、分子生物学与遗传学、社会科学总论、精神病学与心理学、微生物学、化学、环境与生态学、材料科学。其中，临床医学位列ESI学科前1‰，神经科学与行为学、药理学和毒理学、免疫学、生物学与生物化学、分子生物学与遗传学位列ESI学科前5‰。

【多人入选首都十大健康卫士等榜单】8月16日，由人民日报健康客户端、健康时报主办的第五届人民名医盛典（原国之名医盛典）在人民日报社举行，首医33位医生入选第五届"人民名医"榜单；8月17日，由北京市卫生健康委主办、北京电视台承办的第八届"首都十大健康卫士"及提名奖揭晓，首医6人入选"首都十大健康卫士"，7人获得"首都十大健康卫士"提名奖；同日，中宣部、国家卫生健康委发布2022年"最美医生"先进事迹，首医2名个人和抗击新冠肺炎疫情国家流调专家队入选2022年"最美医生"。

【学校领导】党委书记：呼文亮；校长：饶毅；副书记：冯喜春（4月免）、刘芳（9月免）、孙力光（8月任）；副校长：王松灵、孙力光（8月免）、吉训明、吴兵、徐良（8月任）、张晨（8月任）；纪委书记：侯瑾。

（撰稿：陈飞飞 审核：孙力光）

北京卫生职业学院

【基本情况】教职工526人，其中专任教师221人，包括教授4人、副教授60人，"双师型"教师91人。有北京世纪坛医院、北京友谊医院、北京同仁医院、北京中医医院、北京安贞医院、北京积水潭医院、北京朝阳医院、北京儿童医院、北京妇产医院、北京胸科医院、北京老年医院、北京回龙观医院和首都儿科研究所附属儿童医院13所临床教学医院。

学校年底固定资产净值12201.73万元。全年教育经费投入34628.33万元，其中国家拨款教育事业费30547.14万元、自筹经费4081.19万元。

【教学工作】年内，招生2332人，其中中职741人、高职1591人。毕业生2261人，其中高职1507人、中职754人。在校生6063人，其中高职3700人、中职2363人。图书馆藏书51.1万册，其中纸制图书51.08万册、电子图书249册。

学校推动教育教学建设与学科平台搭建。推进特色高水平专业建设，护理、药学专业通过特高专业建设中期验收，中药学专业按计划推进特高专业建设工作。学科平台初步搭建，发挥学术委员会的咨询指导作用，成立学校科学技术协会，调整整合资源，创建科研实验室，逐步制定科研管理相关政策。

在北京市教师教学能力比赛中，学校9门课程获奖，6门课程入选2022年北京市职业教育在线精品课程；在北京市教育教学成果奖评审中，学校获得市级职业教育教学成果一等奖1项、二等奖2项。在市教委举办的北京市职业院校教学管理能力提升"五说"行动比赛中，学校获一等奖，校长付丽获优秀校长奖。

【科研工作】完成学校第九届学术年会论文征文活动，共征集到63篇论文，其中3篇论文获得一等奖、9篇论文获得二等奖、7篇论文获得三等奖。完成2021年立项的校级课题首批结题认定工作，20项课题通过结题验收。全年教师发表SCI论文4篇。

【改革与管理】根据学校事业发展需要，重新修订学校岗位设置方案及三定方案，修订部门职责和教职工岗位职责，明确部门职责中职、权、责交叉情况，形成学校部门及班组职责和教职工岗位职责汇编；修订《学院绩效工资实施办法》，进一步优化绩效分配体系，清理规范津贴补贴、岗位绩效调整及补发等专项工作；修订《学院部门目标管理考核办法》，制定公共考核标准，进一步完善部门目标管理考核工作。对建院10年来的制度进行立、改、废系统梳理，形成学校建院十周年电子制度汇编。

推动干部选任与轮岗交流，严格干部监督管理。落实人才强校战略，制定实施《高层次人才引进管理办法》。加强"双师型"教师培养，双师比达到89%。修订教师专业实践方案，教师专业实践完成率106.6%。选拔推荐教师参加北京市职业院校教师素质提高计划人才项目，3人分别入选职教名师和青年骨干教师项目。

【新校区建设】完成新校区建设全过程造价审计的招标组织工作。新校区位于通州区潞县镇中心区西北部，选址范围北至潞兴北一街、西至潞城西一路、南至规划路、东至潞城西三路。完成新校区建设可行性研究报告的编制和报审工作。组织二、三、四标段招标工作，完成一标段地下结构施工、1号教学楼、2号师生活动中心、3号报告厅地上结构施工。

【育人体系建设】制定学校"三全育人"体系建设组织方案及《"三全育人"工作实施办法》，着力提升育人的针对性和实效性。制定《德育品牌创建工作实施办法》，统筹规范校系两级德育品牌建设标准，发挥品牌育人引领作用。制定《兼职德育导师管理办法》，建立首批兼职德育导师队伍。

【建院十周年系列活动】组织制定《学习宣传贯彻党的二十大精神暨庆祝北京卫生职业学院建院十周年活动组织实施方案》，完成宣传片、校歌、宣传画册、发展成就展板、文创产品的创作制作。通过官方网站、微信公众号和校园展板宣传学校发展史和重要历史人物。

【学院领导】党委书记：董维春；校长：付丽；副书记：付丽、景卫芹；纪委书记：马英；副校长：董维春、王梅、郭长存、黄晓东。

（撰稿：饶建军　张基莹　审核：付　丽）

公共卫生及其他卫生健康机构工作

 北京市卫生健康监督所

【基本情况】职工113人，其中二级巡视员1人、一级调研员1人、二级调研员2人、三级调研员3人、四级调研员10人、一级主任科员63人、二级主任科员9人、三级主任科员15人、四级主任科员4人、一级科员1人。

年底固定资产净值18636.79万元。单位建筑总面积10749.48平方米。

【新冠疫情防控】开展新冠疫情防控督导检查。加强医疗机构、隔离点、核酸检测机构等重点场所，院感防控、消毒隔离、医废管理等重点环节，医务人员、劳务辅助人员、隔离观察人员等重点人群的督导检查工作。对全市各级各类重点单位开展"四不两直"抽查督导2.17万户次，累计发现存在问题单位1.75万户次，均已按要求现场纠正并通报属地卫生健康监督机构。

加强医疗机构院感防控市级督导检查。督促各级各类医疗卫生机构严格落实主体责任，将院内交叉感染隐患降到最低。会同院感质控专家先后对地坛医院、天坛医院、民航总医院、人民医院等开展阳性病例行动轨迹涉及点位的应急处置及整体院感防控工作落实情况检查，督促各医院做好密接排查、隔离管理、医疗救治、健康监测、环境消杀、舆情处理等相关工作。

强化集中隔离医学观察点疫情防控市级督导检查。研究建立隔离点风险等级评估体系，按照新冠病毒传播类型、风险等级、危害结果将各项问题分类分层归纳为4类传播类型、3种风险因素及3级危害程度，

进一步细化锁定隔离点管理风险点。所主要领导多次陪同市领导赴朝阳、海淀、丰台等多区开展隔离点运行情况调研，制作2期隔离点监控关键环节问题教学片，在全市范围内进行播放学习。

持续关注核酸采样、检测工作。5月20日，启动驻场监督机制；21日，成立市级驻场监督工作专班；22日，各区驻场监督工作组正式入驻第三方核酸检测机构，开展医学检验质控、实验室生物安全、院感防控和依法执业监督检查工作；7月8日，驻场监督工作机制调整为常态化监督检查机制。5月22日至7月8日，全市共出动卫生监督员2306人次、质控专家1187人次、生物安全专家826人次、院感专家1368人次，对第三方核酸检测机构进行了全覆盖，共督导检查2977户次，下达卫生监督意见书964份，给予警告行政处罚4户次。

【行政审批】消毒产品生产企业卫生许可受理24件，涉水产品生产企业生产条件现场审核受理99件。

【行政处罚】全市卫生监督行政处罚10781起，罚款2342.01万元，没收违法所得63.62万元。公共场所行政处罚6481件，罚款386.48万元；生活饮用水行政处罚780件，罚款98.62万元；传染病与消毒行政处罚2207件，罚款80.91万元；学校卫生行政处罚75件；职业卫生行政处罚259件，罚款130.00万元；放射卫生行政处罚247件，罚款97.93万元；医疗服务、采供血和计划生育行政处罚494件，罚款419.20万元，没收违法所得3.64万元；处罚非法行医238件，罚款1128.82万元，没收违法所得59.99万元。

【**交流与合作**】持续帮扶雄安新区，6月1日，签订新一轮卫生健康监督发展合作协议，选派相关骨干监督员到雄安新区容城县监督所派驻帮扶；8月16日至18日，举办第十一届京津冀卫生健康监督机构领导干部高层培训班；8月底，签署新一轮北京市卫生健康监督所与信丰县卫生健康综合监督执法局合作框架协议；党的二十大保障期间，参与京津冀晋蒙豫六地疫情防控、重大活动保障应急工作会商。

【**日常监督检查**】监督347574户次，合格率96.78%。查处非法行医216户次，行政处罚案件总数199件，罚款1050.51万元，没收器械1518件，没收药品529箱（支），没收非法所得54.87万元，罚没款总计1105.38万元；移送公安等部门案件4件。巡查127个乡镇的1714户在用小型集中式供水水厂，1480户已建立基本情况档案，1389户已持有卫生许可证。食品安全企业标准备案。受理并完成各类备案541份，制定236份，修改159份，修订重新备案113份，延续15份，注销18份。

【**专项监督检查**】游泳场所卫生监督专项。监督检查720户次，覆盖率近200%，监督处罚54户次。

全市二级以上医疗机构集中空调通风系统专项。8月22日至9月30日，全市共完成检查指导132户次。

全市二次供水单位及现场制售水经营单位应用"一张图"系统开展自监管。"一张图"二次供水管理责任单位共注册7333户，注册率超过60%。

高校公共卫生专项。3月14日至4月1日，对43所学校开展疫情防控专项督导检查。

器官移植专项。7月20日至28日，监督检查全市14家具有人体器官移植技术资格的医疗机构。

人类辅助生殖技术和精子库专项。9月5日至16日，检查全市12家开展人类辅助生殖技术机构和2家精子库。

健康体检专项。7月15日至8月15日，各区共完成健康体检机构检查277户次。

互联网诊疗专项。9月19日至28日，监督检查164家开展互联网诊疗活动的医疗机构。

涉医违法犯罪专项斗争。成立领导小组，收集汇总线索，制作上报12期工作信息。

非法行医第三方暗访。完成对全市100个重点村镇、40家各类美容机构、30家眼科诊所、60家中医备案诊所的全覆盖式暗访。

医疗美容综合监督执法专项。6月起，对全市医疗美容机构和设置美容科室的医疗机构检查3054户次。对49户存在违法违规行为机构进行行政处罚，罚款55.5万元，完成相应积分26分。对辖区生活美容场所检查12468户次，对13户存在违法违规行为机构罚款76.3万元，没收非法所得2.89万元。对其中从事非法医疗美容行为的32人罚款88.66万元，没收非法所得9.26万元，没收器械4件，没收药品3箱。

消毒产品经营、使用单位专项。监督检查2770家，抽查产品4005种，处罚21户，罚款2.1万元。

抗（抑）菌制剂膏、霜剂型非法添加禁用物质专项。检查药店、超市、母婴用品店等抗（抑）菌制剂经营单位736家。

医疗卫生机构传染病防治分类监督综合评价。对抽取的103家各级各类医疗卫生机构开展综合评价。除关停的医疗卫生机构外，实际开展综合评价75家。无重点监督单位，综合评价结果合格率100%。

职业和放射卫生技术服务机构专项。对全市25家职业卫生技术服务机构、11家放射卫生服务机构进行专项监督检查，抽查职业健康检查机构8家、职业病诊断机构5家、职业病诊断鉴定机构2家。

尘毒危害专项。对矿山、冶金、建材、化工领域190余家企业实现全覆盖监督检查。立案13起，警告13家，责令限期改正13家，罚款5.1万元。

夏季防暑降温专项。监督检查用人单位553户次，给予警告6户次。

【**卫生监督"双随机"抽查**】游泳场所水质。抽检435户，检测项目均合格344户，合格率79.08%。

公共用品用具消毒效果。抽检住宿场所、沐浴、理发美容场所427户，合格370户，总合格率为86.65%。

室内空气质量。抽检商场（超市）29户、影剧院14户、歌舞厅3户、音乐厅2户、游艺厅4户、候车（机/船）室3户，检测项目为二氧化碳。影剧院合格率92.86%，其他场所合格率均为100%。

集中空调通风系统。抽检集中空调通风系统16户，均合格。

集中式供水单位。抽检271户集中供单位出厂水水质均合格；采集出厂水水样80件，不合格1件。

涉水产品卫生。抽检涉水产品在华责任单位7户，取得卫生许可批件、产品检查和检测均合格。抽检城市和乡镇涉水产品实体经销单位30户，均合格。抽检涉水产品网络经营单位38户，均合格。抽检现制现售饮用水经营单位82户，均合格；自动售水机93台，均合格。

居民住宅区二次供水。水质抽检174户，均合格；检查单位数174户，不合格1户。

学校卫生。抽取231所中小学校和高校，除8所关闭外，监督223所，检测97所。任务完成率91.77%，任务完结率95.24%。

传染病防治。抽取医疗卫生机构103家。监督完成率100%，任务完结率100%。发现违法行为1家，警告1家。

消毒产品。涉及21家，实际检查15家，抽检产品46种，均合格。

职业与放射卫生。放射卫生抽查174家，处罚1家，为单独警告处罚。职业卫生抽查5家，监督完成率100%。

医疗卫生。医疗卫生执行单共138件，处罚1户次，给予警告。血液安全执行单2件，监督完成率100%。

计划生育卫生。抽查70户，监督完成率100%。

【卫生监督法制】申请调整30部法律涉及的行政处罚职权135项；修订、删除裁量细则128项，增设45项；创新执法模式，探索建立"首违不罚"工作制度；7月1日起，全面启用新版《中华人民共和国行政执法证》。

【接诉即办和突发公共卫生事件处理】处理接诉即办工单29件，响应率100%、解决率89.66%、满意率96.55%。接待来人投诉3人次，来信投诉3封，电话投诉2件。现场指导调查大兴区庞各庄镇突发公共卫生事件。

【冬（残）奥会卫生监督保障】成立北京2022年冬（残）奥会卫生监督保障领导小组。全市共选派34名卫生监督员作为P2工作人员入驻冬奥会竞赛场馆和重要非竞赛场馆，协调127名卫生监督员及37名社区基层公卫人员到全市签约住宿机构和集中驻地进行卫生监督保障。全市组建200人应急队伍。多次组织保障人员和应急小分队培训、演练，领导带队赴延庆、朝阳、海淀、石景山、怀柔、丰台等区，对场馆、签约酒店、冬（残）奥村等涉冬（残）奥会场所开展多轮次督导。驻场保障人员对涉冬（残）奥会场所公共场所卫生等开展巡查，共计43111个点位。累计对场馆、酒店和驻地开展现场快速检测19806件，结果均符合相关标准。对涉冬奥场所周边共检查各类单位578户次，各区累计监督检查各类单位12957户次，给予行政处罚61户次，罚款2.1万元。4月，被北京冬奥组委、中共北京市委、市政府授予"2022年冬奥会、冬残奥会北京市先进集体"荣誉称号。

【信息化建设】3月，完成市卫生监督执法信息管理平台等4套系统政务云迁移，并正式启用云上服务。

【所领导】党委书记、所长、二级巡视员：李亚京；副书记：王本进；副所长：刘劲松（8月免）、战捷、高旭东（8月任）。

（撰稿：朱广慧　鲁齐阳子　审核：高旭东）

北京市精神卫生保健所

【基本情况】职工40人，其中医疗卫生技术人员27人，包括正高级职称1人、副高级职称8人、中级职称11人、初级职称7人；其他专业技术人员8人，包括高级职称2人（高级会计师1人，高级工程师1人），中级职称4人（社会工作师3人、统计师1人），初级职称3人（信息处理技术员2人，助理工程师1人）等；未定级4人。

【法治规范化建设】协助市卫生健康、政法、公安等部门，研究制定《关于做好疫情防控常态化下我市精神卫生综合管理工作的通知》等综合性政策文件和相关服务的实施路径和技术规范10余个。积极配合市卫生健康部门开展《北京市精神卫生条例》的立法修订调研工作。

继续落实北京市严重精神障碍患者门诊免费服药和监护人看护补助政策。全市监护人看护补贴申领率89.63%，全年财政投入13266.5万元。全市严重精神障碍门诊免费服药患者惠及率75.42%。年内财政投入8656.35万元，平均财政药品支出1073.76元/人，人均支出比上年减少369.43元。

【疫情常态化工作】新冠疫情期间，组建心理援助服务网络，成立市区两级心理援助医疗队，对抗击疫情的一线医务人员、确诊患者及其家属、病亡者家属等开展心理健康状况评估、心理疏导和心理干预，减少疫情相关精神心理问题的发生。全年开展心理测评9.4万人次，心理咨询与疏导3389人次，心理危机干预312人次，精神科转介及诊疗服务183人次。

组织专家指导全市开通市区两级免费疫情心理援助热线18条。全年累计接听心理援助热线电话36166例，其中普通民众咨询27793例、一线医务工作者咨询619例、被隔离人员咨询1338例、被隔离人员家属及亲朋咨询143例。开展专业督导224次，累计受益1809人次。

【重大活动期间安全保障】北京冬（残）奥会期间，组织各区加强严重精神障碍管理，做好心理援助，并加强隔离观察点服务保障。

制定党的二十大期间精神卫生综合管理工作方案和督导方案，联合市公安局开展应急处置培训，对全市16区开展3轮专项督导质控。

【国家重大和基本公共卫生服务】指导全市各区在全面落实国家基本和重大公共卫生服务项目基础上，继续巩固严重精神障碍服务管理。强化对既往有肇事肇祸史、近期危险性评估1级及以上、服药依从性差、零监护、拒访等情况的在册患者开展社区个案管理小组的管理，对存在风险隐患的进行联合见面随访，做到底数清、去向清、治疗情况清、精神状态清。对本辖区公安在册的严重精神障碍患者，精防工作人员积极配合社区民警，缩短访视周期，提高访视频次，掌握患者的实际居住情况、监护情况、病情状态和服药情况；强化特殊事件关注力度，加强梳理和排查，及时发现风险隐患，采取有效措施处置，防患于未然。

全市严重精神障碍患者在册规范管理率94.93%，规律服药率87.93%，精神分裂症患者服药率91.86%，规范面访率92.14%；新增建档数较上年减少14.56%，报告患病率3.683‰；为患者提供免费体检服务，体检率48.59%；协助公安部门做好社区有肇事肇祸倾向精神病患者管理治疗工作，开展社区医疗应急处置工作。

针对零监护或弱监护患者管理依从性差的患者，推进科研创新技术成果转化。探索开展新型药物社区应用，在东城、朝阳、海淀、丰台、房山、通州、怀柔、密云及延庆等9个区开展高风险患者长效针剂治疗服务，237名患者获益；探索利用现有的血药浓度监测、服药管理智能化工具（电子药盒）和网络视频随访等创新服务模式，强化患者服药依从性管理，为13777名患者提供血药浓度监测，发放药盒7225个，使用率90.45%。

北京市心理健康素养调查。共完成有效调查29739例，调查结果显示，北京市成年居民心理健康素养水平为21.1%，达到健康中国行动和健康北京行动中的年度目标水平（20%）。

【居民心理健康体检】协助市卫生健康委制定《2022年北京市居民心理健康体检与心理援助服务项目实施方案》。继续优化"暖翼"微信小程序功能，完善心理测评、科普知识等功能模块，定期推送心理

健康知识，为12万名本市居民提供7×24小时方便快捷、自助式的个体心理健康自评、心理减压、健康宣教等服务。

【老年人脑健康体检】协助市卫生健康委制定《2022年脑健康体检（痴呆风险筛查）及老年痴呆防治行动实施方案》。依托基层卫生服务机构为全市居家65岁以上老年人开展脑健康科普宣教、专项测评、训练指导等系列公益服务。全年26.1万名老年人参加脑健康体检（痴呆风险筛查）服务，8265名老年人接受抑郁症筛查服务。

【调整严重精神障碍免费基本药品目录】协助市卫生健康委组织开展北京市门诊治疗严重精神障碍免费基本药品目录调整工作。12月30日，市卫生健康委、市委政法委、市民政局、市财政局、市医保局、市药监局、市残联7部门共同印发《关于调整北京市门诊治疗严重精神障碍免费基本药品目录的通知》。将国家目录治疗精神障碍药物范围中未涵盖在现行北京市免费服药目录的11种精神科药品，全部纳入北京市严重精神障碍免费基本药品目录，新增药品后，北京市门诊治疗严重精神障碍免费基本药品共54种。探索基本医保、门诊特殊病报销等相关政策与免费服药政策的衔接机制，提升救治保障水平。通过补贴调动监护人履责积极性，吸引更多的疑似患者或拒访患者主动就诊，纳入服务管理视线，切实减轻患者及家庭的疾病负担。

【社会心理服务体系建设试点】继续按照国家卫生健康委、中央政法委等部门部署，制定社会心理服务体系试点建设年度统筹推进方案。统筹整合资源，为西城、朝阳、海淀、房山、怀柔5个试点区提供资金和技术支持；组建试点工作市级专家组，指导各试点区积极探索创新；推动全市社会心理服务体系建设有序、规范开展，编辑制作《北京市推进全国社会心理服务体系建设试点工作纪实》手册印发16区；指导试点地区建立健全基层心理服务人才库，共计5820人。

搭建云平台，畅通线上+线下心理健康全程服务链。升级心理健康云上服务平台，利用居民心理健康体检和援助服务平台（暖翼小程序）、脑健康（老年痴呆）体检平台和北京市精神卫生信息管理系统平台等线上服务手段，建立完善北京市居民心理健康测评和防治预警监测体系，将精神障碍和心理问题的预防关口前移。组织开展儿童青少年心理健康促进工作。5个试点区开展儿童青少年心理健康促进工作的学校共计194所，开展心理健康测评并建立学生心理健康档案11.9万人，其中开展学生心理健康核心知识

知晓率调查8.34万人，核心知识得分80分以上占比达93.2%。

【精神卫生专业能力提升】推进卫生人员转岗精神科培训工作，全市有30人参加精神科医师转岗培训。联合民政、残联等部门，开展精神卫生专业社会工作者培养，引入经过培训的专业社会工作者参与社区精神卫生工作，弥补基层人员力量的不足。加强非精神科医务人员的精神卫生知识和技术培训，将精神卫生专业知识纳入继续教育必修课程，培训全面覆盖全市医疗卫技人员，培训率达100%。筹办第四届北京市精神卫生岗位技能大赛，以赛带练，提升基层工作人员专业能力。2022年，全市精神科医师1746人，同比增长21%，精神科医师配置水平为8.11名/10万人，高于国家标准（4名/10万人）。全市精神科护理人员3551人，较上年增长1%，整体精神科护理人员配置水平16.49名/10万人。全市精防人员1105人，精防人员配置率为1.03名/2万人，达到北京市相关配置标准（1名/2万人）。

【对口指导与帮扶机制建设】强化市区两级对口指导与帮扶机制建设，落实北京安定医院和北京回龙观医院开展对口指导与帮扶。市精保所全年采取实地和在信息系统内对372个社区卫生服务中心开展质控，结合信息平台发现的问题进行实地督办，研提意见和建议，提高社区整体综合管理水平和工作效能。

【心理健康促进与科普宣传】利用世界精神卫生日、世界睡眠日、世界孤独症日、世界预防自杀、世界老年痴呆日等多个精神卫生主题宣传日活动，采用科普讲座、健康大讲堂、视频、图文、海报、微信公众号等形式，对全市351个社区卫生服务中心的居民开展精神卫生/心理健康科普宣传，累计开展活动1250次，受众21.6万人次；宣传品发放342.7万人次；线上宣传1365次，浏览量35.03万次，普及精神卫生/心理健康相关知识，帮助居民树立"积极、乐观、理性、平和"的心态，提升居民心理健康素养水平。

【科研工作】继续协助市卫生健康委完成北京市老年人脑健康体检项目、北京市居民心理健康体检项目；继续开展北京市严重精神障碍患者社区血药浓度监测项目；与河北、天津联合起草并发布《精神卫生数据元》三地标准，于9月30日正式实施，进一步规范严重精神障碍患者的管理、治疗和康复等工作；参与我国精神病患者强制医疗的实证研究项目；1月29日，获得"北京市居民心理健康体检与心理援助服务平台"软件著作权。

高越参与的"经耳迷走神经预防抑郁症复发的磁共振研究"获得首都医科大学科学技术进步二等奖；精神卫生保健所《服药管理智能化工具——安心小助手与您见面了》获得北京卫生系统第31届"杏林杯"电视片汇映科普类优秀奖，精神卫生保健所获得北京卫生健康系统第31届"杏林杯"电视片汇映组织奖。

【所领导】所长：王刚；副所长：黄庆之、李京渊、袁红。

（撰稿：张明敏　王　彤　审核：黄庆之）

北京市疾病预防控制中心

【基本情况】职工754人，其中专业技术人员684人，包括正高级职称99人、副高级职称139人、中级职称284人、初级职称112人、见习50人；行政管理和工勤70人。

年底固定资产净值26284.17万元。

【传染病防治】全年报告法定传染病3类24种，报告发病141053例，报告死亡139人，报告发病率为644.37/10万，报告死亡率为0.64/10万。

甲乙类传染病共报告15种58095例，报告死亡137人，报告发病率为265.40/10万，报告死亡率为0.63/10万。鼠疫、传染性非典型肺炎、脊髓灰质炎、人感染高致病性禽流感、狂犬病、乙脑、登革热、炭疽、流脑、白喉、新生儿破伤风、钩体病、血吸虫病和人感染H7N9禽流感14个病种无发病、死亡病例报告。报告发病数居前10位的病种依次为：新型冠状病毒感染、肺结核、梅毒、痢疾、病毒性肝炎、淋病、艾滋病、猩红热、布病和百日咳，占甲乙类传染病报告发病数的99.88%；报告死亡病种6种，报告死亡数居前3位的病种依次为：病毒性肝炎、艾滋病和肺结核。

【地方病防治】碘盐监测。监测居民户食盐样品5024件。其中碘盐4439件，碘盐覆盖率88.36%；不含碘食盐585件，不含碘食盐率11.64%；碘盐之中合格碘盐4121件，碘盐合格率92.84%，合格碘盐食用率82.03%。

人群碘营养状况。调查育龄妇女3290人，尿碘中位数130微克/升；成年男性3281人，尿碘中位数130.4微克/升；8~10岁学生3311人，尿碘中位数182.1微克/升；孕妇3293人，尿碘中位数135.7微克/升。各类碘缺乏病防控重点人群碘营养状况均处于适宜水平，孕妇人群碘营养状况接近适宜水平下限。

地方性氟中毒监测。枯水期、丰水期监测历史病区村190个，饮用水水井200个，共检测396井次。其中391井次（196个水井）水氟含量符合饮用水卫生标准，正常使用率98.74%。调查8~12岁学生8293名，氟斑牙患病人数203人，患病率2.45%。氟斑牙指数为0.05，流行强度为无氟斑牙流行。

【艾滋病防治】新报告现住址为本市的艾滋病病毒感染者和患者（HIV/AIDS）1578例。完成各类人员HIV抗体检测5025048人份，共检出艾滋HIV/AIDS1762例，HIV阳性检出率为3.5%。市级艾滋病监测哨点共监测各类高危人群15248人，检出HIV阳性者203人，HIV阳性检出率为1.33%。艾滋病免费自愿咨询检测12165人次，检出阳性273人，检测阳性率2.24%。抗病毒治疗定点医院治疗艾滋病患者24305人。月均干预暗娼1428人，HIV检测4414人，无阳性；月均干预男同人群10300人，HIV检测69105人，阳性661人；月均干预外来务工人员37296人，HIV检测929人，无阳性；全年干预性病门诊102436人，HIV检测101530人，阳性570人；戒毒药物维持治疗门诊808人，收治HIV/AIDS 16人，无新增HIV/AIDS。

【免疫规划】常住儿童建卡率100%，建证率100%。五苗基础免疫全程合格率99.06%，流脑疫苗基础免疫合格接种率99.98%，乙脑疫苗基础免疫合格接种率99.98%。四苗基础免疫全程及时率88.89%，乙肝疫苗首针及时率98.51%。北京市免疫规划信息系统管理预防接种个案33339072人（含成人），比上年增加4.14%。全市用工单位外来务工人员集中接种麻风腮疫苗2794人次、A+C群流脑疫苗2263人次。全市报告接种流感疫苗2007817支，包括免费流感疫苗1709389支（其中老年人739562支，中小学生912170支，为两会保障、冬奥保障等重点人群接种57657支）。报告本市AFP确诊病例34例，比上年（47例）减少28%，15岁以下AFP报告发病率1.31/10万。麻疹2例，比上年下降60%；风疹10例，比上年下降16.67%；流腮1249例，比上年上升6.75%；百日咳103例，比上年上升212.12%；无流脑、乙脑、狂犬病、新生儿破伤风、白喉病例。全市动物致伤315631人次，比上年上升7.78%。病毒性肝炎总发病率2.86/10万，其中甲肝、乙肝、丙肝、丁肝、戊肝、未分型肝炎报告发病率分别为：0.24/10万、0.53/10万、0.64/10万、0.01/10万、1.43/10万、0.01/10万（乙肝和丙肝的报告发病统计仅为新发病例）。全市建成六类预防接种门诊共计780家，其中免疫规划预防接种门诊460家、狂犬疫苗接种门诊109家、产科接种单位121家、卡介苗接种门诊1家、成人接种门诊44家、其他接种门诊45家。

【突发公共卫生事件】全市接到突发公共卫生事件报告管理信息系统报告的分级突发公共卫生事件15起，报告发病数365人，死亡0人，均为一般级别，未发生特别重大、重大及较大级别突发公共卫生事件。确保新冠密接管理组顺畅运行，及时有效管控在京密接、次密接及相关涉疫风险人群；"双办（国办、京办）"平台助力密接协查、追踪管控工作信息化，全程可追溯。

【消毒与病媒生物监测】监测医疗机构789家，监测样品17250件，合格率98.16%。监测托幼机构462家，监测样品5567件，合格率95.63%。监测学校7所，监测样品35件，合格率97.14%。在16个区共设置病媒生物密度监测点770个，其中鼠类145个、蚊虫241个、蝇类192个、蟑螂192个。开展鼠密度监测6月次，每2个月监测1次，共捕鼠11只，年平均阳性率0.047%，其中农村居民（室内）平均阳性率最高。蚊密度监测18旬次，总计捕获成蚊13825只，年平均蚊密度为1.16只/灯·小时，其中公园绿地成蚊密度最高，为1.62只/灯·小时。总计捕蝇4360只，年平均蝇密度3.17只/笼·天，其中公园绿地蝇密度最高。蟑螂密度监测6月次，共捕获蟑螂779只，年平均蟑螂密度为0.015只/张，其中居民家庭蟑螂密度最高，为0.027只/张。

【慢病防制】组织北京市成人慢性病及危险因素监测师资培训和抽样培训各1次，完善慢病监测平台，形成调查问卷、体格测量和实验室结果信息录入系统，4个区开始现场调查，完成3256人的问卷调查、体格测量和实验室检查。新组建高血压自我管理小组158个，新增组员1684人；截至年底，全市已组建高血压患者自我管理小组的村/居委会覆盖率89.14%。全市13个区开展糖尿病同伴支持小组活动（海淀区、丰台区和门头沟区未开展），新增小组210个，其中开展抗阻力弹力带操练习小组159个；村/居委会的覆盖率49.69%（3218/6476）。北京市脑卒中高危人群随访干预项目完成30951名随访对象2018—2021年随访期间结局事件（死亡、急性心脑血管事件）核查，共计死亡940人、因脑血管病住院3106人。市级验收9个区各类健康示范机构共49家，其中健康食堂13家、健康社区11家、健康超市10家、健康单位9家、健康餐厅6家；新增其他类支持性环境44个，其中健康小屋12个、健康步道4个、健康社团28个。培训健康生活方式指导员2756名，管理以往指导员9961名，评选出优秀指导员149名；16区共开展"三减三健"宣传活动103次、"三减三健"专项行动61项，覆盖餐饮企业、单位食堂、学校、社区和家庭中各年龄段人群；举办健康生活方式日活动1次。全市16区、236家单位、4709人参加北京市第七届"万步有约"健走激励大赛。在6个区创建的6家健康单位中开展机关企事业单位慢性病高危人群管理，设计制作健康管理相关减盐知识微图文4个，共筛查出慢性病高风险人群652人，制定个体化指导方案535份，开展随访管理564人次，开展健康教育讲座/活动20次，发布健康管理知识技能微图文19个。全年哨点医疗机构门急诊共上报伤害病例69279例，同比下降21.19%（87905例）；共收集审核整理伤害死亡病例586例、伤害住院病例6802例。开展国家脑卒中筛查和干预项目，全市各筛查点共完成3509例院外社区人群数据的采集，其中高危人群29.23%、卒中人群4.56%；在9家基地医院完成10295例院内40岁以上脑卒中高危个体的综合干预工作。心血管病高危人群早期筛查与综合干预项目全年完成9288例长期随访。完成市区两级共17个疾控机构的慢病防控能力调查；15区56家基层医疗卫生机构完成慢病防控能力调查。在顺义区和石景山区完成特定健康哨点监测中全部1200名18岁及以上人群的问卷调查和体格检查、40份18~59岁成年人的尿液收集，及所有60岁及以上老年人的血红蛋白检测。在通州区、门头沟区、平谷区、石景山区完成全部800个老年人健康素养调查。在顺义区、昌平区完成6个村600余人健康老龄化工作效果评估现场调查。石景山区、门头沟区、房山区、顺义区、平谷区、怀柔区、密云区7个区作为国家监测点，共报告心脑血管事件6123例。朝阳区、通州区、大兴区3个项目区共完成慢阻肺高危人群早期筛查与干预初筛20089人，完成高危登记2078人，完成高危调查基线问卷1984份，完成高危肺功能检查1478人。

【营养与食品卫生】 完成食品污染及有害因素监测4610件，获得数据13952条，监测指标涵盖农兽药残留、真菌毒素、重金属、有机污染、食源性致病菌等，超额完成全市4500件的监测任务，其中食品化学污染物及有害因素监测样品2215件，食品微生物及致病因子监测样品2395件。报告食源性疾病病例信息5540例，完成食源性疾病主动监测采集粪便标本4629件。食源性疾病暴发事件25起，单增李斯特菌专项监测报告李斯特菌病例17例。完成350余株食源性致病

菌的复核鉴定、PFGE图谱录入、MLST、药敏实验和基因组测序。广泛应用全基因组测序（WGS）技术开展单增李斯特菌的分子分型。参与《2022年国家食品污染物和有害因素风险监测工作手册》中β受体激动剂、受体阻断剂、全氟化合物等7项国家级理化检测操作规程的编制。主持国家食品安全标准检测方法标准3项，主持农业农村部农兽药残留检验方法标准2项，参与食品安全标准规范类标准制定1项，参与食品安全国家标准检测方法标准3项。开展方便食品和冲调谷物2类产品的市场调研和预制菜相关标准的收集，完成食品相关接触材料、食品原料标准化管理等4个跟踪评价问卷的调查。制作13种预防食源性疾病系列宣传折页51.74万份、7种食品安全宣传折页12.6万份、孕妇食品安全手册4.81万份。通过中心公众微信号、北京电视台健康北京、北京广播电台健康加油站等栏目开展预防蘑菇中毒科普宣传。制作食源性疾病和食品安全标准系列科普动漫56个，在科普中国等10余个平台发布，累计点击量超过10万次。在"营"在校园微信公众号专家专栏中，审核并发送182期227条内容，阅读量达247405人次。"营"在校园——北京市平衡膳食校园健康促进行动（2014—2020年）被健康中国行动推进委员会选为第二批健康中国行动推进地区典型经验案例。在东城区、通州区启动北京市居民营养与健康状况监测现场调查工作。加强食物营养成分监测，完成36种108件成品菜肴的30余项食物营养成分监测，获得数据超过2000条，建立嘌呤、胆固醇、番茄红素等多项新测定方法。完成110余种食物191种菜品不同烹饪方式的生熟对比的膳食监测方法学研究。组织4个小组28人承担专班冷链食品、邮递快件阳性等常态化防控和应急处置、督导检查等工作，参与修订完成3个规范指引。

【卫生毒理】 系统开展公共卫生领域健康相关化学物质的安全性评价、危害评估与健康风险评估工作，为建立人群健康指导值和风险管理提供科学依据。本年度开展多种食品中化学物、生物毒素及食品添加剂的危害评估工作，包括富马酸二甲酯、硬脂酸镁、赭曲霉毒素A（OTA），以及系列交链孢毒素：交链孢酚（AOH）、交链孢酚单甲醚（AME）、交链孢菌酮酸（TeA）、腾毒素（TEN）；完成二甲基亚硝胺（NDMA）及工业大麻全谱提取物的危害评估报告。接受国家食品安全风险评估中心委托，完成二氧化钛风险评估项目中毒理学文献的相关性评价，完成双酚A的危害再评估项目中人类数据相关性的评价工作。

获得国家知识产权局授予发明专利2项。

【环境卫生】 全市城市生活饮用水监测共设置469

个监测点，包括40个出厂水监测点、248个末梢水监测点和181个二次供水监测点。全市共监测出厂水样80件，其中枯水期监测水样40件，合格率100%；丰水期监测水样40件，合格率100%。监测末梢水样2169件，合格2155件，合格率99.35%，不合格项目为毒理学指标中的三氯甲烷；二次供水水箱出水全年监测562件，合格率100%。

北京市农村饮用水水质卫生监测覆盖13个地区，覆盖人口175.51万人。在北京市的13个涉农地区，共设置监测点827个，进行水质常规指标监测，出厂水监测704件，合格率93.61%；末梢水监测749件，合格率93.72%；丰水期合格率93.05%，枯水期合格率94.23%。

农村学校饮用水监测水样119件，合格112件，总合格率94.12%。不达标项目有肉眼可见物、pH、硝酸盐和总大肠菌群。

11个区共完成住宿、购物、美容美发场所等九类公共场所和集中空调通风系统、冷却塔风险评估215户（套或塔），共计监测样品14529件项次。

开展冬奥会体育赛事场馆、驻地及大型活动保障场所健康危险因素监测，共计监测151户次，监测内容包括室内空气质量、公共用品用具卫生、水质卫生等，共计监测样品13742件（项）次，公共场所卫生合格率92.6%；集中空调通风系统共监测63套，监测指标包括PM10、细菌总数、真菌总数、嗜肺军团菌等，监测样品324件（项）次，集中空调通风系统卫生合格率96.0%；开展与群众健康相关项目监测，包括室内空气中PM2.5、淋浴用水嗜肺军团菌病原微生物气溶胶等，共计463件（项）次，其中室内空气中PM2.5合格率96.6%、淋浴用水嗜肺军团菌合格率97.9%、病原微生物气溶胶合格率100%。

【放射卫生】开展全市地表水、饮用水、土壤、粮食和雨雪水、空气气溶胶和室内外环境辐射剂量TLD样品放射性水平本底样品监测共417件，结果未见异常。对1149家放射工作单位的放射工作人员进行个人剂量监测5.57万余人次，完成56人次的大剂量核查，年剂量在1mSv以下的放射工作人员占99.5%。完成医疗卫生机构医用辐射防护监测、职业性放射性疾病监测、非医疗机构放射性危害因素监测、放射卫生技术服务机构质量监测、放射卫生检测能力比对、食品中放射性风险监测、城乡饮用水水质监测7项国家卫生健康委专项工作。完成联合国CTBT放射性核素监测台站和惰性气体监测台站日常维护及提供检测数据工作。开展北京市放射卫生技术服务机构质量控制中心现场评估10次。

【健康教育】针对疫情防控、全民健康生活方式推广，开发海报、视频等多种形式的宣传品，持续利用全媒体平台，开展多角度、立体化宣传。全年共发布微信900余条，总阅读量约1014万次，转发近944万次。官方微博发布679条，总阅读量约749万次，粉丝130.80万人。"健康北京"头条号和"北京健康科普"抖音号累计发布图文217篇、视频103部、二十四节气海报18张，总展现量超1800万次，播放量近42万次。11月24日至12月8日，结合疫情防控形势，通过"北京健康教育"微信公众号发布图文作品20篇，总阅读量820万次，总转发量52.38万次，其中图文《突然被通知混管初筛阳性，如何保护家人不感染》24小时阅读量超570万次。

全年编辑发行《健康》杂志120200本、《健康少年画报》51650本。在全市组织开展2022年健康"提素"——家庭健康知识线上竞答活动，全市17区351个街（乡）6600余家社区（村）参与活动，共计907842人注册参与，820424人参与答题。创编少儿健康歌《从今天起》，举办2022年北京市健康小达人评选暨少儿健康歌传唱大赛，19位幼儿歌手及千余名儿童青少年参与传唱。开展健康北京行动系列宣传，开发的"健康北京"3D表情包——"健康小飒"上线并推广。开展第五次城乡居民健康素养调查，覆盖16个区50个街乡100个居委会（村）的8000个家庭户，完成问卷6679份。

推动无烟场所建设，1089家区级及以下党政机关通过北京市第四批控烟示范单位终期评估，北京市无烟党政机关建成率达100%。创新模式运用线上、线下综合戒烟服务技术开展戒烟公益活动，1000余名吸烟者报名参加获取免费戒烟服务。举办北京市医务人员简短戒烟干预技术培训班，线上线下培训各级各类医疗机构的医护人员近7000人。完成2022年中国互联网烟草营销数据监测，开展北京冬奥会和冬残奥会期间控烟政策执行情况及环境暗访调查以及北京市高中生电子烟认知网络调查等。

【学校卫生】开展学生常见病和健康影响因素监测，共监测252所中小学校的582间教室。作为全国儿童青少年近视防控适宜技术试点对口专业指导机构，与中国疾控中心密切配合，按照"2+4"年度计划部署，通过工作联络、交流访谈、线上研讨、技术指导等方式，继续全程协助试点省（市）开展儿童青少年近视防控适宜技术试点工作。截至年底，试点工作共覆盖4省（市）52个试点区（县），对建立视力健康档案、培养健康用眼行为、科学诊疗与矫治等近视防控适宜技术持续探索，为全国近视防控及适宜技术推广起到示范作用。在全市中小学推广晨午检监测预警信息化工作。全市共有1503所学校使用卫生系统的北京市中小学校晨午检报告管理系统上报信息，占全市中小学校总数的98.2%，覆盖全市1271630名中小学生。编写《北京市中小学生伤害预防控制工作手册》，培训指导全市各区开展学生伤害监测工作。有8个区近70所学校使用中小学校伤害监测系统上报学生伤害监测数据。

【职业卫生】组织全市各区疾控中心及技术服务机构开展工作场所职业病危害因素监测工作，监测重点因素包括煤尘、矽尘、水泥粉尘、石棉尘、苯、铅、噪声等。收集并审核330家用人单位的监测数据。对全市监测数据进行整理分析，掌握重点行业职业病危害现状，为监管执法，制定职业病防治法规、标准和政策措施提供科学依据。

在全市16个区开展重点职业病监测，对辖区内除职业性放射性疾病外的所有法定职业病（共9大类121种）进行监测：审核北京市职业健康核心指标个案信息109038条；完成全市1895张职业病报告卡的审核；开展5家医疗机构的尘肺病筛查工作，完成195585人次的呼吸科门诊就诊人员筛查工作及340人胸片/CT质量控制工作；完成1302名接尘工人的尘肺病主动监测；组织各区疾控中心对18858名尘肺病患者进行随访和回顾性调查；通过死因登记系统，完成2006—2022年报告的20356例职业病病例的死因情况比对工作；完成职业病及疑似职业病的迟报漏报调查工作。对全市重点职业监测数据进行整理分析，撰写北京市重点职业病监测报告，对全市重点职业病发病特点、变化趋势和规律进行评价。

完成全市两大类产业9个具体行业的职业人群健康素养调查工作，收集17226名一线员工的职业健康素养调查问卷，并进行整理分析。

对全市577个用人单位开展职业健康检查。涉及粉尘、高温、噪声、放射作业和特殊作业劳动者的各类职业健康检查14787人次，其中化学因素6625人次、粉尘2774人次、噪声6448人次、高温1993人次，其他物理因素766人次、射线3702人次。完成体检岗前2090人次、在岗期间12204人次、离岗493人次，复查362人次，职业禁忌证41人，疑似职业病2人。

【科研工作】新增各类科研课题81项，其中国家级项目7项，省部级项目34项，合同合作项目18项，局级2项，人才项目19项，中心级项目1项。新增科研经费3216.91万元。首次获批国际专利1项，获批国内专利、软件著作权19项。

【结核病防治】诊疗患者8026人次，登记管理肺结核患者172人，对65例患者进行了耐药筛查，确诊利福平耐药患者5例，收治率100%。

举办17次全市利福平耐药及疑难结核病历讨论会，其中线下讨论会9次，讨论病历89例。组织全市结核病诊疗团队实施全市定点医疗机构结核病诊疗质量评估。组织开展北京地区结核病诊疗学术交流2期，包括全市卡介苗AEFI规范培训和全市结核病诊疗培训，总计受训110人次。与通州区结核病防治机构合作，开展对口支援和技术支持，解决诊疗难题。

对肺结核患者的4261位家庭密切接触者的筛查率为100%，肺结核检出率5‰；对肺结核患者的8530位学校密切接触者的筛查率为99.5%，肺结核检出率0.5‰，PPD强阳性率5.3%，单纯PPD强阳性者的预防性服药率6.9%。对52.7万名高中阶段及以下新生进行肺结核筛查，其中1.1万名初中寄宿制新生的PPD中度及以上阳性率3.8%，未检出肺结核患者；7.9万名高中阶段新生的PPD中度及以上阳性率4.7%，肺结核检出率0.06‰。对17.2万名大学新生开展肺结核筛查，肺结核检出率0.2‰。全市2022年新登记管理活动性肺结核患者4706例，肺结核患者登记管理率82.3%，登记管理肺结核患者的病原学阳性比例为59.8%。全市2021年登记管理5347例活动性肺结核患者的成功治疗率94.0%，其中接受社区管理的4979例患者规则服药率99.5%。

在腾讯视频开展主题直播活动，累计67.4万人次观看；制作的科普视频及图文在有来医生官网及自媒体平台总播放量/阅读量142.28万次；在歌华有线以"开机+换台条+音量条"组合的方式投放公益广告的总曝光量4989万余次；通过12320公共卫生服务热线发放185万条宣传短信；通过"北京结核病防治"微信公众平台累计发送内容254期，共265条，总阅读88.7万人次。完成北京市"3·24"世界防治结核病日科普视频录制6个。

【新址迁建】新址位于通州区宋庄镇。结合近几年新冠疫情防控工作暴露出的薄弱环节和关键问题，新址建成后将大幅提升重大公共卫生事件应急处置能力，满足常态化防控和重大疫情应急响应的运行需要。年内完成主体工程开工前各项审批程序办理，取得园林绿化审查意见、人防方案核准意见、施工图设计文件综合审查告知书、消防设计审查告知书、环境影响报告书等行政审批批文；新址基坑开挖工程现场管理工作开展顺利，基本完成基坑土护降施工；确定了施工总包、监理单位，并签订合同；完成项目采购专项审计，并依据审计结果进一步完善新址项目采购、管理等相关流程和制度。

【中心领导】党委书记：黄春；主任：曾晓芃；党委副书记：宋卫萍；纪委书记：王勇；副主任：庞星火、贺晓新、刘晓峰、王全意、佟颖、于建平、杨鹏。

（撰稿：白 璐 审核：苏 宁）

北京急救中心
北京紧急医疗救援中心
北京市急救医学研究所

【基本情况】职工中编制内人员569人、派遣人员305人，正高级职称11人、副高级职称34人、中级职称180人、初级职称308人。执业医师216人，注册护士203人。护理人员中具有大专及以上学历者占93.10%、本科及以上占41.38%。

年底固定资产净值13505.09万元，其中医疗设备净值2350.43万元。全年总收入41688.78万元，其中医疗收入2058.39万元。中心占地面积6840平方米、建筑面积13331.5平方米。

急救中心是北京市院前医疗急救质量控制中心、北京市社会急救培训质量控制与改进中心的主任委员单位。

【日常急救】120调度指挥中心分流接听电话2317556次，同比增长26.46%；受理要车电话950889次，同比增长21.28%；出车916926次，同比增长23.71%。其中，直属急救中心站出车167573次，同比增长11.49%；城区（不含直属）出车371651次，同比增长26.68%；郊区出车377702次，同比增长26.97%。

日常急救出车765685车次，新冠疫情相关病例转运任务151241车次。日常急救任务中，现场急危重症任务614967车次，转院任务109300车次，非急危重症任务41418车次。为危重症者建立绿色通道27013人次。院前疾病分类前三位为损伤性疾病、循环系统疾病、呼吸系统疾病，分别占出车总量的20.42%、19.46%和9.28%。

全市现场急危重症任务平均反应时间为16.04分钟，中心直属平均急救反应时间15.63分钟。全市院前急救呼叫满足率99.50%，同比增长1.78%。

中心全年服务满意度达99.63%，同比提升0.39%。

【新冠疫情防治】根据疫情防控各阶段工作要求，规范全市急救行业院感防控工作，开展业务指导检查，制定和调整救护车洗消、核酸检测、人员标准防护、职业暴露防护、"涉阳"应急处置等各项管理制度流程5项。

4月22日至5月30日，应对第一次规模性疫情冲击。对接市卫生健康委新冠转运专班任务，建立"三专一统一调"的专项转运调度体系，统一调度新冠阳性病例转运；绑定定点救治医疗机构，建立专项转运组"3+2"管理模式；为封管控区建立急危重症患者固定点保障车组，随时填补区定点保障救护车空缺。

11月6日至12月7日，应对第二次规模疫情冲击。承担全市新冠阳性患者调派及转运工作，优化中心转运力量布局的同时，支援朝阳区等疫情严重区域集中转运；协调落实全市各辖区院前救护车组76组完成新冠阳性患者转运；强化市级统筹和区级负责衔接配合，建立集中闭环管理转运专班与定点方舱、定点救治医疗机构协同运行机制。

12月7日至31日，应对国家"新十条"疫情防控政策出台后的第三次规模疫情冲击。120调度指挥中心紧急扩容，1天内120数字电话交换机中继线由240路扩容至720路，扩容后呼入中继的电话实现100%接起。120电话受理席位扩至100个，其中增设云调度受理席15个、分流席15个，与首都医科大学建立云平台咨询席30个。调度分流席日最高在岗158人，云咨询志愿者60人。调度分流席增设13类相关疫情知识库模块，便于分流人员解答呼救者的咨询需求。启动重点区二级调度模式。

【120调度指挥】增强120指挥调度功能，120电话受理席位由50个扩到100个，设立接听席、调派席、综合受理席、指导席和咨询席等多种功能席位，满足不同急救呼叫需求，规范话术，完善分级分类调派，实现院前急救呼叫精准式服务。120调度系统内地图优化升级，地理定位精度及救护车行车路线精准化水平进一步提高。完善AED位置在120调度系统网页地图的定位和标注，全市207处老旧小区加装电梯信息和285处AED信息与120指挥调度系统对接。

【应急救援与医疗保障】完成《北京急救中心应

急工作五年规划实施方案》编制。组织参与北京市防汛抢险救援综合实战演练，开展猴痘病例集中调派、救治转运及洗消演练，修订鼠疫、猴痘病例转运等预案。细化卫生应急模块化队伍建设工作流程，开展桌面推演和实兵拉动卫生应急综合演练，检验预案，磨合联动机制，熟练协同处置。全市完成突发事件紧急医疗救援任务1383次，出动救护车3687车次，转运伤员3741人次。

全年参与重大活动保障任务1324项、出动急救车辆2465车次、出动保障人员7312人次，完成各项重大会议活动、反恐应急、安全维稳等医疗应急保障工作。其中国家和市级层面医疗保障任务536项，出动急救车1223车次、人员3570人次；节假日等特殊时期及信访维稳等应急保障任务689项，出动急救车1079车次、人员3237人次。

8月31日至9月5日，执行2022年服贸会保障任务，派出11车次、33人次。10月5日至24日，执行二十大系列活动保障任务53项，派出96车次、228人次。10月14日至24日，执行二十大应急反恐保障，每日派出1车次、3人次。

【冬奥医疗保障】北京冬（残）奥会前期，开展市属74家医疗机构2531人、河北云顶40人医疗保障团队、各类支援人员和社会力量的培训和考核，以及天津、石家庄120应急备勤准备；开展各类医疗应急演练200余次；56辆救护车新装负压功能，2辆负压急救车完成轮椅"无障碍"改造，并完成首例外籍运动员转运。

冬（残）奥会期间，负责国家速滑馆、国家体育场等4个竞赛场馆、6个非竞赛场馆，及冬残奥开闭幕式、外国元首驻地、火炬接力医疗保障，获得北京2022年冬奥会先进集体称号。按照"一馆一策"工作原则，建立扁平化全市急救指挥体系，开设120指挥调度冬奥保障专席，制定相应任务调派方案和应急预案，对涉奥入境有症状阳性、入境无症状阳性、国内阳性等病例建立分类转运机制。自行研发病历管理、信息上报及可视化系统，利用5G救护车及车载视频等专用设备，实现现场与中心实时对接。直接参与冬（残）奥会保障救护车50辆、负压车44辆、保障小组78组234人。1月4日至3月19日，累计值班6434人次、2028车次；累计转运437人次、406车次；重点人群跨省转运任务4次。

【专业培训】举办北京市120网络骨干培训班和防汛应急演习，完成培训2批次121人。完成全市二、三级医疗机构到院前急救医防融合培训医防融合4批次253人。完成北京冬（残）奥会专业人员急救培训和大型活动保障人员培训2600人次。线上专业课程覆盖12000人次。

【社会培训】北京120社会公众急救培训认证网络基地31个，认证讲师352人，培训工作入选中国科协科技志愿服务全国典型案例。完成《第一响应人培训教材》《高级急救员培训教材》草稿。线下开展科普授证培训3020人次、社会科普公益讲座1696人次、公益课堂460人次。开展线上各种形式的急救科普，覆盖人群累计2882万人次。

【宣传工作】新华社《新华大健康》栏目"120急救科普大课堂"急救宣讲活动总收看1700万人次；组织北京、上海、杭州急救专家线上急救知识专题讲座覆盖约10万人次；新媒体平台发布信息1177条，阅读量1162万次，其中新浪"热浪直播间""央视频"宣传覆盖200余万人次。在中央电视台等媒体的各种栏目进行急救科普宣传45次，接待媒体采访99次。

【科研工作】全年纵向课题获批立项科研项目6项，其中国家级（国家重点研发计划）1项213万元、省市级5项，共获资助经费209万元。年内结题2项、年底在研课题7项。获专利2项。在中国医院五年累计科技量值（STEM）急诊医学学科全国排行第34位、北京市排第6位。

【行业技术规范建设】配合国家卫生健康委制定国家院前医疗急救管理条例、院前急救职称晋升专业内容和院前心肺复苏规范等文件。院前医疗急救标准体系框架完成起草，涵盖日常院前医疗急救、突发事件紧急医疗救援、医疗急救保障、社会急救能力、院前医疗急救信息化、院前医疗急救标识等6项及需要制修订的标准80个；《新冠院前转运方案（第二版）》《医疗卫生机构-院前急救机构信息公开目录》《急救工作站配置规范》《新冠患者转运设备诊疗技术指引》《自动体外除颤器公共场所配置配置指南》批准发布；申报院前医疗急救地方标准3项。

【信息化建设】完善"智慧急救"项目设计方案，《北京市智慧急救顶层设计》启动编制。救护车5G改造项目终验、系统测试和人员培训完成，并在北京冬奥会医疗保障中试点，实现冬奥会场馆、定点医院和急救指挥中心多方联动和实时远程在线指导。北京急救中心5G急救系统集成项目获2022年第五届"绽放杯"5G应用大赛智慧医疗健康专题赛决赛一等奖、全国总决赛二等奖。

规范院前物价管理，通过互联网+微信小程序首次实现北京医保移动端持卡、脱卡实时结算；院前急救电子收费全面实施，全年电子收费近17万次。

【质控中心工作】围绕运行、服务、质量3大类院前急救运行指标，精准分层分类细化，进行多维度分析，形成以周、月度、季度、年度为周期的全期汇报体系。建立院前医疗急救病案质控抽查制度，全年抽查病历935份。

加快建设胸痛、卒中、创伤、危重孕产妇、危重新生儿"五大中心"，规范多学科院前临床救治路径，制定重点病种临床路径管理。定期召开院前急救疑难病例讨论，完善院前急危重症诊疗规范和救治流程，重点围绕危重孕产妇评估及安全转运、儿童急危重症急诊救治、呼吸循环支持、院前医疗法律风险防范等内容进行专项强化。

【院前医疗急救设施标准化建设】年内，完成各区标准化验收急救工作站验收124个，动态更新北京市院前急救设施空间布局平台数据。运行市级急救车洗消站2个，指导各区规范急救车洗消站设置布局，完成验收急救车洗消站21个。全年洗消新冠相关病例救护车12033次。

【院前急救"两统一"工作】固化急救调度工作流程，规范询问话术，完善急救和非急救电话互转机制。全年120转接999电话25449次，同比增加53.81%；999转接120电话30382次，同比增加1410.04%。

【中心领导】党委书记：杨桦；主任：张文中；副主任：刘红梅、张伟、邵石雨、王勇。

（撰稿：王　鑫　审核：邵石雨）

北京市红十字血液中心

【基本情况】职工589人（含合同制人员120人、派遣制人员116人），其中卫生技术人员413人，包括正高级职称18人、副高级职称39人、中级职称179人、初级及以下职称177人；其他专业技术人员69人；行政、工勤人员107人。

年底固定资产净值9903.76万元。单位建筑总面积19464.59平方米。

4月，被北京冬奥组委、中共北京市委、北京市人民政府授予"2022年冬奥会、冬残奥会北京市先进集体"；9月，血源管理科副科长赵冬雁参加2022年全市卫生健康系统"未来之星"青年典型培育宣传活动，获"仁心医者"奖杯；10月，《守护春芽，与爱童行》视频获得首都卫生健康系统第31届"杏林杯"纪实类影片优秀奖，"双工联动"构筑无偿献血和患者用血互动关爱桥梁志愿服务项目被北京市卫生健康委员会评为"医务社会工作优秀项目"；12月，被北京市红十字会、北京市人力资源和社会保障局评为第二届北京市"人道奖"先进集体。

【新冠疫情防控】落实市卫生健康委疫情防控工作部署，及时调整防控措施。11月至12月，为有效应对北京市疫情防控政策调整后感染高峰的冲击，实行为期3周的局部封闭管理，平稳渡过全市疫情感染高位阶段，确保首都采供血工作持续稳定。

【改革与管理】按照《北京市血站设置规划（2018年—2025年）》中的"1+3+7"模式（1：北京市红十字血液中心；3：通州区中心血站、密云区中心血站、延庆区中心血站；7：昌平区中心血库、顺义区中心血库、门头沟区中心血库、怀柔区中心血库、大兴区中心血库、房山区中心血库、平谷区中心血库），持续推进新建血库与血液中心业务对接，确保实现血液中心对新建血库的血液进行集中化检测、集中化成分制备和双方的血液调剂。截至6月30日，新建7家中心血库全部开展采血业务工作，实现了"1+3+7"模式的献血服务体系。全年共接收、处理、检测血液标本242026人份。100%完成血液成分制备和相应血液标本的集中化检测工作。完成HLA高分辨分型1558份、高分辨样本低分复核1558份。完成临床送检标本的检测和疑难交叉配血标本45057例。

年内组织招标、谈判87项，组织审核经济合同373份，会审合同金额33809万元。

钉钉办公平台新增投诉即办处置单、首都献血服务热线处理单、献血不良反应处理单模块并运行使用。

【采供血工作】采集全血294317单位，其中Rh阴性血1909单位，机采血小板54576.5单位，机采血浆2164单位。全年供应临床红细胞475638单位，其中悬浮红细胞256649单位、洗涤红细胞16375单位、去白红细胞202614单位，机采血小板111469单位，血浆476351单位，辐照血86144单位。

全年血液库存预期分析准确，血液发放策略调整及时，保证了服务辖区临床用血保障的安全平稳。加强与各用血医院沟通配合，协调用血医院加强对有限血液资源的统筹使用，细化分类管理，确保急危重症患者救治，有序合理安排择期手术患者收治和临床科室用血需求。在疾病同等严重程度前提下，保障无偿献血者及其配偶、直系亲属优先用血权益，审慎调整每周红细胞供应数量，以确保血液库存总量安全。利用建立的冷冻血液储备，通过解冻血液解决特殊血液需求。全年共发放解冻去甘油红细胞6730单位。12月，团体无偿献血人数激增，为持续保障医疗机构临床用血需求和避免红细胞保存过期报废，采取冻存方式延长血液保存期，紧急冻存Rh阳性红细胞2516单位，起到了"削峰填谷"的保障作用。血液调剂以"周平衡"为目标，提前2周左右拟定计划，并动态调整具体安排，有序补充和调节中心血液库存总量、有效控制在库效期和血型比例。全年累计由19个省市98家血站调配红细胞190554.5单位、血浆186028单位、单采血小板46645治疗量。

【献血招募】全年淡季累计发送献血招募短信2466729条，参与全血捐献23735人次，参与成分献血7423人次，有效缓解淡季血液供应难题；为保障春节期间临床用血，热线通过精准设置招募对象筛选条件，优化招募短信内容及招募话术，成功招募人员预约1月至2月捐献全血1939人次、捐献成分血1571人次；针对疫情小规模反复散发的特点，按照小规模分批次的原则，安排团体献血的规模、批次和时间，确保团体单位献血安全有序。举办"热血永不变 挑战真正的你"固定献血者再次献血激励活动。策划并启动了淡季预约献血促进活动和固定献血者关爱保留活动等。

成分献血开展"伙伴计划-环球有约""伙伴计划-好物商城""伙伴计划-热血集市""伙伴计划短信招募""爱满京城学雷锋""浓情中秋蛋趣来袭""成分献血英雄要问出处""热血预言帝"等特色活动，受到献血者的认可和喜爱；二十四节气体验官、"邮"你更安心活动持续一年时间，增加了科室与献血者之间的黏性；邀请高校红会老师、学生代表到延庆大庄科乡红色教育基地，开展"娇子情怀热血青春"首都高校座谈会；在各献血点开展志愿服务，累计7841人次58304小时。

【宣传无偿献血】新媒体平台首都献血服务网、官方微信的粉丝数、首都献血APP总流量、预约献血数均实现大幅增长，首都成分献血微博等科室新媒体平台的粉丝数、浏览量也稳步增长。加强与传统媒体合作，冬奥期间在《健康报》等主流媒体推出"保障冬奥，这一腔热血不可少"等报道。2月9日，北京冬奥会血液保障负责人、血液中心主任刘江参加央视大型医学人文节目《健康冬奥》，讲述无偿献血与冬奥之间关乎生命的联系与背后的故事，展示首都无偿献血助力北京冬（残）奥会的奉献精神，在中央电视台CCTV12《生命线》栏目播出。6月14日，举办"热血看得见"直播活动，央视主播乌烨伟向线上观众展示了成分献血的全部流程。

【冬奥血液保障】牵头北京冬（残）奥会血液保障工作。在国家卫生健康委、市卫生健康委和北京冬奥组委会的指导和协调下，构建了以赛场所在地血站为核心、京冀两地血站为基础支持、全国血站为应急保障的三级血液调剂网络。与周边省血站建立协同保障与血液联动机制，与上海、广州建立了极稀有血型血液调剂、极稀有血型献血者信息共享的储备保障机制，签署合作框架协议。在稀有血型信息共享、稀有血型血液调剂、因血型原因需要临床应急输血方案时的临床输血专家咨询方面开展协同保障工作，建立稀有血型保障专项工作小组和稀有血型储备资料更新核对机制，赛时启动北京冬奥会相关稀有血型临床用血信息零报告机制。协同延庆血站，建立延庆赛区Rh阴性血液保障多项工作机制，包括血液预储存机制、技术及人员支援合作机制、血液中心和延庆血站及延庆区医院三方"零报告"机制，协同完成延庆赛区血液保障工作。

【科研工作】申报2022年全国大众创业万众创新活动周主题展示项目1项，中心级项目4项。批准立项中心级项目4项，首发公共卫生专项1项结题。

【交流与合作】完成亚太血液联盟2021年度169项比对数据上报工作。完成全血献血时间及血液制备、成分血辐照、采血袋和添加液等9个主题的信息交流。承担中国输血协会管理工作委员会秘书处工作，组织召开两次工作会议；启动《我国血站质量体系审核实践手册》的编写工作；出版《欧洲血站审核培训手册》，发放700余册；与国际输血协会质量管理工作委员会合作起草制定全球血站质量管理术语，并组织参与同步翻译工作；承担第十一届中国输血大会血站管理专题分会场的组织工作，共收稿81篇，组织5名专家审稿，推荐全文发表3篇，推荐会刊71篇，组织会场交流报告14篇。

【质控中心工作】作为北京市采供血质量控制和改进中心主任委员单位，根据《全国血站服务体系建设发展规划（2021—2025年）》要求，修订北京市血站质量指标，修订后的指标涉及血液采集、血液供应和血液检测三部分。按照市医疗管理数据质控中心要求收集、统计和分析全市12家血站2019至2021年三年的质控指标数据，协助编写完成《2021年北京市医疗服务与质量安全报告》。依托采供血机构执业比对信息管理系统，初步建立北京市采供血质量控制和改进中心信息管理系统，将指标收集工作有效整合，为各血站数据分析和比对工作提供便利。组织专家起草《北京市血站质量控制工作办法（试行版）》《北京市采供血质量控制和改进中心血液安全技术核查管理办法》。组织2022年北京市血站新入职员工岗位培训，共有来自8家血站60名员工参加培训。开展2022年北京市血站血液安全技术核查工作。

【世界献血者日宣传活动】6月14日是第19个世界献血者日，首都街头献血点开展宣传庆祝活动；首都成分献血邀请了北京电视台《北京新闻》和《北京您早》主播邹晔纬，通过沉浸式直播活动，展示"6·14"主题活动；血液中心主任刘江走进《健康北京》演播间，解读《北京市无偿献血条例》，普及无

偿献血知识。

【召开血液标准专业委员会委员会议】6月30日，作为国家卫生健康标准委员会血液标准专业委员会秘书处挂靠单位，组织召开第八届国家卫生健康标准委员会血液标准专业委员会第四次委员会议，会议以网络视频会议方式召开。会议审查并通过了《全血及成分血质量标准》《血液储存标准》《血液运输标准》《献血场所配置标准》和《血站业务场所命名指南》共5项标准。国家卫生健康委法规司标准处处长牛宏俐出席会议。

【中心领导】党委书记：姜东兰；主任：刘江；副书记：刘江、郭晓江（2月退休）、袁兆龙（9月任）；纪委书记：邱佰军；副主任：王鸿捷、邱艳。

（撰稿：胡艳娇 审核：刘 江）

北京市体检中心

【基本情况】职工356人，其中全日制人员231人（含事业编制30人）、非全日制人员125人。卫技人员272人，包括正高级职称9人、副高级职称37人、中级职称122人、初级师54人、初级士42人。

年底固定资产净值2998.33万元。单位建筑总面积11610.89平方米。

【专项体检】以疫情防控工作为重点，加强体检行业指导监督、优化管理流程、细化管理标准，完成征兵、中高招、公务员录用、机动车驾驶员、教师资格体检等专项体检任务。

招生体检组织管理工作。全市高招体检53830人，中招体检100799人。对体征描述不清晰、记录不准确以及其他可能影响考生录取的611条数据，逐一与相关体检医疗机构进行核实、修正，保证体检数据准确。坚持原则和执行标准对涉及视力、色觉、斜视、身高不足等问题，录取现场处理退生审核29人，维护考生利益。

征兵体检组织管理工作。年内，升级完善全国征兵体检信息化管理系统，支持一年两征，保障全国2800余家单位的正常使用。实时监控全市征兵体检质量，对严重偏离体检合格基线的区体检单位派遣专家实地指导，抽查各区上站男青年684人进行现场体检并比对体检数据；开展标准化服务实践，并与大数据

中心对接，对上站青年进行就医信息比对，完成女兵征集体检562人。

【健康体检】推进健康体检业务服务质量提升，及时更新调整业务制度、岗位操作规范、修订健康体检系统词条2万余条，全年完成体检12.25万人次，其中健康体检7.92万人次、各类专项体检4.33万人次。

马甸体检部、航天桥门诊部、丰台体检部共检出重大阳性体征163例，均完成随访。外出体检部完成朝阳区中小学生专项体检6.84万人次，涉及校址114所。

【质控中心工作】体检中心兼任北京市医疗质量控制和改进中心办公室、北京市体检质量控制和改进中心（简称体检质控中心）职能。

年内，协助国家质控中心工作，制定《健康体检应用动脉硬化检测技术质控规范及质控指标》，完成北京地区192家体检机构情况调查和数据收集，参与《2020国家医疗服务与质量安全报告-健康体检管理分册》统计分析，参与健康体检问卷、健康体检报告核心要素内容修订。

在新冠疫情常态化下，采取线上线下相结合方式组织各项视频会议及培训7次，包括招生体检网络培训会、北京市征兵体检工作业务培训会、健康体检质量控制培训班、体检大数据与统计标准化培训班、招

生体检工作总结暨业务培训会、公务员招录体检工作会、健康科普讲师培训班等，共计培训4425人次。

组织医政管理、体检管理、医院感染、医学检验、医学影像专业专家，依据《北京市健康体检管理办法》《健康体检中心基本标准（试行）》《健康体检中心管理规范（试行）》，对全市新增申请开展健康体检服务的16家机构进行现场审核，其中14家通过审核，2家不合格。

5月，与市卫生监督所联合组织专家采取"四不两直"方式，对全市20家机构开展实名制体检和疫情防控落实情况专项检查。

9月13日至30日，为落实国家医疗质量安全改进目标及市卫生健康委《2022—2024年北京市医疗质量改进提升专项行动方案》相关要求，制定《2022年北京市健康体检医疗质量改进提升专项行动方案》，抽取30家机构，组织5个检查组同步开展质量提升专项检查行动；10月8日至30日，组织专家对现场检查抽取的300份体检报告进行评分，被检机构基本按照要求进行整改。

年内，在市卫生健康委指导下，组织业内专家对北京市中小学生健康体检管理提出专业修改意见，制定《北京市中小学生健康体检质量管理与控制指标（2022试行）（征求意见稿）》并广泛征集意见。10月，组织专家对全市开展学生常见病和健康影响因素监测与干预工作开展质控飞行检查，采取听汇报、查阅资料、现场查看、随机提问等方式，重点围绕组织管理、体检质量、体检流程等内容进行专项质量控制检查。

【健康管理】8月9日至9月30日，由市体育局和市卫生健康委主办，体检中心联合北京医学会健康管理学分会、体检质控中心、《健康体检与管理》杂志社及北京大学医学部等机构承办，运用互联网平台线上教学方式，面向全市医疗机构及医务人员，举办运动处方培训班，分为初级班和中级班。373人参加初级班培训，考核合格率95%；55人参加中级班培训，考核合格率100%。

11月，为提升体检机构医务人员中医药方面的科普能力和专业传播能力，联合西苑医院治未病/体检中心举办以"中医治未病"为主题的第五期健康科普讲师培训班，注册学员274人，线上观看745人。

11月20日，入选2021年度复旦大学医院管理研究所发布的健康管理专科声誉全国十佳机构提名榜，华北地区声誉排名前五位。

12月23日，获得首批"国家体育科普基地"称号。科普基地位于东城区内务部街，植根于社区，对社区居民和单位职工开展包括运动防治慢病、科学运动普及、运动风险防范等内容的运动促健康科普教育；与北京协和医院等医疗机构共同开展常见慢病的预防、生活方式医学、运动康复等科学研究。

【地方标准征兵体检服务规范】4月15日，市体检中心申报的地方标准《专项体检服务规范-征兵体检》通过项目预审。经过5轮修改，完成送审稿的制定，等待专家终审。

【军队人员医学选拔性体检工作保障】年内，在入伍新兵体格复查、军队院校招收学员体格检查、军队聘用文职人员体检中全面应用中心研发并升级完善的军队人员医学选拔信息系统。实现方式统一、流程统一、标准统一、报告统一，体检数据实时上报至军委后勤保障部信息中心。

11月，完成3轮次军人医学选拔体检标准和相关操作手册的修订工作。完成《军队选拔军官和文职人员体检标准》和对应操作手册的制定工作。

【科研工作】1月至6月，受市卫生健康委科教处和市中医局科教处委托，完成2021年度北京地区医疗卫生机构科研工作和中医药科研工作的数据统计汇编。

7月8日，首发重点攻关课题《基于北京市健康体检数据的健康管理队列研究》完成结题答辩。9月5日，完成科技部国家重点研发计划"主动健康和老龄化科技应对"重点专项——"健康体检大数据云平台构建——智能化健康体检信息系统开发"的2021年度科技报告及总结。

【学术年会】9月4日，与《健康体检与管理》杂志社、北京市医药卫生科技促进中心联合召开2022年北京医学会健康管理学术年会暨第二届北纬健康体检与管理学术大会（北纬论健）暨京津冀体检质量控制合作论坛。大会以"协同创新促进健康体检与管理高质量发展"为主题，邀请来自全国各地健康管理领域专家教授授课，采取线上线下同步进行的方式，累计参会近100万人次。

【教育管理】建立齐齐哈尔医学院教学实习基地，7月，接受12名齐齐哈尔医学院健康管理专业本科生，开展实习教学工作。

【首都健康与医疗联盟】年内，首都健康与医疗联盟进一步探索打通深化医改与健康北京建设路径，依据《健康中国2030规划纲要》《健康中国行动计划（2019—2030年）》《国务院办公厅关于推进医疗联合体建设和发展的指导意见》《健康北京2030规划纲要》等文件精神，结合本市工作实际，探索搭建主动健康慢病防治平台，探索升级成立北京健康联合体试点建设，探索推动商业健康险在实现路径上的支撑落地。

【信息化建设】4月，受国家卫生健康委统计信息中心委托开展行业标准《医疗服务基本数据集 第3部分：成人健康体检》的修订工作，面向全国42家机构征求意见，征集并处理意见65条。6月29日，该标准通过初评。

配合国家健康体检与管理质控中心开展工作，编写《2020年国家医疗服务质量安全报告——健康体检与管理分册》和《2020年社会办健康体检与管理医疗机构调查报告》；在北京地区收集健康体检报告核心要素个案数据3200条和收集2021年度全国健康体检（管理）机构信息189北京地区机构调查数据。

配合市卫生健康委组织人事处开发北京市核酸采样志愿者服务管理系统，收集核酸采样志愿者信息3万余人，覆盖全市352个街道，形成志愿者培训考核及服务评价的闭环管理模式。

通过北京市体检信息平台，收集全市2021年统计报表1646张，汇总专项体检64.7万人次、健康体检552万余人次数据，组织编写《北京市2021年度体检统计报告》，并于年底召开统计报告的新闻发布会。

升级体检质控管理系统，增加国家质控上报、盲样检查上报、质控核心指标上报、督导检查等功能。细化了全市体检医疗机构管理指标，实现医疗机构情况变更在北京市体检网上的同步更新。

【中心领导】党支部书记、主任：张静波；副主任：钱文红、丁然（9月任）。

（撰稿：付　妍　审核：丁　然）

北京市卫生健康大数据与政策研究中心

【基本情况】职工43人，其中专业技术人员29人，包括高级职称6人、中级职称11人、初级职称12人，管理人员14人。

年底固定资产净值1253.38万元。

【信息化建设】完成冬奥核酸检测决策系统、人间传染的病原微生物实验室生物安全管理信息系统、卫生健康委食品安全综合信息平台（一期）等6个项目建设。全力支撑疫情防控，做好市核酸检测信息统一平台、市卫生健康疫情决策分析平台及防治新冠病毒感染物资管理等系统运维工作。完成全场景核酸检测系统、友谊医院通州分院区安防消防二期等15个项目前置评审，并首次开展涉密项目的前置评审。电子病历共享平台数据保护项目入选国家级试点。完成市卫生健康委网站群项目运维工作，全年市卫生健康委网站、市医管中心网站发布稿共计1万余篇，市卫生健康委网站日均点击量680951次。网站制作专题、专栏20个。

【标准与评价】完成北京地区2022年度申报电子病历系统应用水平分级评价的二级及以上医疗机构的评审工作，对57家三级医院开展移动应用测评，国家卫生健康委发布的报告显示北京卫生信息化发展总指数和治理水平总指数位居全国第一，电子病历总体水平处于全国前列。持续探索医疗机构网站和移动应用的定位和优化目标，以评促建，以评促用，加强各级领导对网站和移动应用的重视程度，促进各网站和移动应用在创新中均衡发展。

继续开展北京地区卫生健康系统网站和互联网移动应用测评，对100家三级医院、10家卫生健康委直属单位进行网站测评，对57家医疗机构开展互联网便民惠民移动应用测评，提升医疗机构的信息便民惠民服务水平。对195家二级以上医院开展电子病历分级评价，促进医疗机构加强电子病历系统建设。2018年至2022年电子病历评价结果数据表明，北京地区医院电子病历系统应用水平逐年提升，为患者提供更高质量的医疗服务提供了信息支撑。

【卫生统计】组织开展全市二级及以上医疗卫生机构统计人员的业务培训，完成1万余家医疗卫生机构卫生行业信息采集审核及统计资料的编撰发布工作；进一步夯实电子病历、病案首页等重要数据的质量控制以及互联网诊疗与互联网医院审核工作；编撰发布《2021年北京市卫生健康事业发展统计公报》《2021年北京卫生健康工作统计资料（简编）》《北京卫生健康人力发展报告（2016—2020）》；为卫生健康管理部门了解卫生事业发展现状，非首都功能疏解、公立医院高质量发展等重点工作任务提供决策信息支撑。

【政策研究】完成对评价指标体系的修订和评价指标数据的采集，撰写年度《北京市卫生健康发展综合评价报告》，着手研究修订卫生发展评价指标体系。完成《区域电子健康记录共享中个人单独同意的机制设计与技术实现》等8个项目研究报告并形成研究报告汇编；开展北京市30家医院入院等候时间、DRG付费改革监测2项重点项目研究分析，形成2个研究报告；整章建制，加强政策研究，首发重点攻关项目"北京地区感染性疾病诊疗资源配置优化和应急保障策略研究""互联网医疗服务监管的信息化支撑研究"获批。编写发布《卫生健康政策简报》9期，中心职工以第一作者发表论文11篇。

【编辑工作】承编《北京卫生健康年鉴》，参编《中国卫生健康年鉴》和《北京年鉴》。协助国家卫生健康委修订《常用临床医学名词》，协助市卫生健康委编纂《北京2022年冬奥会和冬残奥会医疗防疫工作资料汇编》。

【新冠疫情监测】连续1000余天开展新冠疫情各类常态化监测数据的汇聚整合、统计分析、数据推送与报告撰写工作。累计完成《医疗机构诊疗工作量及外地患者接诊情况统计日报》等1876份，《基层医疗机构接诊发热等11类症状患者情况统计日报》344份，《全市二级以上医疗机构工作人员核酸检测情况分析报告》136份，提供数据材料5000余份。11月下旬起，承担市卫生健康委规模疫情期间监测统计组相关工作，研究制定《规模疫情下医疗救治监测统计方案》，撰写追阳效率分析系列专题报告35份；12月上旬，研究制定《医疗保障救治体系监测统计方案》，组织开展医疗救治相关数据采集、质控与报告撰写相关工作，撰写发热门诊、急诊、重症救治、死亡等系列专题报告62份，为全市有效应对发热门诊高峰、急诊高峰以及重症救治高峰提供实时信息支撑。持续追踪国内外疫情动态及应对策略，通过检索国内外各大医学期刊、官方网站等途径翻译汇总形成《全球疫情趋势预测及应对追踪简报》53期，为疫情防控决策提供学术参考。

【医疗管理数据质控中心工作】北京市医疗管理数据质量控制和改进中心开展重点统计报表数据质控工作。定期反馈电子病历数据质量，在《北京市电子病历共享调阅工作动态》报告中汇总前一月电子病历上报率情况、综合得分情况及共享调阅情况，对结果进行公示，并筛选评分较低的试点机构召开专题研讨会；组织制定《电子病历上报信息评价指标体系（3.0）》；统一药品、耗材和诊疗项目采集标准。继续开展住院病案首页督导检查，撰写《规范住院病案首页数据填报工作指南（2022版）》；开展北京临床版疾病分类与手术操作代码的维护更新工作及病案首页典型案例及上报质量问题分析；配合开展优秀病历选送及住院病案首页修订工作。继续开展人力基本信息调查表质控工作，下发《关于进一步加强疫情期间全市

人力基本信息调查表信息报送工作的通知》，编写出版《北京卫生健康人力发展报告（2016—2020）》。获批两项国家卫生健康统计高质量发展揭榜攻关项目。截至年底，协助开展81家互联网诊疗服务方式准入与互联网医院评审、235家互联网医院（诊疗）测评数据审核工作。完成《2019—2020年北京市医疗服务与质量安全报告》编写、修订及印刷工作，启动《2021年北京市医疗服务与质量安全报告》编写工作；协助编写《北京市二三级医疗机构医疗服务能力与质量安全监测简报》。获评2021年度北京市优秀医疗质量控制和改进中心。

【北京市卫生发展综合评价】为落实各级政府推进卫生健康事业改革发展责任，促进各区卫生健康事业高质量均衡发展，对2021年全市及16区卫生健康发展情况从投入、产出、结果三个维度进行综合评价。评价显示，2021年，克服新冠疫情影响，北京市卫生健康发展水平进一步提升，与上年相比，评价总分值增加6.1分，投入、产出、结果均有提升。但各区卫生健康投入的不均衡现象更为突出，重点人群健康管理和医疗保健服务还需加强，基层卫生机构服务能力还需进一步加强。16个区卫生健康发展综合评价结果总分值排名前四位为东城区、西城区、怀柔区、密云区；与上年相比，总分提高的前四个区为怀柔区、平谷区、房山区、密云区。

【印发互联网医疗相关信息系统规范及指南】5月18日，印发《北京地区互联网医院信息系统建设指南》，指导北京市各医疗机构互联网医院信息系统建设；印发《北京地区医疗机构互联网便民惠民移动应用功能规范》，指导各医疗机构的互联网便民惠民移动应用服务。

【冬奥核酸检测决策系统】落实北京冬（残）奥会医疗防疫保障要求，在原北京市核酸检测统一信息平台功能基础上，建设冬奥核酸检测决策系统，支撑冬（残）奥会人员核酸检测，实现涉奥人员核酸检测信息数据统计分析及数据驾驶舱的可视化展示，为冬（残）奥会疫情防控提供决策依据。系统于1月建设完成，4月完成项目终验。平台覆盖了北京和张家口全部300余个比赛场馆、涉奥酒店、集中驻地和交通场站等，建设完成全部涉奥人员的防疫信息数据库，实现冬（残）奥会全域人员的防疫信息管理。

【食品安全综合信息平台建设】按照国家卫生健康委要求全面构建"标准严谨实用、监测准确高效、评估科学权威、履职保障有力"的食品安全标准与监测评估工作体系，建设北京市卫生健康委食品安全综合信息平台建设项目（一期），项目于2021年7月启动

建设，2022年8月完成系统终验，实现食品安全标准从立项到实施、备案全过程可记录、可查询、可追溯的信息化管理。实现食品安全风险监测与分析研判任务管理、催报提醒、数据质量控制、工作考核评价、地图展示等。实现北京市的食品安全风险监测基础数据的采集，完成食品安全风险监测基础数据库，提升北京市疾控机构食品安全风险监测能力。累计注册备案申请企业1600余个，备案办理单位用户200余人，累计备案公开3900余个企业标准。系统与市场监督管理局联动，缩短企业备案时间，同步实现食品标准在线智能比对，方便企业决策。

【人间传染的病原微生物实验室生物安全管理信息系统建设】北京市人间传染的病原微生物实验室生物安全管理信息系统于2021年10月启动建设，2022年4月通过终验并正式上线服务。该系统涵盖了北京市各级医疗机构、院校、企业等，实现了电子化的监控监管模式，实现了对病原微生物实验室和实验室活动备案管理、病原微生物菌（毒）种或样本监测管理、实验室重大节假日报告、线上监督检查等，进一步提高卫生健康管理部门对市内病原微生物实验室的监管，切实防范生物安全风险。

【中心领导】主任、党支部书记：琚文胜；副主任：郑攀、郭默宁。

（撰稿：马新龙　审核：琚文胜）

北京市医疗卫生服务管理指导中心

【基本情况】职工18人，包括主任1人、副主任3人、办公室3人、质量管理科4人、经济运行管理科2人、信息管理科5人。其中卫生管理研究专业高级职称2人、副高级职称2人、中级职称6人。

年底固定资产总价值112.1万元。单位建筑总面积712平方米。

【新冠疫情防控专项督导】年内，完成8轮全市基层卫生疫情防控专项督导，覆盖16区228家基层医疗卫生机构（社区卫生服务中心及社区卫生服务站127家、社区及行政村或卫生室101家）。重点围绕老年人新冠疫苗接种、中高风险区疫情防控、社区卫生服务中心药品登记、发热筛查哨点运行管理、高峰期医疗服务供给及发热诊区运行、物资药品配备、转诊流程、社区卫生服务机构小分子新冠治疗药物使用、村卫生室对新冠病毒感染者提供医疗服务等工作开展督导，持续推进基层各项工作落到实处。

【健康档案和慢性病管理】完成全市2021年度健康档案和慢性病患者健康管理绩效考核。根据专家组评判结果，梳理各区2021年度慢性病管理得分、存在问题及整改建议，报市卫生健康委。

根据国家卫生健康委、财政部、国家中医药局《关于做好2022年基本公共卫生服务工作的通知》要求，协助测算分配全市142万名高血压患者和63万名2型糖尿病患者管理任务。截至12月底，高血压和2型糖尿病患者规范管理率分别为75.19%、75.79%。

【对口支援】7月底，中心副主任张国红作为市卫生健康委第九批援藏干部及全市卫生健康系统带队领导，完成3年的援派任务返回北京。8月，西藏疫情严重时，张国红带领216人医疗队再次入藏完成77天的支援抗疫任务，建立实验室，承担拉萨市社会面及方舱检测各一半以上的样本量检测任务，同时支援拉萨市流调、方舱、院感等工作。

【基本医疗和公共卫生服务】全市运行社区卫生服务机构1973个，其中社区卫生服务中心352个、社区卫生服务站1621个。在岗职工4万人，提供诊疗服务6685万人次；建立居民电子健康档案1820万份，电子健康档案建档率83.2%；慢性病管理409.8万人；家庭医生签约服务累计888.3万人次，签约率40.6%，其中65岁及以上老年人、孕产妇、0—6岁儿童、慢性病（高血压、糖尿病、脑卒中、冠心病）、残疾人群、严重精神障碍患者、肺结核病患者、计划生育特殊家庭等重点人群，签约464.8万人；全市双向转诊累计上转患者110.4万人次，下转患者8.4万人次。

【优质服务基层行】2021年11月底，经区、市、国家卫生健康委逐级评审，全市33个机构达到"优质服务基层行"国家推荐标准，其中社区卫生服务中心25个、乡镇卫生院8个。按照30%的比例，对已往达到推荐标准的机构开展"回头看"，合格率100%。

【家庭保健员培养】印发《2022年家庭保健员培养工作方案》，增加疫情防控内容，倡导做好自身健康第一责任人；以居家健康管理为中心，以《健康北京行动（2020—2030年）》《中国居民膳食指南

（2022）》《北京市全民健康生活方式行动工作方案（2021—2025年）》等为参考，满足居民多样性健康管理需求。引导各区在强化培养的基础上，探索深化培养工作。全市如期完成年度家保员强化培养任务，总计强化培养5544人。

【社区卫生服务常规监测】完成北京市社区卫生服务常规监测报表修订、审批，编发《北京市社区卫生服务常规监测实施方案（2022—2025年）》，编印《2021年度社区卫生工作统计资料汇编》，完成《2021年度北京市社区卫生常规数据监测统计分析报告》，开展第十二届全市社区卫生常规监测统计分析报告评比。

【社区卫生信息宣传】官方微博和微信公众号均更名为"北京市医疗卫生服务管理指导中心"，微信公众号关注量2.02万人，推送微信80期、文章153篇；官方微博粉丝3.03万人，编发微博1875条，阅读总量782.81万次。微博账号获得"健康知识普及行动—2022年新时代健康科普作品征集大赛"入围奖。

【社区综合戒烟】与12320中心联合印发《关于印发〈北京市社区卫生服务机构进一步开展电话综合戒烟服务工作方案〉的通知》，截至年底，社区综合戒烟转介436人。

【中心领导】主任：张文中（7月任）；副书记：张向东；副主任：张向东、王立（6月任）、张国红（7月结束挂职拉萨市卫生健康委副主任）。

（撰稿：张　莉　审核：张文中）

北京市卫生健康委员会会计核算服务中心

【基本情况】职工16人，其中管理干部6人、专业技术人员10人，包括高级职称2人（双肩挑人员）、初级职称10人。

固定资产原值878.85万元。

【改革与管理】完成中心内部控制建设及评价。完成2021年度内部控制风险评估和内部控制报告编报；完成2022年度《内部控制制度汇编》及《内部控制手册》，修订完善《预算管理制度》等14项内控相关制度。

【财务管理】2021年度决算会审工作。完成财政部门决算报表收集会审，收集41家单位决算报表，完成市卫生健康委决算填报说明和分析；完成全国卫生健康财务年报收集会审，收集市区两级583家单位财务年报，撰写财务年报编制说明、分析报告；完成市国资委、市财政局企业决算收集会审，收集37家企业决算报表及分析；完成2021年度行政事业性国有资产报告收集会审，收集42家单位报表，完成市卫生健康委填报说明和分析；完成2021年度政府部门财务报告会审，审核汇总市卫生健康委本级及所属41家单位的数据、填报说明和分析报告等内容，完成《2021年度北京市卫生健康委员会部门财务报告》。

完成2022年度医疗机构、卫生单位、基层社区、行政单位、科研单位、教育单位6类单位标准会计科目及5类辅助核算。

2022年度财务月报报表任务制定及编制手册撰写。完成北京市医疗机构、卫生单位、基层社区、行政单位、科研单位、教育单位的财务月报报表任务制定并下发各单位使用，编制各类型单位报表编制手册。

市直属单位、区属单位财务月报管理工作。截至12月，共收集市属62家单位744份财务月报，收集16个区卫生健康委及其所属单位共500余家单位6000余份财务月报。

市直属单位、区属单位成本月报管理工作。完成21家市属医院、36家区属医院2022年度成本月报数据收集、装订及归档工作。截至12月，共收集成本报表电子版数据684份。

企业快报汇总报送工作。完成市卫生健康委、市医管中心、市中医局所属37家企业月度快报收集、汇总、报送工作。

完成核算中心本级及3家代管单位会计核算工作。

配合做好行业财经服务-公立医院经济管理绩效考评服务工作。

【项目管理】综合运维。完成医疗服务项目价格信息管理平台局端系统运维、软件功能完善、医院前置机子系统等运维工作；完成59家医院医价数据采集工作，累计86亿条数据3.7TB存储量。完成卫生健康经济指标平台运维、优化、调整等工作。完成卫生健康财务管理信息系统运维，包括财务信息分析系统、成本信息分析系统、医疗收费支持分析系统、门户网站等运维工作。完成区属医院成本核算系统软件日常运维技术保障、数据支持等工作，撰写《2020年区属医院科室成本分析报告》《2021年区属医院医疗服务项目成本分析报告》。

行业财经服务。对卫生健康系统政府会计制度实施服务，为市区两级医疗、科研、行政、卫生、教育等300余家单位日常核算、会计报表工作开展提供支持。完成经济指标平台数据整理。完成医价数据清理。

医价平台升级改造与公立医院经济管理绩效考评系统医价平台升级改造。完成医价平台新增医疗服务项目申报审批管理子系统、医院前置系统等系统功能升级改造，完成医疗服务项目价格信息管理平台信息系统安全等级三级备案，完成软件测评与等保测评。

【科研与教育】牵头完成中国卫生经济学会第二十三届公开招标课题——卫生健康经济管理人员分类胜任力研究，获得一等奖。

完成会计人员继续教育。依托网络学习平台及"北京卫生财经"公众号微课堂组织线上培训，按期完成3400余名学员培训及学分备案工作，涉及市卫生健康委及其直属单位、市中医局、市医管中心及其直属单位、市老龄协会、各区卫生健康委及其直属单位300余家单位。

【中心领导】党支部书记、主任：曹亚娜；副主任：马志江、赵兰。

（撰稿：李慧娟　审核：曹亚娜）

北京市卫生健康委员会宣传教育中心

【基本情况】职工30人，其中管理岗位22人、专业技术岗位7人、工勤岗位1人。

年底固定资产净值140万元。

【宣传工作】新闻宣传。全程拍摄冬奥会、冬残奥会开闭幕式医疗服务保障、新冠疫情防控新闻发布会、服贸会公共卫生高峰论坛、"强国复兴有我"主题巡回宣讲等重要活动140余次，拍摄照片2万余张、视频2000余分钟。

电视片创作聚焦典型宣传。制作《北京市心理援助热线 用心呵护您的健康》MG动画版宣传片，在世界精神卫生日宣传期间做重点推送。制作专题片《礼赞百年风华 谱写奋进新篇 北京市卫生健康系统2021年宣传工作总结》《担使命 冲在前——北京抗疫故事》，制作北京卫生人才《三十年 正青春》、《精彩的冬奥会 成功的医疗防疫——北京冬奥会、冬残奥会医疗防疫工作回顾》和《牢记职责担使命 为民服务促健康》电视宣传片，制作《E点健康》系列短片15集。

科普宣传。与北京广播电视台合作推出《健康北京·口述》短视频节目12期，《健康播报》35期、《深度解读》15期、《健康正解》109期；播出广播栏目《今夜私语时》135期、《向幸福出发》75期，完成"幸福家庭大讲堂"特别直播节目；录制北京新闻广播《健康北京》栏目45期，传播健康理念，倡导健康生活方式；完成歌华健康专题52个，页面曝光量2341万次，新冠疫情防控宣传海报累计曝光量29亿次。

搭建全市公园户外宣传展览阵地。在27家市属和区属公园推出儿童心理健康、老年健康、国家基本公共卫生服务、新冠疫情防控等健康科普知识宣传展览4期，为营造良好的卫生健康宣传环境提供支持。

主流网络媒体宣传。与光明网、首都之窗合作开展"健康北京 幸福家庭"专题宣传，累计访问量544万次，北京市计划生育宣教馆（网络版）累计访问量426.3万次。

平面媒体宣传。制作《家庭历书》宣传服务手册，免费发放50万册；配合开展2022年度《人口与健康》杂志宣传工作先进集体和先进个人评选工作；编印《健康生活一拨通》儿童常见传染病分册。微信号"京华卫生"发布图文内容336篇，其中81篇为原创内容，点击量28.9万次，分享量8万次，多篇内容被学习强国、中央重点新闻网站、北京各大医院官方微信公众号、北京地区新闻账号转发引用；微信号"幸福家庭 健康生活"每周定期推送信息，粉丝5.7万余人，总发稿230余篇，累计阅读量4.98万余次；微信号"北京12320"发布142篇，全年阅读量7.32万次；微博"@北京12320在聆听"发布4084条，全年阅读量1.56亿次；"@首都健康"发布1936条，全年阅读量4.05亿次。作为唯一微博平台参与第六届健康北京周"云科普·大咖面对面"系列直播节目，总播放量22万次、总阅读量56万次；首批合作参与"@健康中国"联合微博发起的"新冠防疫手册"话题，普及科学防疫知识。

【品牌活动】以"生命与医学"科学倡导、健康向未来为主题，开展杏林杯、春雨榜、好新闻三项品牌征集活动。推动健康知识普及，引导公众建立正确健康观。开展行业内培训直播活动，邀请北京日报社、中国传媒大学、中国人口报专家学者，搭建交流平台，提升业务水平，直播点赞量近1万次。

【网络舆情监测】利用专业化的舆情服务平台，规范化的流程设置，对信息数据实现实时监测、汇总分析，制作监测分析报告。及时发现舆情热点，对敏感信息实现即时推送，研判舆情态势，提供应对策略建议。结合冬奥会卫生健康保障、疫情防控、疫苗接种、医疗救治等做好舆情保障工作。共监测采集相关信息2400万条，其中预警通知数据4.9万条。完成舆情日报250期，热点问题快报、简报、专报1214期，年度舆情分析报告1期，节日期间舆情专报2期，半年度舆情分析报告1期。

【接诉即办】立足服务全市疫情防控、优化卫生健康服务，做好接诉即办工单派发、机制完善、队伍建设、舆情监测、数据分析等各项工作。全年共接到市12345电子派单105659件，较上年增加23.74%。全年共有效报送不稳定因素类诉求223件，未发生处置不及时导致的恶性事件。

实时监测派单，及时研判舆情。重点关注涉疫诉求，对特殊人群、关键区域、特殊问题，及时逐级上报，确保群众诉求妥善应对。每日监测并报送受理疫情相关诉求案例345期，报送市卫生健康委。在《关于进一步优化落实新冠肺炎疫情防控措施的通知》发布后，每日报送受理阳性居家人员诉求情况，第一时间反馈新政落地后群众对卫生健康服务的需求。

做好常规监测，服务职能处室。每日监测血液舆情，共报送专报113期、涉及180件诉求；每月报送医疗机构治安管理数据；逢公休节日后报送受理情况节日报，协助相关处室或兄弟单位撰写专题报告或数据情况分析等；日常重点常规项目监测不稳定舆情工单217件、公共卫生问题666件、健康管理师问题5686件、HPV疫苗相关问题3185件、新计生政策相关问题6046件等。

挖掘诉求数据，服务卫生健康委工作。不断加强数据分析研究与应用能力，全力配合市卫生健康委安全保卫处和接诉即办专班工作要求，为领导调度提供督导依据。撰写报送接诉即办专刊29期，每月通报考核情况、分析高频问题、自办情况等；撰写报送接诉即办内刊22期，不同维度运用数据专题服务卫生健康委；制发中心接诉即办工作月报11期，为各级各单位提供整体工作参考；每周对受理情况做数据汇总和简要分析，撰写报送接诉即办周刊34期。

未诉先办，坚持正确舆论导向。持续加强微博舆情监测，每天全覆盖式监测微博舆情动态，做好重大会议及重要节点的微博舆情监测保障，第一时间监测上报微博舆情95件。根据诉求及网友反映的疫情防控热点问题，主动推送权威准确的防控信息，更新微信自助问答知识库，做好舆论引导，缓解诉求办理压力，发挥"未诉先办"的前端作用。

辅助优化营商环境，助力"服务包"诉求办理。按照《北京市卫生健康委员会关于建立企业"服务包"平台诉求办理工作机制的通知》要求，自4月1日起负责承办企业服务包平台诉求转办工作。出台《北京市卫生健康委员会宣传教育中心企业服务包工作管理制度》，规范工作方法，明确受理转办各环节要求，做好人员培训、监督和管理。密切联系相关处室，畅通企业诉求受理渠道。

一体化工作。承接北京市人民政府网站（首都之窗）的"我要咨询""我要建议""领导信箱"和"北京通"四个模块的群众诉求工作，按照"简单咨询一个工作日答复"的要求，进行一体化互动交流平台中来件接收、转办、审核等事宜。分7批完成119家单位的191位办件人的账户信息收集、申请提交、开通协调、账户分发、微信工作群维护等工作。建立一体化平台信件转办及疑难事项处理流程、办理情况日报告制度及岗位职责等管理规范。紧盯办结时限，在平台不具备自动提醒派件的情况下，加强人工电话及微信的督办、催办，协调处理疑难复杂事项，提升政民互动响应度。快速处置上报不稳定因素信件、疫情防控期间敏感信件，为上级部门提供及时预警。截至年底，共接收处理派件284件。

【获奖情况】《无悔的选择——"时代楷模"李桓英》专题片获得第十六届中国健康传播大会"好作品"一等奖，"2021年行业电视节目推选活动"记录短片类最佳作品，红色传承短视频征集活动暨第八届万峰林微电影盛典英模人物单元一等奖，2021年"健康中国"新闻作品征集活动入围作品。公益短片《健康守门人》获得国家卫生健康委举办的2021年"健康中国"新闻作品征集活动入围作品，红色传承短视频征集活动暨第八届万峰林微电影盛典宣教单元二等奖。"@首都健康"及"@北京12320在聆听"被评为2021年度全国十大卫生健康微博及重大应急协作优秀微博。"@首都健康"获评2022年度·政务公开优秀微博。"@北京12320在聆听"获评2022年度·创新应用与传播优秀微博和2022年度·金牌政务主编。

【中心领导】党支部书记、主任：王志洲；副主任：赵勤、胡爽。

（撰稿：南　易　审核：田　昀）

北京市卫生健康人力资源发展中心
北京市卫生人员考评中心

【基本情况】在编职工26人，其中副高级职称8人、中级职称5人、初级职称4人。

年底，中心固定资产净值152.10万元。

【考试评审工作】完成2022年度北京市卫生系列职称考试工作，包括全国护士执业资格考试、全国卫生专业技术资格考试、卫生管理职称考试、未列入全国统考卫生专业技术资格考试等，参加考试共计6万余人。

完成2022年度北京市卫生系列高级职称评审工作，包括网上报名、资格审核、答辩安排、专家遴选、答辩评审实施、市人力社保局审查公示等各工作环节。共有4600余人通过考评中心审核并完成答辩。共分84个申报科目、43个学科组、65个答辩组，申报正高级职称1184人、副高级职称3242人、中级职称99人、初级职称73人。

完成2022年国家医师资格考试工作，包括考试报名、资格审核、考场编排、实践技能及医学综合理论考试实施、合格人员证书发放等环节。其中参加实践技能考试7419人、医学综合理论考试8018人。

【住院医师规范化培训】完成住培结业考核。结业理论考核由北京大学医学部等2个考点承担，临床实践技能考核采取现场考核和远程考核相结合形式，由各专业主委单位具体实施考核。理论考核实考3209人，通过率94.4%，临床实践技能考核实考3274人，通过率97.2%。结业考核中，严格落实常态化疫情防控要求，协调安排京外考生在所在省借考，尽全力保证考生应考尽考和考试安全；探索临床实践能力考核远程考核模式，考生在培训基地进行考试平台线上笔试、技能操作和录制视频等考核，考官远程评分或阅卷。

完成住培招录。完成2022年住培报名、资格审核、录取、调剂和年限复核工作，共招录3358人，其中住院医师1394人、医教协同研究生1964人。招录过程中，建立招录供需匹配机制，统筹协调培训需求，严格控制培训规模；采用现场或网络远程形式进行招录考核录取，最大程度降低新冠疫情带来的不利影响，为京外报名者提供招录考核机会。

【人事代理】进一步完善人事档案管理各项制度和材料分类规则，落实档案机要转递规定。特殊时期实行网上阅档、室外大厅接待管控措施，最大限度减少人员接触。严把接收、归档和数字化工作质量，档案归档和数字化进展顺利。完善人事代理系统，项目功能改进工作基本完成，可解决接收、转出、借出、利用等常用功能使用问题，实现数据互联互通。年底库存人事档案18421卷，全年新增793卷，接收档案材料并入盒5万余份，转出档案520卷，材料归档4828卷，借阅档案近2000卷，制作数字档案195841页，提供复印和各类证明服务200余人次，检查归还档案1800余卷。

【人才开发】统筹线上、线下考试形式，为委托单位公开招聘提供多层次的考试和不同形式的考务组织选择，解决疫情期间考试组织难题，保证委托单位招聘工作平稳、顺利开展。全年新开发单位3家，开展合作单位达18家，签署考试项目39个，组织考试55次。完成招聘系统整体升级，满足多层级用户的招聘需求。

人才派遣业务。洽谈成功北京外企人力资源服务公司新的服务商，年内新增派遣572人，办理离职366人，共计派遣3686人，其中在职派遣人员2161人、编外人员1818人、住院医师343人。办理证明开具、生育津贴核算、社保基数核算调整、考勤核对、工资核算和合同变更等工作，全年做到零投诉。

会同北京市妇幼保健院完成孕产期理论考核的出题、审题、组卷等工作，组织全市16个区的卫生健康委完成考试报名工作，安排医生、助产士、基层社区保健人员共265名医护人员参加本年度考试。

联合办学全年共招生769人，其中春季班182人、秋季班587人，学生数量较上年增加275%。

【30周年庆典】2022年是中心成立30周年，制作《砥砺前行》30周年纪念画册，录制《三十年 正青春》纪录片。11月30日，通过腾讯会议线上举行中心成立三十周年庆典，回顾中心发展历程，学习中心一代代干部职工艰苦奋斗、开拓进取的先进事迹，观看了《砥砺前行》和《三十年 正青春》，中心原主任、财务

科科长及新职工等老中青代表交流发言。

【中心领导】党支部书记、主任：周峰；副主任：张建国、林绍海。

（撰稿：杨让利　孔子燕　审核：周　峰　张建国）

北京市医药卫生科技促进中心
北京市医疗机构药品使用监测评价中心

【基本情况】职工29人，其中正高级职称1人、副高级职称1人、中级职称1人、初级职称2人，六级职员6人、七级职员11人、八级职员3人，工勤4人。

年底固定资产净值260.85万元。单位建筑总面积1250平方米。

按照京编委〔2021〕120号文，整合北京市农村改水项目领导小组办公室、北京市计划生育服务指导中心（北京市计划生育药具管理站），组建北京市医药卫生科技促进中心（北京市医疗机构药品使用监测评价中心），为正处级公益一类事业单位。单位内设综合办公室、财务审计部、规划研究部、项目管理部、成果转化部、质控评价部、药品使用监测评价部、信息统计部8个部门。

【生物安全工作】协助市卫生健康委开展可感染人类的高致病性病原微生物菌（毒）种或样本运输管理工作，完成准运证材料审核5325份。组织生物安全二级实验室骨干人员培训结业考核工作，完成年度考核228人。

【短缺药品监测与应对管理】完成年度短缺药品信息直报、分析及处置工作；完成季度、年度全市短缺药品保供稳价工作报告。完成全市400余家公立医疗卫生机构药品使用监测数据的收集上报；按照北京疫情防控工作领导小组专题会工作部署，承担本市新冠治疗药品供销情况的日监测工作；完成本市药品价格变化情况调研；研究确定药品使用监测信息化建设系统平台的功能需求。

【事业单位改革】完善中心"三定"方案，确定主要职责与内设机构；完成岗位设置；结合工作需要和工作人员特点完成人员定岗，组织签订事业单位工作人员聘用合同；年内引进医学、药学、信息管理、财务管理等专业人才6人；完成本阶段事业单位工资改革任务。完成改革前单位财务账套交接、数据备份，建立新单位银行账户，完成改革前两个单位资产清算审计。

【编制中心"十四五"发展规划】为确定中心发展战略，明确重点工作任务，做好中心发展顶层设计，中心与国家、北京医药卫生科技创新和药品监测相关单位进行调查研究11次，初步完成中心"十四五"发展规划编制。

【主办中国国际健康卫生公益投资论坛】9月1日，中心主办的中国国际健康卫生公益投资论坛在首钢园召开。论坛主题是"加强健康卫生公益投资，促进卫生科技创新和成果转化"，旨在交流研讨健康卫生领域投资热点趋势及投资需求变化，分析其对医药卫生科技创新及成果转化的引领导向作用，谋划推进北京市医药卫生科技创新和医疗机构改革高质量发展路径。市卫生健康委党委书记钟东波、副主任李昂线上出席论坛并致辞。论坛邀请国内外医药科技创新和投资领域9位嘉宾发表主旨演讲，进行了提升公共卫生意识公益项目捐赠仪式。

【中心领导】党支部书记、主任：张静波；副主任：赵国宏、何远智。

（撰稿：朱妍郦　审核：赵国宏）

北京市化工职业病防治院
北京市职业病防治研究院

【基本情况】编制内人员164人、合同制人员207人、派遣人员3人，其中正高级职称11人、副高级职称36人、中级职称155人、初级职称89人。执业医师67人，注册护士58人。

年底固定资产净值22358.14万元。占地面积21767.56平方米，建筑面积37905.77平方米。

【历史沿革】北京市化工职业病防治院成立于1973年8月，位于北京市海淀区香山一棵松50号，隶属于市卫生健康委，为二级甲等医院，编制人员320人，编制床位276张，开放床位66张。

【职业卫生技术服务】全年累计为300家企业提供职业卫生与安全技术服务，重点涉及核电、冶金、石油化工、生物制药、电子行业及其他相关项目，完成报告890余篇，年检测样本18万余个。顺利通过CNAS（中国合格评定国家认可委员会）年审及扩项，在全国实验室能力比对中创先争优，探索开展职业卫生风险分级、目视化、安全管理提升、现场规范管理、健康企业创建咨询服务等新业务模式，进一步提升职业病防治服务能力，扩大职业病及危害因素监测范围。

【放射卫生技术服务】持续扩大放射卫生技术服务范围，全年累计为56家医疗机构和非医疗机构提供建设项目职业病危害放射防护评价、辐射防护检测，为102家机构开展个人剂量监测；加强从业人员培训，年内组织全市及重点区域放射工作人员培训3期，累积培训1.5万余人；持续提升实验室检测能力，年内通过了CNAS年度评审和内照射个人剂量、尿中总α总β放射性分析等扩项评审工作；参加中国辐射防护研究院组织的2022年度能力验证和中国疾病预防控制中心的实验室间比对工作，涵盖了水中氚的分析等6项监测项目，所有验证和比对均取得"满意"结果，其中两项比对获得"优秀"。

【技术服务机构质量控制】履行北京市职业卫生技术服务质量控制中心职责，组织起草《北京市职业卫生检测能力比对工作方案》和作业指导书，开展在京注册的12家职业卫生技术服务机构和16家区级疾控中心的检测能力比对工作，完成数据汇总和分析，对发现的问题形成总结报告及时报告市卫生健康委，并

通过"工作场所职业病危害因素监测系统"完成数据上报；组织起草《北京市职业卫生技术服务机构质量监测工作方案》，先后组织6个专家组对10家技术服务机构开展报告审核、用人单位现场核查和机构现场检查，圆满完成北京市职业卫生技术服务机构质量监测工作。

【行政部门技术支撑】完成"加强职业病防治院所能力建设政策措施""完善细化《职业病防治法》用人单位主体责任措施""总结宣传十八大以来职业健康工作成效"等国家层面职业健康政策课题研究，并受市总工会、市卫生健康委委托牵头完成"北京市新就业形态劳动者职业健康状况调查研究"等项目，为国家和北京市职业健康相关政策的制定提供客观依据和决策咨询。组织开展国家和省部级职业卫生行业相关标准制修订，助力职业健康管理事业发展。

【职业病诊治】推进尘肺病防治攻坚行动，提升职业病诊治能力。依法开展职业病诊断工作，完成职业病诊断项目资质备案，由原来的5大类38项变更为7大类46项，基本满足国家职业病防治技术支撑机构能力建设职业病诊断能力评估要求。年内接诊职业病诊断患者10名，完成职业病诊断3名，均按要求出具职业病诊断证明及时进行网络直报。门诊接诊职业病患者2万余人，收治职业病患者234人次。

【职业健康体检】全年为700余家用人单位6万余名劳动者提供职业健康检查服务。完成《职业健康检查体检因素和体检项目共识》《客服人员行为规范》等30余项优化事项，不断改进服务质量；注重强化业务能力提升和质量控制，针对检查、检验过程发现的特殊病例，就病因、症状、诊断、鉴别诊断、病例分享等方面进行梳理和内部交流，不断积累临床检查、检验经验；启动质量体系文件修订工作，确保职业健康检查工作规范、有序开展。

【基本医疗卫生服务】防治院设有一院五址，香山院区开设医疗门诊和住院业务。门诊设有内科、外科、妇科、五官科、皮肤与性传播疾病科、中医科、职业病科等门诊科室。开放床位66张，其中内科28张、职业病科38张，出院患者234人，床位使用率

36.14%。年度门诊患者55372人,同比增长39.8%。抗菌药物使用各项指标均控制在合理范围内,微生物送检率90%。顺利通过麻醉科增项。筹建完成并24小时运行120香山站。12月,完成发热门诊的设立,优化就诊流程、规划人员配备,保证发热门诊24小时运行。

【新冠疫情防控】投入200余万元开展核酸检测实验室建设,按时完成核酸检测门诊建设。承担京港地铁、科兴生物等北京市重点单位的人员和环境核酸检测任务,支援香山街道核酸检测工作,累计派出医务人员1219人次,检测核酸17.5万人次、环境核酸1.5万点次。

【职业健康保护与促进】4月25日至30日,协助市卫生健康委举办《职业病防治法》宣传周活动,并对上一年健康企业、职业健康达人和优秀职业健康传播作品获奖单位和个人进行表彰。对照国家卫生健康委和市卫生健康委相关工作要求,启动"职业健康达人""健康企业"评选活动和职业健康传播作品征集活动,结合北京市产业分布现状,聚焦劳动者数量多、基数大的服务业和医药、电子等高精尖产业,突出中小微型及新就业形态用人单位,重点关注接触职业病危害因素的一线职工和易患工作相关疾病的职业人群,选拔出30名典型模范,带动广大职工职业健康意识和健康素养得到有效提升。完成北京市健康企业建设指导和评估工作。

【教育培训工作】推进防治院培训教育平台建设,完成平台升级更新和服务器扩容。截至年底,平台累计注册用户193540人,新注册用户183841人,上架课程257个,开展职业卫生监督、用人单位和专业技术人员培训,累计培训4万余人次。

【专业技术人才培养】积极拓展与国内外科研机构、高校的交流合作,持续发挥对本科生、硕(博)士研究生和博士后人才培养功能,全年引进博士后1人、完成培养博士后2人、本科生17人、硕士研究生3人、专科生6人,依托国家、省级科研项目及院内自主支持科研项目,聚焦职业紧张、肌肉骨骼疾患、职业流行病学、放射卫生等研究方向开展深入研究,全年共发表学术论文22篇。

【人才培养基地建设】大力提升国家级和北京市职业病危害防治专业技术人才培养基地建设力度,通过成立工作专班,落实督导职责,按计划完成人才培养基地二期工程竣工验收。基地建筑面积6592.15平方米,设计模拟作业场景30余个,布置模拟作业工位60余个,涵盖粉尘、化学因素、物理因素、放射性因素、其他因素五大类300余种职业病危害因素。基地以作业现场模拟实训为抓手,以提升各类人才队伍职业病防治专业技术能力为目标,全力推动创新人才培养与产学研合作、融合发展。

【应急救援楼工程建设】推进应急救援楼项目工程建设,成立基建任务工作专班,完成项目主体施工、设备安装及配套设施。项目建设用地面积3881.8平方米,规划总建筑面积8233.51平方米,实际规划实测总建筑面积8022.37平方米。主要建设应急救援楼、机械车库出入口、液氧站共3栋建筑,其中应急救援楼主要设置急诊、门诊、医技、体检、检测、地下车库等用房。

【危化品应急救援队伍建设】贯彻执行北京市《关于进一步加强市级专业应急救援队伍建设的指导意见》《北京市市级专业应急救援队伍管理办法》。在完善仪器设备和试剂耗材等基本保障的前提下,邀请海淀区消防支队为应急救援队员开展针对性的技术和能力培训,提升队员自我防护能力。组织应急救援检测专业知识培训,不断稳固和拓展应急检测能力,提升应急队伍应对处置生产安全事故和自然灾害的能力。设置危险化学品专业救援队伍(检测方向)应急专班,实行24小时应急值班制度,并协助市应急管理局完成北京市危险化学品气瓶事故应急演练任务。

【院领导】党委书记:付东海;副书记、院长:李珏;副院长:付东海、王建国、牛东升、李敏;纪委书记:陶秀卫。

(撰稿:丁晓文 审核:李 珏)

卫生健康社会团体工作

 北京医学会

【基本情况】团体会员单位116个，个人会员32254人，有104个专业委员会（专科分会）。学会专职人员46人，为5A级社会组织。

完成12个专科分会的换届工作，分别为：儿科学分会（67人）、灾难医学分会（55人）、早产与早产儿医学分会（59人）、耳鼻咽喉头颈外科学分会（69人）、感染病学分会（60人）、临床药学分会（59人）、消化病学分会（71人）、心电生理和起搏分会（55人）、重症医学分会（66人）、肠道微生态与幽门螺杆菌分会（54人）、乳腺疾病分会（62人）、整形外科学分会（53人）。

【学术活动】全年开展各类学术活动293场，其中学术年会、论坛等大型精品学术活动75场，参加人数累计220余万人次，交流专题报告、论文等共5000余篇；基层学术活动85场，参与20万余人次；西部行活动11场次，参与2.3万余人次，交流专题报告80余篇。

7月1日至3日，召开北京医学会放射学分会2022年学术大会，线上课程涵盖18个学组内容，线下涵盖22个专题讲座和医学影像急救大赛、青年医师英文论文演讲比赛、病例讨论会及"益护百影"病例大赛等。

7月16日至17日，召开2022年北京医学会麻醉学分会学术年会，秉承"传承、创新、务实、引领"精神，涵盖24个学术板块，举办200余场专题学术讲座，邀请了350余位专家参会。

8月6日至11日，在京召开第九届北京呼吸内镜和介入呼吸病学高峰论坛、第七届京津冀介入呼吸病学研讨会暨第十六届北京大学国际介入呼吸病学技术培训班。活动采取线上系列学术报告、线下动手培训的形式进行。全国各地超过7万名医务工作者通过在线平台参加了本次学术活动。会议涵盖反映介入呼吸病学最新进展的79个讲题，内容涉及超声支气管镜、导航、气道支架、胸腔镜等介入呼吸病学的重要领域。手术演示活动全程展现了7例患者整个诊疗过程。动手培训班课程为期3日，理论课程共有23个讲题，涵盖介入诊断技术、介入治疗技术以及介入护理等方面。

9月17日至18日，以线下会议+网络直播的形式举行第三届检验医学焦点论坛暨2022北京检验医学学术会议，主题为"关注焦点、促进交流、提升能力、护佑健康"。会议携手海内外专家围绕检验医学行业前沿、检验医学焦点问题、学科发展趋势以及患者安全等方面展开交流与研讨，突出以临床需求为导向的实验诊断技术，重视体外诊断企业在学科技术进步中的地位，强调产、学、研、用相结合的重要性。会议期间举办了"后疫情时代，检验医学学科建设与发展——院长论坛"、新冠病毒实验室检测论坛、临床微生物与感染性疾病论坛、分子诊断与基因测序论坛、临床免疫检验论坛、临床化学标志物论坛、基础检验论坛等10余场学术论坛。

11月18日至20日，线上举行第九届中国北方呼吸论坛，由北京医学会呼吸病学分会联合天津市、宁夏回族自治区、陕西省、河北省等地呼吸病学分会/协会共同举办。本次论坛共设1个主会场、12个分会场，围绕呼吸系统疾病的热点问题、难点问题、支气管哮喘、胸部肿瘤、呼吸系统感染、睡眠呼吸疾病、肺血管病、病例讨论、共患疾病/咳嗽、呼吸危重症、间质性肺病、呼吸疾病护理管理、介入呼吸病等方向做了专题讲座和病例讨论，线上1000余人参会。

12月18日，线上召开第三届北京医学创新与转化大会暨北京医学会成立100周年学术报告会，线上参会1.2万余人次。大会设1个主会场、3个分会场，对第七届北京医学科技奖、北京医学会优秀专科分会和首届医学科普短视频展播活动进行总结，组织开展"医学好声音"青年医师演讲活动、医学创新与转化项目展示等活动，总结学会百年发展史，弘扬科学家精神，促进医学创新发展及成果转化。

12月24日至25日，线上召开2022年北京医学会神经外科学术年会，大会期间同时举办解放军总医院神经外科高峰论坛。大会秉持"军民融合·智能创新"理念，国内、军内神经外科专家共聚一堂，讲学交流涉及临床、科研、教学及护理等领域。大会设置主会场1个，颅脑创伤和神经重症、神经肿瘤、颅底和内镜等9个亚专业分会场。

【科普宣传】通过电视、网络、自媒体等平台，围绕百姓关注的常见病、多发病、新冠病毒感染等疾病防治内容，开展科普宣教83场次，52万余人参加活动；制作53个科普短视频在全平台播放，浏览量近266万人次。

糖尿病学分会主办的联合国糖尿病日蓝光行动主题活动于11月13日举行，邀请糖尿病领域专家开展一系列糖尿病患者教育讲座，并对观众留言进行现场答疑。

肾脏病分会围绕2022世界肾脏日活动周主题"人人关注肾健康——吾爱吾肾 知识强肾"开展系列科普活动，包括科普宣传、媒体呼吁、义诊咨询、学术交流等，通过线上科普、线上义诊或召开患教会等方式进行。

与网易健康合作组织开展"助力冬奥会——我为冬奥做贡献"健康科普活动。呼吸病学分会、运动医学分会和临床营养学分会的优秀医师采取直播和短视频的形式将专业医学知识传播给普通民众。活动共开展5期直播，后期剪辑短视频33个，浏览量68.2万人次。

年内，医学科普品牌项目《全民健康课》共录制、剪辑、制作20个科普短视频，在新华网、腾讯等全平台播放，总播放量达198万人次。

【委托工作】完成各类医疗技术和医疗机构现场审核项目178项，涉及医疗机构116家。组织4期北京市乙类大型医用设备配置专家评审，合计101项。完成昌平区、门头沟区等7家二级妇幼保健院等级评审实地考评，以及通州区、顺义区和北京妇幼保健院3家申请三级甲等妇幼保健院的评审评价工作。组织"青苗"计划、"培育"计划和"五小"创新项目评审。完成53家医疗机构上报152项新增医疗服务项目审核，其中125个项目同意设立为新增项目。组织北京地区2021年医用设备使用人员业务能力考评工作，2118人通过资格审核。完成鉴定、评定、咨询共计39例，其中医疗事故技术鉴定2例、医疗损害鉴定15例、预防接种异常反应鉴定9例、预防接种异常反应损害程度分级评定9例、医疗问题专家咨询4例。完成《关于建立北京地区老年医学智慧化服务模式的相关建议》《关于加强京津冀地区传染病联防联控信息共享的建议》等5项决策咨询建议报告，形成10篇政策建议专报。

【北京医学会建会百年系列活动】2022年是北京医学会建会100周年。学会围绕"庆百年"主题组织开展了200余场学术活动、80余场公益科普活动。完成"五个一"专项活动，包括编辑整理建会百年纪念文集《峥嵘百年 初心如磐——北京医学会百年发展史》，举办线上线下专题展览，编辑《百年辉煌——北京医学会100周年纪念画册》，制作《医学百年路，奋楫再启航》宣传短片，举办北京医学会建会百年学术报告会。

【新冠肺炎线上医生咨询平台】按照市领导指示批示精神，推动北京市新冠肺炎线上医生咨询平台于4月28日和12月3日两次恢复上线，为市民提供在线咨询、科普直播等服务。全年完成27场直播，录制并上传81个短视频，累计观看650万余人次，回复在线咨询问题1.7万余个。

【核酸采样志愿者招募】5月23日，学会在"志愿北京"平台发布了核酸采样志愿者招募公告。16个区及经开区通过"志愿北京"平台共报名57748人，初步资格审核合格21417人。

【编辑出版】《中华医院管理杂志》收稿1111篇，刊稿197篇，全年总印数60700册，核心影响因子1.584。《中华泌尿外科杂志》收稿近700篇，刊稿280篇，正刊总印数32040册，影响因子1.809，位列本专业第一。《北京医学》杂志收稿1221篇，刊稿292篇，影响因子0.634。

【人才评价与表彰】评选2021年度北京医学科技奖，评选出一等奖5项、二等奖9项、三等奖9项、卫生管理奖2项、医学科普奖3项。择优推荐10项参加2022年度中华医学科技奖评审（6项进入终审）。

第三届首都医学创新与转化项目展示与评价活动共收到139项推荐项目，由专家组进行了评价。

【学会领导】会长：封国生；副会长：王松灵、王晨、刘新民、姜玉新、顾晋、董家鸿、赫捷；秘书长：王建东。

（撰稿：赵　淼　审核：王建东）

北京护理学会

【基本情况】注册会员75306人，其中团体会员75304人、个人会员2人，会员单位143个。设有工作委员会6个、专业委员会33个。第十二届理事会有理事99人、监事5人。学会专职干部3名，驻会工作人员6人。为4A级社团。

【学术活动】各专业委员会举办学术活动48次，其中学术年会3次，学术交流论文65篇。

国内交流48次，其中学术会议23次、专题研讨11次、护理查房6次、病例讨论8次，线上线下累计57万余人次参加。

【科普宣传】5月11日、12日，与北京广播电视台联合推出养生堂护士节系列节目——"糖尿病人要警惕的三种'伤'""居家降压护心有绝招"两期护理科普节目。举办"知识惠及大众，科普成就未来""做患者守护天使——科普知识患教会"两场线上科普讲座，累计200余人参与；开展2022年全国科普日活动，推送科普视频17项。

【委托工作】专科护士培养。受原北京市卫生局委托，自2002年以来，共建立北京地区39家医疗机构的临床教学基地216个，规范专科护士技术操作标准与流程70项。全年举办专科护士培养16项，培训1360人。

北京市护理质量控制与改进中心工作。受北京市卫生健康委员会委托，组织开展2022年护理人员新冠防控培训；完成北京市核酸采集志愿者培训、标准制定等任务；在全市范围内开展预防中长期导管相关血流感染、门诊、急诊、手术室、麻醉科、分娩室、消毒供应中心等7项护理质量评价标准临床落实情况专项调研；起草《北京市互联网居家护理服务项目目录（2022版）》修订稿、《北京市互联网+居家护理服务质量评价标准》；开展护士长、护理部主任专项管理培训4项；制定《北京市新生儿病室/NICU护理质量评价标准（2022版）》《北京市介入导管室护理质量评价标准（2022版）》《北京市护理文书书写质量评价标准（2022版）》3项专科护理质量评价标准。

【北京护理学会第十二届会员代表大会】8月31日，完成第十二届理事会换届改选，选举产生第十二届理事会理事99人，监事5人，常务理事33人。

【学会领导】会长：张洪君；副会长：丁炎明、韩斌如、李春燕、李庆印、马燕兰、尚少梅、吴欣娟、张素秋；秘书长：李春燕。

（撰稿：杜　鹃　审核：李春燕）

北京中医药学会

【基本情况】有会员20000人，团体会员108家，68个专业委员会。新成立治未病专委会。

【学术活动】主办各类学术活动112场次，189.6万余人次参加，学术交流论文23篇。举办2022中医药传承·北京论坛，设主论坛和中医药继续教育、院校传承教育、非遗文化传承暨鼓楼国医论坛、中药传承、中医药特色优势传承应用、社会办医传承、青年中医传承、海外中医药传承暨中医药海外华人华侨四季大会秋季大会8个分论坛，在线参会2.6万余人。男科专委会举办第十二届岐黄男科论坛，成为全国性男科专业学术交流平台；风湿病专委会主办多学科诊治风湿病中西论坛，汇集北京地区20余位中西医风湿病学者及专家授课、主持，特别邀请妇科、肝病科、皮肤科、矫形骨科等多学科中西医专家，共同围绕风湿免疫病的临床研究进行探讨；医疗美容专委会举办医疗美容专委会2022学术年会；脾胃病专委会召开第十六届京津冀一体化脾胃病学术论坛，搭建开放合作、百家争鸣的消化病中西医结合学术交流平台；肾病专委会举办第二届京南肾病高峰论坛·经典与现代融合发展暨名老中医经验传承学习班，传播名老中医疑难肾脏病诊疗思想，展示中医药治疗疑难肾脏病特色优势；眼病专委会举办中老年眼病论坛，提升首都中老年眼病诊疗技术和科研水平；外科专委会举办第七届"双管齐下、乳此精彩"中西医结合乳管内病变诊疗学习班及全年网络学习课程18场，交流乳腺疾病治疗经验，提高中医及中西医结合乳腺疾病诊治水平；护理专委会主办眼科护理管理和中医护理适宜技术培训班、中医护理管理培训班，交流探讨中医护理特色、应用经验，提升中医护理管理水平；肿瘤专委会举办燕京中医肿瘤论坛，梳理燕京中医肿瘤学派源流与发展，为中医肿瘤防治工作搭建交流平台；风湿病专委会举办2022年首都国医名师王承德教授诊治风湿病学术思想研讨会，突出名家中医学术经验传承；中老年眼病专委会举办学术论坛，跨学科专家聚焦中老年眼病中医药防控与诊治，提出中老年眼病防控三原则，即三早、三防、三治；妇科专委会建立互联网+线上学术交流平台，举办子宫内膜异位症中西医诊治进展研修班，促进中、西医妇产科学术交流；生殖医学专委会举办学术年会及生殖内分泌论坛，加强辅助生育技术领域内中西医专家经验交流与合作，发挥中西医结合治疗不孕症优势，提高临床妊娠率；急诊专委会举办新冠中医治疗学术研讨会，参与新冠感染治疗一线专家探讨新冠病因、病理、防治方法及治疗经验。肺系病专委会举办学术年会及中西医结合危重症论坛；脑病专委会、糖尿病专委会、按摩专委会、疼痛专委会、卫生经济政策研究工作委员会线上召开学术年会，推广本专业防治新技术、新方法及研究新进展；皮肤病专委会举办线上线下京津冀学术年会，内容涉及临床经验与实验研究、中医治疗优势病种、老专家治疗经验等，提升临床能力和科研水平；医院管理专委会举办第三届京津冀医院管理高级研修班，讲解医院运营管理疫情防控常态化信息化建设、医院内部控制、运营管理及中医药创新转化，为京津冀地区医院发展提供支持；中医检验专委会举办促进京津冀中医检验医学协同发展高层论坛，邀请中西医检验医学专家进行专题讲座，聚焦检验医学发展前沿新技术、新方法，分享检验学科建设经验。

【科普宣传】开展中医药文化知识宣传普及，邀请中医药知名专家团队撰写常见疾病和治疗防治科普文章。全年通过微信公众号定期推送中医药健康科普知识文章116篇、节气养生文章24篇。

应对国务院联防联控机制综合组发布《关于进一步优化落实新冠肺炎疫情防控措施的通知》，由市中医局牵头，学会组织专家制作《中医药应对呼吸系统传染病科普百问》系列科普视频，通过微信公众号陆续推送新冠康复期中医调护等科普知识，发挥中医药在新冠疫情防控中的预防保健作用。

肝病专委会举办2022年世界肝炎日宣传活动，通过互联网进行义诊，吸引来自北京、河北、黑龙江、辽宁、内蒙古、陕西、山西、广东等省近3350人关注。肾病专委会、风湿病专委会、眼科专委会组织义诊和主题宣传日活动，为群众健康咨询，满足社区居民中医健康需求，提升居民中医药科学素养。

【委托工作】承办2022年中国国际服务贸易交易会北京中医药创新发展论坛，交流中医药现代化、产业化、国际化发展的创新思路，研讨中医药服务贸易发展的机遇与挑战。中国工程院院士田金洲、程京，北京中医医院院长刘清泉，东方医院副院长胡凯文等专家以战略科学家引领主题报告、创新转化科学家专题分享等多种形式进行大会交流，主题涉及中医医院科技转化战略与成果、中医原创思维的诊疗设备研发、大健康品种转化路径、境外医学科技成果转化新形式探讨等。

受市中医局委托，调整国家中医药重大公共卫生事件和疫病防控骨干人才库名单，完善专业培训管理平台，完成培训模块、考核模块设置，匹配专用账号，实现380名骨干人才学习培训全过程管理；组成北京市中医药应对重大公共卫生事件和疫病防治骨干人才培训师资团队，完成公共类课程、新冠肺炎疫情中医药防控专题及科研方法等课程培训及模拟演练。

受市科学技术协会委托，实施《北京市科协促进青年科技人才成长计划意见》，加强青年科技人才队伍建设，按照市科协党组关于经理学术实践工作部署，组织开展青年人才托举工程项目申报，制定申报标准、打分细则，组织完成12位青年托举人才申报遴选工作，为青年中医药人才提供发展的机会与平台。

为做好新冠病毒感染"乙类乙管"防治工作，由市中医局主办、学会承办的新冠病毒感染中医药规范诊治专题培训自12月29日起在线举办，为新冠病毒感染中医药规范诊治专题培训——社区基层场景普及版。

【《北京中医药》杂志】据2022年版中国学术期刊影响因子年报显示，《北京中医药》杂志影响力指数为310.309，复合影响因子为1.819，较上年增长69.68%；期刊综合影响因子1.230，较上年增长43.69%。策划出版糖尿病及其并发症、脾胃病、肺癌等共8个专栏专题，约发岐黄学者等专家述评8篇，刊发共识与指南类文章5篇。获批2022年度北京市宣传文化引导基金项目，发表的2篇文章被北京市科协评为"首都前沿学术成果论文"。

【学会领导】会长：屠志涛；副会长：陈勇、邓娟、窦永起、冯兴中、高颖、高彦彬、吉保民、李秋艳、刘清泉、裴晓华、张学智；秘书长：杨娜。

（撰稿：崔 茜 审核：杨 娜）

北京中西医结合学会

【基本情况】团体会员单位62个，个人会员6678人，专业委员会72个。驻会工作人员5人，为4A级社团。

完成耳鼻咽喉、传染病、皮肤性病、生殖医学、放射医学、内分泌6个专业委员会的换届改选工作。新成立了第一届心理健康专业委员会、第一届睡眠专业委员会、第一届安宁疗护专业委员会、第一届治未病专业委员会、第一届肥胖与代谢病专业委员会、第一届胸科专业委员会。在新换届、新成立的专业委员会中，继续增加新转型的中西医结合医院、远郊区县以及河北、天津的委员，带动京津冀相关医院的学术协同发展。

【学术活动】全年举办线上线下学术交流会、年会及论坛等继续教育学术活动29场次，参加医务人员累计9000余人次。在以线上活动为主的背景下，药学、肾脏病、风湿病、皮肤性病专业委员会开展了"一专多频"的系列学术活动，即在同一个时段，围绕一个专题，经过一个月或一个季度的学术交流，深入探讨和创新，打磨出北京中西医结合的专家共识。

线上举办公益性继续教育活动"百场讲座"100场次，听课累计7000余人。举办28个市级学习班、1个国家级学习班，线上线下参与1万余人。继续教育活动涉及学会72个专业委员会的相关培训活动，如药学创新服务学习班、中西融合诊治皮肤病培训班、肛肠病论坛、中西医结合诊疗在生殖内分泌围产领域的应用、风湿病中西医结合诊治新进展学习班、推拿手法治疗内科病等。

【科普宣传】11月21日，开展"科普中西医、记录医瞬间"科普短视频征集活动，组建青年人才科普团队。共征集中西医结合科普视频116篇，浏览量150余万人次，投票21万余票。本次科普活动对于建立年轻科普队伍起到了推动作用，年轻医疗工作者应用短视频进行科普医疗知识宣传，让人们能更快捷获得专业的科普医学知识。

【委托工作】受市中医局委托，开展中医药监督执法能力提升项目、中医药监督执法办案评价及办案能手项目、中医药监督考核相关服务项目及中医药监督知识与实训项目。参与中国国际服务贸易交易会中医板块——北京中医药科技成果转化论坛的筹备组织工作。完成2022年度中国中西医结合学会科学技术奖的推荐、申报工作。完成"青年人才托举""青年人才演讲比赛"等市科协委托工作。

【编辑出版】与北京中医药学会共同编辑出版《北京中医药》杂志（月刊），全年收稿1584篇，刊登365篇。

【培训教育工作】在市中医局组织的2021年继续教育品牌项目、精品课程评选活动中，学会入选精品课程37项，占全市精品课程项目的44.6%；入选品牌项目6项，占全市品牌项目50%。

【学会领导】会长：刘清泉；副会长：程学仁、冯兴中、高彦彬、亢泽峰、刘金民、王成祥、王建辉、王笑民、徐春凤、阴赪宏、张贵民、吴英峰、谢院生；秘书长：刘刚。

（撰稿：商英璠 审核：刘 刚）

北京预防医学会

【基本情况】有团体会员30个，个人会员2275人，专业委员会21个。秘书处职工（含合同制人员）9人。为5A级社团。

5月19日，以线上会议形式召开第七届第十四次常务理事会暨党建工作小组会议，审议通过学会第七届理事会延期换届，撤销科普工作委员会、青年工作委员会、劳动卫生与职业病专业委员会3个分支机构。11月9日，以线上会议形式召开第七届第十八次常务理事会，审议表决《第一届北京预防医学会科学技术奖终审报告》和评审结果，讨论启用会员管理平台事项。12月28日，以线上线下相结合的方式召开第七届第六次理事大会暨第七届第五次会员代表大会，审议通过修订后的《北京预防医学会章程》，进行第一届北京预防医学会科学技术奖表彰及学术交流。

【学术活动】3月24日，与《首都公共卫生》编辑部以线上直播形式共同主办《首都公共卫生》"结核病筛查与结核感染预防性治疗"专栏推介会，邀请5篇专栏文章的主要完成人进行论文报告、2位点评专家进行互动交流。10月12日，以线上直播形式举办《首都公共卫生》"传染病早期监测预警"专栏推介会，邀请5篇专栏文章的主要完成人进行论文报告、2位点评专家进行互动交流。

4月24日，线上召开北京市新冠疫苗序贯加强免疫接种工作研讨会，特邀中国疾控中心免疫规划首席专家和中国科学院专家解读国家新冠疫苗序贯加强免疫工作及相关研究进展。各区疾控中心负责人和免疫规划所负责人、各预防接种门诊和新冠接种点负责人，共计520人参会。

4月27日，承办市科协2022年首都前沿学术成果报告会（公共卫生领域）。经过定量分析和同行评议，从新冠疫情防控相关的1200篇中文论文和2000篇英文论文中遴选出4篇进行报告；邀请中国科学院院士或资深公共卫生专家进行互动交流。通过科协频道的官方微信、微博全程在线直播，并设立线上答疑互动。40余人现场参会，40万余人次线上观看。

8月3日，线上举办2022感染性腹泻专题研讨会，邀请中国疾控中心、北京市疾控中心、北京生物制品研究会专家做主题报告，邀请多个区级疾控中心负责人共同讨论。市（区）疾控中心、各级医疗机构和社区卫生服务中心、中小学校和幼儿园相关人员2937人参会。

8月25日至26日，与北京医药卫生经济研究会及北京大学人民医院联合主办第六届北医保论坛，并开设公共卫生专题论坛，邀请6位专家学者在主论坛和专题论坛进行主题报告。50余位来自医疗机构和公共卫生机构管理人员及专业人员现场参会，近4000人在线观看。

【科普宣传】与健康报社有限公司完成电视纪录片《疫苗之路》的后期剪辑，4月7日组织专家论证会，4月25日进行新闻发布。

年内，承担市卫生健康委微信公众号"首都疫苗与免疫"2021年10月1日至2022年9月30日的日常运维工作。关注人数从110380人增加到141025人，上升近28%；常读用户占比从5.55%上升到7.66%。累计推文213篇，其中原创58篇。月阅读量总计529892次，平均每篇阅读量2487次。以流感疫苗为主题，制作发布原创视频2个，并以"全民'苗苗苗'"冠名。在全国儿童预防接种宣传日前后举办线上活动2次，包括分享萌宝与"疫苗接种"那些事儿和答题挑战赛。

11月24日、29日，开通"暖心北京"2022心理减压直播间，以线上直播形式为在一线抗疫的医务工作者和为社会面筛查清零贡献力量的各界人士，送上4场心理减压讲座，超过3.5万人观看。

【编辑出版】年内，出版《首都公共卫生》6期，收录91篇论文。3期设有专栏，分别是"结核病筛查与结核感染预防性治疗""传染病早期监测预警"和"消毒技术与效果评价"。再度入选"中国科技核心期刊"（中国科技论文统计源期刊）。

【委托工作】7月至12月，受市卫生健康委委托，预防医学会联合市疾控中心开展2022年度公立三级医院公共卫生履职情况评估项目工作。专题评估小组通过非现场评估方式，对全市58家三级公立医院公共卫生职责履行情况进行了评估。

年内，南亚和东南亚农村地区不明原因慢性肾病现场流行病学调查技术研究、几内亚公共卫生需求调查及公共卫生人员能力提升项目获得2023年度北京市卫生健康委"一带一路"国际卫生合作项目和WHO合作中心项目择优资助。

年内，受市卫生健康委委托，开展传染病防控能力提升项目。项目包括专题培训、流调报告撰写、报告评阅及交流等内容。

【继续医学教育】年内，开展社区预防保健岗位专业技术人员继续教育工作，共设置3个公共课模块和11个岗位必修模块，累计42学时，25位授课专家来自中国疾控中心、中国健康教育中心、市疾控中心、北京市妇幼保健院、北京市精神卫生保健所、东城区疾控中心和西城区妇幼保健院7家单位。全年共有35030人次选修。

1月25日，线上举办第二届传染病分子诊断技术与应用培训班。邀请国内传染病预防控制领域7名专家，介绍发热门诊实验室能力建设、新冠病毒感染的免疫学检测方法、新冠病毒核酸检测污染鉴定以及潜在输入性病毒病检测研究进展等。北京市、区疾控中心微生物检测实验室技术人员、各医院检验科和第三方检验实验室的检验技术人员301人在线参会。

3月23日至10月31日，受市卫生健康委委托，对全市纳入继续医学教育管理的卫生专业技术人员和在岗乡村医生进行全员培训，内容包括新冠肺炎等重点传染病防控和卫生法规与医学伦理学-卫生法规等，共计521526人次参加学习。

8月4日，承办"营养与疾病预防"全国医生营养知识培训（"NDP项目"），邀请中华预防医学会、中国疾控中心、中国营养学会、北京协和医院、北京大学人民医院的10位专家学者，分析中国疾病负担、解读2022版中国居民膳食指南和学龄儿童膳食指南、解读2021版中国人群身体活动指南、讲授特殊人群的营养问题及膳食指导。来自北京各医院、各疾控中心的100余人参加培训。

【全球健康北京论坛】9月3日，预防医学会和市疾控中心在北京首钢园举办第三届全球健康北京论坛。作为服贸会北京国际医学论坛之一，以"科学引领，合作共赢，践行健康中国战略"为主题，邀请10余位国内外病原学、免疫学、流行病学、公共卫生管理等方面的专家和学者，进行主旨报告、"疫苗服务人类健康"专题讨论和中国生物"可诊、可治、可防"科研成果发布。世界卫生组织驻华代表、国家疾病预防控制局、市卫生健康委、市科协领导线上或到会致辞。120余人现场参会，服贸会官方网站、《健康报》和"听听专家说"等多平台同步进行线上直播。

【北京预防医学会科学技术奖】按照《北京预防医学会科学技术奖励办法》《北京预防医学会科学技术奖励办法实施细则》及《关于推荐第一届北京预防医学会科学技术奖的通知》要求，组建268人评审专家库和50人终审专家库，开展培训。4月14日和5月6日进行两轮形式审查，5月23日至31日公示形式审查结果，7月2日召开初审会，7月11日至29日初审结果公示，9月24日组织终审会。相关报告、结果和程序调整均经常务理事会审议通过。12月8日下发《关于对第一届北京预防医学会科学技术奖获奖项目奖励的决定》，同时在首都之窗、学会官网和学会公众号上发布。第一届北京预防医学会科学技术奖科技奖授予"常见慢性非传染性疾病的家系队列研究"等2个项目科技奖一等奖、"北京市手足口病流行规律、疾病负担及EV71疫苗保护效果评价研究"等3个项目科技奖二等奖、"多学科专家论证基础疾病儿童预防接种模式的建立与应用研究"等5个项目科技奖三等奖、"防霾健康行动手册"等3个项目科普奖。

【团体标准化工作】12月，围绕团体标准宣贯培训、被行政部门或其他机构采纳、被其他标准引用或升级为更高级别标准、发表标准或其解读情况四个方面对学会已经发布的14项团体标准进行调查。结果显示，所有14项团体标准均在全国团体标准信息平台发布，其中9项通过不同形式进行宣传推广，8项在核心期刊发表标准全文和/或标准解读，1项在政府文件中被指定作为工作实施标准，1项在原有基础上修改升级为地方标准，1项被市公安机关作为打击新冠病毒感染相关产业不规范行为的行业参考标准。

【"北京预防医学会"微信公众号】年内，"北京预防医学会"公众号推文156篇，其中原创133篇，累计阅读22132人次，关注854人。内容涉及党建活动、工作动态、学术交流、科学技术奖、培训与科普，以及《首都公共卫生》2022年各期目次、重点推荐和活动通知与公告，并对第一届北京预防医学会科学技术奖、第三届全球健康北京论坛等重大活动进行了系列报道。

【专业委员会工作】21个专业委员会按照《北京预防医学会分支机构管理办法》中的要求，围绕"五个一工程"，即每年至少召开1次全体委员会议、举行1次学术交流活动、举办1次培训活动、开展1次科普活动、主任委员进行1次工作述职，开展工作。其中，第一届公共卫生眼科学专业委员会年会、医院感染控制专业委员会学术年会暨北京感控专（兼）职人员能力建设培训班、微生态专业委员会年会暨传染病管理与诊治新进展学习班、学校卫生政策标准培训会、托育机构卫生保健人员专业培训、《首都公共卫生》"传染病早期监测预警"专栏和"消毒技术与效果评价"

专栏、肥胖儿童家庭管理科普视频等活动的影响力较大。

【学会领导】会长：邓瑛；副会长：庞星火、李亚京、高艳青、赵娟、李立兵、吴国安、杨晓明、尹卫东、向世进；秘书长：庞星火。

（撰稿：李玉青　向世进　审核：邓　瑛）

北京中医协会

【基本情况】隶属北京市民政局社团办，为5A级社会组织。业务主管单位北京市中医管理局。有团体会员104个，驻会工作人员5人。受市中医局委托，设有3个中医行业管理部门，即全国中医医疗质量监测中心北京分中心、北京市传统医学师承和中医医术确有专长人员医师资格考试中心、北京市中医质控中心。设有3个工作委员会，即非公医疗机构工作委员会、后勤工作委员会、中医药社区工作委员会；4个办公室，即北京市中医医院评审办公室、北京市中医重点专科办公室、北京市中医住院医师规范化培训办公室、北京地区中医医疗机构限制类医疗技术管理办公室。

【学术活动】组织病种质控检查专家研讨会，总结2021年度病种质控检查情况，部署2022年度病种质控检查的工作要点，提出在病种、病历选择上要注意的问题。

组织完成了院感质控中心、急诊及ICU质控中心2021年度病种质控检查、年度督导检查情况通报会，47家二级及以上医院近300人参会。

关节、肿瘤、心血管3个质控中心均召开工作会，建立了行业内专科库，召开专家成立会、专家研讨会和学术沙龙活动。

【培训工作】组织开展全市感控专职人员岗位培训、"北京感控时间"中医专场、北京中医医疗机构感控论坛、第九届北京市中医病理诊断培训班及北京中医病理技术组培训、第十期北京市中医病案管理质控与编码培训班、北京市中医影像质控管理培训、中西医结合护理学术培训、老年护理风险管理培训、中医灾害应急提升培训、中医温病专题学术会议、中医技术培训会、血透质控中心2022年防重症交流研讨会议、中药处方质量监测及培训中药饮片处方点评培训、医院全流程药学服务与创新管理培训班、中药饮片验收岗位技能培训等，总计参加87000余人次。

关节、肿瘤、心血管3个质控中心召开线下/线上培训会3次，12万余人参加。

【优秀中医临床病案评选】为提升北京市社区中医药服务能力和水平，在社区开展优秀中医临床病案评选活动。对社区中医师进行线上线下临床病案书写培训，约300人参加；收到中医临床病案260篇，经组织专家进行初审和复审，选出优秀病案100篇，其中一等奖10篇、二等奖20篇、三等奖30篇、优秀奖40篇。组织专家对优秀病案进行点评并将优秀病案编辑成册，下发到各社区卫生服务机构。

【质控中心工作】完善质控中心组织架构，制定专业质量标准、行业规范、专家共识、指南等，完成相关专业规范制度汇编，制定《北京市中医医院新型冠状病毒感染重症救治体系建设指引》《北京市中医急诊"三协同"实施方案》《2022年北京中医药冬病夏治三伏贴院感防控工作指引》，组织北京市中医技术临床管理方案论证，开展病种质控检查、饮片质量抽验评估、病案内涵质量检查与首页督导检查、血透督导检查和飞行检查、透析用水水质（重金属元素）检测等现场检查与业务指导，组织感控专家开展疫情防控、节日及大会保障、发热门诊专项调查等多项检查活动，组织开展北京市医疗质量改进提升专项行动，对全市中医、中西结合医院以及诊所"一把手"感控责任工作落实情况进行点评。搭建数据监测平台，实施动态质控管理。

完成市中医局审批的19家医疗机构的年度校验，完成北京中能建医院转型升级二级中西医结合医院的现场评估，完成10家医疗机构的增项准入、1家医疗机构透析室验收及3家医疗机构增加血液透析机、1家医疗机构执业登记现场验收及12家医疗机构PCR实验室项目准入工作。

【委托工作】受国家中医药管理局委托，组织专家完成三级公立中医医院绩效考核指标的研讨和修订。组织专家研讨修订中医优势专科建设方案和指标要求。为提升基层中医药服务能力，加强基层中医药服务研究，组织专家完成乡镇卫生院、社区卫生服务内涵技术标准的修订。为规范基层中医药服务，组织专家完成乡镇卫生院、社区卫生服务中心中医药管理规范的修订。根据《全国基层中医药工作示范市（县）管理办法》，组织专家修订完成全国基层中医药工作示范市、县评审标准和细则。

受市中医局委托，承担北京地区中医医疗质量检测工作。完成全市各级各类中医医疗机构、基层医疗机构填报用户名的维护。完成了全市216家各级各类中医医院和17个区345个社区卫生服务中心、1743个社区卫生服务站、2237个村卫生室的中医医疗管理统计报表的收集、审核和上报工作。

根据市中医局工作部署，组织专家对绩效考核检查标准和方式进行修订，制定《北京市2021年度绩效考核方案》，参加绩效考核医院采取监测数据与医院填报、专家集中审核相结合方式。8月20日至25日，组织专家对北京市31家公立中医医院上报的材料、监测数据和医院填报的数据进行绩效考核评审。

北京市传统医学师承和确有专长人员考核考试工作。9月17日至18日，组织220名考生参加考核考试，考试合格123人。

中医住院医师规范化培训工作。完成2022年度中医医师规范化培训结业考核，7月19日进行理论考核，应考1055人，实考971人；7月28日至31日进行临床技能考核，参加考核1048人。2022年度参加中医医师规范化培训结业考核1055人，考核合格964人。

开展中医医师规范化培训教学门诊试点单位和中医医师规范化培训培训小组试点单位遴选，北京中医医院和东直门医院分别入选中医医师规范化培训教学门诊试点单位和中医医师规范化培训培训小组试点单位。

开展北京中医药大学房山医院基地评估。组织专家对北京中医药大学房山医院中医住院医师规范化培训工作进行了现场评估检查。

完成208个市中医局重点专科数据上报审核，并对其中20个专业193个专科进行了专科门诊总诊疗人次数、专科出院总人数、专科病房实有床位数、职业医师人数、门诊中药饮片处方占门诊处方总数指标进行了统计与分析。

组织专家对北京市重点专科"十四五"招标指南、申报指南、重点专科实施方案、遴选评审办法、评审指标等进行修订。10月27日至28日，完成市中医局"十四五"重点专科遴选评审工作。

【信息化建设】北京中医协会微信公众号全年共发送文章102篇，阅读总计56572次。平台总用户数7086人，相比上年用户数量增加864人。

截至年底，中医师承和确有专长人员注册管理平台共有注册学员2546人，其中52号令传统医学师承人员1884人、15号令中医医术师承人员649人。

【协会领导】会长：陈誩；副会长：马谊平、朱亚春、陈立新、杨明会、张明海、徐希胜、郭桂明、程爱华；秘书长：徐希胜。

（撰稿：程爱华　审核：朱桂荣）

北京防痨协会

【基本情况】有34个会员单位和1321名会员。设置结核病临床专业、结核病控制专业、结核病基础专业3个专业分会。为4A级市级社会组织。

年内，召开会员代表大会1次、理事会1次、常务理事会1次，完成协会章程修订、法定代表人变更及备案工作。

【学术活动】联合《首都公共卫生》编辑部、北京预防医学会共同举办"结核病筛查与结核感染预防性治疗"线上专栏推介会，介绍以问题为导向的研究发现结果，吸引来自北京、天津、上海、重庆、辽宁等19个省（区、市）的专业人员在线收看。

【科普宣传】组织会员单位结合常态化疫情防控形势，积极开拓多种媒体形式，形成了结核病防治健康教育的全媒体矩阵。围绕"生命至上，全民行动，共享健康，终结结核"开展结核病防治健康促进工作。在腾讯视频开展主题直播活动，累计67.4万人次观看；科普视频及图文，在有来医生官网及自媒体平台总播放量/阅读量142.28万次；在歌华有线以"开机+换台条+音量条"组合的方式投放公益广告的总曝光量4989万余次；通过12320公共卫生服务热线发放185万条宣传短信；利用公交、户外大屏、城市楼宇、电视等大众媒体发布公益广告1个月，利用地铁站台及地铁扶梯海报全年发布公益广告。融合电视、报纸、微信、直播、短信、户外等全媒体的宣传矩阵，累计覆盖千万人次。"北京结核病防治"微信公众号影响力不断扩大，有粉丝97.7万人，在全国同行的微信公众号中遥遥领先。持续开展北京市百千万志愿者结核病防治知识传播活动，推荐的3个团队、6名个人获评"全国百千万志愿者结核病防治知识传播活动"优秀团队/个人。

【培训工作】按照年度培训计划，年内共安排7次线上专题讲座。培训内容紧密结合结核病防治热点问题和危急重症及特殊人群结核病诊疗工作，培训师资均为相关领域专家，培训对象覆盖全市结防机构、定点医疗机构和部分综合医疗机构，参加培训500余人次。

为提高市区两级结核病定点医疗机构肺结核患者发现及治疗管理工作质量，于8月至11月通过华医网组织全市结核病定点医疗机构结防工作全员培训，邀请3名市疾控中心专家讲解肺结核患者的发现、报告和转诊，肺结核诊断及治疗，以及市级定点医疗机构收治肺结核患者的系统管理工作。全市结核病定点医疗机构9000余人在线学习并完成课程。

10月至12月通过华医网组织"危急重症、特殊人群结核病患者转诊救治工作全员培训"，邀请市疾控中心和第八医学中心的7位专家进行授课，覆盖昌平区和海淀区所有医疗机构医务人员，共1.7万余人完成线上听课。

【委托工作】承接2022年市卫生健康委政府购买服务项目——结核病定点医疗机构诊疗质量控制工作项目。通过组织全市耐药及疑难病例讨论会、开展结核病定点医疗机构规范化诊疗培训、组织实施全市结核病定点医疗机构诊疗质量自查及诊疗质量现场分类评估等方式，提升全市结核病定点医疗机构诊疗质量。组织召开线上、线下17次市级利福平耐药及疑难结核病例讨论会，对89例利福平耐药或疑难结核病进行研讨，各级医疗机构医师参会100余人次。通过病例讨论既解决患者个案诊疗问题、提高了区定点医疗机构医师诊疗水平，又为市级定点医疗机构之间的交流合作提供了平台，让更多的医生了解利福平耐药结核病的规范化管理，提升全市耐药结核病诊疗服务水平。通过自查及现场评估，对24家结核病定点医疗机构的诊疗工作质量开展评估，促进全市结核病诊疗工作的规范化和同质化。为进一步完善结核病防治服务体系，组织市疾控中心、解放军总医院第八医学中心、海淀区和昌平区所有医疗机构开展以市级结核病定点医院为支撑，市区联动的危急重症、特殊人群结核病患者多学科协作救治试点工作，探索针对危急重症、特殊人群结核病患者的转诊和救治模式。

【协会领导】理事长：贺晓新；副理事长：高志东、初乃惠、刘小鹏、张红伟；秘书长：高志东。

（撰稿：倪新兰　审核：高志东）

北京性病艾滋病防治协会

【基本情况】有团体会员25家，个人会员587人。设有北京市青少年艾滋病防治专业学组1个。有专职工作人员8人，兼职1人（会长）。为北京市民政局4A级社会团体。

【科普宣传】组织社区小组参加社会组织参与艾滋病防治基金管理委员会办公室举办的第二届社会组织防艾短视频创作大赛投稿活动，经专家评审，北京市5家社区小组选送的7部参赛作品中获得一等奖2个、最佳科普奖1个、最佳人气奖1个。

结合主题宣传日，协会与会员单位、社会组织联合于6月26日在石景山松林公园共同开展防艾禁毒宣传，活动中宣传游人380人次，发放宣传资料150份，139家媒体转播。12月1日，在微信端开展"共抗艾滋，共享健康"有奖问答趣味活动，历时8天，累计参与3027人次，参加答题5787人次，总答题量28935道，全程正确率71%。配合宣传，组织专家编纂印制《艾滋病自我检测指导手册（第一版）》2500册，发至社区小组；制作通俗易懂的防艾宣传小册子、口袋书25000份，"e检知"宣传品等12500份。在国家基金办等单位发起的"99"公益众筹活动中，北京14家社区小组受到国家基金办的表彰。青专学组主任委员杨鹤城自编防艾歌曲《爱的力量》在"12·1"世界艾滋病日宣传活动中与志愿者传唱。

【委托工作】承接国家基金项目管理，并作为培育基地承担一家社区小组（纳米社团）的项目经费托管及管理工作。全市共有24家社会组织承担34个基金项目，全部如期完成。男男干预项目（MSM）：19家实施单位，申报指标16750人；全年4次干预210786人次，宣传覆盖674133人次；接受HIV检测18942人，确证阳性率1.97%，转介治疗346人；再检指标2530人，完成率71.84%。失足妇女干预项目（FSW）：6家实施单位，申报指标4600人；全年4次干预23008人次，宣传23149人次；接受检测4821人，初筛阳性0人；再检指标250人，完成率84.39%。艾滋病感染者、患者随访管理和关怀救助项目（PLWH）：9家实施单位，申报指标3100人；接受随访关怀3168人，完成二次面对面服务3687人，接受关爱救助3732人，检测配偶236人；接受抗病毒治疗3725人，治疗成功率99.95%。

政府购买服务项目。支持社区小组、草根组织、学生社团开展艾滋病防控工作项目——MSM人群HIV干预检测项目：经招标专家评审，最终确定16家社区小组承接17个项目，男男人群动员检测指标5000人份。6月至12月实施，共完成MSM动员干预25576人次，检测5010人，确证阳性率2.24%。北京地区非政府组织开展艾滋病知识宣传教育活动：经招标专家评审，最终确定18家社区小组承接19个项目。18家社区小组分别在世界艾滋病日前后结合"共抗艾滋，共享健康""正青春·爱健康"开展防艾禁毒知识讲座，防艾有奖知识抢答等活动，受益人群44830人次；利用新媒体开展网上视频讲座和禁毒防艾观影，受益2000人次；社区小组志愿者深入工地进行防艾禁毒宣传，覆盖务工人员5200人次，发放宣传品2200份、安全套2万只；培训务工人员400人，公园宣传游人2900人次，发放宣传资料5000份；深入酒吧4次，干预目标人群1200人；新媒体发布原创防艾文章19篇，点击量30万人次；微信公众号发布防艾文章180篇，点击量60万人次。社会组织防艾活动项目：组织志愿者骨干培训2场，参加培训64人；举办线下专业培训，内容包括心理健康、沟通技巧、艾滋病治疗新进展、

HIV暴露前后用药指导及艾滋病自我检测等共10场，参培志愿者400人；组织召开防艾交流会、新冠疫情影响下的艾滋病防控应对策略研讨会3场，参会100人；联合理事成员单位组织社会组织/社区小组开展防艾宣传15场，覆盖23612人次。承担艾滋病基金管理办公室运转管理工作，组织北京市区专家对实施项目的社会组织/社区小组全年完成督导检查3次，召开基金项目实施单位总结会2次。

中央财政补助项目。社会组织开展艾滋病检测项目：15家社区小组承接16个项目，完成男男人群动员检测指标6500人。3月中旬至12月31日实施，15家社区小组共完成MSM动员干预39366人次，检测6509人，确证阳性149人，阳性率2.15%。"e检知"推广应用：对高危人群隐私保护的前提下，运用"e检知"平台线上虚拟空间开展公益宣传课堂10场，覆盖志愿者、居民、企业员工及大学生共11845人次，参与互动911人次，点赞4.7万人次。技术升级后，"e检知"作为辅助工具可面向重点人群精准推送检测服务包，全年通过"e检知"平台领取检测服务包3412个，回传2479个，阳性检出率1.25%。

【扶贫工作】依托北京驻点专家对凉山州美姑县、越西县红丝带中心给予技术支持，并协助完成了"2023—2024年社会组织参与艾滋病防治基金项目"及"2023—2024年社会组织参与艾滋病防治基金项目（预防艾滋病母婴传播专项）"两个国家级项目的申报。

【协会领导】会长：黄春；副会长：福燕、祝静、李太生、李秀兰、刘京徽、白亚琴、马圣奎、林刚；秘书长：周红玲。

（撰稿：孔媛媛　审核：福　燕　周红玲）

北京医师协会

【基本情况】有62个专科医师分会、18个专业专家委员会。驻会工作人员14人。

4月，对二级机构情况进行专项调查，受到疫情影响，有近40个专科分会和专委会未能按时开展换届工作。年内有20个分会和专委会做好了换届准备工作。筹备成立青春期卫生、康复技师、结核病专科分会和中医肿瘤、超声内镜专委会等。

12月28日，线上召开第五届理事会第三次会员代表大会暨第四次理事会、第五次常务理事会。

【学术活动】协会和二级机构探索利用网络、视频等形式开展线上学术活动和继续医学教育。完成国家级继续教育项目7项、市级继续教育项目8项，全年培训学员16080人次。对申报的2023年继续教育项目进行审核，确定国家级项目19个、市级项目17个。

肾内科、儿内科、检验医（技）师、血管外科和营养等专科分会和专委会开展了线上学术活动，其中内科分会开展学术活动4次、神经内科分会开展认知障碍系列沙龙活动9次，每次线上活动参与收看上万人。

【科普宣传】与慈诚诊所、尤迈慈善基金会等企业合作，制作科普讲座视频，开展线上科普宣传。向市科协推荐优秀科普作品。协会联合北京尤迈慈善基金会共同发起针对基层医生成长、基层医院发展、基层患者高效看诊新的公益培训计划，促进基层医疗卫生发展。录制完成泌尿外科、妇产科等专业的科普视频。

【委托工作】结合2021年开展的医师定期考核工作调研，根据新实施的《医师法》要求，协会定考办修订和完善医师定期考核的内容和程序，进一步规范医师定期考核工作。完成了59个专业的医师定期考核试题的出题工作，完成对医师定期考核软件系统的修改。开展网上授课和线下考试相结合的执业医师注册培训工作。组织培训班4期，培训医师727人。

根据市卫生健康委和市援外办的要求，与北京融和医学发展基金会合作，针对对口支援医疗帮扶地区的需求，选派专家，组织开展线上义诊和培训活动。与北京融和医学发展基金会合作开展"千县帮扶"工程——内蒙古准格尔旗中心医院示范建设线上交流会。11月底、12月初协会联合北京尤迈慈善基金会与内蒙古通辽市开展两次专家线上医师培训讲课活动。

年内，对疾病应急救助软件系统进行升级改造。完成年度疾病应急救助评审工作。

7月，受市卫生健康委委托，承担北京市人体器官移植医师培训基地的组织评估工作。根据《人体器官移植医师培训基地评价指标》，制定评价工作方案和工作流程，组建评价专家组，由协会领导带队，于8月2日至5日对申请人体器官移植医师培训基地的7家医疗机构进行实地评估，并聘请董家鸿等7位专家进行最终评估认定，完成了此项评价工作。

【《医师法》贯宣】《中华人民共和国医师法》于3月正式施行。2月22日，协会召开专科分会会长、专委会主委代表座谈会，邀请参与修编工作的律师就《医师法》的修改进行政策解读及交流互动。根据协会要求，肾内科分会、健康管理专委会等利用各种形式，开展学习宣传《医师法》活动。

【交流合作】修改完善《北京医师协会企业单位会员管理办法》，进一步明确双方的权利义务。协会领导到北京昭德医院等5家企业会员单位进行调研座谈。接待北京无偿献血协会、北京康希诺生物有限公司、北京天坛医院等单位的领导来访；走访考察北京

医学教育协会、北京胸科医院、水滴筹有限公司等单位，加强学习交流。年内，协会与北京尤迈健康管理有限公司和北京零研科技有限公司签署合作协议，与北京融和医学发展基金会对接制定项目8项。

【北京优秀医师评选表彰活动】为总结表彰北京地区广大医师在抗击新冠疫情、援疆援藏援非、服务冬（残）奥会等重大考验中的突出事迹，由医师协会主办、北京融和医学发展基金会协办、步长制药有限公司支持，开展第八届北京优秀医师评选活动。经各单位评选推荐，评选委员会评审通过，决定授予丁明超等161名医师第八届北京优秀医师称号。8月19日，协会召开大会，对获奖优秀医师进行表彰。新华网、人民网、腾讯、今日头条及凤凰网等主流媒体对评选表彰活动和优秀医师典型事迹进行了宣传报道。

【医师节活动】协会围绕"医心向党、踔厉奋进"主题，开展庆祝第五个医师节系列活动。6月，与北京微爱公益基金会共同向北京儿童医院、北京大学肿瘤医院等7家医院进行慰问，向每家医院送去欧莱雅化妆品30箱；为北京小汤山方舱医院送去呼吸机等医疗设备。7月至8月，与苏宁易购、北京博瑞祥云4s店联合开展医师优惠活动。8月，与北京胸科医院联合举办"走进胸科医院"主题活动，对宣武医院、北京友谊医院等5家医院进行慰问。

【服务管理】与企业合作开发APP，协会网站升级改版，建立协会微信公众号。增加协会学术会议和科研课题职能，建立科研成果转化平台。完善内部制度建设，对协会组织架构及机构人员进行调整，专科分会和专委会统一划归会员部管理。与慈诚医疗集团合作，开展老年医学远程会诊试点工作。推荐陈山林团队和陶勇个人入选市科协科学家拍摄计划，推荐149名专家报名参加市科协评审专家库。

制定协会外国医师来华行医证明规定和协会医疗领域团体标准管理办法。完成网上团标注册。

将协会业务范围修订为：协助卫生行政部门开展执业医师的考核验证、培训，事故纠纷调查、认证和审议，国内外医师交流，评选奖励优秀医务工作者，组织支持医务人员开展医学研究、科学普及、继续教育、互联网线上培训交流、推广新技术成果，咨询服务和政府委托的工作。

根据市民政局关于市级社会团体分支（代表）机构专项整治行动部署工作要求，及时修改分支机构管理规定并下发执行。配合市审计局、市卫生健康委对协会涉企收费进行审计。

推荐协会副秘书长薛海静为"积极参与科协系统工作并为科技社团创新发展做出贡献的专兼职干部"，

并被评为科协兼职干部先进个人。

【协会领导】会长：郭积勇；副会长：王杉、李宁、刘肆仁、刘鹏、陆珊、张永利、何昆仑、杜继臣、周保利、顾晋、徐殿祥、葛强；监事长：赵涛；秘书长：郭建平。

（撰稿：薛海静　审核：郭建平）

北京市计划生育协会

【基本情况】协会是由市卫生健康委代管的群众团体组织。编制21人，在职20人。有2万余个会员单位、79万余名会员。承担北京婴幼儿照护服务专业委员会职责。

【学术活动】1月20日，北京婴幼儿照护服务专委会线上召开《托育机构建设与管理指南》编制研讨会，40余位首批示范性托育机构负责人和相关专家参加会议。《托育机构建设与管理指南》由本市托育机构质量标准研制方——首都师范大学研究团队牵头，基于质量评估标准，汇聚首批示范性托育机构的优秀经验，全面呈现专业的建设要点、丰富的案例资源，由教育科学出版社出版，为托育机构提供可借鉴、便操作的管理与质量提升指南。

3月2日，市财政局社保处、市卫生健康委人口家庭处、北京婴幼儿照护服务专委会、部分示范托育机构开展研讨，完善普惠试点工作方案及社区托育点建设要求。

9月1日，由协会和北京婴幼儿照护服务专业委员会主办的2022年北京市婴幼儿照护服务发展论坛在首钢园举行。作为服贸会北京国际医学论坛的专题论坛，为政府部门、专家学者、社会机构提供在婴幼儿照护服务发展、科学育儿、托育机构运营管理等领域的交流沟通平台。全国政协人口资源环境委员会副主任、中国计生协党组书记王培安，国家卫生健康委员会人口监测与家庭发展司司长杨文庄出席论坛并致辞，萨尔瓦多驻华大使阿尔多·阿尔瓦雷斯线上致辞，中国计划生育协会副秘书长何翔、北京市卫生健康委二级巡视员臧罗茜等领导出席论坛。

11月11日，北京市2022年示范性托育机构创建交流会在线上召开，来自北京及全国各地的500余名托育机构管理者和保育人员、卫生主管部门管理人员、研究人员参加了会议。本次会议由市卫生健康委、北京婴幼儿照护服务专委会、首都师范大学学前教育学院共同举办，是本年度北京市重要民生实事项目之一——示范性托育机构创建工作的总结，也是托育从业人员、管理者在云端开展的一次专业交流。

【统计调查工作】9月，中国计生协开展婚育状况统计调查，全面了解中国婚育现状及群众生育意愿和影响因素。北京市丰台区、石景山区、顺义区、大兴区被列入本次调查范围，共抽取40个样本点1200名对象进行问卷调查。协会成立北京市调查组，组织相关区督导员和调查员参加线上培训及考核、第三阶段花名册抽样，确保调查工作进展。

【"健康的样子"儿童绘画作品征集活动】5月18日，在爱国卫生运动70周年之际，由市爱卫办、市卫生健康委、市教委、市园林绿化局和市计生协等多部门联合举办的"健康的样子"儿童绘画作品征集活动正式启动。活动以"健康的样子"为主题，广泛征集1~12岁儿童绘画作品。邀请中国花样滑冰协会主席申雪、北京朝阳医院眼科主任陶勇担任形象大使，号召小朋友们积极参与活动，自主创作与主题相关的绘画作品。人民网、中新网、中国人口报、北京日报等10余家媒体对活动进行了宣传报道。

【托育券发放活动】7月1日，北京婴幼儿照护服务专业委员会启动托育券发放活动。本次活动汇集80家已备案托育机构，面向全市婴幼儿家庭发放1000元托育券，为婴幼儿家长送福利，向社会普及科学育儿理念，引导市民选择放心、规范的托育服务机构，更加重视婴幼儿早期发展和科学养育问题。截至9月底，托育券领取1215张，为托育机构带来百万元以上创收。

【系列科普巡讲活动】7月5日，由市卫生健康委、市农业农村局、市科协和市计生协联合举办的"2022年送健康到乡村系列科普巡讲活动"在房山区周口店镇黄元寺村正式启动，市区镇三级部门领导及黄元寺村村民参加了活动。本次巡讲活动是落实健康中国战略、推进健康北京行动、助力美丽乡村建设、开展文化科技卫生"三下乡"活动的重要举措。

【世界避孕日宣传活动】9月26日是世界避孕日，主题是"知性智行，安全健康"。为了提高青年人的避孕意识，减少意外妊娠，协会联合25所高校开展丰富多样的主题宣传活动，发放避孕宣传折页9000份，服务青年学生1万余人次。

【协会领导】秘书长：梅红光；副秘书长：郑鸿燕。

（撰稿：张　帅　审核：梅红光）

 # 北京健康教育协会

【基本情况】有会员1788人，团体会员单位63个，有专业委员会21个，驻会工作6人，为5A级社会团体。

【学术活动】3月16日，与市疾控中心召开移动互联戒烟模式研讨会，来自北京朝阳医院、北京协和医院、中日友好医院等医院戒烟门诊的10余人参会。会议讨论在北京市新的控烟形势下，探索移动互联戒烟模式的重要性和意义。提出要把移动互联模式与科学戒烟活动结合起来，进一步探索网络戒烟门诊等多种方式戒烟的综合服务模式。

10月12日，协同市卫生健康委、北京大学医学部、市疾控中心共同召开健康影响评价专家研讨会，讨论全市开展健康影响评价项目工作，组建市级专家组，将健康影响评价与健康促进区建设工作有机融合，全面推进健康影响评价进入全市各区进入试点期。

【科普宣传】与市疾控中心开展疫情常态化宣传活动，围绕疫情动态变化和公众需求，多形式制作图文、视频、海报等各类原创科普作品，利用全媒体进行传播。截至12月8日，全年累计宣传发布疫情防控科普图文99篇、视频47部、海报41张、健康提示20条，累计阅读量3.65亿次，视频总点击量2.17亿次，户外媒体总曝光度1.4亿次。其中，11月24日至12月8日，通过"北京健康教育"微信公众号连续发布图文作品20篇，单号总阅读量820万次，总转发量52.38万次，全网总阅读量3.15亿次，用户粉丝增长1.9万人，其中图文《突然被通知混管初筛阳性，如何保护家人不感染》24小时阅读量达570.2万次。通过"北京健康教育"视频号发布视频11部，单号视频点击量4.7万次，全网总点击量1.67亿次，累计播放时间70万分钟，其中《家中如何预防气溶胶传播》全网视频点击量5300万余次。发布电子海报14张，通过公交、楼宇移动电视等户外媒体累计播出420万次，并通过市委宣传部发至全市各街乡镇。

根据首都防疫健康促进专项行动要求，协助市卫生健康委编辑制作"抗疫·家课堂"疫情防控系列资源库，内容涉及新冠疫情、心理健康、健康生活方式、爱国卫生等9类共计728部，编印《〈首都市民卫生健康公约〉知识读本》，印制28500册。

与市疾控中心、北京广播电视台科教频道中心《健康北京》栏目合作制作专家访谈节目54期，爱国卫生公开课特别节目12期；与北京电台城市副中心之声《健康加油站》栏目合作科普专家访谈节目40期，网络直播节目30期；与歌华城市电视合作制作20期爱国卫生专题，在9块户外大屏、6000楼宇电视等累计播放180分钟；与歌华有线健康频道共同打造《健康到你家》专栏，全年滚动播放健康科普视频累计时长79033分钟。在《北京晚报》刊载健康知识专版6期。

4月至11月，与市疾控中心组织46位市级科普专家参与由市卫生健康委、市农业农村局、市科协、市计划生育协会共同主办的2022年送健康到乡村系列科普巡讲活动。活动覆盖全市13个涉农区，共开展了13场健康科普讲座及义诊咨询活动，为600余位农村居民提供慢性病防治、传染病防控、健康生活方式、中医养生等领域的健康科普知识和义诊服务；制作健康科普短视频130条，在"守护健康，救在身边"健康科普宣传线上平台发布，同步通过"北京健康科普"抖音号、"健康北京"头条号进行宣传推广。

5月27日，与市疾控中心开展第35个世界无烟日暨《北京市控制吸烟条例》实施7周年宣传活动，以"烟草威胁环境——保护环境：再给你一个戒烟的理由"为主题，广泛宣传烟草危害、引导吸烟者主动戒烟，倡导健康文明生活方式，营造清洁无烟社会氛围。通过微信、微博、头条、门户网站等途径开展宣传，关注话题总计超过1500万人次，设计并制作世界无烟日宣传海报20000张，戒烟相关海报20000张，控烟宣传折页20000张，控烟口罩30500个，控烟真空保温杯700个，《帮你戒烟宣传册》10000册，无烟家庭入户门脚垫1170个，《控烟工作日志》1000册，科学戒烟鼠标垫、面巾3200套，发放至各区疾控中心、控烟志愿者以及戒烟门诊供其开展控烟戒烟宣传。

7月25日至30日，与市疾控中心协助市卫生健康委联合市科协、市体育局等部门，举办第六届健康北京周系列主题宣传活动，以线上宣传为主，包括"云启动·健康齐助力"和"云科普·大咖面对面"两部分内容。发布并展示了"万步有约"50天健步走大赛、健康北京IP形象征集、减盐健康菜谱、"健康的样子"儿童绘画优秀作品等市级重点健康主题活动，并组织6家三甲医院18名健康科普专家围绕老年健康管理、儿童常见病防治、爱眼护眼等内容开展6天健康访谈节目直播，累计在线观看17万余人次，通过户外大屏、城市电视等户外媒体宣传曝光量3000万次。

8月9日至11日，与市疾控中心参与市委宣传部、市广电局举办的第四届北京国际公益广告大会，打造"弘扬抗疫精神"的特色主题展区，通过展板展示、核酸检测互动、疫情防控文创产品发放、抗疫公益视频播放等，宣传展示两年多以来首都疾控抗疫成果和健康公益服务。市疾控中心党委书记黄春、传染病地方病控制所沈玲羽分别做主题为"凝聚公益力量，弘扬中国精神""携手公益，共创和谐"讲座，展示首都疾控公益风采，促进公益交流。

9月1日至5日，与市疾控中心参与2022年服贸会"健康卫生服务专题展"系列活动，策划设计以"科学抗疫，融创发展，共享健康"为主题的公益展区，通过主题展板展示、应急沙盘展示讲解、核酸检测演示、科普体感仪互动等，展示了抗疫以来首都疾控的先进核心技术及工作成果。

9月20日至10月31日，与市疾控中心在全市组织开展2022年健康"提素"——家庭健康知识线上竞答活动。通过健康提素小程序线上邀请市民进入"学无止境""习题演练"模块学习，在"终极挑战"模块进行答题，检验学习成果。活动通过北京电视台、城市户外大屏、6000个楼宇电视、2万块地铁公交电视循环滚动播出健康"提素"竞答活动电子海报，《北京晚报》刊载活动专版1期，向全市印制、发放宣传单页22.6万张。截至10月31日，全市17区351个街（乡）6600余社区（村）参与活动，共计907842人注册参与，累计答题820424人，答题共计1347万道。

11月17日，与市疾控中心举办2022年北京市健康小达人评选暨少儿健康歌传唱大赛活动。为孩子们打造健康歌曲——《从今天起》，并通过抖音、微信、微博等自媒体平台，发起为期20天的"从今天起做健康小达人"专属话题传唱大赛，截至12月7日征稿结束，

"从今天起做健康小达人"在抖音平台上累计播放831万次，共征集作品600余个，评选出北京健康小达人5名、北京健康传播小天使5名、最佳合唱奖10个、最佳组织奖10个、优胜奖100名和鼓励奖80名。本次活动不仅调动了全市幼儿园、中小学校师生参与的积极性，也发挥了抖音、微信、微博等自媒体平台在健康传播中的优势。

【培训工作】8月9日，与市疾控中心共同举办监测现场调查培训班。培训采用线上线下相结合的形式进行，全市16个区约150人参加培训。内容包括健康素养监测工作方案、抽样方法及现场调查流程、现场调查注意事项、调查问卷等，并现场演练和交流探讨。

8月18日至19日，与市疾控中心共同举办北京市简短戒烟干预技术培训班，近80位健康教育专业人员参加培训。内容包括成人烟草调查的工作方案、现场工作流程、如何做好质量控制、模拟入户调查进行实操演练等。

9月29日，与市疾控中心共同举办北京市医务人员简短戒烟干预技术线上培训班，近6000名健康教育专业人员参加培训。内容包括烟草危害、全国人群烟草流行病学调查的最新进展，强调了戒烟服务在控烟工作中的重要性；戒烟服务与简短戒烟干预技术理论重点介绍了5A戒烟干预模型；医院戒烟门诊服务流程、线上戒烟服务等科学戒烟技术和方法进行了经验交流。

【委托工作】参与编写全国爱卫办《国家卫生城镇标准（2021版）指导手册》。8月31日至9月1日，承担全国爱卫会国家卫生城镇评审培训班的会务工作。受市卫生健康委委托，组织专家完成对大兴区创建国家卫生区评估工作技术评估。

【编辑出版】编辑出版《"改变就在100天"亲子活动记录手册》。该手册分为合理膳食、科学运动、护牙行动和健康睡眠4篇，用于指导幼儿园开展幼儿行为养成家园共育活动。在北京市16区发放电子版及印刷版约14000册，覆盖49所健康促进幼儿园、近2万个幼儿家庭。

【协会领导】会长：刘泽军；副会长：刘秀荣（常务）、支修益、李宁、葛立宏、马长生、姜辉、黎健、杜继臣、何丽、常春、张雪梅、石建辉；秘书长：万国峰。

（撰稿：宋明学 审核：刘秀荣）

重要会议报告

 2022年北京市卫生健康工作会议上的报告

——开拓进取　担当作为　谱写首都卫生健康事业高质量发展新篇章
北京市卫生健康委主任
（2022年2月18日）

同志们：

今天会议的主要任务是，以习近平新时代中国特色社会主义思想为指引，全面贯彻落实党的十九届六中全会和市委十二届十八次全会精神，总结2021年工作，部署2022年重点工作，以更加为民尽责的初心使命、更加奋发有为的精神面貌、更加务实担当的工作作风，在新征程上持续推动首都卫生健康事业高质量发展。

一、2021年工作回顾

全面贯彻新发展理念，坚决落实市委、市政府决策部署，紧紧围绕首都功能定位和人民健康需要，统筹常态化疫情防控和卫生健康事业发展，实现"十四五"工作良好开局。全市户籍居民平均期望寿命达到82.47岁，婴儿死亡率和孕产妇死亡率分别为1.44‰和2.72/10万，均为历史最好水平，达到国际先进水平。

（一）以"看北京首先从政治上看"的高度政治自觉，全力做好"两件大事"服务保障

圆满完成建党百年庆祝活动疫情防控和医疗保障。周密制定工作方案，分类制定46个防控指引，坚持定期核酸检测，整体推进疫苗接种，以最高标准、最严要求、最实措施，为庆祝活动医疗防疫"大考"交上"北京答卷"，受到党中央和市委、市政府充分肯定。全面做好冬奥医疗防疫保障。成立指挥调度中心，制定疫情防控指引，"一院一策"制定定点医院医疗保障方案，指导"一馆一策"制定闭环管理疫情防控方案。启用冬奥医疗保障中心，支持延庆医院建成三级综合医院，帮扶张家口赛区提升医疗保障能力。选拔1323名医疗骨干、400余名公共卫生人员参与冬奥保障。高效做好核酸监测，全力做好新冠阳性人员隔离救治。到目前为止，冬奥闭环内未出现聚集性疫情，为开幕式精彩举办和赛事顺利开展提供了重要保障。

（二）以筑牢首都安全防线为己任，统筹做好疫情常态化防控和应急处置

不折不扣落实"三快三抢"要求，迅速控制顺义、大兴、昌平、丰台、西城、朝阳、海淀等地局部聚集性疫情，有效处置地坛医院医务人员感染新冠病毒事件。持续跟踪研判境内外疫情趋势，及时提出防控措施建议。综合运用生物和大数据技术，迅速查明新冠病毒传播链条，高效开展流行病学调查和密切接

触者追踪。充实医疗救治专家组，全力做好患者救治，未出现死亡病例。完善高风险地区来京就诊患者和入境人员闭环管理，持续加强院感防控知识培训和监督检查。修订完善47个防控指引，做好社会面防控技术支持。有力有序推进疫苗接种，截至2月16日，全市累计接种2269.63万人，相关经验被国务院联防联控机制推广。

（三）以强基固本为着力点，加快健全首都公共卫生应急管理体系

传染病监测预警能力进一步提升。新冠肺炎疫情快速监测联防联控平台建成投用，发布重大传染病风险监测技术工作指引，加强多点触发传染病预警机制建设。基层卫生工作基础进一步夯实。明确了街道（乡镇）公共卫生职责，更新充实村（居）公共卫生委员会。全力推进"一村一室"建设，650个空白村村级医疗卫生机构建成投用。开工建设10个社区卫生服务中心，建成48个社区发热筛查哨点。公共卫生应急处置能力进一步提高。设立北京市公共卫生应急管理中心，组建市级综合类紧急医学救援队伍。全市单样本日核酸检测能力达168万份。负压救护车增至197辆，完成344处院前急救设施建设，实现院前医疗的统一规划和统一调度，急救呼叫满足率提高到97%以上，急救平均反应时间缩短至15分钟左右。重大疫情医疗救治体系进一步健全。全市负压病房达1420间，开设88个发热门诊，实现发热患者就诊救治全流程闭环管理。开展7个重大疫情防治重点专科建设，在地坛医院设立北京市感染性疾病研究中心，启动医用织物洗涤场所规划建设。

（四）以服务首都功能为立足点，积极融入构建新发展格局

坚持规划引领，印发实施《"十四五"时期健康北京建设规划》《北京市医疗卫生设施专项规划（2020年—2035年）》。有序推进医疗卫生资源疏解，积水潭医院新龙泽院区、北大人民医院通州院区开诊，友谊医院顺义院区、朝阳医院东院、安贞医院通州院区主体结构封顶，疏解同仁医院崇文门院区等核心区三级医院床位1560余张。深入推进京津冀协同发展，支持雄安新区"交钥匙"援建医院完成主体结构封顶，持续帮扶廊坊北三县医疗卫生服务能力提升，实现京津冀485家医疗机构临床检验结果互认、239家医疗机构医学影像检查资料共享。积极融入"两区"、国际消费中心城市、全球数字化标杆城市建设，加强医药科技创新，首批研究型病房研究型床位达到1704张，启动第二批研究型病房建设。加快国际医院建

设，北京和睦家京北妇儿医院开业。加强智慧医疗健康顶层设计，制定北京智慧医疗健康实施方案，完成6个重点场景验证。承办2021年服贸会健康卫生服务专题板块，签约金额达9.8亿元。

（五）以群众健康需求为出发点，持续改善医疗服务

深化医药卫生体制改革，在4个区试点建设健康联合体，试点智慧药学服务和处方前置审核，规范调整影像、临床物理治疗类、临床诊断类等医疗服务项目价格。优化医疗服务结构，大力推进分级诊疗，全市96家医联体核心医院、医联体三级医院全部与基层预约转诊平台对接，为基层预留30%以上号源；儿科紧密型医联体成员医院扩至20家，实现郊区全覆盖。提升医疗服务能力，国家传染病医学中心、国家神经疾病中心落地北京；积极推进"互联网+医疗"，建成互联网医院监管平台，全市建成互联网医院32家，开展互联网诊疗服务的医疗机构达131家。扎实开展"我为群众办实事"实践活动，实施40项重点民生项目、101项实事项目，三级医院分时段预约挂号全部精确到30分钟以内，二级以上医院均设立老年无健康码就诊通道，65家医院开设夜间门诊，134家医院试点医务社工。推动中医药传承创新发展，出台促进中医药传承创新发展实施方案，建成100个社区中医药健康文化体验馆，升级优质中医药资源下沉基层"四大工程"，服务近百万人次。

（六）以"一老一小"为重点，完善全生命全周期健康服务体系

优化人口服务，实施三孩生育政策，优化生育支持政策，在全国率先制定托育机构卫生评价标准，完成102家托育机构备案。完善妇幼健康服务管理，实施母婴安全保障筑基行动，开展妇幼健康生育全程"八优服务"，为14万余名新生儿开展疾病筛查，开展70万余人次儿童五类重点疾病筛查。积极应对人口老龄化，在全国率先开展老年友好型社会建设，创建29个全国示范性老年友好型社区。240家社区卫生服务中心通过老年健康服务规范化建设验收。累计创建老年友善医疗机构471家，在全国率先覆盖80%的医疗机构。

（七）以健康优先发展为导向，扎实推进健康北京建设

开展健康北京行动指标监测，重大慢性病过早死亡率降至10.6%，居民健康素养水平达36.4%，居全国之首。朝阳、海淀获评国家卫生区，188个街道（乡

镇）创建市级卫生街道。加强疾病防控，甲、乙类传染病报告发病率降至108.10/10万，完成12万余例癌症和心脑血管等重点慢病高危人群筛查管理，为27.8万名老年人提供脑健康体检服务。全市年采血总量同比增长17.7%。制定重点公共场所社会急救能力建设三年行动方案，实现全市大中小学校、地铁、火车站AED配置全覆盖。开展合理膳食乡村示范和健康企业创建，实现全市重点职业病和放射卫生监测全覆盖。

（八）以治理能力提升为核心，持续推进卫生健康治理现代化

深化"接诉即办"改革，建立十项工作机制，聚焦群众关注的医疗服务等突出问题，开展源头治理、主动治理，加大督办落实力度，全市考核排名从48位提升至36位。加强适宜人才培养培训，实施首发科研专项公共卫生项目，支持10个重点研究方向。公共卫生人才首次入选"北京学者"。招收首批定向培养公共卫生专业博士，医防融合培训400人次。培养774名全科医生，完成3200名乡村医生岗位培训，启动社区医生临床研修培训。健全卫生健康法律和标准体系，推动出台《北京市献血条例》，修订《北京市人口与计划生育条例》《北京市院前医疗急救服务条例》，制定18项卫生健康地方标准。深入推进"放管服"改革，推进行政服务事项告知承诺制，出生医学证明实现在线申领并生成电子证照。加强综合监管，修订卫生健康行政处罚裁量规则及细则，深化医疗机构信用分级分类监管。279家医院开展安检，262家医院安装一键报警装置，医院安全秩序持续向好。做好对新疆、西藏、青海、四川凉山等地的对口支援，推进健康帮扶同乡村振兴有效衔接。推进12项"一带一路"国际卫生健康合作项目，积极参与全球卫生健康治理。

这些成绩的取得，离不开市委、市政府的坚强领导和国家卫生健康委的大力指导，离不开各区、各相关部门、社会各界的大力支持，离不开全系统同志们的辛勤付出和艰苦努力。在此，我代表市卫生健康委，向所有关心支持帮助首都卫生健康事业的社会各界人士表示衷心感谢，向首都卫生健康战线的同志们表示崇高敬意！

同时，要清醒看到，我们的工作还存在不足：卫生健康服务"四个中心"建设的能力有待进一步提高；"三医联动"改革还需持续发力；城乡、区域、人群之间的医疗资源配置和服务水平仍不平衡；托育、儿科、精神、康复、安宁疗护、医养结合等服务供给还不充分；公共卫生应急管理体系建设和疫情处置能力还需加强；部分医院就医服务存在短板，群众就医获得感有待进一步提升。我们要树牢首都意识、大局意识、责任意识、担当意识，直面问题，下大力气予以破解。

二、2022年重点工作安排

2022年是党的二十大召开之年，是北京冬奥之年，也是实施"十四五"规划承上启下的重要一年，做好各项工作意义重大。全年卫生健康工作总要求是：以习近平新时代中国特色社会主义思想为指导，全面贯彻落实党的十九大和十九届历次全会精神，坚持党对卫生健康工作的领导，弘扬伟大建党精神，坚决落实市委、市政府决策部署，坚持稳中求进，坚持首善标准，以保障首都"四个中心"功能为主线，以全方位全周期保障人民健康为中心，以常态化疫情防控和冬奥医疗防疫保障为重点，为推动首都高质量发展提供坚实的健康保障。重点做好以下工作。

（一）坚持底线思维，全力做好冬奥会等重大活动的疫情防控和医疗保障

坚决贯彻市委、市政府冬奥"举办即成功、关键在防疫"的部署要求，科学高效做好赛时医疗防疫指挥调度，积极做好场馆内外突发公共卫生事件、应急医疗保障协同处置。严格落实境内涉奥人员新冠疫苗接种、健康监测、核酸检测、涉奥场所闭环管理、疫情防控监督检查"五个全覆盖"，以"四个最大限度"，坚决确保"五个不发生"。严格落实涉奥场所防疫应急预案，加强新冠肺炎患者、无症状感染者和密切接触者分类管理，高效做好检测、流调、隔离、救治等应急处置，强化赛场医疗急救保障。严格落实定点医院收治任务，实施精准分类收治，避免不同风险伤病员流线交叉，切实加强院感防控。做好党的二十大等重大活动的医疗防疫保障。

（二）坚持人民至上，坚定不移抓好疫情常态化防控和应急处置工作

将疫情防控作为重中之重，坚持城市防疫和冬奥防疫全面融合、一体推进，坚持疫情应急处置与常态化防控相结合，坚持外控和内筛紧密结合，全力保障城市安全运行和群众生命健康。加强传染病早期监测预警，坚持防范在先，切实发挥发热门诊、社区卫生服务中心、药店、诊所等监测哨点的作用。增加核酸检测服务供给，做好重点行业、重点人群、重点场景、重点区域核酸筛查。落实"快、严、准"要求，持续加强部门协同、区域联动流调溯源工作机制，建立三级医院与各区核酸采样等疫情防控工作支援协作

常态机制。做好集中隔离医学观察点医疗防疫人员配备和服务保障。坚持"四集中"原则，全力做好患者救治，周密做好院感防控。优化疫情期间群众就医保障，畅通就诊救治渠道，健全转诊会诊制度，充分保障封控、管控区域特殊人群、重点人群就医需求。继续做好3~11岁人群接种、加强免疫接种，扩大60岁以上人群接种覆盖面，研究建立新冠疫苗接种常态化机制。

（三）保障首都安全，持续完善公共卫生应急管理体系

全面完成公共卫生应急管理体系建设三年行动计划各项任务，牵头编制下一个三年行动计划。加强传染病预防控制体系建设，健全传染病监测预警多点汇集和分析触发机制，加强发热筛查哨点管理。着力推进疾控体系改革，加强区级疾控中心标准化建设。落实佑安医院新院区选址，加快市疾控中心新址建设。提升基层公共卫生服务能力，强化街道（乡镇）公共卫生职能，完善村（居）公共卫生委员会职责。推进乡村一体化人才队伍建设，完善社区卫生服务机构建设标准，加快构建医疗和公共卫生一体化的基层医疗卫生服务体系。提高应急处置和医疗救治能力，完成465处院前急救设施建设验收，全市急救呼叫满足率稳定在97%以上，院前医疗急救服务平均反应时间力争少于12分钟。推进重点公共场所AED配置和急救人员培训。全面完成二级以上综合医院发热、呼吸、肠道门诊规范化建设，增加负压病房、重症监护病房配置。加大公共卫生人才培养力度，推动首发科研专项公共卫生项目重点研究成果落地，建立公共卫生预备役队伍，拓展公共卫生硕士、博士定向培养渠道。

（四）融入首都发展，大力提升卫生健康服务"四个中心"水平

大力推进医疗卫生资源疏解，加快安贞医院通州院区、积水潭医院回龙观院区、口腔医院迁建等项目建设，推进国家医学中心和区域医疗中心建设，支持区属医院提质改建。深入推进京津冀协同发展，编制雄安新区"交钥匙"新建医院办医支持方案，协助做好新医院运行筹备。持续推进与河北重点地区的医疗合作，加大对廊坊北三县的帮扶力度。积极服务首都城市功能建设，扩大国际医院试点范围，落地实施国际医疗服务改革创新任务和示范项目。推动医药健康协同创新，遴选第三批研究型病房示范建设项目，启动第二批医研企协同创新中心建设，推进首都医科大学研究型医院规划建设。充分发挥北京市医药卫生科技促进中心作用，促进医药卫生科技成果转化与产业

化。办好2022年服贸会健康卫生服务专题活动。

（五）紧扣"七有""五性"，不断提高群众健康获得感

坚持问题导向改善医疗服务，将"接诉即办"高频事项和重点问题纳入改善医疗服务任务清单，常抓不懈，久久为功。提升医疗服务能力，优化基层预约转诊平台，加大医联体内优质号源下沉力度，切实推进分级诊疗；加强预约诊疗精细化管理，完善门诊质量管理制度；儿科紧密型医联体扩至25家，互联网护理服务扩至16区，建设200个以上多学科诊疗门诊，建设50个以上社区卫生服务机构特色专科。做实中医进社区活动，提升基层中医药服务水平。

（六）积极应对人口老龄化，做好全生命周期健康服务

完善人口家庭服务，完善生育配套支持措施，创建50家示范性托育机构，引导社会力量试点开展普惠托育服务。优化妇幼健康服务，推进线上建立母子健康手册，建设30家母婴友好医院，扩大新生儿遗传代谢病筛查病种到10种以上。健全老年健康服务体系，扩大安宁疗护服务供给，推进4家医疗机构转型建设安宁疗护中心，增加安宁疗护床位200张；在二级及以上综合医院建设老年医学科，推进示范性老年友好型社区建设和老年友善医疗机构建设。

（七）深入落实健康中国战略，扎实推进健康北京建设

启动健康影响评价评估试点，推进丰台区、大兴区国家卫生区创建，推动北京市卫生街道创建。加强慢病防控管理，继续开展癌症早诊早治，心脑血管疾病、慢性呼吸系统疾病高危人群筛查干预。加强儿童青少年肥胖、近视、危险因素监测指导。健全北京市献血协调机制，强化献血者表彰褒奖。建设合理膳食示范乡村，加强重点企业职业健康监督指导。

（八）坚持系统治理，推动卫生健康事业高质量发展

深化"三医联动"改革，做好公立医院高质量发展试点，优化绩效评价和薪酬管理机制，支持京津冀药品集中带量采购，做好医疗服务价格项目动态调整。深化健康联合体试点。深化"接诉即办"改革，落实每月调度、定期研究、分类施策、协调联动工作机制，建立公立医院党委一把手亲自抓"接诉即办"工作机制，全力提升"三率"。强化依法行政，推进传染病防治条例制定，完善地方卫生标准体系，加强综合监管体系建设，推进行政事项告知承诺制。加强

智慧医疗建设，以应用场景为牵引，以重大项目为抓手，大力推动数据互联互通和共享应用。抓好健康支援和"一带一路"卫生健康国际合作。

同志们，让我们紧密团结在以习近平同志为核心的党中央周围，踔厉奋发，笃行不怠，在新征程上展现新面貌、实现新作为，以优异成绩迎接党的二十大胜利召开！

2022年北京中医药工作会议上的报告

——开启新征程　构建新格局　推动新时代首都中医药高质量发展
北京市中医管理局局长　屠志涛
（2022年1月26日）

这次会议的主要任务是：以习近平新时代中国特色社会主义思想为指导，全面贯彻落实党的十九届六中全会和市委、市政府工作要求，总结2021年工作，进一步全面深化部署北京中医药"十四五"规划实施和2022重点工作，以更加奋发有为的精神面貌、更加务实高效的工作作风，推动新时代首都中医药发展再上新台阶。

一、2021年开展的中医药创新性工作

过去一年，是党和国家历史上具有里程碑意义的一年。在市委、市政府的关心支持下，在市卫生健康委的直接领导下，北京中医药工作始终坚持以习近平新时代中国特色社会主义思想为指导，全面贯彻落实习近平总书记对中医药工作的重要论述，以首都发展为统领，坚持疫情防控和行业发展统筹推进，《中共北京市委 北京市人民政府关于促进中医药传承创新发展的实施方案》正式印发，《北京市中医药条例》正式实施，各项工作取得了新进展、新成效，实现了"十四五"的良好开局。

（一）持续发挥中医药防治新冠肺炎疫情原创优势

一是创新了新冠肺炎中医药救治机制。在完善定点医院新冠肺炎中西医结合救治机制中，建立起了中医师应急区新冠病房轮岗制度、市级中医专家每周二次会商制度和重症中医专家每日会诊制度，既保证应急区每个治疗组都有中医师，能够及时采集患者中医四诊信息，落实中西医结合诊治措施，又保证中医药方案及时调整有效应对患者病情变化。

二是推动落实公共卫生服务中医药工作。在落实首都公卫三年行动计划中，完成10种中医治未病服务方案、25种传染病的中西医结合诊疗方案制定；建立国家中医疫病防治基地和国家中医疫病队伍，理论、实践相结合开展培训演练，应对新发突发传染病的能力不断提高；初步建立起了传染病对中医医院划片包干的院感防控培训指导机制。

三是创立了新冠肺炎疫情防控双面控点机制。建立了院领导班子分区控点、职能部门分类控点两个面和6大管理岗位（场景、风险、人员、操作、院感、培训）相互制约的"双面控点"工作机制，率先在归口单位运转实施，多次组织实战演练和检查督导，推动形成双面六岗相互制约、相互协调的新机制，进一步夯实了疫情防控的责任并开始在全市推开。

（二）在全力以赴冲刺双奥筹办中彰显民族优势

一是首创冬奥中医药文化新体验。运用8K、5G等高科技手段，在冬奥会运动员驻地"北京村"和"延庆村"建设同质化的中医文化展示区，以中医药文化元素为核心，紧扣生命、生活、生态理念，融合国风创意打造沉浸式体验场景，构建打造具有中国方案、北京特点、世界影响的"冬奥+中医药"文化特色新模式。

二是将首次在冬奥会提供中医诊疗服务。北京两个奥运村综合诊所均设置中医科，提供中医诊疗服务。其中，北京村从北京中医医院选拔20名来自针推、骨科、肺病科、心内科的中医骨干人员，延庆村从北医三院、望京医院、北京康复医院选拔了5名中

医骨干人员，赛时将为运动员提供针灸、推拿等中医诊疗服务。

三是创设了冬奥中医药国际保障中心。联合石景山区政府、冬奥组委共同谋划设计，首钢旗下的首颐医疗集团负责投资筹建，形成了"五首五联"的中医药国际服务方案，打造以服务2022年北京冬奥会、冬残奥会为主要任务的国际化中医药文化传播平台、国际化特色中医药诊疗服务平台，将在冬奥期间和后冬奥时代展示中医药服务魅力。

四是冬奥三训工作取得丰硕成果。连续第三年开展冬奥三训活动，选拔中医骨伤、急诊急救、针灸推拿等相关专业医务人员，开展英语、滑雪技能、运动损伤及意外伤害急诊急救能力等三项技能培训，培养造就了166名冰雪运动中医药服务人才，其中6名入选冬奥会医疗保障队，目前已开始冬奥服务保障工作。

五是冰雪运动建立了中医新平台。依托北京中医医院延庆医院建设冰雪运动损伤中医诊疗康复中心。研讨并制定基于冰雪运动损伤的8个疾病诊疗方案，提供技术指导。编辑出版了《冰雪运动-中医科普常识》手册。

这些创新工作，都将在我局参与《生命线》北京冬奥会特别节目"健康冬奥"节目中录制的"冬奥会医疗保障的民族魂——中医诊疗"中向全世界展示。

（三）在党史学习教育中产出中医药标志性成果

一是加减乘除为民办实事。在党史学习教育中，各医院结合我局提出的六满意41项举措，在服务上做加法，如首都医科大学附属北京中医医院，率先成立中医互联网医院，设立100余个优势专病门诊，北京中医药大学东直门医院增设设施，推进老年友善医院建设；在流程上做减法，如宣武中医医院，密云区中医医院、北京中医药大学房山医院，优化预检分诊流程，实现"多码合一"，市中医院取药窗口实现信息化分派饮片处方并通过自助查询机方便患者查询；在效能上做乘法，如中国中医科学院眼科医院，规范服务，建立青盲一证一品的优质特色护理服务链，市中医院利用信息化手段设立24小时全覆盖的"公众与患者健康服务热线"，利用大数据平台实时监控、定期分析患者咨询的高频问题，及时回应公众与患者关切点，搭建动态高效的医患沟通平台；在医患沟通上做除法，北京二龙路医院开展包括精准预约一线通、生活服务一码通、就导航诊一路通、后勤保障一号通、疑难重症一融通、医患沟通一心通的"六通"工程，通则不痛解决患者就医痛点等，有效提升中医医院服

务水平和患者满意度。

二是党史下的医药足迹振奋行业精神。为迎接建党百年，我局以北京中医药文化资源调查项目为基础，以党史教育活动为契机，组织策划了《党史中的医药足迹——1921年至1949年党领导下的医药卫生事业发展历程》专题展。专题展由28块展板与200余件革命文物共同构成，以"小切口大格局""小故事大情怀"为构思理念，通过照片、文字、文物，从不同角度、多个侧面，重温医药卫生事业波澜壮阔的革命岁月。此次展览先后在中环办公楼、北京中医药大学、中国中医科学院广安门医院、清华大学玉泉医院等多个单位巡回展出。同时，组建了一支讲解员队伍，以生动形象的语言和顾往观今的视角，向参观人员讲述党领导下的医药卫生事业发展历程。通过此次展览，各级医务人员深刻领会党团结带领广大医药卫生工作者开辟伟大道路、建立伟大功业、铸就伟大精神，积累宝贵经验的艰辛历程，将进一步继承和发扬中医药前辈的光荣传统和革命精神，以昂扬奋发的精神面貌助力新时代中医药事业发展。

三是接诉即办联通百姓心声。认真学习贯彻落实《北京市接诉即办工作条例》，深入开展接诉即办，对于北京市卫生热线12320所接的市民的政策查询、业务咨询、投诉受理、难题协调等方面问题，按照接诉即办的原则，在规定时间内予以办理，确保市民诉求得到及时回应，全年办理90件，接诉即办响应率、解决率、满意率均在95%以上。与12320及时对接，获取8至10月中医药行业关键诉求数据，涉及26项分类共计1800余条，按诉求排名前三的分别是医疗技术和医疗资源的合理使用、医护人员行为和语言不当、生活服务，为我局未诉先办提供了数据支撑，使我局及时采取措施强化医疗质量管理、加强行业作风建设。2021年12月，我市33家参与排名的中医机构"三率"考核成绩稳步提升。

（四）以"十四五"规划为抓手加强首都中医药发展顶层设计

一是上下结合创新"十四五"规划编制方式。启动《北京中医药发展"十四五"规划》编制，组建医疗与健康、科研与产业、教育与人才、文化与国际化、治理与信息化5个工作专班，采取自下而上广泛调研、自上而下专题研究，现场走访调研区卫健委、中医医院、综合医院、社区卫生服务中心、中医药高校和科研院所等单位40余个，并围绕中医药发展25个关键命题深入研究，在此基础上形成《规划》文稿，确定5个"三"、3个"五"的战略目标和中医药高质

量发展七大格局的具体内涵，为未来五年北京中医药发展布局谋篇，奠定发展基础。

二是聚焦五性谋划"十四五"高质量发展格局。紧紧抓住历史性，谋篇布局优质高效中医药服务体系，推动实施若干政策举措，中医药服务空间得到更大拓展，中医药服务的均衡性、可得性显著增强。紧紧抓住引领性，推动深化中医药供给侧结构性改革，推动实施若干政策制度，形成符合中医药特点的政策体系，为中医药高质量发展保驾护航。紧紧围绕转折性，推动实施若干政策措施，推进中医药学术模式的扭转和回归，建立符合中医药特点的服务模式、管理模式和人才培养模式，筑牢中医药高质量发展的根基。紧紧围绕综合性，挖掘中医药五种资源属性，实施若干中医药产业项目，推动中医药拓展新的生存空间，打通五资五链中医药高质量发展的路径。紧紧围绕架构性，建立起中医药科技创新平台，形成产学研企联动的中医药科技创新机制，推动实施若干中医药成果转化项目，形成中医药高质量发展新优势。

三是编制三单着力"十四五"规划落地实施。围绕"十四五"规划落地实施，建立起了任务单、项目单、政策单的三单管理制度，将"十四五"规划重点内容细化分解，落实到时间、单位、人，确保每个人拿到规划都可以对标对表找准"十四五"自身的定位、目标和工作重点，为实施"十四五"规划打下良好的基础。同步建立"十四五"规划实施的评估机制，将"十四五"规划编制专班同步转为"十四五"规划评估专班，对"十四五"规划的三单工作进行评价督导，要年年有体检、年年有报告，持续推进"十四五"规划落实、落细、落地。

（五）强化首都功能定位，融入五子联动布局

一是建立联盟，推进科技中心建设。成立北京中医药科技创新转化平台联盟。整合北京地区中医药循证医学研究力量，成立北京中医药循证医学研究中心。推进中医药知识产权保护，成立北京中医药知识产权中心。联盟和平台的建立促进了科技中心建设发展。依托清华大学综合学科优势资源成立北京市中医药交叉研究所，打造中医药科学研究的"清华模式"。以中西医协同创新为特色，联合中国中医科学院广安门医院和中国医学科学院北京协和医院成立首都中西医结合风湿免疫病研究所，推动我国风湿免疫病学科的跨越式发展。在中国中医科学院中医基础理论研究所成立北京中医基础－临床协同发展指导中心，探索能够体现中医药发展规律、突出中医药特色优势的方法途径，建立评价考核指标体系。

二是搭建平台，助力两区建设。搭建中医药健康养生国际综合服务平台，在广安门医院成立北京中医药国际服务指导与评价中心，开展政策研究与平台管理、人才培养、宣传推介等，发布《中医医疗机构国际医疗服务评价指引》和《国际患者北京中医就医指南》。印发《关于开展医疗机构中医治未病人员管理试点工作的通知》，允许在自贸试验区范围内的三级公立中医医疗机构开展非卫生技术人员提供中医治未病服务试点工作。开展中医治未病服务项目，在北京中医药大学东方医院开展收费试点，并向市卫生健康委组织人事处备案并实施《北京市中医治未病专业高级技术资格评价试行办法》。

三是营造环境，推进国际消费中心城市建设。制定《北京中医药文化旅游示范基地建设工作方案》，编制了《北京定制旅游产品手册——中医养生文化旅游》，联合市文旅局开展第五批北京中医药文化旅游示范基地评选建设，开发中医养生文化旅游产品，推出了7条中医养生文化旅游线路并上线销售，推动中医药定制旅游产品走向市场，激发中医药健康旅游产业活力。

四是开展特色活动，加快中医药国际化进程。开展新神农尝百草工程，与巴方就签订《传统医药合作谅解备忘录》达成初步意向。共同组织了中国-巴西部分省州市云上国际服务贸易交易会。完成《巴西药用植物指南》初稿，探索研究可量化、可复制、可推广的国际药用植物资源开发利用合作模式。成功举办服贸会中医药主题日启动仪式暨第六届海外华侨华人中医药大会。

（六）中医药区域发展战略稳步提升

一是中医药高质量发展"一区一定位"更加清晰。围绕"十四五"规划编制，结合中医药五种资源转化和各区中医药资源优势，进一步明确了各区的中医药战略定位，基本形成了"十四五"时期"一区一定位"发展的新格局，如怀柔区打造五极六合北京中医药高质量发展增长极示范区，密云区打造中医药三产联动协调高质量发展示范区，海淀区探索创建中医药学术品牌"三环模式"，丰台区建设"双网双联三地五分"区域中医药高质量发展新格局示范区，门头沟区打造三个模式、医针药真融合、适宜技术三评价、高品位医疗环境的全生命健康周期中医药管理品牌。

二是各区积极推动中医药"十四五"开好局。东城区有序推进北京市中医药服务体系试点区建设，建立中医紧密型医联体，探索京城名医馆品牌输出；西

城区实施中医药知识收集整理工作；海淀区首次与中关村信息谷在中关村医学工程转化中心联合举办中医药科技创新企业与海淀区医疗机构沟通交流会，拉开中医药科技创新工作序幕；丰台区建成9个名医传承工作站，成功实现南苑医院转型丰台中医医院；石景山区政府和中国中医科学院西苑医院通过合作建设，共同打造中医特色鲜明的高水平中西医结合医院；房山区春苗培育计划培育出"首届房山中医药基层小名医""首届房山中医药基层技术骨干""首届房山中医药基层保健员"；昌平区打造高教园区中医药特色社区卫生服务中心，在流村镇高崖口村建成全市首家中医健康小院、首个中医药博士研究生实践基地；顺义区"市区镇村"一体化中医医疗服务体系不断壮大，已经扩大至8家社区卫生服务中心及其所属45个卫生服务站、村卫生室和1家民办医院；平谷区制定了促进中医药传承创新发展实施方案（2021—2025年）；延庆区开展首届中医养生健康老人评选活动，有2名在利用中医药养生保健知识或中医传统养生功法方面确有心得的65岁以上老人获得中医养生健康老人称号。

三是京津冀协同和对口支援工作形成新模式。推动开展京廊8.10工程、京衡名片工程述职制度，中国中医科学院广安门医院与廊坊市中医院签订了医联体协议，北京市鼓楼中医医院安次医院暨北京鼓楼中医医院京城名医馆廊坊分馆项目正式签约并动工建设，试点智慧工作模式，开展远程会诊、查房及学术交流活动，实现了北京中医药品牌跨省合作的新模式、京津冀中医药合作新特色。启动"双首"健康行动，以"首都"带"首府"，涉及五大类32个合作项目，首次在线上实现了签约、派驻、挂牌等活动，从医院合作、重点学（专）科建设、名中医工作室设置、名中医团队带教、名中医挂职、中蒙医健康模式基层创新示范点建设等多个方面，通过定位、定点、定人、定效、定名，促进两地中医药改革同步、升级同步、创新同步、服务同步、健康同步。

（七）中医药服务高质量发展内涵基础得到加强

一是中医药优质高效服务体系正在形成。推动开展3个国家中医医学中心建设，在建设用地、项目申报、协调辖区方面取得重要进展，目前3家医院进入国家医学中心辅导类项目。推动开展国家重大疑难疾病中西医协同攻关项目，协调市财政局投入专项经费用于弥补国家投入不足，极大支持了项目的顺利推进，得到国家中医药管理局的高度赞扬。首次召开中

医药重点专科1+X+N工程述职会，研究中医重点专科整改方案，明确了破除"五化"（低质化、脸谱化、碎片化、孤岛化、垃圾化）局面、连接"五链"（学术链、服务链、人才链、传承链、数据链）的任务目标，重点专科建设持续加强。组织制定《综合医院中医药科室能力提升工作意见》《建立综合医院多学科诊疗工作机制的意见》，大力提升综合医院中医药科室服务能力。启动中医儿科内病外治"321"工程，为全市340家社区卫生服务中心各培养至少1名中医儿科内病外治、防治结合的中医健康服务师，让儿童在身边就能享受到优质、便捷的中医药健康服务。启动北京市中医护理高质量发展岗位荣誉工程，试点建立以"引领、团结、形象、素养、服务、技能、师承、创新、教学、科技"为主题的岗位荣誉树，激发广大护理工作者的职业自豪感和荣誉感。

二是丰富传承内涵，人才工作取得进展。启动第六批北京市级师承工作，首次将师承工作与名中医评选表彰工作相结合，调动了各级知名中医药专家传承带教的积极性。扎实推进北京中医药薪火传承"3+3工程"，完成年度传承室站及分站的申报、立项评审工作。完成北京市第六批108位全国老中医药专家学术经验继承工作学术继承人结业考核出师。完成北京市第四批全国优才结业考核。完成北京市第二批中药骨干和护理人才培养项目，两类100人通过结业考核。组织完成2021年中医馆骨干人才培训项目，基层中医师200人结业。积极开展应对重大公共卫生事件和疫病防治骨干人才库建设，确立市、区380名骨干人才入库并完成专业培训。完成了住院医师规范化培训两批次1090人次理论考核和1022人次临床实践能力考核工作，完成31家中医全科基层实践基地临床教学督导工作。推进中医药继续教育导航工程实施，开展北京市中医药行业培训师遴选及培养工作，建立北京市中医药行业培训师师资库，评选北京市中医药继续教育品牌项目9项，录制精品课程71个，初步建立北京市中医药继续教育分层分类课程体系。

三是中医药行业治理取得新进展。在四大工程中首次开展中医健康指数调查，首次发布具有村域特色的北京中医健康乡村白皮书。首次开展互联网+三伏贴服务管理，组织开发三伏贴机构备案系统和患者评价系统，通过大数据对三伏贴贴敷效果进行科学评价。完成制订《北京市西医师学习中医管理办法》《北京市医疗机构委托中药饮片生产经营企业中药饮片代煎、配送服务规范》等《北京市中医药条例》配套文件。启动互联网中医医院许可，完成首都医科大学附属北京中医医院、中国中医科学院广安门医院、

中国中医科学院西苑医院共3家互联网中医医院许可。成立了3个中医医疗机构限制性医疗技术质控中心，开展了限制类医疗技术督导检查，提升限制类临床技术应用质量。完成新增中医医疗服务价格项目技术评审，首个新增中医医疗技术——中医五音疗法获批。积极应对媒体曝光事件，开展"神医""原始点"案件调查，联合多部门开展全市中医类别医师参与医药广告宣传行为专项整治。联合市医保局等七部门开展打击欺诈骗保联合执法行动。积极落实4.0版优化营商环境改革措施，深入推进"证照分离"改革，完成9项事项的试行告知承诺制。

（八）中医药文化建设取得新进展

一是成功举办第十四届北京中医药文化宣传周暨第十三届地坛中医药健康文化节。开展"中医药特色技术与医院制剂的知识产权保护"专题宣传周系列活动。二是开展中医药文化资源调查工作。完成首批专题项目的结题验收并建立了数据库；启动2021年度北京中医药文化资源调查专题项目和转化项目申报工作；引导区域建立资源名册，如昌平区形成《昌平区中医药文化资源名册》。三是推进中医药传统知识保护调查工作。举办了2021年度中医药传统知识调查培训会，对通州等6区开展传统知识保护调查工作。四是持续推进中医文化进校园工作，各区彰显了自己的特色优势。海淀区卫生健康委、教育委员会联合印发了《海淀区中医药文化进校园工作实施方案》，人大附小录制了《涵养正气防新冠》《杏林春暖送瘟神》等科普视频；东城区在"东教印象"公众号向中小学生发布微课程《中医讲解"药食同源"》；延庆区卫生健康委员会与教委联合开展"中医未来希望之星"评选工作。各区都顺利完成了中医药文化进校园的区域年度考核工作任务。

这些成绩的取得，离不开市委、市政府的坚强领导和国家中医药管理局的正确指导，离不开各区、各相关部门、社会各界的大力支持，离不开全系统同志们的辛勤付出和艰苦努力。在此，我代表北京市中医管理局，向所有关心支持帮助首都中医药事业的社会各界人士和媒体记者表示衷心的感谢，向首都中医药战线的同志们表示崇高的敬意！

二、把握"十四五"关键期开创新格局，全面开启首都中医药高质量发展新征程

"十四五"时期是我国全面建成小康社会、实现

第一个百年奋斗目标之后，乘势而上开启全面建设社会主义现代化国家新征程、向第二个百年奋斗目标进军的第一个五年。面对"百年未有之大变局"，首都中医药要牢牢把握"十四五"这一关键期，在实现中华民族伟大复兴的进程中，在推进中西医相互补充中国特色卫生健康模式建设的道路上，在大力弘扬中华优秀传统文化的过程中，乘势而上、成势见效、聚势而强，推动步入新发展阶段、贯彻新发展理念、构建新发展格局。

（一）以目标为导向激发活力和动力，坚持首善标准推进步入新发展阶段

"十四五"期间，我们要坚持首善标准，实现"三个率先"目标，即在全国率先实现中医药高质量发展格局，在全国率先实现中医药现代化、国际化，在全国率先实现中医药治理能力和治理体系现代化。为此，要全面实施"三大战略"。

要实施中医药资源转化战略。充分激发和释放首都中医药卫生、经济、科技、文化、生态"五种资源"的活力与潜力，服务首都社会经济发展大局。一要推进中医药卫生资源服务体系的完善和提升，进一步拓宽服务领域，推进优质资源下沉基层，促进服务提质增效，在构建首都特色医疗卫生体系方面发挥中医药更大的作用。二要推进中医药文化资源的创造性转化，健全文化传承传播、资源保护制度，把中医药文化自信转化为群众高度的文化自觉，着力推进文化产业发展，提升广大人民群众的健康素养，在北京建设全国文化中心中做出更大贡献。三要推进中医药原创科技资源的创新引领，建立符合中医药特点的科技创新制度，完善人才体系建设，强化科研布局，在北京创建全国科技创新中心过程中挖掘更大潜力。四要推进中医药特色经济资源的跨界融合发展，搭建产业公共服务平台，大力发展中医养生保健和服务贸易，推进中医药与产业的深度融合，在北京经济转型升级、供给侧改革、提质增效中有更大作为。五要推进中医药生态资源的集约优化，推动中药技术创新，加快形成中药产业发展链条，在北京建设生态文明中发挥独特优势。五种资源相互支撑、转化融合、协调发展，凝聚成中医药高质量发展的巨大合力。

要实施健康服务战略。要在治病模式向健康模式转变过程中发挥中医药引领作用，促进治已病向治未病转变，着力建立融疾病预防、治疗、康复于一体的中医药综合健康服务模式。一是要把服务重点从注重城市转变到既注重城市更注重基层农村。中医药发展最大的不平衡就是资源布局的不平衡，城市中医药发

展远远领先于农村,北京也有不少中医药服务的空白村,即使有些村镇有中医药服务,其水平还是远远低于城市。我们要积极引导优质中医药资源到农村,参与乡村振兴工作,有效减少疾病发生与发展。二是要把服务理念从注重治已病转变到既注重治已病更注重治未病。中医治未病与西方健康管理的理念紧密贴合,是中国特色的健康管理。中医治未病既要积极参与到脑卒中、癌症等重大疾病的预防中,也要积极参与到对冠心病、高血压、糖尿病、风湿病等慢性病的调治中,在亚健康状态的调理中更是要发挥不可替代的作用。三是要把服务方法从注重药物疗法转变到既注重药物疗法更注重非药物疗法。中医非药物疗法内容丰富且安全、方便、无毒副作用,同时不像中药有药渣存在污染环境隐患,被称为绿色疗法。运用非药物疗法,在中医药理论指导下实施内病外治,可以避免药物的副作用,有效减少药物滥用,尤其是抗生素的滥用。

要实施新医科建设战略。从中医、西医分立转变到打破学科专业壁垒,推进中西医深入互学、交叉融合,推动中国特色社会主义新医科建设。要深化中医药、西医药优势互补,充分利用中医在宏观战略上重视人的特殊性、强调人的整体性、主张标本兼治和关注人体同心理、同社会、同环境的统一和谐的优势,同时也要有效利用西医在微观战术上以博大精深的自然科学体系为基础,对人体生命运动的规律与体质变化精细准确的定量分析,对病理、药理、流行病控制等系统、详尽研究的特点,取长补短,共同保障公众生命健康。要加快中医药、西医药交叉融合,推进中医与西医在临床实践中的不断碰撞和相互影响,转变思维探索出中西医互学互融的新路径和模式,通过汲取各自特点和优势进行创新,推动具有中国特色的社会主义新医科建设。

(二)以问题为导向突破桎梏和障碍,聚焦卡脖子问题,推进贯彻新发展理念

"十四五"期间,针对北京中医药发展存在的痼瘤顽疾,我们要着力写好推动"回归"、促进"扭转"、加速"破题"、加快"拓展"、重新"架构"五篇文章。

一是有效推动中医药"三大特色"回归。要向中医"健康"理念回归,中医药学凝聚着深邃的哲学智慧和中华民族几千年的健康养生理念及其实践经验,我们要古为今用、发扬光大,从设施落成、理念形成、行为养成三个方面,普及推广中医健康科普知识,推动中医药融入生产生活,有效助力健康北京建设。要向中医"整体"观点回归,中医在疾病防治上从整体着眼,强调人体内部的各个器官、组织之间相互联系、密不可分,同时重视人体和外界环境的统一性,我们要充分运用中医"整体"观,强化"天人合一"理念,采取适当举措,不断改善中医药防治效果。要向中医"大数据"特点回归,中医历来重视运用大数据,中医经方验方尤其是古典经方都是以从浩瀚的临床病案中总结出来的带有规律性的病症及治疗方法为依据形成的,我们要充分借助现代科技手段推进中医"大数据"特点的运用,强化对临床经验的总结和凝练,不断提升中医临床疗效。

二是着重促进中医药"三大关系"扭转。扭转医和药关系,破解"医不懂药、药不懂医"的难题,推进医药圆融,实现"以医统药"。扭转一二三产关系,以中医临床需求和疗效为导向,倒逼中药生产、中药种植等环节提升质量。扭转中医、西医关系,坚持中主西随、西为中用、能中不西、先中后西,力破中医"边缘化",有效扼制中医成为替代医学、补充医学的趋势。

三是全力加速中医药"三个固化"破题。打破中医药诊疗模式的固化,破除中医诊疗方式和手段单一的弊端,建立健全中医综合治疗、多专业联合诊疗等模式,促进各学科、各专业协同协调,提升疾病综合诊疗水平和患者医疗服务舒适性。打破中医药科研创新思路的固化,破除中医药科研管理体系"以西律中"的弊端,科学布局中医药科技创新工作,建设多学科、跨部门共同参与的中医药协同创新体制机制和创新合作平台,积极应用现代科学技术、方法和手段发展中医药。打破中医药人才培养模式的固化,破除中医药人才培养西化的倾向,建立符合中医药人才成长特点的培养路径和模式,强化师承教育等中医特色教育方式,推动培养形成中医原创思维,强化中医药人才"中"的特性。

四是大力推进中医药"三大空间"拓展。拓展中医药学术空间,强化中医药理论基础研究,填补中医药新兴学科、薄弱学科研究空白,开展交叉学科跨界融合研究。拓展中医药服务空间,发挥中医药在疾病预防、重大疾病治疗、疾病康复中的作用,满足人们生命全周期、健康全过程的中医药需求。拓展中医药生存空间,充分利用中医药五种资源优势,优化资源和要素配置,完善对内、对外交流合作渠道,加速中医药产业链延伸。

五是着力强化中医药"三大体系"架构。构建新型中医药健康服务体系,建成以国家和市级中医医学中心为龙头,各级各类中医医疗机构和其他医疗机构中医科室为骨干，基层医疗卫生机构为基础，融预防保健、疾病治疗和康复于一体的中医药服务体系，提供覆盖全民和全生命周期的中医药服务。构建新型中医药人才体系，建立中医药学校教育、毕业后教育、继续教育有机衔接，师承教育贯穿始终的中医药人才培养体系，培养中医药功底扎实、多学科交叉融合的领军人才和各层次中医人才。构建新型中医药政策支持体系，健全充分体现医务人员技术劳务价值的中医药服务价格动态调整机制，探索符合中医药特点的医保支付方式，推行中医药职称分类评审制度，建立适应行业发展需求的准入制度和监管机制，形成遵循中医药发展规律的政策保障支撑体系。

（三）以结果为导向注重实绩和成效，强化协调平衡推进构建发展新格局

"十四五"时期，我们要坚持以结果为导向实施"三个五"战略，统筹兼顾、综合协调，促进事业产业全要素融合融通，强化工作成效实绩，开创相互支撑有序衔接的高质量发展新格局。

一是充分协调中医药资金、资本、资源、资产、资质关系。形成中医药多元投入机制，以政府专项资金为引导，撬动社会资本投入，强化对资金资本的高效利用，挖掘整理开发中医药资源，通过多种途径和手段推进中医药五种资源优势转化，资源有效向资产转变，利用资产产出形成新的资本和资金，同时强化资质对资产利用、资源转化的保障作用，建立北京中医药投入产出良性循环的长效机制。

二是有效促进中医药知识技术链、人才链、供应链、信息链、产业链融合。优化知识技术链，加大基础研究投入，涵养基础知识技术的源头活水，为创新发展提供动力；激活人才链，释放人才创新创造精神，增强创新发展与人才引进、培育和使用的联动性；布局供应链，着力在中医药供应链中"连断点""补短板""锻长板"，提升供应能力和质量；延伸产业链，加强与旅游、养老、文化、金融等产业深度融合，做大做强中医药健康产业；贯通信息链，借助现代信息技术打通各链，以信息畅通流动带动各链有序衔接、协调发展。

三是有力强化中医药事业产业发展效率、效果、效益、效能、效用。提升中医药事业发展效率，优化中医医疗机构尤其是公立中医医院运行机制，将发展方式从规模扩张转向提质增效，运行模式从粗放管理转向精细化管理，资源配置从注重物质要素转向更加注重人才技术要素，推进公立中医医院高质量发展。改善中医药健康服务效果，拓展服务领域、创新服务

手段、健全服务体系，促进资源扩容下沉，提升服务普及度和可及性，满足人们生命全周期健康全过程的中医药需求，增强人民群众的获得感和满意度。增强中医药产业发展效益，加强跨界融合，拓展发展空间，延伸产业链，提升产业集中度、强化规模效应、提高核心竞争力、丰富技术含量，促进中医药产业做大做强，提升产出效益。发挥中医药人才和科技资源效能，充分利用首都中医药人才资源丰富的优势，借力北京科技资源优势，搭建多学科融合、多资源共享平台，推动中医药基础理论研究和重大疾病防治研究取得重大突破。提升中医药传统文化效用，充分发挥中医药作为打开中华文明宝库的钥匙作用，加大中医药文化传播和推广的力度，强化其规范导向、同化功能，并积极转化为提高文化自觉、增强文化自信和民族自信的重要动力和源泉。

三、2022年重点工作

今年是党的二十大召开之年，是北京冬奥之年，也是实施"十四五"规划承上启下的重要一年，做好今年中医药各项工作意义重大。2022年我市中医药工作的总体思路是：深入学习十九届六中全会精神，认真贯彻习近平总书记对中医药工作重要指示精神，进一步将党史学习教育引向深入，坚持以首都发展为统领，以《中共北京市委 北京市政府关于促进中医药传承创新发展的实施方案》《北京市中医药条例》和《北京市"十四五"中医药健康服务规划》的实施为总抓手，以满足人民群众中医药健康服务需求为总目标，以改革创新为动力，着力推动优质高效中医药服务体系建设，推动中医药服务高质量发展，推动中医药治理能力实现新跨越。

（一）聚焦聚力大事，推动中医药贡献站上新高度

深度融入首都经济社会发展全局，抢抓历史性机遇，始终心怀"国之大者"，坚决扛起市委、市政府赋予我们的职责使命，以首善标准彰显中医药力量。

1. 高标准完成冬奥中医药服务保障任务。在冬奥组委的统一调度与管理下，平稳高效运行奥运村中医药体验区，支持保障好延庆中医药冰雪运动医疗中心，推动办好冬奥中医药服务保障中心，支持开展好奥运村诊所中医药服务，向世界讲好中医药故事。

2. 科学精准做好新冠疫情防控工作。实施中医药"四场景五措施"示范建设项目，全程精准施策新冠疫情防治工作。进一步深化中医系统院感防控双面控点机制，确保中医医院零感染；组织做好传染病定

点医院对中医医院的院感防控指导与培训。加强中医药应急队伍培训演练。

3. 构建更加紧密的京津冀中医药协同发展格局。坚决牵住疏解非首都功能这个"牛鼻子"，着力推进核心区中医优质资源向外转移，以国家医学中心建设推动副中心中医药资源均衡布局。紧紧抓住品牌复制这个核心，深化京廊、京衡、通武廊、京蒙、京宁、双首等系列行动。

4. 认真落实"两区"建设中医药任务。支持国家中医药服务出口基地和中医药服务贸易重点机构开拓国际市场，搭建中医药健康养生国际综合服务平台。推进"新神农尝百草工程"，与"一带一路"沿线国家合作开发新药用资源，丰富我国中药品种并拓展中药资源。

（二）坚持便民利民，推动中医药服务模式新实践

紧扣"七有""五性"要求，始终把老百姓的事放在心上，用心用情抓好中医药服务供给的拓展，不断增强人民群众获得感、幸福感、安全感。

5. 深入推进为民办实事。开展各级医疗机构"中医一日就医行"活动，分类建立中医药系统为民办实事清单，推进"方便看中医、放心吃中药"和"六满意"行动。按照每院一案例建立中医医疗机构为民办实事案例库，形成持续推进、完善和创新三类项目，在全市推广优秀实事案例。

6. 创新中医药诊疗模式。整合专科专病专症门诊、药学门诊、护理门诊、营养门诊、治未病门诊、中医技术门诊资源，将预约挂号和院前访谈结合，为初诊患者提供多学科"一站式"解决方案。推进"互联网+健康"服务模式，加强中医互联网医院、互联网诊疗的规范建设和发展。

7. 推动创新医防融合模式。进一步明确公立医疗机构公共卫生服务清单中的中医药内容，支持公立中医医疗机构创新中医药公共卫生服务。在重点人群和慢性病患者中推广20个中医治未病干预方案，开展区域慢病中医药防治效果评估，实施区域慢病中医药防治指数评价。

（三）深化改革创新，推动中医药服务完善新机制

坚持以改革的办法，破解发展难题，破除体制机制障碍，推动中医药引领性制度创新，打造中医药综合改革北京样板，更好服务和融入新发展格局。

8. 深入推进中医药三模式改革。以固化防治保康全方位服务、多学科和综合服务、名医团队下基层

服务，提升服务模式的群众获得感；以学术核心理论、展现路径、评价标准的凝练提升学术模式的核心内涵；以构建职业生涯树、重构知识结构、培育紧缺人才，提升人才培养模式的职业引领。做好回归行动终期评估验收。

9. 深入推进中医医疗服务改革。进一步深入挖掘中医非药物疗法、内病外治疗法，形成一系列新增中医医疗服务项目。深入推进中医治未病服务项目收费试点工作，重点推动历史渊源清晰、诊疗效果明显的中医和民族医特色诊疗项目立项申报。协调推进服务、价格、医保联动改革，力争改革完善一批、新增立项一批、纳入医保报销目录一批。

10. 研究提出中医药付费改革方案。结合医保支付方式改革，协同市医保部门研究制定支持中医药应用的政策清单。调整中医药服务应用的管理规范，强化中医药合理使用。促进商业保险与医疗机构对接，以体检和健康咨询为突破口，形成合作模式，为开发中医治未病等保险产品及各类医疗保险奠定基础。

（四）强化资源整合，搭建中医药科技中心新平台

坚持围绕产业链部署创新链，紧扣中医药重大战略需求，加快形成高效的政企共建中医药研发平台机制，着力解决"卡脖子""临门一脚"问题，构筑创新发展新架构。

11. 大力提升中医药原创能力。建立科技创新项目库及人才库，建立产学研对接通道，召开成果转化推广会，探索转化推广机制，制定出台科技评价标准。建设好国家临床医学研究中心、国家临床研究基地、国家循证医学中心、国家级重点实验室、研究型医院、研究型病房等国家级及市级的科技相关项目，支持建设国家中医药传承创新中心。

12. 大力促进中医药创新提级。设置创新研发专项，推动中药新药和中医诊疗仪器、设备的研制开发，探索发展用于中医诊疗的便携式、自动化、智能化的中医药健康信息服务。支持中医药科研机构与首都"三城一区"建设融合发展，支持区域中医药创新发展，多方协同搭建中医药创新研发综合平台，实现中医药与高新科技产业有机融合。

13. 大力推动中药原创优势转化。研究编制《医疗机构中药制剂研发手册》，加强北京地区院内制剂的知识产权保护与产业化。探索建立全过程中药溯源体系。利用中药资源普查成果，开展北京地产野生中药资源，以及生态种植、野生抚育和仿生栽培品种等研究；制定中药材种子种苗管理办法，开展中药材种

子种苗培育和研发。

（五）筑牢学术根基，全面建设中医药人才新高地

坚持人才兴业战略，全面推动中医药学术转折，全力打造高水平中医药人才队伍，形成人才与学术、服务、产业相匹配的格局，彰显中医药学术地位、服务能力和学术影响力。

14. 推进名老中医传承工作。以六批师承为抓手，加快继承整理中医药专家学术经验和技术专长，统筹师承与中医医师资格准入、职称评定、荣誉称号、人才培养、继续教育等人才评价管理。建立医药圆融的继承、保护和传播平台，从中医药人才培养、制剂研发、资源文化、医疗制度、服务场景五方面开展医药圆融工作。

15. 加快中医药人才队伍建设。建立北京市中医药人才评定制度和符合中医药特点的标准、办法。完善师承教育制度，建立师带徒激励机制。分类培育培养中医药人才，重点培养中医药行业领军人才，培养创新骨干人才、国际贸易人才、基层中医药人才、中西医结合人才、中医中药特色技术人才以及复合型人才。

16. 推进医教协同改革和教育的高质量发展。制定完善各类中医临床教学基地标准和准入制度，将符合条件的名老中医工作室、综合医院中医科、中医门诊部、中医诊所等纳入临床教学体系。开展住院医师规培培训师队伍建设，加强院校、基地优质资源，优秀师资，精品课程共享。推进"导航工程"，探索开展标准化和规范化的中医药继续教育。

（六）突出特色优势，推动中医药体系展现新状态

紧紧扭住供给侧结构性改革，重视需求侧管理，围绕健康服务、资源管理和新医科三大战略，着眼于中医药服务体系全局，增强高质量发展内生动力。

17. 做优做精核心竞争力。支持国家医学中心项目落地北京，协同推进国家区域医疗中心建设项目。启动市级医学中心建设标准的编制工作，组织开展首批市级医学中心的遴选。建立市级中医药重点专科分类管理机制，组织编制各专业"十四五"规划，启动开展"十四五"首批市级中医药重点专科的遴选。

18. 做强做大新医科。支持首都院校研究建设中医药相关新医科。强化重大疑难疾病中西医协同攻关项目管理，新建2~3个中西医结合重大疑难疾病临床防治基地，形成15个病种中西医结合诊疗方案。启动中西医结合医院"三安"工程，深化综合医院中医药工作，建设中西医结合旗舰医院、旗舰科室，争创国家中西医结合医学中心。

19. 做深做厚全方位服务。建设北京市中西医结合老年医学中心，改革中西医结合老年医学服务模式，研究医疗机构内设置养老机构、病区或床位标准。启动中医药康复服务能力提升工程，建设市级中医康复中心和中西医结合特色康复医院，加强基层中医药康复技术培训。启动中医药妇幼升降浮沉工程，实施中医妇幼名医传承工作室落户工程。

（七）持续夯基固本，推动基层中医药取得新进展

充分认识基层中医药工作的根本性作用，深入实施区域发展战略、乡村振兴战略，着力推动基层中医药服务全面升级、基层中医药人才全面进步、基层中医药学术全面发展。

20. 强化基层中医药服务能力。编制基层中医药服务能力提升工程"十四五"规划。培养一批中医儿科健康服务师、建立一支基层中医药骨干人才队伍、制定一套中医治未病服务方案。制定基层中医病案书写规范。开展家医团队治未病服务包，慢病、特色病种中医药服务包的培训。推动各区开展基层医疗卫生机构人员西学中培训。

21. 强化优质资源下沉基层机制。全面梳理"四大工程"建设经验，整合实施中医药专家团队身边工程，推广普及服务包模式，完善中医馆大数据采集和利用，试点制定发布村居群众中医药健康指数。

22. 强化百姓身边服务示范。分类推出内治、外治、妇科、儿科、慢病、药针推综合、治未病、医体融合、医养结合、远程服务十类标兵。开展社区中医药综合服务模式试点，遴选示范单位，推进学术、服务、管理、人才培养四模式协同改革。遴选并推广常见病种中医药技术方法，组织开展基层中医药技能大赛。办好医师节、护士节系列活动。

（八）加快创新创造，中医药文化自觉展现新作为

充分发挥中医药文化资源综合性优势，创新创造独具魅力的中医药文化品牌，推动中医药文化理念形成、设施建成、行为养成，成为促进首都全国文化中心建设的重要引擎。

23. 推进中医药文化推广普及。推进中医药文化进校园区域融合发展，在中小学开展中医药文化"六个一"（一经、一书、一园、一操、一网、一班）行动。支持在京高等院校建立中医药社团联盟。支持老年大学开设适合老年人特点的中医药课程。协同体育

管理部门，在科学健身大课堂和群众体育健身点开展中医药健康知识宣讲和健身功法锻炼。

24．深入开展文化资源调查。总结三批"专班、专题、专项"调查经验，了解掌握北京市中医药文化资源的基本情况及其发展态势，梳理中医新资源、形成转化新业态、找准学术新方向、探索传承新模式。利用调查成果加强中医文化资源开发转化，建立中医药资源转化中心或基地，开发中医药文化创意产品。

25．打造中医药文化品牌。指导各区打造"一区一特色"的中医药文化活动品牌，办好2022年地坛中医药文化节。加强第5批文化旅游基地建设。协同中医药标准研究发展中心，编制《北京中医药文化旅游示范基地标准化工作指引》。继续做好北京地区中医药文化素养调查和评价工作。发布《2022年北京地区中医药文化指数》。

（九）下足三精功夫，推动中医药行业治理新成效

深化精治共治法治，强化标准赋能、数字赋能、制度赋能，着力在五资五链联通、转变行业治理模式、扭转三个关系上下功夫，提高中医药行业精细化管理水平。

26．以标准为导向提升评价精细度。编制中医药标准之都建设方案，启动中医药标准化专项。促进中医药标准转化应用，将标准列入中医药质控中心建立和建设的基本标准，以标准来评估中医药行业发展质量。建立中医药标准制定的激励和约束机制。建立中医药标准研究中心，首批制订发布《北京中医药文化旅游示范基地标准化工作指引》《中医药文化进校园工作指南》（北京市地方标准）。做好区域中医药工作评价。

27．以数据为支撑提升质控精准度。推进以"三病管理"为核心的质量管理改革，推动构建中医医疗机构质量指数。开展2021年度中医总费用核算及应用研究，探索功能法核算总费用，为"十四五"中医药资源整合、科学治理提供直接有效的经济分析。开展市对区转移支付分配方式改革。制定对标、对点、对线的精细化中医药特色绩效考核方案，发布《绩效评价结果通报》《政策执行评估报告》《满意度调查报告》。研究中医药综合统计指标体系，开展中医药信息化需求调研。

28．以事中为重点提升监督精确度。积极推动中医药行业落实5.0版营商环境建设要求，坚持管理减法、服务加法、效能乘法原则，做好中医药"放管服"改革。积极推进中医药行业诚信制度建设，将中医药纳入卫生健康领域诚信体系，明确中医药行业诚信清单。以新媒体互联网诊疗为重点，开展中医药行业净网行动。推进中医药监督案例库建设，推动市级中医药监督人员上岗考核。推进中医医疗技术分级分类管理，加强对高风险中医医疗技术事中事后监管。

同志们！百年征程铸伟业，砥砺前行新时代，双奥之城启新篇。未来五年是中医药抢抓机遇、奋力推动高质量发展的关键五年，任务光荣而艰巨。让我们更加紧密地团结在以习近平同志为核心的党中央周围，以习近平新时代中国特色社会主义思想为指导，在市委、市政府坚强领导下，在市卫生健康委党委的直接指挥下，不忘初心、牢记使命、锐意进取、勇毅前行，更加奋发有为地推动新时代首都中医药发展，以优异成绩迎接党的二十大胜利召开！

文件和法规

 北京市卫生健康委员会关于落实生育登记制度的通知

京卫家庭〔2022〕2号

（2022年1月17日）

各区卫生健康委、北京经济技术开发区社会事业局：

生育登记制度是做好出生人口监测、加强优生优育服务、建立健全人口服务体系的基础性工作。为落实《北京市人口与计划生育条例》规定和《国家卫生健康委办公厅关于完善生育登记制度的指导意见》（国卫办人口发〔2021〕21号）有关要求，现通知如下。

一、登记对象

夫妻一方或双方为本市户籍人口或非户籍常住人口的，可以在本市进行生育登记。夫妻在生育前登记，在生育前未登记的可在生育后补办。

二、登记内容

包括夫妻双方的婚姻信息、居住信息和现子女信息。在进行生育登记时，一对夫妻共同生育的子女数累计计算，非共同生育的子女数不合并计算。

三、登记方式

（一）线上登记

登录"北京市生育登记服务系统"（https://syz.phic.org.cn/，以下简称"系统"）填写相关信息进行

生育登记。需要领取《北京市生育登记服务单》的，可自办理生育登记之日起3个工作日后登录系统下载打印。

本市集体户在校男女大学生、驻京现役男女军官、士官（含武装警察部队）也可以在线上办理生育登记。

（二）线下登记

夫妻一方或双方为本市户籍人口的，持双方户口簿、身份证、结婚证到一方户籍地社区村（居）或街道（乡镇）填写《北京市生育登记信息采集表》进行生育登记。夫妻双方均为外省市户籍、一方或双方为本市常住人口的，持夫妻双方户口簿、身份证、结婚证、北京市居住证到一方现居住地街道（乡镇）填写《北京市生育登记信息采集表》进行生育登记。本市集体户在校男女大学生、驻京现役男女军官、士官（含武装警察部队）线下办理的，持双方户口簿（军人持"军官证"或"士官证"）、身份证、结婚证到集体户或部队驻地所属街道（乡镇），参照本市户籍人口的有关规定进行生育登记。

子女已出生补办生育登记的需携带《出生医学证明》，委托他人代办的需提交夫妻双方的授权委托书。需要领取《北京市生育登记服务单》的，可自办理生

育登记之日起3个工作日后登录系统下载打印。

夫妻一方或双方也可以携带上述证件在全市范围内选择任何就近的社区村（居）或街道（乡镇）申请办理生育登记或打印《北京市生育登记服务单》。就近的社区村（居）或街道（乡镇）可以使用互联网端的系统功能为居民代为办理生育登记或打印《北京市生育登记服务单》。

本通知自印发之日起施行。在国家提倡一对夫妻生育一个子女期间和全面两孩政策期间，不符合规定生育的不予补办生育登记。在2021年5月31日后，符合本通知登记对象范围的未办理生育登记的可以补办。在2021年5月31日后，先生育后办理结婚登记的可以办理生育登记。2007年5月9日原北京市人口计生委发布的《关于印发〈关于计划生育工作中子女数计算方式等问题的说明〉的通知》（京人口发〔2007〕35号）及2016年3月28日原北京市卫生计生委发布的《北京市卫生计生委关于两孩以内生育登记服务工作的通知》（京卫指导〔2016〕7号）、《北京市卫生计生委关于再生育登记服务工作的通知》（京卫指导〔2016〕8号）、《北京市卫生计生委关于流动人口生育登记服务工作的通知》（京卫指导〔2016〕9号）废止。

北京市卫生健康委员会关于部分政务服务事项试行告知承诺办理的通知

京卫政法〔2022〕20号

（2022年3月23日）

各区卫生健康委、北京经济技术开发区社会事业局：

为贯彻落实《北京市优化营商环境条例》，按照《北京市政务服务事项告知承诺审批管理办法》要求，对开展限制临床应用的医疗技术备案登记等16个政务服务事项试行告知承诺办理。现将有关事项通知如下。

一、试行告知承诺的事项

1. 对开展限制临床应用的医疗技术备案登记
2. 对医疗机构外出体检备案
3. 职业健康检查机构备案
4. 乡村医生执业期满再注册
5. 医疗机构注销医疗机构执业许可证
6. 注销血站执业登记
7. 医师注销执业注册
8. 香港、澳门特别行政区医师在内地，台湾地区医师在大陆短期执业注销
9. 医疗保健机构申请母婴保健技术服务项目注销
10. 开展助产技术服务的医疗、保健机构许可（母婴保健技术服务机构许可）注销申请
11. 开展计划生育技术服务的医疗、保健机构许可（母婴保健技术服务许可）注销申请

12. 婚前保健技术服务机构执业许可（母婴保健机构服务机构许可）注销申请
13. 产前筛查技术服务机构执业许可（母婴保健技术服务机构许可）注销申请
14. 放射卫生防护检测、个人剂量监测机构资质注销
15. 注销放射（乙级）机构认定
16. 注销放射（甲级）机构认定

二、按照告知承诺办理事项的方式

申请人以告知承诺方式办理以上事项时，应提交《告知承诺书》、所需申请材料，承诺其符合办理条件及承担相应违反承诺的法律后果，市区卫生健康行政部门即直接作出同意决定。对于网上申请的事项，告知承诺办理时限不超过0.5个工作日。依法需要听证、招标、拍卖、检验、检测、检疫、鉴定、现场勘查、公示和专家评审的，所需时间不计入告知承诺办理时限。

申请人可选择告知承诺方式办理，也可选择一般方式办理。按照告知承诺方式办理的政务服务事项，市区卫生健康行政部门在行政审批证件上注明申请人

通过告知承诺方式取得该行政审批决定。

三、有关要求

（一）对试行告知承诺办理的事项，市区卫生健康行政部门必须严格落实《北京市优化营商环境条例》和《北京市政务服务事项告知承诺审批管理办法》的相关要求，通过官网等形式一次性告知申请人所申请事项的办理条件、标准、技术要求、申请材料以及未履行承诺（或虚假承诺）的法律后果、认定标准、救济渠道等。对申请人提交《告知承诺书》、申请材料齐全且符合法定形式的政务服务事项，需依法直接作出同意决定。

（二）按照告知承诺方式办理政务服务事项时，申请人应当如实填写《告知承诺书》相关信息，并愿意承担未履行承诺、虚假承诺的法律责任，以及政府部门告知的违诺失信惩戒后果。申请人所作承诺须是本人真实意思的表示，确保提交的所需材料真实、合法、有效、完整。

（三）卫生健康行政部门将加强事中事后监管，对于通过告知承诺办理的，结合办理事项实际，自作出决定之日起3个月内通过资料核对或现场检查等方式对申请人的承诺内容是否属实进行抽查检查，发现其未履行承诺或作出虚假承诺的，按照相关规定进行处理。按照《北京市政务服务事项告知承诺审批管理办法》有关信用监管的要求，卫生健康行政部门将结合办理事项实际，进一步细化差异化违诺失信惩戒标准、失信记录修复机制并逐步纳入北京市公共信用信息服务平台。

北京市社区卫生服务机构规划与建设标准

京卫基层〔2022〕2号

（2022年3月29日）

为进一步优化区域医疗卫生资源配置，促进城乡基本公共服务均等化，提高应对重大疫情和公共卫生安全事件的能力，适应全人群全生命周期健康管理的需求，现制定北京市社区卫生服务机构规划与建设标准。

一、总体目标和基本原则

（一）总体目标

以习近平新时代中国特色社会主义思想为指导，以提高人民群众健康水平为宗旨，按照北京城市总体规划要求，统筹发展、提升服务、筑牢网底，打造符合首都功能定位的社区卫生服务体系。到2030年，全市社区卫生服务机构基本达到标准化建设要求，布局合理、功能完善、设施完备，为群众提供安全、有效、连续、便捷的服务，实现社区卫生服务高质量、可持续发展，为建设健康中国、健康北京打下坚实基础。

（二）基本原则

1. 政府主导、统筹设置。坚持社区卫生服务的公益性质，坚持政府在社区卫生服务机构建设和保障运行中的主体责任，统筹城乡、整合资源，健全网络。

2. 功能完善、能力提升。完善基本医疗、基本公共卫生、辅助诊疗等科室设置和设备配置，坚持中西医并重，提高常见病、多发病诊疗能力，提高传染病早发现、早报告能力。

3. 以人为本、持续发展。以人民群众健康需求为出发点，加强内涵建设，营造温馨的就医环境，优化就医服务流程，体现首善之区人文关怀、和谐友善。

二、设置规划

（一）社区卫生服务中心

社区卫生服务中心按照行政区进行规划，以街道、乡镇为单位，结合服务人口、地域特点、服务半径等情况设置。原则上每个街道（乡镇）设1所社区卫生服务中心，服务人口超过10万的街道（乡镇），应扩大中心规模面积或增加中心数量，每增加5至10万人口增设1所社区卫生服务中心或分中心。服务人口不足10万、服务面积超过50平方千米的街道（乡镇），可结合实际增设社区卫生服务中心或分中心。分中心的服务功能应与社区卫生服务中心保持一致。

（二）社区卫生服务站

社区卫生服务站城区按照每2个社区或步行15分钟距离配备1个站点的原则，参考服务人口等因素设置，含社区卫生服务中心的社区不再设置社区卫生服务站。农村地区根据山区、半山区、平原地区特点及行政村人口规模，设置社区卫生服务站或村卫生室，村卫生室应符合北京市村卫生室标准化建设要求。社区卫生服务站在社区卫生服务中心统一管理和指导下开展工作。

（三）床位设置

社区卫生服务中心应根据区域卫生规划、居民服务需求加强住院病房建设，合理设置床位。新建社区卫生服务中心按照1.0~1.5张/千人口的标准适当配置床位，至少设置30张床位。鼓励社区卫生服务机构将床位用于康复、护理、安宁疗护等服务。

社区卫生服务中心和站的规划设置需满足城镇地区居民步行15分钟以内、远郊平原地区居民步行20分钟以内、山区居民步行30分钟以内可及社区卫生服务的目标。

三、建筑面积

社区卫生服务中心（站）根据服务人口、服务半径、承担任务以及综合建设规模分为A、B、C三类。首都功能核心区、城市副中心等重点区域，山区半山区可结合区域规划，因地制宜开展社区卫生服务中心（站）建设。

（一）社区卫生服务中心

A类标准：服务人口大于7万人，业务用房建筑面积不低于5500平方米。

B类标准：服务人口5万~7万人（含7万人），业务用房建筑面积不低于4500平方米。

C类标准：服务人口小于5万人（含5万人），业务用房建筑面积不低于3500平方米。

设有住院床位的社区卫生服务中心，按照每张病床不少于30平方米的建筑面积配置。设置发热诊室或发热筛查哨点的社区卫生服务中心按照相关要求另行增加建筑面积，应当为发热患者设置隔离留观区域，设置独立卫生间，有条件的可分设候诊区、治疗区、检验室、药房等。设有院前医疗急救工作站的社区卫生服务中心按照A级急救工作站至少增加200平方米、B级急救工作站至少增加80平方米的标准增加建筑面积（不含公摊）。

（二）社区卫生服务站

A类标准：服务人口大于1.5万人，业务用房建筑面积不低于550平方米。

B类标准：服务人口1万~1.5万人（含1.5万人），业务用房建筑面积不低于450平方米。

C类标准：服务人口小于1万人（含1万人），业务用房建筑面积不低于350平方米。

四、用房要求

（一）选址与布局

1. 社区卫生服务机构房屋由区、街道（乡镇）统筹安排，尽量划拨独立医疗卫生用地支持社区卫生服务机构建设。房屋宜设置在居民区相对集中的区域，有便利的水、电、暖等公共基础设施。

2. 社区卫生服务中心原则上应独立占地，选择相对独立的建筑，交通便利，方便群众就诊。社区卫生服务站参照中心建设要求，应安排在建筑首层，有独立的出入口。

3. 社区卫生服务机构总体布局应根据服务功能、流程、管理、卫生防疫等方面要求，对建筑平面、道路、管线、绿化和环境等进行综合设计。机构应设置预检分诊区域，配套公共服务空间（卫生间、电梯、无障碍设施等）。

4. 社区卫生服务机构业务用房建筑面积占比不低于总建筑面积的85%。新建独立式社区卫生服务中心建筑密度不宜超过45%，建设用地容积率宜为0.7~1.2。

（二）建筑标准

1. 社区卫生服务机构各类用房及配套设施应符合建筑工程抗震设防分类标准、无障碍设计规范、生活饮用水卫生标准、医疗机构水污染物排放标准等的要求。

2. 供配电系统和设施应安全可靠，应采用双重电源供电并配备应急电源，保证不间断供电。

3. 社区卫生服务机构宜设候（分）诊区，利用走廊单侧候诊，建议走廊净宽大于2.40 m；两侧候诊，建议净宽大于2.70 m；无候诊的建议走廊净宽大于2.10 m；疫情期间候诊区满足1 m间隔防控要求。

4. 医疗废物处理应满足《医疗废物管理条例》有关规定。废弃物和生活垃圾的分类、归集、存放与处置应遵守国家现行有关环境保护的规定。

五、功能分区与科室设置

（一）社区卫生服务中心

1. 功能分区与配置面积。根据基本医疗和基本公共卫生的需求，应设置基本医疗服务区、公共卫生服务区、辅助诊疗服务区、综合管理服务区四个区域。

各区具体配置面积如下表。

功能分区	配置面积 （平方米）		
	A 类	B 类	C 类
基本医疗服务区	≥ 2500	≥ 2000	≥ 1500
公共卫生服务区	≥ 950	≥ 800	≥ 600
辅助诊疗服务区	≥ 1100	≥ 800	≥ 600
综合管理服务区	≥ 950	≥ 900	≥ 800
合计面积 （业务用房建筑）	≥ 5500	≥ 4500	≥ 3500

2. 科室设置

（1）基本医疗服务区。科室设置指导标准：全科医疗科、中医科（中医综合服务区）、康复科（康复区）、内科、外科、妇科、儿科、老年科、五官科（眼、耳鼻喉、口腔科）、精神（心理）科等专业科室；输液室、换药室、治疗室、处置室、观察室、抢救室等其他科室；按照相关标准设置发热筛查哨点，设置预检分诊室（台）。鼓励设置社区特色专科和中医药特色专科。按照相关要求设置健康小屋。承担教学任务的机构，配置教学诊室。

（2）公共卫生服务区。科室设置指导标准：预防保健科、孕期保健室、妇女体检室、儿童体检室、五官保健诊室、神经心理发育诊室、哺乳室、宣教室等。鼓励设置预防保健特色科室。公共卫生科室设置宜相对集中，符合北京市预防接种门诊设置规范、妇女保健规范化门诊、儿童保健规范化门诊等要求。

（3）辅助诊疗服务区。科室设置指导标准：医学检验科、医学影像科、中西药房、心电图室、消毒供应室等。有条件的可设置胃镜室等功能检查室。开展手术操作的社区卫生服务机构建议设置手术室、麻醉科。设有检验科的社区卫生服务机构应按照北京市基层医疗卫生机构实验室生物安全管理规范开展工作。影像诊断、病理诊断和临床检验等业务可与第三方机构或者医联体上级医疗机构合作开展。

（4）综合管理服务区。科室设置指导标准：综合办公室（党建办公室）、医务科（质管科）、财务资产科、后勤管理科等。有条件的可设置护理科、院感科、公共卫生管理科、信息管理科（室）、病案室、示教室、库房、员工休息室、食堂等。

（二）社区卫生服务站

社区卫生服务站根据规模和承担的功能选择性设置科室，至少设置全科医疗科、治疗室、药房等。有条件的可设置中医科、预防保健科、内科、外科、口腔科、康复医学室（科）、医学检验室（科）、医学影像室（科）、输液室、心电图室等。按照相关要求设置预检分诊室（台）、预留隔离留观区域。

逐步将村卫生室纳入社区卫生服务管理体系，对机构和医务人员实行一体化管理。

六、服务功能

社区卫生服务机构以社区、家庭和居民为服务对象，是承担基本医疗服务、基本公共卫生服务和全生命周期健康管理任务的公益性医疗机构，主要任务有：

（一）开展门诊常见病、多发病、慢性病等的诊疗服务，开展住院服务，提供日间观察、急性期治疗服务。有条件的可结合群众需求建设特色科室。

（二）开展基本公共卫生服务，依照国家基本公共卫生服务工作规范，承担辖区的公共卫生服务项目。开展社区公共卫生应急预防与管理，协同实施公共卫生应急事件处置。

（三）发挥中医药特色和优势，提供与上述基本医疗和基本公共卫生相关的中医药服务，促进中医药技术在常见病、慢性病、传染病等防治中的应用。

（四）开展家庭医生签约服务，针对不同人群提供包括常见病多发病诊疗、健康咨询、用药指导、居家护理、家庭病床等在内的综合性、连续性的健康管理服务。

（五）向上级医院或专科医院转诊超出自身诊疗能力的患者，接受上级医院下转的符合条件的患者，提供后续康复治疗、康复护理服务。

（六）根据居民实际需求，提供与社区功能相适应的、安全适宜的医疗技术服务。加强社区临床药学服务，开展对居民合理用药的教育与指导。

（七）有条件的可开展远程医疗服务，提供部分常见病、慢性病的在线诊疗。

（八）卫生健康行政部门批准的其他适宜医疗卫生服务。

七、信息化建设

（一）社区卫生服务机构信息系统应支持医防融

合下的连续性健康管理服务，支持基本医疗服务、基本公共卫生服务，具备签约服务、双向转诊、远程医疗等功能。

（二）系统应实现健康信息上下贯通、横向共享和业务协同，充分应用云平台，强化信息融合。社区卫生服务机构应积极开展互联网+惠民应用建设，包括检查检验结果、健康档案查询、在线预约挂号及咨询等居民端的服务应用。

（三）信息系统应支持机构内运行、监管、绩效考核及评价等业务，具备数据统计分析功能，减轻工作人员非医疗事务性负担。

（四）信息系统应按照等保三级相关要求做好网络安全防护，具有数据备份、网络运行监控和应用恢复等功能。

（五）信息系统建设要符合全国基层医疗卫生机构信息化建设标准与规范、全国公共卫生信息化建设标准与规范等要求。

（六）社区卫生服务机构应建立与信息化相关的管理制度，社区卫生服务中心及独立站应配备信息系统管理人员，落实信息系统管理相应职责。

八、保障措施

（一）高度重视，明确政府主体职责

社区卫生服务机构是政府履行基本医疗卫生服务职能的平台，各区要充分认识发展社区卫生服务对于维护居民健康的重要意义，根据辖区实际，对社区卫生服务机构进行科学规划与布局，保障社区卫生服务机构用房。严格遵守建设项目管理程序，涉及规划、用地、环评、资金使用等手续时要按相关规定做好工作。

（二）部门协同，促进社区卫生服务发展

发展改革委要做好社区卫生服务机构标准化建设项目的审批工作。规划自然资源委要加大对社区卫生服务机构建设用地规划支持力度，同步配置医疗卫生配套设施。新建小区由建设单位投资建设医疗卫生服务设施的，执行《北京市居住公共服务设施配置指标》。住房城乡建设委要加大居住区社区卫生服务设施配套建设监管力度，新建小区医疗卫生配套设施应与住宅同步建设、同步验收、同步交付。各区财政局要完善财政投入政策，将社区卫生服务机构设施改造、设备配置及运营保障资金纳入财政年度预算。

（三）对照新标准，加强监督考核

各区要结合工作实际，制定社区卫生服务机构建设方案，明确阶段目标，开展机构补点建设与升级改造。市政府有关部门将建立社区卫生服务机构规划及建设的监督、考核和评估机制，将各区规划及建设情况纳入对区政府卫生健康工作的考核，确保各项工作保质保量完成。

关于加强新时代首都老龄工作的实施意见

京发〔2022〕10号

（2022年4月30日）

为深入贯彻落实《中共中央、国务院关于加强新时代老龄工作的意见》，实施积极应对人口老龄化国家战略，以首善标准做好新时代首都老龄工作，现提出以下实施意见。

一、总体要求

（一）指导思想

以习近平新时代中国特色社会主义思想为指导，全面贯彻党的十九大和十九届历次全会精神，深入贯彻习近平总书记对北京一系列重要讲话精神，以实施积极应对人口老龄化国家战略为统领，以加快完善社会保障、养老服务、健康支撑体系为重点，坚持党委领导、政府主导、社会参与、全民行动，把积极老龄观、健康老龄化理念融入首都经济社会发展全过程。健全完善老龄政策体系和制度框架，大力弘扬孝亲敬老传统美德，不断满足首都老年人日益增长的多层

次、高品质健康养老需求，在实现老有所养、老有所医、老有所为、老有所学、老有所乐方面建首善、创一流，推动首都老龄工作更好融入和服务首都"四个中心"功能建设。

（二）工作原则

——坚持党委领导、多元共担。全面加强党的领导，充分发挥政府推进老龄事业的主导作用，保基本、促普惠，为城乡老年人提供优质公共服务。切实发挥市场机制作用，积极引导社会参与，提供多元化产品和服务。倡导全民行动，注重发挥家庭、个人的作用，形成多元主体责任共担的良好局面。

——坚持系统谋划、精准施策。将积极应对人口老龄化与促进经济社会发展相结合，将解决人口老龄化问题与"七有"要求和"五性"需求相结合，系统推进、综合施策。针对老年人多层次需求，推动为老服务供给侧结构性改革，不断增强广大老年人的获得感、幸福感、安全感。

——坚持整合资源、创新发展。坚持城乡统筹、区域协同，构建居家社区机构相协调、医养康养相结合的养老服务体系和健康支撑体系。均衡布局京津冀为老服务资源，推动老龄事业与产业双轮驱动。发挥北京国际科技创新中心和国际交往中心优势，加强科技研发力度和国际交流合作。

——坚持聚焦难点、夯实基层。针对老年人急难愁盼问题，尽力而为、量力而行，把养老服务、健康管理、长期照护等方面的工作做实做细。加强基层老龄工作力量配备，推动老龄工作重心下移、各项优质产品和服务供给资源下沉，确保老龄工作有人抓、老年人事情有人管、老年人困难有人帮。

二、完善就近精准养老服务体系

（三）完善居家养老服务体系

制定政府购买养老服务指导性目录、服务标准。分类分层建设街道乡镇养老服务联合体，均衡布局养老服务设施，依托养老照料中心和社区养老服务驿站，打造社区居家养老服务"信息岛"，发展好以居家为基础的多样化养老服务。开展"物业服务+养老服务"试点工作，组织社会资源增加社区、居家养老服务供给。完善农村养老服务网络。大力发展乡村养老、城乡互助养老等新型养老模式。[责任单位：市委社会工委市民政局、市发展改革委、市委农工委市农业农村局、市住房城乡建设委、市消防救援总队，各区（含北京经济技术开发区，下同）]

（四）提升养老机构服务能力

深化公办养老机构改革，完善公建民营机构管理制度。提高兜底保障能力，完善入住综合评估和轮候制度，为基本养老服务对象提供托养服务。加强光荣院建设，提升服务水平。扩大集中式居家养老机构试点。支持党政机关和国有企事业单位所属培训疗养机构转型养老服务设施落地见效，持续扩大普惠养老服务供给。完善养老机构应对重大传染性疾病等特殊情况的应急处置机制。全面实施养老服务机构服务质量星级评定。完善养老服务机构信用管理制度。研究建立养老机构资金预付第三方存管制度，明确养老机构与银行在设立第三方存管账户方面的责任。推动养老服务机构规模化、品牌化、连锁化运营。（责任单位：市委社会工委市民政局、市金融监管局、北京银保监局、市市场监管局、市经济和信息化局、市发展改革委、市国资委、市退役军人局，各区）

（五）强化家庭照护老年人的支持政策

巩固家庭养老基础地位，教育引导家庭成员自觉承担家庭养老责任，主动学习老年人康复护理知识技能。继续落实老年人家庭公租房优先保障待遇，加快实现老年人住房困难家庭依申请应保尽保。落实好独生子女父母护理假制度，制定和完善有利于独生子女父母养老保障的制度和措施。完善失能失智老年人照护体系，制定失智老年人照护服务支持政策，推进失能老年人家庭照护者技能培训，鼓励社会资源提供"喘息服务"。向就业困难人员、零就业家庭成员提供精细化就业援助，缓解其赡养负担。（责任单位：市委社会工委市民政局、市住房城乡建设委、市卫生健康委、市人力资源和社会保障局、市医保局）

（六）健全多层次养老保障体系

健全完善覆盖全民、城乡统筹、权责清晰、保障适度、可持续的多层次养老保险制度。积极推进全民参保计划，强化应参尽参，完善养老待遇合理调整机制。支持扩大企业年金覆盖范围，强化职业年金管理。完善养老保险体系建设，促进和规范发展第三支柱养老保险，构建多层次养老资金长期管理方式。支持保险机构积极开发适应老年人保障需求和支付能力的保险产品，提高老年人保障水平。完善本市基本医疗保险制度，探索将基本治疗性康复项目按规定纳入基本医疗保险支付范围。进一步健全基本养老服务清单制度，对不同老年群体分类提供养老保障、生活照料、康复照护、社会救助等服务，并及时根据本市经济社会发展情况进行动态调整。通过资产收益扶持制度等机制增加农村老年人收入。（责任单位：市人力资源社会保障局、市委社会工委市民政局、市医保局、市金融监管局、北京银保监局，各区）

三、构建综合连续的老年健康支撑体系

（七）加强老年人健康教育和预防保健

充分发挥村（居）委会公共卫生委员会作用，在城乡社区加强老年人健康知识宣传和教育。开设中医健康大课堂，将健康教育100%纳入老年大学及社区老年教育课程内容。利用传统媒体、新媒体等多种方式，加强对老年人健康知识、政策、服务和产品的科普宣传，提升老年人健康素养。健全疾病预防体系，加强老年人重大传染病疫苗预防接种工作。开展老年人重点慢性病、重大疾病的早期筛查与干预，开展脑健康体检和失能预防，减少、延缓老年人失能失智发生。实施老年心理关爱行动、老年口腔健康行动、老年营养改善行动。拓展家庭医生签约服务内涵，提高服务质量。到2025年，65岁及以上老年人城乡社区规范化健康管理服务率达到65%以上、中医药健康管理率达到75%以上，对有意愿签约家庭医生的基本养老服务对象和高龄独居老年人实现签约全覆盖。（责任单位：市卫生健康委、市中医局、市教委、市老龄办，各区）

（八）提升老年医疗服务水平

完善老年医疗资源布局，建立健全以基层医疗卫生机构为基础、综合性医院老年医学科为核心、相关医疗教学科研机构为支撑的老年医疗服务网络。探索老年多学科诊疗模式。持续推进医联体内基层预约转诊，进一步规范预约转诊服务标准、服务流程和管理办法，加大号源下沉力度，推动按需转诊，方便老年人挂号就医。充分发挥康复医疗在老年健康服务中的作用，为老年患者提供早期、系统、专业、连续的康复医疗服务。持续开展北京中医药健康养老身边工程，促进优质中医药资源向社区、家庭延伸。到2025年，二级及以上综合性医院设立老年医学科的比例达到60%以上，三级中医医院设置康复（医学）科的比例达到85%以上，综合性医院、中医（中西医结合）医院、康复医院、护理院和基层医疗卫生机构创建成为老年友善医疗机构的比例达到85%以上。推动医务社会工作与改善老年医疗服务、医养结合、老年健康促进、家庭医生签约服务等融合发展。为百岁户籍老年人免费提供居家健康服务。完善安宁疗护服务标准和规范，增加安宁疗护供给，到2025年，每个区至少设立1所安宁疗护中心，全市提供安宁疗护服务的床位不少于1800张。（责任单位：市卫生健康委、市中医局、市委社会工委市民政局、市医保局、市人力资源社会保障局，各区）

（九）加快补齐失能老年人长期照护服务短板

建立全市统一的长期护理失能等级评估标准，建立护理需求认定和等级评定的标准体系与管理制度。鼓励有条件的基层医疗卫生机构为老年患者提供居家康复护理服务。开展社区卫生服务中心标准化建设，鼓励社区卫生服务机构将床位用于康复、护理、安宁疗护等服务。加快在全市推行符合市情的长期护理保险制度，支持发展长期照护商业保险。鼓励商业保险机构在风险可控和商业可持续的前提下，开发老年人健康保险产品。加强护理机构建设，将可提供居家上门护理服务的护理机构纳入长期护理保险服务机构定点范围。依托基层医疗卫生机构以及具备提供长期照护服务能力的养老服务机构，大力发展社区嵌入式长期照护服务。建立适合本市实际的"互联网+护理服务"发展模式。（责任单位：市医保局、北京银保监局、市卫生健康委、市委社会工委市民政局、市中医局，各区）

（十）深入推进医养结合

强化医疗卫生健康与养老服务衔接，养老机构与医疗卫生机构要统筹规划、毗邻建设。引导医疗卫生机构与养老机构开展协议合作。鼓励资源利用率低的二级及以下医疗卫生机构转型，开展康复、护理以及医养结合服务。积极探索相关机构养老床位和医疗床位按需进行规范转换机制。具备法人资格的医疗卫生机构可通过变更登记事项或经营范围开展养老服务。鼓励有条件的养老机构内设医疗卫生机构，符合条件的按规定纳入基本医疗保险定点范围，合理核定养老机构内设的医疗卫生机构医保限额。扩大老龄健康医养结合远程协同服务试点。养老机构和协议合作的医疗卫生机构普遍开通双向转介绿色通道。完善养老机构、医养结合机构突发公共卫生事件应急预案。推进医养结合向居家老年人延伸，开展养老家庭照护床位建设。到2025年，在居家照护需求相对集中的城市社区，建设不少于1万张养老家庭照护床位。（责任单位：市卫生健康委、市委社会工委市民政局、市医保局、市中医局、市人力资源社会保障局、市规划自然资源委，各区）

四、大力促进老年人社会参与

（十一）扩大老年教育资源供给

将老年教育纳入终身教育体系，推动老年教育资源开放共享。鼓励有条件的高等学校、职业院校开设老年教育专业课程。充分发挥老年开放大学、老年科技大学辐射作用。支持社会力量参与老年教育服务机构建设。完善"互联网+老年教育"服务模式。依托区域教育资源优势，建设培育市级老年学习示范校（点）。各街道乡镇至少组建一支老年教育志愿者服务团队，大力培育老年学习共同体。发挥社区党组织作用，宣传引导老年人践行积极老龄观。（责任单位：市教委、市科协、市老龄办，各区）

（十二）丰富老年人精神文化生活

整合街道乡镇资源，建设与辖区老年人口规模相适应的老年文化活动场所。探索"医、养、文、体、教"等场所与老年人学习场所共建共享模式。加强老年活动组织建设，扶持组建基层老年人文化体育活动专业团队，培育优秀活动骨干。建立健全老年人体育协会等体育组织，推广普及适合老年人特点的体育健身项目。鼓励文化娱乐产业为老年人提供相关服务。提升老年旅游服务水平。充分发挥京郊资源优势，推动养老服务与乡村旅游、绿色农产品开发等融合发展。（责任单位：市委社会工委市民政局、市教委、市体育局、市广电局、市文化和旅游局、市委农工委市农业农村局、市老龄办，各区）

（十三）积极开发老年人力资源

建立老年人才信息库。针对老年人就业需求和特点，为有劳动意愿的老年人提供就业、创业和技能培训，提升政策咨询、职业指导、职业介绍等服务水平。培育和发展基层老年协会，建立激励机制，推进基层老年社会组织规范化建设。发挥北京老科学技术工作者总会作用，开发退休科技工作者、专业技术人员等老年人力资源参与社会服务。建立养老服务时间储蓄制度，完善志愿服务激励措施。（责任单位：市人力资源社会保障局、市委社会工委市民政局、市财政局、市老龄办、市科协、团市委，各区）

五、全面推进老年友好型社会建设

（十四）加大老年人权益保护力度

进一步完善本市有关老年人权益保障法规政策。强化涉老重点领域监管，在婚姻、财产、消费、金融等领域加大针对老年群体的法律支持。拓展公共保护服务内容与范围，将高龄、独居、失能等特殊老年人群体纳入重点保护范围，完善老年人监护制度。积极发展老年人权益保护专业协调与服务机构，建立涉老侵权风险预警与防范机制，积极灵活应对老年人权益保护服务供给中日益增长的基础设施、人才、信息等领域内的各种合作需求，促进各部门、各专业机构和社会组织积极合作，建立老年人、家庭、社会组织、政府部门多元协同的老年人权益保护机制。（责任单位：市司法局、市公安局、市高级法院、市委社会工委市民政局、市卫生健康委、市老龄办，各区）

（十五）推动老年宜居环境建设

深入贯彻落实《北京市无障碍环境建设条例》，完善无障碍环境建设管理地方标准。推广适老化住宅建设。积极推进老旧小区综合整治，实施适老化改造和无障碍环境建设，将为老服务设施织补进城市更新中。探索建立老年友好型社区创建工作模式和长效机制，到2035年底，全市城乡实现老年友好型社区全覆盖。为经济困难的失能、残疾、高龄等老年人提供居家适老化改造、紧急救援设施安装、巡视探访等服务。探索在养老服务机构、城乡社区设立康复辅助器具配置服务（租赁）站点。全面发展适老型智能交通体系，提供便捷舒适的老年人出行环境。（责任单位：市规划自然资源委、市住房城乡建设委、市委社会工委市民政局、市残联、市老龄办、市政务服务局、市卫生健康委、市交通委，各区）

（十六）助力老年人融入数字化生活

开展"智慧助老""科技惠老"专项行动，解决老年人运用数字产品的技术障碍。依托社区加大对老年人数字技术应用的宣传和培训，并在老年人高频活动场所保留必要的传统服务方式。实施互联网应用适老化和无障碍改造专项行动。开发推广适老智能产品。推广互联网和远程智能安防监控技术，降低老年人意外风险。（责任单位：市委社会工委市民政局，市残联，市政务服务局，市经济和信息化局，市卫生健康委，市科委、中关村管委会，市科协，市老龄办，各区）

（十七）营造良好社会敬老氛围

倡导全社会树立积极老龄观，积极看待老龄社会，积极看待老年人和老年生活。深入开展人口老龄化国情市情教育，将人口老龄化国情市情教育纳入各级党校（行政学院）干部培训课程，纳入党委（党组）理论学习中心组学习内容。加大对首都特色孝亲敬老文化的挖掘和宣传力度，继续开展"北京榜样"

评选、"孝顺榜样"命名等活动,选树表彰孝亲敬老先进典型;持续推进"敬老月"系列活动和全国"敬老文明号"创建活动,打造社会敬老首善之区。拓展老年人优待服务,推广老年人凭身份证、北京市社会保障卡等有效证件享受各项优待政策。将为老志愿服务纳入中小学综合实践活动和高校学生实践内容。提倡成年子女与老年父母就近居住或共同生活。将有能力赡养而拒不赡养老年人的违法行为纳入个人社会信用记录。(责任单位:市卫生健康委、市委宣传部、市委组织部、市人力资源社会保障局、市广电局、市老龄办、市委社会工委市民政局、市政务服务局、市教委、市残联、市交通委、市园林绿化局、市经济和信息化局、北京银保监局,各区)

六、培育发展银发经济

(十八)加强规划引导

编制老龄产业发展中长期规划,培育老龄产业新业态。优化营商环境,积极引导社会力量参与老龄产业发展。按照城市空间结构和各区功能定位,因地制宜发展特色老龄产业。(责任单位:市卫生健康委、市发展改革委、市商务局、市老龄办、市住房城乡建设委,各区)

(十九)推动适老产业发展

制定完善老年用品和服务目录、质量标准,推动供给侧结构性改革。引导和规范养老地产良性发展。加大老年产品的研发制造力度,支持老年产品关键技术成果转化、服务创新,满足老年人高品质生活服务需求。鼓励企业设立线上线下融合、为老年人服务的专柜和体验店,大力发展养老相关产业融合的新模式新业态。(责任单位:市经济和信息化局,市发展改革委,市科委、中关村管委会,市商务局,市卫生健康委,市委社会工委市民政局,市规划自然资源委,各区)

(二十)促进老年服务消费

通过推进产业园区建设,举办博览会等形式,构建促进养老消费发展的资源集聚平台。对提供居家养老服务的家政企业给予扶持。提高老年人生活服务可及性,推进老年教育培训、健康、文化、旅游等产业创新融合发展。丰富养老信托和其他资产管理产品等适老性金融产品与服务。加强监管,严厉打击侵犯知识产权和制售假冒伪劣商品等违法犯罪行为,维护老年人消费权益,营造安全、便利、诚信的消费环境。(责任单位:市委社会工委市民政局、市商务局、市规

划自然资源委、市发展改革委、市财政局、市国资委、市教委、市文化和旅游局、市金融监管局、北京银保监局、市市场监管局、市公安局、北京市税务局)

(二十一)推动京津冀老龄产业协同发展

落实京津冀协同发展战略,制定异地养老、医保等配套支持政策。推动北京养老项目向北三县等环京周边地区延伸布局,促进养老服务制度体系融合和基本公共服务均等化发展,加快实现标准协同、监管协同。积极促进京津冀三地医疗资源对接共享,促进北京优质医疗资源辐射津冀地区。建立健全健康养老服务协同配套政策。统筹利用现有资金渠道支持老龄产业发展。(责任单位:市委社会工委市民政局、市卫生健康委、市发展改革委、市医保局、市商务局、市财政局、市国资委)

七、夯实老龄工作基础

(二十二)加强人才队伍建设

加快培养新时代首都老龄工作需要的养老护理、老年健康管理、老龄产业等领域的技术、服务、研究和管理人才队伍,填补为老服务人力资源缺口,推进人才队伍的职业化、专业化发展。加强岗位技能培训、强化技能价值激励导向,提升行业社会认同。完善岗位价值、能力素质、工作业绩、服务评价与薪酬待遇分配挂钩机制,吸引优质人才进入为老服务行业。加快发展专业老年医疗护理、养老服务职业教育,引导支持职业院校重点建设相关专业,开展"机构—院校"委托定向培养。到2025年,依托现有资源,建设3至5所市级养老服务人才培训院校。实施医师执业地点区域注册制度,支持医务人员到医养结合机构执业。对在养老机构举办的医疗卫生机构中工作的医务人员,可参照执行基层医务人员相关激励政策。医养结合机构中的医务人员享有与其他医疗卫生机构同等的职称评价、专业技术人员继续教育等待遇。(责任单位:市委社会工委市民政局、市卫生健康委、市教委、市中医局、市人力资源社会保障局、市财政局)

(二十三)完善财政支持政策

加大各级财政对老龄事业的投入力度,建立和人口老龄化程度相适应的财政投入保障机制。拓宽资金筹措渠道,充分发挥财政、税收政策和财政资金的导向作用,引导和激励社会资金对老龄事业和老龄产业重点项目进行投入。综合运用信贷、财政等手段,落实税收优惠政策,促进老龄产业发展壮大、转型升级。健全完善慈善公益组织参与老龄事业的制度、机

制和方式，打造一批有影响力的老年慈善公益活动品牌。（责任单位：市财政局、市金融监管局、市税务局、市发展改革委、市卫生健康委、市委社会工委市民政局、市老龄办，各区）

（二十四）强化科技支撑

统筹高等学校、科研院所和企业等创新资源，构建产学研相结合的科技创新团队。打造生命健康科技创新高地，重点推进衰老机制和老年健康干预措施等基础研究。加快智能服务机器人的研发和推广应用。加强老年辅助技术研发，推广康复辅助器具使用并提高智能化水平。推进北京全民健康信息平台建设和北京市老龄健康信息协同与决策支持平台应用，以老年人群体为重点，提供全生命周期健康信息服务，推进电子病历、电子医学影像、电子健康档案等共享调阅。鼓励社区卫生服务机构利用人工智能等信息技术为老年人提供慢病管理、用药提醒、智能随访等服务。指导互联网医院开展适合老年人的互联网诊疗服务和健康咨询。加强智能终端设备的适老化设计与开发，为老年人提供综合化智慧服务。依托首都优质资源，加大老龄工作基础理论研究，在老龄化社会治理中发出"北京声音"。以相关机构为依托，开展老年健康国际交流合作。（责任单位：市科委、中关村管委会，市科协，市卫生健康委，市委社会工委市民政局，市老龄办，各区）

八、加强组织实施

（二十五）加强党对老龄工作的领导

各级党委和政府要按照全市统一部署，坚持党政主要负责同志亲自抓、负总责，将老龄工作重点任务纳入重要议事日程，纳入经济社会发展规划。各相关部门和单位要加大制度创新、政策供给、财政投入力度，完善积极应对人口老龄化的制度安排，为推进老龄事业发展奠定坚实基础。

（二十六）健全老龄工作组织体系

发挥好市老龄工作委员会及其办公室的统筹协调作用，强化推动落实、监督检查等职能。拓展央地、军地工作融合发展。各成员单位要按照市老龄工作委员会的任务分工，各司其职，主动作为，扎实推进相关工作任务落实。各区要强化区级老龄工作委员会及其办事机构建设，充实工作力量、完善运行机制。要配齐配强街道（乡镇）、社区（村）老龄工作力量，发挥城乡基层党组织和基层自治组织作用，把老龄工作组织好、落实好。

（二十七）广泛动员社会参与

加大社会宣传和动员力度，科学引导社会各方力量积极参与老龄事业发展。充分发挥工会、共青团、妇联、残联等群团组织作用，用好市老龄协会，发展好以基层老年协会为主体的老年人相关社会组织，形成全社会共同参与老龄事业发展的工作格局。

（二十八）落实工作责任

强化市、区、街道（乡镇）、社区（村）四级联动，抓点带面推进老龄事业全面发展。建立积极应对人口老龄化的指标评价体系，加强对老龄事业发展的监测和评估。将老龄工作重点任务落实情况纳入工作督查和考核范围，适时开展督查督办。

北京市院前与院内医疗急救衔接工作管理办法
（2022年版）

京卫应急〔2022〕14号

（2022年6月22日）

第一章　总则

第一条　为规范本市院前与院内医疗急救衔接工作，保证急危重患者医疗急救服务的顺利开展，依据《北京市院前医疗急救服务条例》《关于印发进一步完善院前医疗急救服务指导意见的通知》（国卫医发〔2020〕19号）等法律法规及文件要求，结合本市实际情况，制定本办法。

第二条　本办法适用于本市行政区域内院前与院内医疗急救衔接工作过程中涉及的活动及其监督管理。

第三条　院前与院内医疗急救衔接是指院前医疗急救机构在提供院前医疗急救服务过程中，按照调度机构的调度，与院内医疗急救机构进行信息交换和患者交接的过程。

第四条　本办法所指服务对象为一般急、危、重患者，及涉及突发公共事件、传染性疾病、高危孕产妇、新生儿、"三无"人员（无劳动能力、无法定赡养人或者法定扶养人不具有扶养能力、无生活来源）等特殊情况的患者。

第二章　机构及职责

第五条　市卫生健康行政部门负责院前与院内医疗急救衔接工作的监督管理；负责规划建立北京市院前医疗急救信息平台。区卫生健康行政部门负责辖区内院前与院内医疗急救衔接工作的监督管理，负责推动辖区内院前医疗机构与院内医疗急救机构工作衔接的信息化建设。

第六条　调度机构职责：

（一）根据患者病情和院内医疗急救机构的急诊救治能力，协助建立绿色通道，及时告知院内医疗急救机构做好接诊准备；

（二）记录并定期分析院前与院内医疗急救衔接情况，为院前医疗急救服务监督管理工作提供依据；

（三）建立院前、院内信息互联互通机制，推动医疗急救、急诊信息数据开放融合、共建共享。

第七条　院前医疗急救机构职责：

（一）严格落实就近、就急、满足专业需要、兼顾患者及家属意愿的转运原则，将患者及时转运至具有相应急诊抢救能力的院内医疗急救机构，并对患者及家属做好解释工作，引导其树立科学合理的就诊观念；

（二）院前医疗急救人员应按照相关标准对患者病情进行评估分级，第一时间向院内医疗急救机构传递急危重患者信息、病情等数据，其中涉及胸痛、卒中、创伤、孕产妇、新生儿等五类情况的患者依托相关流程，通过北京市院前医疗急救信息平台、院前医疗急救调度信息平台，或通过急诊专用绿色通道APP等即时沟通工具与院内沟通，并及时提供患者信息；

（三）院前医疗急救人员将患者转送至院内医疗急救机构，双方进行规范交接并签署院前院内患者交接单。

第八条　院内医疗急救机构职责：

（一）着力提升对于急危重患者的接诊能力，改善服务质量，通过急诊预检分诊分级，有效分流非急危重症患者，确保急危重症患者得到及时有效救治；

（二）按照急诊分级救治原则，根据患者疾病危重程度实施预检分诊，保证急危重患者得到优先救治；

（三）严格实行首诊负责制，禁止推诿患者就医及拒绝未经联系的危重症急救转诊行为，确因特殊情况需要转院治疗的，应当由首诊医生判断转运安全性，并联系接收医院，在保证患者安全的前提下转运至其他院内医疗急救机构；

（四）设置专线电话，保持24小时畅通，加强信息化技术应用，保证与卫生健康行政部门、调度机构、院前医疗急救机构及时沟通院前医疗急救相关信息，按要求接收并向调度机构、院前医疗急救机构反馈信息；

（五）配备充足可用的急救平车（或轮椅），急诊科室至少保证1个急救平车随时周转备用，及时与院前医疗急救人员完成患者交接，避免院前救护车以及车载设备、设施滞留。

第三章　交接规范

第九条　院内医疗急救机构接到院前救护车转运的患者后，应尽快将其转移至备用急救平车，不占用院前医疗急救机构急救设施设备。危重症急救患者滞留在院前救护车担架上的时间一般不应超过10分钟。

第十条　一般急危重患者交接：院前医疗急救人员根据急危重患者现场情况将患者信息上报至北京市院前医疗急救信息平台；调度机构根据患者信息和院内急救能力，协助确定转送院内医疗急救机构并与院内沟通；院内医疗急救机构及时接收患者诊疗信息，做好接诊准备，根据患者情况必要时与院前医疗急救人员沟通。

第十一条　特殊患者交接：院前医疗急救人员到达现场后，确认为涉及突发公共事件、传染性疾病、高危孕产妇、新生儿、"三无"等特殊情况的患者的，院前医疗急救人员搜集现场情况及时报告调度机构，并将患者信息上传至北京市院前医疗急救信息平台；调度机构根据相关规定，协助确定转诊院内医疗急救机构并及时告知特殊患者的具体情况；院内医疗急救机构做好接诊准备。

第十二条　院前医疗急救人员将患者送至院内医疗急救机构，与值班医生或护士交接病情与治疗情况，双方签署院前院内患者交接单，并将其列入病历管理。

第十三条　院前医疗急救机构和院内医疗急救机构不得因费用问题拒绝或者延误对患者的抢救工作。对于"三无"人员，院前医疗急救机构和院内医疗急救机构在实施救治后，可以依据国家和本市有关规定向疾病应急救助基金、道路交通事故社会救助基金、城乡医疗救助基金等申请经费补助。

第四章　监督管理

第十四条　市卫生健康行政部门负责对院前与院内医疗急救衔接工作的指导、监督、考核和质量评估，指导区卫生健康行政部门开展监督管理工作。

区卫生健康行政部门在区人民政府的统一领导和市卫生健康行政部门的业务指导下，依法对本行政区域内的院前与院内医疗急救衔接工作进行监督管理。

第十五条　依托北京市院前医疗急救质控数据，将院前院内衔接管理纳入院内医疗急救机构绩效管理。

第十六条　市卫生健康行政部门建立院前与院内医疗急救衔接工作通报机制，对未按照相关规定开展院前与院内医疗急救衔接工作的单位进行定期通报。

第十七条　院前医疗急救机构不按照规定转运患者的，按照《北京市院前医疗急救服务条例》第五十五条予以处罚。

第十八条　院内医疗急救机构不按照规定与院前医疗急救机构交接急危重患者信息或者拒不接收院前医疗急救机构转运的急危重患者的，按照《北京市院前医疗急救服务条例》第五十六条予以处罚。

第十九条　本办法自2022年6月22日起执行。

第二十条　本办法由市卫生健康行政部门负责解释。

北京市关于推动公立医院高质量发展的实施方案

京政办发〔2022〕23号

（2022年8月12日）

一、总体要求

（一）指导思想

以习近平新时代中国特色社会主义思想为指导，深入贯彻习近平总书记对北京一系列重要讲话精神，坚持以人民健康为中心、以首都发展为引领，坚持政府主导、公益性主导，加强公立医院主体地位，以建立健全现代医院管理制度为目标，强化体系创新、技术创新、管理创新，加强医学科技创新能力建设，推动公立医院发展方式从规模扩张转向提质增效、运行模式从粗放管理转向精细化管理、资源配置从注重物质要素转向更加注重人才技术要素，更好服务首都功能，更好服务人民健康，打造公立医院高质量发展北京模式。

（二）发展目标

到2025年，公立医院分级分类功能定位更加明确，分级诊疗体系更加健全，医患关系更加和谐，医疗服务流程不断优化，医疗服务质量加快提升，在疑难危重症诊断治疗、医学科技成果转化应用、高层次医学人才培养等方面有力发挥牵头作用，信息化、精细化、科学化管理水平明显提高，医防协同、平急结合、中西医并重的重大疫情防控体系更加健全。

二、重点任务

（一）构建高质量发展新体系

1. 加快优质医疗资源均衡布局。分类分级分区统筹规划、合理配置医疗卫生资源，有序调整中心城区医疗资源规模，规范公立医院分院区管理，推进区属医院提质改建。推动优质中医、中西医结合资源均衡布局。提升区域医疗救治能力，重点在康复护理、精神卫生、妇幼保健、中医药等领域填平补齐资源缺口，推进妇幼保健院标准化建设，有序推动医疗资源丰富地区的部分一级、二级医院转型为康复医院。到2025年，优化安贞医院通州院区等10个以上医疗资源

均衡布局项目，努力形成与首都功能定位相匹配的医疗资源布局。

2. 完善分级诊疗体系。实施非急诊全面预约，推进基层预约转诊，二、三级公立医院号源优先向基层医疗卫生机构开放。完善基层预约转诊和双向转诊工作机制。加强医疗联合体建设，完善肿瘤、肾病等专科医疗联合体建设。健全"区办市管"等合作模式，带动提升基层医疗服务能力。鼓励公立医院符合条件的人员到基层医疗卫生机构提供多种方式签约服务。持续提高医疗服务质量，优化号源供给，改善就医体验，进一步提升人民群众就医获得感。加强公立医院公共卫生科室标准化建设，提升公共卫生服务能力。到2025年，分级诊疗体系更加科学合理，基层诊疗人次占总诊疗人次比例进一步提升。

3. 健全重大疫情防控和应急医疗救治体系。完善传染病救治定点医院布局，加快传染病专科医院和重大疫情救治基地建设，做好轻症方舱储备。规划建设北京佑安医院新院区。加强传染病国家医学中心建设。持续强化医院感染防控管理，加快二、三级公立综合医院和妇幼保健院发热门诊规范化建设，推进有条件的综合医院设立感染性疾病科病房。发挥中医药在疫情防控救治中的独特作用，建设中医疫病防治及紧急医学救援基地，打造高水平中医疫病防治队伍。

4. 加强中医药传承创新发展。强化中医优势专科建设，打造中医药临床服务优质品牌。推广中医综合诊疗等模式，开展疑难疾病中西医临床协作试点。建立中西医结合临床研究体系。加强中医药师承教育。建设中医药科技成果转化平台，加强中西医结合研究所建设，围绕癌症、心脑血管病、糖尿病、阿尔茨海默病等疾病开展攻关。到2025年，争创2~3个国家中医药传承创新中心，攻关50种以上中医专科疑难病种。

（二）引领高质量发展新趋势

5. 大力推进医学技术创新。加强医药健康领域

的应用基础研究、临床研究和转化研究，争创国家临床医学研究中心和国家重点实验室，针对医药健康领域"卡脖子"问题，集中力量开展重大疾病防控等关键领域医疗技术攻关，推动疾病预防诊断治疗新技术、新方案等的产出。加强研究型病房示范建设，推进研究型医院建设，加快医学创新成果落地。支持公立医院与企业、高等院校、科研院所等合作，加强医研企协同创新基地建设。落实《北京市促进科技成果转化条例》，完善鼓励支持政策，促进科技成果转化。探索将医疗新技术等应用纳入商业健康保险保障范围，促进医疗新技术进入临床使用。到2025年，在"三城一区"建设1~2家国际一流的研究型医院，示范性研究型病房覆盖主要疾病领域，引领全市临床研究高质量发展。

6. 高质量建设国家医学中心。强化现有国家医学中心建设，争取中医、骨科、综合等更多国家医学中心落地北京，加强疑难危重症诊断治疗技术攻关，推动前沿医学科技创新研究和成果转化。到2025年，共争创10家以上引领医疗技术提升、有国际竞争力的国家医学中心。

7. 建设国际一流临床专科群。推动临床重点专科全面发展，重点发展重症、急诊、肿瘤、心脑血管、呼吸、消化、内分泌、感染、老年医学、儿科、康复、麻醉、影像、病理、检验等临床专科。加快布局建设国际一流临床学科和临床、中医重点专科项目。持续改进医疗质量管理体系和标准体系，整体提升公立医院临床学科水平和医疗服务同质化水平。到2025年，建成一批国家级和市级临床重点专科。

8. 创新医疗服务模式。推进"互联网+医疗健康"，加强互联网医疗监管平台和互联网医院建设，探索线上线下一体化医疗服务模式。加强智慧院前急救，推进院前院中联动医疗服务。推广多学科诊疗、专家团队诊疗，大力推行日间手术，鼓励有条件的医院设置日间病房。加强老年、儿科等紧缺护理专业护士的培养培训，做实责任制整体护理，鼓励开展上门护理、远程护理等延续护理。支持开设合理用药咨询或药物治疗管理门诊，开展精准用药服务。推行检查检验集中预约服务，逐步实现各级各类医疗机构检查检验结果互认。

9. 健全质量管理与控制体系。加强临床路径和医疗质量管理，完善医疗服务规范，促进合理医疗检查。健全药学服务，推广应用处方审核点评系统，规范临床用药。加强高值医用耗材管理和规范化使用，守牢医疗质量安全底线。

（三）提升高质量发展新效能

10. 加强公立医院建设和运营管理。完善医疗卫生项目功能建设标准清单，加强项目规模和成本的管控。健全公立医院科学决策和运营管理体系。探索建立公立医院专家委员会和公众参与委员会，完善治理机制。强化预算约束，构建全面预算绩效管理体系。定期公开医院相关财务信息，主动接受社会监督。完善内部控制制度，加强风险评估和内部控制评价，规范重点领域、重要事项、关键岗位的流程管控和制约机制，及时防范化解各类风险。

11. 完善绩效评价体系。坚持和强化公益性导向，落实国家二、三级公立医院绩效考核。优化公立医院内部绩效考核办法，将考核结果与薪酬分配挂钩。完善医疗联合体评价指标，促进优质医疗资源下沉，提高基层服务能力和居民健康水平。

12. 强化信息化支撑作用。推进健康医疗数据互联互通和共享应用，推行"一人一码"数字健康管理。推进智慧医院建设和医院信息标准化建设。支持智能医学影像设备、手术机器人、康复机器人、AI辅助诊断系统等智能医疗设备和智能辅助诊疗护理系统的研发与应用。推动大数据、物联网、人工智能、云计算、区块链等新一代信息技术与医疗服务深度融合。建设医保电子处方流转平台。

（四）倡导高质量发展新理念

13. 树立健康至上的文化理念。加大健康教育和宣传，传播科学的生命观、医学观，引导公众科学理性就医。加强医德医风建设，鼓励医务人员参与医学人文传播。开展老年友善医院、母婴友好医院和儿童友好医院建设。

14. 打造有温度的医院。弘扬伟大抗疫精神和崇高职业精神，提炼医院院训、愿景、使命，强化人文医院建设。支持有条件的三级医院设立医务社工部门，配备专职医务社工。完善医患沟通制度，构建和谐医患关系。推动医院做好接诉即办工作，持续解决人民群众"急难愁盼"问题。

15. 关心关爱医务人员。改善医务人员工作环境和条件，关心医务人员心理健康，健全职工关爱帮扶机制。建立健全医务人员荣誉激励机制。推进"平安医院"建设，加强公立医院安防体系建设，依法严厉打击涉医违法犯罪行为，切实保障医务人员安全，营造尊医重卫的良好社会氛围。

（五）激活高质量发展新动力

16. 完善公立医院投入机制。落实政府办医责任，优化公立医院财政分类补偿机制，落实对中医医院、传染病医院、妇幼保健院、康复医院等投入倾斜政策，强化绩效考核结果在财政补偿中的应用。建立健全公立医院捐赠管理制度，支持和规范公立医院接受并使用社会捐赠。

17.深化医疗服务价格改革。完善医疗服务价格形成机制和动态调整机制，定期开展调价评估，理顺比价关系，稳步有序实施医疗服务项目价格调整。优化中医价格项目。逐步优化公立医院收入结构，提高医疗服务收入（不含药品、耗材、检查、化验收入）占医疗收入的比例。加快审核新增医疗服务价格项目，将符合条件的诊疗项目纳入医保支付范围。

18.改革人事管理制度。合理确定公立医院人员编制，建立动态核增机制。落实公立医院用人自主权，按规定自主确定岗位标准。深化卫生专业技术人员职称制度改革，探索将科技成果转化作为医生职称评定的重要依据。落实住院医师、专科医师规范化培训及继续医学教育制度。分级分类优化公立医院医护比。到2025年，基本形成一支有力支撑公立医院高质量发展的专业技术和医院管理人才队伍。

19.深化公立医院薪酬制度改革。合理确定、动态调整公立医院薪酬水平，优化薪酬结构。公立医院在核定的绩效工资总量内，结合本单位实际自主确定有效分配方式。合理设置体现行业特点、劳动特点和岗位价值的工资项目及工资结构比例，充分发挥各项目的保障和激励作用，体现医务人员技术劳务价值。注重医务人员的稳定收入和有效激励，逐步提高基础性绩效工资占比。建立健全公立医院主要负责人薪酬激励约束机制，鼓励对主要负责人实行年薪制。

20.培养和引进高层次医学人才和管理人才。推进学科交叉融合，加强公共卫生、临床医学与医学工程等复合型人才培养。改革完善人才评价机制，探索实行成果代表作制度。充分发挥特设岗位的引才作用，支持公立医院引进高水平国际化医学人才和管理人才，并给予相应保障。

21.持续深化医保支付方式改革。在总额预算下，不断完善按疾病诊断相关分组付费、定额付费等多种方式并存的多元复合式医保支付方式。加快探索门诊慢性病按人头付费，研究探索对紧密型医疗联合体实行总额付费。推动公立医院积极参与国家组织药品和医用耗材集中采购使用改革，探索实施集中采购药品医保支付标准。研究制定符合中医特色的医保支付方式。推广住院按疾病诊断相关分组付费，将病种实施范围扩大至全病组，到2025年，按疾病诊断相关分组或按病种付费的医保基金占全部符合条件的住院医保基金支出的比例达到70%。

（六）坚持和加强党对公立医院的全面领导

22.全面落实党委领导下的院长负责制。公立医院党委发挥把方向、管大局、作决策、促改革、保落实的领导作用，集体研究决定重大问题。严格医院党委会和院长办公会议事决策制度，坚持党委领导下的院长负责制执行情况报告制度，落实公立医院党委讨论决定事项清单及程序，构建党委统一领导，党政分工合作、协调运行的工作机制。在公立医院章程中明确党建工作的内容和要求，明确党委研究决定医院重大问题的机制，把党的领导融入医院治理全过程各方面各环节，把党的建设各项要求落到实处。

23.加强公立医院领导班子和干部人才队伍建设。组织人事部门按照干部管理权限，选优配强领导班子成员特别是党委书记和院长。党委书记和院长分设的，党委书记一般不兼任行政领导职务，院长是中共党员的同时担任党委副书记。坚持党管干部原则，医院党委要制定实施医院内部组织机构负责人选拔任用具体办法。坚持党管人才原则，完善人才培养、使用和引进管理办法。

24.全面加强公立医院党组织和党员队伍建设。推进党支部标准化规范化建设。建立党支部参与重大事项讨论决策的制度机制。实施党支部书记"双带头人"培育工程。建立健全把业务骨干培养成党员、把党员培养成业务骨干的"双培养"机制。

25.落实公立医院党建工作责任。建立健全各级党委统一领导、组织部门牵头抓总、卫生健康部门具体负责、有关部门齐抓共管，一级抓一级、层层抓落实的责任体系和工作格局。加强公立医院党建工作指导委员会建设。全面开展公立医院党组织书记抓基层党建述职评议考核，把党建工作成效纳入医院等级评定和巡视巡察工作内容，作为年度考核和干部选拔任用的重要依据。

三、保障措施

（一）落实工作责任

各区要把推动公立医院高质量发展作为深化医药卫生体制改革的重点任务，统筹协调、整体推进。各有关部门要加强联动配合，确保政策措施落地见效。

（二）推动试点示范

推进公立医院高质量发展试点，逐步扩大范围，加快探索高质量发展模式和路径，率先突破瓶颈，充分发挥引领带动作用。

（三）加大投入保障

按照事权和支出责任等划分，各区、各有关部门依规落实对公立医院的投入政策，重点向资源均衡布局、学科建设、科研创新、人才培育等方面倾斜。

（四）强化科学评价

按照属地原则组织开展对辖区内公立医院高质量发展的绩效评价，注重评价结果合理应用，充分考虑各级各类公立医院实际情况，不搞"一刀切"。

（五）广泛宣传引导

各区、各有关部门要加强政策解读和舆论引导，营造良好氛围；加强调研指导，及时总结经验、树立先进典型，以点带面推动公立医院高质量发展。

北京市卫生健康委员会　北京市财政局
关于调整计划生育特别扶助金标准的通知

京卫家庭〔2022〕19号

（2022年10月28日）

各区卫生健康委、区财政局，北京经济技术开发区社会事业局、财政审计局：

为贯彻落实《国家卫生计生委等5部门关于进一步做好计划生育特殊困难家庭扶助工作的通知》（国卫家庭发〔2013〕41号）和《财政部　国家人口计生委关于建立全国农村部分计划生育家庭奖励扶助和计划生育家庭特别扶助标准动态调整机制的通知》（财教〔2011〕622号），根据《财政部　国家卫生健康委关于提高计划生育家庭特别扶助制度扶助标准的通知》要求，经市政府批准，从2022年7月1日起，调整本市计划生育特别扶助金标准，现就有关事宜通知如下。

一、调整标准

自2022年7月1日起，将符合政策条件的本市计划生育家庭独生子女伤残、死亡特别扶助金分别由每人每月590元、720元提高到每人每月740元、900元。

二、资金渠道

按照《北京市卫生和计划生育委员会　北京市财政局关于提高本市计划生育奖励扶助金和特别扶助金标准的通知》（京卫家庭字〔2014〕3号）相关规定执行。

三、工作要求

（一）各区卫生健康部门要掌握政策尺度，严格落实制度，加强资格审查，在方便群众的同时，加强内控管理，责任到人。防止发生虚报冒领问题，按规定时限应发尽发。

（二）各区财政部门要加强财政资金监管，确保特别扶助金专款专用。

卫生健康统计

 全市医疗卫生机构、床位、人员数（总计）

总计

机构分类	机构数（个）	编制床位（张）	实有床位（张）	人员数（人）														
				合计	卫生技术人员									乡村医生	卫生员	其他技术人员	管理人员	工勤技能人员
					小计	执业（助理）医师	执业医师	注册护士	药师（士）	技师（士）	检验师（士）	卫生监督员	其他					
总计	12211	145329	133932	395407	322267	124942	108375	142752	15844	20825	11103	1193	16711	2333	29	19403	20008	31367
一、医院	741	132870	126309	276636	230090	83996	72072	111841	9924	14041	6478		10288			11158	13777	21611
综合医院	252	66653	66905	166094	142791	51070	40369	73052	4787	8001	3530		5881			5224	7186	10893
中医医院	193	19357	16251	34037	27629	11984	11483	10421	2486	1836	943		902			1523	1704	3181
中西医结合医院	54	12792	12589	19327	16005	6270	6070	7208	977	1130	533		420			757	1077	1488
民族医医院	5	322	347	366	242	121	109	87	21	13	9					17	36	71
专科医院	228	33106	29577	56360	43229	14503	13994	20960	1643	3047	1459		3076			3633	3729	5769
口腔医院	44	881	833	6854	5301	2244	2121	2490	61	141	40		365			463	245	845
眼科医院	17	537	537	1225	739	255	241	358	36	52	24		38			70	155	261
耳鼻喉科医院	2	198	198	432	229	79	71	118	10	17	9		5			4	30	169
肿瘤医院	12	5299	4571	7468	5882	1815	1783	2789	232	444	168		602			677	496	413
心血管病医院	2	1620	1453	3849	3331	865	864	1818	67	141	59		440			194	207	117
胸科医院	1	1400	631	961	783	219	219	443	30	53	25		38			75	69	34
血液病医院	3	700	385	910	713	133	128	393	37	89	69		61			30	72	95
妇产（科）医院	18	1852	1379	4922	3458	1181	1152	1773	128	256	208		120			156	220	1088
儿童医院	11	2104	2186	5880	4887	1841	1820	2057	228	375	268		386			206	395	392
精神病医院	24	8713	8411	6448	4848	1256	1202	2734	243	220	147		395			501	431	668
传染病医院	3	1558	1373	3003	2531	850	850	1227	128	175	129		151			193	206	73
皮肤病医院	3	320	300	476	235	88	78	110	15	11	8		11			5	61	175
骨科医院	8	1206	897	1559	1213	455	434	557	63	118	44		20			78	102	166
康复医院	20	3064	2867	4245	3567	1093	1073	1498	161	681	114		134			194	242	242
整形外科医院	1	700	419	1039	721	309	309	305	14	17	12		76			20	138	160
美容医院	33	640	676	3127	2010	841	785	1040	64	51	36		14			534	214	369
其他专科医院	26	2314	2461	3962	2781	979	864	1250	126	206	99		220			233	446	502
护理院	9	640	640	452	194	48	47	113	10	14	4		9			4	45	209
二、基层医疗卫生机构	11105	8444	5229	91819	74274	35466	31022	26759	5525	3707	1979		2817	2333	29	4149	4172	6862
社区卫生服务中心（站）	2123	8444	5229	42732	35964	15487	13573	11663	4199	2602	1413		2013			2223	1538	3007
社区卫生服务中心	360	8444	5229	38261	32373	13718	12021	10692	3673	2432	1300		1858			2053	1308	2527
社区卫生服务站	1763		4471	3591	1769	1552	971	526	170	113		155			170	230	480

机构分类	机构数（个）	编制床位（张）	实有床位（张）	人员数（人）										乡村医生	卫生员	其他技术人员	管理人员	工勤技能人员
				合计	卫生技术人员													
					小计	执业（助理）医师	执业医师	注册护士	药师（士）	技师（士）	检验师（士）	卫生监督员	其他					
村卫生室（所）	2849			3191	867	793	359	74						2295	29			
门诊部	1568			23086	18710	9267	8317	7744	609	688	407		402			992	1249	2135
综合门诊部	269			7103	5758	2863	2754	2026	275	452	274		142			278	322	745
中医门诊部	181			2264	1817	1153	1071	331	221	63	49		49			86	162	199
中西医结合门诊部	2			27	23	12	11	7	2	1	1		1				3	1
专科门诊部	1116			13692	11112	5239	4481	5380	111	172	83		210			628	762	1190
诊所、卫生所（室、站）、医务室、护理站、中小学卫生保健所	4565			22810	18733	9919	8773	7278	717	417	159		402	38		934	1385	1720
诊所	3189			17808	14336	7713	6727	5453	526	300	104		344	37		780	1155	1500
卫生所（室、站）、医务室、中小学卫生保健所	1306			4715	4202	2198	2039	1669	191	90	55		54	1		145	201	166
护理站	70			287	195	8	7	156		27			4			9	29	54
三、专业公共卫生机构	**106**	**4015**	**2394**	**16693**	**13044**	**4722**	**4530**	**3716**	**361**	**1407**	**1049**	**1184**	**1654**			**1268**	**830**	**1551**
疾病预防控制中心	27			4290	3343	1356	1344	124	9	767	606		1087			536	278	133
中央属	4			820	492								492			246	62	20
市属	1			754	596	252	252	13		164	20		167			88	59	11
区属	18			2413	1994	1093	1081	106	9	595	579		191			180	143	96
其他	4			303	261	11	11	5		8	7		237			22	14	6
专科疾病防治机构	21	874	564	966	641	210	192	307	32	56	30		36			186	90	49
专科疾病防治院	2	626	336	552	319	104	96	169	11	23	17		12			150	54	29
职业病防治院	1	276	66	364	154	67	64	59	6	16	13		6			132	54	24
其他专科疾病防治院	1	350	270	188	165	37	32	110	5	7	4		6			18		5
专科疾病防治所（站、中心）	19	248	228	414	322	106	96	138	21	33	13		24			36	36	20
口腔病防治所（站、中心）	1			44	37	18	15	13	2	1	1		3			2	1	
精神病防治所（站、中心）	5	180	180	234	176	44	43	104	8	4			16			23	21	14
皮肤病与性病防治所（站、中心）	1																	
结核病防治所（站、中心）	11	68	48	112	86	32	27	16	10	23	9		5			11	10	5
职业病防治所（站、中心）	1			24	23	12	11	5	1	5	3							1
妇幼保健机构	18	3141	1830	7099	5991	2537	2494	2406	291	490	329		267			271	281	556
市属	1			160	154	94	94	46		2	2		12			3	3	
区属	17	3141	1830	6939	5837	2443	2400	2360	291	488	327		255			268	278	556
妇幼保健院	16	3043	1760	6797	5741	2428	2385	2305	276	473	313		259			252	266	538
妇幼保健所	1																	
妇幼保健计划生育服务中心	1	98	70	302	250	109	109	101	15	17	16		8			19	15	18
急救中心（站）	16			2315	1269	586	472	523	28	18	8		114			173	152	721
采供血机构	6			773	601	33	28	356	1	76	76		135			84	21	67
卫生监督所（局、中心、执法大队）	18			1250	1199							1184	15			18	8	25
市属	1			113	112							109	3					1
区属	17			1137	1087							1075	12			18	8	24
四、其他机构	**259**			**10259**	**4859**	**758**	**751**	**436**	**34**	**1670**	**1597**	**9**	**1952**			**2828**	**1229**	**1343**
医学科学研究机构	29			3497	1502	270	270	2	15				1215			1611	328	56
医学在职培训机构	5			108	15	2	2	4		1	1		8			24	57	12
临床检验机构	82			3388	1577	127	125	85	3	987	977	2	373			694	255	862
其他	143			3266	1765	359	354	345	16	682	619	7	356			499	589	413

注：本表机构数、卫生人员、卫生技术人员、医师、护士数统计范围包括村卫生室（所），包含13家驻京部队医院。

自2022年起，管理人员指仅从事管理的人员数，不含同时担负临床或监督工作的管理人员，本章各表同。

全市医疗卫生机构、床位、人员数（公立）

公立

机构分类	机构数（个）	编制床位（张）	实有床位（张）	人员数（人）										乡村医生	卫生员	其他技术人员	管理人员	工勤技能人员
				合计	卫生技术人员												
					小计	执业（助理）医师	执业医师	注册护士	药师（士）	技师（士）	检验师（士）	卫生监督员	其他					
总计	6110	110022	97765	284174	237605	88559	75354	107875	11856	14893	7567	1186	13236	2071	29	13756	12579	18134
一、医院	213	98333	90890	215205	184086	66021	55329	91608	7346	10755	4928		8356			8318	9384	13417
综合医院	112	55577	54320	145052	126326	45096	34702	65542	4011	6692	2938		4985			4544	5703	8479
中医医院	33	13366	10450	23616	19631	7882	7813	8055	1698	1395	726		601			1076	964	1945
中西医结合医院	18	7968	7390	11461	9841	3809	3750	4443	601	745	358		243			387	493	740
民族医医院	2	100	82	192	128	70	67	40	10	8	4					8	13	43
专科医院	46	21322	18648	34884	28160	9164	8997	13528	1026	1915	902		2527			2303	2211	2210
口腔医院	4	257	224	4108	3282	1381	1370	1459	27	85	23		330			173	142	511
肿瘤医院	2	2598	2193	5392	4265	1320	1320	1974	155	320	100		496			577	364	186
心血管病医院	1	1521	1325	3734	3240	848	847	1775	62	115	55		440			194	195	105
胸科医院	1	1400	631	961	783	219	219	443	30	53	25		38			75	69	34
妇产（科）医院	1	660	493	1569	1294	406	406	635	55	117	104		81			110	106	59
儿童医院	2	1370	1494	4207	3711	1435	1435	1514	163	260	188		339			186	232	78
精神病医院	19	8221	7874	6170	4657	1199	1147	2628	232	208	142		390			484	408	621
传染病医院	3	1558	1373	3003	2531	850	850	1227	128	175	129		151			193	206	73
骨科医院		400	118	311	229	66	65	115	18	26	8		4			33	21	28
康复医院	6	1696	1572	2536	2196	694	682	916	98	425	74		63			130	118	92
整形外科医院	1	700	419	1039	721	309	309	305	14	17	12		76			20	138	160
其他专科医院	6	941	932	1854	1251	437	347	537	44	114	42		119			128	212	263
护理院	2																	
二、基层医疗卫生机构	5696	7674	4481	47384	38368	17354	15033	12351	4122	2569	1442		1972	2071	29	2297	1580	3039
社区卫生服务中心（站）	1987	7674	4481	38892	32795	14031	12274	10727	3806	2385	1311		1846			2110	1314	2673
社区卫生服务中心	342	7674	4481	36323	30759	13061	11443	10143	3520	2298	1248		1737			1999	1192	2373
社区卫生服务站	1645			2569	2036	970	831	584	286	87	63		109			111	122	300
村卫生室（所）	2622			2920	820	746	337	74						2071	29			
门诊部	104			2119	1688	899	866	416	178	115	86		80			69	122	240
综合门诊部	72			1652	1363	730	707	327	139	109	82		58			53	71	165
中医门诊部	11			339	225	128	120	40	39	5	4		13			10	47	57
专科门诊部	21			128	100	41	39	49		1			9			6	4	18
诊所、卫生所（室、站）、医务室、护理站、中小学卫生保健所	983			3453	3065	1678	1556	1134	138	69	45		46			118	144	126
诊所	20			78	66	39	37	11	9				7			5	3	4

机构分类	机构数（个）	编制床位（张）	实有床位（张）	人员数（人）														
				合计	卫生技术人员									乡村医生	卫生员	其他技术人员	管理人员	工勤技能人员
					小计	执业（助理）医师	执业医师	注册护士	药师（士）	技师（士）	检验师（士）	卫生监督员	其他					
卫生所（室、站）、医务室、中小学卫生保健所	961			3373	2997	1639	1519	1121	129	69	45		39			113	141	122
护理站	2			2	2			2										
三、专业公共卫生机构	**106**	**4015**	**2394**	**16693**	**13044**	**4722**	**4530**	**3716**	**361**	**1407**	**1049**	**1184**	**1654**			**1268**	**830**	**1551**
疾病预防控制中心	27			4290	3343	1356	1344	124	9	767	606		1087			536	278	133
中央属	4			820	492								492			246	62	20
市属	1			754	596	252	252	13		164	20		167			88	59	11
区属	18			2413	1994	1093	1081	106	9	595	579		191			180	143	96
其他	4			303	261	11	11	5		8	7		237			22	14	6
专科疾病防治机构	21	874	564	966	641	210	192	307	32	56	30		36			186	90	49
专科疾病防治院	2	626	336	552	319	104	96	169	11	23	17		12			150	54	29
职业病防治院	1	276	66	364	154	67	64	59	6	16	13		6			132	54	24
其他专科疾病防治院	1	350	270	188	165	37	32	110	5	7	4		6			18		5
专科疾病防治所（站、中心）	19	248	228	414	322	106	96	138	21	33	13		24			36	36	20
口腔病防治所（站、中心）	1			44	37	18	15	13	2	1	1		3			2	4	1
精神病防治所（站、中心）	5	180	180	234	176	44	43	104	8	4			16			23	21	14
皮肤病与性病防治所（站、中心）	1																	
结核病防治所（站、中心）	11	68	48	112	86	32	27	16	10	23	9		5			11	10	5
职业病防治所（站、中心）	1			24	23	12	11	5	1	5	3							1
妇幼保健机构	18	3141	1830	7099	5991	2537	2494	2406	291	490	329		267			271	281	556
市属	1			160	154	94	94	46		2	2		12			3	3	
区属	17	3141	1830	6939	5837	2443	2400	2360	291	488	327		255			268	278	556
妇幼保健院	16	3043	1760	6797	5741	2428	2385	2305	276	473	313		259			252	266	538
妇幼保健所	1																	
妇幼保健计划生育服务中心	1	98	70	302	250	109	109	101	15	17	16		8			19	15	18
急救中心（站）	16			2315	1269	586	472	523	28	18	8		114			173	152	721
采供血机构	6			773	601	33	28	356	1	76	76		135			84	21	67
卫生监督所（局、中心、执法大队）	18			1250	1199							1184	15			18	8	25
市属	1			113	112							109	3					1
区属	17			1137	1087							1075	12			18	8	24
四、其他机构	**95**			**4892**	**2107**	**462**	**462**	**200**	**27**	**162**	**148**	**2**	**1254**			**1873**	**785**	**127**
医学科学研究机构	29			3497	1502	270	270	2	15				1215			1611	328	56
医学在职培训机构	5			108	15	2	2	4		1	1		8			24	57	12
临床检验机构	3			99	90					90	85						8	1
其他	58			1188	500	190	190	194	12	71	62	2	31			238	392	58

注：本表机构数、卫生人员、卫生技术人员、医师、护士数统计范围包括村卫生室（所），包含13家驻京部队医院。

自2022年起，管理人员指仅从事管理的人员数，不含同时担负临床或监督工作的管理人员，本章各表同。

全市医疗卫生机构、床位、人员数（民营）

民营

机构分类	机构数（个）	编制床位（张）	实有床位（张）	人员数（人）											乡村医生	卫生员	其他技术人员	管理人员	工勤技能人员
				合计	卫生技术人员														
					小计	执业（助理）医师		注册护士	药师（士）	技师（士）	检验师（士）	卫生监督员	其他						
							执业医师												
总计	6101	35307	36167	111233	84662	36383	33021	34877	3988	5932	3536	7	3475	262		5647	7429	13233
一、医院	528	34537	35419	61431	46004	17975	16743	20233	2578	3286	1550		1932			2840	4393	8194
综合医院	140	11076	12585	21042	16465	5974	5667	7510	776	1309	592		896			680	1483	2414
中医医院	160	5991	5801	10421	7998	4102	3670	2366	788	441	217		301			447	740	1236
中西医结合医院	36	4824	5199	7866	6164	2461	2320	2765	376	385	175		177			370	584	748
民族医医院	3	222	265	174	114	51	42	47	11	5	5					9	23	28
专科医院	182	11784	10929	21476	15069	5339	4997	7432	617	1132	557		549			1330	1518	3559
口腔医院	40	624	609	2746	2019	863	751	1031	34	56	17		35			290	103	334
眼科医院	17	537	537	1225	739	255	241	358	36	52	24		38			70	155	261
耳鼻喉科医院	2	198	198	432	229	79	71	118	10	17	9		5			4	30	169
肿瘤医院	10	2701	2378	2076	1617	495	463	815	77	124	68		106			100	132	227
心血管病医院	1	99	128	115	91	17	17	43	5	26	4						12	12
血液病医院	3	700	385	910	713	133	128	393	37	89	69		61			30	72	95
妇产（科）医院	17	1192	886	3353	2164	775	746	1138	73	139	104		39			46	114	1029
儿童医院	9	734	692	1673	1176	406	385	543	65	115	80		47			20	163	314
精神病医院	5	492	537	278	191	57	55	106	1	12	5		5			17	23	47
皮肤病医院	3	320	300	476	235	88	78	110	15	11	8		11			5	61	175
骨科医院	8	806	779	1248	984	389	369	442	45	92	36		16			45	81	138
康复医院	14	1368	1295	1709	1371	399	391	582	63	256	40		71			64	124	150
美容医院	33	640	676	3127	2010	841	785	1040	64	51	36		14			534	214	369
其他专科医院	20	1373	1529	2108	1530	542	517	713	82	92	57		101			105	234	239
护理院	7	640	640	452	194	48	47	113	10	14	4		9			4	45	209
二、基层医疗卫生机构	5409	770	748	44435	35906	18112	15989	14408	1403	1138	537		845	262		1852	2592	3823
社区卫生服务中心（站）	136	770	748	3840	3169	1456	1299	936	393	217	102		167			113	224	334
社区卫生服务中心	18	770	748	1938	1614	657	578	549	153	134	52		121			54	116	154
社区卫生服务站	118			1902	1555	799	721	387	240	83	50		46			59	108	180
村卫生室（所）	227			271	47	47	22							224				
门诊部	1464			20967	17022	8368	7451	7328	431	573	321		322			923	1127	1895
综合门诊部	197			5451	4395	2133	2047	1699	136	343	192		84			225	251	580
中医门诊部	170			1925	1592	1025	951	291	182	58	45		36			76	115	142
中西医结合门诊部	2			27	23	12	11	7	2	1	1		1				3	1
专科门诊部	1095			13564	11012	5198	4442	5331	111	171	83		201			622	758	1172
诊所、卫生所（室、站）、医务室、护理站、中小学卫生保健所	3582			19357	15668	8241	7217	6144	579	348	114		356	38		816	1241	1594
诊所	3169			17730	14270	7674	6690	5442	517	300	104		337	37		775	1152	1496
卫生所（室、站）、医务室、中小学卫生保健所	345			1342	1205	559	520	548	62	21	10		15	1		32	60	44

续表

机构分类	机构数（个）	编制床位（张）	实有床位（张）	人员数（人）合计	卫生技术人员 小计	执业（助理）医师	执业医师	注册护士	药师（士）	技师（士）	检验师（士）	卫生监督员	其他	乡村医生	卫生员	其他技术人员	管理人员	工勤技能人员
护理站	68			285	193	8	7	154		27			4			9	29	54
三、其他机构	164			5367	2752	296	289	236	7	1508	1449	7	698			955	444	1216
临床检验机构	79			3289	1487	127	125	85	3	897	892	2	373			694	247	861
其他	85			2078	1265	169	164	151	4	611	557	5	325			261	197	355

全市医疗卫生机构、床位、人员数（国有）

国有

机构分类	机构数（个）	编制床位（张）	实有床位（张）	人员数（人）合计	卫生技术人员 小计	执业（助理）医师	执业医师	注册护士	药师（士）	技师（士）	检验师（士）	卫生监督员	其他	乡村医生	卫生员	其他技术人员	管理人员	工勤技能人员
总计	2999	104380	92799	237412	196237	71876	70013	86412	10554	13876	7086	1186	12333	64	4	12981	11850	16276
一、医院	171	94404	87376	180704	151226	53507	53149	72493	6966	10258	4723		8002			8098	8998	12382
综合医院	84	54089	52700	115497	97283	34149	33972	47951	3872	6502	2862		4809			4480	5608	8126
中医医院	24	11936	9437	20897	17522	6959	6923	7217	1535	1256	659		555			989	847	1539
中西医结合医院	16	7453	7009	10909	9349	3612	3556	4245	559	696	338		237			377	472	711
民族医院	2	100	82	192	128	70	67	40	10	8	4					8	13	43
专科医院	43	20826	18148	33209	26944	8717	8631	13040	990	1796	860		2401			2244	2058	1963
口腔医院	3	257	224	3967	3157	1314	1305	1409	26	83	23		325			167	139	504
肿瘤医院	2	2598	2193	5392	4265	1320	1320	1974	155	320	100		496			577	364	186
心血管病医院	1	1521	1325	3734	3240	848	847	1775	62	115	55		440			194	195	105
胸科医院	1	1400	631	961	783	219	219	443	30	53	25		38			75	69	34
妇产（科）医院	1	660	493	1569	1294	406	406	635	55	117	104		81			110	106	59
儿童医院	2	1370	1494	4207	3711	1435	1435	1514	163	260	188		339			186	232	78
精神病医院	19	8221	7874	6170	4657	1199	1147	2628	232	208	142		390			484	408	621
传染病医院	3	1558	1373	3003	2531	850	850	1227	128	175	129		151			193	206	73
骨科医院		400	118	311	229	66	65	115	18	26	8		4			33	21	28
康复医院	5	1511	1424	2213	1940	606	594	822	78	376	62		58			110	96	67
整形外科医院	1	700	419	1039	721	309	309	305	14	17	12		76			20	138	160
其他专科医院	5	630	580	643	416	145	134	193	29	46	12		3			95	84	48
护理院	2																	
二、基层医疗卫生机构	2629	5961	3029	35123	29860	13185	11872	10003	3200	2049	1166		1423	64	4	1742	1237	2216
社区卫生服务中心（站）	1599	5961	3029	30172	25622	10890	9712	8624	2917	1876	1042		1315			1588	1026	1936
社区卫生服务中心	265	5961	3029	28971	24604	10409	9260	8290	2784	1826	1010		1295			1542	991	1834
社区卫生服务站	1334			1201	1018	481	452	334	133	50	32		20			46	35	102
村卫生室（所）	55			81	13	10	6	3						64	4			

机构分类	机构数（个）	编制床位（张）	实有床位（张）	人员数（人）合计	卫生技术人员 小计	执业（助理）医师	执业医师	注册护士	药师（士）	技师（士）	检验师（士）	卫生监督员	其他	乡村医生	卫生员	其他技术人员	管理人员	工勤技能人员
门诊部	85			1654	1366	723	706	316	155	106	80		66			44	79	165
综合门诊部	65			1457	1225	663	647	289	126	102	77		45			39	56	137
中医门诊部	6			154	101	48	48	8	29	4	3		12			5	22	26
专科门诊部	14			43	40	12	11	19					9				1	2
诊所、卫生所（室、站）、医务室、护理站、中小学卫生保健所	890			3216	2859	1562	1448	1060	128	67	44		42			110	132	115
诊所	10			26	26	10	10	6	4				6					
卫生所（室、站）、医务室、中小学卫生保健所	880			3190	2833	1552	1438	1054	124	67	44		36			110	132	115
三、专业公共卫生机构	**105**	**4015**	**2394**	**16693**	**13044**	**4722**	**4530**	**3716**	**361**	**1407**	**1049**	**1184**	**1654**			**1268**	**830**	**1551**
疾病预防控制中心	27			4290	3343	1356	1344	124	9	767	606		1087			536	278	133
中央属	4			820	492								492			246	62	20
市属	1			754	596	252	252	13		164	20		167			88	59	11
区属	18			2413	1994	1093	1081	106	9	595	579		191			180	143	96
其他	4			303	261	11	11	5		8	7		237			22	14	6
专科疾病防治机构	20	874	564	966	641	210	192	307	32	56	30		36			186	90	49
专科疾病防治院	2	626	336	552	319	104	96	169	11	23	17		12			150	54	29
职业病防治院	1	276	66	364	154	67	64	59	6	16	13		6			132	54	24
其他专科疾病防治院	1	350	270	188	165	37	32	110	5	7	4		6			18		5
专科疾病防治所（站、中心）	18	248	228	414	322	106	96	138	21	33	13		24			36	36	20
口腔病防治所（站、中心）	1			44	37	18	15	13	2	1	1		3			2	4	1
精神病防治所（站、中心）	5	180	180	234	176	44	43	104	8	4			16			23	21	14
结核病防治所（站、中心）	11	68	48	112	86	32	27	16	10	23	9		5			11	10	5
职业病防治所（站、中心）	1			24	23	12	11	5	1	5	3						1	
妇幼保健机构	18	3141	1830	7099	5991	2537	2494	2406	291	490	329		267			271	281	556
市属	1			160	154	94	94	46		2	2		12			3	3	
区属	17	3141	1830	6939	5837	2443	2400	2360	291	488	327		255			268	278	556
妇幼保健院	16	3043	1760	6797	5741	2428	2385	2305	276	473	313		259			252	266	538
妇幼保健所	1																	
妇幼保健计划生育服务中心	1	98	70	302	250	109	109	101	15	17	16		8			19	15	18
急救中心（站）	16			2315	1269	586	472	523	28	18	8		114			173	152	721
采供血机构	6			773	601	33	28	356	1	76	76		135			84	21	67
卫生监督所（局、中心、执法大队）	18			1250	1199							1184	15			18	8	25
市属	1			113	112							109	3					1
区属	17			1137	1087							1075	12			18	8	24
四、其他机构	**94**			**4892**	**2107**	**462**	**462**	**200**	**27**	**162**	**148**	**2**	**1254**			**1873**	**785**	**127**
医学科学研究机构	29			3497	1502	270	270	2	15				1215			1611	328	56
医学在职培训机构	5			108	15	2	2	4		1	1		8			24	57	12
临床检验机构	3			99	90					90	85						8	1
其他	57			1188	500	190	190	194	12	71	62	2	31			238	392	58

全市医疗卫生机构、床位、人员数（集体）

集体

机构分类	机构数（个）	编制床位（张）	实有床位（张）	人员数（人）											乡村医生	卫生员	其他技术人员	管理人员	工勤技能人员
				合计	卫生技术人员														
					小计	执业（助理）医师	执业医师	注册护士	药师（士）	技师（士）	检验师（士）	卫生监督员	其他					
总计	3098	5642	4966	19973	14579	6535	5341	4822	1302	1017	481		903	2007	25	775	729	1858
一、医院	29	3929	3514	7712	6071	2366	2180	2474	380	497	205		354			220	386	1035
综合医院	15	1488	1620	2766	2254	799	730	950	139	190	76		176			64	95	353
中医医院	9	1430	1013	2719	2109	923	890	838	163	139	67		46			87	117	406
中西医结合医院	2	515	381	552	492	197	194	198	42	49	20		6			10	21	29
专科医院	3	496	500	1675	1216	447	366	488	36	119	42		126			59	153	247
口腔医院	1			141	125	67	65	50	1	2			5			6	3	7
康复医院	1	185	148	323	256	88	88	94	20	49	12		5			20	22	25
其他专科医院	1	311	352	1211	835	292	213	344	15	68	30		116			33	128	215
二、基层医疗卫生机构	3067	1713	1452	12261	8508	4169	3161	2348	922	520	276		549	2007	25	555	343	823
社区卫生服务中心（站）	388	1713	1452	8720	7173	3141	2562	2103	889	509	269		531			522	288	737
社区卫生服务中心	77	1713	1452	7352	6155	2652	2183	1853	736	472	238		442			457	201	539
社区卫生服务站	311			1368	1018	489	379	250	153	37	31		89			65	87	198
村卫生室（所）	2567			2839	807	736	331	71						2007	25			
门诊部	19			465	322	176	160	100	23	9	6		14			25	43	75
综合门诊部	7			195	138	67	60	38	13	7	5		13			14	15	28
中医门诊部	5			185	124	80	72	32	10	1	1		1			5	25	31
专科门诊部	7			85	60	29	28	30		1						6	3	16
诊所、卫生所（室、站）、医务室、护理站、中小学卫生保健所	93			237	206	116	108	74	10	2	1		4			8	12	11
诊所	10			52	40	29	27	5	5				1			5	3	4
卫生所（室、站）、医务室、中小学卫生保健所	81			183	164	87	81	67	5	2	1		3			3	9	7
护理站	2			2	2			2										
三、专业公共卫生机构	1																	
专科疾病防治机构	1																	
专科疾病防治所（站、中心）	1																	
皮肤病与性病防治所（站、中心）	1																	
四、其他机构	1																	
其他	1																	

全市医疗卫生机构、床位、人员数（联营）

联营

机构分类	机构数（个）	编制床位（张）	实有床位（张）	人员数（人）										乡村医生	卫生员	其他技术人员	管理人员	工勤技能人员
				合计	卫生技术人员												
					小计	执业（助理）医师	执业医师	注册护士	药师（士）	技师（士）	检验师（士）	卫生监督员	其他					
总计	31	517	469	1132	933	375	341	435	28	53	29		42			13	97	89
一、医院	5	517	469	967	792	293	285	387	25	49	29		38			6	93	76
综合医院	2	20	20	30	27	12	12	8	2	4	1		1			1	2	
中医医院	2	40	40	38	32	15	13	13	2	2	1						3	3
中西医结合医院	1	457	409	899	733	266	260	366	21	43	27		37			5	88	73
二、基层医疗卫生机构	25			165	141	82	56	48	3	4			4			7	4	13
门诊部	8			82	67	35	21	24	2	2			4			7	2	6
综合门诊部	1			17	14	5	3	2	2	2			3			3		
中医门诊部	1																	
专科门诊部	6			65	53	30	18	22					1			4	2	6
诊所、卫生所（室、站）、医务室、护理站、中小学卫生保健所	17			83	74	47	35	24	1	2							2	7
诊所	17			83	74	47	35	24	1	2							2	7
三、其他机构	1																	
其他	1																	

全市医疗卫生机构、床位、人员数（私有）

私有

机构分类	机构数（个）	编制床位（张）	实有床位（张）	人员数（人）										乡村医生	卫生员	其他技术人员	管理人员	工勤技能人员
				合计	卫生技术人员												
					小计	执业（助理）医师	执业医师	注册护士	药师（士）	技师（士）	检验师（士）	卫生监督员	其他					
总计	2516	7260	7191	25690	19799	9875	8649	6940	1124	1115	696		745	224		1117	1707	2843
一、医院	151	7210	7133	11465	8383	3843	3485	3057	643	548	267		292			502	870	1710
综合医院	44	1537	1631	3112	2242	1115	1017	759	166	140	77		62			144	253	473
中医医院	57	1805	1772	3442	2627	1389	1255	707	268	134	66		129			178	266	371

机构分类	机构数（个）	编制床位（张）	实有床位（张）	人员数（人）														
					卫生技术人员									乡村医生	卫生员	其他技术人员	管理人员	工勤技能人员
				合计	小计	执业（助理）医师	注册护士	药师（士）	技师（士）	卫生监督员	其他							
						执业医师				检验师（士）								
中西医结合医院	13	1325	1227	1672	1255	554	504	488	97	83	40		33			75	89	253
民族医医院	3	222	265	174	114	51	42	47	11	5	5					9	23	28
专科医院	30	1851	1768	2673	1983	694	628	963	93	174	75		59			95	201	394
口腔医院	9	139	124	437	348	170	140	161	8	8	3		1			9	12	68
眼科医院	2	35	35	92	72	33	32	22	8	9	2						5	15
肿瘤医院	2	700	700	562	394	114	109	200	18	22	12		40			4	62	102
心血管病医院	1	99	128	115	91	17	17	43	5	26	4						12	12
血液病医院	1	200	132	248	211	36	33	125	11	30	24		9			3	12	22
妇产（科）医院	1	50	50	92	57	15	15	33	2	7	4					6	4	25
儿童医院	1	20	20	1	1	1	1											
精神病医院	1	38	38	62	35	12	11	19	2	2	1						2	25
皮肤病医院	1	100	100	79	59	17	15	33	4	5	3					2	13	5
骨科医院	1	170	143	314	219	77	73	105	7	30	7					30	13	52
康复医院	1	100	98	116	81	23	22	37	7	14	2						26	9
美容医院	5	100	100	367	262	107	94	126	11	13	7		5			35	23	47
其他专科医院	4	100	100	188	153	72	66	59	10	8	6		4			6	17	12
护理院	4	470	470	392	162	40	39	93	8	12	4		9			1	38	191
二、基层医疗卫生机构	**2326**	**50**	**58**	**13231**	**10869**	**5978**	**5114**	**3860**	**480**	**248**	**127**		**303**	**224**		**448**	**747**	**943**
社区卫生服务中心（站）	74	50	58	1646	1290	652	576	318	182	77	43		61			69	136	151
社区卫生服务中心	5	50	58	427	308	123	96	96	27	27	10		35			31	57	31
社区卫生服务站	69			1219	982	529	480	222	155	50	33		26			38	79	120
村卫生室（所）	219			261	40	40	16							221				
门诊部	361			4455	3664	1842	1604	1497	115	105	67		105			173	268	350
综合门诊部	54			1150	934	474	441	342	34	61	38		23			36	53	127
中医门诊部	52			564	479	293	266	100	57	19	15		10			15	28	42
中西医结合门诊部	1			13	11	5	4	5	1								2	
专科门诊部	254			2728	2240	1070	893	1050	23	25	14		72			122	185	181
诊所、卫生所（室、站）、医务室、护理站、中小学卫生保健所	1672			6869	5875	3444	2918	2045	183	66	17		137	3		206	343	442
诊所	1590			6573	5623	3339	2821	1924	169	56	16		135	3		202	325	420
卫生所（室、站）、医务室、中小学卫生保健所	66			220	199	100	92	82	14	1	1		2			4	9	8
护理站	16			76	53	5	5	39		9							9	14
三、其他机构	**39**			**994**	**547**	**54**	**50**	**23**	**1**	**319**	**302**		**150**			**167**	**90**	**190**
临床检验机构	26			713	367	29	27	7		218	218		113			142	60	144
其他	13			281	180	25	23	16	1	101	84		37			25	30	46

全市医疗卫生机构、床位、人员数（其他）

其他

机构分类	机构数（个）	编制床位（张）	实有床位（张）	人员数（人）														
				合计	卫生技术人员									乡村医生	卫生员	其他技术人员	管理人员	工勤技能人员
					小计	执业（助理）医师	执业医师	注册护士（士）	药师（士）	技师（士）	检验师（士）	卫生监督员	其他					
总计	3554	27530	28507	84411	63930	26133	24031	27502	2836	4764	2811	7	2688	38		4517	5625	10301
一、医院	372	26810	27817	48999	36829	13839	12973	16789	1910	2689	1254		1602			2332	3430	6408
综合医院	94	9519	10934	17900	14196	4847	4638	6743	608	1165	514		833			535	1228	1941
中医医院	101	4146	3989	6941	5339	2698	2402	1646	518	305	150		172			269	471	862
中西医结合医院	22	3042	3563	5295	4176	1641	1556	1911	258	259	108		107			290	407	422
专科医院	152	9933	9161	18803	13086	4645	4369	6469	524	958	482		490			1235	1317	3165
口腔医院	31	485	485	2309	1671	693	611	870	26	48	14		34			281	91	266
眼科医院	15	502	502	1133	667	222	209	336	28	43	22		38			70	150	246
耳鼻喉科医院	2	198	198	432	229	79	71	118	10	17	9		5			4	30	169
肿瘤医院	8	2001	1678	1514	1223	381	354	615	59	102	56		66			96	70	125
血液病医院	2	500	253	662	502	97	95	268	26	59	45		52			27	60	73
妇产（科）医院	16	1142	836	3261	2107	760	731	1105	71	132	100		39			40	110	1004
儿童医院	8	714	672	1672	1175	405	384	543	65	115	80		47			20	163	314
精神病医院	4	454	499	216	156	45	44	87	9	10	4		5			17	21	22
皮肤病医院	2	220	200	397	176	71	63	77	11	6	5		11			3	48	170
骨科医院	7	636	636	934	765	312	296	337	38	62	29		16			15	68	86
康复医院	13	1268	1197	1593	1290	376	369	545	56	242	38		71			64	98	141
美容医院	28	540	576	2760	1748	734	691	914	53	38	29		9			499	191	322
其他专科医院	16	1273	1429	1920	1377	470	451	654	72	84	51		97			99	217	227
护理院	3	170	170	60	32	8	8	20	2	2						3	7	18
二、基层医疗卫生机构	3058	720	690	31039	24896	12052	10819	10500	920	886	410		538	38		1397	1841	2867
社区卫生服务中心（站）	62	720	690	2194	1879	804	723	618	211	140	59		106			44	88	183
社区卫生服务中心	13	720	690	1511	1306	534	482	453	126	107	42		86			23	59	123
社区卫生服务站	49			683	573	270	241	165	85	33	17		20			21	29	60
村卫生室（所）	8			10	7	7	6							3				
门诊部	1095			16430	13291	6491	5826	5807	314	466	254		213			743	857	1539
综合门诊部	142			4284	3447	1654	1603	1355	100	280	154		58			186	198	453
中医门诊部	117			1361	1113	732	685	191	125	39	30		26			61	87	100
中西医结合门诊部	1			14	12	7	7	2	1	1	1		1				1	1
专科门诊部	835			10771	8719	4098	3531	4259	88	146	69		128			496	571	985
诊所、卫生所（室、站）、医务室、护理站、中小学卫生保健所	1893			12405	9719	4750	4264	4075	395	280	97		219	35		610	896	1145
诊所	1562			11074	8573	4288	3834	3494	347	242	88		202	34		573	825	1069
卫生所（室、站）、医务室、中小学卫生保健所	279			1122	1006	459	428	466	48	20	9		13	1		28	51	36
护理站	52			209	140	3	2	115		18			4			9	20	40
三、其他机构	124	4373		2205	242	239	213	6	1189	1147	7	548				788	354	1026
临床检验机构	53			2576	1120	98	98	78	3	679	674	2	260			552	187	717
其他	71			1797	1085	144	141	135	3	510	473	5	288			236	167	309

2022年全市医疗卫生资源状况

分区	医疗卫生机构数（个）	医疗机构数（个）	三级医疗机构数（个）	二级医疗机构数（个）	一级医疗机构数（个）	公立医疗机构数（个）	民营医疗机构数（个）	营利性医疗机构数（个）	非营利性医疗机构数（个）	卫生技术人员数（人）	执业（助理）医师数（人）	注册护士数（人）	编制床位数（张）	实有床位数（张）	家庭病床数（张）	每千常住人口卫生技术人员数（人）	每千常住人口执业（助理）医师数（人）	每千常住人口注册护士数（人）	每千常住人口实有床位数（张）	常住人口（万人）
全市	12211	11983	138	185	626	5967	6016	5195	6788	322267	124942	142752	145329	133932	192	14.8	5.72	6.54	6.13	2184.3
东城区	544	519	10	8	41	252	267	255	264	24029	9892	9631	8865	8120	0	34.1	14.05	13.68	11.53	70.4
西城区	705	672	17	14	15	338	334	308	364	38375	13661	17106	15512	16319	19	34.9	12.42	15.55	14.84	110.0
朝阳区	1910	1878	24	39	91	417	1461	1362	516	61043	24376	27174	25737	26431	135	17.7	7.08	7.89	7.68	344.2
丰台区	563	545	14	23	49	261	284	200	345	26165	10139	11082	15054	13677	0	13.0	5.04	5.51	6.80	201.2
石景山区	226	218	7	4	13	100	118	91	127	9653	3654	4313	6341	5554	0	17.1	6.49	7.66	9.87	56.3
海淀区	1394	1379	13	32	71	479	900	822	557	40691	15568	18019	16215	13775	21	13.0	4.98	5.77	4.41	312.4
门头沟区	272	266	1	4	16	209	57	51	215	4073	1442	1786	3377	2990	0	10.3	3.64	4.51	7.55	39.6
房山区	1055	1043	4	6	49	714	329	252	791	11562	4512	4738	6277	6067	0	8.8	3.44	3.61	4.63	131.1
通州区	626	612	5	8	32	471	141	87	525	12877	4871	5352	8445	5855	5	7.0	2.64	2.90	3.18	184.3
顺义区	922	912	5	5	36	500	412	394	518	10417	4400	3928	6200	4579	0	7.9	3.32	2.96	3.46	132.5
昌平区	1208	1190	11	17	79	448	742	655	535	22335	8436	9824	16067	13803	1	9.9	3.72	4.33	6.09	226.7
大兴区	932	921	8	11	41	490	431	372	549	17824	6632	7334	8871	9528	7	9.0	3.33	3.68	4.79	199.1
怀柔区	485	477	2	4	25	347	130	132	345	4585	1884	1651	2248	2092	3	10.4	4.29	3.76	4.77	43.9
平谷区	390	383	2	4	18	320	63	46	337	4502	1880	1663	2618	2090	0	9.9	4.12	3.65	4.58	45.6
密云区	607	601	1	3	31	328	273	110	491	4316	2129	1371	2024	1872	1	8.2	4.05	2.61	3.56	52.6
延庆区	359	354	1	3	19	280	74	58	296	3031	1318	1139	1478	1180	0	8.8	3.83	3.31	3.43	34.4

注：本表全市机构数、人员数合计包含13家驻京部队医院，床位数及各区数据均不包含驻京部队医院。

2022年全市医疗服务情况

分区	门诊人次（人次）	急诊人次（人次）	家庭卫生服务人次（人次）	出院人次（人次）	住院手术人次（人次）	平均住院日（日）	病床使用率（%）	床位周转次数（日）	常住人口数（万人）
全市	206841521	11171721	1329003	3791865	1471261	8.2	65.93	26.2	2184.3
东城区	16709629	615642	15792	305529	177100	6.5	70.76	39.2	70.4
西城区	24256051	1297240	50540	552853	300492	7.3	76.47	34.8	110.0
朝阳区	38455893	2042790	437161	686618	310685	8.1	64.03	27.1	344.2
丰台区	19982042	846279	35703	284455	112308	10.4	66.48	22.3	201.2
石景山区	6967955	332387	9579	113251	50465	10.1	68.03	21.6	56.3
海淀区	29011189	1160598	331025	460554	175388	6.6	68.36	35.8	312.4
门头沟区	4097846	173170	12636	50772	11975	10.0	63.38	17.1	39.6
房山区	10112933	616382	53711	107639	27184	9.2	54.21	17.6	131.1
通州区	11066467	748356	33762	174247	77316	7.3	65.62	31.1	184.3
顺义区	7908620	533068	214051	80955	25861	7.2	53.22	17.8	132.5
昌平区	13127543	1029868	40512	211591	92222	11.3	67.04	16.0	226.7
大兴区	10397615	679506	13620	205101	73741	9.0	66.94	22.9	199.1
怀柔区	3673568	253093	33955	32141	9443	9.5	52.33	16.2	43.9
平谷区	3698201	285372	3380	40348	11092	8.9	57.77	19.7	45.6
密云区	4643099	429642	12404	39037	9787	7.2	48.56	20.9	52.6
延庆区	2732870	128328	31172	21249	6202	8.5	52.92	18.6	34.4

注：本表全市门诊人次、出院人次合计包含12家驻京部队医院，其他数据项及各区数据均不包含驻京部队医院。

2022年全市医疗卫生机构费用及财政拨款情况

单位：亿元

分类	总费用	财政拨款
医疗卫生机构	**2940.0**	**533.4**
其中：医疗机构	2790.0	444.7
内：社区卫生服务中心（站）	356.6	101.2

全市三级医疗机构人均医疗费用及工作效率一览表

单位名称	平均每诊疗人次医疗费（元）					平均每一出院者住院医疗费（元）					平均每一医师		
	合计	其中				合计	其中				年担负诊疗人次（人次）	全年担负住院床日（日）	年业务收入（元）
		药费	检查费	治疗费	手术费		药费	检查费	治疗费	手术费			
总计	**727.4**	**307.3**	**99.6**	**74.7**	**25.3**	**25441.2**	**5270.0**	**1733.2**	**2851.8**	**2245.5**	**1940.5**	**421.0**	**2891457.5**
综合医院	706.1	274.2	113.8	63.3	22.9	25034.5	4755.4	1571.8	2374.4	2295.8	1986.8	422.7	3050763.9
中医医院	709.0	461.8	43.6	53.0	6.8	20993.3	5148.0	1746.7	3311.5	1007.0	2571.8	348.1	2605284.3
中西医结合医院	669.0	324.8	72.2	81.9	11.6	29488.4	8110.3	2275.8	4150.4	1254.9	1384.1	525.3	2002667.7
专科医院	926.5	303.1	113.4	159.3	67.8	29923.1	6973.9	2354.8	4474.2	3044.4	1519.0	437.9	3084654.0
妇幼保健机构	448.5	119.0	91.7	31.0	8.0	7417.2	1555.4	601.3	580.6	1290.3	2589.7	231.2	1599255.1

全市二级医疗机构人均医疗费用及工作效率一览表

单位名称	平均每诊疗人次医疗费（元）					平均每一出院者住院医疗费（元）					平均每一医师		
	合计	其中				合计	其中				年担负诊疗人次（人次）	全年担负住院床日（日）	年业务收入（元）
		药费	检查费	治疗费	手术费		药费	检查费	治疗费	手术费			
总计	**624.7**	**261.1**	**61.8**	**84.3**	**30.6**	**26249.9**	**6821.3**	**2103.0**	**4141.7**	**1908.6**	**1631.7**	**435.9**	**1818169.2**
综合医院	597.4	240.7	77.9	49.3	25.5	24705.8	6098.1	1826.4	3557.1	1701.4	1708.0	365.0	1967413.7
中医医院	521.8	317.9	27.5	76.6	4.8	19381.6	5239.5	1619.2	3314.6	762.0	2120.1	222.7	1420024.7
中西医结合医院	696.8	466.8	38.8	69.4	7.4	27682.5	9277.4	2005.4	7241.8	653.4	1988.9	489.2	2167082.6
民族医医院	792.1	528.2	50.8	144.7	9.8	2000.0	666.7	0.0	333.3	0.0	811.7	0.7	647328.8
专科医院	936.2	231.7	66.6	223.3	103.2	35568.5	9549.1	2974.1	5619.5	3138.2	1139.1	827.7	2203538.4
妇幼保健机构	395.7	125.6	70.5	39.9	5.4	6075.9	1229.8	459.1	437.9	1348.4	1621.2	68.2	756545.0
专科疾病防治机构	460.6	393.0	4.5	24.5	2.0	173848.4	14433.7	60932.6	32549.5	4.2	1136.9	1357.1	2703797.4

全市一级医疗机构人均医疗费用及工作效率一览表

单位名称	平均每诊疗人次医疗费（元）					平均每一出院者住院医疗费（元）					平均每一医师		
	合计	其中				合计	其中				年担负诊疗人次（人次）	全年担负住院床日（日）	年业务收入（元）
		药费	检查费	治疗费	手术费		药费	检查费	治疗费	手术费			
总计	**464.0**	**317.6**	**14.4**	**52.9**	**20.8**	**23579.4**	**4878.5**	**1636.6**	**4900.1**	**3585.8**	**2637.7**	**106.8**	**1366892.6**
综合医院	574.6	291.5	70.5	92.7	28.2	18483.8	4620.1	1113.2	3686.3	1084.4	1654.9	280.8	1158799.0
中医医院	725.0	516.7	7.0	104.0	7.3	21146.3	7217.0	935.0	5968.4	1013.7	1746.7	84.4	1368705.9
中西医结合医院	719.2	473.2	14.2	140.1	13.7	34903.6	8196.0	2207.0	8846.7	2267.5	2205.4	238.0	1911617.5
民族医医院	776.3	519.2	8.0	186.2	3.1	32035.1	18962.0	68.3	7008.8	7.8	740.6	515.3	1347552.9
专科医院	1126.3	119.9	40.2	383.2	376.4	27550.3	2958.8	2402.6	4558.5	7930.7	1112.5	206.7	1815231.2
护理院	303.9	23.4	0.0	0.0	0.0	5162.8	0.0	0.0	116.3	0.0	116.4	283.6	116090.9
社区卫生服务中心	337.9	285.6	5.1	10.4	0.5	15714.1	4334.7	1209.8	4762.1	44.8	3766.5	14.5	1297800.6
专科疾病防治机构	208.6	62.7	3.4	36.6	4.7	0.0	0.0	0.0	0.0	0.0	221.8	0.0	47238.1

全市三级医疗机构总诊疗情况一览表（一）

单位名称	机构数（个）	诊疗人次数（人次）				观察室（人次）	健康检查人数（人次）	门急诊诊次占总诊次的比例（％）
		总计	其中：门、急诊人次数			收容人数		
			合计	门诊人次	急诊人次			
总计	**125**	**104567431**	**104494090**	**95186163**	**9307927**	**698965**	**3054192**	**99.93**
综合医院	47	65362196	65305917	58212352	7093565	549195	2001602	99.91
中医医院	19	16769450	16764594	16190920	573674	83662	237773	99.97
中西医结合医院	16	6030445	6029642	5556535	473107	11304	307356	99.99
专科医院	37	13867424	13861737	12994673	867064	54804	229237	99.96
急救中心	1							
妇幼保健机构	5	2537916	2532200	2231683	300517		278224	99.77

注：本表不包括13家驻京部队医院。

全市三级医疗机构总诊疗情况一览表（二）

单位名称	入院人数（人次）	出院人数（人次）	住院患者手术人次数（人次）	每百门急诊的入院人数（人次）
总计	**2877767**	**2867009**	**1330080**	**2.8**
综合医院	1980336	1972348	935876	3.0
中医医院	219850	218081	99453	1.3
中西医结合医院	156169	154670	54107	2.6
专科医院	468577	468898	214091	3.4
急救中心				
妇幼保健机构	52835	53012	26553	2.1

注：本表不包括13家驻京部队医院。

全市三级医疗机构总诊疗情况一览表（三）

单位名称	编制床位（张）	实有床位（张）	实际开放总床日数（床日）	平均开放病床数（张）	实际占用总床日数（床日）	出院者占用总床日数（床日）	病床周转次数（次）	病床工作日（日）	病床使用率（%）	出院者平均住院日（日）	每床与每日门急诊诊次之比（%）
总计	**93494**	**86739**	**31076293**	**85140.5**	**22688697**	**22407092**	**33.7**	**266.5**	**73.01**	**7.5**	**4.75**
综合医院	51239	51458	18628548	51037.1	13905228	13852804	38.6	272.5	74.64	7.0	4.92
中医医院	12249	9458	3443807	9435.1	2270075	2242813	23.1	240.6	65.92	10.3	7.00
中西医结合医院	9329	9143	3272421	8965.5	2288702	2239685	17.3	255.3	69.94	14.5	2.61
专科医院	19032	15801	5386736	14758.2	3998143	3846659	31.8	270.9	74.22	6.5	3.67
急救中心											
妇幼保健机构	1645	879	344781	944.6	226549	225131	56.1	239.8	65.71	4.2	10.28

注：本表不包括13家驻京部队医院。

全市二级医疗机构总诊疗情况一览表（一）

单位名称	机构数（个）	诊疗人次数（人次）				观察室（人次）	健康检查人数（人次）	门急诊诊次占总诊次的比例（%）
		总计	其中：门、急诊人次数			收容人数		
			合计	门诊人次	急诊人次			
总计	**185**	**22359631**	**22338944**	**20802272**	**1536672**	**59821**	**1283103**	**99.91**
综合医院	32	9799465	9784135	8887834	896301	32581	679256	99.84
中医医院	28	4286773	4281616	4035176	246440	3475	88210	99.88
中西医结合医院	13	1818872	1818872	1759165	59707	7691	24176	100
民族医医院	2	59255	59255	58704	551			100
专科医院	95	3743702	3743502	3610410	133092	4824	38189	99.99
妇幼保健机构	12	2522530	2522530	2322024	200506	11250	446258	100
专科疾病防治机构	3	129034	129034	128959	75		7014	100

全市二级医疗机构总诊疗情况一览表（二）

单位名称	入院人数 （人次）	出院人数 （人次）	住院患者手术人次数 （人次）	每百门急诊的入院人数 （人次）
总计	**387625**	**384309**	**114283**	**1.7**
综合医院	204871	202128	65504	2.1
中医医院	31119	30712	7331	0.7
中西医结合医院	25004	24795	3350	1.4
民族医医院		3		
专科医院	100490	100478	25526	2.7
妇幼保健机构	25725	25718	12572	1.0
专科疾病防治机构	416	475		0.3

全市二级医疗机构总诊疗情况一览表（三）

单位名称	编制床位 （张）	实有床位 （张）	实际开放总床日数 （床日）	平均开放病床数 （张）	实际占用总床日数 （床日）	出院者占用总床日数 （床日）	病床周转次数 （次）	病床工作日 （日）	病床使用率 （%）	出院者平均住院日 （日）	每床与每日门急诊次之比 （%）
总计	**28307**	**26797**	**9378488**	**25694.5**	**5972668**	**5362719**	**15.0**	**232.4**	**63.68**	**10.6**	**3.39**
综合医院	9495	9389	3380957	9262.9	2094397	2051848	21.8	226.1	61.95	10.2	4.09
中医医院	3268	2908	975710	2673.2	450345	431619	11.5	168.5	46.16	14.1	6.27
中西医结合医院	2181	2092	760048	2082.3	447368	398220	11.9	214.8	58.86	16.1	3.44
民族医医院	230	212	29986	82.2	49	49	0.6	0.16		16.3	2.87
专科医院	10831	10729	3695251	10124.0	2720392	2337949	9.9	268.7	73.62	10.3	1.46
妇幼保健机构	1496	951	360916	988.8	106085	103738	26.0	107.3	29.39	4.0	9.91
专科疾病防治机构	806	516	175620	481.2	154032	39296	1.0	320.1	87.71	82.7	1.07

全市一级医疗机构总诊疗情况一览表（一）

单位名称	机构数（个）	诊疗人次数（人次）				观察室（人次）	健康检查人数（人次）	门急诊诊次占总诊次的比例（%）
		总计	其中：门、急诊人次数			收容人数		
			合计	门诊人次	急诊人次			
总计	**625**	**44270461**	**43815733**	**43600772**	**214961**	**359372**	**1480957**	**98.97**
综合医院	150	4852968	4838649	4812365	26284	1550	215288	99.70
中医医院	143	5752806	5710096	5706462	3634	1485	8000	99.26
中西医结合医院	25	1919809	1901419	1901159	260	0	8451	99.04
民族医医院	3	31475	31475	31475	0	0	0	100
专科医院	71	1855014	1852129	1847959	4170	10368	50504	99.84
护理院	3	1280	1280	1280	0	0	0	100
社区卫生服务中心	224	29847794	29471370	29290757	180613	345969	1198714	98.74
专科疾病防治机构	6	9315	9315	9315	0	0	0	100

全市一级医疗机构总诊疗情况一览表（二）

单位名称	入院人数（人次）	出院人数（人次）	住院患者手术人次数（人次）	每百门急诊的入院人数（人次）
总计	**90939**	**92584**	**24532**	**0.2**
综合医院	28834	29983	4312	0.6
中医医院	15267	14989	4148	0.3
中西医结合医院	8117	7902	786	0.4
民族医医院	1006	1025	0	3.2
专科医院	32515	33557	15065	1.8
护理院	172	172	0	13.4
社区卫生服务中心	5028	4956	221	0.0
专科疾病防治机构	0	0	0	0.0

全市一级医疗机构总诊疗情况一览表（三）

单位名称	编制床位（张）	实有床位（张）	实际开放总床日数（床日）	平均开放病床数（张）	实际占用总床日数（床日）	出院者占用总床日数（床日）	病床周转次数（次）	病床工作日（日）	病床使用率（%）	出院者平均住院日（日）	每床与每日门急诊诊次之比（%）
总计	19267	17494	5578680	15284.1	1793340	1440685	6.1	117.3	32.15	15.3	11.40
综合医院	5713	5852	1912673	5240.2	823455	598536	5.7	157.1	43.05	20.0	3.67
中医医院	3770	3785	1115237	3055.4	277934	248400	4.9	91.0	24.92	16.6	7.44
中西医结合医院	1282	1354	430206	1178.6	207162	176445	6.7	175.8	48.15	22.3	6.43
民族医医院	92	135	33580	92.0	21900	20500	11.1	238.0	65.22	20.0	1.36
专科医院	2331	2460	774076	2120.8	344731	281639	15.8	162.6	44.53	7.6	3.48
护理院	100	100	23550	64.5	3120	3120	2.7	48.4	13.25	18.1	0.08
社区卫生服务中心	5949	3798	1285758	3522.6	115038	112045	1.4	32.7	8.95	22.6	33.27
专科疾病防治机构	30	10	3600	9.9	0	0	0.0	0.0	0.00	0.0	3.76

全市分区产科工作情况

地区	分娩总数（人）	出生性比（男:女）	剖宫产率（%）	产妇并发症（%）					新生儿出生窒息发生率（%）
				妊娠高血压疾病患病率	先兆子痫患病率	院内子痫患病率	产后出血发生率	中重度贫血患病率	
合计	135063	108.87	41.34	8.82	3.60	0.01	13.53	3.38	0.98
东城区	5440	111.28	39.62	3.71	1.29	0.02	7.57	5.95	1.40
西城区	13216	106.84	40.57	9.82	4.35	0.00	14.26	5.30	2.24
朝阳区	30847	110.21	41.58	9.40	3.77	0.00	9.46	3.12	0.86
丰台区	8678	108.07	45.24	6.51	3.06	0.00	14.77	2.45	0.83
石景山区	2484	107.37	28.01	4.39	2.07	0.00	6.18	3.74	0.73
海淀区	23931	107.59	36.71	10.18	4.57	0.01	16.74	3.38	0.88
门头沟区	1534	111.63	36.71	8.36	3.46	0.00	8.88	5.36	0.79
房山区	5334	106.48	47.06	10.91	4.67	0.02	15.71	4.20	0.38
通州区	9729	109.34	45.73	7.25	2.56	0.00	6.31	2.51	0.60
顺义区	5710	109.21	43.36	9.63	3.59	0.00	6.94	2.42	0.37
昌平区	11074	106.24	35.95	6.64	2.66	0.01	24.69	3.15	1.00
大兴区	6982	112.57	45.92	9.06	3.96	0.00	11.63	2.20	0.93
怀柔区	1670	112.10	48.85	19.41	7.44	0.00	14.03	3.57	0.90
平谷区	2157	103.60	51.31	8.55	3.04	0.00	12.06	2.77	0.42
密云区	2093	109.85	46.35	15.05	3.10	0.05	27.91	3.24	1.53
延庆区	1205	117.18	47.25	13.02	2.42	0.00	36.31	4.51	0.17
经开区	2979	114.12	47.31	3.16	1.29	0.00	18.98	1.09	1.48

注：新生儿疾病筛查率按国统妇幼卫生年报要求，自2022年起，由原来从产科分区统计改为按孕产妇的管理社区来分区统计，故不再与产科报表相关联，需要从此表中删除新筛率指标。

全市分区妇女病健康检查情况

地区	实查人数（人）	查出妇科病数	阴道炎例数	宫颈炎例数*	尖锐湿疣例数	宫颈癌例数	乳腺癌例数	卵巢癌例数
全市	1281938	385070	87840	16273	60	57	315	8
东城区	81442	29820	3501	2897	0	7	20	3
西城区	136922	31077	3718	4447	23	4	10	1
朝阳区	192030	62078	25123	1653	6	2	20	0
丰台区	114284	47195	4371	551	1	21	31	2
石景山区	31075	4562	600	80	0	0	9	0
海淀区	241202	66964	12656	543	15	11	72	2
门头沟区	22963	5831	1198	706	0	1	7	0
房山区	72688	29604	11550	1361	4	1	18	0
通州区	70679	31420	7536	63	10	2	29	0
顺义区	61163	6666	1225	4	0	0	27	0
昌平区	59376	21710	3543	2253	1	1	10	0
大兴区	69877	12115	3865	809	0	3	13	0
怀柔区	25683	11290	2773	292	0	1	10	0
平谷区	34409	9605	922	244	0	0	7	0
密云区	38277	10783	3663	10	0	2	15	0
延庆区	26306	3303	971	351	0	0	15	0
经开区	3562	1047	625	9	0	1	2	0

注：20~64岁人群。

全市分区0~6岁儿童系统管理情况

地区	0~6岁儿童				0~2岁 贫血患病率（%）	3~6岁 贫血患病率（%）
	合计（人）	系统管理人数（人）	体检人数（人）	系统管理率（%）		
合计	1075157	1051457	1066956	97.80	3.81	0.22
东城区	31292	30825	31152	98.51	1.87	0.01
西城区	45256	44272	44887	97.83	3.21	0.06
朝阳区	177105	172546	175577	97.43	2.19	0.20
丰台区	97403	96033	96648	98.59	3.23	0.28
石景山区	28483	28017	28328	98.36	2.64	0.15
海淀区	137581	135259	136629	98.31	3.49	0.09
门头沟区	20087	19522	19835	97.19	8.72	0.04
房山区	73697	71783	73014	97.40	7.94	0.29
通州区	107909	105818	107259	98.06	2.57	0.43
顺义区	64666	63300	64102	97.89	4.06	0.34
昌平区	115813	114107	115137	98.53	5.53	0.21
大兴区	77581	75697	77017	97.57	3.84	0.26
怀柔区	18515	18197	18381	98.28	5.72	0.13
平谷区	25489	24819	25228	97.37	4.64	0.53
密云区	24936	24559	24714	98.49	3.09	0.25
延庆区	16923	16592	16778	98.04	3.46	0.07
经开区	12421	10111	12270	81.40	1.99	0.18

注：为常住儿童数据。

2021年全市分区新登记肺结核患者成功治疗率

区县	户籍患者						非户籍患者					
	活动性肺结核		病原学阳性肺结核		新病原学阳性肺结核		活动性肺结核		病原学阳性肺结核		新病原学阳性肺结核	
	患者数（人）	成功治疗率（%）	患者数（人）	成功治疗率（%）	患者数（人）	成功治疗率（%）	患者数（人）	成功治疗率（%）	患者数（人）	成功治疗率（%）	患者数（人）	成功治疗率（%）
合计	3384	92.68	1827	92.13	1685	92.39	1963	96.14	940	95.60	908	95.80
东城区	124	94.92	68	96.92	65	96.77	40	97.37	10	100	10	100
西城区	174	81.82	93	80.00	86	78.31	60	92.86	36	90.91	35	90.91
朝阳区	498	97.36	263	97.69	242	98.34	444	98.86	221	99.08	217	99.06
丰台区	388	91.91	210	90.38	192	91.10	163	94	74	94	74	94
石景山区	104	86.60	53	83.67	43	82.93	30	96.67	13	100	13	100
海淀区	374	85.56	161	82.17	150	82.99	193	89.13	95	88.51	93	89.41
门头沟区	139	94.85	83	98.77	78	98.68	27	100	12	100	10	100
房山区	339	95.51	209	95.67	192	96.34	87	100	45	100	41	100
通州区	224	93.69	116	91.23	109	91.59	342	96.44	166	94.44	161	94.30
顺义区	162	93.71	91	92.13	85	93.98	115	97.35	55	96.23	54	96.15
昌平区	248	93.42	121	91.45	113	90.83	256	95.62	115	92.92	109	93.46
大兴区	271	94.76	142	93.57	132	93.13	148	97.20	69	98.46	64	100
怀柔区	69	92.65	42	90.24	39	92.11	27	96.15	12	91.67	11	90.91
平谷区	88	90.48	57	87.27	55	86.79	9	100	4	100	3	100
密云区	126	97.60	93	98.92	81	98.77	11	100	7	100	7	100
延庆区	55	90.57	24	95.65	22	95.24	11	82	6	100	6	100
经开区	1	100	1	100	1	100	0	—	0	—	0	—

注：病原学阳性肺结核包括涂阳肺结核、仅培阳肺结核、分子生物学阳性肺结核。

全市按年龄、性别的户籍肺结核患者新登记率

年龄组	男						女					
	活动性肺结核		病原学阳性肺结核		新病原学阳性肺结核		活动性肺结核		病原学阳性肺结核		新病原学阳性肺结核	
	患者数（人）	新登记率（1/10万）	患者数（人）	新登记率（1/10万）	患者数（人）	新登记率（1/10万）	患者数（人）	新登记率（1/10万）	患者数（人）	新登记率（1/10万）	患者数（人）	新登记率（1/10万）
合计	2121	29.95	1270	17.93	1161	16.40	1360	18.90	732	10.17	689	9.57
0~5岁以下	2	0.66	0	0.00	0	0.00	2	0.71	0	0.00	0	0.00
5~10岁以下	3	0.70	0	0.00	0	0.00	0	0.00	0	0.00	0	0.00
10~15岁以下	9	2.83	5	1.57	5	1.57	7	2.35	2	0.67	2	0.67
15~20岁以下	31	13.54	12	5.24	12	5.24	23	10.64	9	4.16	9	4.16
20~25岁以下	78	27.92	37	13.24	36	12.89	77	28.88	31	11.63	31	11.63
25~30岁以下	152	47.10	63	19.52	63	19.52	166	52.77	80	25.43	75	23.84
30~35岁以下	164	34.03	79	16.39	71	14.73	159	32.97	78	16.17	74	15.35
35~40岁以下	131	22.14	71	12.00	68	11.49	103	17.22	55	9.20	51	8.53
40~45岁以下	120	20.48	66	11.26	61	10.41	89	15.38	46	7.95	46	7.95
45~50岁以下	99	22.66	61	13.96	55	12.59	63	14.06	33	7.37	31	6.92
50~55岁以下	166	29.82	114	20.48	94	16.88	79	14.05	42	7.47	39	6.94
55~60岁以下	208	36.05	126	21.84	109	18.89	78	13.63	38	6.64	32	5.59
60~65岁以下	224	40.07	153	27.37	142	25.40	87	15.45	45	7.99	42	7.46
65~70岁以下	212	38.51	134	24.34	125	22.70	95	16.03	51	8.61	47	7.93
70~75岁以下	176	49.67	117	33.02	109	30.76	93	23.88	61	15.67	57	14.64
75~80岁以下	136	68.73	101	51.04	90	45.49	92	39.25	64	27.30	62	26.45
80~85岁以下	105	71.86	67	45.85	63	43.12	86	45.07	57	29.87	53	27.77
85岁及以上	105	65.11	64	39.69	58	35.97	61	29.87	40	19.59	38	18.61

注：病原学阳性肺结核包括涂阳肺结核、仅培阳肺结核、分子生物学阳性肺结核。

全市甲乙类传染病发病与死亡情况

疾病病种	本年				上年				与上年同期比较	
	发病数（人）	死亡数（人）	发病率（1/10万）	死亡率（1/10万）	发病数（人）	死亡数（人）	发病率（1/10万）	死亡率（1/10万）	发病率增减（%）	死亡率增减（%）
合计	**58095**	**137**	**265.40**	**0.63**	**20705**	**135**	**94.57**	**0.62**	**180.62**	**1.51**
霍乱	15	—	0.07	—	2	—	0.01	—	652.75	—
艾滋病	460	25	2.10	0.11	568	42	2.59	0.19	−19.00	−40.46
HIV*	1280	27	5.85	0.12	1544	55	7.05	0.25	−17.09	−50.92
肝炎	2323	83	10.61	0.38	2833	78	12.94	0.36	−17.99	6.43
甲肝	53	—	0.24	—	70	—	0.32	—	−24.27	—
乙肝	1448	66	6.61	0.30	1718	62	7.85	0.28	−15.70	6.46
丙肝	505	15	2.31	0.07	638	13	2.91	0.06	−20.84	15.32
丁肝	2	—	0.01	—	1	—	0.00	—	97.83	—
戊肝	312	2	1.43	0.01	390	3	1.78	0.01	−19.99	−33.58
肝炎（未分型）	3	—	0.01	—	16	—	0.07	—	−81.26	—
麻疹	2	—	0.01	—	5	—	0.02	—	−60.09	—
出血热	3	—	0.01	—	10	—	0.05	—	−70.02	—
狂犬病	—	—	—	—	—	—	—	—	—	—
乙脑	—	—	—	—	—	—	—	—	—	—
痢疾	1995	—	9.11	—	3456	1	15.79	0.00	−42.27	—
肺结核	5720	17	26.13	0.08	6717	14	30.68	0.06	−14.83	21.60
伤寒+副伤寒	33	—	0.15	—	4	—	0.02	—	724.04	—
百日咳	103	1	0.47	0.00	33	—	0.15	—	212.21	—
猩红热	160	—	0.73	—	287	—	1.31	—	−44.24	—
布病	110	—	0.50	—	83	—	0.38	—	32.55	—
淋病	1023	—	4.67	—	1554	—	7.10	—	−34.16	—
梅毒	4318	—	19.73	—	4951	—	22.61	—	−12.77	—
血吸虫病	—	—	—	—	—	—	—	—	—	—
疟疾	19	1	0.09	0.00	7	—	0.03	—	171.25	—
新型冠状病毒肺炎	41811	10	191.01	0.05	195	0	0.89	0.00	21344.38	0

注：HIV未纳入合计；

　　"—"表示无病例报告或无法计算；

　　本年是指2022年，上年是指2021年。

全市丙类传染病发病与死亡情况

疾病病种	本年				上年				与上年同期比较	
	发病数 （人）	死亡数 （人）	发病率 （1/10万）	死亡率 （1/10万）	发病数 （人）	死亡数 （人）	发病率 （1/10万）	死亡率 （1/10万）	发病率增减 （%）	死亡率增减 （%）
合计	82958	2	378.98	0.01	42896	1	195.93	0.00	93.42	97.83
流行性感冒	67615	1	308.89	0.00	13685	1	62.51	0.00	394.15	0.00
流行性腮腺炎	1230	—	5.62	—	1184	—	5.41	—	3.90	—
风疹	10	—	0.05	—	12	—	0.05	—	−16.61	—
急性出血性结膜炎	10	—	0.05	—	36	—	0.16	—	−72.20	—
斑疹伤寒	1	—	0.00	—	2	—	0.01	—	−49.45	—
黑热病	4	—	0.02	—	1	—	0.00	—	297.83	—
包虫病	3	—	0.01	—	0	—	—	—	0	—
其他感染性腹泻病	12304	1	56.21	0.00	21245	—	97.04	—	−42.08	—
手足口病	1781	—	8.14	—	6731	—	30.74	—	−73.54	—

注："—"表示无病例报告或无法计算；

本年是指2022年，上年是指2021年。

全市院前急救分月工作量

项目	合计	1月	2月	3月	4月	5月	6月	7月	8月	9月	10月	11月	12月
接听电话（次）	2317556	162056	123758	168664	164437	209269	172053	176795	180787	176433	171982	215700	395622
受理要车数量（次）	950889	76407	64827	83653	84749	85930	77043	76215	77637	78170	79855	80443	85960
出车次数（次）	998798	78970	66891	85604	87314	92072	82946	81698	82023	82662	84358	84590	89670
其中：现场急危重症（次）	614968	48305	42034	45883	46119	41306	50179	58097	58253	58377	55439	41908	69068
转院（次）	109299	10163	8163	9677	9280	7522	8796	10381	10619	10346	9802	7751	6799
非急危重症（次）	41418	4299	3583	3835	3748	2717	2983	3604	3635	3231	2797	2136	4850
疫情相关车次（次）	151241	8681	7564	19737	21261	32539	13354	2016	2688	3523	9079	26492	4307
就诊人次（人次）	989638	78166	66304	84903	86523	91303	82136	80827	81305	81866	83466	83775	89064
其中：危重患者（人次）	170793	13937	11745	13081	12970	13535	13392	14057	14807	14554	15499	12788	20428
行使千米（千米）	22231347	1601546	1386246	1683417	2367957	2077171	1991198	1854471	1856361	1944349	1952320	1825593	1690718

注：本表统计范围包括北京市120网络、北京市红十字会急救中心。

全市院前急救病人疾病分类及构成

单位：%

序号	疾病名称	救治人数	构成	顺位
1	循环系统疾病	**156719**	**15.84**	**2**
	其中：缺血性心脏病	47752	4.83	
	内：急性心肌梗死	10075	1.02	
	脑血管病	68473	6.92	
	高血压病	31216	3.15	
2	呼吸系统疾病	**84011**	**8.49**	**4**
3	消化系统疾病	**56067**	**5.67**	**6**
4	神经系统疾病	**57280**	**5.79**	**5**
5	泌尿生殖系统疾病	**20859**	**2.11**	**8**
6	妊娠、分娩及产褥期疾病	**15279**	**1.54**	**9**
7	内分泌、营养和代谢	**13190**	**1.33**	**10**
8	肿瘤	**22393**	**2.26**	**7**
	其中：恶性肿瘤	18531	1.87	
	良性肿瘤	3862	0.39	
9	损伤和中毒	**156257**	**15.79**	**3**
	其中：骨折	21942	2.22	
	各种外伤	115678	11.69	
	中毒	18637	1.88	
10	其他	**407583**	**41.19**	**1**
	合计	**989638**	**100**	

注：本表统计范围包括北京市120网络、北京市红十字会急救中心。

全市采供血情况

项目	采血量		供血量（U）				
	人次	U	合计	红细胞	手工分离血小板	血浆	机采成分血
合计	299952	494931	1277140.5	584189.5	0	555059.5	137891.5
血液中心	203490	348862	1070239.5	482434.5	0	476336.5	111468.5
中心血站	71502	112350	188757.5	89633.5	0	74168.5	24955.5
中心血库	24960	33719	18143.5	12121.5	0	4554.5	1467.5

注：全血200毫升、单采血小板1治疗单位统计为1U；每200毫升全血手工分离制备的成分统计为1U。

 全市各区无偿献血情况

地区	献血人次（人次）	献血量（U）
合计	299952	494931
东城区	51304	94542
西城区	28063	47082
朝阳区	30499	48801
丰台区	25817	44781
石景山区	6248	8861
海淀区	54948	89550
门头沟区	2052	3159
房山区	5821	9302
通州区	28070	46391
顺义区	12834	18972
昌平区	18017	28242
大兴区	17547	26446
怀柔区	2682	3607
平谷区	3585	4328
密云区	9316	16636
延庆区	3149	4231

注：1. 全血200毫升、单采血小板1治疗单位统计为1U。

全市225家医疗机构出院病人前十位疾病顺位及构成

单位：%

顺位	城区		顺位	远郊		顺位	外埠	
	疾病名称	构成		疾病名称	构成		疾病名称	构成
1	循环系统疾病	17.56	1	循环系统疾病	18.47	1	循环系统疾病	13.63
2	消化系统疾病	7.22	2	妊娠、分娩和产褥期	10.53	2	恶性肿瘤	9.39
3	泌尿生殖系统疾病	6.92	3	消化系统疾病	7.89	3	肌肉骨骼系统和结缔组织疾病	5.28
4	妊娠、分娩和产褥期	6.85	4	泌尿生殖系统疾病	7.43	4	泌尿生殖系统疾病	4.79
5	呼吸系统疾病	6.80	5	呼吸系统疾病	7.14	5	消化系统疾病	4.51
6	眼和附器疾病	5.24	6	损伤、中毒和外因的某些其他后果	5.91	6	眼和附器疾病	3.98
7	肌肉骨骼系统和结缔组织疾病	4.77	7	肌肉骨骼系统和结缔组织疾病	4.38	7	损伤、中毒和外因的某些其他后果	3.12
8	损伤、中毒和外因的某些其他后果	4.71	8	眼和附器疾病	4.13	8	良性肿瘤	3.01
9	恶性肿瘤	4.02	9	内分泌、营养和代谢疾病	3.22	9	呼吸系统疾病	3.00
10	良性肿瘤	3.55	10	恶性肿瘤	3.08	10	神经系统疾病	2.86
	十种疾病合计	**67.64**		**十种疾病合计**	**72.18**		**十种疾病合计**	**53.57**

注：按照现住址区划代码分城区为东城区、西城区、朝阳区、丰台区、石景山区、海淀区。远郊为门头沟区、房山区、通州区、顺义区、昌平区、大兴区、怀柔区、平谷区、密云区、延庆区。

全市婴儿、新生儿、孕产妇死亡情况（自然年）

地区	婴儿死亡率（‰）	新生儿死亡率（‰）	孕产妇死亡率（1/10万）	
			计	其中：产后出血
全市	1.26	0.67	3.73	0.00
城郊	1.14	0.51	2.34	0.00
远郊	1.52	1.06	8.45	0.00

注：1. 本表统计口径为全市户籍人口。

2. 此表中城郊包括本市东城区、西城区、朝阳区、丰台区、石景山区、海淀区、门头沟区、房山区。远郊包括通州区、顺义区、昌平区、大兴区、怀柔区、平谷区、密云区、延庆区、经开区。

全市居民前十位死因顺位及百分比构成

顺位	全市		男性		女性	
	死因名称	构成（%）	死因名称	构成（%）	死因名称	构成（%）
1	心脏病	29.22	心脏病	27.15	心脏病	31.98
2	恶性肿瘤	20.14	恶性肿瘤	21.25	恶性肿瘤	18.66
3	脑血管病	18.73	脑血管病	19.44	脑血管病	17.78
4	呼吸系统疾病	9.61	呼吸系统疾病	10.78	呼吸系统疾病	8.05
5	内分泌营养和代谢疾病	4.40	内分泌营养和代谢疾病	4.32	内分泌营养和代谢疾病	4.50
6	损伤和中毒	3.49	损伤和中毒	3.33	损伤和中毒	3.70
7	消化系统疾病	2.60	消化系统疾病	2.55	消化系统疾病	2.66
8	神经系统疾病	2.08	神经系统疾病	1.96	神经系统疾病	2.23
9	泌尿生殖系统疾病	0.95	泌尿生殖系统疾病	0.93	泌尿生殖系统疾病	0.98
10	精神和行为障碍	0.72	传染病	0.60	精神和行为障碍	0.96
	十种死因合计	91.94	十种死因合计	92.31	十种死因合计	91.50

注：居民指北京市户籍居民。

全市婴儿主要死因顺位及百分比构成

顺位	全市		城郊		远郊	
	死因名称	构成（%）	死因名称	构成（%）	死因名称	构成（%）
1	早产或低出生体重	17.82	早产或低出生体重/其他先天异常	15.38	早产或低出生体重	22.22
2	其他先天异常	12.87	—	—	出生窒息	16.67
3	出生窒息	11.88	出生窒息/先天性心脏病	9.23	其他新生儿病	11.11
4	先天性心脏病	8.91	—	—	先天性心脏病/其他先天异常	8.33
5	其他新生儿病	7.92	败血症	7.69	—	—
	主要死因合计	59.40	主要死因合计	56.91	主要死因合计	66.66

注：此表中城郊包括本市东城区、西城区、朝阳区、丰台区、石景山区、海淀区、门头沟区、房山区。远郊包括通州区、顺义区、昌平区、大兴区、怀柔区、平谷区、密云区、延庆区、经开区。

全市新生儿主要死因顺位及百分比构成

顺位	全市		城郊		远郊	
	死因名称	构成（%）	死因名称	构成（%）	死因名称	构成（%）
1	早产或低出生体重	24.07	早产或低出生体重	20.69	早产或低出生体重	28.00
2	出生窒息	16.67	出生窒息/其他先天异常	13.79	出生窒息	20.00
3	其他先天异常/其他新生儿病	11.11	—	—	其他新生儿病	12.00
4	—	—	肺炎/其他新生儿病/内分泌、营养及代谢疾病	10.34	先天性心脏病/其他先天异常	8.00
5	内分泌、营养及代谢疾病	7.41	—	—	—	—
	主要死因合计	**70.37**	主要死因合计	**79.29**	主要死因合计	**76.00**

注：此表中城郊包括本市东城区、西城区、朝阳区、丰台区、石景山区、海淀区、门头沟区、房山区。远郊包括通州区、顺义区、昌平区、大兴区、怀柔区、平谷区、密云区、延庆区、经开区。

附　录

第八届"首都十大健康卫士"名单

童朝晖　　北京朝阳医院副院长、北京市呼吸疾病研究所所长
杜　斌　　中国医学科学院北京协和医院副院长、主任医师
赵扬玉　　北京大学第三医院产科主任、国家产科质量控制中心常务副主任、北京市危重孕产妇转诊救治
　　　　　中心负责人
刘景院　　北京地坛医院重症医学科主任、主任医师
张　罗　　北京同仁医院党委副书记、院长、教授、主任医师
詹庆元　　中日友好医院呼吸与危重症医学科四部主任、主任医师
孙　宁　　北京儿童医院外科教研室名誉主任，北京儿童医院新疆医院党委副书记、院长
阮祥燕　　北京妇产医院内分泌科主任、主任医师
徐兵河　　中国医学科学院肿瘤医院国家新药临床研究中心主任、主任医师
郭　卫　　北京大学人民医院骨肿瘤科主任、骨科教研室主任、教授

第八届"首都十大健康卫士"提名奖名单

栗光明　　北京佑安医院普外中心科室主任、主任医师
齐文升　　中国中医科学院广安门医院急诊科主任、主任医师、教授
王玉光　　北京中医医院呼吸科主任兼肺病研究室主任、主任医师
朱俊明　　北京安贞医院成人心脏外科医学中心主任兼主动脉外科中心主任、主任医师
姜良铎　　北京中医药大学东直门医院主任医师
邵　兵　　北京市疾病预防控制中心中心实验室主任、研究员
赵兴山　　北京积水潭医院副院长、主任医师、教授
朱　军　　北京大学肿瘤医院党委书记、大内科主任、淋巴肿瘤内科主任
翁维良　　中国中医科学院西苑医院研究员、主任医师
张澍田　　北京友谊医院党委副书记、院长
江　涛　　北京市神经外科研究所副所长、主任医师、教授
杨慧霞　　北京大学第一医院妇产科主任、主任医师、教授

贾建平	首都医科大学宣武医院神经疾病高创中心主任、主任医师、教授	
韩鹏达	北京急救中心通州急救中心站副主任、主任医师	
杨晓欧	东城区社区卫生服务管理中心所辖王家园社区卫生服务站副主任医师	
徐 哲	解放军总医院第五医学中心感染病医学部生物损伤救治科主任、主任医师、副教授	
马 弘	北京大学第六医院公共卫生事业部主任医师	
柳洪杰	海淀区马连洼社区卫生服务中心主任、主任医师	
顾建文	战略支援部队特色医学中心主任、主任医师	
潘守东	首都儿科研究所麻醉科主任、主任医师	

第十七届中国青年科技奖获奖者名单（北京地区卫生系统）

姓名	性别	单位
王 艳	女	中国医学科学院肿瘤医院
田贵华	女	北京中医药大学东直门医院
付长庚	男	中国中医科学院西苑医院

第四届国医大师名单

王庆国	北京中医药大学主任医师、教授
李文瑞	北京医院主任医师
肖承悰（女）	北京中医药大学东直门医院主任医师、教授
余瀛鳌	中国中医科学院中国医史文献研究所主任医师、研究员
陈彤云（女，回族）	首都医科大学附属北京中医医院主任医师
翁维良	中国中医科学院西苑医院主任医师、研究员

第二届全国名中医名单

王 阶	中国中医科学院广安门医院主任医师、教授
史载祥	中日友好医院主任医师
李曰庆	北京中医药大学东直门医院主任医师、教授
李乾构	首都医科大学附属北京中医医院主任医师
张炳厚（满族）	首都医科大学附属北京中医医院主任医师、教授

张洪春	中日友好医院主任医师、教授
林 兰（女）	中国中医科学院广安门医院主任医师、研究员
郁仁存	首都医科大学附属北京中医医院主任医师、教授
周超凡	中国中医科学院中医基础理论研究所主任医师
高思华	北京中医药大学主任医师、教授
郭维琴（女）	北京中医药大学东直门医院主任医师、教授
阎小萍（女，回族）	中日友好医院主任医师、教授

北京卫生系统聘任外籍人士情况

国籍	姓名	性别	国外工作单位及职务	聘任单位	聘任时间
德国	Thomas Roemer	男	无	北京妇产医院内分泌科	2022年12月21日—2026年12月20日
英国	Nick Panay	男	无	北京妇产医院内分泌科	2022年12月21日—2026年12月20日
德国	Matthias Korell	男	德国诺伊斯Johanna-Etienne医院	北京妇产医院内分泌科	2022年12月21日—2026年12月20日
意大利	Andrea Genazzani	男	意大利比萨大学/国际妇科内分泌学会主席	北京妇产医院内分泌科	2022年12月21日—2026年12月20日
澳大利亚	Markus Montag	男	德国海德堡大学	北京妇产医院内分泌科	2022年12月21日—2026年12月20日
德国	Rod Baber	男	澳大利亚悉尼大学/国际绝经学会前主席	北京妇产医院内分泌科	2022年12月21日—2026年12月20日
英国	Thomas Rabe	男	德国海德堡大学妇产医院	北京妇产医院内分泌科	2022年12月21日—2026年12月20日

2022年北京市二级及以上医疗机构一览表（不含驻京部队和武警医疗机构）

序号	机构名称	等级	等次	类型	性质	经济类型	设置主办单位	地址	邮编	职工总数（人）	卫生技术人员（人）	编制床位数（张）	实有床位数（张）	年门诊量（人次）	年急诊量（人次）
1	北京医院	三级	甲等	综合医院	公立	国有全资	卫生行政部门	东城区东单大华路1号	100730	3234	2619	1122	1122	1377450	38803
2	中国医学科学院北京协和医院	三级	甲等	综合医院	公立	国有全资	卫生行政部门	东城区帅府园1号	100730	6213	4438	2400	2023	3026739	199541
3	北京中医药大学东直门医院	三级	甲等	中医（综合）医院	公立	国有全资	其他行政部门	东城区海运仓5号	100700	2007	1742	400	660	1373343	23340
4	首都医科大学附属北京同仁医院	三级	甲等	综合医院	公立	国有全资	卫生行政部门	东城区东交民巷1号	100730	3855	3286	1759	1718	2113823	357368
5	首都医科大学附属北京中医医院	三级	甲等	中医（综合）医院	公立	国有全资	卫生行政部门	东城区美术馆后街23号	100010	1721	1441	565	606	1682604	26289
6	首都医科大学附属北京口腔医院	三级	甲等	口腔医院	公立	国有全资	卫生行政部门	东城区天坛西里4号	100050	1339	1122	100	51	700370	36085
7	北京市和平里医院	三级	甲等	中西医结合医院	公立	国有全资	卫生行政部门	东城区和平里北街18号、东城区和平里西街19号楼一层12307号	100013	876	723	407	407	334997	45766
8	中国医学科学院阜外医院	三级	甲等	心血管病医院	公立	国有全资	卫生行政部门	西城区北礼士路167号	100037	3734	3240	1521	1325	653679	29025
9	中国中医科学院广安门医院	三级	甲等	中医（综合）医院	公立	国有全资	其他行政部门	西城区北线阁5号	100053	1767	1564	642	642	2343876	22513
10	北京大学第一医院	三级	甲等	综合医院	公立	国有全资	卫生行政部门	西城区西什库大街8号	100034	3878	3537	1368	1805	2380644	186369
11	北京大学人民医院	三级	甲等	综合医院	公立	国有全资	卫生行政部门	西城区西直门南大街11号	100044	4833	4269	1948	2659	2684897	175579
12	北京中医药大学附属护国寺中医医院	三级	甲等	针灸医院	公立	国有全资	卫生行政部门	西城区棉花胡同83号、西城区大羊仓胡同14号、西城区西安门大街169号、西城区航空胡同42号5幢-1至06层	100035	573	498	390	365	355120	0

序号	医院名称	级别	等级	类型	办医	资产	主管单位	地址	编码						
13	首都医科大学附属北京友谊医院	三级	甲等	综合医院	公立	国有全资	卫生行政部门	西城区永安路95号	100050	4642	4233	2006	1973	2811629	275981
14	首都医科大学宣武医院	三级	甲等	综合医院	公立	国有全资	卫生行政部门	西城区长椿街45号	100053	3553	2933	1461	1643	1729849	229770
15	首都医科大学附属北京儿童医院	三级	甲等	儿童医院	公立	国有全资	卫生行政部门	西城区南礼士路56号	100045	3210	2870	970	1055	1906351	184618
16	首都医科大学附属北京安定医院	三级	甲等	精神病医院	公立	国有全资	卫生行政部门	西城区德胜门外安康胡同5号	100088	960	745	800	891	604690	17996
17	北京积水潭医院	三级	甲等	综合医院	公立	国有全资	卫生行政部门	西城区新街口东街31号	100035	3720	3115	2203	1767	2137155	344921
18	北京急救中心	三级	甲等	急救中心	公立	国有全资	卫生行政部门	西城区前门西大街103号	100031	874	561	0	0	0	0
19	北京市回民医院	三级	甲等	中西医结合医院	公立	国有全资	卫生行政部门	西城区右安门内大街11号	100054	464	402	400	363	129225	14236
20	北京市肛肠医院	三级	甲等	中西医结合医院	公立	集体全资	卫生行政部门	西城区德胜大街16号	100120	434	399	485	341	268182	8848
21	北京市健宫医院	三级	甲等	中西医结合医院	民营	联营	其他社会组织	西城区儒福里6号	100054	899	733	457	409	541043	40114
22	中日友好医院	三级	甲等	综合医院	公立	国有全资	卫生行政部门	朝阳区樱花园东街2号	100029	4089	3461	1610	2238	2106522	221547
23	中国医学科学院肿瘤医院	三级	甲等	肿瘤医院	公立	国有全资	卫生行政部门	朝阳区潘家园南里17号	100021	2848	2308	1598	1395	699352	38246
24	中国中医科学院望京医院	三级	甲等	中医（综合）医院	公立	国有全资	其他行政部门	朝阳区望京中环南路6号	100102	1304	1066	1100	758	964968	57517
25	北京中医药大学第三附属医院	三级	甲等	中西医结合医院	公立	国有全资	事业单位	朝阳区安定门外小关街51号	100029	1013	873	520	507	957543	13674
26	首都医科大学附属北京朝阳医院	三级	甲等	综合医院	公立	国有全资	卫生行政部门	朝阳区工体南路8号	100020	4699	4274	1880	1701	2789223	303910
27	首都医科大学附属北京安贞医院	三级	甲等	综合医院	公立	国有全资	卫生行政部门	朝阳区安贞路2号	100029	4095	3590	1500	1758	1831801	135894
28	首都医科大学附属北京地坛医院	三级	甲等	传染病医院	公立	国有全资	卫生行政部门	朝阳区京顺路东街8号	100015	1706	1397	1158	876	273634	6186
29	首都医科大学附属北京妇产医院	三级	甲等	妇产（科）医院	公立	国有全资	卫生行政部门	东城区北池子大街骑河楼17号	100026	1569	1294	660	493	1089347	39591
30	北京妇幼保健院	三级	甲等	妇幼保健院	公立	国有全资	卫生行政部门	朝阳区姚家园路251号	100026	160	154				

续表

序号	机构名称	等级	等次	类型	性质	经济类型	设置主办单位	地址	邮编	职工总数（人）	卫生技术人员（人）	编制床位数（张）	实有床位数（张）	年门诊量（人次）	年急诊量（人次）
31	北京市朝阳区妇幼保健院	三级	甲等	妇幼保健院	公立	国有全资	卫生行政部门	朝阳区潘家园华威里25号、朝阳区来广营乡清河营村	100026	491	395	139	139	233717	1021
32	首都儿科研究所附属儿童医院	三级	甲等	儿童医院	公立	国有全资	卫生行政部门	朝阳区雅宝路2号	100020	997	841	400	439	1736764	210279
33	北京市第一中西医结合医院	三级	甲等	中西医结合医院	公立	国有全资	卫生行政部门	朝阳区金台路13号内2号、朝阳区东坝乡东风大队二条、朝阳区慧忠里301号	100026	903	808	405	379	441232	51290
34	中国中医科学院西苑医院	三级	甲等	中医（综合）医院	公立	国有全资	其他行政部门	海淀区西苑操场1号	100091	1789	1435	800	738	1993929	33401
35	北京大学第三医院	三级	甲等	综合医院	公立	国有全资	卫生行政部门	海淀区花园北路49号、海淀区西三旗育新花园小区23号楼和16号楼的一层东段、二层东段，三层东段，四层、朝阳区岗山路9号、海淀区车道沟10号、大兴区航兴路9号院1号楼	100191	7174	6031	1900	2332	4067036	283579
36	北京大学口腔医院	三级	甲等	口腔医院	公立	国有全资	卫生行政部门	海淀区中关村南大街22号	100081	2834	2231	157	173	1616127	79208
37	北京肿瘤医院	三级	甲等	肿瘤医院	公立	国有全资	卫生行政部门	海淀区阜成路52号	100142	2544	1957	1000	798	705932	0
38	北京大学第六医院	三级	甲等	精神病医院	公立	国有全资	卫生行政部门	海淀区花园北路51号	100191	558	384	300	345	361525	5503
39	首都医科大学附属北京世纪坛医院（北京铁路总医院）	三级	甲等	综合医院	公立	国有全资	卫生行政部门	海淀区羊坊店铁医路10号、海淀区复兴路10号中国铁路总公司办公楼主楼106-107室、西城区茶源路18号院西门北侧耳房	100038	2694	2290	1100	1042	1279290	60927
40	北京中西医结合医院	三级	甲等	中西医结合医院	公立	国有全资	卫生行政部门	海淀区永定路东街3号、海淀区长春桥路17号东配楼111、海淀区林风二路38号院1号	100039	807	709	600	402	338889	13418
41	北京马应龙长青肛肠医院	三级	甲等	肛肠医院	民营	股份合作	个人	海淀区闵庄路9号金瀚商务会馆主楼	100195	177	148	300	159	58007	0

42	北京中医药大学东方医院	三级	甲等	中医（综合）医院	公立	国有全资	其他行政部门	丰台区方庄芳星园一区6号楼、丰台区长辛店陈庄正大街1号，大兴区瀛海镇四海路3号院	100078	1632	1404	1377	796	1372879	37574
43	首都医科大学附属北京天坛医院	三级	甲等	综合医院	公立	国有全资	卫生行政部门	崇文区天坛西里6号、丰台区南四环西路119号	100070	3824	3312	1650	1777	1880056	202896
44	首都医科大学附属北京佑安医院	三级	甲等	传染病医院	公立	国有全资	卫生行政部门	丰台区右安门外西头条8号	100069	1572	1332	750	565	675516	39514
45	北京市丰台中西医结合医院	三级	甲等	中西医结合医院	公立	国有全资	卫生行政部门	丰台区长辛店东山坡三里甲60号、丰台区长辛店东山坡三里63号院、丰台区长辛店槐树岭4号院	100072	763	681	500	400	270374	33518
46	北京博爱医院	三级	甲等	综合医院	公立	国有全资	社会团体	丰台区角门北路10号	100068	1807	1295	1100	925	358892	38366
47	中国医学科学院整形外科医院	三级	甲等	整形外科医院	公立	国有全资	卫生行政部门	石景山区八大处路33号	100144	1039	721	700	419	238417	12514
48	中国中医科学院眼科医院	三级	甲等	其他中医专科医院	公立	国有全资	其他行政部门	石景山区鲁谷路33号	100040	656	491	800	353	367419	8127
49	北京市房山区中医医院（北京中医药大学房山医院）	三级	甲等	中医（综合）医院	公立	集体全资	卫生行政部门	房山区城关北关路4号	102400	1375	1111	800	608	766380	54680
50	首都医科大学附属北京胸科医院	三级	甲等	胸科医院	公立	国有全资	卫生行政部门	通州区北关大街9号院	101149	961	783	1400	631	215047	6689
51	北京市通州区中医医院	三级	甲等	中医（综合）医院	公立	国有全资	卫生行政部门	通州区翠屏西路116号	100102	895	822	1174	959	1071808	57720
52	北京市顺义中医医院（北京中医医院顺义医院）	三级	甲等	中医（综合）医院	公立	国有全资	卫生行政部门	顺义区健盛街1号院	101300	1192	1025	800	410	744089	37404
53	中国中医科学院广安门医院南区	三级	甲等	中医（综合）医院	公立	国有全资	卫生行政部门	大兴区黄村兴丰大街一段138号、北京市大兴区黄村镇	102618	797	684	400	407	639441	23440
54	北京回龙观医院	三级	甲等	精神病医院	公立	国有全资	卫生行政部门	昌平区回龙观镇	100096	1202	905	1369	1369	183324	1406
55	北京市昌平区中医医院	三级	甲等	中医（综合）医院	公立	国有全资	卫生行政部门	昌平区城北街道东小口镇天通苑西一区25号楼、北京市昌平区东小口镇霍营村	102200	1073	835	500	421	596855	60760
56	北京市昌平区中西医结合医院	三级	甲等	中西医结合医院	公立	国有全资	卫生行政部门	昌平区东小口镇霍营村黄平路219号	102208	1556	1261	2130	2130	429818	49706

续表

序号	机构名称	等级	等次	类型	性质	经济类型	设置主办单位	地址	邮编	职工总数（人）	卫生技术人员（人）	编制床位数（张）	实有床位数（张）	年门诊量（人次）	年急诊量（人次）
57	北京王府中西医结合医院	三级	甲等	中西医结合医院	民营	其他	个人	昌平区北七家镇王府街1号	102209	920	757	600	569	344990	34260
58	北京市平谷区中医医院	三级	甲等	中医（综合）医院	公立	国有全资	卫生行政部门	平谷区平翔东路6号	101200	927	723	800	378	477319	47513
59	北京市怀柔区中医医院	三级	甲等	中医（综合）医院	公立	国有全资	卫生行政部门	怀柔区青春路1号	101400	914	779	400	405	533088	68088
60	北京市宣武中医医院	三级	乙等	中医（综合）医院	公立	国有全资	卫生行政部门	西城区万明路13号	100050	428	372	400	192	229388	2859
61	首都医科大学附属复兴医院	三级	合格	综合医院	公立	国有全资	卫生行政部门	复兴门外大街20号	100038	1580	1399	710	709	375275	38684
62	北京华信医院（清华大学第一附属医院）	三级	合格	综合医院	公立	国有全资	其他行政部门	朝阳区酒仙桥一街坊9号	100016	1642	1403	760	829	632597	63590
63	应急管理部应急总医院	三级	合格	综合医院	公立	国有全资	其他行政部门	朝阳区西坝河南里29号	100028	1090	849	515	504	470003	36942
64	民航总医院	三级	合格	综合医院	公立	国有全资	其他行政部门	朝阳区高井甲1号	100025	1518	1331	500	813	1133474	210319
65	北京爱尔英智眼科医院	三级	合格	眼科医院	民营	其他内资	个人	朝阳区潘家园南里12号潘家园大厦一层南段、二、四、五、六层	100021	293	161	80	80	103967	0
66	北京老年医院	三级	合格	综合医院	公立	国有全资	卫生行政部门	海淀区温泉路118号	100095	1212	911	800	636	310336	68059
67	航天中心医院	三级	合格	综合医院	公立	国有全资	事业单位	海淀区玉泉路15号	100049	2293	2022	1020	1020	1868722	151790
68	北京丰台医院	三级	合格	综合医院	公立	国有全资	卫生行政部门	丰台区丰台西安街1号、丰台区丰台南路99号	100070	1197	1065	1100	601	448757	48442
69	国家电网公司北京电力医院	三级	合格	综合医院	公立	国有全资	企业	丰台区太平桥西里甲1号	100073	1389	1173	518	935	700273	65440
70	北京丰台右安医院	三级	合格	综合医院	公立	集体全资	社会团体	丰台区右安门外大街199号	100069	1035	944	600	856	164061	43461
71	中国航天科工集团七三一医院	三级	合格	综合医院	公立	国有全资	事业单位	丰台区云岗镇岗南里3号	100074	984	773	730	602	483215	116036

序号	名称	等级	评审	类别	办医性质	资本	主办单位	地址	邮编						
72	北京中诺口腔医院	三级	合格	口腔医院	民营	其他内资	企业	丰台区方庄芳星园三区18号楼	100078	158	116	50	50	79879	0
73	北京首大眼耳鼻喉医院	三级	合格	耳鼻喉科医院	民营	其他内资	个人	丰台区成寿寺路33号	100078	274	136	148	148	86945	0
74	北京大学首钢医院	三级	合格	综合医院	民营	其他	企业	石景山区西黄村	100144	1730	1446	1006	906	670953	78021
75	北京京煤集团总医院	三级	合格	综合医院	民营	其他	企业	门头沟区黑山大街18号	102300	1415	1181	956	942	1037539	107726
76	北京燕化医院	三级	合格	综合医院	民营	其他	其他社会组织	房山区燕山迎风街15号	102500	1470	1134	701	665	597610	85444
77	北京市大兴区人民医院	三级	合格	综合医院	公立	国有全资	卫生行政部门	大兴区黄村西大街26号、大兴区黄村西大街27号、大兴区兴政街15号3号楼	102600	2299	2044	1100	1023	1437869	209866
78	北京市大兴区中西医结合医院	三级	合格	中西医结合医院	公立	国有全资	卫生行政部门	大兴区瀛海镇忠兴南路3号	100076	832	698	450	464	391700	62757
79	北京市小汤山医院	三级	合格	综合医院	公立	国有全资	卫生行政部门	昌平区小汤山镇	102211	730	478	1657	263	52060	555
80	北京市昌平区医院	三级	合格	综合医院	公立	国有全资	卫生行政部门	昌平区鼓楼北街9号、昌平区蟒山路5号	102200	1749	1396	800	864	881772	304040
81	北京市平谷区医院	三级	合格	综合医院	公立	国有全资	卫生行政部门	平谷区新平北路59号	101200	1549	1382	960	946	1032491	201914
82	北京市隆福医院（北京中西医结合老年医院）	三级	未评	中西医结合医院	公立	国有全资	卫生行政部门	东城区美术馆东街18号、东城区沙滩后街14号、东城区三眼井胡同乙68号、东小口镇中滩村290号、朝阳区北苑5号院606号楼	100010	849	770	480	468	434759	13312
83	北京市鼓楼中医医院	三级	未评	中医（综合）医院	公立	国有全资		东城区豆腐池胡同13号、东城区和平里中街14—2号、东城区安乐林路10号、东城区新中街一条67号	100009	499	359	301	301	564362	12449
84	北京市西城区广外医院（北京市西城区广外老年医院）	三级	未评	中西医结合医院	公立	国有全资	卫生行政部门	西城区广外三义里甲2号、西城区上斜街61号	100055	425	375	350	251	150340	2706
85	北京市垂杨柳医院	三级	未评	综合医院	公立	国有全资	卫生行政部门	朝阳区垂杨柳南街2号、朝阳区三间房南村479号、朝阳区东三环南路54号	100022	1399	1167	750	934	752154	134194
86	北京市公安医院	三级	未评	综合医院	公立	国有全资	其他行政部门	朝阳区豆各庄村甲505号	100121	239	202	207	98	292	337
87	航空总医院	三级	未评	综合医院	公立	国有全资	企业	朝阳区安外北苑3号院	100012	1910	1594	1000	833	1565078	143384

续表

序号	机构名称	等级	等次	类型	性质	经济类型	设置主办单位	地址	邮编	职工总数（人）	卫生技术人员（人）	编制床位数（张）	实有床位数（张）	年门诊量（人次）	年急诊量（人次）
88	北京市红十字急诊抢救中心（北京市红十字会创伤医院）	三级	未评	其他专科医院	公立	集体全资	其他行政部门	朝阳区德外清河南镇	100192	1211	835	311	352	49423	26371
89	北京优联医院	三级	未评	综合医院	民营	其他内资	企业	朝阳区东四环南路53号院1号楼1层部分、3至11层部分	100122	448	411	500	500	4934	8525
90	北京大望路急诊抢救医院	三级	未评	综合医院	民营	其他内资	个人	朝阳区周庄嘉园东里27号楼、朝阳区大羊坊路519号	100122	978	800	612	612	22084	89565
91	北京朝阳中西医结合急诊抢救医院	三级	未评	中西医结合医院	民营	其他内资	个人	朝阳区十八里店乡周家庄村123号、朝阳区东四环南路53号5号楼16—20层	100025	1364	1250	695	1260	231682	74086
92	北京和睦家京北妇儿医院	三级	未评	妇产（科）医院	民营	中外合资	社会团体	朝阳区北苑路甲170号院1号楼	100101	252	200	200	62	38847	3145
93	北京京城皮肤医院	三级	未评	皮肤病医院	民营	股份合作	个人	朝阳区德胜门外双泉堡甲4号	100192	323	128	120	100	172282	0
94	北京市海淀医院	三级	未评	综合医院	公立	国有全资	卫生行政部门	海淀区中关村大街29号	100080	1760	1497	900	842	1176624	153802
95	北京市海淀区妇幼保健院（北京市海淀区妇幼保健计划生育服务中心、北京市海淀区海淀社区海淀服务中心）	三级	未评	妇幼保健院	公立	国有全资	卫生行政部门	海淀区海淀南路33号、海淀区苏州街53号、海淀区海淀南路31号地下一层	100080	787	645	460	235	418618	11053
96	北京裕和中西医结合康复医院	三级	未评	中西医结合医院	民营	股份有限（公司）	企业	海淀区永定路15号	100039	475	386	350	304	45823	0
97	北京华生康复医院	三级	未评	康复医院	民营	其他内资	企业	丰台区光彩路1号院6号楼、7号楼	100075	243	213	300	300	12924	412
98	北京国丹白癜风医院	三级	未评	皮肤病医院	民营	私有	企业	丰台区太平桥路17号	100070	79	59	100	100	13610	0
99	北京忠诚肿瘤医院	三级	未评	肿瘤医院	民营	其他内资	企业	丰台区花乡高立村615号	100160	63	34	400	400	0	0
100	北京市石景山医院	三级	未评	综合医院	公立	国有全资	卫生行政部门	石景山区石景山路24号	100043	1542	1258	600	752	942035	109264
101	清华大学玉泉医院（清华大学中西医结合医院）	三级	未评	中西医结合医院	公立	国有全资	事业单位	石景山区石景山路5号	100040	801	705	500	489	245938	15416

序号	医院名称	等级	评审	类别	公立/民营	经济类型	主办单位	地址	邮编						
102	首都医科大学附属（北京康复医院（北京工人疗养院）	三级	未评	康复医院	公立	国有全资	社会团体	石景山区八大处下庄	100144	1224	1106	950	864	184961	11694
103	北京联科中医肾病医院	三级	未评	其他中医专科医院	民营	股份合作	社会团体	石景山区模式口西路102号	100041	262	200	300	300	56045	0
104	北京市房山区良乡医院	三级	未评	综合医院	公立	国有全资	卫生行政部门	房山区良乡拱辰大街45号	102401	1885	1592	800	860	1239084	230448
105	北京北亚骨科医院	三级	未评	骨科医院	民营	股份有限（公司）	企业	房山区长阳镇昊天北大街20号	102445	542	434	310	310	236611	29488
106	首都医科大学附属北京潞河医院	三级	未评	综合医院	公立	国有全资	卫生行政部门	通州区新华南路82号、通州区玉带河西街43—45号、通州区张家湾镇后地村186号	101149	3019	2543	1300	1297	1808662	360802
107	北京市通州区妇幼保健院	三级	未评	妇幼保健院	公立	国有全资	卫生行政部门	通州区玉桥中路梨园东里北区23号楼、通州区临河里50号楼、通州区工业开发区光华路15号	101100	840	736	346	205	595882	155822
108	北京美尔目眼科医院	三级	未评	眼科医院	民营	其他	个人	通州区通朝大街13号院1号楼	101100	71	33	80	80	27941	0
109	北京市顺义区医院	三级	未评	综合医院	公立	国有全资	卫生行政部门	顺义区光明南街3号	101300	2379	1924	1000	1056	1379632	288530
110	北京市顺义区妇幼保健院（北京儿童医院顺义妇幼保健院、顺义区妇幼保健计划生育服务中心）	三级	未评	妇幼保健院	公立	国有全资	卫生行政部门	顺义区顺康路1号	101300	584	556	700	300	983466	132621
111	北京市安康医院	三级	未评	精神病医院	公立	国有全资	其他行政部门	顺义区南彩镇彩河路俸伯段4号	101300	361	248	1000	500	78	0
112	北京陆道培血液病医院	三级	未评	血液病医院	民营	私有	企业	顺义区高丽营镇顺于路120号	101316	248	211	200	132	14316	0
113	北京美中爱瑞肿瘤医院	三级	未评	肿瘤医院	民营	其他内资	企业	大兴区优龙路明春苑甲3号A栋、B栋	102600	205	154	400	100	9972	59
114	北京中科白癜风医院	三级	未评	皮肤病医院	民营	股份有限（公司）	企业	大兴区旧宫镇三台山路南口临18号院	100176	74	48	100	100	3224	0
115	北京陆道培医院	三级	未评	血液病医院	民营	其他内资	企业	经济技术开发区同济南路22号	100176	459	363	200	200	28991	0

续表

序号	机构名称	等级	等次	类型	性质	经济类型	设置/主办单位	地址	邮编	职工总数（人）	卫生技术人员（人）	编制床位数（张）	实有床位数（张）	年门诊量（人次）	年急诊量（人次）
116	北京爱育华妇儿医院	三级	未评	其他专科医院	民营	其他	个人	经济技术开发区景园南2号	100176	336	242	200	98	113547	9891
117	北京清华长庚医院	三级	未评	综合医院	公立	国有全资	卫生行政部门	昌平区立汤路168号	102218	2435	2078	1000	993	1017606	138730
118	北京大学国际医院	三级	未评	综合医院	民营	其他内资	事业单位	昌平区中关村科学园生命园路1号	102206	2006	1649	839	950	900741	77165
119	北京北大医疗康复医院	三级	未评	康复医院	民营	其他内资	企业	昌平区回龙观中关村生命科学园路8号院7号楼及辅楼三至六层	102206	279	216	300	300	6751	0
120	北京美尔目第二眼科医院	三级	未评	眼科医院	民营	其他	其他社会组织	昌平区城北街道政府西路街23号	102299	0	0	0	0	0	0
121	北京京都儿童医院	三级	未评	儿童医院	民营	股份有限（公司）	企业	昌平区回龙观东大街308号	102208	660	449	300	300	307670	79144
122	北京怀柔医院	三级	未评	综合医院	公立	国有全资	卫生行政部门	怀柔区永泰北街9号	101400	1399	1228	651	651	837393	149764
123	北京市密云医院	三级	未评	综合医院	公立	国有全资	卫生行政部门	密云区阳光街383号院	101500	1026	951	940	854	810289	220956
124	北京市延庆区医院（北京大学第三医院延庆医院）	三级	未评	综合医院	公立	国有全资	卫生行政部门	延庆区东顺城街28号，延庆区百泉街37号	102100	1263	1103	700	629	724318	102319
125	北京扶正肿瘤医院	三级	未评	肿瘤医院	民营	私有	个人	经济技术开发区经海三路20号院1号楼，2号楼	100176	190	103	400	400	2072	0
126	北京市第六医院	二级	甲等	综合医院	公立	国有全资	卫生行政部门	东城区交道口北二条31，36号	100007	967	771	632	528	551619	36513
127	北京市普仁医院	二级	甲等	综合医院	公立	国有全资	卫生行政部门	东城区崇文门外大街100号，东城区白桥大街8号楼101，东城区花市南里东区8号楼104-1至3，201-1至13，202，203-1至2，301-9至12，303，东城区幸福大街32号3层331室	100062	925	771	543	303	466721	42356
128	北京市东城区第一人民医院	二级	甲等	中西医结合医院	公立	国有全资	卫生行政部门	东城区永外大街130号，东城区东晓市街109号	100075	421	355	150	150	232670	29541
129	北京市东城区妇幼保健计划生育服务中心	二级	甲等	妇幼保健计划生育服务中心	公立	国有全资	卫生行政部门	东城区交道口南大街136号	100007	302	250	98	70	79854	218

序号	机构名称	级别	等级	类型	公立/民营	经济类型	主办单位	地址	邮编						
130	北京市第二医院	二级	甲等	综合医院	公立	国有全资	卫生行政部门	西城区宣内大街油坊胡同36号	100031	429	369	286	246	112836	16525
131	北京市西城区妇幼保健计划生育服务中心（北京市西城区妇幼保健院）	二级	甲等	妇幼保健院	公立	国有全资	卫生行政部门	西城区平原里小区19号楼、西城区平原里小区21号楼、西城区南新华街58号4001—4015	100054	234	204	40	32	99433	0
132	北京市西城区平安医院	二级	甲等	精神病医院	公立	国有全资	卫生行政部门	西城区赵登禹路169号	100035	264	221	213	382	160356	0
133	北京市丰盛中医骨伤专科医院	二级	甲等	骨伤医院	公立	集体全资	卫生行政部门	西城区阜内大街306号	100034	271	219	100	100	440704	48965
134	北京市监狱管理局中心医院	二级	甲等	综合医院	公立	国有全资	其他行政部门	西城区右安门东街9号	100054	591	390	360	360	65126	182
135	北京按摩医院	二级	甲等	按摩医院	公立	国有全资	社会团体	西城区宝产胡同7号	100035	476	365	56	44	243197	0
136	北京市朝阳区中医医院	二级	甲等	中医（综合）医院	公立	国有全资	卫生行政部门	朝阳区南路6号	100020	318	268	220	213	148708	13797
137	北京市老年病医院	二级	甲等	其他专科医院	公立	国有全资	其他行政部门	朝阳区华严北里甲2号	100029	308	183	350	350	13407	0
138	北京市中关村医院（中国科学院中关村医院）	二级	甲等	综合医院	公立	国有全资	卫生行政部门	海淀区中关村南路12号（海淀区中关村大街22号中科大厦B座5—6层）	100190	797	708	450	423	406729	9686
139	北京水利医院	二级	甲等	综合医院	公立	国有全资	其他行政部门	海淀区玉渊潭南路19号	100036	611	508	300	299	129185	20178
140	北京市社会福利医院	二级	甲等	综合医院	公立	国有全资	其他行政部门	海淀区清河三街52号	100085	229	149	150	100	54349	12340
141	北京市化工职业病防治院（中国科学院职业病防治研究院）	二级	甲等	职业病防治院	公立	国有全资	卫生行政部门	海淀区香山一棵松50号、海淀区闵庄路瀚河园180号楼101西侧1—4层	100093	364	154	276	66	59668	75
142	北京华医中西医结合皮肤病医院	二级	甲等	中西医结合医院	民营	其他内资	企业	海淀区西四环北路29号	100195	187	185	200	200	93671	0
143	北京航天总医院	二级	甲等	综合医院	公立	国有全资	事业单位	丰台区东高地万源北路7号	100076	1532	1356	900	913	615813	80453
144	北京市丰台区妇幼保健计划生育服务中心	二级	甲等	妇幼保健院	公立	国有全资	卫生行政部门	丰台区开阳里三区一号	100069	349	298	240	60	269699	19054
145	北京市石景山五里坨医院（北京市石景山区精神卫生保健所）	二级	甲等	精神病医院	公立	国有全资	卫生行政部门	石景山区石门路322号	100042	170	137	280	410	16689	0

续表

序号	机构名称	等级	等次	类型	性质	经济类型	设置/主办单位	地址	邮编	职工总数（人）	卫生技术人员（人）	编制床位数（张）	实有床位数（张）	年门诊量（人次）	年急诊量（人次）
146	北京市门头沟区医院	二级	甲等	综合医院	公立	国有全资	卫生行政部门	门头沟区河滩桥东街10号，门头沟区圈门外大街73号（爱暮家老年养护中心）	102300	992	836	602	505	707583	54189
147	北京市门头沟区中医医院（北京市门头沟区老年病医院）	二级	甲等	中医（综合）医院	公立	集体全资	卫生行政部门	门头沟区新桥南大街3号	102300	450	366	400	149	644735	9655
148	北京市门头沟区妇幼保健计划生育服务中心（北京市门头沟区妇幼保健院）	二级	甲等	妇幼保健院	公立	国有全资	卫生行政部门	门头沟区石龙北路10号	102300	281	236	95	50	145423	721
149	北京市房山区第一医院	二级	甲等	综合医院	公立	国有全资	卫生行政部门	房山区城关房窑路6号	102400	1759	1433	800	815	787762	106927
150	北京市中能建医院	二级	甲等	中西医结合医院	公立	国有全资	企业	房山区良乡体育场路1号	102401	237	190	150	150	180454	3570
151	北京市房山区妇幼保健院	二级	甲等	妇幼保健院	公立	国有全资	卫生行政部门	房山区良乡苏庄东路5号，房山区良乡西路10号	102488	577	458	200	163	306133	16976
152	北京市通州区中西医结合医院	二级	甲等	中西医结合医院	公立	国有全资	卫生行政部门	通州区车站路89号，通州区米庄镇汇馨润福艺术家养老公寓（通州区米庄一街203号院7号楼和8号楼1—2层）	101100	441	384	150	188	473667	13034
153	北京市大兴区妇幼保健院	二级	甲等	妇幼保健院	公立	国有全资	卫生行政部门	大兴区黄村镇兴丰大街三段56号，大兴区黄村镇观音寺双观巷甲2号婚姻登记大厅内，大兴区枣园路242号院四层，大兴区瀛海镇输样路与康泰街交口往北150米处（路东）、大兴区兴大街（三段）52号	102600	464	377	147	147	391649	29615
154	北京市大兴区心康医院	二级	甲等	精神病医院	公立	国有全资	卫生行政部门	大兴区黄村镇黄良路北、大兴区礼贤镇大辛庄	102600	471	366	760	760	33033	0
155	北京市仁和医院	二级	甲等	综合医院	民营	其他内资	企业	大兴区兴丰大街一号	102600	1720	1518	406	1606	881387	67274
156	北京民康医院	二级	甲等	精神病医院	公立	国有全资	其他行政部门	昌平区沙河镇	102206	296	171	500	320	2146	0

序号	名称	级别	等次	类别	办医性质	经济类型	主办单位	地址	邮编						
157	北京市昌平区天通苑中医医院	二级	甲等	其他中医专科医院	民营	其他	其他社会组织	昌平区天通苑东一区8号楼1—2、9号楼、10号楼1—4	102218	175	162	100	100	178428	7246
158	北京市侯丽萍风湿病中医医院	二级	甲等	其他中医专科医院	民营	股份合作	其他社会组织	昌平科技园区振兴路8号	102200	0	0	0	0	0	0
159	北京市怀柔区妇幼保健院	二级	甲等	妇幼保健院	公立	国有全资	卫生行政部门	怀柔区迎宾北路38号、怀柔区北大街26号、怀柔区后横街1号	101400	427	360	80	80	265419	28619
160	北京市怀柔安佳医院	二级	甲等	精神病医院	公立	国有全资	卫生行政部门	怀柔区怀北镇火车站路1区23号、怀柔区新贸家园58号楼1单元101室	101408	199	164	231	220	16246	39
161	北京康益德中西医结合肺科医院	二级	甲等	中西医结合医院	民营	私有	个人	怀柔区开放路50号、怀柔区工业园区81号	101400	239	159	349	349	85945	1412
162	北京市密云区中医医院	二级	甲等	中医（综合）医院	公立	国有全资	卫生行政部门	密云区新中街39号	101500	798	643	223	221	698469	89661
163	北京市密云区妇幼保健院	二级	甲等	妇幼保健院	公立	国有全资	卫生行政部门	密云区新南路56号	101500	314	284	100	100	193572	76576
164	北京中医医院延庆医院（北京市延庆区中医医院）	二级	甲等	中医（综合）医院	公立	国有全资	卫生行政部门	延庆区新城街11号、延庆区汇川街9号	102100	367	312	156	156	440604	14582
165	北京市延庆区妇幼保健院	二级	甲等	妇幼保健院	公立	国有全资	卫生行政部门	延庆区延庆镇庆园街8号、延庆区幼水南街8号	102100	182	158	99	40	72582	386
166	北京首钢矿山医院	二级	甲等	综合医院	公立	国有全资	卫生行政部门	河北省正安市		0	0	0	0	0	0
167	北京市石景山区中医医院	二级	乙等	中医（综合）医院	公立	国有全资	卫生行政部门	石景山区八角北路	100043	192	142	120	100	212202	8867
168	北京市大卫中医医院	二级	乙等	中医（综合）医院	民营	其他	其他社会组织	昌平区沙河镇满满村	102206	106	78	101	101	37063	0
169	北京市东城区精神卫生保健院	二级	合格	精神病医院	公立	国有全资	卫生行政部门	东城区东直门外繁慈小区7号楼、东城区南门仓胡同2号楼2-2	100027	153	122	129	129	15434	0
170	北京同仁堂中医医院	二级	合格	中医（综合）医院	民营	企业	卫生行政部门	东城区西打磨厂街46号	100051	360	281	100	100	392291	0
171	北京市西城区展览路医院	二级	合格	康复医院	公立	集体全资	卫生行政部门	西直门外桃园西巷16号	100044	323	256	185	148	218235	0
172	北京市羊坊店医院	二级	合格	康复医院	公立	国有全资	卫生行政部门	海淀区羊坊店双贝子坟路1号	100038	284	251	200	188	62220	0

续表

序号	机构名称	等级	等次	类型	性质	经济类型	设置主办单位	地址	邮编	职工总数（人）	卫生技术人员（人）	编制床位数（张）	实有床位数（张）	年门诊量（人次）	年急诊量（人次）
173	北京市海淀区心理康复医院	二级	合格	其他专科疾病防治院	公立	国有全资	卫生行政部门	海淀区苏家坨镇	100194	188	165	350	270	49230	0
174	北京市上地医院	二级	合格	综合医院	公立	国有全资	其他行政部门	海淀区海淀乡树村西街甲6号、海淀区东北旺南路甲29号	100084	371	290	158	163	156463	21725
175	北京大学医院	二级	合格	综合医院	公立	国有全资	事业单位	海淀区颐和园路5号北京大学医院	100871	361	320	101	101	307990	69978
176	北京市丰台区康复医院	二级	合格	康复医院	公立	国有全资	卫生行政部门	丰台区永外横七条1号	100079	450	375	211	201	279785	61530
177	北京市丰台区中医医院	二级	合格	中医（综合）医院	公立	国有全资	卫生行政部门	丰台区南苑镇公所胡同3号	100076	580	488	271	271	307694	51318
178	北京市丰台区心理卫生中心	二级	合格	精神病防治所（站、中心）	公立	国有全资	卫生行政部门	丰台区南苑镇五爱屯东路南苑机电厂南侧小院	100076	127	106	180	180	20061	0
179	北京国济中医医院	二级	合格	中医（综合）医院	民营	私有	社会团体	丰台区莲花池东路132号（莲花桥东南角）	100055	0	0	0	0	0	0
180	北京市红十字会和平骨科医院	二级	合格	骨科医院	民营	其他内资	社会团体	丰台区丰台路口东里198号	100161	178	161	105	105	79739	3738
181	北京市丰台老年莲花池康复医院	二级	合格	康复医院	民营	其他内资	个人	丰台区莲宝路2号院	100161	0	0	0	0	0	0
182	北京丰都中西医结合医院	二级	合格	中西医结合医院	民营	私有	个人	丰台区南顶路4号	100075	160	138	185	185	10557	0
183	北京市石景山区妇幼保健院（妇幼保健计划生育服务中心）	二级	合格	妇幼保健院	公立	国有全资	卫生行政部门	石景山区依翠园5号	100040	118	100	85	0	69473	0
184	北京市门头沟区龙泉医院	二级	合格	精神病医院	公立	国有全资	卫生行政部门	门头沟门头沟路42号	102300	124	97	280	210	29097	30
185	北京核工业医院	二级	合格	综合医院	公立	国有全资	事业单位	房山区新镇东平街、西城区三里河南四巷	102413	654	539	270	205	283694	53790

序号	机构名称	级别	评审	类别		经济类型	主办单位	地址	邮编						
186	北京市通州区新华医院	二级	合格	综合医院	公立	国有全资	卫生行政部门	通州区九棵树东路386号、通州区玉桥北里甲21号、通州区梨花园北街18号小区	101100	425	371	800	39	137995	0
187	北京市通州区精神病医院	二级	合格	精神病医院	公立	国有全资	卫生行政部门	通州区宋庄镇北侧	101101	123	86	160	160	7490	0
188	北京市通州区老年病医院	二级	合格	其他专科医院	公立	国有全资	卫生行政部门	通州区西集镇郎东村559号北楼	101100	74	72	150	100	22947	0
189	北京安琪妇产医院	二级	合格	妇产（科）医院	民营	其他	其他社会组织	通州区云景南大街104号	101101	119	95	50	50	37795	0
190	北京德泽口腔医院	二级	合格	口腔医院	民营	私有	个人	通州区通胡大街15号院7号楼	101100	34	26	15	15	9800	0
191	北京市顺义区空港医院（北京市顺义区后沙峪社区卫生服务中心）	二级	合格	综合医院	公立	集体全资	卫生行政部门	顺义区后沙峪镇	101318	516	396	205	168	520738	50544
192	北京市昌平区沙河医院	二级	合格	综合医院	公立	国有全资	卫生行政部门	昌平区沙河镇扶京门路22号	102206	289	238	200	200	155548	36115
193	北京市昌平区南口医院	二级	合格	中西医结合医院	公立	国有全资	卫生行政部门	昌平区南口镇南辛路2号、昌平区南口镇新兴路8号、昌平区南口镇新兴路13号8号楼、昌平区南口镇军民路14号楼一层、昌平区南口镇军民路14号楼一层、昌平区科星西西路92号院1号楼	102202	442	351	240	240	213441	12144
194	北京市昌平区妇幼保健院	二级	合格	妇幼保健院	公立	国有全资	卫生行政部门	昌平区北环路1号、昌平区民政局一楼东侧	102200	608	459	202	99	212948	2995
195	北京市昌平区精神卫生保健院	二级	合格	精神病医院	公立	国有全资	卫生行政部门	昌平区南口镇东大街22号	102202	168	136	299	424	11454	0
196	北京皇城股骨头坏死专科医院	二级	合格	其他中医专科医院	民营	股份合作	其他社会组织	昌平区西关路27号	102200	91	73	100	100	6211	0
197	北京同善堂中医院	二级	合格	中医（综合）医院	民营	股份合作	其他社会组织	昌平区十三陵镇锥石口村北700米院内1号楼、3号楼	100021	0	0	0	0	0	0
198	北京欢乐银河口腔医院	二级	合格	口腔医院	民营	其他	其他社会组织	昌平区回南路九号院41号楼	102208	0	0	0	0	0	0
199	北京市平谷区妇幼保健院	二级	合格	妇幼保健院	公立	国有全资	卫生行政部门	平谷区南岔子街49号	101200	381	321	110	110	215839	25346

续表

序号	机构名称	等级	等次	类型	性质	经济类型	设置/主办单位	地址	邮编	职工总数（人）	卫生技术人员（人）	编制床位数（张）	实有床位数（张）	年门诊量（人次）	年急诊量（人次）
200	北京市平谷区精神病医院	二级	合格	精神病医院	公立	国有全资	卫生行政部门	平谷区韩庄镇清子村南	101201	58	54	200	120	27900	0
201	北京市平岳中协医院	二级	合格	综合医院	公立	集体全资	社会团体	平谷区府前西街13号	101200	219	170	200	200	102539	4863
202	北京京东区京东口腔医院	二级	合格	口腔医院	民营	私有	企业	平谷区林荫南街9-45~9-51	101200	50	45	15	15	13153	5736
203	北京京北健永口腔医院	二级	合格	口腔医院	民营	私有	个人	怀柔区迎宾北路18号、怀柔区滨湖南街6号、怀柔区乐园大街15号院18号楼1至2层1单元18-2	101400	88	71	15	15	21490	0
204	北京市密云区精神卫生防治院	二级	合格	精神病医院	公立	国有全资	卫生行政部门	密云区巨各庄镇巨政大街165号	101500	90	76	200	160	20861	0
205	北京市延庆精神病医院	二级	合格	精神病医院	公立	国有全资	卫生行政部门	延庆区张山营镇张山营村、延庆区新城街96号	102115	34	34	240	120	17085	0
206	北京市监狱管理局清河分局医院	二级	合格	综合医院	公立	国有全资	其他行政部门	京山铁路茶淀站清河农场五科西街清河医院	300481	243	222	105	105	58491	414
207	北京和睦家中西医结合医院	二级	未评	中西医结合医院	民营	私有	个人	东城区西总布胡同46号	100005	99	64	228	101	2554	0
208	北京泰康拜博口腔医院	二级	未评	口腔医院	民营	其他	企业	东城区祈年大街18号院4号楼	100062	64	58	15	15	780	0
209	北京家圆医院	二级	未评	妇产（科）医院	民营	股份合作	个人	西城区富国街2号及附楼	100034	134	94	105	101	35770	0
210	北京军颐中医医院	二级	未评	中医（综合）医院	民营	股份合作	个人	西城区南菜园街2号	100054	168	106	80	80	79298	0
211	北京长安中西医结合医院	二级	未评	中西医结合医院	民营	股份合作	个人	西城区枣林前街19号	100053	83	61	100	100	23883	0
212	北京新世纪儿童医院	二级	未评	儿童医院	民营	其他内资	企业	西城区南礼士路56号	100045	356	234	105	73	75575	12013
213	北京瑞安康复医院	二级	未评	康复医院	民营	私有	其他社会组织	西城区鸭子桥路35号4号楼1—6层	100032	116	81	100	98	20646	0
214	北京瑞城口腔医院	二级	未评	口腔医院	民营	私有	个人	西单北大街109号六层	100032	68	64	19	4	10000	4000

序号	名称	级别	评审	类别	性质	经济类型	主办单位	地址	邮编						
215	北京市朝阳区双桥医院	二级	未评	综合医院	公立	国有全资	卫生行政部门	朝阳区双桥东路	100121	457	394	236	198	316802	45509
216	北京市朝阳区第三医院	二级	未评	精神病医院	公立	国有全资	卫生行政部门	朝阳区延静南路甲8号、朝阳区金盏乡金盏大街2号	100024	320	267	360	454	21409	0
217	中国藏学研究中心北京藏医院	二级	未评	藏医院	公立	国有全资	事业单位	朝阳区小关北里218号	100029	192	128	100	82	58704	551
218	北京嫣然天使儿童医院	二级	未评	儿童医院	民营	其他内资	社会团体	朝阳区望东园519号楼	100102	106	94	50	40	25789	0
219	北京市朝阳区三环肿瘤医院	二级	未评	肿瘤医院	民营	股份合作	企业	朝阳区十里河352号	100122	524	455	500	500	86232	0
220	北京和睦家医院	二级	未评	综合医院	民营	中外合作	企业	朝阳区将台路2号	100016	1019	636	120	90	170698	41468
221	北京明德医院	二级	未评	综合医院	民营	其他内资	企业	朝阳区酒仙桥北路9号（厂区）2、3、4、5号楼	100015	218	153	60	60	63671	3981
222	北京家恩德仁医院	二级	未评	综合医院	民营	其他内资	个人	朝阳区来广营乡广营村刘各庄甲一号南区一、三、四、五层	100012	109	88	100	100	23016	0
223	北京来广营中医医院	二级	未评	中医（综合）医院	民营	其他内资	个人	朝阳区朝来绿色家园广华居18#楼-19#楼地下一层9号、18#楼一层9号、18#楼二层9号	100012	33	12	80	80	1241	0
224	北京圣马克医院	二级	未评	综合医院	民营	其他内资	个人	朝阳区东四环南路53号院5号楼（1-15层）、6号楼（1层、2层、4层、5层）	100122	296	236	200	400	59241	7784
225	北京和平中西医结合医院	二级	未评	中西医结合医院	民营	其他内资	个人	朝阳区和平里北街5号楼1号院	100013	401	211	100	100	273515	0
226	北京伟达中医肿瘤医院	二级	未评	其他中医专科医院	民营	其他内资	个人	朝阳区王四营乡官庄路100号	100023	96	76	99	99	39910	0
227	北京四惠中医医院	二级	未评	其他中医专科医院	民营	私有	个人	朝阳区高碑店乡半壁店村惠河南街1092号	100022	210	157	100	90	67947	0
228	北京阿南德蒙医院	二级	未评	蒙医院	民营	私有	个人	朝阳区管庄乡八里桥文化活动中心158号二层	100024	46	22	130	130	0	0
229	北京百子湾和美妇儿医院	二级	未评	其他专科医院	民营	其他内资	个人	朝阳区百子湾南二路18号	100022	142	71	44	44	28597	1088

续表

序号	机构名称	等级	等次	类型	性质	经济类型	设置/主办单位	地址	邮编	职工总数（人）	卫生技术人员（人）	编制床位数（张）	实有床位数（张）	年门诊量（人次）	年急诊量（人次）
230	北京五洲妇儿医院	二级	未评	妇产（科）医院	民营	其他内资	其他社会组织	朝阳区西大望路24号	100022	341	219	80	80	87606	617
231	北京俪婴嘉妇产医院	二级	未评	妇产（科）医院	民营	其他内资	企业	朝阳区朝阳北路雅成一里16号楼	100025	61	50	50	50	24339	0
232	北京亚运村美中宜和妇儿医院	二级	未评	妇产（科）医院	民营	其他内资	企业	朝阳区安慧北里逸园5号楼	100101	286	169	42	42	85266	1146
233	北京美中宜和妇儿医院	二级	未评	妇产（科）医院	民营	其他内资	个人	朝阳区芳园西路9号，朝阳区四得公园将台西路9-9号	100016	368	234	99	50	104720	2524
234	北京弘和妇产医院	二级	未评	妇产（科）医院	民营	其他内资	个人	朝阳区红松路2号院1号楼	100018	87	71	53	53	24207	0
235	北京和美妇儿医院	二级	未评	妇产（科）医院	民营	其他内资	个人	朝阳区安外小关北里甲2号	100021	222	124	72	57	40077	637
236	北京新世纪妇儿医院	二级	未评	妇产（科）医院	民营	其他内资	个人	朝阳区望京北路51号院第2号楼，第5号楼	100102	352	201	102	66	69325	2617
237	北京优联眼眼耳鼻喉医院	二级	未评	耳鼻喉科医院	民营	其他内资	企业	朝阳区东四环南路53号院7号楼	100122	158	93	50	50	25863	0
238	北京麦瑞骨科医院	二级	未评	骨科医院	民营	其他内资	企业	朝阳区北苑路1号	100012	0	0	0	0	0	0
239	北京光熙康熙医院	二级	未评	康复医院	民营	其他内资	企业	朝阳区光熙门北里22号北楼	100028	225	190	100	100	15659	0
240	北京精诚博爱医院	二级	未评	综合医院	民营	其他内资	个人	朝阳区崔各庄乡南皋路188号	100015	446	366	400	400	5487	6389
241	北京和睦家康复医院	二级	未评	康复医院	民营	中外合作	企业	朝阳区东风乡将台洼村甲168号	100016	124	87	101	70	1799	0
242	北京年轮中医骨科医院	二级	未评	骨伤医院	民营	其他内资	个人	朝阳区八里庄北里87—89号	100025	157	106	110	110	19365	2349
243	北京劲松望京口腔医院	二级	未评	口腔医院	民营	其他内资	个人	朝阳区望京园607号楼1层119、2层206、3层306、4层501	100102	68	60	15	15	88000	0
244	北京瑞程医院管理有限公司瑞泰口腔医院	二级	未评	口腔医院	民营	其他内资	个人	朝阳区天居园1号楼	100107	210	154	15	15	120897	0

序号	名称	级别	评审	类别	性质	经济类型	主办单位	地址	邮编						
245	中科领军朝阳（北京）口腔医院	二级	未评	口腔医院	民营	其他内资	个人	朝阳区雅成一里19号楼2层202室-4	100123	48	31	15	15	612	0
246	北京雅乐口腔医院	二级	未评	口腔医院	民营	其他内资	个人	朝阳区酒仙桥中路26号院1号楼-1至3层,101号1层,2层,3层	100015	38	36	15	15	8590	0
247	北京倪氏口腔医院	二级	未评	口腔医院	民营	其他内资	个人	朝阳区道家园19号楼二层201室	100025	47	29	15	15	8640	0
248	北京极简一站式口腔医院	二级	未评	口腔医院	民营	其他内资	个人	朝阳区松榆南路52、54、56号1号—2层	100122	344	115	15	15	87540	0
249	北京肉康达口腔医院	二级	未评	口腔医院	民营	其他内资	个人	朝阳区骏芳路1号3号楼1层101-8、11号楼2层201-10	100020	22	15	15	15	230	110
250	北京希玛林顺潮眼科医院	二级	未评	眼科医院	民营	其他内资	个人	朝阳区建国路27号院2号楼1层105、2层205、3层	100124	74	60	30	30	19514	0
251	北京市朝阳区福兴肿瘤医院	二级	未评	肿瘤医院	民营	其他内资	个人	朝阳区十八里店吕家营南里甲1号	100122	522	406	500	500	28878	0
252	北京四季青医院	二级	未评	综合医院	公立	集体全资	卫生行政部门	海淀区远大路32号，北京市海淀区永丰产业基地永捷北路3号	100089	847	620	250	203	839486	64964
253	清华大学医院	二级	未评	综合医院	公立	国有全资	事业单位	海淀区清华大学医院	100084	248	219	130	102	383943	41802
254	北京怡德医院	二级	未评	综合医院	民营	其他内资	企业	海淀区昆明湖南路51号E座	100097	425	325	108	72	48506	0
255	北京市海淀区同步中医骨科医院	二级	未评	骨伤医院	民营	其他内资	企业	海淀区五孔桥田村路8号8幢1—6层	100143	45	38	99	99	8615	0
256	北京大和妇产医院	二级	未评	妇产（科）医院	民营	股份合作	企业	海淀区闵庄路3号玉泉慧谷9-1号楼	100195	0	0	0	0	0	0
257	北京万柳美中宜和妇儿医院	二级	未评	妇产（科）医院	民营	其他内资	企业	海淀区万柳中路7号	100089	304	203	60	42	88157	2107
258	北京圣宝妇产医院	二级	未评	妇产（科）医院	民营	其他	企业	海淀区昌平路南段36号2号楼	100192	168	116	99	99	18001	137
259	北京美中宜和北三环妇儿医院	二级	未评	妇产（科）医院	民营	其他	企业	海淀区新街口外大街1号	100088	253	129	30	30	103167	0
260	北京汉琨中医医院	二级	未评	中医（综合）医院	民营	私有	个人	海淀区定慧寺甲2号	100042	79	75	80	80	29049	0
261	北京德尔康尼骨科医院	二级	未评	骨科医院	民营	私有	企业	海淀区阜石路甲19号（西南区）	100143	314	219	170	143	92834	8007

续表

序号	机构名称	等级	等次	类型	性质	经济类型	设置主办单位	地址	邮编	职工总数（人）	卫生技术人员（人）	编制床位数（张）	实有床位数（张）	年门诊量（人次）	年急诊量（人次）
262	北京康泽肿瘤医院	二级	未评	肿瘤医院	民营	其他	个人	海淀区双清路八家冰野公园秀良国际大厦	100085	0	0	0	0	0	0
263	中科领军（北京）口腔医院	二级	未评	口腔医院	民营	其他	企业	海淀区中关村南大街24号5号楼1层115及2层至6层	100089	76	76	15	15	50220	0
264	北京维尔海淀口腔医院	二级	未评	口腔医院	民营	其他	企业	海淀区西三环北路35号	100048	30	30	15	15	5110	0
265	北京优颐口腔医院	二级	未评	口腔医院	民营	股份合作	个人	海淀区翠微北里11号楼1栋、海淀区万柳东路5号1至2层	100036	98	79	15	15	28056	0
266	北京中科世纪口腔医院	二级	未评	口腔医院	民营	其他	个人	海淀区清河嘉园西区3号楼1层2单元104-1室	100085	33	29	15	15	2300	0
267	北京冠美万泉河口腔医院	二级	未评	口腔医院	民营	其他	个人	海淀区万柳星标家园11号楼1层商业2、2层商业1	100089	25	18	15	15	736	0
268	北京中诺第二口腔医院	二级	未评	口腔医院	民营	其他	个人	海淀区北四环西路9-1号楼银谷大厦配楼	100080	233	160	15	15	50544	0
269	北京劲松牡丹园口腔医院	二级	未评	口腔医院	民营	其他	个人	海淀区花园东路31号4号楼1层102室、2层202室	100083	44	37	15	15	14537	0
270	北京水墨雅德嘉口腔医院	二级	未评	口腔医院	民营	私有	个人	海淀区万柳光大西园6号楼底商	100089	16	14	15	15	7500	0
271	北京中科领军清河口腔医院	二级	未评	口腔医院	民营	其他	个人	海淀区小营西路10号院1号楼褡褙楼一层1-11-1、二层2-11-1	100085	35	24	15	15	990	0
272	北京普祥中医医院	二级	未评	中医（综合）医院	民营	其他	个人	海淀区西四环北路136号	100071	135	117	85	27	7112	0
273	北京添福家中医康复医院	二级	未评	其他中医专科医院	民营	私有	个人	海淀区昆明湖南路9号南区7号楼	100195	60	44	110	110	625	0
274	北京中康时代康复医院	二级	未评	康复医院	民营	其他	个人	海淀区清河小营西小口路27号	100094	144	123	80	80	977	0
275	北京高博博仁医院	二级	未评	综合医院	民营	其他内资	企业	丰台区都王坟南6号A、B、C座	100070	555	468	170	232	87971	214

序号	名称	级别	评级	类别	性质	经济类型	主办单位	地址	邮编					
276	北京嘉禾妇儿医院	二级	未评	妇产（科）医院	民营	股份有限（公司）	企业	丰台区马家堡路69号院1号楼，2号楼	100068	314	202	100	54	127888	0
277	北京嘉禾互联网医院	二级	未评	妇产（科）医院	民营	股份合作	企业	丰台区城南嘉园益城园16号楼商业04内401-2	100068	0	0	0	0	0	0
278	北京汇安中西医结合医院	二级	未评	中西医结合医院	民营	其他内资	企业	丰台区马家堡西路26号院1号楼	100068	192	154	120	120	58196	0
279	北京华坛中西医结合医院	二级	未评	中西医结合医院	民营	私有	个人	丰台区育菲园东里4号	100070	158	146	109	109	106894	6
280	北京新华卓越康复医院	二级	未评	康复医院	民营	其他内资	企业	丰台区莲花池西里8号（1—6层及地下1层）	100055	100	79	100	60	8570	0
281	北京瑞君医院管理有限公司瑞泰口腔医院丰台分院	二级	未评	口腔医院	民营	其他内资	企业	丰台区南环西路188号—区31号楼1层101-12	100070	44	28	15	15	17749	0
282	北京劲松口腔医院	二级	未评	口腔医院	民营	其他内资	个人	丰台区方庄路5号楼	100078	53	47	15	15	12000	0
283	北京中科领军刘家窑口腔医院	二级	未评	口腔医院	民营	其他内资	个人	丰台区刘家窑南三环中路15号楼东侧	100075	41	36	15	15	39112	0
284	北京博瑞泰口腔医院	二级	未评	口腔医院	民营	股份合作	企业	丰台区警备东路6号二层综合楼北段4049	100040	10	9	15	15	230	0
285	北京春丹口腔医院	二级	未评	口腔医院	民营	股份合作	个人	丰台区西四环南路103号院5号楼	100071	28	17	15	15	15584	4367
286	北京京西肿瘤医院	二级	未评	肿瘤医院	民营	其他内资	企业	丰台区万丰路69号	100161	162	150	101	88	29477	0
287	北京欧亚肿瘤医院	二级	未评	肿瘤医院	民营	其他内资	个人	丰台区新发地地隊留村南口8号	100071	0	0	0	0	0	0
288	北京市房山区精神病医院	二级	未评	精神病医院	公立	国有全资	卫生行政部门	房山区周口店大街28号	102405	364	280	500	500	20787	0
289	北京首儿儿宝店儿童医院	二级	未评	儿童医院	民营	其他	企业	房山区窦店镇田家园2区1号商业楼	102433	137	105	70	70	73965	17160
290	北京先宝妇产医院	二级	未评	妇产（科）医院	民营	私有	个人	通州区九棵树中路998号-商8、17、19、20、21、22、23	101101	92	57	50	50	3329	0
291	北京靓美口腔医院	二级	未评	口腔医院	民营	其他	个人	通州区怡乐中路299号院1号楼B102、201、301	101100	75	65	15	15	32022	0
292	北京市顺义区精神病医院（北京市顺义区精神卫生防治所）	二级	未评	精神病医院	公立	国有全资	卫生行政部门	顺义区杨镇小学东	101309	259	164	400	400	13484	0

续表

序号	机构名称	等级	等次	类型	性质	经济类型	设置/主办单位	地址	邮编	职工总数(人)	卫生技术人员(人)	编制床位数(张)	实有床位数(张)	年门诊量(人次)	年急诊量(人次)
293	北京京顺医院	二级	未评	综合医院	民营	私有	社会团体	顺义区府前西街15号	101300	356	257	103	103	291413	0
294	北京强寿中医医院	二级	未评	中医(综合)医院	民营	私有	个人	顺义区高丽营镇前渠河村利民大街215号	101300	101	85	118	118	4707	0
295	北京欢乐顺意口腔医院	二级	未评	口腔医院	民营	私有	个人	顺义区仁和镇裕龙花园三区27号楼3层301、4层401、5层501	101300	52	43	15	15	32181	0
296	国家康复辅具研究中心附属康复医院	二级	未评	康复医院	公立	国有全资	其他行政部门	经济技术开发区荣华中路1号	100076	255	208	150	171	141598	0
297	北京市大兴区康家乐老年病医院	二级	未评	其他专科医院	民营	其他	个人	大兴区安定北街96号	102611	149	144	223	540	599	0
298	北京大兴兴业口腔医院	二级	未评	口腔医院	民营	其他内资	个人	大兴区枣园北里10号	102600	200	167	15	15	157013	0
299	北京永林口腔医院	二级	未评	口腔医院	民营	私有	企业	大兴区旧宫镇旧桥路12号院23号楼商业楼地上1—4层	100076	60	29	15	15	9479	0
300	北京南郊肿瘤医院	二级	未评	肿瘤医院	民营	私有	企业	大兴区西红门镇育才路2号	100076	372	291	300	300	39857	0
301	北京振国中西医结合肿瘤医院	二级	未评	中西医结合医院	民营	私有	个人	经济技术开发区西环南路6号	100176	145	87	100	100	3718	0
302	北京普祥中医肿瘤医院	二级	未评	其他中医专科医院	民营	其他	个人	大兴区亦庄镇成寿寺路2号	100176	180	157	200	200	9997	0
303	北京同安骨科医院	二级	未评	骨科医院	民营	股份合作	个人	大兴区红门星光巷4号	100076	109	87	102	102	38390	2187
304	北京保法肿瘤医院	二级	未评	肿瘤医院	民营	其他	个人	昌平区百善镇上东廓村尚上路王庄工业园	102206	38	24	100	90	178	0
305	北京龙山中医医院	二级	未评	中医(综合)医院	民营	股份合作	其他社会组织	昌平区城南街道白浮泉泉路19号1至4层全部	102200	139	94	80	80	4408	0
306	北京天通苑中医医院	二级	未评	中医(综合)医院	民营	其他	企业	昌平区东小口镇天通苑东三区2号楼1、3、4、5层	102200	111	87	80	80	12596	0
307	北京泰康燕园康复医院	二级	未评	康复医院	民营	其他	企业	昌平区南邵镇景荣街2号	102200	193	174	142	142	60805	3302

308	北京华佑精神康复医院	二级	未评	精神病医院	民营	其他	个人	昌平区城北街道中山口路临27号	102200	100	80	299	299	1062	0
309	北京裕昇佳禾口腔医院	二级	未评	口腔医院	民营	股份合作	个人	昌平区东小口镇天通西苑三区2号楼-1至4层	102200	60	31	15	15	9000	0

注：数据取值范围为医疗卫生统计年报表。

专有名词对照表

简称	全称
120	北京急救中心、北京紧急医疗救援中心
12320	北京市卫生计生热线
12345	北京市市民热线
686项目	中央补助地方严重精神障碍管理治疗项目
999	北京市红十字会紧急救援中心
863计划	国家高技术研究发展计划
973计划	国家重点基础研究发展计划
AD	阿尔茨海默病（即老年痴呆）
AED	自动体外除颤器
AEFI	疑似预防接种异常反应
AFP	急性弛缓性麻痹
AI	人工智能
AIDS	获得性免疫缺陷综合征（艾滋病）
CABG	冠状动脉旁路移植术
CCU	冠心病重症监护病房
CPR	心肺复苏
CT	X线电子计算机断层扫描
DBS	脑起搏器植入术
DNT	急性缺血性卒中急救静脉溶血时间
DRGs	诊断相关组
DSA	数字减影血管造影
ECMO	体外生命支持
EICU	急诊重症监护
ERCP	经内镜逆行性胰胆管造影
ESI	基本科学指标数据库
GCP	药物临床试验质量管理规范
HIS	医院信息系统
HIV	人类免疫缺陷病毒（艾滋病病毒）
ICU	重症监护病房
ILD	间质性肺疾病
LIS	实验室（检验科）信息系统
MDT	多学科综合治疗
MICU	内科重症监护病房
MMC	标准化代谢性疾病管理中心
MOOC	大型开放式网络课程，即慕课
MRI	磁共振成像
MSM	男男性接触者

NICU	新生儿重症监护病房
OA	办公自动化
OCT	光学相干断层扫描
OSCE	客观结构化临床考试
PACS	医学影像的存储和传输系统
PBL	以问题为导向的教学方法
PCCM	呼吸与危重症医学学科
PCI	经皮冠状动脉介入治疗
PDA	掌上电脑
PDCA	计划、执行、检查、修正闭环管理
PET	正电子发射型断层仪
PI	项目负责人
PPD	结核菌素试验
RCT	随机对照试验
RICU	呼吸重症监护病房
SCI	科学引文索引
TAVI	经导管主动脉瓣置入术
TBI	颅脑创伤
TDM	治疗药物监测
TICU	移植重症监护病房
VR	虚拟现实技术
VTE	静脉血栓栓塞症
WHO	世界卫生组织
WHO西太区	世界卫生组织西太平洋地区
爱卫办	爱国卫生运动委员会办公室
爱卫会	爱国卫生运动委员会
北医三院	北京大学第三医院
布病	布鲁菌病
服贸会	中国国际服务贸易交易会
公卫	公共卫生
规培	住院医师规范化培训
疾控	疾病预防控制
脊灰	脊髓灰质炎
健联体	健康联合体
结防	结核病防治
精防	精神病防治
慢病	慢性非传染性疾病
千人计划	海外高层次人才引进计划
三基	基础知识、基本理论、基本技能
首发专项	首都卫生发展科研专项
首医	首都医科大学
首儿所	首都儿科研究所
双一流	世界一流大学和一流学科
四苗	卡介苗、脊髓灰质炎疫苗、百白破疫苗、麻疹疫苗
托管	委托管理

万人计划	国家高层次人才特殊支持计划
卫技人员	卫生技术人员
五苗	卡介苗、乙肝疫苗、脊髓灰质炎疫苗、百白破疫苗、麻疹疫苗
新冠肺炎	新型冠状病毒肺炎
医共体	医疗服务共同体
医管中心	医院管理中心
医科院	中国医学科学院
医联体	医疗联合体
医调委	医疗纠纷人民调解委员会
院感	医院感染
质控中心	质量控制和改进中心
住培	住院医师规范化培训
专培	专科医生规范化培训

索　引

使用说明

一、本索引采用内容分析索引法编制。

二、索引基本上按汉语拼音音序排列，具体排列方法如下：以阿拉伯数字打头的排在最前面，以英文字母打头的列于其后。以汉字打头的标目按首字的音序、音调依次排列；同音字按笔画排列，笔画少的在前、多的在后；首字相同时，则以第二个字排序，并依此类推。

三、索引标目后的数字，表示检索内容所在的年鉴正文页码；数字后面的英文字母a、b，表示年鉴正文中的栏别，合在一起即指该页码及左右两个版面区域；页码后无字母，则为两栏均有相关内容。

四、本索引不包含大事记、卫生健康统计、附录内容。